Druck von Metzger & Wittig in Leipzig.

GRUNDRISS

DER

HYGIENE

FÜR

STUDIRENDE UND PRAKTISCHE ÄRZTE, MEDICINA
UND VERWALTUNGSBEAMTE.

VON

DR. C. FLÜGGE,

O. Ö. PROFESSOR DER HYGIENE UND DIRECTOR DES HYGIENISCHE
INSTITUTS AN DER UNIVERSITÄT BRESLAU.

MIT FIGUREN IM TEXT UND ZWEI TAFELN.

LEIPZIG,
VERLAG VON VEIT & COMP.
1889.

ROBERT KOCH

IN FREUNDSCHAFTLICHER VEREHRUNG

ZUGEEIGNET.

Vorwort.

Zur Herausgabe des vorliegenden Buches haben mich die wiederholten und dringenden Bitten mehrerer Collegen veranlasst, denen gleich mir der Unterricht und die Prüfung in der Hygiene dadurch erschwert wurde, dass bisher kein für Studirende brauchbares kurzes Lehrbuch der Hygiene existirte.

Da somit der „Grundriss" vorzugsweise ein Lehrbuch sein soll, gebe ich in demselben keineswegs eine vollständige Sammlung aller Beobachtungs- und Forschungsresultate aus dem ganzen Bereich der Hygiene. Dagegen habe ich in den einzelnen Kapiteln wichtigere Fragen um so ausführlicher erörtert. Knapp gefasste Lehrsätze sind meines Erachtens in der gegenwärtigen Entwickelungsphase der hygienischen Wissenschaft für den Unterricht nicht geeignet. Wir leben noch in einer Periode so raschen Wechsels der hygienischen Anschauungen, dass wir selten in der Lage sind, dem angehenden Arzt festgegründete Maximen mit auf seinen Weg zu geben; sondern wir müssen versuchen, die Studirenden zu einem eigenen Urtheil in hygienischen Fragen zu erziehen, das sie befähigt, demnächst auch die Fortschritte der Wissenschaft bei ihrem praktischen Handeln richtig zu verwerthen. Dieses Ziel ist aber nur dadurch erreichbar, dass beim Unterricht die aufgestellten Lehrsätze ausführlicher begründet, frühere irrthümliche Anschauungen kritisirt, die angreifbaren Punkte mancher Hypothesen bezeichnet und die Lücken unserer Erkenntniss offen dargelegt werden.

Mit einer solchen Erörterung der hygienischen Lehren darf freilich der Unterricht des angehenden Arztes noch nicht als abgeschlossen gelten. Ein volles Verständniss kann vielmehr erst dadurch erzielt werden, dass der Studirende die zur hygienischen Untersuchung erforderlichen Apparate und Methoden sieht oder selbst übt, und dass er die praktischen Einrichtungen, welche auf den hygienischen Lehren fussen, durch Abbildungen, Modelle, Experimente und so viel als möglich durch Besichtigung der ausgeführten Anlagen kennen lernt.

Dieser Theil des Unterrichts kann auch dann nicht durch ein Lehrbuch ersetzt werden, wenn dasselbe mit Abbildungen und Tafeln ausgestattet ist. Eine wirkliche Kenntniss der betreffenden Apparate und Einrichtungen gewährt doch nur die eigene Anschauung; ein ungefähres Bild derselben erhält aber der Leser auch schon aus dem beschreibenden Text. Durch diese Erwägungen bin ich veranlasst, in den „Grundriss", abgesehen von einigen Figuren, Abbildungen nicht aufzunehmen und nur ausnahmsweise an einer Stelle erläuternde Tafeln[1] einzufügen.

Bei der Bearbeitung der verschiedensten Kapitel des vorliegenden Buches ist es mir immer von Neuem zum Bewusstsein gekommen, wie unendlich viel die hygienische Wissenschaft den Forschungen Robert Koch's verdankt, welch' sichere Basis unsere Disciplin erst durch seine Arbeiten erhalten hat, und welche Erfolge wir in Zukunft noch von der Fortführung dieser Arbeiten zu erwarten haben. Möge die vorstehende Widmung diesen Empfindungen gegen meinen hochverehrten Collegen Ausdruck geben.

Breslau, Anfang October 1889.

C. Flügge.

---

[1] Entnommen aus: Grundzüge der physischen Erdkunde von A. Supan. Leipzig 1884.

Inhalt.

Drittes Kapitel.

Viertes Kapitel.

Fünftes Kapitel.

Sechstes Kapitel.

Seite

Siebentes Kapitel.

Achtes Kapitel.

Neuntes Kapitel.

Zehntes Kapitel.

Einleitung.

Zahlreiche statistische Erhebungen über die Sterblichkeitsverhältnisse der jetzt lebenden Menschen liefern uns den Nachweis, dass wir von dem biblischen Ideal „Unser Leben währet 70 Jahr" weit entfernt sind. Wenn dies Alter die normale Grenze darstellt, an welcher der menschliche Körper im Kampf um's Dasein erschöpft wird, so muss eine ausschliesslich aus solchen normalen Individuen bestehende Bevölkerung eine jährliche Sterblichkeit von 14·3 p. m. zeigen, d. h. auf 1000 Lebende müssen im Jahre 14·3 Gestorbene entfallen. Es befinden sich alsdann unter jenen 1000 Lebenden 14·3 im ersten Lebensjahre, 14·3 im zweiten, und so fort bis schliesslich 14·3 im 70. Lebensjahre. Nur die letzte Altersklasse stirbt im laufenden Jahre fort, und die Zahl der Bevölkerung wird dafür durch 14·3 Lebendgeborene regenerirt, welche wiederum je eine Lebenserwartung von 70 Jahren haben.

Selbstverständlich müssen in Wirklichkeit gewisse Abweichungen von diesem Schema auftreten. Selbst bei einer unter den günstigsten Verhältnissen lebenden Bevölkerung wird die Mortalität grösser, die Lebenserwartung geringer und die Vertheilung der einzelnen Altersklassen weit weniger gleichmässig sein.

Betrachten wir aber die Bewegung der Bevölkerung in den modernen civilisirten Ländern, so werden wir überrascht durch ihr völlig abnormes und zugleich nach Ländern und Landestheilen wechselndes Verhalten. Die folgende Sterblichkeitstafel der preussischen Bevölkerung zeigt, wie ausserordentlich viel geringer hier die Lebenserwartung ist und welch' enorm hohe Sterblichkeit namentlich den niederen Altersklassen bis zum 3. Lebensjahre zukommt. (Tab. 1.)

In Tabelle 2 ist ferner die Zahl der Todesfälle und der Geburten pro 1000 Menschen in Deutschland, Oesterreich, Italien, England und Schweden angegeben (im Mittel aus den Jahren 1872—77). Die Sterblichkeit zeigt demnach in verschiedenen Ländern sehr bedeutende Variationen.

Tabelle 1.

Altersgruppen der Bevölkerung.	Zahl der zu Anfang der nebenbezeichneten Altersstufen Ueberlebenden **Absterbeordnung**		Zahl der innerhalb des nächsten Jahres aus der nebenbezeichneten Altersklasse Gestorbenen		Vom Tausend der Lebenden starben jährlich **Mortalitätstafel**		Wahrscheinliche Lebensdauer in Jahren. **Lebenserwartung** (Vom Eintritt in d. nebenbezeichnete Altersklasse an gerechnet.)	
	M.	W.	M.	W.	M.	W.	M.	W.
Vor u. in d. Geburt	100 000	100 000	4 372	3 611	43·72	36·11	30·28	34·79
Ueber 0 Jahr	95 628	96 389	22 238	19 898	232·55	206·43	34·47	37·61
„ 1 „	73 390	76 491	6 013	5 879	81·93	76·86	49·15	50·93
„ 2 „	67 377	70 612	2 821	2 933	41·87	41·54	51·61	53·24
„ 3 „	64 556	67 679	1 736	1 829	26·89	27·02	52·86	53·78
„ 4 „	62 820	65 850	1 195	1 271	19·02	19·30	51·94	53·72
„ 5 „	61 625	64 579	895	946	14·52	14·65	51·54	53·34
„ 6 „	60 730	63 633	729	767	12·00	12·05	50·99	52·79
„ 7 „	60 001	62 866	600	632	10·00	10·05	50·36	52·14
„ 8 „	59 401	62 234	477	509	8·03	8·18	49·66	51·42
„ 9 „	58 924	61 725	400	424	6·79	6·87	48·91	50·65
„ 10—15 „	58 524	61 301	283	321	4·84	5·24	48·10	49·84
„ 15—20 „	57 109	59 695	352	357	6·16	5·98	44·03	45·53
„ 20—25 „	55 347	57 909	531	451	9·59	7·79	39·88	41·27
„ 25—30 „	52 693	55 656	497	546	9·43	9·81	36·10	37·77
„ 30—35 „	50 207	52 924	538	611	10·72	11·54	32·21	33·23
„ 35—40 „	47 518	49 870	615	650	12·94	13·03	28·37	29·48
„ 40—45 „	44 443	46 621	736	670	16·06	14·37	24·66	25·58
„ 45—50 „	40 764	43 272	804	696	19·72	16·09	21·17	21·80
„ 50—55 „	36 742	39 793	862	853	23·46	21·44	17·77	18·03
„ 55—60 „	32 433	35 527	978	1 011	30·15	28·46	14·45	14·50
„ 60—65 „	27 542	30 473	1 145	1 275	41·58	41·84	11·41	11·24
„ 65—70 „	21 819	24 100	1 261	1 412	57·79	58·59	8·74	8·49
„ 70—75 „	15 513	17 040	1 208	1 404	77·87	82·40	6·59	6·22
„ 75—80 „	9 471	10 022	986	1 069	104·11	106·67	4·77	4·62
„ 80—85 „	4 539	4 677	608	602	133·95	128·72	3·36	3·53
„ 85—90 „	1 501	1 667	233	242	155·23	145·17	2·52	2·77
„ 90—95 „	337	456	55	66	163·21	144·74	2·08	2·67
„ 95—100 „	63	125	10	18	158·73	144·00	2·22	2·76
„ 100 „	13	36	4	10	307·60	277·78	2·00	2·30

Tabelle 2.

	Auf 1000 der Bevölkerung kommen:	
	Geborene (einschl. Todtgeb.)	Gestorbene (einschl. Todtgeb.)
Deutschland . . .	41·7	29·0
Italien	38·1	30·8
Oesterreich . . .	40·1	33·2
England	35·9	21·5
Schweden	31·6	19·6

Aehnlichen Schwankungen der Sterblichkeit begegnen wir, wenn wir z. B. die Stadt- und die Landgemeinden des preussischen Staats vergleichen (Tab. 3). Noch stärkere Contraste ergeben sich bei einer Parallele aus den Jahren 1849—57 zwischen 17 ländlichen, relativ gesunden Distrikten Englands und den Distrikten von Liverpool (borough) und Manchester (Tab. 4). Am bedeutendsten fallen endlich die Schwankungen aus, wenn die Wohlhabenheit der Bevölkerung oder auch, als ungefährer Ausdruck derselben, die Dichtigkeit der Bewohnung in Rechnung gezogen wird (Tab. 5).

Tabelle 3.

	Auf je 1000 Lebende						
	starben jährlich:			wurden jährlich geboren:		betrug die natürliche Volkszunahme jährlich:	
	In den 5 Grossstädten	In allen Städten	Auf dem Lande	In den Städten	Auf dem Lande	In den Städten	Auf dem Lande
Preussen, 1849—1874	33·02	30·76	28·37	38·66	40·67	7·91	12·30

Tabelle 4.

	Von 100 000 starben jährlich:		
	In den 51 Healthy Districts	In den Manchester Districts	In den Liverpool Districts
Männer	1756	3538	4097
Weiber	1623	3046	3636

Tabelle 5.

Strassen mit einer durchschnittlichen Bevölkerungsdichte von:	Von 100 starben jährlich:		
	Unter 1 Jahre	Ueber 5 Jahre	Alle Alter
0—1 Bewohnern in jedem Zimmer	11	1·0	1·1
1—1·5 „ „ „ „	25	1·1	1·8
1·5—2 „ „ „ „	26	1·1	2·0
2—2·5 „ „ „ „	34	1·4	2·6
2·5—3 „ „ „ „	33	1·3	2·7
über 3 „ „ „ „	42	1·8	3·4

Diese verschiedene Mortalität der einzelnen Altersklassen; die kolossale Steigerung der Todesfälle in den ersten Lebensjahren; und die starken Contraste der Sterblichkeit zwischen verschiedenen Ländern und Bevölkerungsklassen lassen die jetzige Absterbeordnung nicht etwa als einfache Folge gewisser unabänderlicher, theils vererbter, theils erworbener krankhafter Abweichungen des menschlichen Körpers erscheinen.

Wir sehen vielmehr, dass in den healthy-districts Englands und bei den Wohlhabenden Verhältnisse vorliegen, welche dem erreichbaren Ideal sehr nahe kommen. Die Gesammtmortalität hält sich dort zwischen 16 und 17 pro Mille, die vorwiegende Betheiligung des Säuglingsalters tritt ganz zurück, und es ist damit gleichsam eine Norm geliefert, welche den unvermeidlichen Störungen der idealen Absterbeordnung Rechnung trägt und für die Praxis Gültigkeit beanspruchen darf.

Wenn nun die Bewegung der Bevölkerung in den weitaus grössten Theilen der civilisirten Länder auch von dieser Norm so ausserordentlich abweicht, dann berechtigt uns das zu der Annahme, dass allerlei unnatürliche und abnorme äussere Verhältnisse, unter denen der heutige Culturmensch zu leben gezwungen ist, seine Existenz erschweren und sein vorzeitiges Erliegen bewirken. Es ist von vornherein wahrscheinlich, dass manche jener schädigenden Momente vermeidbar und viele der jetzt vorherrschenden Todesursachen durch menschliches Zuthun einer Einschränkung zugänglich sind.

In Tabelle 6 ist angegeben, mit welchem Procentsatz sich die einzelnen Krankheiten an der Gesammtmenge der Todesfälle betheiligen. Trotzdem diese Statistik noch vielfache Mängel aufweist, welche namentlich in der grossen Zahl der unbekannten resp. der unbrauchbar benannten Todesursachen liegen, lässt sich aus derselben doch so viel

Tabelle 6.

Todesursachen.	Von den nebenbezeichneten Todesursachen betrafen unter 100 Todesfällen: (Preussen 1878—1884)
1. Angeborene Lebensschwäche	4·94
2. Atrophie der Kinder	3·15
3. Einheimischer Brechdurchfall	1·72
4. Diarrhoe der Kinder	1·49
5. Krämpfe der Kinder	15·91
6. Pocken	0·08
7. Scharlach	2·24
8. Masern und Rötheln	1·37
9. Diphtherie und Croup	6·26
10. Keuchhusten	1·96
11. Typhus	2·02
12. Flecktyphus	0·05
13. Ruhr (Dysenterie)	0·59
14. Tuberkulose	12·72
15. Skropheln und englische Krankheit	0·37
16. Luftröhrenentzündung und Lungenkatarrh	1·24
17. Lungen- und Brustfellentzündung	5·04
18. Andere Lungenkrankheiten	1·26
19. Akuter Gelenkrheumatismus	0·20
20. Herzkrankheiten	0·78
21. Gehirnkrankheiten	2·00
22. Nierenkrankheiten	0·61
23. Wassersucht	2·90
24. Krebs	1·23
25. Apoplexie	4·23
26. Altersschwäche (über 60 Jahre)	10·03
27. Im Kindbett gestorben	0·89
28. Selbstmord	0·73
29. Mord und Todtschlag	0·06
30. Unglücksfälle	1·69
31. Andere nicht angegebene u. unbekannte Todesursachen	12·24

entnehmen, dass allein etwa 28 Procent aller Todesfälle auf Infektionskrankheiten und Ernährungsstörungen der Kinder zu rechnen sind; 12 Procent entfallen auf Tuberkulose, 12 Procent auf andere Infektionskrankheiten, 8 Procent auf Erkältungskrankheiten. Die grosse Mehrzahl aller Todesfälle ist also auf Infektionen, auf Anomalieen der Nahrung und der Wärmeregulirung zurückzuführen; d. h. die tödtlichen Erkrankungen kommen zum grösseren Theile durch unmittelbare Einwirkung von schädlichen Einflüssen unserer äusseren Umgebung auf den bis dahin gesunden Körper zu Stande.

Diese Bedeutsamkeit der äusseren Umgebung für den Gesundheitszustand einer Bevölkerung kann im Grunde für uns nichts Ueberraschendes haben. Physiologie und Pathologie haben uns längst gelehrt, dass der Mensch nur lebensfähig ist durch einen steten regen Wechselverkehr mit seiner Umgebung, aus welcher er Nahrung, Wasser, Luft etc. aufnimmt, an welche er Wärme, Wasser, Kohlensäure und eine Reihe von anderen Excreten abgiebt; und zwar ermöglicht nur eine Umgebung von bestimmter, in gewissen engen Grenzen schwankender Beschaffenheit einen normalen Ablauf des Lebens. Auf jede zu intensive oder zu anhaltende Abweichung im Verhalten der äusseren Umgebung reagirt dagegen der Körper mit krankhafter Störung.

So spielt z. B. die uns umgebende Luft eine wichtige Rolle bei der Entwärmung des Körpers. Je nach der Temperatur, der Feuchtigkeit und der Bewegung der Luft schwankt die Menge der von derselben aufgenommenen Wärme, und der Körper muss fortwährend feine Regulirvorrichtungen in Thätigkeit setzen, um unter der wechselnden Beschaffenheit der Aussenluft seine Eigentemperatur zu bewahren. Erhebt sich aber die Temperatur und Feuchtigkeit der Luft über einen gewissen Grad hinaus, so stösst die erforderliche Entwärmung des Körpers auf unüberwindliche Schwierigkeiten, und es resultiren schwere Störungen in den Funktionen des Organismus. Ebenso wenn zu plötzliche und intensive Schwankungen der Luftwärme eintreten, versagt die sonst schützende Regulirung, und es kommt zu leichteren oder schwereren krankhaften Affektionen.

Die Aussenluft ist dann noch in anderer Beziehung wichtig. Im Austausch mit dem Körper verliert sie allmählich Sauerstoff und nimmt dafür Kohlensäure und andere Excrete auf; schliesslich wird sie derart verändert, dass Störungen des Wohlbefindens und Krankheitssymptome eintreten, wenn der Mensch dauernd in derselben Luft zu athmen gezwungen ist. Nur dann bleiben die Störungen aus, wenn eine stete Zufuhr reiner Aussenluft in solchem Maasse stattfindet, dass die Veränderung der Luftbeschaffenheit sich innerhalb sehr enger Grenzen hält. — Ferner bringen wir bei der Athmung sehr grosse Mengen Luft in innige Berührung mit Theilen der Lungenoberfläche, welche für die Ansiedelung gewisser Parasiten besonders empfänglich sind. Sorgen wir daher nicht dafür, dass die Aussenluft frei von solchen parasitären Keimen gehalten wird, so werden nicht selten schwere Erkrankungen die Folge sein.

Weiter gehören zu der Aussenwelt, mit welcher wir täglich in engste Beziehung treten, Boden und Wasser; beide dienen eventuell als Ansiedelungsstätte für Infektionserreger, und dann sind sofort eine Menge von Gelegenheiten zur Uebertragung der pathogenen Keime auf den Menschen und unter Umständen zur plötzlichen Ausbreitung von Epidemieen gegeben. — Aus der äusseren Umgebung entnehmen wir ferner die Nahrungsmittel, die in bestimmter Quantität erforderlich sind, um den Bestand des Körpers zu erhalten. Auch hier aber bedrohen uns verschiedene Gefahren; eine falsche Zusammensetzung der Kost, ein Ueberwiegen oder ein Fehlen des einen oder anderen Nährstoffs, ein Durchsetzen der Nahrung mit Fäulnissorganismen und deren Produkten, oder gar ein Anhaften von Parasiten kann leicht zur Krankheitsursache werden.

Noch mannichfaltiger gestalten sich die Einflüsse der Aussenwelt in Folge der künstlichen Einrichtungen, durch welche der Culturmensch seine natürliche Umgebung modificirt, zum Theil in der bewussten Absicht, sich gegen die Gefahren derselben zu schützen. Er wählt sich zweckentsprechende Kleidung, baut sich Wohnungen, gründet Städte; durch Industrie und Verkehrsmittel macht er sich unabhängig von jeder örtlichen und zeitlichen Beschränkung seiner Bedarfsmittel; er schafft sich von fernher reines Wasser, wo die Oertlichkeit kein solches gewährt; er importirt fehlende Nahrungsmittel und conservirt die überschüssig vorhandenen. Durch die ganze so geschaffene künstliche Umgebung können aber wieder neue schädliche Momente eingeführt werden. Die Wohnung mag gegen Witterungseinflüsse Schutz gewähren; aber leicht hemmt sie auch den normalen Gasaustausch des Körpers, führt zur Anhäufung von Abfallstoffen und zur Aufnahme von Infektionskeimen. Das hergeleitete Wasser mag frisch und rein sein; aber möglicherweise nimmt es giftige Stoffe aus dem Material der Leitung auf. Die Nahrung mag selbst für die grössten Ansammlungen von Menschen in genügender Menge beschafft werden; aber vielfach ist dann die Qualität abnorm, die Conservirung ungenügend, und alljährlich sehen wir in den grossen Städten Tausende von Kindern gerade durch Mängel der importirten Nahrung zu Grunde gehen. Mag Beruf und Beschäftigung in unserer an Erfolgen reichen Zeit dem Menschen höchste Befriedigung gewähren, — es fragt sich, ob nicht auch diese Erfolge oft mit schwerer Schädigung der Gesundheit erkauft werden müssen.

So birgt denn die ganze natürliche wie künstlich modificirte Umgebung des Menschen vielfache Krankheitsursachen, die um so gefährlicher erscheinen, als der Mensch mit allen seinen Funktionen auf einen steten regen Verkehr mit der Aussenwelt angewiesen ist. Tritt daher abnorme Sterblichkeit innerhalb einer Bevölkerung auf, oder kommt es zu auffällig starker Erkrankung einzelner Lebensalter, oder greifen epidemische Krankheiten um sich, — fast ausnahmslos werden wir mit vollem Recht den jeweiligen Verhältnissen der äusseren Umgebung die Schuld beizumessen haben.

Hieraus ergiebt sich ohne weiteres, dass wir das grösste Interesse an einer gründlichen Durchforschung und genauen Erkenntniss der äusseren Lebenssubstrate und der dort gelegenen Krankheitsursachen haben.

Auffallender Weise hat die medicinische Wissenschaft früherer Jahre der äusseren Umgebung des Menschen nur wenig Aufmerksamkeit geschenkt. Sie beschäftigte sich vorzugsweise mit den Vorgängen im menschlichen Körper, und wenn sie einmal die Beziehungen der äusseren Lebenssubstrate zum Menschen berücksichtigte, so begnügte sie sich mit einer relativ rohen Empirie und ergänzenden Speculationen, exactere Forschung auf diesem Gebiet anderen Disciplinen, der Meteorologie, Chemie, Botanik, Zoologie überlassend. Da aber erfahrungsgemäss in naturwissenschaftlichen Disciplinen lediglich induktive und experimentelle Methode zu sicheren Erfolgen führt; und da wiederum die Vertreter jener anderen Fächer ihre Arbeiten nicht nach medicinischen Gesichtspunkten wählten und ausführten, war der Fortschritt in der Erkenntniss der uns interessirenden Verhältnisse der Aussenwelt bisher nur ein äusserst langsamer.

Erst vor wenigen Jahrzehnten hat sich — theils in Folge des schnellen Anwachsens der grossen Städte und der dort sich häufenden Gefahren für die Gesundheit, theils unter dem mächtigen Eindruck der verheerenden Cholerainvasionen — in den weitesten Kreisen die Ueberzeugung Bahn gebrochen, dass die Erkenntniss der äusseren Umgebung des Menschen und der in dieser gelegenen Krankheitsursachen eines der wichtigsten Ziele der medicinischen Forschung ist, und dass die hier gewonnenen Untersuchungsergebnisse einen bedeutsamen Theil der medicinischen Lehre ausmachen.

Diese Forschung und diese Lehre bildet die specielle Aufgabe der Hygiene. Kurz definirt ist demnach die Hygiene derjenige Theil der medicinischen Wissenschaft, welcher sich mit den äusseren Lebenssubstraten und der gewohnheitsmässigen Umgebung des Menschen beschäftigt und in derselben diejenigen Momente zu entdecken sucht, welche häufiger und in erheblicherem Grade Störungen im Organismus zu veranlassen oder die Leistungsfähigkeit herabzusetzen im Stande sind.

Begrenzt man das Forschungs- und Lehrgebiet der Hygiene in der angegebenen Weise, so collidirt dasselbe nicht etwa zu einem grösseren Theile mit einer der übrigen medicinischen Disciplinen, sondern bildet für diese eine nothwendige Ergänzung. Die meisten Berührungspunkte zeigt die Hygiene mit der allgemeinen Pathologie; aber auch dieser gegenüber ergiebt sich eine einfache und natürliche Scheidung. Die allgemeine Pathologie beschäftigt sich zwar ebenfalls mit den Ursachen der Krankheiten; sie verfolgt dieselben indess im Allgemeinen nur innerhalb des menschlichen Körpers und betritt nur selten das Gebiet der äusseren Lebenssubstrate. Ihr Studium beginnt erst von dem Moment an, wo die äussere Ursache mit dem Körper in Berührung getreten ist; sie erforscht den Weg, auf welchem sich die Schädlichkeit im Körper verbreitet hat, dann die Art und Weise und den Grad der Störung, welche zunächst durch dieselbe bewirkt wurde; sie studirt ferner den weiteren Verlauf der Störung, endlich deren Einfluss auf den Gesammtorganismus und den schliesslichen Ausgang.

Das Verhalten solcher krankheitserregender Ursachen ausserhalb des menschlichen Körpers; die Entstehung derselben in den den Menschen umgebenden Medien; ihre Entwickelung, Verbreitung und die Wege, auf denen sie zum Menschen Zugang finden, — ist nicht eigentlich mehr Gegenstand des Interesses für die allgemeine Pathologie, sondern bildet eben die Aufgabe der Hygiene.

Beispielsweise erkennt die Pathologie in den Tuberkelbacillen, in den Typhusbacillen etc. die Erreger der betreffenden Krankheiten; sie versucht aus der Verbreitung und den Wirkungen dieser Mikroorganismen im menschlichen Körper die pathologisch-anatomischen Veränderungen und die einzelnen Krankheitssymptome zu erklären. Damit ist dann aber noch nicht ermittelt, warum die Krankheitserreger gerade die betreffenden Individuen befallen haben, warum das eine Mal nur Wenige ergriffen werden, das andere Mal eine Masse von Menschen gleichzeitig erkranken. Hier muss eine Kenntniss des Verhaltens jener Krankheitserreger innerhalb der äusseren Medien Aufklärung bringen; die Bedingungen der Entwickelung und Fortpflanzung der Erreger in den verschiedenen Substraten, die Art ihrer Verbreitung in Boden, Luft, Wasser, Nahrung, die Mittel zu ihrer Schwächung und Vernichtung müssen erforscht werden; und das fällt in das specielle Arbeitsgebiet der Hygiene.

So nimmt also die hygienische Forschung gewöhnlich ihren Ausgangspunkt von den äusseren Lebenssubstraten und sucht in ihnen nach den Ursachen krankhafter Störungen. Die Pathologie dagegen beginnt ihre Arbeit mit den Krankheitssymptomen und den anatomischen Veränderungen am Menschen.

Praktisch wird natürlich eine scharfe Abgrenzung zwischen allgemeiner Pathologie und Hygiene so wenig durchführbar sein, wie zwischen Anatomie und Physiologie, zwischen innerer Medicin und Chirurgie. Die Hygiene wird nicht selten bei dem Studium einer in unserer Umgebung gefundenen Schädlichkeit zum pathologischen Experiment greifen, um die Wirkungsweise derselben genauer kennen zu lernen; und ebenso wird die Pathologie oft über das Verhalten einer Krankheitsursache ausserhalb des Menschen eine Orientirung gewinnen wollen. Im Allgemeinen wird aber von beiden Disciplinen eine Theilung der Arbeit als das Zweckentsprechendere empfunden werden.

Seit wenigen Jahrzehnten hat nunmehr die Hygiene, geleitet von dem praktischen Ziele, die Gesundheit und Leistungsfähigkeit der Menschen fördern zu helfen, eine intensive Bearbeitung ihres Forschungsgebietes mit exakten Methoden begonnen. Pettenkofer war der Erste, welcher eine grössere Reihe von Experimentaluntersuchungen über Fragen der Heizung und Ventilation, über Kleidung, über das Verhalten von Neubauten, über das Grundwasser und die Bodenluft anstellte, und welcher dadurch der Experimental-Hygiene eine erste feste Basis gab. Im Verein mit Voit legte Pettenkofer ausserdem den Grund zu unseren heutigen Anschauungen über Nahrungsmittel und Ernährung. In späterer Zeit waren es dann besonders die Entdeckungen Koch's, welche zahlreiche Infektionserreger kennen lehrten und auch für die so überaus wichtigen Fragen der Entstehung und Verbreitung der Infektionskrankheiten die Anwendung exakter Forschungsmethoden ermöglichten. — Seitdem hat die Hygiene in kurzer Zeit vielfache Aufklärung über interessante Beziehungen der Aussenwelt zum Menschen gegeben und Erfolge errungen, welche der gesammten medicinischen Wissenschaft im höchsten Grade förderlich gewesen sind.

Die bis jetzt bewährten Methoden der hygienischen Forschung; die damit gewonnenen Resultate; die Folgerungen aus diesen für unsere ätiologischen Anschauungen und für die praktischen hygienischen Massnahmen: endlich eine Erörterung der noch zu bearbeitenden Fragen und ein Hinweis auf die Punkte, an denen die weitere Arbeit einzusetzen hat, — das alles bildet den Inhalt der heutigen hygienischen Lehre und des hygienischen Unterrichts.

Genauere Kenntniss dieser Lehre ist für den Arzt nicht mehr zu entbehren. In seiner Berufsthätigkeit und im Verkehr mit dem Publikum, das die grosse Bedeutung einer rationellen Prophylaxis längst richtig erkannt hat, kommt der Arzt jetzt täglich in die Lage, über hygienische Fragen sein Urtheil abzugeben. Um in jedem Einzelfall richtige Rathschläge, z. B. bezüglich der Vermeidung infektiöser Krankheiten, bezüglich der Säuglingspflege oder der Ernährung von Reconvalescenten, bezüglich der Heizung und Lüftung etc. etc. ertheilen und zweckentsprechende Anordnungen treffen zu können, muss der Arzt den gegenwärtigen Stand der hygienischen Lehren genau kennen und dieselben so weit beherrschen, dass ihre richtige praktische Anwendung ihm keine Schwierigkeiten bereitet. Nur mit einer solchen Ausrüstung von hygienischem Wissen und Urtheil wird ihm gegenwärtig und in Zukunft seine Berufsthätigkeit volle Befriedigung gewähren.

Daneben ist noch ein Umstand nicht ausser Acht zu lassen: dass nämlich in keinem medicinischen Fach zur Zeit so rasche und geradezu umgestaltend auf unsere gesammten Anschauungen wirkende Fortschritte zu verzeichnen sind, wie in der Hygiene. Ärzte, welche sich nicht näher mit dieser neuen Disciplin beschäftigt haben, werden daher mit der jetzigen und künftigen hygienisch geschulten Generation bald alle Fühlung verlieren und auf ein Fortleben mit der vorwärts strebenden medicinischen Wissenschaft verzichten müssen.

Angesichts der wachsenden Bedeutung der Hygiene erscheint es nicht rathsam, dieselbe etwa in eines oder mehrere der bereits bestehenden medicinischen Fächer einzuordnen, sondern es ist zweifellos erforderlich, die Hygiene als besondere Disciplin abzuzweigen. Eine solche Selbstständigkeit ist einmal durch den überaus grossen Umfang ihres Forschungsgebietes und die Fülle der dort liegenden theoretisch wie praktisch gleich wichtigen Probleme indicirt. Ferner ist auch das Untersuchungsfeld der Hygiene wesentlich anders beschaffen, als das der übrigen, nur mit dem Menschen sich befassenden Disciplinen; die in den äusseren Medien ablaufenden Processe sind oft von solchem Umfang, dass man sich erst allmählich an den neuen hier anzuwendenden Maassstab gewöhnen muss; und die Untersuchungsmethoden sind dementsprechend vielfach eigenartig und von den bei medicinischen Studien gebräuchlichen abweichend. Ausserdem aber kann der Unterricht in der Hygiene nur dann Aussicht auf Erfolg gewähren, wenn die Einführung der Studirenden in das für sie so völlig neue Gebiet von zahlreichen Demonstrationen, Experimenten und Excursionen unterstützt wird, und wenn der Lehrende seine volle Zeit und Kraft diesem schwierigen und wichtigen Unterricht widmen kann.

Seit dem Beginn ihrer selbstständigen Entwickelung ist die Hygiene mannigfachen Angriffen ausgesetzt gewesen. Grösstentheils richteten sich diese gegen die praktischen Erfolge der Hygiene; von Malthus, Spencer u. A. wurde namentlich hervorgehoben, dass weder eine anhaltende Verringerung der Sterblichkeit noch eine Besserung der Qualität der Bevölkerung durch hygienische Massnahmen erzielt werden könne.

Nach Malthus vermehrt sich jede Bevölkerung, so lange keinerlei Hemmung existirt, in geometrischer Progression, verdoppelt sich also immer in einer bestimmten Reihe von Jahren (z. B. bei 1·3 Procent jährlichem Zuwachs alle 55 Jahre; bei 1·8 Procent Zuwachs alle 39 Jahre); die Unterhaltsmittel dagegen können nur in arithmetischer Progression vermehrt werden. Hierdurch ist das Anwachsen einer Bevölkerung stark beschränkt, denn dasselbe kann naturgemäss nicht weiter gehen, wenn das niedrigste Maass von Unterhaltsmitteln erreicht ist, dessen die Bevölkerung zu ihrem Leben bedarf. Jeder intensiveren Vermehrung wirken vielmehr kräftige Hemmnisse, theils freiwillige (moralische Enthaltsamkeit etc.), besonders aber regressive (gesundheitsschädliche Einflüsse) entgegen. Auch hygienische Bestrebungen können auf die Dauer an diesem gesetzmässigen Verhalten nichts ändern.

Spencer's Einwände gipfeln vorzugsweise in dem Hinweis, dass durch die hygienischen Massregeln gerade den Schwächlichen der Kampf um's Dasein erleichtert werde und dass damit also die eine Bevölkerung qualitativ verbessernde Auslese der widerstandsfähigen Individuen in Wegfall komme.

Beide Einwände sind indess nicht geeignet, gegen die hygienischen Bestrebungen der Neuzeit Misstrauen zu erwecken. Eine derartige Beschränkung in der Vermehrung des Lebensunterhaltes, wie sie MALTUS lehrt, ist durch die modernen Verkehrsmittel und die Industrie zweifellos zum Theil aufgehoben; eine gesteigerte Zunahme der Bevölkerung aber ist sehr wohl in hinreichender Weise durch Verminderung und Hinausschiebung der Heirathen und durch Verringerung der Geburtsziffer auszugleichen. Abgesehen aber hiervon haben wir uns gewiss nicht um kommende Generationen in der Weise zu sorgen, dass wir, im Hinblick auf mögliche Nachtheile für diese, Massnahmen unterlassen, die der jetzigen Generation ersichtlich bedeutsamen Vortheil bringen.

Was ferner die SPENCER'schen Einwände betrifft, so ist die Verringerung der allgemeinen Mortalitätsziffer gewiss nicht das einzigste und wesentlichste Ziel der Hygiene. Sie sucht vielmehr ebensowohl die Zahl der Krankheitstage zu vermindern und die Leistungsfähigkeit jedes Einzelnen zu erhöhen. Davon ziehen die Stärkeren denselben Nutzen, wie die Schwächeren. — Dann aber giebt es gewisse Krankheiten, gegen welche die Hygiene ganz vorzugsweise Schutz zu gewähren strebt; es sind dies die sogenannten Volkskrankheiten, die infektiösen, contagiösen, epidemischen und endemischen Krankheiten, die gerade auch die kräftigsten Individuen ebenso gut und oft in grösserer Zahl fortraffen, als die schwächlichen; die ausserdem mit Recht besonders gefürchtet sind wegen ihres brutalen Auftretens, das alle Bande der Verwandtschaft und Freundschaft lockert und die Humanität durch die Furcht vor Ansteckung verscheucht.

Um den segensreichen Einfluss praktischer hygienischer Massregeln zu erkennen, ist kein Beispiel geeigneter, als das der Pockenimpfung. Man muss in den Berichten der Zeitgenossen lesen, wie furchtbar die Pockenseuche in früheren Jahrhunderten wüthete, wie demoralisirend sie wirkte und wie sie auch die Leistungsfähigkeit der Gesunden lähmte. Im Durchschnitt starben in Europa bis zum Anfang dieses Jahrhunderts etwa 3 p. m. der Bevölkerung an den Pocken, in manchen Ländern und zeitweise noch erheblich mehr. Eine Menge Genesener blieben entstellt, erblindet oder mit chronischen Leiden behaftet. Jetzt haben wir in Preussen eine Pockenmortalität von durchschnittlich nur 0·03 p. m. und in manchen Provinzen gehören Pockenfälle geradezu zu den Curiositäten.

Ein zweites lehrreiches Beispiel für den Einfluss hygienischer Massnahmen haben wir in den grossartigen sanitären Verbesserungen — Wasserversorgung, Canalisation resp. geordnete Abfuhr, Beseitigung ungenügender Wohnungen, Einrichtung von Volksküchen etc. — mit welchen eine Reihe englischer Städte in den Jahren 1850—60 versehen wurde. Nicht nur sank die allgemeine Mortalität in diesen Städten zum Theil in ausgesprochenem Grade, sondern es verringerten sich speciell die Todesfälle an Typhus meist um mehr als 50 Procent, an Phthise um 11—49 Procent; und in ähnlichem Maasse wurden andere infektiöse Krankheiten seltener.

Auch deutsche Städte, wie Danzig, haben die günstige Wirkung solcher praktisch-hygienischer Massnahmen empfunden; dort ging z. B. die Typhusmortalität, welche vor Einführung der Quellwasserleitung und Canalisation (1869 bis 1871) durchschnittlich 1 p. m. betrug, nach derselben auf 0·1—0·2 p. m. herab.

Selbst aus derartigen zweifellosen Erfolgen sind indessen der Hygiene neue Angriffe erwachsen; und zwar richten sich diese gegen die Nothwendigkeit einer intensiveren wissenschaftlichen hygienischen Forschung. Diese soll überflüssig sein, weil die vorerwähnten segensreichen und grossartigen hygienischen Massnahmen bereits zu einer Zeit durchgeführt sind, wo noch keine Experimentalhygiene und kein hygienisches Institut bestand.

Gewiss können ja auch Instinkt und empirisch gewonnene Erfahrung uns manche Gesundheitsschädlichkeit vermeiden lehren, und sorgfältig beobachtende Aerzte sind sicher bereits in früherer Zeit zu im Wesentlichen richtigen hygienischen Anschauungen gelangt, oder waren, wie Jenner, sogar in der Lage, hochwichtige hygienische Besserungen anzuregen.

Aber auf empirischem Wege gelangen wir doch nur selten zu gesicherten, der Wahrheit sich nähernden Anschauungen; zum grossen Theil müssen letztere durch Speculationen ergänzt werden; und die praktischen Massnahmen, die sich auf so gewonnene Principien stützen, werden fast immer von Anfang an Ungenügendes leisten, oder sich nicht dauernd bewähren, oder wenigstens bald durch einfachere und billigere Verfahren überholt werden.

Auch die Vaccination hätte nicht so bald den Charakter einer praktisch ausführbaren, hygienischen Massregel bekommen, wenn nicht Jenner durch die in jener Zeit übliche Sitte der Variolation geradezu die Gelegenheit zu einer ausgedehnten experimentellen Prüfung seines Verfahrens am Menschen gegeben wäre.

Und doch ist es wahrscheinlich, dass der Segen der Vaccination in neuerer Zeit durch eine siegreiche Opposition gegen den Impfzwang grossentheils wieder verloren gegangen sein würde, wenn nicht die neu erworbenen Kenntnisse über Aetiologie und Prophylaxis der accidentellen Wundkrankheiten und der überimpfbaren Krankheiten uns in den Stand gesetzt hätten, die Impfung nunmehr in völlig gefahrloser Weise vorzunehmen.

Jene in früheren Jahrzehnten ausgeführten Massnahmen der Städte- und Bodenreinigung aber waren — soweit der hygienische Standpunkt in Frage kommt — nichts als Experimente im Grossen, die sehr leicht misslingen konnten und in der That auch zum Theil misslangen, wie zahlreiche in einzelnen assanirten Städten später aufgetretene Epidemieen zeigen. Die hygienischen Motive zu diesen Massregeln basirten damals auf der Anschauung, dass in Schmutz und Dreck, in verunreinigtem Boden und übelriechender Luft wahrscheinlich die Ursache der meisten Infektionskrankheiten zu suchen sei und dass eine „Reinigung" auch Schutz gegen Infektionskrankheiten gewähren müsse. In der That werden nun — wie wir heute wissen — mit manchen dieser Reinigungsmethoden auch die Infektionserreger wirksam beseitigt. Aber das ist keinesfalls bei allen damals angewendeten Systemen und bei jeder Art der Ausführung der Fall, sondern oft sind in früheren Jahren gerade die hygienisch wichtigsten Theile des Schmutzes vernachlässigt, und ausserordentlich häufig ist die Entfernung der Infektionserreger auf Umwegen mit unverhältnissmässigem Aufwand von Mitteln erreicht. Die hygienischen Forschungen der letzten Jahre und die Erkenntniss der einzelnen Infektionserreger haben uns erst einigermassen bestimmte leitende Gesichtspunkte und sichere Kriterien gebracht, nach welchen auch derartige praktische Massnahmen einzurichten sind. Hätte die intensive hygienische Forschung der letzten Jahre gefehlt, so wären wir wohl noch lange Zeit auf jenem „Schmutz"-Standpunkt stehen geblieben und in der theoretischen wie praktischen Hygiene würde die gleiche Unsicherheit nach wie vor zu Tage treten.

Eine übersichtliche und ungezwungene Eintheilung des Inhalts der Hygiene ist durch die Fülle und die Ungleichartigkeit des Materials einigermassen erschwert. Zweckmässig werden zwei grössere Abtheilungen dadurch hergestellt, dass zunächst die allgemeinen, überall in Betracht kommenden Einflüsse der natürlichen Umgebung besprochen werden; diesen gegenüber sind zweitens die speciellen Einflüsse der künstlich durch Eingreifen des Menschen modificirten Umgebung zu erörtern. Es würde jedoch das Verständniss nur erschweren, wollte man diese Gruppirung in rigoroser Weise durchführen. In einzelnen Kapiteln, wie z. B. beim Wasser, ist die Beschreibung der künstlichen Einrichtungen zur Wasserversorgung nicht wohl von der Schilderung der natürlich gegebenen Bezugsquellen des Wassers zu trennen. Demnach wird die angegebene Eintheilung nur im Allgemeinen für die Reihenfolge der einzelnen, im Inhaltsverzeichniss näher aufgeführten Kapitel massgebend sein.

Erstes Kapitel.

Die Mikroorganismen.

Unter „Mikroorganismen" begreifen wir zahlreiche kleinste Lebewesen, welche zu den niedersten Pflanzen gehören oder auf der Grenze zwischen Thier und Pflanze stehen. Die Mehrzahl derselben zeigt nur 1 μ Durchmesser oder weniger. Sie sind aber — gleichsam als Ersatz für die Kleinheit des Individuums — ausgezeichnet durch eine enorme Vermehrungsfähigkeit und durch eine besondere Breite der Existenzbedingungen. Namentlich ist ihr Nährbedarf weniger beschränkt als bei Thieren und höheren Pflanzen. Während die Thiere complicirte organische Stoffe aufnehmen müssen und diese in ihrem Körper zerstören, und während die chlorophyllführende Pflanze auf relativ einfache organische Verbindungen (Ammoniak, Kohlensäure, Wasser) angewiesen ist, können die Mikroorganismen sowohl von einfachen Verbindungen (mit Ausnahme der Kohlensäure), als auch von complicirten Nährsubstanzen leben. Im Ganzen ziehen sie die letzteren vor und einige Arten vermögen sogar *nur* von den hochconstituirten Nährstoffen der Thiere zu leben.

Die Mikroorganismen spielen eine wichtige Rolle im Haushalt der Natur, indem sie die enormen Massen absterbender vegetabilischer und animalischer Substanz zerstören und die darin enthaltenen Stoffe in jene einfachen Verbindungen überführen, mit welchen die Chlorophyll führenden Pflanzen ihren Aufbau leisten können.

Für die Hygiene haben die Mikroorganismen besonderes Interesse *erstens* dadurch, dass sie *Gährung und Fäulniss* erregen, d. h. dass sie unter Gasentwicklung in kürzester Zeit sehr bedeutende Mengen organischen Materials zu zerlegen vermögen. Diese Gährungen sind uns theils nützlich, indem sie uns z. B. bei der Präparation mancher Nahrungsmittel unterstützen (Brot, Käse, Kefyr, Bier, Wein). Theils treten sie uns schädigend gegenüber, indem sie viele Nahrungsmittel rasch in einen ungeniessbaren Zustand überführen; indem ferner in faulenden Gemengen giftige Stoffe, die sog. Ptomaine, und stinkende Gase entstehen, welche die Gesundheit beeinträchtigen können.

Zweitens kommt vielen Mikroorganismen die Fähigkeit zu, den Kreis ihrer Existenzbedingungen noch mehr auszudehnen; sie können nämlich in lebenden höheren Organismen, hauptsächlich Thieren, seltener Pflanzen, eine parasitäre Existenz führen. Sehr häufig bringen sie dabei ihren Wirthen Krankheit und Tod. Solche Mikroparasiten sind auch die Ursachen vieler beim Menschen auftretender infektiöser Krankheiten; so sind bei Milzbrand, Rotz, Abdominal-Typhus, Cholera Tuberkulose, den verschiedenen Wund-Infektions-Krankheiten u. a. m. Mikroorganismen als die ursächlichen Erreger nachgewiesen.

Dass in der That die Mikroorganismen die Ursache einerseits von Gährung und Fäulniss und andererseits von parasitären Krankheiten sind, ist neuerdings mit aller Schärfe bewiesen.

Es giebt allerdings Forscher, welche auch heute noch diese Rolle der Mikroorganismen anzweifeln. Dieselben glauben, dass stets eine chemische Veränderung der todten oder lebenden Substanz der Ansiedelung und Thätigkeitsentfaltung der Mikroorganismen vorausgehen müsse; jene Veränderung soll das Wesentliche, die Rolle der Mikroorganismen etwas Sekundäres sein. Oder sie nehmen in Anlehnung an die Hypothese der Generatio aequivoca an, dass aus absterbenden oder krankhaft veränderten und zerfallenden pflanzlichen oder thierischen Zellen Mikroorganismen entstehen können, so dass es also gar keines Zutritts der letzteren von aussen bedarf, um in einer todten Substanz Fäulnissorganismen oder im lebenden Körper parasitäre Organismen zu reichlichster Entwickelung kommen zu lassen (Béchamp's Mikrozymatheorie; Fokker's Heterogenese; Wigand's Anamorphose).

Diese Ansichten sind nach dem heutigen Stande unserer Kenntnisse in keiner Weise mehr haltbar und durch eine Reihe sorgfältiger Beobachtungen und einwandfreier Experimente widerlegt.

Beweise für die ursächliche Rolle der Mikroorganismen bei der Gährung und Fäulniss: 1) In jeder faulenden Substanz finden sich Mikroorganismen. Wo sie vermisst werden, hat man entweder ungenügende Methoden angewandt oder man hat zu spät, nachdem bereits die Mikroorganismen wieder abgestorben waren, die gefaulte Substanz untersucht.

2) In organischen Substanzen, welche keine Erscheinungen von Gährung, Fäulniss oder Zersetzung darbieten, finden sich keine Mikroorganismen, oder doch nur solche, welche nachweislich eine schnelle, leicht wahrnehmbare Aenderung der Substanz nicht zu bewirken vermögen. — Ehe man die einzelnen Arten von Mikroorganismen und ihren äusserst ungleichen Effekt gegenüber der gleichen organischen Substanz kennen gelernt hatte, wurde jeder Befund von irgendwelchen Mikroorganismen in nicht gährenden Substraten gegen ihre Rolle bei

der Gährung verwerthet. Jetzt weiss man, dass nur die Abwesenheit von gährungerregenden Mikroorganismen in gährfreien Substraten erwartet werden darf.

3) Die Mikroorganismen finden sich überall verbreitet, im Luftstaub, im Wasser, an allen Gegenständen haftend; so dass sie an jedem Ort vorhanden sind und in Aktion treten können, wo immer gährfähige Substanz in Gährung geräth.

4) Hemmt man die Entwickelung von Mikroorganismen durch Zusatz gewisser für sie giftiger Substanzen zum gährfähigen Substrat, so tritt keine Zersetzung ein. Gifte für Mikroorganismen sind z. B. Phenol, Salicylsäure, Essigsäure, Creosot, grosse Mengen Salz etc. Bekanntlich wendet man manche von diesen Giften an, um Nahrungsmittel zu conserviren, d. h. vor Gährung und Fäulniss zu schützen. Sobald man aber das Gift aus der conservirten Substanz entfernt, z. B. das Salz mit Wasser auslaugt, oder die Säure neutralisirt, so tritt alsbald Zersetzung ein.

5) Tödtet man die einer gährfähigen Substanz anhaftenden Organismen und hindert den Zutritt neuer Mikroorganismen, so tritt keine Gährung ein. Dieses Experiment kann z. B. so ausgeführt werden, dass man die gährfähige Substanz in einem Glas- oder Blechgefäss stark erhitzt und dann das Gefäss zuschmilzt. Durch die Hitze werden alle lebenden Wesen und so auch die anhaftenden Mikroorganismen sicher getödtet; durch das Zuschmelzen ist der Zutritt neuer Mikroorganismen gehindert. So behandelte gährfähige Substanzen halten sich in der That völlig unverändert.

Man hat wohl eingewendet, dass durch das Zuschmelzen der Luftzutritt zur gährfähigen Substanz gehindert und dadurch die Gährung unmöglich gemacht werde. Das Experiment ist aber leicht so einzurichten, dass man die Luft ungehindert zutreten lässt. Da die Luft an sich keine Gährung bewirkt, sondern nur die etwa in ihr enthaltenen Mikroorganismen, so müssen nur diese entfernt werden; dann aber kann der Luftzutritt ohne Bedenken gestattet werden. Um die Luft von Mikroorganismen zu befreien, kann man dieselbe durch ein glühendes Glasrohr leiten, oder man filtrirt sie durch ein Filter von lockerer Watte, welches erfahrungsgemäss völlig ausreicht, um alle suspendirten Partikelchen der Luft und auch die Mikroorganismen zurückzuhalten. Oder man kann das Gefäss mit gährfähiger Substanz in ein offenes Rohr übergehen lassen, dem man nur ein oder zwei Krümmungen nach abwärts giebt; da die Mikroorganismen, wenn sie auch noch so klein sind, doch immer ein gewisses Gewicht besitzen, sind die gewöhnlichen, im Zimmer vorkommenden Luftströmungen nicht im Stande, sie nach aufwärts und über die Krümmungen hinweg in das Innere des Gefässes zu führen. In allen diesen Versuchen bleibt trotz des völligen ungehinderten Zutritts der gasförmigen Bestandtheile der Aussenluft die gährfähige Substanz unzersetzt.

Das Experiment ist dann noch in der Weise zu ergänzen, dass man die conservirte Substanz nachträglich absichtlich mit Mikroorganismen in Berührung bringt (z. B. durch Entfernung des Wattepfropfens oder durch Abbrechen des gekrümmten Rohres). Es tritt dann ausnahmslos binnen kürzester Zeit Gährung ein, und es wird hierdurch bewiesen, dass die gährfähige Substanz durch das vorausgehende Erhitzen nicht etwa ihre Gährfähigkeit verloren hatte.

6) Ein Einwand könnte trotzdem noch gegen die Beweiskraft der geschilderten Experimente erhoben werden. Wenn nämlich, wie es die Anhänger der Generatio aequivoca oder der Anamorphose behaupten, aus den thierischen und

pflanzlichen Zellen Mikroorganismen entstehen können, so ist selbstverständlich durch das Erhitzen der Substanz resp. durch Zusatz von Giften eine derartige „spontane" Entstehung von Mikroorganismen gehindert. Dass dieselben Substanzen auf Zusatz von Mikroorganismen sich noch gährfähig zeigen, beweist nur, dass die von aussen hereingelangenden Mikroorganismen auch im Stande sind, Gährung zu erregen; es fehlt aber der Beweis dafür, dass nicht vielleicht ebensowohl ohne Zutritt von Mikroorganismen aus der völlig unveränderten, nicht geschädigten Zellsubstanz Mikroorganismen entstehen können, welche Gährung bewirken.

Um diesen letzten Einwand zu widerlegen, ist es offenbar nöthig, gährfähige Substanzen zu conserviren, ohne dass man sie vorher mit Hitze, Giften oder anderen die Zellen schädigenden Einflüssen behandelt. Auch solche Versuche lassen sich nun leicht ausführen und ergeben stets dasselbe Resultat, sobald der Experimentator die nöthige Uebung sich erworben hat. Will man ein Stück einer Pflanze oder eines Thieres in dieser Weise conserviren, so muss man allerdings von der äusseren Oberfläche der Pflanzen oder Thiere absehen, da an diesen stets Mikroorganismen haften. Im Inneren finden sich aber erfahrungsgemäss keine Mikroorganismen und man braucht daher nur in einem Zimmer, dessen Luft und Gegenstände vorher sorgfältig sterilisirt, d. h. von Mikroorganismen befreit sind, mit sterilisirten Händen und mit sterilisirten (d. h. erhitzten und dann wieder abgekühlten) Instrumenten in das Innere des Pflanzen- oder Thierkörpers vorzudringen, dort ein Stück auszuschneiden und in einem vorher sterilisirten Gefäss unter Watteverschluss aufzubewahren. So lässt sich z. B. ein Stück Leber eines Kaninchens, oder ein Stück Muskel, oder ein Stück aus dem Inneren einer Kartoffel und dergleichen ohne jede Anwendung von Conservirungsmitteln jahrelang in unverändertem Zustande conserviren. Diese Versuche sind in neuerer Zeit in so grosser Zahl und mit so übereinstimmendem Resultat ausgeführt, dass die hier und da erhaltenen entgegengesetzten Ergebnisse unbedingt auf mangelhaftes Beherrschen der technischen Methoden zurückzuführen sind.

7) Ueberträgt man eine minimale Menge von einem Substrat, welches sich in einer bestimmten specifischen Gährung befindet, und in welchem durch diese specifische Produkte gebildet werden, oder aber von einer Reincultur der betreffenden specifischen Gährungserreger auf eine neue gährfähige Substanz, so wird die gleiche specifische Gährung (Milchsäure, Buttersäure, Alkoholgährung etc.) hervorgerufen und es finden sich auf der Höhe der Gährung nur die übertragenen Organismen in solcher Zahl, dass durch ihre Aktion der ganze Gährungsprocess seine zureichende Erklärung findet.

Mit derselben Schärfe und durch völlig analoge Experimente und Beobachtungen ist der Beweis für das Zustandekommen zahlreicher Infektionskrankheiten durch Mikroorganismen erbracht:

1) Bei vielen Infektionskrankheiten der Menschen und Thiere beobachten wir im Blut und in den Organen Mikroorganismen und zwar in jedem Einzelfall einer bestimmten Krankheit immer die gleiche wohlcharakterisirte Art von Mikroorganismen. Je vollkommener unsere Untersuchungsmethoden werden, um so sicherer und bei um so zahlreicheren Krankheiten gelingt dieser Nachweis.

2) Bei gesunden, von Infektionskrankheiten freien Menschen und Thieren finden wir im Blut und im Inneren der Organe keine Mikroorganismen. Es geht dies mit Sicherheit aus den oben beschriebenen Conservirungsversuchen mit

thierischen Organen hervor. Ausnahmsweise können sich Mikroorganismen, welche zufällig oder durch das Experiment in die Blutbahn gelangt waren, in inneren Organen gesunder Thiere eine Zeit lang lebendig erhalten.

3) Die Verbreitung der Infektionskrankheiten entspricht durchaus der Verbreitung der verschiedenen specifischen Mikroorganismen in unserer Umgebung, so dass stets die Möglichkeit gegeben ist, dass durch die von aussen mittelst Luft, Wasser, Nahrung oder Berührungen in den Körper gelangten Mikroorganismen die Krankheit hervorgerufen wurde.

4) Wird eine Haut- oder Schleimhautwunde, an welcher Mikroorganismen haften, fortgesetzt mit jenen giftigen, die Vermehrung der Mikroorganismen hemmenden Substanzen (Carbolsäure) behandelt, so bleiben die Symptome einer Wundinfektion, Eiterung und Fieber, aus (Antisepsis).

Unterbricht man die antiseptische Behandlung und erfolgt darauf Vermehrung der Organismen, so tritt alsbald Eiterung oder Fieber ein.

5) Tödtet man die in einer Wunde etablirten Mikroorganismen durch Hitze, starke Carbolsäure, Sublimat oder dergleichen, und hindert dann den Zutritt neuer Mikroorganismen durch abschliessende keimfreie Verbände, so tritt keine Eiterung und kein Fieber ein (Asepsis).

Ist der Abschluss unvollkommen und gelangen in irgendwelcher Weise infektiöse Mikroorganismen in die Wunde, so zeigen sich in Kürze die Symptome der Wundinfektion — ein Zeichen, dass nicht etwa die Substanz der Wunde durch jene Eingriffe unfähig geworden war zur Auslösung einer Infektion, sondern dass die letztere nur so lange ausblieb, als es an Mikroorganismen fehlte.

6) Auch ohne Anwendung von irgendwelchen die Mikroorganismen oder die Körperzellen schädigenden Substanzen kann eine Wunde vor Infektion geschützt werden, wenn die Wunde in keimfreier Haut mit keimfreien Instrumenten angelegt und durch entsprechende Verbände gegen späteres Eindringen von Mikroorganismen geschützt wird (Aseptische Operation).

Während früher, ehe man die ursächliche Rolle der Mikroorganismen bei den Infektionskrankheiten richtig erkannt hatte, zahlreiche Operationswunden mit Eiterung, Erysipel, Septicämie oder Pyämie complicirt waren, vermag jetzt jeder Operateur nur durch sorgfältigstes Fernhalten von Mikroorganismen einen reaktionslosen Verlauf der Wunden zu bewirken. Niemals sehen wir eine Wundinfektionskrankheit durch einen „Zersetzungsprocess“ im Körper hervorgehen; wo Wundinfektion eintritt, ist dieselbe vielmehr mit Bestimmtheit auf unvollkommene Maassregeln gegen das Eindringen der Mikroorganismen von aussen zurückzuführen.

7) Viele specifische Infektionskrankheiten lassen sich von Thier zu Thier fortgesetzt übertragen dadurch, dass man minimale Dosen Blut oder Organsubstanz des erkrankten Thieres auf gesunde Thiere überträgt. Solche Uebertragungen hat man durch Reihen von 100 Thieren und mehr fortgeführt. Jedes derselben erkrankt dann an der specifischen Infektionskrankheit und zeigt stets die specifische Art von Mikroorganismen in solcher Zahl und Vertheilung in den Organen, dass alle wesentlichen Krankheitserscheinungen dadurch ihre Erklärung finden.

Man hat früher wohl eingewendet, dass das eigentlich Ursächliche bei diesen Uebertragungen vielleicht eine gewisse Körpersubstanz aus dem kranken Organismus sein könne, welche den Mikroorganismen anhaftet und zusammen mit diesen übertragen wird. Dieser Einwand wird indessen dadurch ausgeschlossen, dass man die Mikroorganismen von Allem zu befreien sucht, was ihnen etwa noch vom kranken Körper her anhaften kann. Zunächst strebte man dies zu erreichen durch starke Verdünnung des Bluts des erkrankten Thieres; selbst durch weniger als den tausendsten Theil eines Tropfens gelang es dann oft noch, die specifische Krankheit bei einem gesunden Thier ebenso energisch wie durch enorm viel grössere Dosen auszulösen. Das in solcher Weise wirksame Agens konnte offenbar nur in einem vermehrungsfähigen Etwas, d. h. in lebenden Organismen, bestehen. — Da dies Experiment aber nicht bei allen Infektionserregern gelingt, hat man weiter auch wohl versucht, durch Filtration die Mikroorganismen zu isoliren. Auch diese Experimente stossen auf manche Schwierigkeiten und erst nach vielen vergeblichen Versuchen sind Filter construirt, welche in der That alle Mikroorganismen aus Flüssigkeiten zurückhalten. Dabei hat sich dann gezeigt, dass das keimfreie Filtrat niemals im Stande ist, Infektion auszulösen, sondern nur die auf dem Filter zurückbleibende Masse von Mikroorganismen.

In neuerer Zeit gelingt die Isolirung der infektiösen Mikroorganismen in einfachster und sicherster Weise durch die künstliche Cultur. Bringt man etwas Blut aus dem an einer Infektionskrankheit gestorbenen Thier auf ein Substrat, welches den Mikroorganismen als Nährboden dienen kann, z. B. auf durchschnittene Kartoffeln oder in einen grösseren Kolben mit Bouillon, so vermehren sich die betreffenden Mikroorganismen schnell in's Ungemessene. Nach 2 Tagen findet man das ganze Nährsubstrat von der kleinen Impfstelle aus vollständig durchwachsen. Man überträgt nun von dieser ersten Cultur eine minimalste Menge auf einen neuen Nährboden, lässt dort wieder dle Mikroorganismen sich massenhaft vermehren und bringt wiederum eine minimale Menge auf ein drittes Substrat; und so fort durch eine Reihe von 100 und mehr „Generationen“. Von der letzten Cultur impft man den Bruchtheil eines Tropfens in eine kleine Wunde eines gesunden Thieres und ruft dadurch mit vollster Sicherheit dieselbe specifische Infektionskrankheit hervor, welche den Ausgangspunkt der Versuchsreihe gebildet hatte. Es ist nicht wohl denkbar, dass etwas Anderes als lebende vermehrungsfähige Mikroorganismen nach dem Durchgang durch die lange Reihe der künstlichen Culturen im Stande gewesen sein sollte, die krankheitserregende Wirkung unverändert zu erhalten. Vielmehr dürfen wir auch in diesen Experimenten einen Beweis dafür sehen, dass specifische von aussen in den Körper gelangte Mikroorganismen die ursächlichen Erreger der Infektionskrankheiten sind.

Die Mikroorganismen gehören grösstentheils zu den niederen Pflanzen, theilweise zu den niedersten Thieren. Für unsere Zwecke erscheint es praktisch, vier grössere Gruppen zu unterscheiden, nämlich: 1) Fungi, Schimmelpilze; 2) Blastomycetes, Sprosspilze; 3) Schizomycetes, Spaltpilze; 4) Mycetozoën und Protozoën.

I. Fungi, Schimmelpilze.

Zellen relativ gross, meist 2—10 μ im Durchmesser; bestehen aus celluloseähnlicher Hülle und kernlosem Protoplasma. Sie wachsen durch Verlängerung an der Spitze zu Fäden oder Hyphen aus. Letztere sind fast stets verzweigt durch Theilung der Endzelle. Die auf dem Nährsubstrat wuchernden Fäden, welche von dort die Nahrung aufnehmen, bezeichnet man als Mycelium. Vor diesem erheben sich aufwärts die Fruchthyphen, welche an ihrer Spitze die Sporen tragen, d. h. rundliche oder längliche, meist mit derber Membran versehene Zellen, ausgezeichnet dadurch, dass sie nach ihrer Abtrennung von den Fruchthyphen auf jedem guten Nährsubstrat zu einem Keimschlauch und demnächst wieder zu einem neuen Mycel auswachsen können. Die Sporen können in trockenem Zustand oft 2—10 Jahre aufbewahrt werden, ohne ihre Keimfähigkeit zu verlieren, sie dienen daher zur Fortpflanzung.

Nach der Art, wie sich die Sporen auf den Fruchthyphen bilden, unterscheidet man die zahlreichen Ordnungen der Schimmelpilze. Entweder bilden sich die Sporen dadurch, dass sie aus der an der Spitze der Hyphe befindlichen Endzelle durch querwandige Theilung sich abschnüren (= Conidien). Oder die Endzelle vergrössert sich zum sog. Sporangium oder Ascus, in dessen Innerem durch Theilung des Plasmas die Sporen entstehen. Oder zwei Hyphen wachsen ineinander und an der Vereinigungsstelle entsteht eine Art Sporenbehälter, in welchem sich die sog. Oosporen bilden.

Nicht selten kommen, je nach den äusseren Lebensverhältnissen, bei demselben Pilz mehrere Arten der Sporenbildung vor, z. B. Conidien und Askosporen.

Man findet die Schimmelpilze auf allen möglichen todten Substraten, sie sind im Ganzen in Bezug auf ihren Nährbedarf sehr wenig wählerisch. Im Gegensatz zu den Spaltpilzen können sie auch auf relativ wasserarmem Substrat und bei saurer Reaktion des Nährbodens gut gedeihen. Will man bei künstlichen Culturen von Schimmelpilzen die rasch wachsenden Spaltpilze fernhalten, so setzt man daher dem Nährsubstrat zweckmässig 2—5 Procent Weinsäure zu. Gekochte Kartoffeln, Brotbrei oder Gelatine-, resp. Agargemische, in solcher Weise angesäuert, sind am geeignetsten zur künstlichen Züchtung. Die Sporenbildung vollzieht sich nur an freier Luft; unter Wasser entwickelt sich höchstens steriles Mycel. — Sehr abhängig zeigen sich die Schimmelpilze von der Aussentemperatur. Das Optimum liegt für die einen Arten bei $+15^{0}$, für andere Arten bei $+40^{0}$; je nach der Temperatur gedeiht daher bald diese bald jene Art auf demselben Substrat. Viele kommen parasitisch auf Pflanzen und niederen Thieren vor, so die Brandpilze des Getreides, der Pilz der Kartoffelkrankheit, der Mutterkornpilz, die Rostpilze; die Empusa der Stubenfliegen, der Muskardinepilz der Seidenraupen etc.

Von der grossen Menge bekannter Arten seien hier nur einige angeführt, welche entweder wegen ihres allverbreiteten Vorkommens unser Interesse beanspruchen, oder weil sie eine pathogene Wirkung auch auf Warmblüter ausüben.

Penicillium, namentlich P. glaucum, der gemeinste Schimmelpilz. Wuchert selbst in destillirtem Wasser, in vielen Arzneien etc. An der Spitze der Fruchthyphen tritt ein Quirl von Aesten pinselförmig hervor, und diese tragen Ketten von kugeligen, 3,5 μ messenden Sporen. Flockiges weisses Mycel, nach der Sporenbildung grün. Wächst am besten bei 15—25°, verkümmert bei 38°. Grosse Massen Sporen, welche Warmblütern durch Inhalation oder durch Injektion in's Blut beigebracht werden, rufen keinerlei Wirkung hervor; sie bleiben wochenlang in Milz und Leber liegen ohne auszukeimen.

Oïdium. Als Mehlthau auf lebenden Pflanzen parasitirend; zahlreiche Arten. Andere Arten auf todtem Substrat, namentlich O. lactis, Milchschimmel. Mycel und Sporen weiss. Einfache aufrechte Fruchthyphen mit endständiger Kette von walzenförmigen Sporen. Findet sich regelmässig auf saurer Milch. Gedeiht zwischen 19 und 30° am besten, fängt bei 37° an zu verkümmern. Völlig unschädlich, wie Penicillium.

Bei Favus, Herpes tonsurans, Pithyriasis versicolor, beim sogenannten Mäuse-Favus finden sich oïdiumähnliche Formen; jedoch sind dieselben keinesfalls mit Oïdium lactis identisch, sondern repräsentiren specifische Arten, deren botanische Zugehörigkeit noch zweifelhaft ist. Beim Favus sind drei verschiedene Pilze beobachtet, welche mit verschiedener Häufigkeit als Erreger desselben aufzutreten scheinen.

Monilia. Im Gegensatz zu Oïdium zeigen die Fruchthyphen echte Verzweigungen, schon nahe am Mycel beginnend, so dass ein mehr strauchförmiges Aussehen resultirt. M. candida vegetirt saprophytisch auf faulem Holz, Mist, von Pflanzenfressern etc. Nach neueren Untersuchungen gleichzeitig Erreger des Soor; Aussaat von Soor ergiebt Culturen, welche mit denen von M. candida übereinstimmen, und Culturen der letzteren rufen, auf die Kropfschleimhaut von Tauben verimpft, Soor hervor.

Mucor. Familie von zahlreichen Arten. Sporenbildung in Sporangien. Am häufigsten kommen saprophytisch vor M. mucedo und M. racemosus. Vier Arten, M. rhizopodiformis, M. corymbifer, M. pusillus und M. ramosus, die sämmtlich bei 37° am besten gedeihen, bewirken den Tod von Kaninchen, wenn ihre Sporen in grösserer Menge in die Blutbahn injicirt werden. Es finden sich dann in den verschiedensten Organen, namentlich in den Nieren, zahlreiche kleine Pilzmycelien ohne Fruktifikation. Injicirt man kleinere Mengen von Sporen, so werden diese von Leukocyten umzingelt und es kommt weder zur Bildung von Mycelien, noch zu Krankheitserscheinungen. Auch beim Menschen hat man Ansiedelungen dieser Mucorarten, z. B. im äusseren Gehörgang, gefunden. Die übrigen Mucorarten, darunter auch solche, welche ebenfalls ihr Temperaturoptimum bei 37° haben, sind völlig unschädlich und vermögen auf dem lebenden Warmblüter nicht zu gedeihen.

Aspergillus kommt mit zwei verschiedenen Fruchtformen vor, mit Ascosporen (Eurotium) und mit Conidien (Aspergillus); letztere Fruktifikation ist die weitaus häufigste. Es bilden sich bei derselben Fruchtträger, welche an der Spitze keulenförmig angeschwollen sind, auf dieser entwickeln sich kurze

Stiele (Sterigmen) und dann erst die Ketten von runden Sporen. Das Mycel ist anfangs weiss, nach Eintritt der Sporenbildung je nach der Species gelb, grün, schwarz etc. A. glaucus, gelbgrün, gedeiht am besten bei 10—12°, findet sich in Kellern, an den Wänden, auf eingemachten Früchten etc. Völlig unschädlich für Warmblüter. Dagegen sind A. niger, A. fumigatus, A. flavescens und A. subfuscus, deren Temperaturoptimum ungefähr bei 37° liegt, für Warmblüter pathogen. Nach Injektion reichlicher Sporenmengen in die Blutbahn gehen Kaninchen zu Grunde und man findet zahlreiche Mycelien im Herzen, in der Leber und in den Nieren. Nicht selten kommt es zu einer natürlichen Infektion von Warmblütern mit Aspergillussporen, namentlich mit solchen von A. fumigatus. So findet man bei Vögeln häufig Wucherungen solcher Schimmelpilze in den Luftwegen. Auch beim Menschen sind mycotische Erkrankungen durch die genannten Aspergillusarten beobachtet; die Ansiedelungsstätten bildeten die Bronchien und Lungen, der äussere Gehörgang, die Cornea etc.

Anhangsweise sei hier erwähnt der Actinomyces oder Strahlenpilz, der beim Menschen die verschiedenartigsten Abscesse und Eiterungen bewirken kann und besonders häufig beim Rindvieh als Ursache von Abscessen in Zunge und Kiefer beobachtet wird. Im Eiter derartiger Abscesse findet man gelbe Körnchen, die auf leichten Druck in einzelne Pilzrasen zerfallen. Letztere bestehen aus hyphenähnlichen, gablig verzweigten Fäden, die von einem Centrum radiär ausstrahlen und nach der Peripherie zu in keulenartige Anschwellungen auslaufen. — Zuweilen findet man solche Actinomyces-Drusen in den Krypten der Tonsillen, ohne dass Krankheitserscheinungen sich daran knüpfen.

Ueber die botanische Stellung, die Biologie und die Herkunft dieses Pilzes ist nichts Sicheres bekannt. Culturversuche und Uebertragungen auf gesunde Thiere haben keine übereinstimmenden Resultate ergeben. Die Erfahrungen über das Vorkommen der Actinomyces-Erkrankungen lassen darauf schliessen, dass der Pilz u. A. auf vegetabilischen Nahrungsmitteln zu wuchern vermag und zuweilen mit diesen (Getreidegrannen) in den Körper eindringt. Auf den Menschen scheint er auch von erkrankten Thieren aus übertragen zu werden. Als Eintrittswege betrachtet man vorzugsweise Verletzungen der Mundschleimhaut und cariöse Zähne; ferner die Lunge, wesentlich nach Aspiration von Keimen aus der Mundhöhle; in selteneren Fällen den Darm oder Verletzungen der Haut.

Beim Schwein kommt eine Abart, der Act. suis, vor, welcher sich in den quergestreiften Muskeln (bes. Zwerchfell-, Bauch-, Intercostalmuskeln) lokalisirt. Er ruft dort nur leicht entzündliche Veränderungen, keine Geschwülste hervor; später tritt Verkalkung ein. Nur im Herbst werden frische, in der Entwickelung begriffene Pilzrasen beobachtet.

Literatur: de Bary, Vergleichende Morphologie u. Biol. der Pilze, Leipzig 1884. — Frank, Botanik, 2. Theil von Leunis' Synopsis, Hannover 1882 u. folg. Jahre. — Brefeld, Botanische Untersuchungen, Leipzig. — Siebenmann, Die Fadenpilze, Wiesbaden 1883. — Plaut, Soorpilz, Leipzig 1887. — Ponfick, Die Actinomykose, Berlin 1881. — Partsch, Actinomyces, Leipzig 1888 (Volkmann's Sammlung).

II. Blastomycetes, Sprosspilze, Hefepilze.

Relativ grosse Zellen von 2—15 μ Durchmesser; zeigen eine dünne Membran, körniges Protoplasma, in letzterem Vacuolen. Die Vermehrung erfolgt durch Hervorsprossen einer Tochterzelle, welche sich schliesslich durch eine Querwand von der Mutterzelle scheidet, und dann entweder noch längere Zeit an dieser haftet (Bildung von Verbänden) oder sich loslöst.

Viele Sprosspilze, jedoch keineswegs alle, vermögen in Zuckerlösungen alkoholische Gährung zu erregen. Es ist wichtig, diese echten, Gährung erregenden Hefepilze (Saccharomycetes) von den übrigen Sprosspilzen zu unterscheiden. Es kommen vor:

a) Sprosspilze, welche nur eine gelegentliche Wuchsform von Schimmelpilzen darstellen. Mucor, Monilia u. a. m. können in Zuckerlösungen untergetaucht hefeartige Sprossungen treiben und dann etwas, aber sehr wenig, Alkohol und Kohlensäure bilden. Sobald es dem Pilz (z. B. durch aufsteigende CO_2-Bläschen) ermöglicht wird, an die Oberfläche und zur normalen Existenz zurückzukehren, tritt wieder Fadenbildung ein.

b) Torula-Arten. Sprosspilze, welche sowohl in Flüssigkeiten wie auch auf festem Substrat lediglich Sprossungen bilden. Sie vermögen keine oder nur ganz schwache Alkohol-Gährung hervorzurufen.

Die Culturen auf festem Substrat (Gelatine) zeigen oft lebhafte Farbe, rosa, schwarz etc. Manche Arten, z. B. die rosafarbenen, sind ausserordentlich verbreitet.

Vielleicht gehören auch die Torula-Arten zu gewissen höheren Pilzen.

c) Saccharomyces, echte Hefepilze. Vermehren sich in Zuckerlösung nur durch Sprossung und erzeugen dabei Gährung, d. h. sie zerlegen Glykosen, namentlich Traubenzucker, in Kohlensäure und Alkohol. Rohrzuckerlösungen gehen langsamer in Gährung über, weil hier erst durch ein von der Hefe producirtes invertirendes Ferment eine Umwandlung des Rohrzuckers in Glykose eintreten muss. Obergährige Rassen von Hefepilzen bewirken sehr lebhafte, mit Emporreissen der Sprossverbände einhergehende Gährung, am besten bei höherer

Temperatur. Andere Rassen (Unterhefe) rufen bei niederer Temperatur sog. Untergährung hervor. Diese Rassencharaktere erhalten sich constant.

Nach Ablauf der Gährung sieht man bei allen echten Hefepilzen innerhalb 6—21 Tagen auf der Oberfläche der Flüssigkeiten Deckenbildung eintreten. Die Sprossungen werden dann undeutlicher und die Zellen länger, so dass sie an Hyphen erinnern. Die Temperaturgrenzen, bei welchen sich die Decken bilden, die Schnelligkeit der Bildung und das mikroskopische Aussehen der Decken liefern diagnostisch brauchbare Merkmale zur Unterscheidung der Arten und Rassen.

Auf festem Nährsubstrat (Gelatine) oder auf Gipsplatten entstehen in den Hefepilzen resistentere Sporen, 1—10, gewöhnlich 1—4 an Zahl, und zwar durch freie Zellbildung innerhalb der vergrösserten Mutterzelle (Askosporen). In Bezug auf die Temperaturgrenzen, innerhalb welcher die Sporenbildung vor sich geht, zeigen die einzelnen Arten und Rassen erhebliche Unterschiede, welche wiederum für die Differential-Diagnose verwerthet werden können.

Von den Lebensbedingungen der Hefepilze sei erwähnt, dass sie ausser Zucker auch stets stickstoffhaltige Nährstoffe, lösliches Eiweiss, Pepton, Amide und dergleichen bedürfen. Ferner ist im Allgemeinen für das Wachsthum der Hefe Zufuhr von Sauerstoff erforderlich. Nur in gährenden Zuckerlösungen kann die Hefe auch bei Luftabschluss sich lange Zeit vermehren, weil dann durch die massenhafte Zerlegung des Zuckers in Alkohol und Kohlensäure soviel Energie frei wird, dass dadurch ein Ersatz geliefert wird für diejenigen Energiemengen, welche bei Zutritt von Sauerstoff durch Oxydationen entstehen.

Bezüglich der Concentration und Reaktion des Nährsubstrats halten sich die Hefepilze in der Mitte zwischen Schimmel- und Spaltpilzen. Bierwürze, Malzdekokt oder Pflaumendekokt, eventuell mit Zuckerzusatz, sind zur Cultur am besten geeignet; um Spaltpilze fernzuhalten, kann man zweckmässig etwa 1 Procent Weinsäure zufügen. Gegen freies Alkali sind die Hefepilze empfindlich. Die günstigste Züchtungstemperatur liegt im Allgemeinen bei 25—30°.

Es sind viele Arten und Varietäten von Hefe nach der Form und Grösse der Zellen unterschieden. Jedoch schwanken diese Verhältnisse bei der einzelnen Art so sehr, dass keine durchgreifenden konstanten Differenzen bestehen bleiben. Diagnostisch verwerthbar sind vielmehr nur die Erscheinungen der Sporenbildung und Deckenbildung. Praktisch unterscheidet man namentlich Weinhefe und Bierhefe. Erstere bewirkt die „spontane“ Gährung des Mosts etc. oder anderer zuckerreicher Flüssigkeiten. Im Gegensatz dazu wird die Bierhefe nur künstlich gezüchtet, indem immer von der in lebhafter Gährung befindlichen Bierwürze etwas für den nächsten Brau zurückbehalten wird. In ähnlicher Weise wird die in Form des Sauerteigs bei der Brotbereitung benutzte Hefe künstlich weiter cultivirt. Vielfach wird Presshefe verwendet, d. h. eine Bierhefe, welche durch mässige Wasserentziehung haltbar gemacht ist.

In allen diesen Hefearten findet man mehrere Racen vereinigt, darunter oft auch solche, welche für den betreffenden Gährungsprocess unbrauchbar oder sogar schädlich sind und welche also nur zufällige Verunreinigungen darstellen. Hansen hat durch seine sorgfältigen Forschungen im Laboratorium der Karlsberg-Brauerei in Kopenhagen neuerdings die Merkmale der guten, technisch verwendbaren Heferacen und andererseits derjenigen „wilden" Hefen erkennen gelehrt, welche zu den sogenannten Krankheiten des Bieres etc. Veranlassung geben. In Folge dessen werden jetzt bereits vielfach rein gezüchtete Hefen in den Gährungsgewerben benutzt.

Von solchen gut gekannten Racen seien erwähnt: Saccharomyces cerevisiae I. Obergährige Hefe; Bildung von Askosporen zwischen 11° und 37°; Deckenbildung bei 13°—15°, die Mehrzahl der Zellen in der Decke wie bei der Aussaat geformt. — Sacch. Pastorianus I. Giebt dem Bier bitteren Geschmack. Askosporen zwischen 3° und 30,5°. Decken bei 13°—15°; häufig myceliumartige Colonieen von sehr gestreckten Zellen. — Sacch. Pastorianus III. Verursacht Hefentrübung. Sporenbildung zwischen 8,5° und 28°. Decken bei 13°—15°; stark entwickelte Colonieen von fadenförmigen Zellen. — Sacch. ellipsoideus I. Hefe der Weinbeeren. Sporenbildung zwischen 7,5° und 31,5°. Deckenbildung bei 13°—15°; reich verästelte Colonieen von kurzen und langen Zellen.

d) Mycoderma cerevisiae et vini, der Kahmpilz (Saccharomyces Mycoderma). Bildet auf gegohrenen Flüssigkeiten die sogenannte Kahmhaut, welche erheblich schneller entsteht als die von echten Hefen gebildeten Decken. Die Haut ist matt, grauweiss, gefaltet und besteht wesentlich aus langgestreckten Zellen. Sporenbildung ist nicht sicher beobachtet. Gährung erfolgt nur in sehr geringem Grade. — Einige Forscher fassen den Erreger des Soor als eine Mycoderma-Varietät auf.

Literatur: Pasteur, Etudes sur la bière, Paris 1876. — Hansen, Meddelelser fra Carlsberg Laboriet, Kjöbenhavn 1878 u. folg. Jahre (mit französischem Résumé). — Jörgensen, Die Mikroorganismen der Gährungsindustrie, Berlin 1886.

III. Schizomycetes, Spaltpilze, Bakterien.

a) Morphologisches Verhalten.

Kleinste einfache Zellen. Vermehren sich dadurch, dass die Zelle sich streckt und dann in zwei selbstständige Individuen theilt. Bei manchen Arten verläuft zwischen der Beendigung der ersten Theilung und dem Anfang der Theilung der neu entstandenen Individuen nur eine Zeit von 20—30 Minuten.

Bei anderen Bakterienarten dauert diese Frist mehrere Stunden.

Rechnet man 1 Stunde als Durchschnittswerth, so entstehen aus jedem Spaltpilzindividuum innerhalb 24 Stunden 16 Millionen Individuen.

Morphologisches Verhalten der Spaltpilze.

Die Spaltpilze begegnen uns in folgenden verschiedenen Formen:

a) Als kuglige oder ovale Zellen, welche bei der Theilung stets wieder Kugeln ergeben. Diese Wuchsform bezeichnen wir als Micrococcus oder Coccus. Die Kugeln bleiben nach der Theilung entweder zu zweien aneinander haften = Diplococcus; oder sie erscheinen, in Folge Kreuzung der Wachsthumsrichtung, zu vieren tafelförmig nebeneinander gelagert = Merismopedia, Merista; oder sie bilden Würfel von je acht Individuen = Sarcina; oder die Kugeln halten stets die gleiche Wachsthumsrichtung ein und haften in Kettenform aneinander = Streptococcus; oder endlich sie bilden regellose Haufen = Staphylococcus. Sind sie durch zähe Schleimmasse untereinander verbunden, so bezeichnet man die Haufen als Zoogloea.

b) Als Stäbchen, bei welchen der Längsdurchmesser den Querdurchmesser erheblich übertrifft = Bacillus. Die Theilung der Stäbchen erfolgt stets in ihrem Querdurchmesser. Oft bleiben sie nach der Theilung aneinander haften und bilden dann Fäden (Scheinfäden) = Leptothrix. Diese Fäden zeigen zum Unterschied von den Schimmelpilzfäden niemals echte Verzweigungen, sondern höchstens Pseudo-Verzweigungen durch Aneinanderlagerung zweier Fäden. — Zuweilen zeigen die Bacillen eine Anschwellung in der Mitte oder an der Spitze, so dass sie Spindelform oder Kaulquappenform annehmen; diese Wuchsform bezeichnet man als Clostridium.

c) Als schraubenförmig gewundene Fäden oder als Bruchstücke solcher Schrauben = Spirillum, Spirochaete. Bei sehr flach gewundener Schraube = Vibrio.

d) Als kugelige oder ovale meist stark lichtbrechende Zellen, welche nicht durch Theilung aus gleichbeschaffenen Kugeln gebildet sind oder solche produciren, sondern aus anders beschaffenen Zellen entstehen und ebenso andersartigen Zellen zum Ursprung dienen = Sporen. Sie sind im Ganzen resistenter als die übrigen Wuchsformen der Bakterien und dienen vorzugsweise der Erhaltung der Art.

e) Längliche, kuglige und oft unregelmässig begrenzte Zellformen verschiedenster Art ohne bestimmten Typus, die durch Schrumpfung oder Schwellung aus normalen Zellen hervorgehen und sich unfähig erweisen zu irgend einer Art der Vermehrung = Involutions- und Degenerationsformen.

Dieselbe Spaltpilzart kann sich oft in verschiedener Wuchsform präsentiren. Allerdings kennen wir einige Spaltpilzarten, welche nur in Kokkenform vorkommen, oder höchstens noch ausserdem Involutionsformen bilden. Andere Arten jedoch kommen gewöhnlich als Bacillen vor, können aber auch in Form von langen Fäden auftreten oder in Form von kugeligen Sporen oder als verschieden gestaltete Involutionsformen. Alle diese Wuchsformen gehören dann zum Entwickelungskreis der betreffenden Art.

Innerhalb der gleichen Wuchsform finden sich vielfach kleine, jedoch deutliche Differenzen, welche bei allen Individuen derselben Species konstant hervortreten. So zeigt die eine Art stets grosse, die andere kleine; diese runde, jene ovale oder lancettförmige Kokken; ebenso giebt es schlanke und dicke Bacillen, solche mit abgerundeten und solche mit abgestutzten Enden u. s. w. Wir erhalten auf diese Weise eine Reihe von Artcharakteren, welche in diagnostischer Beziehung äusserst werthvoll sind.

Endlich kommen auch innerhalb derselben Art gewisse individuelle Schwankungen der Form vor, namentlich in Folge von Alters- und Ernährungsdifferenzen. Bacillen der gleichen Art sind im Jugendzustand kürzer, bei schlechten Nährverhältnissen oft auch dünner. Jedoch sind alle derartigen Schwankungen im Ganzen gering, sodass trotz derselben jene morphologischen Artcharaktere bestehen bleiben und hinreichend deutlich hervortreten.

Häufig sind die Bakterien von einer Gallerthülle umgeben, welche die üblichen Färbemittel bald leicht, bald erst nach besonderer Präparation aufnimmt und festhält.

Viele Bacillen und Spirillen sind schwärmfähig, d. h. wir können unter dem Mikroskop beobachten, dass sie lebhafte Eigenbewegungen ausführen. Hier und da werden Geisselfäden an den Bacillen sichtbar. Unter ungünstigen biologischen Bedingungen hören die Bewegungen zeitweise auf. — Mikrokokken sind niemals schwärmfähig, sondern zeigen höchstens zitternde Molecularbewegung.

Von besonderer Bedeutung ist die Sporenbildung der Bakterien. Wir unterscheiden endospore und arthrospore Fructification. Die erstere, echte Sporenbildung findet man bei vielen Bacillen und vielleicht bei einigen Spirillen. Bei Mikrokokken, aber auch bei vielen Bacillen ist sie noch nicht beobachtet. Die Bildungsweise der endogenen Sporen ist verschieden je nach der Species; entweder wachsen die Bacillen zu Fäden aus, in den Fäden entstehen lichtbrechende Körnchen, welche schliesslich in perlschnurartig angeordnete, runde oder ovale Sporen übergehen (so z. B. bei den Milzbrand-Bacillen). Oder die einzelnen Bacillen schwellen vor der Sporenbildung zu Spindelform auf und in dem entstandenen Clostridium bildet sich die runde oder ovale stark lichtbrechende Spore (Buttersäure-Bacillen). Oder aber es bilden sich ohne erhebliche morphologische Aenderung des Bacillus im Verlauf desselben, oder an einem oder an beiden Enden ein oder zwei oder mehrere prominente Kugeln, welche als Sporen aufzufassen sind.

Die meisten Sporen zeigen eine relative dicke Membran. Oft sind sie grünlich glänzend und stark lichtbrechend. Farbstoffe dringen schwer ein, haften dann aber um so hartnäckiger.

Charakteristisch für jede Spore ist, dass aus derselben ein dem mütterlichen gleicher Organismus hervorgehen kann. Das „Auskeimen" erfolgt bei den ovalen Sporen entweder in der Längs- oder in der Querrichtung oft unter tanzender Bewegung. Auch der Modus des Auskeimens zeigt sich als konstant und charakteristisch für die einzelne Species.

Eine fernere Eigenthümlichkeit aller endogen gebildeten Sporen ist es, dass sie die Erhaltung der Art unterstützen, indem sie gegen die in der Natur den Mikroorganismen hauptsächlich drohenden Gefahren sich resistenter zeigen als die Bacillen- oder Spirillenform. Allerdings zeigt auch hier wieder jede Art ein besonderes Verhalten. Die Sporen mancher Bacillenarten können jahrelang in völlig trockenem Zustande oder auch z. B. unter absolutem Alkohol aufbewahrt werden, ohne ihre Lebensfähigkeit einzubüssen, während bei den Sporen anderer Arten die Widerstandsfähigkeit bei weitem nicht so stark ausgesprochen ist.

Die Bedeutung der endogenen Sporen für die Verbreitungsweise infektiöser Krankheiten liegt gerade in dieser höheren Resistenz. Offenbar ist die Gefahr, welche ein infektiöser Spaltpilz bedingt, in hohem Grade abhängig davon, ob derselbe Sporen bildet oder nicht. In letzterem Falle ist er gewöhnlich von kurzer Lebensdauer und leicht zu tödten, im ersteren Falle dagegen vermag er sich in unserer Umgebung zu erhalten, kann lange Zeit hindurch und auf weite Entfernungen verschleppt werden und erfordert die eingreifendsten Massregeln zu seiner Beseitigung.

Arthrosporen entstehen dadurch, dass einzelne Glieder einer Kette, oder eines Haufens oder eines Fadens von Bakterien sich lebensfähiger zeigen als die übrigen Theile, so dass sie nach dem Absterben der letzteren zum Ausgangspunkt neuer Zellen und Zellverbände werden können. Zuweilen scheinen diese Reste durch Grösse und Lichtglanz sich auszuzeichnen, im Ganzen fehlt es jedoch an typischen Merkmalen für dieselben, und ebenso scheint die höhere Widerstandsfähigkeit dieser Sporen nur in ganz geringem Grade vorhanden zu sein.

Involutionsformen sehen wir unter den verschiedensten schädigenden Einflüssen, namentlich bei Erschöpfung des Nährbodens, bei

Eintritt abnormer Reaktion, bei abnormer Temperatur etc., sich bilden. Angesichts des atypischen Charakters ihrer Formen und ihrer Unfähigkeit zur Vermehrung haben sie weit geringeres hygienisches Interesse als die vorbeschriebenen Bakterienformen.

b) Lebensbedingungen der Spaltpilze.

Die Zellsubstanz der Spaltpilze besteht hauptsächlich aus Eiweissstoffen, Fett, Salzen und Wasser und sie bedürfen daher für ihren Stoffwechsel ausser anorganischen Nährstoffen jedenfalls eine Zufuhr stickstoffhaltiger und stickstofffreier Substanzen. Die beste stickstoffhaltige Nahrung liefert ihnen lösliches Eiweiss, die beste stickstofffreie Nahrung Zucker und Glycerin; doch können Stickstoff- und Kohlenstoffbedarf eventuell auch durch viel einfachere Verbindungen Deckung finden. Vor Allem beachtenswerth ist, dass der Nährstoffbedarf je nach der Species ausserordentlichen Schwankungen unterliegt. Manche Arten vermögen mit den minimalsten Spuren organischer Substanz, welche sich in reinem destillirten Wasser finden, noch üppigste Vermehrung zu leisten. Andere Arten verschmähen alle Nährsubstrate mit Ausnahme von Blutserum oder Mischungen von Fleischsaft und Blutserum; wieder andere gedeihen und proliferiren nur im lebenden Körper des Warmblüters.

Im Allgemeinen sind ferner die Spaltpilze sehr empfindlich gegen sauere Reaktion des Nährmediums, weniger gegen einen Alkali-Ueberschuss. Jedoch machen auch in dieser Beziehung einige Arten eine Ausnahme, indem sie gerade bei saurer Reaktion am besten wachsen.

Ebenso verschieden ist das Verhalten der einzelnen Arten gegenüber dem Sauerstoff. Eine Gruppe von Arten, die sog. obligaten Aëroben, verlangen zu ihrem Fortkommen unter allen Umständen freien Sauerstoff. Ihnen stehen diametral gegenüber die obligaten Anaëroben; eigenthümliche Spaltpilze, die nur wachsen und sich vermehren, wenn aller freier Sauerstoff möglichst vollständig aus dem Nährsubstrat entfernt ist. Einige dieser Anaëroben vermögen Gährung zu erregen, und — nach Analogie der Hefe — bei Anwesenheit gährfähiger Stoffe das Fehlen des Sauerstoffs leichter zu ertragen. Viele aber führen ihre anaërobiotische Existenz ohne einen Ersatz durch Gährung. Sie scheinen die nothwendigen minimalen Sauerstoffmengen aus den Nährstoffen sich aneignen zu können; und zwar zeigt die Erfahrung, dass Zucker (Glycose) für das anaërobe Leben aller Bakterien besonders förderlich ist und also zu denjenigen Körpern gehört, aus denen die Bakterien den Sauerstoff besonders leicht abzuspalten vermögen. — Sehr viele Bakterien sind endlich facultative Anaëroben, d. h. sie gedeihen am besten bei Sauerstoffzutritt, können aber eventuell, wenn auch weniger lebhaft, bei Sauerstoffabschluss vegetiren. Auch von diesen Arten sind einige zum Leben ohne Sauerstoff besonders dann befähigt, wenn sie gleichzeitig Gährung erregen; bei anderen Arten ist aber die Gährung durchaus kein Postulat für ihre anaërobe Existenz.

Schwankungen des Luftdrucks sind für alle Spaltpilze so gut wie indifferent. — Durch starkes Sonnenlicht tritt eine allmähliche Schädigung der Mikroorganismen ein.

Von sehr grosser Bedeutung für das Leben aller Spaltpilze ist die Temperatur; auch hier aber zeigen die einzelnen Arten wieder einen ausserordentlich verschiedenen Bedarf. Der erste Anfang des Wachsthums und der Vermehrung liegt für einige Arten bereits nahe über 0°, für andere erst zwischen 30 und 40°, für einige sogar zwischen 40 und 50°. Die obere Wachsthumsgrenze finden wir für die meisten Arten bei etwa 40°, für einige bei 50°, ja sogar erst zwischen 60 und 70°.

Aus der Kenntniss der Lebensbedingungen der Spaltpilze lässt sich ohne Weiteres die Art und Weise ableiten, in welcher die Spaltpilze am besten künstlich zu züchten sind.

Als Nährlösung benutzen wir in der Praxis Fleischinfus, Heuinfus, Milch, Harn, Blutserum u. dgl. Alle sauren Substrate werden durch Sodazusatz schwach alkalisch gemacht. Da aber alle diese Nährsubstrate, sowie die Flaschen und Gläser, in welchen sie aufbewahrt werden sollen, von vornherein zahlreichste Bakterien enthalten, welche als störende Verunreinigungen betrachtet werden müssen und die Merkmale der beabsichtigten Culturen nicht rein zum Vorschein kommen lassen würden, ist es erforderlich, sämmtliche Gefässe und Nährsubstrate vor dem Gebrauch zu sterilisiren, d. h. von anhaftenden lebenden Bakterien zu befreien. Das Sterilisiren der Gefässe geschieht durch ein- bis zweistündiges Erhitzen im Trockenschrank auf 160°, das Sterilisiren der in die Gefässe eingefüllten Nährsubstrate durch Kochen im Papin'schen Topf oder in strömendem Wasserdampf.

Alle flüssigen Nährsubstrate bieten nun aber grosse Schwierigkeiten, sobald man die Cultur einzelner bestimmter Arten beabsichtigt. Sie können sehr wohl gebraucht werden, wenn die einzelne Art bereits in reinem isolirten Zustande vorliegt. Das ist aber nur ganz ausnahmsweise der Fall; für gewöhnlich muss man bei der Anlage von Culturen von einem Gemenge mehrerer resp. vieler Spaltpilzarten ausgehen; z. B. findet man in der Leiche eines an einer Infektionskrankheit Gestorbenen zur Zeit der Sektion neben der Infektionserregern, welche man zu cultiviren wünscht, auch noch zahlreiche Fäulnissbakterien. Eben solche Gemenge findet man im Inhalt des Choleradarms, in verdächtigem Trinkwasser u. s. w. Bringt man ein derartiges Gemenge in eine Nährlösung, so wachsen alle die verschiedenen Bakterien durcheinander, und die Merkmale der einzelnen Art werden durch die übrigen Bakterien völlig verwischt.

Um in Flüssigkeiten eine Isolirung der einzelnen Art zu ermöglichen, hat man früher das Verfahren der fraktionirten Cultur empfohlen, welches darin besteht, dass man in bestimmten Zwischenräumen (24—48 Stunden) jedesmal eine kleine Menge der Cultur in ein neues Culturglas überträgt; wiederholt man diese Uebertragungen sehr häufig, so erhält man schliesslich allerdings eine reinere Cultur; aber offenbar besteht diese vorzugsweise aus denjenigen Spaltpilzarten, welche sich unter den gewährten Bedingungen am schnellsten vermehren; und das sind nicht etwa die uns interessirenden pathogenen Bakterien, sondern die Fäulnisspilze.

Bessere Resultate erzielt man mit dem sogenannten Verdünnungsverfahren. Bedingung für die Anwendbarkeit desselben ist jedoch, dass der gesuchte Spaltpilz in dem Gemenge in Ueberzahl, oder doch wenigstens nicht in erheblicher Minderzahl vorhanden ist. Man verdünnt dann die zu untersuchende Flüssigkeit so stark mit keimfreiem Wasser, dass in je 1 ccm nur ungefähr ein Spaltpilz enthalten ist. Darauf bringt man in eine grössere Zahl von Gläsern mit Nährlösung je 1 ccm der Verdünnung und hat nun relativ gute Chancen, dass wenigstens in einigen Gläsern eine Reincultur des interessirenden Pilzes zu Stande kommt.

Immerhin ist dieses Verfahren sehr umständlich. Ausserdem ist es schwer, in flüssigen Nährsubstraten Culturen rein zu erhalten; bei jeder Probenahme zum Zweck der mikroskopischen Untersuchung und bei jeder Uebertragung in ein neues Culturglas kommen sehr leicht einige der überall verbreiteten saprophytischen Pilze hinein; diese wachsen in der Nährlösung meist viel lebhafter als die pathogenen Bakterien und verdrängen letztere nach einiger Zeit.

Es gehört daher eine ganz besonders subtile Technik dazu, um in Nährlösungen reine Culturen herzustellen; und nur wenigen Forschern ist es geglückt, in solcher Weise an zuverlässig reinen Arten Beobachtungen über ihr morphologisches und biologisches Verhalten zu machen.

Völlig anders sind diese Verhältnisse geworden, seit Koch seine Methoden zur Cultur der Spaltpilze mitgetheilt hat. Diese Methoden sind so einfach und geben so sichere Resultate, dass seither die künstliche Cultur der Bakterien in allen medicinischen Disciplinen ausgedehnteste Anwendung finden konnte.

Koch ging von der Ueberlegung aus, dass in den flüssigen Nährsubstraten der hauptsächlich störende Umstand darin liegt, dass sich immer alle Bakterien in kürzester Zeit durch die ganze Flüssigkeit vertheilen, sodass in jedem Tropfen, den man zur Untersuchung oder zur weiteren Cultur entnimmt, nicht etwa Exemplare der einen Art, sondern Exemplare aller verschiedenen überhaupt vorhandenen Arten sich finden. Wenn es gelänge, die einzelnen Bakterien an einen bestimmten Platz zu fixiren und das Durcheinandermischen zu hindern, dann würde offenbar eine isolirte Cultur viel leichter sein.

In dieser Richtung ist nun schon viel zu erreichen dadurch, dass man irgend welche feste Nährböden benutzt, wie die Schnittfläche gekochter Kartoffelscheiben. Breitet man einen Tropfen Flüssigkeit, in welchem z. B. vier verschiedene Bakterien enthalten sein mögen, auf einer solchen Kartoffel aus, so kommt wahrscheinlich jede Bakterie an einen besonderen Platz zu liegen und wächst dort zu einer Colonie aus. Man bekommt also auf der Kartoffel vier räumlich getrennte Colonieen, deren jede eine Reincultur repräsentirt. Diesen Charakter werden dieselben auch dann bewahren, wenn etwa ein saprophytischer Keim auf die Kartoffel gerathen sollte; ein solcher wird muthmasslich wiederum einen besonderen Platz occupiren, räumlich getrennt von den anderen Colonieen, und diese daher in keiner Weise schädigen.

Sind allerdings zahlreiche und mannichfaltige Bakterien vorhanden, dann wird die Vertheilung auf dem festen Substrat nicht immer gleichmässig gelingen; es wird leicht vorkommen, dass auf dieselbe Stelle mehrere Bakterien gerathen, während andere Stellen relativ frei bleiben. Besser wäre es, wenn man flüssiges und festes Substrat combiniren und das flüssige plötzlich in ein festes verwandeln könnte; dann würde in der Flüssigkeit sehr leicht eine völlig gleichmässige Vertheilung der Keime gelingen und bei dem plötzlichen Erstarren würde eine räumliche Trennung der einzelnen Exemplare, selbst wenn diese in grosser Zahl vorhanden sind, erreicht werden.

Ausserdem entziehen sich kleine Colonieen auf dem undurchsichtigen festen Substrat leicht der Beobachtung. In dieser Beziehung müsste es vortheilhaft sein, durchsichtige Nährböden zu verwenden, welche in dünner Schicht sogar eine Durchmusterung mit dem Mikroskop gestatten.

Beiden Forderungen können wir nun gerecht werden, wenn wir den Nährlösungen einen Zusatz von Gelatine oder Agar-Agar geben, so dass die Mischungen bei 25—30° resp. 35—40° noch flüssig sind, bei rascher Abkühlung aber schnell erstarren.

Am häufigsten benutzt man Nährgelatine, d. h. ein Gemenge von Bouillon mit 5 Procent Gelatine, 1 Procent Pepton und ½ Procent Kochsalz. Bringt man in ein Glas mit solcher Nährgelatine, nachdem man sie vorher auf 30° erwärmt und dadurch verflüssigt hat, ein beliebiges Gemenge von Bakterien, mischt darauf die Flüssigkeit ordentlich durch und giesst dann die Gelatine auf horizontal gelagerte Glasplatten oder in ganz flache Glasschälchen in dünner Schicht aus, so werden die einzelnen Keime von der sofort erstarrenden Gelatine in deutlichen Zwischenräumen fixirt. Aus jedem Keim entwickelt sich durch fortgesetzte Vermehrung an der bestimmten Stelle eine aus vielen Millionen gleichartiger Keime bestehende Colonie, welche gewöhnlich schon nach 1—2 Tagen makroskopisch sichtbar wird; und wenn man eine solche Colonie weiter studirt, und namentlich auch mikroskopische Präparate davon anfertigt, so zeigt sich, dass sie nur Individuen derselben Art enthält, d. h. dass sie eine Reincultur einer Spaltpilzart darstellt.

Die auf solchen „Platten“ gewachsenen Colonieen lassen sich auch gut mit schwacher (80—100 facher) Vergrösserung beobachten und zeigen dann mancherlei makroskopisch nicht wahrnehmbare Eigenthümlichkeiten, welche mit Vortheil zur diagnostischer Unterscheidung der Arten benutzt werden können. — Ferner lässt sich die Zahl der auf einer Platte vorhandenen Colonieen leicht ermitteln; und da jede Colonie aus einem Spaltpilzindividuum hervorgegangen ist, so gelangen wir auf diese Weise zu bestimmten Vorstellungen über die Zahl der Bakterien, welche in dem untersuchten Probeobjekt vorhanden waren.

In noch einfacherer Weise als mit Hülfe der flachen Schälchen lässt sich eine gute Ausbreitung der Gelatine dadurch erreichen, dass man dieselbe über die innere Wandung eines Reagensglases vertheilt („ausrollt“). Man verschliesst zu dem Zweck ein ziemlich weites und mit ca. 8 ccm Nährgelatine und dem zu untersuchenden Material beschicktes Reagensglas durch eine Kautschukkappe, verflüssigt die Gelatine und lässt das Röhrchen dann auf kaltem Wasser schwimmen, während es mit der rechten Hand in leicht rotirende Bewegung versetzt wird (ESMARCH's Rollplatten).

Auch auf den Platten dürfen selbstverständlich nicht zu viel Colonieen vorhanden sein, da dieselben sonst zu dicht gelagert sein und ineinander wachsen würden. Kennt man daher die Zahl der im Probematerial enthaltenen Bakterien nicht, so legt man stets mehrere Platten mit verschiedenen Verdünnungsstufen an. Beispielsweise bringt man zunächst in ein Röhrchen mit Gelatine direkt eine minimale Menge der Probe, schüttelt gut durch, überträgt dann von dieser Gelatine einige Tropfen in ein zweites Gelatineröhrchen, mischt wieder sorgfältig und überträgt von dieser Mischung einige Tropfen in ein drittes Röhrchen. Alle drei Gelatinen giesst man darauf jede in ein Schälchen aus, und auf einer der so erhaltenen Platten wird man dann sicher eine genügende räumliche Trennung der Colonieen erzielen.

Mit Hülfe der geschilderten Methode ist in den meisten Fällen eine Isolirung und Reincultur der interessirenden Bakterien zu erreichen. Jedoch giebt es manche Fälle, wo die Methode versagt. Einige Bakterien erfordern für ihre Cultur durchaus höhere Temperatur; die Gelatineplatten darf man aber höchstens bei 22—24° halten, da bei einer Temperatur, die 25° überschreitet, die Gelatine flüssig werden und also der Vortheil des festen Nährbodens verloren gehen würde. In solchen Fällen verwendet man Agargemische, welche noch bei 38° starr bleiben. — Andere Bakterien verlangen aber durchaus auch noch andere Nährsubstrate; sie wachsen z. B. auf Bouillongemischen gar nicht, dagegen in Blutserum. Wieder andere Bakterien erfordern eine Entfernung des Sauerstoffes, die z. B. durch Aufgiessen einer hohen Schicht Gelatine oder Agar, oder besser durch Verdrängen der Luft mittelst Wasserstoffgases und Zuschmelzen der Culturgefässe erreicht wird. Manche Bakterien endlich, welche wir mikroskopisch beobachten können, sind bisher durch keine Modifikation der Methode in künstlicher Cultur zu erhalten.

Eine vielfache Variirung der Züchtungsmethoden ist schon deshalb empfehlenswerth, weil erst dabei die sämmtlichen einer Spaltpilzart zukommenden biologischen Eigenthümlichkeiten in ihrem vollen Umfang erkannt werden können. Auch die Züchtung in flüssigen Nährsubstraten darf, nachdem erst eine Isolirung erfolgt ist, nicht versäumt werden; namentlich ist die sogenannte Cultur im hängenden Tropfen wichtig, um das morphologische Verhalten und den Formenkreis der betr. Art kennen zu lernen. Eine solche Cultur wird in der Weise angelegt, dass ein Tropfen sterilisirter Nährlösung mittelst Platinöse auf ein vorher erhitztes Deckgläschen gebracht und dort mit einer möglichst kleinen Quantität der Reincultur geimpft wird. Sodann ist ein hohlgeschliffener Objektträger durch Erhitzen zu sterilisiren; rings um den Einschliff wird etwas Vaselin aufgetragen, und nun das Deckglas auf diesen Vaselinring aufgedrückt, so dass der Tropfen Nährlösung in die Höhlung des Objektträgers hineinhängt. Das so hergestellte Präparat kann man mit stärkster Vergrösserung unter dem Mikroskop beobachten und dabei das Auswachsen, die Vermehrung und eventuelle Sporenbildung der einzelnen Bakterien continuirlich verfolgen.

c) Lebensäusserungen der Spaltpilze.

Allen Spaltpilzen kommt die Fähigkeit zu, gewisse Nährstoffe des Substrats zu assimiliren und diese theils für ihr Wachsthum und ihre Vermehrung zu verwenden, theils aber zu zerlegen und in Oxydationsproducte überzuführen, welche die Rolle von Excreten spielen. Ein wie grosser Theil der assimilirten Nährstoffe für das Wachsthum verwandt wird, darüber ist noch wenig bekannt. Wahrscheinlich ist dieser

Antheil bei den verschiedenen Spaltpilzarten sehr wechselnd; manche Bakterien vermögen aber jedenfalls ausserordentlich schnell ausgebreitete, makroskopisch sichtbare Colonieen zu bilden und dabei einen relativ grossen Theil der Nährstoffe in Körpersubstanz überzuführen.

Unter den Stoffwechselproducten der Spaltpilze haben viele für uns ein besonderes Interesse.

Kohlensäure ist wichtig als allgemeinstes Stoffwechselproduct und als echtes, nicht wieder assimilirbares Excret. Bei starker Anhäufung vermag sie auf viele Bakterienarten einen schädigenden, die weitere Vermehrung hemmenden Einfluss auszuüben.

Oft wird durch wuchernde Bakterienkolonieen die Reaction des Nährsubstrats verändert; d. h. es wird bei dem Stoffwechsel mancher Arten freie Säure, z. B. Milchsäure, Essigsäure etc. producirt, während andere Arten Ammoniumcarbonat liefern und dadurch die Alkalescenz erheblich erhöhen. Besondere Wichtigkeit erlangen diese Stoffwechselprodukte dadurch, dass sie in viel höherem Grade als die Kohlensäure bakterienfeindliche Eigenschaften entfalten. 0,11 bis 0,3 Procent der genannten Säuren und 0,5 bis 1,0 Procent Ammoniumcarbonat reichen hin, um viele Bakterienarten in ihrem Wachsthum und ihrer Vermehrung zu hemmen; etwas stärkere Concentrationen tödten sogar manche Arten ab. Im Kampf verschiedener Bakterien um ein Nährsubstrat sind diese Stoffwechselproducte daher oft von ausschlaggebender Bedeutung. Steigt die producirte Säure- oder Alkalimenge noch weiter an, so kann schliesslich eine Wachsthumshemmung auch für die producirende Art selbst zu Stande kommen; so wird z. B. die weitere Vermehrung der Milchsäurebacillen und der Fortgang der Milchsäuregährung durch die angesammelte Säure sistirt, ähnlich wie die Hefegährung durch einen gewissen Alkoholgehalt.

Bei vielen Bakterien beobachten wir ferner lebhafte rothe, blaue, gelbe und grüne Pigmente, welche die Masse der Colonie und oft noch einen grösseren Bezirk des Nährsubstrats färben. Dadurch wird das Aussehen der Colonie sehr charakteristisch, und oft ist daher die Farbstoffproduction für diagnostische Zwecke verwerthbar. — Die meisten Pigmentbakterien scheinen nur eine chromogene Substanz zu bilden, welche erst bei Sauerstoffzutritt in den Farbstoff übergeht.

Viele Bakterien liefern ausserdem Fermente, d. h. lösliche organische Körper, welche namentlich die Eigenschaft haben, gewisse complicirte unlösliche Verbindungen, z. B. Eiweiss, Stärke etc., in leicht lösliche Substanzen überzuführen. Offenbar dienen diese Fermente den Bakterien zu einer Erweiterung ihres Nahrungsbereichs und sie spielen damit dieselbe Rolle, wie im höheren Organismus das Ptyalin, Pepsin

u. s. w. Bei einigen Bakterien finden wir diastatisches, bei anderen invertirendes, bei sehr vielen peptonisirendes Ferment. Die Bakterien der letzten Kategorie verflüssigen die Nährgelatine und liefern damit ein wiederum für diagnostische Zwecke verwerthbares Merkmal.

Zahlreiche Spaltpilze bewirken eine quantitativ bedeutend gesteigerte Zersetzung gewisser Nährstoffe und produciren dabei reichliche Mengen von Gas, d. h. sie versetzen ein bestimmtes gährfähiges Substrat in Gährung.

Auf diese Weise kann gebildet werden:

α) aus Zucker = Milchsäure; daneben Kohlensäure und andere Producte. Der Erreger dieser Gährung ist vorzugsweise ein Bacillus, der B. acidi lactici, der überall verbreitet ist und für gewöhnlich die saure Milchgährung veranlasst. Ausserdem vermögen aber auch zahlreiche andere Bacillen und Mikrokokken die gleiche Gährung zu leisten, wenn auch in quantitativ geringerem Grade.

β) aus Stärke und Zucker = Buttersäure und Nebenproducte. Als Erreger sind bis jetzt bekannt ein aërober und mehrere anaërobe Bacillen.

γ) Einige weniger häufige Gährungen sind die sogenannte schleimige Gährung, die Dextrangährung des Zuckers; die Sumpfgasgährung der Cellulose. Ferner Vergährungen der Fettsäuren und verschiedene eigenthümliche Vergährungen des Glycerins, bei welchen namentlich Aethylalkohol entsteht.

δ) aus Alkohol = Essigsäure. Der Erreger ist ein kurzer Bacillus; ausserdem scheint reichlichster Sauerstoffzutritt für den regen Ablauf dieser Gährung erforderlich zu sein.

ε) Die Vergährung eiweissartiger Stoffe = Fäulniss. Es lassen sich verschiedene Stufen der Zersetzung unterscheiden; zunächst erfolgt Peptonisirung, dann tiefere Spaltung des Moleküls; es entstehen theils Ammoniakderivate, theils Benzolderivate, theils Fettsäuren. Immer bilden sich diese oder jene stinkenden Gase, z. B. Schwefelammonium, Indol, Skatol, flüchtige Fettsäuren, Trimethylamin u. a. m. Die Zerlegung des Eiweissmoleküls im Sinne der Fäulniss vermögen zahlreiche Bakterienarten zu leisten, nur erfolgt durch die einen eine tiefere Zerstörung mit charakteristischen Endproducten, als durch die anderen. Bei der spontan verlaufenden Fäulniss, welche uns vorzugsweise interessirt, finden wir stets eine Menge verschiedener Bakterienarten an dem Zerstörungswerk, theils gleichzeitig, theils in einer gewissen Aufeinanderfolge betheiligt. Im Anfang pflegen namentlich Aëroben in den Vordergrund zu treten; in späteren Phasen und tieferen Schichten des Substrats Anaëroben. Ist das Substrat der Art, dass während des ganzen Fäulnissprocesses reichlich Sauerstoff zutreten kann, wie z. B. im porösen, für Luft durchgängigen Boden, dann erfolgt Verwesung, d. h. die eigentlichen Fäulnissproducte und namentlich die stinkenden Gase werden sehr rasch oxydirt zu Wasser, Kohlensäure, salpetriger Säure und Salpetersäure.

Bemerkenswerth ist, dass einige Gährungserreger durch Einwirkung gewisser schädigender Momente ihr Vermögen, Gährung zu erregen, auf kürzere oder längere Zeit einbüssen.

Eine weitere äusserst interessante Gruppe von Stoffwechselproducten der Bakterien bilden eigenthümliche basische Körper, die sogenannten Leukomaïne. Einige dieser Basen sind ungiftig, andere, die sogenannten Ptomaïne sind für den Warmblüter energische Gifte. Sie werden theils von saprophytisch lebenden, theils von pathogenen Bakterien producirt. Bei der Fäulniss entstehen sie namentlich in den ersten Anfangsstadien, noch ehe das Substrat tiefer verändert ist, sogar schon gleichzeitig mit der Peptonbildung. Es wird das erklärlich durch die Beobachtung, dass schon geringfügige Eingriffe harmlose Nährstoffe in heftige Gifte verwandeln können; so entsteht aus dem im Lecithin enthaltenen Cholin durch einfache Wasserabspaltung das giftige Neurin.

Die Ptomaïne können uns gefährlich werden dadurch, dass z. B. von Saprophyten zersetzte ptomaïnhaltige Nahrung genossen wird (Fleisch-, Wurst-, Milch-, Käsevergiftung), oder dadurch, dass auf Wunden der Haut oder der Schleimhäute Bakterien wuchern, welche grössere Mengen Ptomaïne produciren. Viele pathogene Spaltpilzarten liefern besonders giftige Ptomaïne und vermögen wesentlich mit Hülfe dieser Stoffwechselproducte sich im lebenden Körper anzusiedeln und den Widerstand desselben zu überwinden.

Die gleiche Bakterienart scheint nicht unter allen Umständen, sondern nur auf bestimmtem Nährsubstrat Ptomaïne zu liefern. Die Untersuchung über dieses interessante Stoffwechselproduct der Bakterien wird dadurch sehr erschwert, dass die Reindarstellung der Ptomaïne nur durch ein sehr umständliches chemisches Verfahren und unter vielen Verlusten möglich ist. Von der allgemeinen Wirkung der Ptomaïne kann man sich indessen schon dadurch überzeugen, dass man die Culturen der betreffenden Bakterien durch Erhitzen oder durch Filtration mittelst Pasteur-Chamberland'scher Thonfilter von allen lebenden Bakterien befreit und dann Thieren injicirt. Die Thiere sterben dann in kurzer Zeit unter Symptomen der Vergiftung und zwar treten bald die Erscheinungen einer heftigen Gastroenteritis, Erbrechen, Durchfall etc. in den Vordergrund, bald mehr nervöse Symptome, tetanische Krämpfe u. dgl.

Eine eigenthümliche und für uns besonders wichtige Lebensäusserung der Spaltpilze besteht endlich in ihrer Krankheitserregung im thierischen und menschlichen Körper. In einem der folgenden Capitel wird auf diese Eigenschaft näher einzugehen sein; hier sei nur hervorgehoben, dass auch bezüglich der krankheitserregenden Wirkung die durchgreifendsten Unterschiede zwischen den verschiedenen Arten von Spaltpilzen bestehen. Wir unterscheiden exquisite Saprophyten, welche stets nur auf abgestorbenem Material wuchern und schlechterdings nicht befähigt sind, im lebenden Körper des Warmblüters sich zu vermehren oder dort irgend eine Störung hervorzurufen. Von solchen saprophytischen Arten kann man viele Millionen direkt in die Blutbahn eines Thieres injiciren, ohne dass irgend welche Reaktion seitens des Körpers auftritt. Tödtet man das Thier kurze Zeit nach der Injektion, so sind bereits alle injicirten Bakterien abgestorben.

Gegenüber diesen harmlosen Saprophyten giebt es obligate Parasiten unter den Bakterien, welche ausschliesslich im lebenden Körper sich vermehren und jedes todte Nährsubstrat verschmähen.

Drittens haben wir noch facultative Parasiten zu unterscheiden, die zwar auf todtem Material gut fortkommen, in unserer Umgebung also gelegentlich wachsen und sich vermehren können, und leicht künstlich zu cultiviren sind, die aber andererseits auch im lebenden Körper gedeihen und in demselben Krankheiten erregen können.

Auch die krankheitserregende Wirkung, die sog. Virulenz der Bakterien erhält sich bei derselben Art nicht immer konstant. Durch gewisse schädliche Momente können manche pathogene Bakterien vielmehr für kürzere oder längere Zeit einen Theil ihrer Virulenz einbüssen.

d) Absterbebedingungen der Spaltpilze.

Die niedrigste Stufe der Schädigung von Bakterien besteht darin, dass sie in einen Zustand latenten Lebens übergeführt werden. Es tritt dann eine Hemmung des Wachsthums und der Vermehrung, oder eine Hemmung des Auskeimens der Sporen ein, welche aber zunächst nur so lange anhält, wie das schädigende Moment einwirkt. Sobald rechtzeitig Beseitigung des schädigenden Einflusses erfolgt, beginnt sogleich wieder lebhafte Vermehrung.

Eine solche Entwickelungshemmung kann z. B. hervorgerufen werden durch das Fehlen oder die Beschränkung irgend eines nothwendigen Nährstoffs, z. B. durch mässige Wasserentziehung, deren wir uns bedienen zum Conserviren vieler Nahrungsmittel. Ferner wird die Vermehrung zum Stillstand gebracht durch niedrige Temperatur, und zwar ist der in dieser Weise wirksame Temperaturgrad je nach der Spaltpilzart verschieden. Das Wachsthum der Tuberkelbacillen sistirt bei einer Abkühlung unter 30°; für viele andere pathogene Bakterien liegt die kritische Temperatur unter 15—16°; für Saprophyten unter 5°, ja für einige sogar erst unter 0°.

Ausserdem kann eine Entwickelungshemmung durch Zusatz sehr kleiner Mengen von gewissen chemischen Substanzen, Bakteriengiften, zum Nährsubstrat erreicht werden; die umstehende Tabelle giebt an, in welcher Concentration dieselben auf verschiedene Bakterienarten wirken.

Die Wirksamkeit dieser Gifte lässt sich quantitativ dadurch feststellen, dass man verschiedene Mengen des Mittels der Nährgelatine, resp. Bouillon zufügt und nun beobachtet, ob das Wachsthum der betreffenden Bakterienart vollständig oder theilweise behindert ist. Man findet dabei oft ein ganz verschiedenes Verhalten der einzelnen Bakterienarten; auch ist sehr wohl auf die übrigen Lebensbedingungen zu achten, da z. B. bei ungünstiger Temperatur oder bei schlechtem Nährmaterial schon geringere Dosen eines Giftes hemmend wirken.

Von der Entwickelungshemmung wesentlich verschieden ist die Tödtung der Bakterien, welche jedes Leben derselben unmöglich macht, auch nachdem die schädigenden Mittel wieder entfernt und die besten Lebensbedingungen hergestellt sind. Eine solche Tödtung kann aus der Entwickelungshemmung hervorgehen und durch die gleichen Mittel wie diese bewirkt werden, wenn die Dauer der Einwirkung verlängert wird; sie kann ferner in relativ kurzer Zeit erreicht werden dadurch, dass das hemmende Mittel concentrirter und energischer angewendet wird. Concentration und Dauer der Einwirkung sind daher bei jeder Abschätzung eines bakterientödtenden Mittels genau zu berücksichtigen. Ferner variirt die Wirksamkeit je nach der Bakterienart; dann auch je nach dem Alter der Individuen und nach ihrem Entwickelungszustand. Jüngere Individuen scheinen resistenter zu sein als ältere, der Involution nahe; Athrosporen und vor allem Endosporen sind oft enorm viel widerstandsfähiger als die vegetativen Formen. Von Einfluss sind ausserdem die übrigen Lebensbedingungen; je weiter sich dieselben vom Optimum für die betreffende Art entfernen, um so geringere Mittel reichen zur Tödtung aus. — Endlich ist noch zu beachten, dass bei Anwendung chemischer Agentien der Zusammensetzung des Nährsubstrats eine besondere Bedeutung zukommt, insofern das gleiche Mittel in dem einen Substrat vielleicht unverändert bleibt und zur vollen Wirkung gelangt, während es in anderen eine theilweise Zersetzung erfahren und dadurch wesentlich geschwächt werden kann.

Bei der Prüfung und Vergleichung der bakterientödtenden Mittel sind alle diese Verhältnisse in Rechnung zu ziehen. — Die Prüfung geschieht in der

Bakterienhemmende Mittel.	Hemmt die Entwickelung von:		
	Milzbrand-bacillen	Fäulniss-bakterien (in Bouillon).	anderen Bakterien.
Wasserstoffsuperoxyd		1 : 20000	
Chlor	1 : 1500	1 : 4000	
Brom	1 : 1500	1 : 2000	
Jod	1 : 5000	1 : 5000	
Jodkalium		1 : 7	
Chlornatrium	1 : 60		
Schwefel- oder Salzsäure	1 : 2000	1 : 400	
Schweflige Säure		1 : 6000	Typhus 1 : 500 Cholera 1 : 1000
Arsenige Säure		1 : 200	
Arsenigsaures Kali	1 : 10000		
Borsäure	1 : 800	1 : 100	
Borax		1 : 40	
Kalilauge			Cholera, Typhus 1 : 700
Ammoniak			Cholera, Typhus 1 : 500
Soda			Cholera, Typhus 1 : 45
Ammoniumcarbonat			Cholera, Typhus 1 : 130
Aetzkalk			Cholera, Typhus 1 : 1100
Silbernitrat		1 : 10000	
Quecksilberchlorid	1 : 300000	1 : 20000	
Kupfersulfat		1 : 1000	
Eisenvitriol		1 : 90	
Kaliumpermanganat	1 : 1000	1 : 500	
Alkohol	1 : 12	1 : 10	
Essigsäure, Oxalsäure etc.		1 : 400	
Blausäure	1 : 8000		
Senföl	1 : 30000	1 : 3000	
Carbolsäure	1 : 800	1 : 500	
Benzoësäure	1 : 1000		
Salicylsäure	1 : 1500	1 : 1000	
Thymol	1 : 10000	1 : 3500	
Creosot			
Campher	1 : 1000		
Chinin	1 : 600		
Terpentinöl	1 : 8000		
Pfeffermünzöl	1 : 3000		
Nelkenöl	1 : 1000		
Kaliseife	1 : 1000		

Weise, dass eine gewisse Menge einer frischen, feuchten, oder auch — falls Sporen vorhanden — an Deckgläsern resp. an Seidenfäden, Sandkörnern etc. angetrockneten Colonie eine gemessene Zeit mit den zu prüfenden Mitteln in Berührung gebracht wird. Dann wird das Material mit guter Nährgelatine oder mit Nähragar gemischt und in Platten ausgegossen. Werden chemische Substanzen geprüft, so müssen die Deckgläser resp. Fäden, nachdem sie aus der Giftlösung herausgenommen sind, mehrfach in destillirtem Wasser abgespült werden, damit keine Spur des Giftes in die Nährgelatine übertragen wird und dort etwa hemmend auf das Wachsthum wirkt. Die ausgegossenen Platten werden mehrere Tage im Brütofen gehalten; ist dann auf denselben jede Bildung von Colonieen ausgeblieben, so sind die betreffenden Bakterien als getödtet anzusehen.

Zunächst seien einige schädigende Einflüsse erwähnt, welche innerhalb unserer natürlichen Umgebung ein Absterben von Bakterien in grösserem Umfange zu bewirken vermögen. Dahin gehört fortgesetztes Fehlen von Nährstoffen, in Folge dessen sporenfreie Bakterien den Inanitionstod erleiden, und zwar einige Arten schon nach Stunden, andere erst nach Monaten und Jahren. Ferner Schädigung durch gleichzeitig auf demselben Substrat wuchernde andere Bakterienarten und deren Stoffwechselproducte (Säure und Alkali); sodann Temperaturen von 45—60°, wie sie namentlich an der besonnten Bodenoberfläche häufig vorkommen; weiter der Einfluss des Lichts, besonders des directen Sonnenlichts. Durch dasselbe werden bei Gegenwart von Luft und Wasser die meisten Bakterien, und sogar Milzbrandsporen, innerhalb einiger Stunden bis Tage getödtet. Nur auf manche Schimmel- und Hefepilze übt Sonnenlicht einen günstigen Einfluss aus. — Besonders bedeutungsvoll und in grossem Maassstabe in der Natur wirksam ist noch die Wasserentziehung, das Austrocknen der Bakterien. Zahlreiche Mikrokokken, Spirillen und Bacillen vertragen in sporenfreiem Zustand durchaus keine intensivere Wasserentziehung. Die an trockenen Objekten etwa haftenden Bakterien, namentlich die im Ganzen empfindlicheren pathogenen, sind in vielen Fällen nicht mehr lebensfähig. Alle die durch Austrocknen getödteten Bakterien können ferner niemals durch Luftströmungen verbreitet werden, da in letztere nur völlig trockene, staubförmige Objekte übergehen. Für die Infektionsgefahr, welcher wir durch eine bestimmte Spaltpilzart ausgesetzt sind, ist es daher von grösster Bedeutung, ob die Individuen der betreffenden Art beim völligen Austrocknen sich lebensfähig erhalten. — Echte Bacillensporen zeigen sich ausserordentlich resistent gegen Wasserentziehung; aber auch manche Kokken und sporenfreie Bacillen können Wochen und Monate in völlig trockenem Zustande ihre Lebensfähigkeit bewahren.

Unter den künstlich anwendbaren Tödtungsmitteln sei zunächst hohe Temperatur erwähnt. In flüssigen Substraten sind 50—60° im Allgemeinen ausreichend, um bei einer Einwirkungsdauer von 10 bis 60 Minuten sporenfreie Bacillen und Mikrokokken zu tödten. Einige Arten erfordern etwas höhere Wärmegrade oder längere Einwirkung. Echte Sporen gehen vielfach erst durch eine Temperatur von 100° zu Grunde, welche 2—10 Minuten, bei einzelnen saprophytischen Arten sogar mehrere Stunden einwirken muss. Trotzdem lässt sich unter Umständen auch ein Nährsubstrat, welches resistente Sporen enthält, durch Hitze von 50—60° keimfrei machen; man muss dasselbe dann wiederholt erhitzen und in der Zwischenzeit 12—24 Stunden lang bei circa 30° halten, sodass die Sporen zum Auskeimen gebracht werden, und schliesslich sämmtlich in die leichter zerstörbaren Bacillen umgewandelt sind. So lässt sich z. B. durch intermittirendes mässiges Erhitzen Blutserum sterilisiren, ohne dass es in den geronnenen Zustand übergeführt wird.

Ein erheblicher Unterschied besteht darin, ob die Erhitzung im trockenen Zustand und in relativ trockener Luft oder aber in Flüssigkeiten resp. in Wasserdampf erfolgt; bei trockenen Sporen kommen offenbar die das Absterben begleitenden Aenderungen des Protoplasmas viel schwieriger zu Stande, als wenn dieselben einen gewissen Wassergehalt besitzen. Trockene Luft tödtet daher dieselben Sporen erst bei dreistündiger Einwirkung von 140—160°, welche in kochendem Wasser oder Wasserdampf innerhalb 5—10 Minuten zu Grunde gehen.

Niedere Temperaturen, auch unter 0°, wirken nur in relativ geringem Grade schädigend. Manche besonders empfindliche Bakterienarten gehen durch Gefrieren zu Grunde; von anderen Arten sterben die älteren, weniger widerstandsfähigen Individuen ab; die Mehrzahl der sporenfreien und wohl alle sporenhaltige Bakterien werden dagegen im Eis lebensfähig erhalten.

Ferner sind zur Tödtung der Bakterien chemische Substanzen geeignet und zwar im wesentlichen die gleichen wie die zur Entwickelungshemmung benutzten. Am wirksamsten sind auch hier Quecksilberverbindungen. Sublimat vernichtet die meisten Sporen noch in einer Verdünnung von 1 : 20 000 bei 24stündiger Einwirkung; eine Lösung von 1 : 1000 oder 1 : 2000 braucht sogar nur wenige Minuten einzuwirken. Im übrigen giebt die nebenstehende Tabelle über die Wirksamkeit der wichtigsten chemischen Tödtungsmittel Auskunft.

Viele der in Vorstehendem genannten Agentien finden praktische Verwendung zur Desinfektion von Kleidern, Wohnungen, Latrinen u. s. w. Auf die Art und Weise, wie sich im Einzelfall die Desinfektionspraxis zu gestalten hat, ist jedoch erst in einem späteren Kapitel einzugehen.

Bakterientödtende Mittel	Vernichtet:			
	Strepto- und Staphylokokken	Milzbrand-, Rotz-, Typhus-, Cholerabacillen		Milzbrandsporen
	innerh. 5 Min.	innerh. 5 Min.	in 4—24 St.	
Wasserstoffsuperoxyd	conc.	1 : 200	1 : 500	1 : 200
Chlor	aq. Chl., 24 St. gestanden.			aq. Chl. frisch, innerh. 24 St.
Brom				50 a. 1. Tag.
Jod				Jodwasser a. 1. Tag.
Jodtrichlorid		1 : 1000		1 : 1000
Jodkalium			1 : 10	
Schwefel- od. Salzsäure	1 : 10	1 : 100	1 : 1200 HCl—1 : 500	1 : 50, n. 10 Tagen.
Schweflige Säure			1 : 300 Gas: 10 Vol. % (nur oberfl.)	
Arsenige Säure				1 : 1000 n. 10 Tagen.
Borsäure			1 : 30	conc. n. 6 T. unvollständig
Kalilauge	1 : 5		1 : 500	
Ammoniak			1 : 300	
Soda			1 : 40	
Ammoniumcarbonat			1 : 100	
Aetzkalk			1 : 1000	
Silbernitrat	1 : 1000			
Quecksilberchlorid	1:10000–1000	1 : 2000		1 : 2000
Kupfersulfat				1:20 (5 Tage).
Kaliumpermanganat	1 : 200			1:20 a. 1. Tag.
Kaliumbichromat				1 : 1700
Chlorkalk				1:20 (5 Tage).
Eisenchlorid				1:20 (6 Tage).
Alkohol	80 %			
Essigsäure, Oxals. etc.			1 : 2—300	
Chloroform			1 : 14	
Carbolsäure	1 : 60	Cholera 1:200 Rotz, Milzbr. 1 : 100 Typhus 1 : 50	1 : 300	
Salicylsäure	1 : 1000			
Kreosot		1 : 500		
Creolin		1 : 100		
Aseptol		3—5 %		10 % in 30 Min.
Chinin				1:100 n. 10 T.
Terpentinöl				conc. 5 Tage.

Werden schädigende Einflüsse nicht so intensiv auf Bakterien applicirt, dass deren Tödtung erfolgt, sondern kürzt man die Dauer der Einwirkung etwas ab oder mässigt den Temperaturgrad resp. die Concentration, so entsteht bei vielen Arten eine gewisse Schwächung, die sich eine längere Reihe von Generationen hindurch erhält. Dieselbe äussert sich meist durch eine Verlangsamung des Wachsthums und der Vermehrung und in einer geringeren Resistenz gegen Schädlichkeiten. Besonders wichtig ist es, dass manche pathogene Arten gleichzeitig einen theilweisen oder gänzlichen Verlust der Virulenz erfahren; für einige Gährungserreger ist in ähnlicher Weise eine Einbusse ihres Gährungsvermögens constatirt. Solche „Abschwächung“ kann z. B. bei Milzbrandbacillen erzielt werden durch 15 Minuten dauernde Einwirkung von 52°, durch 4stündige Erwärmung auf 47°, durch 6tägige Erwärmung auf 43°, durch 28tägige auf 42,5°, ferner durch längere Einwirkung dünner Lösungen von Carbolsäure oder Kaliumbichromat; auch durch Insolation von bestimmter Dauer u. s. w. — Die „abgeschwächten“ Infektionserreger können dann als Impfstoffe bei der Schutzimpfung Verwendung finden, welche neuerdings in so grossem Umfange als prophylactisches Mittel gegen Infektionskrankheiten empfohlen wird und unten ausführlicher zu besprechen ist.

e) Die diagnostische Unterscheidung und systematische Eintheilung der Spaltpilzarten.

Früher haben einige Botaniker wohl die Ansicht geäussert, dass die Spaltpilze ein derartiges Anpassungsvermögen besitzen, dass sie ihre Form und ihre Funktionen je nach dem Substrat ändern, auf welchem sie gerade leben. Diese Ansicht hat jedoch durch die zahlreichen Forschungen der letzten Jahre keine Bestätigung gefunden. Wir sehen vielmehr, dass wohl charakterisirte, distinkte Species und Varietäten bei den Spaltpilzen in der nämlichen Weise existiren, wie bei den Schimmelpilzen und bei den höheren Pflanzen. Manche Spaltpilze bewahren sogar ihre Artcharaktere mit ganz besonderer Zähigkeit. Bei anderen dagegen treten allerdings mit der Variirung der Lebensbedingungen kleine Abweichungen von ihrem sonstigen Verhalten ein, namentlich geringe morphologische Aenderungen, oder auch gewisse Differenzen im Aussehen der Colonieen und Culturen. Ausserdem ist bereits betont, dass einigen Spaltpilzarten die Gährungserregung und die Virulenz (vielleicht auch die Farbstoffproduction) durch gewisse schädigende Momente für längere Zeit und mehrere Generationen genommen werden kann.

Alle diese Abweichungen halten sich indess stets innerhalb enger

Grenzen. Sie führen keineswegs zu Uebergängen zwischen den verschiedenen Arten und zu einem völligen Verwischen aller Artcharaktere, sondern sie bilden vielmehr einen Theil der Arteigenthümlichkeiten, und je vollständiger sie erkannt werden, um so besser wird die Abgrenzung einer Art gelingen.

Für die praktische Verwerthung unserer Kenntnisse über die Mikroorganismen ist diese relative Beständigkeit der Artcharaktere von ausserordentlicher Bedeutung. Wäre dieselbe nicht vorhanden, so würde weder jemals eine diagnostische Unterscheidung und Erkennung von Spaltpilzen möglich sein, noch könnten wir mit irgend welcher Aussicht auf Erfolg mit Spaltpilzen experimentiren und zu wirklichen Fortschritten in der Erkenntniss des Verhaltens der Infektionserreger gelangen.

Im Grossen und Ganzen stehen uns folgende Mittel zur diagnostischen Unterscheidung und zur Eintheilung der Spaltpilze zu Gebote: Erstens morphologische Merkmale. Unter diesen scheint sich der Modus der Fruktification, also der Sporenbildung und Sporenkeimung, am constantesten zu erhalten und am besten als Classifikationsprincip zu eignen. Da indessen der Vorgang der Sporenbildung sehr schwierig zu beobachten und für die Mehrzahl der Bakterien noch gar nicht erforscht ist, müssen vorläufig andere morphologische Merkmale der Classification zu Grunde gelegt werden. Vor allem ist die verschiedene Wuchsform der Bakterien als Micrococcus, resp. Bacillus oder Spirillum in Betracht zu ziehen, da dieselbe nachweislich von der einzelnen Art ebenfalls zäh festgehalten wird. Die systematische Eintheilung der Spaltpilze stützt sich daher zweckmässig zuvörderst auf die drei grossen Abtheilungen: Mikrokokken, Bacillen, Spirillen, wobei unter die Mikrokokken nur solche Bakterien gerechnet werden, welche bei ihrer Vermehrung ausschliesslich kugelige Individuen bilden; unter die Bacillen solche, welche für gewöhnlich als Stäbchen oder Fäden, zuweilen als Sporen, niemals aber als Mikrokokken, d. h. mit fortgesetzter Vermehrung in Kugelform vorkommen; und unter Spirillen solche Bakterien, welche stets als kürzere oder längere Stücke von Schrauben erscheinen und — abgesehen von etwaiger Sporenbildung — bei ihrer Vermehrung immer wieder solche Schrauben produciren. In einer vierten Abtheilung sind dann noch diejenigen Spaltpilze zusammenzustellen, bei welchen etwa erheblichere Schwankungen der Wuchsform vorkommen und welche sowohl Mikrokokken als Bacillen oder Bacillen und Spirillen bilden können. Zu dieser Abtheilung rechnet man jedoch bis jetzt nur wenige Arten und von diesen wenigen ist es zweifelhaft, ob ein genaueres Studium ihnen denselben weiten Formenkreis belassen wird.

Zweitens können wir biologische Merkmale zur Differenzirung benutzen. Wenn auch die morphologischen Kennzeichen wohl ausreichen, um jene grossen Abtheilungen zu begründen, so ist es doch unmöglich, eine weitere Unterscheidung nach solchem Princip durchzuführen. Dazu sind die unter den verschiedenen Arten hervortretenden Formdifferenzen viel zu geringfügig.

Offenbar sind manche biologische Eigenschaften der Spaltpilze weit besser zu einer Charakterisirung und vorläufigen Classificirung geeignet. Vor allem bietet das Aussehen der Colonieen auf einem bestimmten Nährboden zahlreiche augenfällige Differenzen. Berücksichtigt man zunächst nur einen sog. normalen Nährboden, nämlich die mehrerwähnte Nährgelatine, so zeigen sich bereits auf dieser die Colonieen verschiedener Arten von ganz ungleichem Aussehen. Auf den Platten bildet die eine Art weisse trockene Häufchen, die andere weisse schleimige Tropfen, eine dritte Colonie verflüssigt die Gelatine in ihrem Umkreis und sinkt auf den Boden des hergestellten Verflüssigungskraters; wieder andere Colonieen zeigen lebhaft gelbe, grüne, rosarothe, dunkelrothe Farbe. Ferner zeigt das mikroskopische Bild der jüngsten Colonieen sehr charakteristische Differenzen. Dieselben erscheinen bald als runde scharf contourirte, bald als unregelmässige Scheiben mit vielfach gezacktem und gezähneltem Contur. Bald sind sie weisslich oder hellgelb von Farbe, bald dunkelbraun bis schwarz; bald zeigen sie eine homogene Oberfläche, bald ist dieselbe von tiefen Furchen durchzogen.

Auch die sogenannten „Stichculturen“ in Nährgelatine bieten manches interessante Merkmal. Dieselben werden dadurch angelegt, dass man in ein Röhrchen mit starrer Nährgelatine mittelst Platindrahts, welcher kurz vorher mit elner Colonie der betreffenden Art in Berührung gebracht wurde, einen Einstich macht; entlang dem Impfstich entwickelt sich dann die Cultur als weisslicher oder gelblicher Faden, bald nur zart angedeutet, bald dick hervortretend, bald im ganzen Umkreis die Gelatine verflüssigend, und so eine Röhre bildend, in deren flüssigem Inhalt die Reste der Cultur schwimmen. Oder man legt auch Strichculturen an, d. h. man lässt die Gelatine bei schräger Lage des Röhrchens erstarren, so dass eine relativ grosse Oberfläche entsteht, und über diese Fläche führt man den Platindraht mit losem Strich. Es entwickelt sich dann von diesem Strich ausgehend bald nur eine zarte Auflagerung, bald ein dicker schleimiger Belag, und bald entfernt sich dieser nur wenig vom Impfstrich, bald wuchert er schnell über die ganze Fläche der Gelatine.

Sollte schliesslich die Art des Wachsthums auf Nährgelatine keine

Differenzirung zwischen zwei Arten ermöglichen, so bietet doch vielleicht das Wachsthum auf anderen Nährsubstraten brauchbare Unterschiede. Z. B. wachsen manche Bakterien auf Nährgelatine gleich, aber auf Kartoffeln völlig verschieden.

Auch die übrigen Lebensbedingungen, oder aber die Absterbebedingungen gewähren Unterscheidungsmerkmale, wenn die Culturmethoden versagen. Manchmal zeigt uns ferner das Thierexperiment noch Unterschiede zwischen zwei Arten, welche im Uebrigen als völlig gleich erscheinen.

Ist eine kleine Gruppe unter sich sehr ähnlicher Bakterienarten aus der Menge der übrigen abgegrenzt, so lassen sich innerhalb dieser Gruppe oft mit Vortheil wieder morphologische Differenzen verwerthen.

Unter Anwendung aller dieser Hülfsmittel können wir schliesslich zu einer systematischen Eintheilung der Spaltpilze gelangen, welche zwar durchaus den Charakter eines provisorischen Versuchs trägt, aber doch einigermassen eine Orientirung auf dem grossen und sonst unentwirrbaren Gebiet der Mikroorganismen gestattet.

Hervorgehoben sei noch, dass wir zuweilen zwischen zwei pathogenen Bakterienarten, welche beim Menschen zweierlei deutlich durch ihre Symptome unterschiedene Krankheiten erregen, keine morphologische oder biologische Differenzen finden. Offenbar ist man nicht berechtigt in Folge eines solchen Mangels von merklichen Differenzen die Bakterien als identisch und beide Krankheiten als ätiologisch einheitlich anzusehen. Unsere Mittel zur Untersuchung und Unterscheidung der Bakterien sind gegenüber ihrer unendlichen Kleinheit noch so grob und unzulänglich, dass sehr wohl typische Differenzen existiren können, welche sich bis jetzt unserer Wahrnehmung völlig entziehen. Wir dürfen daher nur mit grösster Reserve die Identität verschiedener Bakterienarten behaupten.

f) Beschreibung der wichtigsten Bakterienarten.

1. Mikrokokken.

Staphylococcus pyogenes aureus. Der häufigste Eiterpilz, wird in 50 Procent und mehr aller Abscesse, eiternden Wunden etc. gefunden.

Kleine unter 1 μ messende, in regellosen Haufen liegende Kokken, bilden auf Gelatineplatten am zweiten Tag punktförmige Colonieen, die bei 80facher Vergrösserung kreisrund oder oval, scharfrandig und gelb erscheinen. Sobald sie bis zur Oberfläche durchwachsen, verflüssigen sie die Gelatine im Umkreis von 1—2 mm. Wächst auch auf Kartoffeln als goldgelber Belag; ferner in Milch unter Gerinnung derselben. Hält sich sehr lange lebensfähig, in Culturen oft über 1 Jahr.

In unserer Umgebung ist er sehr verbreitet; er findet sich auf der normalen Haut, in der Kleidung, in der Luft etc. Die Cultur des Pilzes auf die gesunde Haut der Menschen eingerieben, erzeugt ausgebreitete Furunkel; in Wunden der Haut gebracht, erregt er Eiterung. Injicirt man die Cultur Kaninchen in's Blut, so bilden sich reichliche Kokkenheerde in verschiedenen Capillargebieten, namentlich in den Nieren, und die Thiere gehen wesentlich in Folge der embolischen Nephritis zu Grunde.

Neben dem Staph. aureus kommt häufig eine weisse, selten eine citronengelbe Varietät mit ähnlichen Wirkungen vor.

Streptococcus pyogenes. Diplokokken und Kokkenketten.

Bildet auf Gelatineplatten erst am dritten bis vierten Tage kleine Colonieen, weiss, ohne Verflüssigung der Gelatine; unter dem Mikroskop zeigen sich am Rande der Colonieen zierliche Ausläufer oder Schlingen von Kokkenketten. Im Stich und Strich nur zarte Entwickelung; auf Kartoffeln kein merkliches Wachsthum.

Findet sich ebenfalls sehr häufig im Eiter und ist in unserer Umgebung sehr verbreitet. Erzeugt in Hautwunden Eiterung; ist aber wahrscheinlich auch bei vielen schwereren Affektionen, Pyämie etc., betheiligt.

Die in Vorstehendem beschriebenen Eiterpilze sind in der Praxis als die Ursache fast jeder Eiterung anzusehen. Zwar scheint man im Experiment auch durch einige bakterienfreie Substanzen (isolirte Ptomaïne) Eiterung bewirken zu können; praktisch kommen diese jedoch nur selten in Frage.

Streptococcus Erysipelatos. Wird erhalten dadurch, dass man ein Hautstückchen vom Rande eines Erysipels ausschneidet und in Nährgelatine bringt. Ist mikroskopisch und in den Culturen von Strept. pyog. nicht zu unterscheiden; auch Thierversuche lassen schwer konstante Differenzen erkennen. Im Gegensatz zu dem nur Eiterung erregenden Strept. pyog. rufen jedoch die Culturen beim Menschen typisches, mit heftigem Fieber verlaufendes Erysipel hervor. Es konnte dies in solchen Fällen nachgewiesen werden, wo eine Heilung imperabler maligner Geschwülste durch ein absichtlich hervorgerufenes Erysipel erzielt werden sollte.

Auch bei Puerperalfieber, bei Gelenkentzündungen etc. sind oft nur Streptokokken gefunden, die sich von den vorbeschriebenen wenig oder gar nicht unterscheiden. Die Verschiedenheit der beim Menschen hervorgerufenen Krankheiten lässt indess die Möglichkeit offen, dass wir es dennoch mit differenten Varietäten zu thun haben, welche nur für unsere jetzigen Methoden nicht hinreichend deutlich differenzirbar sind. — Durch länger fortgesetzte Cultur pflegen die Erysipelkokken schnelle Einbusse ihrer Virulenz zu erleiden.

Micrococcus Gonorrhoeae (Gonococcus) findet sich regelmässig in gonorrhoeischem Sekret, so lange dasselbe noch kontagiös ist.

Diplokokken, die in kleinen Haufen auf und namentlich in den Zellen des Sekrets liegen. Messen im Längsdurchmesser 1,25 μ, im Querdurchmesser 0,6—0,8 μ. Wachsen auf künstlichem Substrat so gut wie gar nicht; nur bei starker Aussaat scheint auf Blutserum bei 37° geringfügige Vermehrung stattzufinden. Für Thiere völlig indifferent; der Diplococcus ist also ein nur für den Menschen angepasster obligater Parasit.

Diplococcus Pneumoniae. Die Untersuchungen über Pneumonieerreger sind sehr schwierig, weil die Möglichkeit vorhanden ist, dass andere ätiologische Momente (Erkältungen), die primäre Ursache der pneumonischen Affektionen sind, und dass es erst secundär zur Wucherung der im Sekret der Bronchien stets vorhandenen Bakterien, und damit allerdings zu weiteren pathologischen Erscheinungen, kommt. Auch im normalen Sekret findet man zahlreiche Bakterien, unter welchen einige Arten vorzuherrschen pflegen. Das Auffinden dieser selben Bakterien im erkrankten Organ ist daher nicht beweisend für ihre primäre ätiologische Rolle. — Keinesfalls gehören die in der pneumonischen Lunge beobachteten Mikroorganismen der gleichen specifischen Art an; vielmehr können wahrscheinlich Aspergillus, Actinomyces und 3—4 verschiedene Bakterienarten ähnliche Symptomencomplexe hervorrufen.

Weitaus am häufigsten findet sich in der pneumonischen Lunge und im Sputum der sogenannte „lancettförmige Diplococcus" (Fränkel). Derselbe ist eiförmig, häufig mit zugespitzten Enden, und besitzt eine leicht färbbare Schleimhülle.

Er gedeiht nicht bei niederer Temperatur, sondern nur auf Agar oder Blutserum bei 35°, wo er einen thautropfenähnlichen grauweissen Belag bildet. Mäuse und Kaninchen gehen zuweilen schon nach Einimpfung kleiner Dosen, regelmässig nach Injektion in die Blutbahn zu Grunde und man findet die Kokken dann reichlich in Blut und Organen. Bei directer Injektion in die Lunge entsteht fibrinöse Pleuritis und Hepatisation der Lunge. Bei fortgesetzter Cultur tritt bald Verlust der Virulenz ein.

Derselbe Coccus ist mehrfach bei Cerebrospinal-Meningitis und bei Endocarditis im Exsudat resp. in den erkrankten Organen gefunden.

In seltneren Fällen beobachtet man in pneumonischen Lungen eine andere Bakterienart, die von Friedländer als Erreger der Pneumonie angesprochen und als Micrococcus bezeichnet wurde. Diese Art bildet jedoch in Culturen wesentlich Bacillen und sogar Fäden und genauere Untersuchung ergiebt, dass auch die scheinbar kugeligen Elemente gradlinige Längsbegrenzungen haben und demnach als kurze Stäbchen aufzufassen sind. Der Pilz wird daher richtiger als Bacillus Pneumoniae bezeichnet. Im mikroskopischen Präparat lassen sich leicht Kapseln durch Färbung sichtbar machen.

Er wächst üppig in Gelatine in Form eines weissen schleimigen Belags. Für Kaninchen ist er völlig unschädlich, Mäuse dagegen acquiriren durch Inhalation oder nach Injektion der Culturen durch die Thoraxwand in die Lunge pneunomische Processe. — Die ätiologische Bedeutung dieses Bacillus ist durch die neuerdings nachgewiesene Seltenheit seines Vorkommens im erkrankten Organ erheblich reducirt.

Von Mikrokokken, welche weniger für den Menschen, als für Versuchsthiere pathogen sind, sei erwähnt:

Micrococcus tetragenus. Findet sich häufig im menschlichen Sputum. Er bildet Tafeln von je 4 nebeneinander liegenden Individuen, welche von einer Gallerthülle kapselartig umschlossen sind, er wächst leicht auf Gelatine; die Culturen sind nur für weisse Mäuse, nicht aber für graue Hausmäuse und Feldmäuse virulent. Bringt man einer weissen Maus eine kleine Menge in eine Hautwunde, so stirbt dieselbe nach 3—10 Tagen und zeigt im Blut und in allen Organen reichliche Mengen der Mikrokokken. Wegen seines charakteristischen mikroskopischen Bildes ist der Pilz zu allerlei Experimenten im Laboratorium besonders geeignet.

Von saprophytischen Kokken sei genannt der Micrococcus ureae, Kettenkokken bildend, in Gelatine leicht wachsend. Culturen desselben in Harn oder Harnstofflösungen gebracht, bewirken rasche Ueberführung des Harnstoffs in Ammoniumcarbonat. Uebrigens leisten verschiedene andere Bakterien dieselbe Umwandlung, wenn auch vielleicht in geringerem Grade.

Sarcina. Mehrere Varietäten, alle charakterisirt durch die Zusammenlagerung von je 8 Kokken in ein Packet; oft sind mehrere kleine Packete zu einem grösseren gruppirt. Wachsen in Form trockener Häufchen auf Gelatine, die einen weiss, andere gelb, wieder andere orange. Sehr verbreitet. Werden häufig aus der Luft aufgefangen. Bei pathologischen Zuständen des Magens bekanntlich oft in grossen Mengen im Mageninhalt, jedoch ohne pathogene Wirkung.

2. Bacillen.

Bacillus anthracis, Milzbrandbacillus. Finden sich im Blut und in den Organen jedes am Milzbrand gefallenen Thieres. Relativ grosse Stäbchen von 5—20 μ Länge und 1—1,25 μ Breite, ohne Eigenbewegung. Wachsen leicht zu Fäden aus und in diesen bilden sich in perlschnurartiger Reihe glänzende Sporen. Schliesslich zerfällt der Faden, die Sporen werden frei und können dann wieder von neuem zu Bacillen auskeimen. Im lebenden Thierkörper kommt es jedoch niemals zur Sporenbildung, sondern nur zur fortgesetzten Vermehrung durch Theilung. Dagegen erfolgt Sporenbildung leicht im todten Substrat bei einer Temperatur zwischen 18 und 42°, am besten bei 25°.

Die Bacillen wachsen leicht und üppig auf Nährgelatine; sie bilden auf Platten nach 24—48 Stunden kleine weisse Pünktchen, welche sich bei 80facher Vergrösserung als ein unregelmässig contourirtes Knäuel aus gewellten Fadensträngen darstellen. Beim Grösserwerden der Colonie treten die einzelnen lockigen Fadenstränge am Rande immer deutlicher hervor und wuchern von da aus zum Theil mit in die Gelatine hinein. Gleichzeitig tritt in der Umgebung der Colonie langsame Verflüssigung ein. Dies mikroskopische Bild der Milzbrandcolonie ist so charakteristisch, dass dasselbe für die Diagnose verwerthet werden kann. — Auf Kartoffeln wachsen die Bacillen in Form einer weisslichen Auflagerung; in Bouillon entstehen wolkige Massen am Boden des Gefässes.

Impft man Mäusen, Kaninchen, Meerschweinchen die minimalsten Mengen einer Cultur in eine Hautwunde, so sterben dieselben nach 22 resp. 40 Stunden am Milzbrand. Ferner sind Schafe, Rinder, Pferde ausserordentlich empfänglich und in den Heerden dieser Thiere kommt es nicht selten zum Ausbruch von Epizootien. Nach dem Tode des Thieres findet man alle Capillaren der Leber, Milz, Nieren etc. wie austapeziert mit enormen Mengen von Milzbrandbacillen, so dass jedes Ausstrichpräparat, namentlich aus der Milz, mit Sicherheit die Diagnose auf Milzbrand zu stellen gestattet. Hühner, Tauben, weisse Ratten sind unempfänglich. Auch der Mensch zeigt eine relativ geringe Empfänglichkeit, da er häufig nur mit örtlicher Affektion reagirt. — Durch manche schädliche Einflüsse büssen die Culturen ihre Virulenz ganz oder theilweise ein (s. S. 44).

Bacillus Typhi abdominalis (Gaffky). Nachweisbar in der Milz, der Leber und den Mesenterialdrüsen jeder Typhusleiche; ist auch in den Dejektionen Typhuskranker mehrfach aufgefunden. Mikroskopisch stösst der Nachweis oft auf grosse Schwierigkeiten; es kann vorkommen, dass in 100 Schnitten einer Typhus-Milz nicht ein einziger Bacillus sichtbar wird. Auch in solchen Fällen gelingt aber der Nachweis mit voller Sicherheit durch das Culturverfahren, das in Bezug auf Empfindlichkeit der mikroskopischen Untersuchung weit überlegen ist. Aus jeder kleinen Menge Milzsaft entwickeln sich auf Gelatineplatten mehrere, oft sehr zahlreiche Colonieen. — Bei irgend welchen anderen Krankheiten sind niemals die gleichen oder ähnliche Bacillen gefunden. — Die Bacillen müssen daher als Erreger des Abdominaltyphus angesehen werden.

In den Schnittpräparaten erscheinen die Bacillen als kurze, plumpe, an den Enden abgerundete Stäbchen, welche meist in grösseren Haufen zusammenliegen. Aus den Culturen entnommen erscheinen sie etwas schlanker, haben grosse Neigung, längere Fäden zu bilden und sind deutlich beweglich. Oft zeigen sich in den gefärbten Bacillen ungefärbte Lücken, deren Sporennatur jedoch nicht sicher nachgewiesen ist. Die künstlich gezüchteten Bacillen sind jedenfalls ziemlich resistent, namentlich erhalten sie sich im ausgetrockneten Zustande bis zu 3 Monaten lebensfähig.

Die jüngsten Colonieen auf Gelatineplatten erscheinen bei schwacher Vergrösserung rund, oder oval, oder wetzsteinförmig, von scharfem Contour und gelblichgrüner Farbe. Charakteristisch wird das Bild der Colonie, sobald sie bis zur Oberfläche durchgewachsen ist. Es entsteht dann rasch eine flache Auflagerung, welche unter dem Mikroskop einen stark ausgebuchteten Contour, eine grauweissliche Farbe und auf der Oberfläche ein eigenthümliches System von tieferen und flächeren Furchen zeigt, welche sich in verschiedener Richtung durchkreuzen. Verflüssigung der Gelatine tritt nicht ein.

Besonders zur Diagnose geeignet ist das Wachsthum auf Kartoffelscheiben. Es entsteht hier über die ganze Fläche eine Art Haut, welche kaum wahrnehmbar ist, weil die Farbe der der ursprünglichen Kartoffel völlig gleich ist. Berührt man aber die Cultur mit dem Platindraht, so fühlt man, dass die Fläche mit einer resistenten Membran überzogen ist und mikroskopische Präparate von irgend einer Stelle zeigen grosse Mengen beweglicher Bacillen. Auf manchen Kartoffeln, welche stärker alkalische Reaktion zeigen, kommt dieses typische Wachsthum nicht zu Stande, sondern es entsteht dann eine gelbliche oder gelbbräunliche schmierige Auflagerung. — Auch auf Fleisch, in Bouillon, in Milch etc. können die Typhusbacillen lebhaft sich vermehren. In Wasser findet zwar für gewöhnlich keine Vermehrung statt, wohl aber halten sich die hineingebrachten Bacillen Monate lang. —

Thiere sind gegen Uebertragungen des Typhus-Bacillus völlig unempfänglich. Eine lebhaftere Vermehrung findet im Thierkörper auch dann nicht statt, wenn sehr grosse Mengen der Bacillen subcutan oder intravenös injicirt werden. Dagegen gehen Versuchsthiere, namentlich Mäuse, nach Einbringung hinreichend grosser Mengen in kurzer Zeit zu Grunde unter ausgesprochenen Intoxikationserscheinungen. Sterilisirte oder filtrirte Culturen, welche keinerlei lebensfähige Bacillen mehr enthalten, wirken in derselben Weise und in der gleichen Dosis. Auch lässt sich aus den Culturen auf chemischem Wege eine giftige Base, das sogenannte Typhotoxin, isoliren.

Die sichere diagnostische Unterscheidung der Typhusbacillen stösst auf grosse Schwierigkeiten, da einige weitverbreitete saprophytische Arten in ganz ähnlicher Weise auf Gelatine wachsen und da die Kennzeichen der Kartoffelcultur nicht jederzeit in typischer Weise zu Stande kommen.

Bacillus tuberculosis (Koch). Findet sich in allen tuberkulösen Organen und Sekreten, wo immer der tuberkulöse Process im Entstehen oder Fortschreiten begriffen ist, dagegen niemals bei nicht tuberkulösen Individuen. Schlanke, meist leicht gekrümmte Bacillen von 1,5—3,5 μ Länge, häufig mit 2—6 Sporen versehen. Charakterisirt durch das Verhalten gegen Anilinfarben; dieselben dringen ohne besondere Zusätze sehr schwer in die Tuberkelbacillen ein, dagegen viel leichter, wenn ihnen Alkali, oder Anilin, oder Carbolsäure zugefügt ist. Die einmal eingedrungenen Farbstoffe haften dann aber sehr fest und widerstehen lange Zeit der Entfärbung z. B. durch Säure. Färbt man daher zuerst mit alkalischem Farbstoff und lässt dann Säure einwirken, so bleiben alle Bakterien ohne Färbung mit einziger Ausnahme der Tuberkelbacillen; die übrigen Bakterien und die Zellkerne können dann mit einer Contrastfarbe nachgefärbt werden.

Die Cultur der Tuberkelbacillen gelingt auf erstarrtem Blutserum, aber nur bei mindestens 37° und auch dann zeigt sich erst nach 10—14 Tagen deutliches Wachsthum. Etwas schneller und üppiger wachsen sie auf einem Agar, der mit 5—10 Procent Glycerin vermischt ist. Da Platten nicht anwendbar sind und da die Cultur so lange Zeit gebraucht, bis die Tuberkelbacillen sich ausbreiten, lässt sich keinerlei Material zu Züchtungsversuchen verwerthen, welches noch andere, saprophytische und schneller wachsende Bakterien enthält. Diese occupiren sonst das ganze Nährsubstrat längst ehe die Tuberkelbacillen sich zu vermehren beginnen. Am besten geht man daher zum Zweck der Anlage von Culturen von Leichentheilen aus, welche mit allen Cautelen entnommen sind, oder aber besser von den Organen eben gestorbener resp. getödteter inficirter Thiere.

Die Uebertragung von den Culturen aus auf Thiere gelingt am sichersten bei Meerschweinchen. Diese sind durch subcutane Impfung und durch Inhalation zerstäubter Aufschwemmungen von Cultur oder Sputum mit constantem Erfolg zu inficiren; Kaninchen schon schwieriger; alle Versuchsthiere gehen indess an Tuberkulose zu Grunde, wenn Cultur oder phthisisches Sputum in die Bauchhöhle resp. in eine Vene injicirt wird. Nach allen diesen Resultaten sind die Tuberkelbacillen zweifellos als die Erreger der Tuberkulose anzusehen.

Die sporenhaltigen Bacillen sind sehr lange haltbar; im trockenen Zustand bleiben sie 6—9 Monate lebensfähig, im feuchten Zustand können sie trotz der Anwesenheit anderer Bakteren sich bis zu 6 Wochen erhalten.

Bacillus Leprae. Bei allen Formen des Aussatzes finden sich in den erkrankten Organen, z. B. in den Tumoren der Haut, ausserordentlich zahlreiche Bacillen, meist in runde oder ovale Zellen eingelagert. Sie messen 3—6 μ, enthalten meist mehrere Sporen; sie nehmen leicht Farbstoffe auf, auch ohne Alkalizusatz, widerstehen aber der Entfärbung in ähnlicher Weise wie die Tuberkelbacillen, so dass auch hier analoge Differentialfärbungen gelingen. In künstlichen Culturen kommt nur ein sehr langsames und zweifelhaftes Wachsthum auf Blutserum und Glycerin-Agar zu Stande. Auch bei Uebertragungen auf Thiere hat man bisher nur ausnahmsweise und dann sehr geringfügiges Wachsthum der eingebrachten Knoten beobachtet. Aus der Verbreitung der Bacillen in den erkrankten Organen, aus der Constanz und Ausschliesslichkeit ihres Vorkommens dürfen wir jedoch auf ihre ätiologische Bedeutung schliessen.

Bacillus Mallei, Rotz-Bacillus (Loeffler). Findet sich in allen frischen Rotzknoten. Die Bacillen sind etwas grösser und dicker als Tuberkelbacillen, nehmen Farbstoffe ziemlich schwierig auf. Sie sind ziemlich leicht cultivirbar, wachsen auf Blutserum in Form von glasigen Tropfen, auf Kartoffelscheiben in Form eines charakteristischen, anfangs gelben, später braunen Belags. Unter 25° findet kein Wachsthum statt. Mit den Culturen lässt sich bei Thieren typischer Rotz hervorrufen; am empfänglichsten sind Feldmäuse, junge Hunde und Meerschweinchen. Die Culturen halten sich im trocknen Zustand nur einige Tage bis Wochen lebensfähig, ausserdem gehen sie stets durch 10 Minuten langes Erhitzen auf 55° zu Grunde. Echte Sporen werden daher von dem Bacillus nicht gebildet.

Bacillus Diphtheriae (Loeffler). Die Untersuchungen über die Aetiologie der Diphtherie stossen auf grosse Schwierigkeiten. In den tieferen Theilen der afficirten Rachenregion, sowie in den inneren, oft deutlich mitergriffenen Organen findet man weder durch mikroskopische Untersuchung, noch durch Cultur mit einiger Regelmässigkeit Organismen. Es lässt dies an die Möglichkeit denken, dass die wahren Erreger uns noch völlig unbekannt sind und anderer Nachweismethoden bedürfen. Vielleicht aber sind die krankhaften Störungen in jenen bakterienfrei gefundenen Organen durch Ptomainwirkung bedingt und die Erreger, welche die Ptomaine produciren, haben nur locale Verbreitung in dem diphtherischen Belag. Auch dann ist indess die Erkenntniss des wirklichen Erregers schwierig, weil in den erkrankten, theilweise abgestorbenen Partieen der Rachenschleimhaut selbstverständlich eine starke Vermehrung indifferenter Bakterienarten stattfinden wird, welche schon im normalen Mundsekret enthalten sind. Dazu kommt, dass alle unsere Versuchsthiere gegen die menschliche Diphtherie wenig oder gar nicht empfänglich sind, dass aber Pseudomembranen in der Trachea relativ leicht zu erzielen sind, auch durch Uebertragung verschiedener, bei der Diphtherie sicher nicht betheiligter Bakterien.

Die Untersuchungen von Loeffler und neuerdings von Roux und Yersin machen es wahrscheinlich, dass in den meisten Fällen von Diphtherie bestimmte Bacillen ätiologisch betheiligt sind. Dieselben sind etwa 4—6 μ lang und zeigen häufig einen unregelmässigen, durch Anschwellungen unterbrochenen Contour, zuweilen kolbige Verdickung der Enden; hier und da zerfallen sie in kleine Segmente. Diese Stäbchen sind fast in allen Fällen von typischer Diphtherie in den Membranen zu finden und zwar dringen sie am weitesten unter allen Bakterien in das Gewebe vor. Sie lassen sich auf Nähr-Agar und Blutserum bei 25—35° züchten und bilden dort einen dünnen, weissen, schleimigen Belag. Bei Kaninchen, Tauben etc. erzeugen die Culturen Pseudomembranen in der Trachea und zuweilen schwere Allgemeinaffektionen; am empfänglichsten sind Meerschweinchen, die selbst bei subcutaner Impfung innerhalb weniger Tage an Oedemen, pleuritischen Ergüssen etc. zu Grunde gehen, ohne dass sich die Bacillen in den inneren Organen auffinden lassen. Sterilisirte oder filtrirte Culturen rufen Intoxicationserscheinungen, zuweilen noch nach Wochen Lähmungen, hervor.

Die Bacillen scheinen keine resistenten Sporen zu bilden, da die Culturen schon durch halbstündige Einwirkung von 60° zu Grunde gehen. — Die Virulenz der künstlichen Culturen schwankt aus nicht völlig aufgeklärten Gründen manchmal bedeutend, in alten Culturen nimmt sie jedenfalls stark ab.

In sehr seltenen Fällen sind die gleichen Bacillen auch im Mundschleim von Gesunden gefunden. Eine Complikation der Untersuchungen tritt noch dadurch ein, dass eine den Diphterie-Bacillen sehr ähnliche Art, die sogenannten „Pseudo-Diphtherie-Bacillen“, welche ohne jede pathogene Wirkung sind, im Diphtheriebelag und im normalen Pharynx häufig vorkommt.

Bacillus des malignen Oedems. Etwas schlanker als Milzbrandbacillen, bilden häufig Fäden, ferner Sporen unter Aufschwellung des Bacillus zum Clostridium, sind exquisite Anaëroben.

In unserer Umgebung sind sie sehr verbreitet und vermehren sich wahrscheinlich in Fäulnisssubstraten während der anaëroben Phase der Fäulniss. Regelmässig findet man sie in Erde, welche mit Faulflüssigkeit imprägnirt war, z. B. in Garten- oder Ackererde. Bringt man Thieren, namentlich Meerschweinchen, etwas Gartenerde unter die Haut, so entsteht ausgebreitetes Oedem mit starkem, blutig-serösem Exudat. In diesem, ausserdem auf dem Peritoneum und der Pleura, selten im Innern der Organe finden sich die Bacillen. Von den gestorbenen Thieren aus lassen sich Culturen in Gelatine oder Agar anlegen, bei welchen jedoch für vollständige Entfernung des Sauerstoffs gesorgt werden muss. — Beim Menschen scheinen diese Bacillen eine Wundinfektionskrankheit, nämlich das rasch zum Tode führende gangränöse Emphysem der Haut, zu erzeugen.

Bacillus Tetani. Die Erreger des Wundstarrkrampfes finden sich ähnlich wie die Oedembacillen hauptsächlich in Erde, aber auch im Staub und Kehricht aus unsauberen Wohnungen etc., verbreitet.

Bringt man solche Erde oder Kehricht Versuchsthieren (namentlich Mäusen und Kaninchen) in eine Hautwunde, so entsteht nach 1—2 Tagen ausgesprochener Tetanus, der meist rasch zum Tode führt. Bei der Untersuchung menschlicher Tetanusfälle hat sich ferner gezeigt, dass der Eiter der betreffenden Wunden bei Mäusen und Kaninchen genau die gleichen Symptome hervorruft wie die Erdimpfung. Ausserdem ist nachweislich Tetanus beim Menschen sehr oft in Fällen zu beobachten, wo Erde in die Wunde eingedrungen war. Es ist danach wahrscheinlich, dass die gleichen, in der Erde und im Stubenkehricht verbreiteten Erreger sowohl den thierischen Impftetanus, als auch den Wundtetanus der Menschen bewirken (inclus. des Trismus neonatorum, bei welchem eine Verunreinigung der Nabelwunde die Schuld trägt.) — Die Erreger sind feine gerade, bewegliche Bacillen mit grossen endständigen Sporen. Sie sind Anaëroben, bilden auf Gelatine in einer H-Atmosphäre Colonieen mit dichtem Centrum und feinem Strahlenkranz; allmählich verflüssigen sie die Gelatine unter Gasentwickelung. Am besten wachsen sie bei 37°. — Die Reinculturen, auf Versuchsthiere übertragen, erzeugen keine Eiterung, nur locale Hyperämie; nach 24—36 Stunden Tetanus. Weder im Blut noch in den Organen der erkrankten oder gestorbenen Thiere sind die Bacillen nachweisbar.

Noch einige seltener beim Menschen vorkommenden Infektionskrankheiten sind auf bestimmte Bacillen zurückgeführt, so das Rhinosklerom, gewisse Formen von Conjunctivitis etc. — Völlige Unsicherheit besteht noch bezüglich der Erreger der Syphilis.

In Schnitten aus syphilitischen Neubildungen findet man schlanke Bacillen, welche sich durch besondere Tinktionsmethoden isolirt färben lassen; die Schnitte werden zunächst in Anilingentiana längere Zeit belassen und dann mit Lösung von Kaliumpermanganat oder Eisenchlorid entfärbt. Scheinbar identische Bacillen zeigen sich jedoch auch regelmässig im Smegma. Für eine ursächliche Rolle der sogenannten Syphilisbacillen spricht trotzdem ihre Einlagerung in Zellen des erkrankten Gewebes.

Nur für gewisse Thierracen, nicht aber für den Menschen sind folgende Bacillen pathogen:

Bacillus des Rauschbrandes, einer Krankheit, welche unter dem Rindvieh grosse Verheerungen anrichtet. Die Bacillen sind denen des malignen Oedems ähnlich, auch in Bezug auf Anaërobiose. Die Virulenz der Bacillen lässt sich in den Culturen graduell abschwächen.

Bacillus des Schweinerothlaufes. Aeusserst feine, kurze Bacillen, 0,6—1,8 μ lang und etwa 0,2 μ dick. Finden sich in grosser Menge im Blut und in den Capillaren aller Organe von an Rothlauf verendeten Schweinen. Oft liegen sie in Leucocyten des Blutes, welche unter dem Einfluss der Bacillen zu zerfallen scheinen. Sie wachsen leicht in Nährgelatine. Die Colonieen auf Platten erscheinen als rundliche, weisse Trübungen der Gelatine; auch im Stich entsteht nur eine zarte, wolkige Trübung. — Sehr ähnlich und vielleicht identisch sind die Bacillen der sogenannten Mäuseseptikämie, die man nicht selten erhält, wenn man Mäuse mit beliebigen Faulflüssigkeiten impft.

Bacillus der Kaninchenseptikämie und der Hühnercholera. Kurze, nur an den Polen sich färbende Bacillen. Wachsen leicht auf den verschiedensten Nährsubstraten; tödten Mäuse, Kaninchen, Tauben etc. nach Einimpfung der minimalsten Culturmengen. Auch bei der sogenannten Schweineseuche und bei der Wildseuche sind ähnliche Bakterien beobachtet, die vielleicht mit den vorgenannten identisch sind, vielleicht aber auch verschiedene Racen darstellen.

Eine Zwischenstufe zwischen den exquisit pathogenen und den saprophytischen Bacillen bilden diejenigen Arten, welche nur, wenn sie in grösserer Menge subcutan oder intravenös in den Thierkörper gelangen, durch Ptomainwirkung schädigen und nachdem diese Schädigung vorausgegangen ist, auch wohl zu einer gewissen Vermehrung im Körper gelangen.

Zu diesen gehören mehrere den Darm bewohnende Bacillen; u. A. der Bacillus neapolitanus, welcher zuerst gelegentlich der Choleraepidemie in Neapel in Choleraleichen, später aber vielfach im normalen Darm des Menschen und der Thiere gefunden wurde.

Von saprophytischen Bacillen seien erwähnt:

Bacillus prodigiosus. Wächst in schön roth gefärbten Colonieen und wird vielfach zu Experimenten benutzt; früher als Micrococcus bezeichnet; doch kommt fortgesetzte Production kugeliger Glieder nicht vor, dagegen zuweilen deutliche Langstäbchen und Fadenbildung. Bacillus pyocyaneus, im grünblauen Eiter enthalten. Kleine bewegliche Bacillen, wachsen in Gelatine unter Production eines blaugrünen Farbstoffes und unter Verflüssigung. Bacillus der blauen Milch. Längere, sporenbildende Bacillen; liefern in der Gelatine, welche nicht verflüssigt wird, und in nicht gesäuerter Milch einen graubraunen Farbstoff, der aber bei saurer Reaktion in einen tiefblauen übergeht.

Ferner verschiedene Gährungserreger:

Bacillus acidi lactici. Sehr kurze Stäbchen, wachsen auf Gelatine als weisser, schleimiger Belag. Vor den anderen Erregern der Milchsäure-Gährung ausgezeichnet durch die Schnelligkeit, mit welcher sie Coagulation der Milch bewirken.

Bacillus butyricus. Grosse Bacillen. Bilden Clostridium-Sporen; gehören zu den Anaëroben. Mit Jod färben sich die Bacillen blau oder blauviolett. Wahrscheinlich mehrere Varietäten. — Häufig erregt auch ein aërober Bacillus Buttersäure-Gährung, der auf Nährgelatine einen oberflächlichen gelblichweissen Belag bildet.

Unter den zahlreichen Fäulnissbacillen sei hervorgehoben Bacillus pyogenes foetidus; kommt oft in stinkenden Abscessen vor und vermag Eiterung zu erregen. — Proteus vulgaris. Bacillen, welche mit Verflüssigung der Gelatine wachsen und unter gewissen Bedingungen schwärmende Colonieen auf den Platten bilden. — Bacillus phosphorescens. Auf Fischen, Fleisch, in Salzwasser, aber auch in Nährgelatine wachsend. Die Culturen leuchten intensiv im Dunkeln. Mehrere Arten oder Varietäten. — Ohne bekannte Gährungserregung ist: Bacillus subtilis, der sogenannte Heu-Bacillus. Enorm verbreitet, in grosser Menge im Heustaub. Morphologisch dem Milzbrand-Bacillus einigermassen ähnlich, aber durch sein Wachsthum in Gelatine und durch seine völlige Unschädlichkeit unterschieden. Die Sporen sind noch erheblich resistenter als die Milzbrandsporen; daher erhält man den B. subtilis häufig als Verunreinigung von Substraten, welche ungenügend sterilisirt sind.

3. Spirillen.

Spirochaete Obermeieri, Recurrens-Spirillen. Finden sich im Blut der an Febris recurrens Erkrankten, jedoch nur während der Fieberanfälle; niemals in den Sekreten. Lange, wellig gebogene Fäden mit 10—20 Schraubenwindungen, lebhaft beweglich. Ausserhalb des Körpers behalten sie in physiologischer Kochsalzlösung noch mehrere

Stunden ihre Beweglichkeit, Vermehrung tritt aber weder hier noch in anderen künstlichen Culturen ein. Spirillenhaltiges Blut auf Affen oder Menschen übertragen ruft Febris recurrens hervor; von Spirillen freies Blut ist wirkungslos.

Spirillum Cholerae asiatiace (Koch). In acuten Fällen von asiatischer Cholera können diese Spirillen regelmässig aus den Entleerungen des Kranken oder aus dem Darminhalt der Leiche gezüchtet werden; weniger leicht, aber dennoch sicher gelingt der Nachweis in den späteren Entleerungen eines langsam verlaufenden Falles; nicht mehr auffindbar sind sie oft in dem auf den eigentlichen Choleraanfall folgenden Typhoïd. Niemals werden in den Organen Choleraspirillen gefunden; ihre einzige Wohnstätte ist der Darm; und von da dringen sie höchstens in die obersten Schichten der Darmschleimhaut ein. Durch das Mikroskop gelingt der Nachweis viel weniger sicher als durch die Cultur; letztere geschieht am besten in der Weise, dass ein kleines Schleimflöckchen aus den Dejektionen (resp. aus dem Inhalt des Ileum's) in ein Röhrchen mit verflüssigter Nährgelatine gebracht wird. Im Nothfall sind auch mit Dejektionen beschmutzte Hemden oder Betttücher gut für die Cultur zu verwenden. Von dem ersten Röhrchen mit Gelatine stellt man die üblichen Verdünnungen in zwei anderen Röhrchen her und giesst dann in Schälchen aus. Hält man die letzteren bei 22^0, so sind nach 24—48 Stunden die charakteristischen Colonieen der Choleraspirillen vorhanden.

Durch dieses Verfahren sind Choleraspirillen ausnahmslos in jedem typischen Cholerafall jeder seither aufgetretenen Epidemie nachgewiesen; ebensowohl in Indien, wie in Frankreich, Italien, Oesterreich u. s. w. Dagegen hat man trotz eifrigsten Suchens niemals beim normalen Menschen oder während irgend einer andern Krankheit, oder irgendwo in unserer Umgebung zu cholerafreier Zeit die gleichen Spirillen auffinden können. Dieselben kommen vielmehr constant und ausschliesslich bei Cholera asiatica vor, und hierfür ist keine andere Erklärung möglich als die, dass sie die Erreger dieser Krankheit darstellen.

Die Choleraspirillen erscheinen meist in der Form kurzer, schraubenförmig gekrümmter Stäbchen; an den jüngsten Individuen ist die Krümmung kaum sichtbar, später werden nicht selten lange Schrauben von 10—20 Windungen und mehr gebildet. Sie führen lebhafte, theils drehende, theils vorwärts schiessende Bewegungen aus. In späteren Stadien kommt es leicht zur Bildung von Involutionsformen; theils quellen die Stäbchen, theils zerfallen sie unter Bildung von Kügelchen. Letztere sind mit Unrecht als Arthrosporen angesprochen worden.

Auf Gelatineplatten bilden sie nach 24 Stunden kleinste Colonieen, welche bei 80facher Vergrösserung als runde gelbliche Scheiben mit gebuchtetem welligem Contour und glänzend-höckeriger Oberfläche erscheinen. Am 2ten Tag beginnt Verflüssigung der Gelatine, die aber langsam fortschreitet und sich nicht weiter als 1—2 mm von der Colonie aus erstreckt. Stichculturen in Gelatine zeigen Anfangs nur eine weissliche Trübung entlang dem Stichcanal, dann bildet sich eine dünne, mit Flüssigkeit gefüllte Röhre aus, welche sich nach oben etwas erweitert, aber in den ersten Tagen nie bis zum Glasrande vorschreitet; erst nach 8—14 Tagen erstreckt sich die Verflüssigung über den ganzen oberen Theil der Gelatine.

Auch auf anderen Nährsubstraten wachsen die Choleraspirillen leicht, auf Kartoffeln nur bei höherer Temperatur von 30—35° in Form einer graubraunen Auflagerung. In Milch vermehren sie sich lebhaft ohne sichtbare Veränderung, namentlich ohne Coagulation der Milch.

Setzt man zu einer 12 Stunden alten Cultur in peptonhaltiger Bouillon 5—10 Procent concentrirte Schwefelsäure, so entsteht innerhalb der nächsten 30 Minuten eine schöne, rosa violette Färbung (Choleraroth). Die Reaktion kommt durch zwei Stoffwechselproducte der Choleraspirillen, Indol und salpetrige Säure, zu Stande; sie ist jedoch nicht völlig charakteristisch für die Choleraculturen, da auch andere Bakterien ähnliche Färbungen ihrer Culturen aufweisen.

Die Choleraspirillen wachsen noch in einer Bouillon, welche mit 30 Theilen Wasser verdünnt ist; in einigermassen reinem Wasser findet keine Vermehrung statt, wohl aber sind sie dort mehrere Tage haltbar. Sehr empfindlich sind sie gegen saure Reaktion. Sie werden durch 0,1 Procent freier Schwefelsäure getödtet, auch starken Ueberschuss von Alkali vertragen sie nicht; 0,2 Procent Aetzkali oder Aetzkalk genügen zu ihrer Abtödtung.

Eine gewisse unter dieser Grenze bleibende Steigerung der Alkalescenz ist dagegen ihrem Wachsthum sehr förderlich.

Die untere Temperaturgrenze, von welcher ab sie bei künstlicher Cultur gedeihen, liegt bei 16°, reichliche Vermehrung erfolgt erst zwischen 22 und 25°; das Temperatur-Optimum liegt bei 35°. Hitze von 60° tödtet sie bei 10 Minuten langer Einwirkung; dasselbe wird erreicht durch kurz dauerndes Aufkochen einer Flüssigkeit. Durch 2 Procent Carbolsäure oder 1 : 2000 Sublimatlösung werden sie binnen wenigen Minuten getödtet.

Sehr empfindlich sind die Choleraspirillen auch gegen das Austrocknen; in dünner Schicht völlig getrocknet, sind sie bereits nach 2—24 Stunden nicht mehr lebensfähig. Durch trockene Gegenstände oder auch durch Luftströmungen können daher die Choleraspirillen nicht verbreitet werden, sondern nur durch feuchte oder flüssige Substrate. In dickerer Schicht, und namentlich in Proben aus Agarculturen, kommt eine völlige Austrocknung aller Bacillen schwer zu Stande, und es können in solchen scheinbar trockenen Objecten noch nach Monaten lebensfähige Individuen gefunden werden.

In Flüssigkeiten und auf feuchten Objecten werden die Choleraspirillen indess für gewöhnlich stets mit anderen saprophytischen Bakterien zusammentreffen. Einige Tage bis Wochen können sie bei günstiger Temperatur und Reaktion wohl mit diesen concurriren und sich eventuell vermehren; meist gehen sie aber bald, theils durch Nährstoffentziehung, theils durch die Reaktionsänderung des Substrats zu Grunde.

Unter natürlichen Verhältnissen sind daher die Choleraspirillen fast niemals längere Zeit haltbar. Nur in den künstlich hergestellten Reinculturen können sie unter Umständen noch nach 8—12 Monaten lebensfähig gefunden werden; nachweislich jedoch auch dann ohne Mitwirkung von Sporen.

Thiere sind für Cholera unempfänglich. Eine Art Infektion gelingt bei Meerschweinchen dadurch, dass man ihnen zunächst Opiumtinktur in die Bauchhöhle, dann erst Sodalösung (zur Neutralisirung des Magensaftes) und darauf Choleracultur in den Magen injicirt. Oder man kann auch grosse Dosen der Cultur ins Blut resp. in die Bauchhöhle injiciren, wobei dann entweder rascher Tod durch Ptomainvergiftung eintritt, oder aber eine gewisse Vermehrung der Choleraspirillen unter dem Einfluss der Ptomainwirkung.

Bei fortgesetzter künstlicher Cultur tritt ein allmählicher Verlust der Giftwirkung und auch eine kleine Aenderung der Culturmerkmale ein.

Es giebt mehrere den Choleraspirillen ähnliche, aber doch von diesen deutlich unterschiedene Spirillenarten. Erwähnt seien z. B.: Die von Finkler und Prior in Fällen von Cholera nostras gefundenen Spirillen. Dieselben verflüssigen die Gelatine viel energischer, wachsen anders auf Kartoffeln und zeigen auch morphologische Differenzen gegenüber den Choleraspirillen. Sie finden sich häufig im Darm normaler und kranker Menschen, werden bei Cholera nostras meistens vermisst und sind also für die Aetiologie dieser Krankheit sowohl, wie für die Cholera asiatica bedeutungslos. — Ferner Spirillum tyrogenum, in Käse gefunden, den Choleraspirillen ähnlich, aber durch das Wachsthum auf Kartoffeln, in Milch und durch das Thierexperiment leicht zu unterscheiden.

4. Spaltpilze mit variabler Wuchsform.

Hierher gehören wesentlich nur einige im Wasser lebende Pilze, die in mancher Beziehung von den bisher beschriebenen Spaltpilzen abweichen. Sie zeichnen sich durch ihre relativ bedeutende Grösse aus; ferner bilden sie lange Fäden von 2—6 μ Querdurchmesser, an welchen man meistens einen Gegensatz zwischen Basis und Spitze unterscheiden kann und deren Basis gewöhnlich auf festem Substrat haftet. Die Fäden theilen ihren Inhalt innerhalb der Scheide in kurze Querstücke und diese zerfallen in noch kleinere Segmente; aus letzteren wachsen dann wieder Fäden hervor.

Zu diesen Pilzen gehört z. B. die Gattung Crenothrix, die zuweilen in Wasserleitungsröhren in starker Entwickelung vorkommt. — Dann die Gattung Beggiatoa, die sich namentlich in verunreinigten Wässern (Fabrikabwässern) und in Schwefelthermen findet. In den Zellen ist Schwefel eingelagert in Form stark lichtbrechender Körper. Noch bei 55° zeigen sich Beggiatoa-Arten in üppiger Entwickelung. — Ferner Cladothrix. Feinere Fäden, charakterisirt durch falsche Astbildung, ebenfalls häufig in verunreinigten Wässern.

Bei den genannten Gattungen sollen Bacillen, Fäden, Spirillen und Kokken in den Entwickelungskreis der Art gehören. Neuere Untersuchungen stellen jedoch auch für diese Pilze einen ausgedehnteren Pleomorphismus in Frage und vindiciren ihnen ausschliesslich Stäbchen- und Fadenform.

Literatur: C. Fränkel, Grundriss der Bakterienkunde, 2. Aufl., 1888. — C. Flügge, Die Mikroorganismen, 2. Aufl., 1886. — Eisenberg, Bakteriologische Diagnostik, 2. Aufl., 1888. — Fränkel und Pfeiffer, Mikrophotographischer Atlas der Bakterienkunde, 1889. — Loeffler, Vorlesungen über die geschichtliche Entwickelung der Lehre von den Bakterien. — Baumgarten, Lehrbuch der pathologischen Mykologie, 1886—88. — Baumgarten, Jahresbericht über die Fortschritte in der Lehre von den pathogenen Mikroorganismen. Erster Jahrgang 1885; zweiter 1886; dritter 1887. — Hueppe, Die Methoden der Bakterien-Forschung, 3. Aufl., 1889.

IV. Mycetozoën und Protozoën.

Zu den Pilzen rechnet man als letzte Abtheilung noch die Mycetozoën oder Pilzthiere resp. Schleimpilze. Sie bilden im Jugendzustand nackte schleimige Protoplasmamassen (Plasmodien), welche auf faulenden vegetabilischen Substraten wachsen. Später entstehen herdenweis Sporangien, d. h. Blasen mit Membran und einem Inhalt von Sporen oder Schwärmsporen. Aus den freigewordenen Sporen keimen ebenfalls Schwärmsporen hervor, vorn mit einer schwingenden Wimper; entweder bewegen sie sich mittelst letzterer vorwärts oder sie kriechen amöbenartig durch Aussenden und Einziehen von Fortsätzen. Die Schwärmsporen vermehren sich durch Theilung, schliesslich fliessen sie wieder zu einem Plasmodium zusammen.

Solche Schleimpilze leben vielfach parasitisch auf Wassergewächsen, Algen etc.; ferner in höheren Pflanzen (z. B. Plasmodiophora Brassicae in den Wurzeln von Kohlarten). Wahrscheinlich können sie auch in Thieren und Menschen parasitiren.

Die Schleimpilze bilden den Uebergang zu den Protozoën, welche gewöhnlich den niedrigsten thierischen Lebewesen zugerechnet werden, aber sich gegen die niedersten Pflanzen durch kein Merkmal scharf abgrenzen lassen. — Die Protozoën bilden theils einfache Zellen, theils Complexe gleichartiger Zellen; auch bei den einzelligen Wesen tritt aber häufig eine gewisse Differenzirung in der Zelle auf. Viele durchlaufen verschiedene Entwickelungsphasen, darunter gewöhnlich eine, in welcher sie als Amöben bezeichnet werden. Solche Amöben werden z. B. im Bodensatz von gestandenem Wasser gefunden. Sie unterscheiden sich wenig von weissen Blutkörperchen und vermehren sich wie die Zellen der höheren Organismen durch Theilung, die beim Kern beginnt. Die Amöbenzustände der Protozoën sind gerade wegen ihrer Aehnlichkeit mit Zellen höherer Thiere schwer als parasitische Einwanderungen zu erkennen.

Nach Leuckart theilt man die Protozoen ein in Rhizopoden, Sporozoën und Infusorien. Die ersteren kommen nur in Amoebenform vor; sie haben einen hüllenlosen Protoplasmakörper mit Kern und Vacuolen, bewegen sich vorwärts durch lappen- oder fingerförmige Fortsätze (Pseudopodien) und nähren sich von fester Nahrung, die ohne besondere Oeffnung aufgenommen wird. Ihre Vermehrung erfolgt durch Theilung. — Die zur dritten Abtheilung gehörigen Infusorien zeigen eine constante Körperform, tragen Flimmerhaare; das Protoplasma ist in Rindenschicht und Markmasse differenzirt, und gewöhnlich sind sogar mundartige Oeffnungen vorhanden.

Für uns sind von besonderem Interesse die Sporozoën. Bei denselben ist eine Cuticula ausgebildet, die Bewegungen erfolgen wurmartig durch Zusammenziehen grösserer Körpermassen. Am Vorderende des Leibes findet sich oft ein Haftpolster. Sie leben nur als Parasiten und ernähren sich durch Flüssigkeiten, welche auf endosmotischem Wege durch die Cuticula hindurch aufgenommen werden. Die Fortpflanzung erfolgt durch hartschalige Sporen (Pseudonavicellen, Psorospermien), welche im Inneren gebildet werden. Vor der Sporenbildung zieht sich der Körper kugelförmig zusammen und umgiebt sich mit einer Cystenwand. Demnächst zerfällt dann die Inhaltsmasse in kleine Ballen, welche sich allmählich in spindelförmige Pseudonavicellen umwandeln. In den Sporen entwickeln sich gewöhnlich mehrere sichelförmige Körperchen, die nach dem Auskriechen zu neuen Parasiten auswachsen.

Zu den Sporozoën gehörn:

a) Die Gregarinen. Schmarotzen namentlich bei Insekten und Würmern.

b) Die sogenannten Psorospermienschläuche, oft in grosser Ausdehnung und als makroskopisch sichtbare weisse Punkte oder Säckchen bei Fischen und Amphibien vorkommend. Einfache Organismen ohne derbe Cuticula, kaum beweglich. — Vielleicht gehören hierher auch die noch wenig erforschten, bei verschiedenen Warmblütern, aber nicht beim Menschen, vorkommenden sogen. Miescher'schen Schläuche.

c) Die eiförmigen Psorospermien, Coccidien, die namentlich bei Säugethieren schmarotzen. Anfangs hüllenlose Zellen mit Kern und in diesem Zustand besonders in Epithelzellen gefunden. Dann erfolgt Kapsel- und Psorospermienbildung; in letzteren entwickeln sich die Keime oder Sporen; diese schlüpfen schliesslich aus und werden wieder zu amöbenartigen Wesen. — Die Sporen bilden sich zum Theil noch im Wirth, zum Theil nur ausserhalb und zwar oft erst nach wochen- und monatelangem Aufenthalt in Wasser oder in feuchtem Boden.

Die Plasmodien und Sporozoën sind für uns in neuester Zeit interessant geworden durch eine Reihe von Untersuchungen, welche hierher gehörige Organismen mit mehr oder minder grosser Gewissheit als die Erreger parasitärer menschlicher Krankheiten nachgewiesen haben. So sind in Fällen von schwerer Dysenterie[1] regelmässig (und vorläufig ausschliesslich) eigenthümliche Amöben gefunden, ferner eine Coccidienart bei Molluscum contagiosum[2] u. a. m. Von besonderem Interesse sind aber die im Blut von Malariakranken gefundenen Gebilde, welche den Sporozoën zuzurechnen sind und welche wahrscheinlich als die Erreger der Malaria angesehen werden müssen.

Die Aetiologie der Malaria war bis in die neueste Zeit hinein noch sehr wenig aufgeklärt; vielfach war man sogar geneigt, ihre Entstehung auf Miasmen, auf gasförmige Substanzen zurückzuführen. Neuerdings ist zunächst der Nachweis erbracht, dass Malaria durch Ueberführung von Blut des Kranken in einer Dosis von circa 0·5 ccm in das Blut eines Gesunden übertragen werden kann. Die Krankheit beruht also auf einem Contagium, das im Blute enthalten ist, das aber vermuthlich nicht durch Sekrete und Exkrete des Kranken in lebensfähigem Zustande nach aussen gelangt und daher unter gewöhnlichen Verhältnissen weder vom Kranken noch von seiner Umgebung aus verbreitet wird.

Ferner haben vielfache Erfahrungen und auch zahlreiche Uebertragungsversuche mit Malariablut gezeigt, dass die gewöhnlichen Versuchsthiere für Malaria völlig unempfänglich sind.

Gleichzeitig sind alle Untersuchungen des Blutes von Malariakranken, welche geübte Forscher mit dem Mikroskop und mit den üblichen Züchtungsmethoden angestellt haben, völlig resultatlos geblieben.

Demgemäss dürfen wir nicht annehmen, dass irgend welche mit unseren jetzigen Methoden cultivirbare oder Versuchsthieren gegenüber wirksame Bakterien zur Malaria in ätiologischer Beziehung stehen.

Einige Beobachter haben allerdings aus der Luft oder aus dem Boden von Malariagegenden Bacillen isolirt, welche leicht auf Gelatine wachsen und deren Culturen bei Kaninchen intermittirendes Fieber und

---

[1] Kartulis, Virchow's Archiv, Bd. 105, p. 521.

[2] Neisser, Viert. f. Dermatologie 1888.

Milzschwellung hervorrufen sollten. Diese Bacillen können nur als zufällige und bedeutungslose Befunde angesehen werden.

Dagegen haben LAVERAN, MARCHIAFAVA und CELLI eigenthümliche amöbenartige Körperchen als regelmässigen Bestandtheil des Malariablutes kennen gelehrt. Dieselben lassen sich schon im frischen, ungefärbten Blut erkennen, sobald man nur dünne Blutschichten und starke Vergrösserungen benutzt. Sie messen $^1/_{10}$—$^1/_3$ eines rothen Blutkörperchens, gewöhnlich zeigen sie lebhafte amöboide Bewegung bis mehrere Stunden nach dem Tode und kommen schliesslich in Form einer runden Scheibe zur Ruhe. Fast immer findet man sie in die rothen Blutkörperchen eingeschlossen. — In gefärbten Präparaten sind sie leichter nachzuweisen. Die Amöben färben sich gut mit gesättigter alkoholischer Lösung von Methylenblau (auch mit Vesuvin, Fuchsin, Gentiana), dagegen nehmen sie Eosin und Saffranin schlechter auf als die rothen Blutkörperchen; man kann daher zu einer instruktiven Doppelfärbung gelangen, wenn man das Trockenpräparat erst mit alkoholischer Saffraninlösung und dann mit alkoholischem Methylenblau färbt. Die rothen Blutkörperchen werden dann rosa, die Amöben blau, die Zellkerne blau gefärbt.

In Deckglaspräparaten der Milz und Leber von Malarialeichen findet man dieselben Bilder, ebenso sind sie auf Organschnitten in den Capillaren zu finden, in Fällen von perniciöser Malaria in geradezu kolossaler Menge.

In der Apyrexie und nach Darreichung von Chinin verschwinden die Amöben oft ausserordentlich rasch, um sich während des Anfalls ebenso schnell zu vermehren. — Häufig beobachtet man Körnchen oder spitzige Stäbchen von rothem oder schwarzem Pigment in den Amöben und an deren Rande.

Die Vermehrung der Amöben scheint in der Weise vor sich zu gehen, dass sie sich ausdehnen bis von den Blutkörperchen nichts mehr zu sehen ist, dann Faltungen bekommen und schliesslich in eine Reihe von länglich-ovalen Körperchen zerfallen, welche frei im Blute kreisen und wieder in andere rothe Blutscheiben eindringen.

Von zahlreichen geübten Beobachtern ist bestätigt, dass das Coccidium Malariae mit Sicherheit in jedem Falle von Malaria zu finden ist, während bei anderen Krankheiten wohl ähnliche, aber doch hinreichend unterschiedene und nicht durch selbstständige Organismen bedingte Veränderungen der rothen Blutscheiben beobachtet wurden. Alle Culturversuche mit dem Coccidium sind bisher vergeblich geblieben. Ueber seine biologischen Eigenthümlichkeiten sind wir daher noch völlig im Unklaren. Die Erfahrungen über das Auftreten der Malaria führen uns indess auf die Vermuthung, dass die Coccidien im Körper des Kranken vielleicht nicht in eine resistentere Dauerform übergehen und deshalb von diesem aus nicht übertragbar sind; dass dagegen in feuchtem Boden, Sümpfen etc. die Bildung eines resistenteren Entwickelungszustandes vor sich geht.

Literatur: Leuckart, Die Parasiten des Menschen, 2. Aufl. 1879—86. — Bütschli, Protozoa, 1882. — Balbiani, Leçons sur les sporozoaires, Paris 1884. — Pfeiffer, Beiträge zur Kenntniss der pathogenen Gregarinen, Zeitschr. f. Hygiene Bd. 3—5. — Laveran, nature parasitaire des accidents de l'impaludisme, Paris 1881. — Ricuard, Comt. Rend. 1882, 20. Febr. — Councilman und Abbot, American Journ. of the medical sc. 1885. — Marchiafava u. Celli, Atti della R. Academia dei Lincei, 1884 ff. — Archiv. per le scienze mediche, 1885 ff. — Fortschritte der Medicin 1885, No. 11, 24 ff. — Golgi, Sulla infezione malarica, Torino 1886. — Arch. per le scienze med. 1886.

Zweites Kapitel.

Witterung und Klima.

In der unsern Erdball umgebenden Atmosphäre laufen eine Reihe von Erscheinungen ab, welche in hohem Grade hygienisches Interesse beanspruchen; und zwar kommen sowohl physikalische Vorgänge, die Temperatur-, Druck-, Feuchtigkeitsschwankungen und die Bewegung der Atmosphäre in Betracht; als auch das chemische Verhalten der Luft, ihr Gehalt an Sauerstoff, Ozon, Kohlensäure und fremden Gasen; und drittens die Beimengung fester staubförmiger Bestandtheile.

Zunächst interessiren uns hier die physikalischen Processe, welche in den Ausdrücken „Witterung und Klima“ zusammengefasst werden. Die Lehre von diesen Vorgängen bezeichnet man gewöhnlich als Meteorologie und Klimatologie. Unter Witterung versteht man speciell die betreffenden physikalischen Vorgänge in der Atmosphäre während einer bestimmten kürzeren Zeit; unter Klima dagegen das mittlere Verhalten der meteorologischen Faktoren, welches für einen bestimmten Theil der Erdoberfläche durch längere Beobachtung ermittelt ist.

Beide, Wetter und Klima, sind von Alters her als hygienisch bedeutungsvoll erkannt; beide werden noch jetzt von Aerzten und Laien gern als Ursache zahlreicher geringerer oder schwererer Störungen der Gesundheit angeschuldigt.

Statistische Erhebungen haben in der That gezeigt, dass gewisse Krankheiten nur in einem bestimmten Klima vorkommen, dass andere eine wesentlich verschiedene Energie und Ausbreitung zeigen je nach den klimatischen Verhältnissen des Landes. — Ferner hat sich herausgestellt, dass die Mortalität an verschiedenen Krankheiten variirt je nach dem Wechsel der Jahreszeiten und der gleichzeitig wechselnden Witterung.

Manche von Alters her behauptete Einflüsse von Klima und Witterung haben sich freilich noch nicht statistisch mit voller Bestimmtheit beweisen lassen, sind aber durch vielfache praktische Erfahrung zu begründen. So die Abhängigkeit leichterer katarrhalischer und rheumatischer Leiden, gewisser Ernährungsstörungen und nervöser Affektionen von Witterung und Klima; so die Heilkraft mancher Klimate für diese oder jene Leiden. In unzähligen leichteren und schwereren Krankheitsfällen begegnet jedenfalls der Arzt der bald gut bewiesenen, bald nur vermutheten Bedeutung von Wetter und Klima als Krankheitsursache.

Indessen liegt es nahe, dass auch hier und da der Einfluss von Klima und Witterung überschätzt wird. Namentlich können die steten Schwankungen der Witterung leicht ausgenutzt werden, um in fehlerhafter Weise Kausalverbindungen mit der ebenfalls vielfach wechselnden Häufigkeit gewisser Krankheiten herzustellen. Ebenso begegnen wir oft dem Bestreben, namentlich an Bade- und Kurorten, minimalste klimatische Differenzen zu wichtigen Heilfaktoren aufzubauschen.

Um über die wirkliche Bedeutung der meteorologischen und klimatischen Einflüsse ein zuverlässiges Urtheil zu gewinnen, wird es vor Allem erforderlich sein, die Faktoren, welche Klima und Witterung zusammensetzen, nämlich Lufttemperatur, Luftdruck, Luftfeuchtigkeit, Luftbewegung u. s. w. im Einzelnen zu analysiren, die örtlichen und zeitlichen Schwankungen des einzelnen Faktors zu ermitteln und deren Wirkung auf den Menschen zu präcisiren.

Sodann erst werden wir die über den Gesammteinfluss von Witterung und Klima auf die verschiedenen Krankheiten vorliegenden Beobachtungen erörtern und feststellen können, ob die vorhandenen Koincidenzen wirklich auf eine direkte Wirkung klimatischer Elemente hinweisen, oder ob etwa andere Momente, welche gleichfalls mit der Jahreszeit oder mit der Oertlichkeit variiren, an den zeitlichen und örtlichen Schwankungen der Krankheiten wesentlicher betheiligt sind.

I. Die einzelnen meteorologischen Faktoren.

A. Temperatur der Atmosphäre.

Methode der Beobachtung. Am besten benutzt man empfindliche Quecksilberthermometer mit kleinen Gefässen. Gewöhnliche Instrumente müssen in gewissen Zwischenräumen geaicht werden, am einfachsten durch Vergleichung mit den Angaben eines Normalthermometers in Wasser von verschiedener Temperatur; die neuen, aus Jenenser Glas gefertigten Thermometer sollen von nachträglichen Aenderungen frei bleiben. — Zuweilen benutzt man Metallthermometer; für grosse Kältegrade Weingeistthermometer.

Speciell für meteorologische Beobachtungen werden vielfach Maximal- und Minimalthermometer gebraucht. Erstere enthalten am Ende des Quecksilberfadens ein Stahlstiftchen oder ein abgetrenntes Stück des Quecksilberfadens, welches an der Stelle des höchsten Standes liegen bleibt. Zur Messung der Minimaltemperatur dienen gewöhnlich Weingeistthermometer; ein Stäbchen mit kugliger Oberfläche liegt in dem Weingeist, lässt denselben beim Steigen der Temperatur vorbeifliessen, wird aber beim Sinken von der adhärirenden Endschicht des Weingeistes mit zurückgenommen. — Die jetzt gebräuchlichsten Konstruktionen sind das U-förmige Thermometer von Six und Casella und das Capeller'sche Instrument, beides Weingeistthermometer mit Einschaltung eines Quecksilberfadens, der an jedem Ende einen Index vorschiebt, so dass Maximum und Minimum beobachtet werden können.

Die Aufstellung des Thermometers muss, da nur die Lufttemperatur gemessen werden soll, in solcher Weise erfolgen, dass es gegen die Strahlung vom Boden und von erwärmten Hauswänden, ebenso auch gegen Regen etc. geschützt ist. Daher muss das Thermometer an der Nordwand des Hauses, mindestens vier Meter über dem Boden und in einem Gehäuse angebracht werden, welches keine Bestrahlung, sondern nur eine Einwirkung der zutretenden Luft auf das Thermometer gestattet.

In einfacher und meist hinreichend genauer Weise lässt sich die Lufttemperatur bestimmen durch das „Schleuderthermometer", d. h. durch ein gewöhnliches Thermometer, welches an einer 1 Meter langen Schnur einige Male im Kreise geschwungen wird. Diese Methode der Messung der Lufttemperatur ist gerade für hygienische Zwecke, in Wohnräumen etc., gut anwendbar.

Soll die Intensität der Sonnenstrahlung gemessen werden, so sind Thermometer mit geschwärzten Gefässen zu verwenden, da an den gewöhnlichen Thermometerkugeln eine fast vollständige Reflexion der Strahlen stattfindet. Die geschwärzten Gefässe werden dann noch in eine luftleer gemachte Glashülle eingeschlossen, um störende Wirkungen der Wärmeleitung zu beseitigen (Vacuumthermometer).

Die Thermometerbeobachtungen zu meteorologischen Zwecken erfolgen am vollkommensten durch selbstregistrirende Thermometer, welche den Gang der Temperatur vollständig aufzeichnen. Auch stündliche Ablesungen ergeben fast ebenso brauchbare Resultate, werden indess nur an wenigen Stationen ausgeführt. Addirt man die Stundenbeobachtungen eines Tages und dividirt durch 24, so erhält man das

Tagesmittel der Temperatur. Die Tagesmittel addirt und durch die Zahl der Tage des Monats resp. Jahres dividirt ergeben das Monatsmittel resp. des Jahresmittel. — Ein richtiges Tagesmittel wird auch erhalten, wenn man nur dreimal täglich, 6 Uhr Früh, 2 Uhr Nachmittags, 10 Uhr Abends beobachtet und die Summe der erhaltenen Zahlen durch 3 dividirt; oder wenn man um 7 Uhr Früh, 2 Uhr Nachmittags, 9 Uhr Abends abliest, die für die Abendstunde erhaltene Zahl doppelt setzt und durch 4 dividirt; oder wenn man aus den Daten für 8 Uhr Früh, 2 Uhr Nachmittags, 7 Uhr Abends und für das Minimum das Mittel bildet. Auch das allein aus Maximal- und Minimaltemperatur entnommene Mittel giebt ein annähernd richtiges, im Ganzen jedoch zu hohes Tagesmittel.

Oertliche und zeitliche Schwankungen der Temperatur.

Ueber die Temperaturverhältnisse der bewohnten Erdoberfläche erhalten wir Aufschluss durch die an zahlreichen Orten gesammelten meteorologischen Daten. Diese betreffen a) die mittlere Monats- und Jahrestemperatur; b) die absoluten und mittleren Extreme; c) die mittlere Tagesschwankung; d) die mittlere Monats- und Jahresschwankung; e) die Veränderlichkeit von Tag zu Tag.

a) Die mittlere Monats- und Jahrestemperatur wird am häufigsten der klimatischen Charakteristik zu Grunde gelegt. Sie wird zweckmässig dargestellt in Form der Monats- und Jahresisothermen, d. h. Linien, welche die Orte gleicher mittlerer Monats- resp. Jahreswärme mit einander verbinden.

Die mittlere Lufttemperatur eines Ortes müsste wesentlich abhängig sein von der geographischen Breite, da im grossen Ganzen die Intensität der Sonnenstrahlung vom Aequator nach den Polen hin allmählich abnimmt. Es kommen aber für die auf der Erdoberfläche resultirenden Lufttemperaturen noch einige sehr einflussreiche Momente in Betracht:

Zunächst die Vertheilung von Wasser und Land. Die Erwärmung der Atmosphäre erfolgt nicht etwa vorzugsweise durch die hindurchtretenden Sonnenstrahlen, sondern für gewöhnlich werden nur 20—30 Procent, bei trüber Luft bis etwa 40 Procent der leuchtenden Sonnenstrahlen in der Atmosphäre zurückgehalten. Der grössere Theil der Strahlen wird von der Erdoberfläche aufgenommen und erst die erwärmte Erdoberfläche sendet dann dunkle Wärmestrahlen aus, welche von der Luft völlig absorbirt werden und deren Temperatur bedingen. Grössere Landmassen erwärmen sich unter den Sonnenstrahlen sehr kräftig und können daher während des Tages zu hoher Lufttemperatur Anlass geben. Ebenso können sie sich zur Nachtzeit aber auch intensiv abkühlen, da der Boden kräftig ausstrahlt und da die über Landflächen lagernde Luft oft klar und wolkenlos ist, so dass die Ausstrahlung gegen den kalten Weltenraum auf kein Hinderniss stösst.

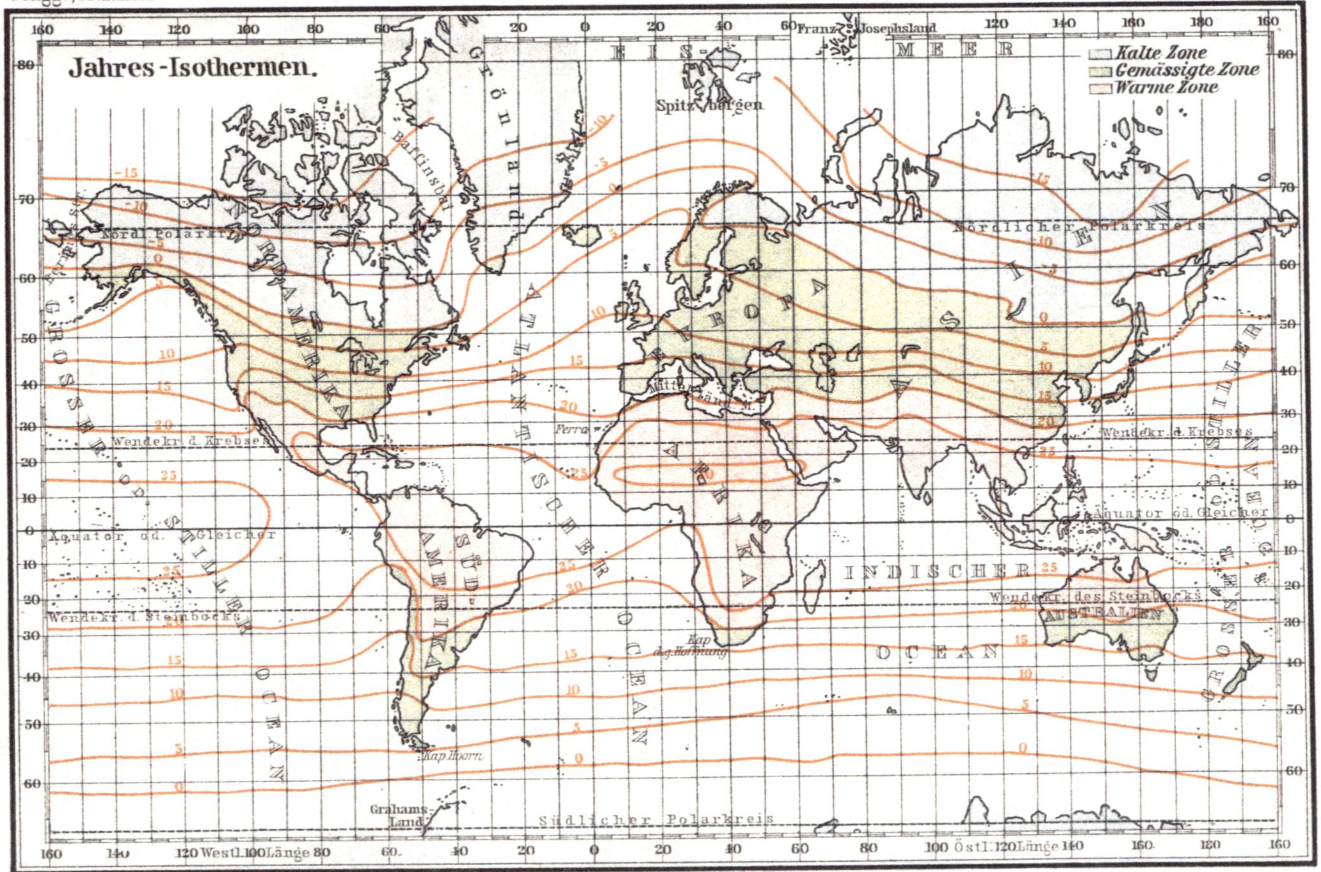

Geograph. Anst. v. Wagner & Debes, Leipzig.

Verlag v. Veit & Comp. Leipzig.

Von Wasser- und Eisflächen wird dagegen zunächst ein Theil der auffallenden Strahlen reflektirt. Ferner lagert über grösseren Wasserflächen gewöhnlich eine feuchte, trübe Luft, welche relativ wenig Sonnenstrahlen durchdringen lässt; und drittens wird durch die fortgesetzte Wasserverdunstung ein Theil der erhaltenen Wärme gebunden — alles Momente, welche im Ganzen eine schwächere Erwärmung der Wasserflächen bewirken. Andererseits ist auch das Ausstrahlungsvermögen des Wassers gering, seine Wärmecapacität dagegen sehr bedeutend; es vermag daher grosse Wärmemengen aufzuspeichern, und ausgedehnte Wassermassen repräsentiren ein relativ constant bleibendes Wärmereservoir. Eine gleichbleibende Temperatur gerade der Oberfläche wird ausserdem noch durch die Beweglichkeit des Mediums unterstützt, indem die abgekühlten Schichten nach unten sinken, die wärmeren immer wieder an die Oberfläche steigen.

Somit werden wir über den Continenten die höchsten und niedrigsten Temperaturen und die stärksten Schwankungen beobachten, während Wasserflächen im Ganzen temperirend und ausgleichend wirken.

Des Weiteren sind für die Vertheilung der Temperatur auf der Erdoberfläche die Meeresströmungen bedeutungsvoll, welche oft ungeheure Massen stark erwärmten Wassers in kältere Regionen führen und umgekehrt.

Endlich kommen die in einer Gegend herrschenden Winde in Betracht, welche entweder direct abkühlend oder erwärmend, oder auch dadurch wirken können, dass sie einerseits trübe Luft und Regen, andererseits klare Luft bedingen und so die Intensität der Sonnenstrahlung beeinflussen.

Die Isothermen verlaufen daher im Ganzen wohl parallel den Breitengraden; aber sie zeigen zahlreiche, durch die eben aufgezählten Momente verursachte Aufbiegungen und Einsenkungen. Auf der nördlichen Hemisphäre gehen z. B. die Isothermen von 0^0—5^0 etc. viel tiefer hinab wie auf der südlichen, offenbar weil hier die grösseren Wassermassen mehr ausgleichend wirken. Aus demselben Grunde sehen wir eine starke Aufbiegung der Isothermen an der Westküste Europas und Nordamerikas, eine tiefe Senkung gegen das Innere und die Ostküsten der grossen Continente. Ferner ist die besonders starke Aufbiegung der Isothermen über England und Irland durch den Golfstrom und durch das Vorherrschen von Seewinden während des Winters veranlasst. (s. Taf. 1.)

Im Allgemeinen unterscheidet man nach den Isothermen 3 Zonen: 1) die warme Zone mit einer mittleren Jahrestemperatur von über 20^0; innerhalb dieser a) den Tropengürtel, wo die mittlere Temperatur des kältesten Monats noch über 20^0 beträgt, und b) den Ektropengürtel mit einer mittleren Temperatur des kältesten Monats unter 20^0. 2) Die gemässigte Zone mit einer Jahrestemperatur zwischen 0^0 und 20^0; innerhalb dieser a) den Aequatorialgürtel (mittlere Temperatur des kältesten Monats über 0^0); b) den Polargürtel (die gleiche Temperatur unter 0^0). 3) Die kalte Zone mit einer Jahrestemperatur unter 0^0: a) Aequatorialgürtel, wo die mittlere Temperatur des wärmsten

Monats über 0^0 beträgt; b) Polargürtel, mittlere Temperatur des wärmsten Monats unter 0^0.

In gleicher Weise zeigen die Isothermen für den Sommer, für den Winter und für die einzelnen Monate oft bedeutende Senkungen und Hebungen.

Mit der Einzeichnung der Isothermen wird zwar eine brauchbare allgemeine Orientirung über die Wärmeverhältnisse der Erdoberfläche gegeben, aber es lässt sich aus diesen Linien durchaus nichts Sicheres über die wirklichen Temperaturverhältnisse eines einzelnen Ortes entnehmen, die gerade vom hygienischen Standpunkte aus am meisten interessiren. Die Temperatur eines Ortes wird nämlich auch durch eine Reihe von lokalen Einflüssen bestimmt, welche oft eine sehr erhebliche Abweichung von der Temperatur der Isotherme bedingen. Vor Allem kommt die Höhenlage des Ortes in Betracht; je weiter man sich von der gesammten wärmespendenden Erdoberfläche entfernt, um so niedriger wird naturgemäss die Lufttemperatur, und zwar nimmt dieselbe im Mittel für je 100 Meter um etwa 0·54^0 (in grösserer Höhe langsamer) ab. Bei der Construction der Isothermen wird dieser Einfluss eliminirt, indem die an höher gelegenen Orten beobachteten Zahlen auf das Meeresniveau reducirt werden.

Ferner kommt z. B. in Frage, ob der betreffende Ort an einem gegen die Sonne geneigten oder von der Sonne abgewandten Abhang gelegen ist; ob durch umliegende Berge ein Theil der Sonnenstrahlen abgehalten wird; welche Windrichtungen im Sommer und im Winter vorherrschen, u. a. m.

Die wirkliche Höhe der Temperatur an verschiedenen Orten ist daher nur aus den Resultaten fortgesetzter Specialbeobachtungen zu entnehmen. Die nebenstehende Tabelle giebt in der dritten Columne die mittlere Jahrestemperatur von 25 aus allen Zonen ausgewählten Städten. Die Höhenlage jedes Ortes ist in der zweiten Columne verzeichnet; dieselbe ist namentlich beim Vergleich von Veracruz und Mexico, Calcutta und Darjeeling, Berlin und München zu berücksichtigen.

b) Die absoluten und mittleren Extreme. Unter absoluten Extremen versteht man die höchste resp. niedrigste Temperatur, welche überhaupt während der gesammten Beobachtungsjahre zu verzeichnen war; die mittleren Extreme findet man, indem die höchsten resp. niedrigsten Temperaturen der einzelnen Beobachtungsjahre addirt und durch die Zahl der Jahre dividirt werden.

Die extremsten Temperaturen sind, entsprechend dem oben geschilderten Einfluss von Land und Wasser, inmitten der grossen Continente, keinesfalls über dem Meere oder an den Küsten zu suchen.

	Geograph. Breite	Höhe über dem Meeresniveau in Met.	Mittlere Jahres-temperatur.	Mittlere Extreme. Max.	Mittlere Extreme. Min.	Absolute Extreme. Max.	Absolute Extreme. Min.	Mittl. Tagesschwankung, periodisch.	Mittl. Tagesschwankung, aperiodisch.	Mittlere Temperatur des wärmsten Monats.	Mittlere Temperatur des kältesten Monats.	Mittlere Jahres-schwankung.	Unperiod. mittlere Jahresschwankung.	Veränderlichkeit von Tag zu Tag.
Chartum	15° 36′	388	28·6	46·6	10·0	—	—	—	—	34·5	22·7	11·8	36·6	—
Sansibar	6° 10′ S.	—	26·7	31·7	21·7	32·6	20·4	—	4·1	28·1	25·2	2·4	10·0	—
Calcutta	22° 32′	6	24·8	38·6	12·1	41·1	9·3	—	7·1	28·4	18·1	10·3	26·5	—
Darjeeling	27° 3′	2107	12·3	25·8	—1·6	—	—	—	—	16·7	4·9	11·8	27·4	—
Veracruz	19° 12′	—	25·4	37·0	13·3	—	—	—	—	27·7	22·1	5·6	23·7	—
Mexiko	19° 26′	2266	16·4	29·4	—1·1	—	—	—	—	19·6	12·5	7·1	30·5	1·0
Madrid	40° 25′	655	13·5	39·6	—6·9	—	—	—	13·2	24·5	4·9	19·6	46·5	—
Rom	41° 54′	50	15·3	35·0	—3·5	—	—6·0	—	8·0	24·8	6·7	18·1	38·5	—
Paris	48° 50′	34	10·3	33·5	—9·8	—	—23·9	6·9	—	18·3	2·0	16·3	43·3	—
Köln	50° 55′	60	10·1	32·2	—11·8	35·1	—22·5	—	—	18·7	1·6	17·1	44·0	—
München	48° 9′	528	7·5	30·4	—18·5	37·5	—30·1	7·1	7·3	17·3	—3·0	20·3	48·9	—
Berlin	52° 30′	48	9·0	33·0	—15·4	37·0	—23·0	6·8	—	18·8	—0·8	19·6	48·4	—
Wien	48° 12′	197	9·7	33·5	—14·5	38·8	—25·5	5·9	8·0	20·5	—1·7	22·2	48·0	1·9
Dublin	53° 22′	48	9·5	24·7	—5·1	—	—	5·5	—	15·4	4·7	11·3	29·8	—
London	51° 33′	37	10·3	31·3	—8·1	—	—15·6	5·7	—	17·9	3·5	14·4	39·4	1·8
Hammerfest	70° 42′	10	1·9	24·0	—14·2	30·0	—20·0	1·5	—	11·8	—5·2	17·0	38·2	—
St. Petersburg	59° 56′	10	3·6	29·3	—28·5	—	—39·0	4·4	4·7	17·7	—9·4	27·1	57·8	—
Moskau	55° 46′	160	3·9	31·4	—30·5	—	—42·5	—	—	18·9	—11·1	30·0	61·9	2·6
Astrachan	46° 21′	—20	9·4	36·3	—26·0	—	—31·9	—	—	25·5	—7·1	32·6	62·3	—
Jakutsk	62° 1′	160	—11·2	33·0	—54·8	—	—62·0	6·7	9·0	18·8	—42·8	61·6	87·8	3·2
Washington	38° 53′	27	12·0	34·9	—15·8	—	—	8·4	—	24·4	0·2	24·2	50·7	1·5
Reykiavik	64° 8′	—	3·3	—	—	—	—	4·8	—	12·1	—2·5	14·6	—	—
Spitzbergen	79° 53′	—	—8·9	12·8	—38·0	—	—	—	—	4·6	—22·7	27·3	50·8	—
N.-W. Grönland	72° 48′	—	—11·1	—	—	—	—	—	—	4·4	—28·0	32·4	—	—

Die niedrigste, in Sibirien (Werchojansk) beobachtete Temperatur betrug — 68°. Die höchsten Wärmegrade finden sich in der Nähe des rothen Meeres und sollen dort bis + 65° betragen. In Chartum ist das mittlere Maximum + 46·6°; in Lahore das absolute Extrem + 50·9°, in Multan + 52·8°. Zwischen höchster und niedrigster Temperatur der von Menschen bewohnten Stätten findet man also eine Differenz von 133°; während die mittlere Temperatur um etwa 40° differirt.

c) Die mittlere Tagesschwankung. Da am Aequator das ganze Jahr hindurch 12 Stunden Tag und 12 Stunden Nacht ist, dagegen an den Polen ein halbes Jahr Tag und ein halbes Jahr Nacht, muss der tägliche Gang der Temperatur die grössten Schwankungen am Aequator aufweisen, die geringsten an den Polen. Jedoch ist auch hier der Einfluss der Vertheilung von Land und Wasser so bedeutend, dass die Breitenlage eines Ortes völlig zurücktreten kann: über dem Meere ist die Tagesschwankung selbst unter dem Aequator sehr gering, inmitten der grossen Continente selbst in polarer Region bedeutend. Ausserdem ist die örtliche Topographie, die Neigung zur Bewölkung etc. für die Temperaturschwankung des einzelnen Ortes von Wichtigkeit.

Die intensivsten Contraste innerhalb 24 Stunden treten in der Sahara, im westlichen Tibet, im westlichen Hochplateau Nord-Amerikas hervor. Dort finden sich Tagesschwankungen von 40—42°. Die Temperatur kann dort Nachmittags 2 Uhr bis 38° betragen, des Nachts aber durch intensive Ausstrahlung gegen den völlig klaren Himmel bis unter den Gefrierpunkt sinken. — In denselben Breiten ist dagegen über dem atlantischen Ocean die mittlere tägliche Schwankung 1·6° gefunden.

In unseren Breiten verläuft die Tagesschwankung der Temperatur im Allgemeinen so, dass das Minimum kurz vor Sonnenaufgang (im Winter näher an Mitternacht) liegt, das Maximum zwischen 2 und 3 Uhr. Zwischen 1 Uhr und 5 Uhr Nachmittags ändert sich die Temperatur wenig; bis 1 Uhr und von 5 Uhr ab tritt rasches Steigen resp. Fallen ein. — Die Intensität der Schwankung beträgt im Jahresmittel: in Wien 8°; in Berlin 6·4°. Im November, Dezember, Januar beträgt sie im Mittel nur 4—5°; in den Sommermonaten 9—10°. Die niedrigsten Schwankungen kommen an trüben Wintertagen vor; sie können weniger als 1° ausmachen. Den höchsten Tagesdifferenzen begegnet man an heiteren Sommertagen, wo Schwankungen von 15—20° (Morgens früh + 13°, Nachmittags + 31°) nicht selten sind; ferner zuweilen im Winter und Frühjahr, wenn Windrichtung und Wetter eine plötzliche Aenderung erfahren. So gehört ein rasches Ansteigen der Temperatur von -7^0 auf $+6^0$ in unserem Klima zu den alljährlichen Vorkommnissen.

In der Tabelle S. 71 ist eine periodische (Columne 8) und eine aperiodische (Columne 9) Tagesschwankung unterschieden. Erstere registrirt die Differenz zwischen den mittleren Temperaturen der heissesten und kältesten Tagesstunde, 2 Uhr Nachmittags und 6 Uhr früh. Letztere giebt die mittlere Differenz zwischen Maximal- und Minimal-Temperatur, welche zu irgend einer Tageszeit eingetreten sind. Für uns ist die aperiodische Schwankung die interessantere; nur müsste man wünschen, dass die Intensität der einzelnen Schwankung besser zum Ausdruck gebracht würde.

d) Die mittlere Monats- und Jahresschwankung. Der jährliche Gang der Temperatur zeigt naturgemäss unter dem Aequator, wo die Jahreszeiten so gut wie ganz fehlen, die geringsten Schwankungen; an den Polen müssen wir dagegen starken Temperaturcontrasten begegnen zwischen dem sonnenlosen Winterhalbjahr und dem Sommer mit stetiger, während der ganzen 24 Tagesstunden einwirkender Sonnenstrahlung. Dennoch tritt der Einfluss der Breitenlage durchaus nicht immer in diesem Sinne hervor; vielmehr ist auch auf die Schwankungen der Temperatur im Laufe des Monats und Jahres die Vertheilung von Land und Wasser vorzugsweise einflussreich. Inmitten der grossen Continente finden wir die stärksten Contraste der Temperatur im Laufe eines Jahres, und zwar um so stärker, in je höhere Breiten wir kommen; während im tropischen See- und Küstenklima die Monats- und Jahresschwankung minimal wird.

Man sucht einen Einblick in die klimatologisch interessanten Verhältnisse der jährlichen Temperaturbewegung dadurch zu erhalten, dass man sowohl unperiodische Monats- und Jahresschwankungen, als auch eine periodische Jahresschwankung registrirt.

Die unperiodische mittlere Monatsschwankung ist die mittlere Differenz zwischen den Maximal- und Minimaltemperaturen des betreffenden Monats; daneben wird als absolute Monatsschwankung die Differenz zwischen der absolut höchsten und absolut niedrigsten Temperatur registrirt, welche während der ganzen Beobachtungsdauer in dem betreffenden Monat vorgekommen ist.

Die unperiodische mittlere Jahresschwankung wird erhalten aus der Differenz zwischen den mittleren Jahresextremen (Columne 4 und 5); die absolute Jahresschwankung durch die Differenz zwischen den absoluten Extremen (Columne 6 und 7).

Da jedoch brauchbares Material für die Feststellung der unperiodischen Schwankungen erst aus längeren Beobachtungsreihen gewonnen werden kann, versucht man eine klimatische Charakterisirung gewöhnlich nur durch Angabe der periodischen mittleren Jahresschwankung, welche durch die Differenz zwischen den mittleren Temperaturen des heissesten und des kältesten Monats gemessen wird. Man gewinnt so einen Ausdruck für den durchschnittlichen Contrast der Jahreszeiten, während die unperiodischen Abweichungen unberücksichtigt bleiben (Columne 8 und 9).

Auch nach der Grösse dieser mittleren Jahresschwankung unterscheidet man klimatische Zonen; nämlich

1) das Aequatorial- oder Seeklima, mit einer mittleren Jahresvariation der Temperatur bis höchstens 15°.

2) das Uebergangsklima, mit einer mittleren Schwankung von 15—20°.

3) das Landklima, mit 20—40° Jahresschwankung.

4) das excessive Landklima, mit 40—60° Jahresschwankung.

Wie wichtig es für die Charakterisirung eines Klimas ist, dass neben der mittleren Jahrestemperatur auch die mittlere Jahresvariation der Temperatur angegeben wird, das geht z. B. aus einem Vergleich zwischen Dublin und Astrachan hervor. Beide Orte zeigen gleiche mittlere Jahreswärme; der Unterschied zwischen heissestem und kältestem Monat beträgt aber in Dublin nur 11°, in Astrachan 33°; die unperiodische Jahresschwankung beziffert sich in Dublin auf 30°, in Astrachan auf 62°.

e) Die Veränderlichkeit von Tag zu Tag. Früher wurde unter mittlerer Veränderlichkeit der Temperatur die mittlere Abweichung derselben von den durchschnittlichen normalen Temperaturwerthen verstanden. Dieser Ausdruck hat aber keine eigentlich klimatologische Bedeutung, weil die so ermittelten Abweichungen um Jahre auseinander liegen und dabei viel geringer ausfallen, als die Schwankungen eines Tages oder Monats.

Richtiger wird seit einigen Jahren unter „Veränderlichkeit der Temperatur“ der unperiodische Temperaturwechsel verstanden, der sich von einem Tag zum anderen vollzieht. Bei starkem derartigen Wechsel sprechen wir von veränderlichem Wetter, und wenn sich derselbe in einem grösseren Abschnitt des Jahres wiederholt bemerkbar macht, von veränderlichem Klima.

Die mittlere Veränderlichkeit eines Monats erhält man dadurch, dass man die Differenzen zwischen der Mitteltemperatur je zweier auf einander folgender Tage bildet, die für den ganzen Monat gefundenen Differenzen addirt und durch die Zahl der Monatstage dividirt. Aus den Monatswerthen erhält man die mittlere Veränderlichkeit des Jahres.

Diese Veränderlichkeit der Temperatur nimmt im Allgemeinen nach den Polen hin zu, jedoch in sehr unregelmässiger Weise; die Maxima liegen z. B. im nördlichen Theil der Vereinigten Staaten und in Westsibirien. Landeinwärts wird die Veränderlichkeit im Ganzen grösser; ferner steigt sie mit der Höhenlage. Jedoch sind lokale Momente und namentlich die herrschenden Windrichtungen von bedeutendem Einfluss.

Zeitlich findet sich die höchste Veränderlichkeit im Winter, die geringste im Sommer.

Das Verhalten der Veränderlichkeit der Temperatur in Mittel-Europa während der einzelnen Monate geht aus folgenden für Wien ermittelten Zahlen hervor:

	Januar	Februar	März	April	Mai	Juni	Juli	August	Septemb.	October	November	December
Wien	2·1°	2·0°	1·8°	1·9°	1·8°	1·9°	1·9°	1·8°	1·7°	1·5°	1·8°	2·0°

Mittelwerthe für grössere Landstriche giebt folgende Tabelle:

	Winter (Decemb. bis Febr.)	Frühling (März bis Mai)	Sommer (Juni bis August)	Herbst (Sept. bis Novemb.)	Jahr
Westküste von Nord-Amerika	2·0°	1·4°	1·1°	1·5°	1·5°
Inneres von Nord-Amerika .	4·7	3·5	2·4	3·3	3·5
Plateau von Mexico . . .	1·1	1·6	0·7	0·7	1·0
England	2·1	1·6	1·5	1·9	1·8
Mittel-Europa	2·2	1·9	1·9	1·7	1·9
Westliches Mittelmeer . . .	1·3	1·3	1·4	1·2	1·3
Europäisches Russland . .	3·7	2·5	2·0	2·3	2·6
Westsibirien	4·6	3·1	2·2	3·1	3·2

Eine sehr klare Vorstellung von der Häufigkeit und Intensität der Temperaturschwankungen von Tag zu Tag erhält man auch durch die Angabe, an wie viel Tagen eines Monats die Temperaturdifferenz zwischen 2 Tagen 0—2°, an wie viel Tagen sie 2—4°, an wiel Tagen sie 4—6° beträgt. Dadurch kommt offenbar die Intensität der einzelnen Schwankung ungestört zum Ausdruck. — Beispielsweise treffen durchschnittlich auf einen Wintermonat:

	In den Mittelmeerländern:	In Mitteleuropa:	In Westsibirien:
Tage mit 0—2° Veränderlichkeit	23·3	17·0	8·87
„ „ 2—4° „	5·4	8·5	7·1
„ „ 4—6° „	1·0	3·1	4·9
„ „ 6—8° „	0·3	1·0	3·5
„ „ 8—10° „	0	0·3	2·2
„ „ 10—12° „	0	0·1	1·5
„ „ 12—14° „	0	0	0·9
„ „ 14—16° „	0	0	0·4
„ „ über 16° „	0	0	0·53

auf einen Sommermonat:

	In den Mittelmeerländern:	In Mitteleuropa:	In Westsibirien:
Tage mit 0—2° Veränderlichkeit	23·3	18·2	16·36
„ „ 2—4° „	5·6	9·0	8·9
„ „ 4—6° „	0·8	2·2	3·0
„ „ 6—8° „	0·3	0·5	1·3
„ „ 8—10° „	0	0·1	0·3
„ „ 10—12° „	0	0	0·1
„ „ 12—14° „	0	0	0·04

Hygienischer Einfluss der beobachteten Temperaturgrade und Temperaturschwankungen.

Etwaige Störungen der Gesundheit durch die Temperatureinflüsse der Atmosphäre müssen vorzugsweise die Wärmeregulirung unseres Körpers betreffen, und es ist daher erforderlich, zunächst auf die Art und Weise, wie die Eigenwärme des Körpers unter den verschiedensten äusseren Verhältnissen erhalten wird, etwas näher einzugehen.

Die Wärmeregulirung des Körpers. Für die Erhaltung der Eigenwärme sorgen verschiedene Vorrichtungen im menschlichen Körper; und zwar beeinflussen diese theils die Production der thierischen Wärme, theils die Abgabe der gebildeten Wärme.

Eine Vermehrung oder Verminderung der Wärmeproduction kann einmal erfolgen durch Vermittelung der Hautnerven. Je nachdem diese in stärkerem oder geringerem Grade abgekühlt werden, regen sie reflektorisch den Verbrennungsprocess in den Körperzellen, namentlich in den Muskeln, mehr oder weniger an. — Zweitens kann durch Vermehrung oder Einschränkung der willkürlichen Muskelbewegungen die Wärmeproduction geändert werden. Bei starker Abkühlung tragen ausserdem unwillkürliche Muskelbewegungen (Zittern,

Frostschauer) zu vermehrter Wärmebildung bei. — Drittens kann durch Variirung der Quantität und Qualität der Nahrung die Wärmeproduction energisch beeinflusst werden. Namentlich kann durch Steigerung der Fettaufnahme die Wärmebildung vermehrt werden; bei ruhendem Körper steigert in erster Linie reichliche Eiweisszufuhr den Umsatz der Zellen.

Die Wärmeabgabe wechselt je nach dem Athemvolum; zweitens je nach der Vergrösserung oder Verringerung der Wärme abgebenden Körperoberfläche (Strecken und Spreizen der Beine etc.); drittens nach der Blutfülle und Blutcirculation des vorzugsweise für die Wärmeabgabe in Betracht kommenden Organs, der Haut. Viertens ist noch ein mächtiger regulirender Faktor in der Wasserverdampfung von der Haut gegeben.

Diese Fülle von im Körper gelegenen Regulirvorrichtungen erscheinen allerdings auch erforderlich Angesichts der enormen Schwankungen der Wärmeentziehung, welche seitens der äusseren den Körper umgebenden Medien erfolgt.

Im Allgemeinen findet die Abfuhr der 2400 W.-E., welche im Mittel der Körper des Erwachsenen in 24 Stunden producirt, auf folgenden Wegen statt:

1) Durch die Speisen, welche indess für gewöhnlich nur 40—50 Wärmeeinheiten aufnehmen (1 Liter Wasser von 10° bedarf 27 W. E., um auf 37° erwärmt zu werden). 2) Durch die Erwärmung der Athemluft und durch Wasserverdunstung an der Lungenoberfläche, 200—400 W.-E. 3) Durch Wärmeabgabe von der Haut, ca. 2000 W.-E.

Die letztere überwiegend wichtige Wärmeabfuhr erfolgt theils durch Leitung, theils durch Strahlung, theils durch Wasserverdunstung. Diese drei Abfuhrwege können in der freien Atmosphäre sämmtlich ausserordentlich kräftig funktioniren und jeder für sich den ganzen Wärmebetrag abführen. Andererseits aber kann es auch im Freien zu einem völligen Abschluss des einen oder des anderen oder sogar auch aller drei Wege kommen.

Durch Leitung giebt der menschliche Körper Wärme vor allen Dingen an die umgebende Luft ab, umsomehr, je grösser die Temperaturdifferenz zwischen Haut und Luft ist und vor allem, je rascher die Luft wechselt; hat die Luft z. B. eine Temperatur von 17°, so lässt sich berechnen, dass 1 cbm Luft bei seiner Erwärmung auf Körpertemperatur 6 W.-E. aufnimmt. In einem geschlossenen Raume wird daher die gesammte Wärmeabgabe durch Leitung unbedeutend sein; sie kann nur erheblich werden bei bewegter Luft, und da im Freien gewöhnlich eine Luftbewegung von mindestens 5—10 Meter pro Secunde besteht, so wird dort diese Art der Wärmeabgabe relativ viel leisten können. Immerhin ist auch hier die Menge der abgeleiteten Wärme sehr wechselnd; bei kalten heftigen Winden enorm gross, bei warmer ruhiger Luft äusserst geringfügig.

Die Wärmeabgabe durch Strahlung ist theils von der Grösse und dem Ausstrahlungsvermögen der Körperoberfläche, von der Temperaturdifferenz gegenüber den umgebenden Gegenständen und von einigen anderen weniger einflussreichen Faktoren abhängig. Dieser Weg der Wärmeabgabe funktionirt ausgiebig innerhalb geschlossener Räume, wo durch die Abstrahlung gegen kältere Wände, Möbeln u. dgl. unter Umständen die hauptsächlichste Wärmeabgabe des Körpers erfolgen kann. Derselbe Weg gelangt auch im Freien zur Benutzung, wenn z. B. kältere Hauswände, namentlich aber Bäume oder Sträucher, die durch ihre stete reichliche Wasserverdunstung eine relativ niedrige Eigentemperatur haben, in der Umgebung sich finden. Andererseits kann die Wärmeabgabe durch Strahlung minimal werden, wenn z. B. stark erwärmte Felswände, Hausmauern oder andere Menschen die Umgebung des Körpers bilden.

Durch Wasserverdunstung können ebenfalls sehr grosse Mengen Wärme dem Körper entzogen werden. Bei der Verdunstung von 1 g Wasser werden 0,57 W.-E. latent, d. h. zur Spannkraft zwischen den auseinander gedrängten Molekülen verwandt. Da nun der Mensch für gewöhnlich 900 g, bei stärkerer Körperanstrengung 2000—2600 g Wasser durch Verdunstung von der Haut verlieren kann, so beträgt die Wärmeentziehung auf diesem Wege allein 500 bis 1500 W.-E.; jedoch ist das Maass der Wasserverdunstung durchaus abhängig von der Lufttrockenheit, Luftbewegung und dem Luftdruck. Bei ruhiger, warmer, feuchter Luft kann die Verdunstung auf Null absinken und das von den Schweissdrüsen gelieferte Wasser kann dann den Körper nur im flüssigen Zustande, ohne nennenswerthe Entwärmung, verlassen. Bei trockener, warmer und bewegter Luft kann die Verdunstung so energisch sein, dass trotz reichlichster Wasserabgabe durch die Haut diese stets vollkommen trocken bleibt. In solchem Falle bewirkt jeder Liter getrunkenen und wieder abgedunsteten Wassers eine Wärmeentziehung von 570 W.-E. Bei kalter Luft ist unter allen Umständen die Wasserverdunstung gering. Gegenüber dieser ausserordentlich variabeln Zahl und Breite der Wege der Wärmeabfuhr ist es von grosser Bedeutung, dass durch Abänderungen der äusseren wärmeentziehenden Faktoren stets eine derartige Reaktion der im Körper gelegenen regulirenden Faktoren angeregt wird, dass der Wärmezustand des Körpers der gleiche bleibt.

Wirkt z. B. von aussen niedrig temperirte, bewegte Luft auf den Körper ein, so wird zunächst die Wärmeproduction im Körper gesteigert. Unter dem Einfluss des Kältereizes arbeiten die Zellen energischer; ferner werden unbewusst vielfache Muskelbewegungen ausgeführt, zum Theil erfolgen unwillkürliche Contractionen; weiter wird das Hungergefühl gesteigert und es besteht eine Neigung zur Aufnahme fettreicher, viel Wärme bildender Kost. Andererseits wird bei kalter Umgebung die Wärmeabgabe von der Haut eingeschränkt, indem die Glieder aneinander gedrängt und die Hautgefässe contrahirt werden; die Haut erscheint blass, gerunzelt und trocken, die Wärmeabgabe durch Wasserverdunstung kommt fast völlig in Wegfall.

Wirken dagegen mässig hohe Temperaturen auf den Körper ein, so wird alsbald der Zellumsatz geringer, unwillkürlich werden Bewegungen möglichst vermieden, das Nahrungsbedürfniss ist schwächer, nur reichlichere Wassermengen werden aufgenommen. Ist durch alle diese Momente eine Verminderung der Wärmeproduction erreicht, so erfolgt nun gleichzeitig eine Erleichterung der Wärmeabgabe von der Haut; ein möglichst grosser Theil der Hautoberfläche wird der Entwärmung zugänglich gemacht, die Hautgefässe werden erweitert und die Haut erscheint feucht und glatt, so dass namentlich durch Wasserverdunstung reichliche Wärmeverluste entstehen. Eine Vermehrung der Athemfrequenz vermag in demselben Sinne zu wirken.

Für den unbekleideten Körper würden indess alle diese regulirenden Vorrichtungen nicht ausreichen, um demselben unter allen klimatischen und Witterungsverhältnissen die Erhaltung der normalen Körperwärme zu garantiren. Erst durch Einschaltung der Kleidung und Wohnung, und durch entsprechende Abwechslung sowohl in Zahl und Dicke der Kleidungshüllen wie in Heizung und Lüftung der Wohnung gelingt es dem Menschen, sich gegen die starken Variationen der Lufttemperatur ausreichend zu schützen.

Selbst wenn diese künstlichen Vorrichtungen zu Gebote stehen, kommt es noch häufig zu Störungen der Wärmeregulirung, weil die richtige Handhabung und Anpassung jener Vorrichtungen unter Umständen schwierig ist und weil viele Menschen gezwungen sind, einen Theil des Tages ausserhalb der Wohnung zuzubringen, lediglich auf den Schutz einer zweckentsprechenden Kleidung angewiesen.

Es ist somit begreiflich, dass die Temperaturverhältnisse der Atmosphäre trotz aller der geschilderten natürlichen und künstlichen Regulirvorrichtungen nicht selten zu Gesundheitsstörungen führen.

Entweder kann durch zu hohe Temperatur die Entwärmung des Körpers behindert werden, so dass eine Art Wärmestauung entsteht; oder niedere Temperaturgrade führen zu starke Abkühlung und dadurch Erfrierungen oder Erkältungen herbei; oder endlich plötzliche Schwankungen der Temperatur bedingen vorzugsweise leicht das Auftreten verschiedenster Erkältungskrankheiten.

a) Die Einwirkung hoher Temperaturen. Durch eine Hinderung der Entwärmung des Körpers können in extremen Fällen akute Erkrankungen hervorgerufen werden, welche Lebensgefahr bedingen. Der Körper geräth dabei in die Alternative, entweder die Wärmeproduktion unter ein gewisses Maass sinken zu lassen, d. h. die gesammte Zellthätigkeit so gut wie einzustellen; oder aber mit der Produktion fortzufahren und, Angesichts der Unmöglichkeit einer Abgabe nach aussen, die producirte Wärme aufzuspeichern und so die Eigenwärme des Körpers zu erhöhen.

Die akuten Krankheitserscheinungen, welche unter solchen Verhältnissen eintreten, bezeichnet man als Hitzschlag. Im Anfangsstadium erscheint das Gesicht geröthet, die Augen glänzend; es stellt sich Kopfschmerz, ein Gefühl von Beklemmung, Trockenheit im Halse und heisere Stimme ein. Weiterhin wird die Haut trocken und brennend; dazu gesellt sich Flimmern vor den Augen und Ohrensausen; die Herzaktion wird stürmisch; dann tritt ohnmachtähnliche Schwäche, oft Zittern der Glieder ein, und schliesslich bricht der Kranke bewusstlos zusammen. Von da datirt dann der eigentliche Krankheitsanfall, auf dessen Symptome hier nicht einzugehen ist.

Wir begegnen dem Hitzschlag vorzugsweise in den tropischen und subtropischen Ländern. Als besonders gefährlich gilt die Umgebung des Rothen Meeres; in Bengalen beträgt die Zahl der Erkrankungen unter den europäischen Truppen etwa 5 pro Mille der Kopfstärke; an der Ostküste und in den Südstaaten Nord-Amerikas, in Süd-Amerika, Central-Afrika sind die Erkrankungen gleichfalls häufig. Aber auch in gemässigten Klimaten und in Mittel-Europa sind in heissen Sommern Fälle von Hitzschlag nicht selten, namentlich bei militärischen Märschen und bei Feldarbeitern.

Die Höhe der Lufttemperatur ist dabei keineswegs ausschlaggebend für das Zustandekommen des Hitzschlags: vielmehr kommt alles darauf an, in wie weit die drei Wege zur Entwärmung der Haut verlegt oder gangbar sind. Ist daher die Luft trocken und bewegt, und ist eine ausgiebige Wasserverdunstung möglich, so können ausserordentlich hohe Lufttemperaturen ohne Nachtheil ertragen werden. Es sind Versuche angestellt, bei welchen eine künstlich erwärmte Luft von 100° während 20 Minuten, und sogar eine Luft von 127° während 8 Minuten gut ertragen wurde, jedoch nur, wenn die Luft gleichzeitig sehr trocken war. Bekannt ist die verschiedene Wirkung des römischen Bades und des Dampfbades; in ersterem ist ein Aufenthalt bei 60—80° ohne Bedenken, in letzterem kann eine Temperatur von 40—50° schon in kurzer Zeit zu Störungen der Wärmeregulirung führen.

Dem entsprechend wird der Hitzschlag vorzugsweise dann beobachtet, wenn die Luft ruhig und mit Feuchtigkeit nahezu gesättigt ist; so in den Tropen namentlich im Anfange der Regenperiode, in gemässigterem Klima an Sommertagen vor dem Ausbruch von Gewittern. Besondere Gefahr bieten Oertlichkeiten, an welchen auch eine Abstrahlung unmöglich wird, z. B. erwärmte Felswände und Engpässe. Ferner liegt eine besondere Gefahr in der Umgebung mit Menschen, z. B. bei militärischen Märschen in geschlossener Colonne. Disponirend wirken ausserdem auf das Zustandekommen des Hitzschlags Muskelbewegungen; bei Tunnelarbeiten, wo die Behinderung der Wärmeabgabe eine sehr vollständige ist, treten die gleichen Erscheinungen von Beklemmung, grosser Mattigkeit, bedeutender Pulsfrequenz und Steigerung der Eigenwärme auf 39—42° weit eher bei gleichzeitiger Arbeitsleistung ein, als bei ruhigem Aufenthalt; unter letzterer Bedingung kann die Temperatur etwa 20° höher liegen, bis die gleiche Intensität der Erscheinungen eintritt, welche bei Arbeit beobachtet wird. Je angestrengter die militärischen Märsche daher sind, um so grösser wird die Gefahr des Hitzschlags. — Ferner wirken disponirend: reichliche Nahrung, welche erhöhte Wärmeproduktion veranlasst; ungenügendes Getränk, so dass nicht fortwährend Wasserverdunstung von der Haut unterhalten werden kann; ferner Alcoholica, und eng anliegende, warme Kleidung.

In ausgesprochenem Grade wird ausserdem eine individuelle Disposition und eine gewisse Gewöhnung an hohe Temperaturen beobachtet. Die Einheimischen erkranken in den heissen Klimaten weit weniger an Hitzschlag, als die Fremden; und von diesen sind die neu zugezogenen gewöhnlich am meisten disponirt.

Um dem Hitzschlag vorzubeugen, muss versucht werden, auf irgend einem Wege eine Wärmeabgabe des Körpers zu erreichen. In den Tropen sind, ausser zweckmässiger Kleidung und Wohnung, Vermeiden von Körperbewegungen, mässige Nahrung, Bewegung der Luft durch Fächer etc. und häufigere kalte Uebergiessungen indicirt. Bei den militärischen Märschen ist die Kleidung, Nahrung und Getränkaufnahme zu reguliren, die Märsche sind nicht zu forciren und so viel als möglich auf die Nachtzeit zu verlegen, vor Allem aber sind die Colonnen möglichst weit auseinander zu ziehen, um eine Circulation von Luft und so die Möglichkeit einer gewissen Wärmeabgabe für die im Innern der Colonne marschirenden Mannschaften herzustellen.

Abweichende Symptome kommen an heissen Tagen dadurch zu Stande, dass nicht sowohl eine allseitige Hemmung der Wärmeabgabe eintritt, sondern eine zu intensive Erhitzung des Körpers durch directe Sonnenstrahlung. Diese ruft den sogenannten Sonnenstich hervor. In leichteren Fällen entsteht durch starke Insolation an den unbedeckten Hautstellen eine kurz verlaufende Hyperämie oder eine Dermatitis mit Entzündung und Transsudation. In schweren Fällen kommt es aber zu meningitischen Erscheinungen, zu excessiver Steigerung der Körpertemperatur und zum Tod durch Wärmestarre des Herzmuskels.

Der Sonnenstich tritt um so eher ein, je intensiver die Wirkung der Strahlen auf den Körper ist; also namentlich bei senkrecht auffallenden Strahlen, ferner bei klarem Himmel und bei möglichst dünner Schicht der Atmosphäre. In den tropischen Continenten und auf höheren Bergen tritt er daher am häufigsten ein; ferner auch beim Aufenthalt auf Wasser oder auf Gletschern, wo die reflektirten Strahlen mit zur Wirkung gelangen.

Es ist relativ leicht, gegen die direkten Insolationswirkungen Schutz zu finden, und zwar durch Einschaltung irgend einer Bedeckung, welche zur Absorption der Strahlen ungeeignet ist. Am besten giebt man den Bekleidungsstücken weisse Farbe; ausserdem ist namentlich für locker sitzende und mit Oeffnungen für Luft versehene Kopfbedeckungen zu sorgen. — In noch höherem Grade als beim Hitzschlag beobachtet man, dass die Eingeborenen sich an die intensive Sonnenstrahlung gewöhnen, so dass keinerlei Schädigung mehr eintritt, auch wenn die senkrechten Strahlen stundenlang die kaum bedeckte Haut treffen.

Langsamer auftretende Gesundheitsstörungen können durch länger anhaltende Einwirkung mässig hoher Temperatur zu Stande kommen. Eine Periode mit Tagesmitteln über 25°, namentlich wenn die nächtliche Abkühlung gering und die Luft feucht und wenig bewegt ist, wird bereits von vielen Menschen schlecht ertragen. Derartige Temperaturen kommen auch in unseren Breiten fast in jedem Sommer vor und führen bei manchen empfindlichen Individuen zu ausgesprochenen Störungen; während sie allerdings in den heissen Klimaten einen grossen Theil des Jahres hindurch herrschen und daher die schädlichen Folgen hier weit eher hervortreten lassen.

In tropischen Klimaten stellt sich als erste Folge einer andauernden Erschwerung der Wärme- und Wasserdampfabgabe durch sehr warme und feuchte Luft eine blasse Farbe der Haut und eine Verminderung der Zahl der rothen Blutkörperchen her. Ob diese „Tropenanämie“ durch mangelhafte Blutbildung oder durch zu intensive Zerstörung der Blutzellen bedingt ist, oder ob nur abnorme Vermehrung der Blutflüssigkeit, eine sogenannte Hydrämie (seröse Plethora) zu einem Missverhältniss zwischen Zellen und Plasma führt, ist zur Zeit noch unentschieden. Die directe Ursache der Anämie ist dementsprechend nicht genauer zu bezeichnen. Charakteristisch für dieselbe ist, dass bei längerer Dauer fast regelmässig eine Vergrösserung der Leber und auch wohl der Milz hinzutritt.

Ausserdem werden beim Aufenthalt in den Tropen noch folgende Symptome beobachtet: Die Zahl der Athemzüge ist etwas gesteigert, die Tiefe derselben geringer; der Puls ist weniger voll und kräftig; die Körperwärme ist häufig, namentlich Nachmittags und Abends, um Bruchtheile eines Grades über die Norm erhöht. Die Haut wird in Folge der massenhaften Sekretion von Schweiss und der steten Durchfeuchtung erschlafft. Die Verdauung ist oft gestört, und es besteht grosse Neigung zu Diarrhoe und schwereren Darmerkrankungen. Für diese Abnormitäten des Intestinaltraktus wird von den Colonialärzten theils die massenhafte Aufnahme von Getränk, theils die reichliche Entziehung von Chloriden durch den Schweiss, und die daraus resultirende Verarmung des Magensaftes an Salzsäure verantwortlich gemacht. Wahrscheinlich führt aber auch die erwähnte Veränderung der Blutbeschaffenheit zu Abnormitäten der Verdauungssäfte.

Unter dem Einfluss der Anämie, der Verdauungsstörungen und Appetitlosigkeit tritt eine Erschlaffung des ganzen Körpers, eine Energielosigkeit und ein Resistenzmangel desselben ein. Infektiöse Krankheiten werden unter solchen Verhältnissen besonders leicht acquirirt und nehmen oft ungünstigen Verlauf. — Ferner stellt sich in Folge der Erschlaffung der Haut eine ausserordentliche Empfindlichkeit gegen die geringfügigsten Temperaturschwankungen her, und die Menschen sind daher sehr disponirt zur Acquirirung von Erkältungskrankheiten.

Die eventuell anzuwendenden prophylaktischen Massregeln entsprechen den gegen den Hitzschlag empohlenen; vgl. „Acclimatisation“.

Indirect können hohe Temperaturen dadurch hygienisch bedeutungsvoll werden, dass sie die Vermehrung saprophytischer und infektiöser Mikroorganismen (z. B. Malaria) in unserer Umgebung befördern. Namentlich werden mit den Nahrungsmitteln in heissen Klimaten resp. im Hochsommer der gemässigten Zone zahlreiche Saprophyten, eventuell Ptomaine, nicht selten auch pathogene Bakterien eingeführt und rufen, unterstützt von der oben erwähnten individuellen Disposition, leichtere oder schwerere, vorzugsweise im Darm localisirte Krankheiten hervor. Cholera infantum, Cholera asiatica, Ruhr und Darmkatarrhe werden unter solchen Temperaturverhältnissen am leichtesten Ausbreitung gewinnen. — Ferner befördern die hohen Temperaturen die Entwickelung und Vermehrung zahlreicher Insekten, die zweifellos eine nicht unwichtige Rolle als Transporteure von Infektionskeimen spielen.

b) Die Einwirkung niedriger Temperaturen. Extrem niedrige Temperaturen unter — 20° kommen, wie aus Tab. 1 ersichtlich, nicht nur in der kalten Zone, sondern auch im Winter der gemässigten Zone häufig vor. Im Ganzen sind aber solche niedere Temperaturen weit weniger bedenklich als extreme Wärmegrade. So lange die Möglichkeit zu genügender Bekleidung, ausgiebigen Muskelbewegungen und reichlicher Nahrungsaufnahme gegeben ist, stösst die Regulirung der Eigenwärme auf keine Schwierigkeiten. Erst wenn einer dieser Faktoren versagt, z. B. im Schlaf, ferner wenn Störungen des Verdauungsapparates vorliegen und nicht reichlich Nahrung assimilirt werden kann, droht Gefahr für die Gesundheit und das Leben.

Zunächst entsteht dann eine merkliche Abkühlung der peripheren Körpertheile. Die Blutgefässe der Haut erscheinen hier Anfangs contrahirt; dann aber tritt Gefässlähmung, Hyperämie und Schwellung und gleichzeitig um so stärkere Entwärmung ein. Bei weiterer Kälteeinwirkung erfolgt dann Erfrieren der peripheren Theile und damit eine Zerstörung der zelligen Elemente und mehr oder weniger ausgedehnte Nekrose. Während dieser Process an den Extremitäten abläuft, macht sich gleichzeitig in Folge der ausgedehnten Contraction der Hautgefässe Congestion in Lunge und Gehirn geltend, und in Folge dessen Beklemmung und Kopfschmerz. In späteren Stadien steigern sich die Cerebralsymptome; es tritt Schwindel, Betäubung ein und schliesslich der Tod durch Lähmung der nervösen Centralorgane.

Am leichtesten kommt solche intensiv schädigende Kältewirkung zu Stande bei stark bewegter kalter Luft; eine Temperatur von — 30° bei Windstille ist weniger empfindlich als eine Temperatur von

— 10° bei gleichzeitigem starken Wind. Ferner kann bei relativ hoher Luftwärme starke Abkühlung des Körpers erfolgen durch intensive Ausstrahlung; bei völlig heiterem Himmel vermögen selbst Tropennächte zum Erfrieren zu führen.

Mässigere, aber anhaltendere Kälte wirkt — die volle Funktion der regulirenden Einflüsse vorausgesetzt — in keiner Weise schädigend; sie regt vielmehr den Stoffwechsel kräftig an und erhöht die Leistungsfähigkeit und die Resistenz des Körpers gegen schädigende Einflüsse. Fehlt es indessen an der Möglichkeit zu entsprechender Nahrungsaufnahme, so können anämische Erscheinungen auftreten; und sind die Schutzmittel gegen zu starke Entwärmung des Körpers zeitweise ungenügend, so resultiren Erkältungskrankheiten (s. u.).

In hohem Grade unterstützt wird der schädigende Einfluss der Kälte durch Alkoholgenuss, der zwar Hyperämie der Haut und dadurch zunächst Wärmegefühl, aber dann auch um so vermehrte Wärmeabgabe herbeigeführt.

c) Die Einwirkung der Schwankungen der Lufttemperatur. Gänzliches Fehlen von Temperaturschwankungen beraubt den Körper offenbar einer Reihe von bedeutungsvollen physischen und psychischen Reizen. Das exquisite Tropenklima, in welchem die Jahreszeiten völlig verschwinden und alle unperiodischen Schwankungen minimal werden, wird allgemein als körperlich und geistig erschlaffend geschildert; und ebenso wird die drückende Monotonie des Polarwinters zum Theil durch das Fehlen der Tagesschwankung und die geringe aperiodische Veränderlichkeit der Temperatur bedingt.

Temperaturschwankungen kann vielmehr unser Körper sehr gut ertragen, selbst wenn sie sich plötzlich und in enormem Umfang vollziehen; Bedingung für die Unschädlichkeit ist nur ein freies Verfügen über die natürlichen und künstlichen Regulirvorrichtungen. So wird im Winter beim Verlassen des auf 20° erwärmten Zimmers und beim Hinaustreten in die — 20° kalte Luft eine plötzliche Schwankung von 40° ertragen ohne jegliche Störung. Nachweislich ist ein solcher schroffer Wechsel an sich keineswegs etwa gefährlich für die Athmungsorgane oder disponirt etwa zu Erkältungen; sondern selbst die kälteste Luft scheint namentlich bei geschlossenem Munde in den verschlungenen Wegen des Eingangs zum Respirationstraktus sehr vollständig vorgewärmt zu werden.

Andererseits werden bei ungenügenden Regulirvorrichtungen sehr häufig Gesundheitsstörungen durch gewisse Temperaturschwankungen ausgelöst; und zwar entstehen in solcher Weise die ausserordentlich verbreiteten Erkältungskrankheiten.

Ueber das Wesen der Erkältung[1] haben wir noch wenig sichere experimentell begründete Vorstellungen. Nach dem heutigen Stande unserer Kenntnisse dürfen wir indessen annehmen, dass Erkältungen wesentlich durch gewisse zu intensive oder zu anhaltende Wärmeentziehungen von der Haut zu Stande kommen. Betrachtet man die Wirkung eines Kältereizes auf die Haut, so resultirt zunächst allerdings Zusammenziehung der Blutgefässe und Anämie der Haut, aber dieser Zustand dauert nur sehr kurze Zeit; normaler Weise tritt sehr rasch eine Reaktion ein: die Haut röthet sich und wir bekommen Wärmeempfindung, d. h. es haben die vom Kältereiz getroffenen Hautnerven vasomotorische Centren zur Wiedererweiterung der Hautgefässe angeregt. In dieser Reaktion liegt vermuthlich unser normaler Schutz gegen Kältewirkung; ihr ist es zu danken, dass ein eigentliches Kältegefühl in den Hautnerven gar nicht zu Stande kommt. In typischer Weise sehen wir einen solchen Reaktionsvorgang verlaufen z. B. bei einer kalten Uebergiessung des Körpers, ferner beim plötzlichen Auftreffen eines kalten Windstosses. Grelle Temperaturcontraste beeinträchtigen offenbar die Reaktion in keiner Weise.

Nun aber kommt bei manchen körperlichen Zuständen und bei gewissen Arten von Kältereizen diese schützende Reaktion nicht zu Stande.

Menschen, deren Ernährung stark darniederliegt, Reconvalescenten etc., vermögen die normale Reaktion nicht zu leisten; ferner ist die Erregbarkeit der Hautnerven und die Fähigkeit zur Reaktion abgestumpft während des Schlafes; dann bei Alkoholintoxikation u. s. w. Ausserdem können die Hautnerven durch Verweichlichung, d. h. durch Mangel an Uebung erschlaffen; sie dürfen nicht für zu lange Zeit des Kältereizes und der Auslösung der Reaktion entwöhnt werden. Es tritt das besonders hervor bei solchen Körpertheilen, welche für gewöhnlich bedeckt und gegen Kältewirkung geschützt gehalten werden. Während Hände und Gesicht sich stets reaktionsfähig zeigen, vermögen vielleicht die Hautnerven der Halspartie, welche durch warme Kleidung vor Kältereizen bewahrt war, keine Reaktion zu leisten, sobald der Hals ausnahmsweise entblösst und von kalter Luft getroffen wird. — Andererseits wird die Reaktion unterstützt durch Uebung der Haut, durch systematische Gewöhnung an normale Kältereize, z. B. kalte Abwaschungen. Ferner kann man durch Körperbewegung einem schädlichen Einfluss der Kältewirkung vorbeugen, weil dann durch die beschleunigte Circulation und die Gefässerregung der Haut mehr Wärme zugeführt und die Kälteempfindung gehindert wird.

Dauer und Art der Wärmeentziehung zeigen sich ebenfalls von grosser Bedeutung für das Zustandekommen einer schädlichen Kältewirkung.

Eine solche beobachtet man z. B. bei jeder zu lange anhaltenden Kältewirkung auf ausgedehntere Hautparthieen. In Folge der Hauthyperämie kommt es zu gesteigerter Wärmeabgabe, schliesslich fehlt für die massenhafte Abfuhr der entsprechende Ersatz und es kommt eine fühlbare Abkühlung der Haut zu Stande, die dann wieder eine Contraktion der Blutgefässe herbeiführt.

Weit häufiger kommen aber locale Wärmeentziehungen von empfindlichen Hautparthieen aus in Betracht. Die vorerwähnten, gewöhnlich geschützten und an Kälte nicht gewöhnten Körpergegenden; ferner die peripher gelegenen Theile und namentlich die Füsse, die relativ am schwersten auf normaler

---

[1] Vgl. Winternitz, v. Ziemssen's Allg. Therapie Bd. II. 3. — Gergens, Deutsche Medicinal-Zeitung 1886. 1887.

Wärme zu erhalten sind, können bei sonst warmem Körper eine fühlbare Abkühlung erfahren, die leicht weitere Störungen veranlasst.

In hohem Maasse gefährdet sind ferner Menschen, bei welchen durch Aufenthalt bei hoher Temperatur oder durch starke Muskelarbeit Hyperämie der Haut und Schweisssekretion eingetreten war, die aber dann bei Körperruhe eine stärkere theilweise Abkühlung erfahren. Unter solchen Verhältnissen pflegt die schützende Reaktion völlig zu versagen; um so leichter, je ausgiebiger der schwitzenden Haut durch Verdunstung Wärme entzogen wird.

Viele Menschen zeigen endlich eine besondere Empfindlichkeit gegen die durch bewegte und auf beschränkte Stellen des Körpers auftreffende Luft erfolgende Wärmeentziehung („Zugluft"). Zuweilen können Neuralgieen innerhalb weniger Stunden nach vorübergehender Einwirkung solcher Zugluft sich einstellen.

Durch alle diese Kältereize kommt es zu einem wirklichen Erkalten der Nervenenden der Haut, und nun resultiren von diesen aus reflektorisch Störungen in den vasomotorischen und die Wärmeregulation beherrschenden Centren. — Derartige Folgeerscheinungen an Theilen des Körpers, welche von der Einwirkungsstelle fernab liegen, sind in ziemlicher Anzahl sicher beobachtet und lassen sich auch durch manche Experimente darthun. So kann man durch Abkühlen der Füsse Nasenbluten stillen; so lassen sich bei empfindlichen Menschen Hustenstösse auslösen, wenn ein Arm entblösst wird, während der übrige Körper sich in Bettwärme befindet u. s. w. Wahrscheinlich erstrecken sich die vasomotorischen Störungen bei jedem abnormen Kältereiz auf verschiedene Körperregionen; es erkranken indess gewöhnlich nur gewisse prädisponirte Stellen, so dass also vielleicht nicht bei jedem Individuum der gleiche Kältereiz die gleiche Erkrankung auslöst, sondern bei dem Einen keinerlei Störung, bei dem Anderen Larynxkatarrh, bei dem Dritten Angina, beim Vierten rheumatische Affektionen. In welcher Weise aus jenen nervösen Störungen die bei den Erkältungskrankheiten beobachteten pathologischen Aenderungen der Gewebe sich ableiten, darüber fehlt es noch an begründeten Vorstellungen. — An den auf den oberflächlichen Schleimhäuten sich entwickelnden Krankheitsprocessen werden sich in sehr vielen Fällen secundär, aber in hervorragender Weise Mikroorganismen betheiligen, welche häufig in den normalen Sekreten vorhanden und oft nur gegenüber der völlig intakten Schleimhaut ohne Gefahr sind.

Diejenigen Witterungsverhältnisse, welche demnach am leichtesten zu Erkältungskrankheiten Anlass geben werden, sind:

1) heftige, kühle Winde. Dieselben können im Freien trotz aller Schutzvorkehrungen zu starke Entwärmung des Körpers veranlassen; sie können selbst in den Wohnräumen sich fühlbar machen und eventuell Zugluft bewirken;

2) plötzliche Temperaturschwankungen; namentlich wenn dieselben so rasch zu Stande kommen, dass eine entsprechende Regulirung der künstlichen Einrichtungen zur Erhaltung der Eigenwärme, Kleidung, Heizung etc., auf Schwierigkeiten stösst. In dieser Beziehung ist nicht nur plötzlicher Abfall der Temperatur bedeutungsvoll, sondern auch plötzliche Steigerung; denn diese führt dann leicht zu einer Ueber-

hitzung des Körpers und im Gefolge davon zu einer um so leichteren Schädigung durch kühlere Winde etc.;

3) Niederschläge oder anhaltend feuchte Luft, welche zu Bodennässe und damit zur Durchnässung des Schuhzeugs, oder zur Durchfeuchtung der Kleidung und damit zu abnormer Wärmeentziehung führt.

Als besonders für Erkältungskrankheiten disponirende Klimate werden wir bezeichnen dürfen:

1) ein feuchtes tropisches Klima, in welchem es während des grössten Theils des Jahres an normalen Kältereizen fehlt, und in welchem daher eine Verweichlichung der Haut zu Stande kommt. In solchem Klima kann eine Temperaturerniedrigung von 30° auf 24°, namentlich wenn gleichzeitig die Luft bewegt ist, schon Frostschauer und Erkältungen auslösen;

2) ein Klima, in welchem während längerer Perioden kalte Winde, Niederschläge und Bodennässe herrschen;

3) ein Klima, welches vielfache plötzliche Schwankungen der Temperatur darbietet. Zwar lässt sich schliesslich allen Schwankungen durch genaue Anpassung der künstlichen Schutzvorrichtungen begegnen, und bei fehlerfreier Handhabung dieser Vorrichtungen braucht auch ein an Schwankungen reiches Klima nicht zu Erkältungen zu führen. Aber je vielseitiger der anzuwendende künstliche Apparat ist, je häufiger eingreifende Regulirungen erforderlich sind, um so leichter werden Missgriffe und schädigende Temperatureinflüsse zu Stande kommen.

Ferner sind offenbar die verschiedenen registrirten Schwankungen der Temperatur von sehr ungleichem Werth. Am gefährlichsten sind diejenigen, welche sich in sehr kurzer Zeit, innerhalb eines Tages oder von einem Tag zum andern, vollziehen. Aendert sich die Temperatur im Laufe mehrerer Tage oder Wochen auch um ein erhebliches, so können wir mit unseren künstlichen Schutzvorrichtungen ohne besondere Aufmerksamkeit uns der Aenderung anpassen. Treten dagegen die Schwankungungen überraschend schnell auf, so werden selbst bei im Ganzen genügenden Vorsichtsmassregeln leicht Fehler passiren. Aus demselben Grunde sind Perioden abnormer Witterung — Eintritt grösserer Wärme zur Winterszeit, Rückfall von Kälte während des Sommers — von besonderer Gefahr für das Entstehen von Erkältungskrankheiten.

Die bisherigen meteorologischen Daten geben uns leider einen nur sehr unvollkommenen Aufschluss über die hygienisch interessanten Schwankungen der Temperatur. Namentlich sind die am sorgfältigsten registrirten Jahreschwankungen und Monatsschwankungen für uns nur von sehr geringem Interesse. Weit wichtiger erscheint die Veränderlichkeit der Temperatur im Laufe des Tages und die Veränderlichkeit von Tag zu Tag.

Auch diese Ausdrücke kommen aber nicht zu richtiger Darstellung, wenn immer nur die Mittelwerthe angegeben werden. Die durchschnittliche tägliche Amplitude bewegt sich z. B. in München zwischen 4° und 9·4°; an einigen Tagen kommen dagegen Tagesschwankungen von 22—23° vor. Gerade diese mehr vereinzelten excessiven Schwankungen sind es aber, die uns interessiren. Ebenso müssen wir auch bei der Veränderlichkeit von Tag zu Tag die Intensität der Schwankung unvermischt zum Ausdruck zu bekommen suchen.

Es gelingt das, wenn man sich an die S. 76 beschriebene Registrirung hält, bei welcher in jedem Monat die Tage von bestimmter Amplitude gezählt werden. Diese Art der Registrirung sollte daher zur hygienischen Charakterisirung einer Witterung oder eines Klimas weit mehr als bisher Eingang finden.

Auch diese Zahlen sind jedoch noch nicht völlig befriedigend für unsere Zwecke. Offenbar sind Schwankungen von gleicher Intensität nicht gleichwerthig, wenn sie in verschiedener Temperaturlage und zu verschiedener Tageszeit verlaufen. Ein Temperaturabfall von 26° auf 16° erfordert bei weitem nicht so eingreifende Aenderung unserer Gewohnheiten und wirkt nicht so gefährlich, wie ein solcher von 16° auf 6°; und wiederum ist die Wirkung auf den Menschen viel leichter störend, wenn die Aenderung etwa zwischen Mittag und Abend, als wenn sie über Nacht sich vollzieht. Ebenso sind Schwankungen unter 0° weit weniger bedenklich, als solche, die von 0° in die Temperaturlage von + 8° bis + 10° heraufreichen; ohne sehr aufmerksame Regulirung der Kleidung und Wohnung führen diese letzteren äusserst leicht zu Ueberhitzung des Körpers.

Ferner ist es für die Beurtheilung der einzelnen Schwankung noch sehr wichtig, in welcher Weise sich gleichzeitig die übrigen klimatischen Faktoren verhalten. Es ist oben hervorgehoben, dass Wind und Feuchtigkeit eine nicht unwesentliche Rolle beim Zustandekommen der Erkältungskrankheiten spielen. Gleiche Abfälle der Temperatur müssen daher einen sehr verschiedenen hygienischen Effekt haben, je nachdem sie das eine Mal von heftigen Winden und Niederschlägen, das andere Mal von ruhigem und trockenem Wetter begleitet sind.

In ähnlicher Weise haben wir oben gesehen, dass Wind, Luftfeuchtigkeit, Bewölkung und andere klimatische Momente auch bei den Wirkungen excessiv hoher und niedriger Temperaturen betheiligt sind.

Es wird daher ein Urtheil über den hygienischen Einfluss einer Witterung oder eines Klimas erst gefällt werden können, nachdem diese anderen klimatischen Elemente besprochen und ihre speciellen Wirkungen erörtert sind. Ebenso wird es erst dann möglich sein, diejenige Art der Registrirung meteorologischer Daten festzustellen, welche uns die hygienisch interessanten Beziehungen der Lufttemperatur am besten erkennen lässt.

B. Die Luftfeuchtigkeit.

Verhalten des Wasserdampfs in der Luft. Der beim Verdunsten des Wassers gebildete Wasserdampf vertheilt sich gleichmässig in der Luft und übt dort einen gewissen Druck aus, so dass das Barometer um einige Millimeter fällt, wenn die Luft plötzlich getrocknet wird. Die Menge des in der Luft enthaltenen Wasserdampfes kann durch den von demselben ausgeübten Druck (Tension) gemessen werden; man giebt daher die Wasserdampfmenge gewöhnlich in Millimetern Quecksilberdruck an.

Mit steigender Temperatur vergrössert sich das Aufnahmevermögen der Luft für Wasserdampf; je heisser daher die Luft, um so höher kann der Druck des Wasserdampfes steigen.

Für jeden Temperaturgrad ist die Aufnahmefähigkeit der Luft für Wasserdampf scharf begrenzt, es existirt für jeden Grad ein Zustand der Sättigung mit Wasserdampf oder der maximalen Tension des Wasserdampfs; sobald Temperaturerniedrigung eintritt, muss Condensation von Wasserdampf oder Thaubildung eintreten, da nunmehr die der höheren Temperatur entsprechende Wasserdampfmenge nicht mehr von der niedriger temperirten Luft in Dampfform gehalten werden kann.

Die umstehende Tabelle giebt die Maximal-Tensionen des Wasserdampfs für die verschiedenen Temperaturgrade an, und zwar zunächst in Millimetern Quecksilber. Aus diesen Zahlen für den vom Wasserdampf ausgeübten Druck lässt sich dann das Volumen und das Gewicht des in der Luft vorhandenen Dampfs nach einfachen Formeln berechnen.

Für gewöhnlich aber ist die Luft nicht mit Wasserdampf gesättigt, sondern enthält eine geringere Menge, so dass bei der betr. Temperatur noch mehr in Dampfform aufgenommen werden könnte. Um den daraus resultirenden Feuchtigkeitszustand der Atmosphäre zu beurtheilen, bestimmt oder berechnet man folgende Grössen:

1) Die absolute Feuchtigkeit, d. h. diejenige Menge Wasserdampf in Millimeter Hg, oder in Gramm oder Liter pro 1 cbm Luft ausgedrückt, welche zur Zeit wirklich in der Luft enthalten ist. Dieser Ausdruck bildet gewöhnlich die Grundlage für die Berechnung der übrigen Faktoren.

Tension und Gewicht des Wasserdampfs.

Temperatur	Wasserdampf mm Hg.	Wasserdampf Gramm in 1 Cub.-Met.	Temperatur	Wasserdampf mm Hg	Wasserdampf Gramm in 1 Cub.-Met.	Temperatur	Wasserdampf mm Hg	Wasserdampf Gramm in 1 Cub.-Met.
−10°	2·0	2·3	+5°	7·0	7·3	+22°	19·7	19·3
−9°	2·3	2·5	7°	7·5	7·7	23°	20·9	20·5
−8°	2·5	2·7	8°	8·0	8·3	24°	22·2	21·6
−7°	2·7	2·9	9°	8·6	8·8	25°	23·6	22·9
−6°	2·9	3·1	10°	9·2	9·4	26°	25·0	24·2
−5°	3·1	3·4	11°	9·8	10·0	27°	26·5	25·6
−4°	3·4	3·6	12°	10·5	10·6	28°	28·1	27·0
−3°	3·6	3·9	13°	11·2	11·3	29°	29·8	28·5
−2°	3·9	4·2	14°	11·9	12·0	30°	31·6	30·1
−1°	4·3	4·5	15°	12·7	12·8	31°	33·4	31·8
0°	4·6	4·9	16°	13·5	13·6	32°	35·4	33·6
+1°	4·9	5·2	17°	14·4	14·4	33°	37·4	35·4
+2°	5·3	5·6	18°	15·4	15·3	34°	39·6	37·3
+3°	5·7	6·0	19°	16·4	16·2	35°	41·8	39·3
+4°	6·1	6·4	20°	17·4	17·2	40°	54·9	50·7
+5°	6·5	6·8	21°	18·5	18·2			

2) Die relative Feuchtigkeit oder die Feuchtigkeitsprocente geben die vorhandene Feuchtigkeit an in Procenten der für die betr. Temperatur möglichen maximalen Feuchtigkeit. Bezeichnet man die maximale Feuchtigkeit mit f, die absolute mit F, so sucht die relative Feuchtigkeit das Verhältniss $\frac{F}{f}$ anzugeben oder in Procenten berechnet $\frac{100\,F}{f}$. — Von der relativen Feuchtigkeit hängt die Wasserdampfaufnahme mancher hygroskopischer Substanzen, z. B. der Haare, Pflanzenfasern, Kleidungsstoffe etc. ab. An und für sich ohne Bedeutung ist die relative Feuchtigkeit für die Intensität der Verdunstung; denn wenn die Temperatur niedrig und f sehr klein ist, so kann auch bei geringer relativer Feuchtigkeit, z. B. bei 20—30 Procent, nur noch eine ganz unbedeutende Menge Wasserdampf in die Luft aufgenommen werden; und umgekehrt bei hoher relativer Feuchtigkeit von 70—80 Procent, aber sehr hoher Temperatur und sehr bedeutender maximaler Feuchtigkeit, kann immer noch eine beträchtliche Menge Wasserdampf von verdunstenden Flächen in die Luft übergehen.

3) Das Sättigungsdeficit; misst die Differenz zwischen maximaler und wirklich vorhandener absoluter Feuchtigkeit, also $f - F$; dasselbe

wird ausgedrückt entweder in Millimeter Quecksilber oder in Gramm oder Liter Wasserdampf auf 1 cbm Luft. Der Grösse des Sättigungsdeficits ist die Intensität der Wasserverdunstung direct proportional. Je grösser der Raum $f—F$ ist, welcher noch nicht mit Wasserdampf angefüllt ist, um so energischer austrocknend muss die Luft wirken. Die Verdunstung der Niederschläge von der Erdoberfläche, die Abdunstung des Wassers von der unbekleideten menschlichen Haut, die schnellere oder langsamere Austrocknung von Mikroorganismen u. s. w. ist wesentlich von dem Sättigungsdeficit abhängig. Ausser diesem kommen für die Verdunstungsintensität zwar noch zwei andere Faktoren in Betracht, die Luftbewegung und der Luftdruck; je stärker die Luftbewegung und je niedriger der Luftdruck, um so energischer ist die Verdunstung. Da aber, abgesehen vom Höhenklima, bedeutende Differenzen des Luftdrucks auf der Erdoberfläche nicht vorkommen, sind im Freien nur Sättigungsdeficit und Wind als diejenigen Momente anzusehen, welche die Verdunstung beherrschen; in geschlossenen Räumen und bei Windstille sogar das Sättigungsdeficit allein.

4) Der Thaupunkt, d. h. diejenige Temperatur, für welche augenblicklich die Luft mit Wasserdampf gesättigt ist, oder: für welche F die Bedeutung von f hat. Sobald diese Temperatur um ein Minimum erniedrigt wird, muss Condensation, Thaubildung eintreten. Je näher der Thaupunkt der wirklich vorhandenen Temperatur liegt, um so gesättigter ist die Luft und um so eher wird es cet. par. zu Condensation und zu Niederschlägen kommen. Der Thaupunkt dient daher wesentlich zur Wetterprognose.

Methoden zur Bestimmung der Luftfeuchtigkeit.

1) Bestimmung durch Wägung des Wasserdampfs. Man lässt die Luft durch gewogene, mit Schwefelsäure oder Calciumchlorid gefüllte Glasröhren streichen und misst das Volumen der durchgetretenen Luft. Jene Substanzen halten alles Wasser zurück; man wägt die Röhrchen nach Beendigung des Versuchs wieder und findet aus der Gewichtsdifferenz die Gramme Wasserdampf, welche in der durchgetretenen Luftmenge enthalten waren. Die Methode ist, wenn sie mit allen Cautelen ausgeführt wird, sehr genau, giebt aber nur Durchschnittswerthe für längere Zeiträume und erfordert Uebung in Laboratoriumsarbeiten.

2) Condensationshygrometer; bestimmen den Thaupunkt und aus diesem mit Hülfe der Seite 90 gegebenen Tabelle die absolute Feuchtigkeit. Der Thaupunkt wird dadurch ermittelt, dass ein kleines cylindrisches Gefäss, welches aussen mit einer glänzend polirten Silberbekleidung versehen ist, mit etwas Aether gefüllt und nun durch künstliche Verdunstung des Aethers allmählich abgekühlt wird; mit Hülfe von empfindlichen Thermometern wird dann genau beobachtet, bei welcher Temperatur Thaubildung auf der Silberfläche eintritt. Die frühere Construktion von Daniell ist ungenau, später wurde sie

von REGNAULT verbessert und in ein äusserst genaues, aber schwer transportables und nicht überall anwendbares Instrument verwandelt.

3) Haarhygrometer; entfettete Haare oder Strohfasern oder Streifen thierischer Membranen verkürzen sich bei relativ trockner Luft und verlängern sich mit steigender relativer Feuchtigkeit. Sie können leicht in passender Weise aufgehängt und mit einem Zeiger verbunden werden, der sich auf einer Skala bewegt; die Zahlen der empirisch geaichten Skala geben dann direct die Feuchtigkeitsprocente an. Einfachste Apparate, welche jederzeit schnelle Ablesung des Feuchtigkeitsgehalts ermöglichen; zahlreiche Construktionen, manche davon sind aber sehr ungenau und alle sind leicht Veränderungen unterworfen, so dass häufige Aichung und Vergleichung mit dem REGNAULT'schen Instrument erforderlich ist.

4) Atmometer; messen das in der Zeiteinheit von einer bekannten Fläche verdunstete Wasser und, da dieses in ruhiger Luft von dem Sättigungsdeficit abhängt, liefern sie directe Bestimmungen dieses Ausdrucks. Am einfachsten ist das Atmometer von PLICHE, bestehend in einer vertikal aufgehängten, unten offnen Glasröhre; dieselbe wird mit Wasser gefüllt und an der unteren Oeffnung mit einem Stück Kupferstecherpapier verschlossen, welchem man in der Regel 32 qcm verdunstende Fläche giebt. Die Glasröhre ist graduirt und man liest an derselben die Wassermenge ab, welche in der Zeiteinheit verdunstet ist. — Ein Fehler der Atmometer liegt darin, dass sie der Luftbewegung keine Rechnung tragen; bei starker Luftbewegung im Freien fallen daher die Zahlen höher aus, als das wirkliche Sättigungsdeficit beträgt; bei ruhiger Luft aber, wie z. B. in Zimmern, wird in der Umgebung der verdunstenden Fläche leicht ein höherer Wassergehalt sich ansammeln, als in der übrigen Luft, und man wird also ein geringeres Sättigungsdeficit ablesen, als thatsächlich vorhanden ist.

5) Psychrometer. Man beobachtet zwei Thermometer, von welchen die Kugel des einen mit Musselin umhüllt und mit Wasser befeuchtet ist; an dem feuchten Thermometer wird Wasser verdunsten und zwar um so energischer, je trockner die Luft und je niedriger der Barometerstand ist; entsprechend dem Grade der Wasserverdunstung wird mehr oder weniger Wärme latent und das feuchte Thermometer muss eine um so niedrigere Temperatur gegenüber dem trocknen Thermometer zeigen, je austrocknender die Luft wirkt. Man wartet bis das feuchte Thermometer seinen tiefsten Stand erreicht hat, liest dann ab und findet aus t, der Temperatur des trockenen Thermometers; t', der Temperatur des feuchten Thermometers; f', dem Spannungsmaximum des Wasserdampfs für die Temperatur t'; dem Barometerstand und einigen Constanten, die absolute Feuchtigkeit F nach der Gleichung $F = f' BK (t - t')$. Die Berechnung ist mit Hülfe von Tabellen (Psychrometertafeln) in kürzester Zeit ausführbar.

Ein erheblicher Fehler des im Uebrigen sehr genauen Instrumentes liegt darin, dass die Verdunstung von dem feuchten Thermometer sich ausser von den in der Gleichung berücksichtigten Faktoren auch noch abhängig zeigen muss von der Intensität der Luftbewegung und dass beim Fehlen stärkerer Bewegung stagnirende und mit Wasserdampf stärker gesättigte Luftschichten sich um die feuchte Kugel sammeln. Genaue Resultate erhält man daher nur dann, wenn ein Luftstrom von bekannter und constanter Geschwindigkeit sich über die befeuchtete Kugel bewegt. Auf meteorologischen Stationen lässt man in der That solche Luftströme von bestimmter Geschwindigkeit auf das feststehende Psychrometer einwirken. Viel einfacher ist es indessen, die erforderliche und gleichmässige Luftgeschwindigkeit dadurch herzustellen, dass man das feuchte

Thermometer an einer 1 Meter langen Schnur befestigt und einmal pro Sekunde im Kreise schwingt. Mit einem solchen Schleuder-Psychrometer, das für hygienische Untersuchungen das brauchbarste Instrument ist, erhält man ausreichend genaue und vergleichbare Werthe.[1]

Vertheilung der Luftfeuchtigkeit auf der Erdoberfläche. Die absolute Feuchtigkeit finden wir naturgemäss da bedeutend, wo hohe Temperatur, Windstille und die Möglichkeit zu reichlicher Wasserverdunstung gegeben ist. Maximal ist sie z. B. in Ceylon (Westküste), im mexikanischen Meerbusen bei windstillem Wetter (in Cayenne im Mittel 21 mm) etc. Das Minimum finden wir in den Polargegenden. Selbst in der Wüste ist sie noch erheblich höher (10 mm und mehr), als in Regionen mit extrem niederer Temperatur (vgl. Tabelle).

Oertliche Vertheilung der Luftfeuchtigkeit.

	Mittlere absolute Feuchtigkeit (in mm)	Mittlere relative Feuchtigkeit (Procente)	Mittleres Sättigungsdeficit (in mm)
Archangel	3·8	80	0·9
St. Petersburg . .	4·8	82	1·1
Königsberg . . .	6·4	80	1·8
Kiel	6·7	82	1·5
Borkum	7·8	86	1·4
Berlin	6·8	74	2·6
Darmstadt	7·0	75	2·7
Breslau	6·6	75	2·5
Basel	6·7	75	2·2
Wien	6·9	72	2·1
Athen	9·1	62	5·6
Odessa	6·8	76	2·1
Tiflis	8·0	67	3·9
Bombay	19·3	77	5·8
Lahore	11·5	52	10·6
New York	6·6	67	3·2
Philadelphia . . .	7·0	68	3·3

Die Tagesschwankung der absoluten Feuchtigkeit verläuft in unseren Breiten an klaren Sommertagen so, dass kurz vor Sonnenaufgang das Minimum liegt, und zwar weil während der Nacht gewöhnlich Thaubildung eingetreten ist; dann steigt die absolute Feuch-

[1] Zu beziehen nebst Tabelle zur Berechnung für den Preis von 9 Mark von Mechanikus Apel in Göttingen.

tigkeit in Folge der zunehmenden Wasserverdunstung bis etwa 9 Uhr Morgens, darauf erfolgt Abnahme bis 4 Uhr Nachmittags, weil sich unter dem Einfluss der stärkeren Erwärmung ein aufsteigender Luftstrom ausbildet, welcher einen Theil des Wasserdampfs mit sich fortführt. Von 4 Uhr ab sinkt die erkaltende Luft allmählich wieder abwärts und damit tritt Steigerung der Luftfeuchtigkeit ein bis etwa 9 Uhr Abends. Von diesem zweiten Maximum ab ist dann wieder ein Sinken der Feuchtigkeit in Folge von Condensation zu bemerken, so dass vor Sonnenaufgang das Minimum eintritt. Bei trübem Wetter wird der Gang dieser Curve mehr oder weniger verwischt; im Winter ist nur eine maximale Erhebung etwa um 2 Uhr Nachmittags und ein tiefster Stand zur Zeit des Sonnenaufgangs ausgeprägt.

Die Jahresschwankung verläuft bei uns der Art, dass wir im Januar die geringste, im Juli die höchste absolute Feuchtigkeit haben (s. Tab. S. 95). Auch in dieser Beziehung folgt sie der Temperatur; nur bei höheren Wärmegraden kann auch die absolute Feuchtigkeit erheblich werden.

Aus dieser örtlichen und zeitlichen Vertheilung der absoluten Feuchtigkeit geht deutlich hervor, dass dieselbe uns keinen Massstab für die mehr oder weniger austrocknende Beschaffenheit der Luft giebt. Wissen wir doch aus alltäglichen Erfahrungen, dass im Hochsommer die austrocknendste Luft herrscht — und doch enthält hier die Luft mehr Feuchtigkeit als im Winter; und ebenso finden wir in der lybischen Wüste eine Luft, die eminent austrocknend ist, aber höhere absolute Feuchtigkeit zeigt, als die Luft in kalten Regionen.

2) Die relative Feuchtigkeit zeigt eine Tagesschwankung der Art, dass das Maximum (im Mittel 95 Procent Feuchtigkeit) zur Zeit des Sonnenaufgangs liegt. Von da nimmt sie allmählich ab, erreicht zwischen 2 und 4 Uhr das Minimum (50—60 Procent), um gegen Abend wieder zu steigen. Die Jahresschwankung zeigt im Ganzen nur geringe Differenzen; in unserem Klima haben wir im Winter die höchste relative Feuchtigkeit von 75—85 Procent; in den Sommermonaten das Minimum mit 65—75 Procent Feuchtigkeit. — Den geringsten Sättigungsprocenten, zwischen 20 und 40 Procent, begegnen wir im Frühjahr und Sommer zur Mittagszeit und bei östlichen Winden.

Die örtliche Vertheilung weist ebenfalls nur geringe Differenzen auf. Ueber den Continenten finden wir im Allgemeinen ein Jahresmittel von 60—75 Procent relativer Feuchtigkeit, an den Meeresküsten 70—80 Procent. Auch an der Ostküste von Nordamerika beträgt die mittlere relative Feuchtigkeit nahezu 70 Procent. Die niedrigsten Zahlen, 25—30 Procent, werden beispielsweise beobachtet in Aegypten während der Chamsin weht; ferner an der Riviera in den Wintermonaten, wo sogar nur 9—13—20 Procent beobachtet werden, wenn der föhnartige, vom kälteren Hinterland aus die ligurischen Alpen übersteigende und beim Absinken sich stark erwärmende Nordwind herrscht.

Diese Zahlen zeigen ohne Weiteres, dass die austrocknende Wirkung der Luft auch durch die relative Feuchtigkeit nicht gemessen wird. Wir machen stets die Erfahrung, dass die trocknende Wirkung der Luft im Hochsommer der des Winters ein ganz Bedeutendes überlegen ist, viel mehr als dies in den Differenzen der relativen Feuchtigkeit hervortritt. Ferner weisen vielfache Erfahrungen im Inneren von Nordamerika — so das schnelle Austrocknen der Neubauten, der Wäsche, aufbewahrten Brodes etc. — darauf hin, dass dort eine ganz erheblich trocknere Luft herrscht als auf unserem Continent; trotzdem ist die relative Feuchtigkeit dort kaum geringer als z. B. in Wien. — Die eminent austrocknende Wirkung des Chamsin ist vollauf bekannt, und doch zeigt hier die Luft immer noch höhere relative Feuchtigkeit als in den Wintermonaten an der Riviera, wo weder Menschen noch Vegetation unter austrocknender Luft zu leiden haben.

3) Das Sättigungsdeficit zeigt eine tägliche Periode, welche derjenigen der relativen Feuchtigkeit ähnlich ist, aber etwas grössere Excursionen macht. Die Jahresschwankung lässt ungeheure Differenzen hervortreten (s. Tab.); im Juni und Juli ist das Sättigungs-

Jahreszeitliche Vertheilung der Luftfeuchtigkeit.

	Borkum			Königsberg			Darmstadt		
	Absol. Feucht.	Relat. Feucht.	Sätt.-Deficit	Absol. Feucht.	Relat. Feucht.	Sätt.-Deficit	Absol. Feucht.	Relat. Feucht.	Sätt.-Deficit
Januar	4·5	90	0·5	3·5	88	0·4	4·2	83	0·9
Februar	5·1	91	0·5	3·4	86	0·6	4·6	81	1·1
März	5·2	86	0·8	3·8	82	0·8	4·7	73	1·7
April	6·4	84	1·3	5·1	75	1·7	5·7	66	2·9
Mai	7·8	81	1·8	7·0	71	2·9	7·4	64	4·2
Juni	10·6	82	2·4	9·6	72	3·7	9·6	66	4·9
Juli	12·0	82	2·6	10·9	74	3·8	11·1	68	5·3
August	12·0	83	2·5	10·7	75	3·6	10·7	70	4·6
September	10·4	86	1·8	7·3	80	1·8	9·3	74	3·3
October	8·0	87	1·2	6·7	83	1·4	7·0	80	1·7
November	6·1	89	0·7	4·6	87	0·7	5·6	84	1·1
December	5·1	92	0·5	3·8	88	0·5	4·3	87	0·7

deficit um 500—700 Procent grösser, als im December und Januar. An warmen Sommertagen mit östlichen Winden erhebt es sich nicht selten bis zu einer Höhe von 20 mm.

Auch örtlich treten sehr starke Differenzen hervor; schon auf unserem Continent ist die Lage an der Küste gegenüber dem Inneren durch ein erheblich geringeres Sättigungsdeficit ausgezeichnet; Darmstadt z. B. zeigt ein fast doppelt so grosses mittleres Sättigungsdeficit als Borkum.

Das Sättigungsdeficit giebt einen wesentlich richtigeren Ausdruck für die austrocknende Wirkung der Luft, als die relative Feuchtigkeit. Bei letzterer kommt alles an auf die gleichzeitig herrschende Temperatur. Ist diese hoch, so kann das Sättigungsdeficit trotz bedeutender relativer Feuchtigkeit erheblich sein. Ist die Temperatur niedrig, so kann trotz geringer Feuchtigkeitsprocente das Sättigungsdeficit unbedeutend sein. Die folgende Tabelle zeigt, wie ausserordentlich verschieden das Sättigungsdeficit ausfällt bei gleicher relativer Feuchtigkeit, aber wechselnder Temperatur.

Sättigungs-Deficit (in mm Hg) bei verschiedenen Graden relativer Feuchtigkeit und bei wechselnder Temperatur.

Temperatur	Relative Feuchtigkeit					
	20 %	40 %	60 %	70 %	80 %	90 %
+ 5°	5·2	3·9	2·6	2·0	1·3	0·7
+10°	7·3	5·5	3·7	2·8	1·8	0·9
+15°	10·2	7·6	5·1	3·8	2·5	1·3
+20°	13·9	10·4	7·0	5·2	3·5	1·7
+25°	18·8	14·1	9·4	7·1	4·7	2·4
+30°	25·2	18·9	12·6	9·5	6·3	3·2
+35°	33·5	25·1	16·5	12·6	8·4	4·2
+40°	43·9	33·0	22·0	16·7	11·0	5·5

Die vorerwähnten Erfahrungen über die austrocknendere Wirkung der Luft in Nordamerika finden ihre Bestätigung und Erklärung, sobald man das Sättigungsdeficit als Massstab benutzt. Wir haben dort zwar keine wesentlich niedrigere relative Feuchtigkeit als bei uns, aber durchschnittlich erheblich höhere Temperatur; und daraus ergiebt sich ein erheblich grösseres Sättigungsdeficit. Bei uns haben wir im Juli eine mittlere Temperatur von 18° und 68 Procent Feuchtigkeit, in Philadelphia dagegen 24·4° und 60 Procent Feuchtigkeit; das Sättigungsdeficit beträgt dann bei uns 4·9 mm, an letzterem Orte

9·1 mm; dementsprechend ist die austrocknende Wirkung der Luft etwa doppelt so gross. — Ebenso erklärt sich jetzt das paradoxe Verhalten Aegyptens und der Riviera. Der Chamsin zeigt bei 25—30 Procent Feuchtigkeit eine Temperatur von ca. 40°, das Sättigungsdeficit beträgt alsdann 40 mm; eine Zahl, welcher man eben nur in der vegetationslosen Wüste begegnet. An der Riviera beobachten wir dagegen 20 Procent Feuchtigkeit bei einer gleichzeitigen Durchschnittstemperatur von etwa 10°; das Sättigungsdeficit beträgt alsdann 7 mm, d. h. dasselbe ist immerhin noch so gering, dass von einer lästigen austrocknenden Wirkung nicht die Rede sein kann.

Einfluss der Luftfeuchtigkeit auf den menschlichen Organismus.

Der wechselnde Wassergehalt der Atmosphäre vermag theils direct auf einzelne Funktionen des Körpers und zwar vorzugsweise auf die Wasserdampfabgabe, mittelbar auch auf die Wärmeabgabe einzuwirken; theils wird der Körper indirect durch das von der Luftfeuchtigkeit abhängige Verhalten des Bodens, der Vegetation, der Mikroorganismen etc. beeinflusst.

Das gesammte vom Organismus abgegebene Wasser verlässt den Körper ungefähr zu gleichen Theilen in Form von Dampf, und in flüssiger Form im Harn und Koth. Ist die Verdampfung behindert, so steigert sich die Menge des im Harn ausgeschiedenen Wassers; ist die Verdampfung reichlich, so wird spärlicher Harn secernirt.

Ist der Ersatz des ausgeschiedenen Wassers unzureichend, so tritt zunächst ein Gefühl der Trockenheit an der Zungenwurzel und am Gaumen auf; durch diese „Durstempfindung“ erfolgt vorzugsweise die Regulirung der Wasserzufuhr.

Die Wasserdampfabgabe vollzieht sich theils von den Athmungsorganen, theils von der Haut aus. Von den 900 g in Dampfform ausgeschiedenen Wassers entfallen im Mittel (bei + 15° und 75 % Feucht.) etwa 250 g, in warmen Klimaten ca. 180 g auf die Lunge, der weitaus grössere Rest auf die Haut. Durch körperliche Arbeit kann die Wasserdampfabgabe erheblich gesteigert werden (vgl. S. 78); ebenso durch hohe Aussentemperatur und drohende Wärmestauung, welcher der Körper am wirksamsten durch Wasserverdampfung begegnen kann; ferner sind nervöse Einflüsse für die Schweisssecretion von grosser Bedeutung.

Sowohl die absolute Feuchtigkeit, wie die relative, wie auch das Sättigungsdeficit der Luft stehen zur Wasserdampfabgabe des Körpers in bestimmten Beziehungen; manche derselben sind jedoch zur Zeit noch nicht genügend klar gestellt.

1) Die absolute Feuchtigkeit der Luft ist dann von Bedeutung, wenn die von aussen zu einer Wasser abgebenden Fläche des Körpers hinzutretende Luft dort stets auf eine constante Temperatur mit con-

stantem Dampfgehalt gebracht wird. Die Wassermenge, welche in solchem Falle von der Körperfläche abgegeben werden muss, hängt lediglich ab von dem anfänglichen absoluten Wassergehalt der zuströmenden Aussenluft; je niedriger dieser, um so mehr Wasser muss vom Körper zugefügt werden.

Ein solcher Fall liegt vor a) bei der Athmungsluft. Diese wird im Mittel mit einer Temperatur von 36—37° und völlig gesättigt mit Wasserdampf ausgeathmet, einerlei, welche Temperatur und Feuchtigkeit die Aussenluft hat. Nur bei sehr kalter Aussenluft sind niedrigere Zahlen, vielleicht in Folge nachträglicher Abkühlung der in den feineren Bronchien doch auf Körpertemperatur erwärmten Luft, beobachtet.

Die Ausathmungsluft enthält demnach stets circa 41 g Wasserdampf pro 1 cbm. Die Menge des in den Lungen verdampften und jedem Cubikmeter der Athmungsluft zugefügten Wassers ergiebt sich also, indem die absolute Wasserdampfmenge der Einathmungsluft von diesen 41 g subtrahirt wird. Zeigt z. B. die Aussenluft = 9·2 mm Dampfspannung = 9·4 g Wasser pro 1 cbm, so werden in den Athmungsorganen 31·6 g Wasser pro 1 cbm vom Körper abgegeben. Daraus berechnet sich die stündliche resp. tägliche Wasserdampfabgabe seitens der Lungen unter der Annahme, dass im Mittel pro Stunde 375 Liter, pro Tag 9 cbm Luft die Lunge passiren.

Die Wasserabgabe von den Lungen verhält sich demnach ganz anders wie die von sonstigen verdunstenden Flächen; sie ist am höchsten bei geringer absoluter Feuchtigkeit, i. e. bei niedriger Temperatur. Bei kalter, aber feuchter, mit Wasserdampf gesättigter, oder gar übersättigter, nebliger Luft ist diese Wasserabgabe immer noch weit grösser als bei warmer, aber nur zu einem Drittel gesättigter und daher im übrigen stark austrocknender Luft.

Indess haben wir nur sehr geringe Empfindung für die Schwankungen der Wasserabgabe von den Lungen. Wir bezeichnen unserem Gefühl nach eine kalte neblige Luft als feucht, eine warme wenig gesättigte Luft als trocken, obwohl die erstere den Lungen so viel mehr Wasser entzieht. Die Menge des von den Lungen abgegebenen Wassers macht eben nur einen kleinen Bruchtheil der ganzen Wasserabgabe des Körpers aus und die Schwankungen, denen dieser Bruchtheil unterliegt, sind vollends relativ gering. — Den Grad der Trockenheit einer Luft bemessen wir vielmehr theils nach dem Effekt derselben auf unsere Umgebung, theils nach der Wasserdampfabgabe von den unbekleideten Theilen der Haut oder von den am Eingang zum Respirationstraktus gelegenen Schleimhäuten.

b) Innerhalb gewissen Grenzen kommt die absolute Feuchtigkeit der Aussenluft in Frage für die Wasserdampfabgabe von den bekleideten Theilen der Haut. So weit die bisherigen, übrigens noch unvollkommenen, Untersuchungen reichen, haben die zwischen Körper und Kleidung lagernden Luftschichten 31—34° Temperatur und 30—40 Procent Feuchtigkeit (enthalten also in 1 cbm 10—13 g Wasserdampf), so lange Wärme und Wassergehalt der äusseren Luft in gewissen niederen Grenzen bleiben und die Kleidung entsprechend ausgewählt ist. Auch hier wird also ein ziemlich constanter Wassergehalt in der an die Haut angrenzenden Luftschicht hergestellt, und die von der Haut abgegebene Wassermenge muss sich nach der bereits vorhandenen absoluten Feuchtigkeit der Aussenluft richten. Je kälter die Luft und je geringer ihre Dampfmenge, um so mehr Wasser muss daher an gleiche Luftquantitäten von der Haut abgegeben werden. Es erklärt sich daraus z. B. die starke Durstempfindung, über welche von den Polarreisenden geklagt wird.

Bei leicht durchgängiger Kleidung und bewegter Luft tritt jedoch ein abweichendes Verhalten ein; es wird dann zunächst die Quantität der Wasser aufnehmenden Luft ausserordentlich gesteigert und dadurch die Wasserdampfabgabe erheblich beeinflusst.

Ferner stellt sich zuweilen auch eine Aenderung der Temperatur und Feuchtigkeit der die Haut umgebenden Luftschichten her, z. B. bei sehr warmer und feuchter Aussenluft, bei zu warmer Kleidung etc. — In allen diesen Fällen kommt der bestimmende Einfluss der absoluten Feuchtigkeit auf die Wasserdampfabgabe von der Haut nicht zur Geltung.

2) Die relative Feuchtigkeit gilt als Massstab für die Wasserabgabe von irgend welchen freien verdunstenden Flächen des Körpers nur so lange, als die Temperatur constant ist. Da aber diese Bedingung weder im Freien noch innerhalb der Wohnräume für einen irgend längeren Zeitraum vollkommen erfüllt wird, Schwankungen von 4—5° aber bereits erhebliche Unterschiede bedingen, ist es richtiger, bei der Bemessung der Einwirkung der Luftbeschaffenheit auf die Wasserabgabe des Körpers von der relativen Feuchtigkeit ganz abzusehen.

Wohl aber kommt der relativen Feuchtigkeit dadurch eine gewisse Bedeutung zu, dass sie die Wassermengen, welche hygroskopisch in unseren Kleidern absorbirt sind, beeinflusst. Die Gewichtsmenge dieses Wassers kann je nach den Feuchtigkeitsprocenten der Luft für die Kleidung eines Mannes um 300—500 g schwanken. — Der gleiche Einfluss macht sich gegenüber den Haaren, möglicherweise auch gegenüber den oberflächlichen Schichten der Epidermis geltend.

3) Das Sättigungsdeficit beherrscht die Wasserabgabe von

freien verdunstenden Flächen, also zunächst von den unbekleideten Theilen des Körpers. — Ferner muss die Wasserverdunstung von den oberflächlichen Schleimhäuten, namentlich von den Lippen, der Zungenwurzel, dem Gaumen und dem Kehlkopf vom Sättigungsdeficit der Einathmungsluft abhängig sein. Athmet man allerdings mit geschlossenem Munde, so wird eine austrocknende Wirkung der Luft nicht empfunden; es findet dann schon in den verschlungenen, engen Wegen der Nasenhöhle eine ausgiebige Befeuchtung der Inspirationsluft statt. Dagegen werden beim Athmen mit offenem Munde und namentlich bei anhaltendem Sprechen jene empfindlicheren Theile, Gaumen und Kehlkopf, von der Aussenluft zuerst berührt und müssen an diese entsprechend ihrem Sättigungsdeficit eventuell grössere Wassermengen abgeben.

Drittens kommt das Sättigungsdeficit in Frage für die Wasserabgabe von der Haut, wenn lockere Bekleidung und stärkere Luftbewegung eine starke Haut-Ventilation ermöglichen; in warmen Klimaten wird dementsprechend die gesammte Wasserdampfabgabe vom ganzen Körper oft vorzugsweise vom Sättigungsdeficit, abhängen.

Extrem niedriges Sättigungsdeficit beschränkt bei hoher Lufttemperatur einen der wichtigsten Wege der Wärmeabgabe und begünstigt das Zustandekommen einer Wärmestauung. — Bei niederer Temperatur vermag es Störungen der Wärmeregulirung dadurch herbeizuführen, dass bereits bei geringster Abkühlung Condensation und Durchfeuchtung der Kleidung und Wohnung eintritt.

Starkes Sättigungsdeficit ist bei hoher Temperatur und in heissen Klimaten im Ganzen willkommen, indem es die Wärmeabgabe ausserordentlich erleichtert. Nur wenn sich zu hoher Lufttemperatur und starkem Sättigungsdeficit noch lebhafte Luftbewegung hinzu gesellt, resultirt leicht eine äusserst lästige Austrocknung der Haut und der Schleimhäute und eine nervöse Reizbarkeit des Körpers. In ausgesprochenstem Grade führen des Chamsin, der Sirokko, der Föhn etc. zu solchen Symptomen. Auch in unserem Klima kommen ähnliche Wirkungen zu Stande, wenn im Frühjahr oder Sommer anhaltend heftige Ostwinde wehen. Ein Sättigungsdeficit von 12—16 mm ruft dann bereits bei den meisten Menschen Belästigungen hervor, während das gleiche Deficit bei ruhiger Luft noch gut ertragen zu werden pflegt.

Auch in der Wohnungsluft haben wir während der Heizperiode oft ein Sättigungsdeficit von 12—20 mm. Indessen wird es hier angesichts des Fehlens stärkerer Luftströmungen nicht leicht zu störenden Wirkungen kommen, ausgenommen wenn anhaltend gesprochen und durch den Mund geathmet wird. In diesem Fall resultiren leicht unangenehme Reizerscheinungen am Kehlkopf und Kehldeckel, die das Sprechen erschweren und schmerzhaft machen. Es ist übrigens fraglich, ob beim Zustandekommen dieser Erscheinungen nicht noch fremde Beimengungen der Luft betheiligt sind.

Von manchen Beobachtern wird behauptet, dass die in einem trockenen Klima, d. h. vorzugsweise bei starkem Sättigungsdeficit lebenden Menschen — wie z. B. die Bewohner der östlichen Vereinigten Staaten — durch mageren Habitus, lebhaftes Temperament, grosse Energie ausgezeichnet sind. Falls diese Beobachtung richtig ist, so liesse sie sich vielleicht dadurch erklären, dass bei einer stetigen starken Wasserdampfabgabe der Wasserbedarf des Körpers nur bis zu einem gewissen mässigen Grade befriedigt und so der ganze Organismus auf einen relativ niederen Wassergehalt — ähnlich wie bei der OERTEL-SCHWENNINGER'schen Cur — eingestellt wird.

Indirecte hygienische Beziehungen der Luftfeuchtigkeit liegen dadurch vor, dass die Beschaffenheit der Bodenoberfläche, das Gedeihen der Vegetation, die Bildung und Verbreitung von Staub, die Lebensfähigkeit, die Vermehrung und die Verbreitung von Mikroorganismen, das Austrocknen von Neubauten etc. von dem Austrocknungsvermögen der Luft abhängen. Hier kommt lediglich das Sättigungsdeficit in Frage; weder relative noch absolute Feuchtigkeit sind geeignet, als Massstab für die Intensität dieser Austrocknungsvorgänge zu dienen.

Bei starkem Sättigungsdeficit wird die Bodenoberfläche staubförmig trocken; das weitere Wachsthum von niederen Organismen hört auf; viele Arten werden sogar durch das Trocknen getödtet; dafür aber werden die resistenteren Arten mit dem Staub in die Luft übergeführt und durch Winde oft weit verbreitet. Hält sich an der Bodenoberfläche eine trockene Zone längere Zeit hindurch, so sinkt das Grundwasser, das nun der Zuflüsse von oben her beraubt ist, in merklicher Weise. Sättigungsdeficit und Abstand des Grundwassers von der Oberfläche des Bodens pflegen daher im grossen Ganzen parallel zu verlaufen (s. im Capitel „Boden"). — Die stärkste Austrocknung des Bodens erfolgt, wenn stärkere Winde eine Luft von hohem Sättigungsdeficit begleiten. Dann wird die Luft ständig von grossen Staubmassen erfüllt, wie es z. B. bei den Ostwind-Perioden unseres Sommers, in viel höherem Grade aber noch beim Chamsin und Sirokko der Fall ist, deren belästigende Wirkung nicht zum kleinsten Theile durch diese Staubbeimengungen bedingt wird.

C. Der Luftdruck.

Messung des Luftdrucks. Wir messen den Druck der Luft gewöhnlich durch die Höhe einer Quecksilbersäule, welche der auf uns lastenden Luftsäule das Gleichgewicht hält; und zwar bedient man sich entweder der sogen. Gefässbarometer oder der Heberbarometer. Bei ersteren taucht ein vertikal stehendes, oben geschlossenes luftleeres Glasrohr in ein offenes Gefäss mit Quecksilber; die Luft drückt das Quecksilber bis zu einer bestimmten Höhe in dem Rohre hinauf, und die Niveaudifferenz zwischen dem Quecksilber im Gefäss und dem im Rohr giebt ein Maass des Luftdruckes. Die Heberbarometer bestehen in einem vertikal aufgestellten zweischenkeligen Glasrohr, dessen einer Schenkel offen und viel kürzer als der andere ist; dasselbe wird mit Quecksilber gefüllt und die Luft ausgetrieben; die Niveaudifferenz des Quecksilbers in beiden Schenkeln misst den Luftdruck.

Um transportable Barometer zu gewinnen, stellt man Gefässbarometer mit beweglichem Boden her (Fortin'sche Barometer). Bei jeder Ablesung wird hier das untere Quecksilberniveau zunächst auf eine bestimmte Marke eingestellt und von hier aus der Abstand bis zum oberen Niveau gemessen. Vor dem Transport wird das Quecksilber bis zur völligen Füllung des Rohres hinaufgeschoben und es bedarf dann keinerlei Vorsichtsmassregeln selbst bei stärkeren Bewegungen des Instrumentes.

Für den Transport ungeeignet sind die sogenannten Stations-Barometer mit unbeweglichem Boden. Der Bequemlichkeit halber findet bei diesen gewöhnlich nur eine Ablesung des oberen Niveaus an einem festliegenden Massstab statt und es wird dies dadurch ermöglicht, dass die Schwankungen des unteren Quecksilberniveaus nach einer Formel berechnet oder bei der Anfertigung des Massstabes berücksichtigt werden.

Heber-Barometer können transportabel gemacht werden dadurch, dass der offene Schenkel in besonderer Weise mit der sogenannten Bunten'schen Spitze, verschlossen wird; der Transport hat nicht in vertikal aufrechter Stellung zu erfolgen, sondern unter völliger Umkehrung des Instruments.

Zur Ablesung bedient man sich eines Nonius; bei Gefäss-Barometern ist die capillare Depression des Quecksilbers zu berücksichtigen. Vor der Ablesung ist mittelst eines auf dem Barometer angebrachten Thermometers die Temperatur zu bestimmen; je nach dem Temperaturgrad reicht offenbar eine gleich schwere Quecksilbersäule mehr oder weniger hoch hinauf und die Barometerablesungen an verschiedenen Orten und zu verschiedener Zeit sind daher nur bei derselben Temperatur unter einander vergleichbar. Nach jeder Ablesung ist dementsprechend eine Reduktion der Barometerangabe auf 0°, am einfachsten mit Hülfe von Tabellen, vorzunehmen.

Die gewöhnlichen Zimmerbarometer, welche Heberbarometer mit erweitertem offenen Schenkel darstellen, bei welchen man aber nur das obere Niveau abliest und also die Schwankungen des unteren Niveaus unberücksichtigt lässt, sind für wissenschaftliche Messungen nicht verwendbar.

Sehr brauchbar, namentlich auch für hygienische Untersuchungen, sind dagegen gut gearbeitete Holosteric-(Aneroïd-)Barometer. Bei denselben bildet eine flache Dose aus elastischen Metall-Lamellen und mit wellenförmigen Bodenflächen einen barometrischen Cylinder, dessen Wandungen je nach der Stärke des Luftdrucks Excursionen ausführen; diese werden, durch Hebelübertragung vergrössert, durch einen Zeiger zur Anschauung gebracht. Die Theilung der Skala wird nach einem Quecksilberbarometer aufgetragen; gewöhnlich sind beim Gebrauch noch besondere, für jedes Instrument zu bestimmende Correctionsformeln anzuwenden. Die Ablesung hat, nachdem vorher etwaige Reibungshindernisse durch leichtes Klopfen beseitigt sind, in horizontaler Lage des Instrumentes zu erfolgen.

Will man, wie es bei meteorologischen Beobachtungen gewöhnlich der Fall ist, aus den Barometerbeobachtungen verschiedener Orte auf die augenblicklich vorhandenen Gleichgewichtsstörungen im Luftmeer schliessen, so muss vorher noch ein wichtiger localer Einfluss eliminirt werden, der an den einzelnen Orten in ganz verschiedener Weise auf den Barometerstand wirken kann. Dieser Einfluss beruht in der Höhenlage des Ortes. Mit der Erhebung über die Erdoberfläche nimmt der Luftdruck in geometrischer Progression ab; und um daher vergleichbare Zahlen zu erhalten, müssen die sämmtlichen Beobachtungszahlen auf das Meeresniveau reducirt werden. Dies geschieht entweder mit Hülfe von ziemlich complicirten Formeln, oder einfacher durch Tabellen, welche wenigstens eine annähernde Reduktion auszuführen gestatten. Als Beispiel sei auf die untenstehende stark abgekürzte Tabelle verwiesen, welche angiebt, wie hoch eine Luftsäule ist, deren Druck gerade 1 mm Hg beträgt, und zwar bei verschiedenem Barometerstand und bei verschiedenen Wärmegraden. Je nach der Temperatur und dem Luftdruck, welche während einer Ablesung geherrscht haben,

Höhe einer Luftsäule, deren Druck 1 mm Hg das Gleichgewicht hält.

Barometerstand	+30°	+20°	+10°	0°	−10°
780 mm	11·5 Meter	11·1 Meter	10·7 Meter	10·2 Meter	9·8 Meter
760 „	11·8 „	11·4 „	10·9 „	10·5 „	10·1 „
740 „	12·1 „	11·7 „	11·2 „	10·8 „	10·4 „
720 „	12·4 „	12·0 „	11·6 „	11·1 „	10·7 „
700 „	12·8 „	12·3 „	11·9 „	11·4 „	11·0 „
680 „	13·2 „	12·7 „	12·2 „	11·8 „	11·3 „

sucht man in der Tabelle den Werth für die Höhe einer Luftsäule, welche im concreten Falle eine Druck-Zu- oder Abnahme um 1 mm Hg bewirkt. Dividirt man dann die Höhenlage des Ortes durch die so gefundene Anzahl von Metern, so findet man diejenigen Millimeter Quecksilber, welche dem abgelesenen Barometerstand hinzuzuaddiren sind, um den Barometerstand im Meeresniveau zu erhalten.

Oertliche und zeitliche Vertheilung des Luftdrucks. Die Tagesschwankung des Luftdrucks ist in der gemässigten und kalten Zone geringfügig und unregelmässig, in den Tropen dagegen schärfer ausgesprochen; es stellen sich dort zwei Maxima, am Vormittag und Abend, und zwei Minima, um 4 Uhr früh und um 4 Uhr Nachmittags, ein. Die Amplitude beträgt 2—3 mm. Offenbar stimmt dieser Gang der Tagesschwankung überein mit der Curve der absoluten Feuchtigkeit; gleich dieser sind auch die Barometerschwankungen wesentlich dadurch bedingt, dass mit zunehmender Wärme ein aufsteigender Luftstrom und ein seitliches Abfliessen der Luft in die oberen Schichten sich einstellt, dass dagegen am Abend wieder ein Absinken der erkaltenden Luft und dadurch eine Steigerung des Luftdrucks erfolgt.

Die Monats- und Jahresschwankung zeigt in unserem Klima das Minimum im Sommer, das Maximum im Winter. Die monatliche Amplitude beträgt bei uns etwa 12—20 mm; nach den Polen hin nimmt sie allmählich zu. Die Jahresamplitude macht in maximo 30—40 mm aus; zwischen den Extremen mehrerer Jahre können 40 bis 50 mm Differenz liegen, die aber immerhin erst eine Excursion von 6 Procent des gesammten Luftdrucks repräsentiren.

Die örtliche Vertheilung des Luftdrucks wird gewöhnlich registrirt durch Isobaren, d. h. Linien, welche die Orte mit gleichem Monatsmittel des Luftdrucks verbinden (die Barometerstände auf Meeresniveau reducirt). Eine Karte der Isobaren (s. Taf. II) zeigt nicht wie eine Isothermenkarte Linien, welche im Allgemeinen den Breitengraden parallel laufen, sondern einzelne geschlossene Kreise, um welche concentrisch in grösserem oder geringerem Abstand die übrigen Isobaren folgen. Es existiren sonach mehrere lokal begrenzte Maxima und Minima, und von diesen Centren aus steigt oder fällt der Luftdruck nach allen Richtungen hin. Im Januar liegen z. B. Minima gewöhnlich südwestlich von Island, östlich von Kamtschatka und in der Aequatorialregion von Afrika und Australien; Maxima über Ost-Asien, Nord-Amerika, über dem südlichen Stillen Ocean. Im Juli liegen Minima im Innern Asiens und Nord-Amerikas und über dem Stillen Ocean längs dem Aequator; dagegen Maxima über dem nordatlantischen Meer und dem südlichen Ocean. Auch die örtliche Vergleichung lässt indessen nur eine geringe Amplitude der Schwankungen erkennen; dieselben bewegen sich zwischen 740 und 770 mm, betragen also höchstens 2—3 Procent des gesammten Luftdrucks.

Weitaus die stärkeren Schwankungen resultiren aus der Höhenlage des einzelnen Ortes. Im Mittel bewirkt jede Erhebung um 11 m eine Druckabnahme um 1 mm, jedes Hinabsteigen unter das Meeresniveau eine entsprechende Steigerung.

Folgende mittlere Barometerstände sind an dauernd bewohnten hochgelegenen Ortschaften beobachtet:

Mexico	2270 Meter	586 mm Hg
Quito	2850 „	549 „ „
Pikes Peak (Colorado, N.-Am.)	4300 „	451 „ „
Dorf S. Vincente (bei Portugalete, Bolivia)	4580 „	436 „ „
Kloster Hanle (Tibet)	4610 „	433 „ „

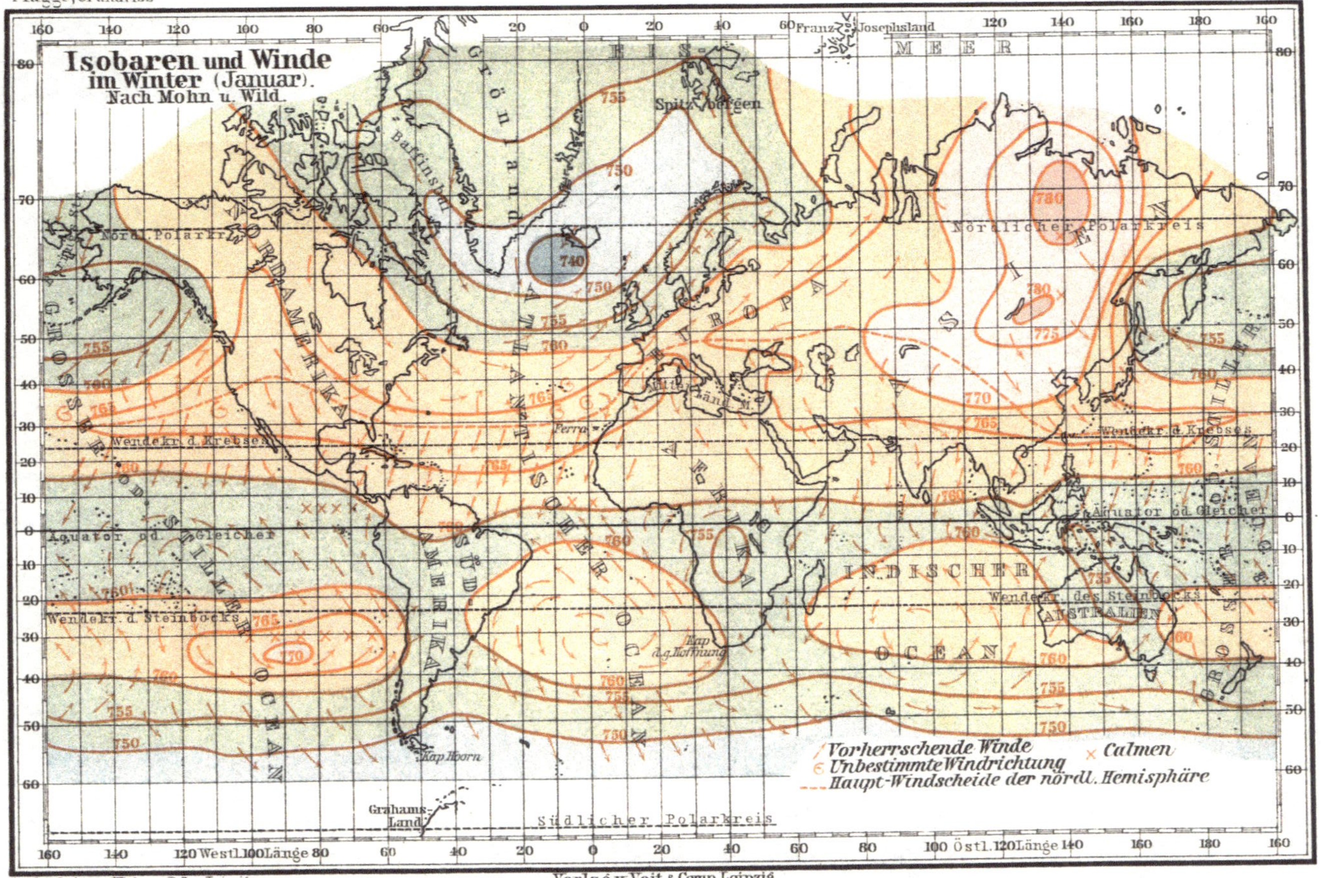

Geograph. Anst. v. Wagner & Debes, Leipzig.

Verlag v. Veit & Comp. Leipzig.

Bei vorübergehendem Aufenthalt wurden noch niedrigere Ablesungen erhalten; so von Gebr. Schlagintweit im Himmalaya bei 6780 m Höhe = 340 mm Hg; von Glaisher im Luftballon bei 8840 m Höhe = 248 mm Hg.

Andererseits sind Menschen in tiefen Bergwerken bei oft langdauerndem Aufenthalt und anstrengender Arbeit einem um 50 mm und mehr über das Normale gesteigerten Luftdruck ausgesetzt. Noch höherer Druck kommt in den sogenannten Caissons zu Stande, mit deren Hilfe Arbeiten unter Wasser ausgeführt werden. Die Arbeiter sind hier stundenlang einem Druck von 2—3 Atmosphären ausgesetzt; ferner kommt es in den Taucherglocken zu einem Druck von 6—7 Atmosphären. Diesen enorm grossen Excursionen gegenüber erscheinen die örtlich und zeitlich wechselnden Druckschwankungen des Luftmeeres als völlig bedeutungslos.

Wirkung der Luftdruckänderungen auf den menschlichen Körper.

1) Stark gesteigerter Luftdruck ruft zunächst eine Verlangsamung und Vertiefung der Athmung hervor; gleichzeitig wird das Blut von der Peripherie des Körpers zu den inneren Organen hingedrängt; der Puls wird ein wenig verlangsamt. Bei geschlossener Tube wird das Trommelfell eingewölbt und dadurch das Gehör beeinträchtigt. Sprechen und Pfeifen ist erschwert, auch die sonstige Muskelarbeit etwas behindert. Alle diese Erscheinungen gleichen sich unter normalem Luftdruck bald wieder aus, nur bei längerem Aufenthalt bleibt abnorme Ausdehnung der Lunge leicht bestehen.

Ausser der Druckwirkung kommt noch der Einfluss der vermehrten Sauerstoff-Aufnahme in Frage. Da comprimirte Luft in 1 cbm eine dem stärkeren Druck entsprechend grössere Gewichtsmenge Sauerstoff enthalten muss, als weniger dichte Luft; da aber das eingeathmete Luftvolum mindestens das gleiche bleibt, so müsste eine stärkere Sauerstoffaufnahme erfolgen.

In der That wird beim Aufenthalt in comprimirter Luft das Venenblut heller; zu einer irgend erheblichen Vermehrung des Blutsauerstoffs kommt es jedoch nicht. Das Hämoglobin ist schon bei etwa 400 mm Hg-Druck mit Sauerstoff gesättigt; eine vermehrte Aufnahme von Sauerstoff kann daher nur mittelst einfacher Absorption im Plasma erfolgen; und hierdurch wird der Gesammtgehalt des Blutes an Sauerstoff nur wenig alterirt.

In keiner Weise werden daher bedeutendere Schädigungen durch stark vermehrten Luftdruck ausgelöst. Dagegen muss der Uebergang aus der comprimirten Luft in gewöhnliche mit grosser Vorsicht erfolgen;

bei zu raschem Wechsel können durch plötzliche Ausdehnung der in den Höhlen des Körpers enthaltenen Gase allerlei Schädigungen eintreten, so z. B. Gehörsstörungen. Ferner führt der Andrang des schnell in Haut und Schleimhäute zurückströmenden Blutes zu Gefässzerreissungen und eventuell zu Blutungen der Nase, der Lungen, des Magens etc. In anderen Fällen entwickeln sich aus den im Blut absorbirten Gasen innerhalb der Gefässe Gasblasen, und diese können plötzlichen Tod oder schwere Erkrankung herbeiführen.

2) Stark verminderter Luftdruck wirkt theils durch die Druckabnahme, theils durch Verminderung der Sauerstoffzufuhr. Erstere veranlasst Erweiterung der Haut- und Schleimhautgefässe. Dieselben können sogar zerreissen und Blutungen aus Zahnfleisch, Nase, Lungen hervorrufen. Das Trommelfell wölbt sich nach aussen, Athmung und Muskelbewegungen sind erleichtert.

Einflussreicher ist die verminderte Sauerstoffzufuhr. In 2000—2500 m Höhe ist die im gleichen Luftvolum enthaltene Sauerstoffmenge schon um mehr als ein Viertel verringert; in 5000 m Höhe ist sie fast auf die Hälfte reducirt, so dass das gleiche Quantum Sauerstoff unter gewöhnlichem Luftdruck bei einem Gehalt der Luft von nur 11 Procent Sauerstoff aufgenommen werden würde; man kann also mit einem kurzen Ausdruck sagen, dass die Luft in 5000 m Höhe nur noch 11 Procent O enthält.

Diese rasche Sauerstoffverminderung müsste nun schon in mässiger Höhe von Einfluss auf den Körper sein, wenn sie nicht bis zu einem gewissen Grade durch Beschleunigung der Blutcirculation und Vermehrung der Athemfrequenz ausgeglichen würde. Der Puls steigt bei 1000 m Erhebung um 4—5, in 4000 m Höhe um 12—20 Schläge pro Minute (einige Beobachter behaupten, dass diese Zunahme sich bei längerem Aufenthalt in gleicher Höhe wieder verliere); die Athemfrequenz ist bei 4000 m nahezu verdoppelt; der Blutdruck verändert sich anfangs nicht, steigt später langsam an. In Folge dessen treten erfahrungsgemäss keine Symptome verminderter Sauerstoffzufuhr bis zu einer Höhe von ca. 2000—2500 m auf.

Selbst in grösserer Höhe scheint aber noch ein dauernder Aufenthalt ohne Benachtheiligung des Körpers möglich zu sein in Folge einer gewissen sich allmählich ausbildenden Anpassung des Organismus, für deren exactere Feststellung allerdings noch weitere Untersuchungen wünschenswerth erscheinen. Es soll dann der Thorax erweitert, das Capillarnetz der Lunge ausgedehnt und hier der Blutstrom verlangsamt werden. Dadurch soll eine bessere Ernährung der Lunge und, unter Mithilfe der vermehrten Athemfrequenz, eine reichlichere

Sättigung des Blutes mit Sauerstoff zu Stande kommen. Ausserdem ist schon in relativ geringer Höhe eine vermehrte Exspirationsfähigkeit beobachtet.

Diese dem Körper im Allgemeinen nicht schädliche, bei manchen Lungenleiden sogar vielleicht besonders förderliche Anpassung befähigt den Menschen noch zu dauerndem Aufenthalt in Höhen von 2500—4000 m. Erst in 4—5000 m Höhe scheint schwächliche Constitution und verminderte Leistungsfähigkeit der Bewohner unausbleiblich zu sein; die Gesichtsfarbe wird blassgelb, die Muskeln sind schlaff, die Resistenz ist vermindert (Anoxyhémie Jourdanet's).

Bei vorübergehendem Aufenthalt in grösseren Höhen kommt es leichter zu Gesundheitsstörungen, weil den betreffenden Individuen jene Anpassung des Körpers fehlt. Es tritt dann hochgradige Ermüdung, Herzklopfen, Athemnoth, Schwindel, schliesslich Bewusstlosigkeit ein; oft kommt es zu Hämorrhagien. An diesen Wirkungen ist sowohl die Druck- wie die Sauerstoffabnahme betheiligt; letztere am wesentlichsten, da bei Ballonfahrten die Erfahrung gemacht wurde, dass durch zeitweises Einathmen von reinem Sauerstoffgas die meisten störenden Erscheinungen vermieden werden. — Bei der Bergkrankheit ist der grossen körperlichen Anstrengung, ferner der Einwirkung der Kälte und der intensiven Sonnenstrahlung ein Antheil an dem Entstehen der betreffenden Symptome zuzuschreiben.

Die Schwankungen des Luftdrucks, wie sie in den Isobaren zum Ausdruck kommen, oder die zeitlichen Differenzen desselben können offenbar keinerlei directe Wirkungen auf den Menschen äussern. Wohl aber muss ein indirecter Einfluss der Luftdruckschwankungen anerkannt werden, schon deshalb, weil Winde und Niederschläge und die übrigen Faktoren des Klimas und der Witterung von demselben abhängig sind.

Ferner ist darauf hingewiesen, dass die Barometerschwankungen auch Bewegungen der im Boden enthaltenen Luft veranlassen; beim Sinken des Luftdrucks kann die Bodenluft sich über die Oberfläche erheben und eventuell in unsere Wohnungen eindringen.

Manche Erfahrungen deuten auch darauf hin, dass die Luftdruckschwankungen eine Rolle spielen beim Entstehen der sogenannten „bösen Wetter“ in Steinkohlengruben. Das in tieferen Erdspalten sich findende Methan, welches mit Luft gemengt explosiv ist, scheint zuweilen in Folge eines plötzlichen Sinkens des Luftdrucks in grösserer Masse in die Gruben einzutreten und dort Explosionsgefahr zu bedingen.

D. Die Luftbewegung.

Die Bewegungsvorgänge in der Atmosphäre zeigen sich aufs innigste abhängig von den Verhältnissen des Luftdrucks.

Messung der Luftbewegung. Die Richtung des Windes wird bestimmt durch frei aufgestellte Windfahnen, die aus 2 im Winkel von 20° gegen einander geneigten Flügeln bestehen; an grösseren Stationen sind selbstregistrirende Fahnen im Gebrauch, aus deren Angaben hervorgeht, während welcher Zeitdauer jede einzelne Windrichtung geherrscht hat.

Die Stärke der Luftbewegung kann entweder approximativ bestimmt werden; schwächste Strömungen können beobachtet werden durch die Ablenkung einer Kerzenflamme, durch Tabaksrauch, Flaumfedern oder durch kleine äquilibrirte Ballons. Bei etwas kräftigeren Strömen, wie sie im Freien stets vorzuliegen pflegen, ist die Volarfläche der ausgestreckten Hand ein gutes Reagens, das allerdings in seiner Empfindlichkeit durch die Temperatur und die Feuchtigkeit der Luft sehr wesentlich beeinflusst wird. Noch stärkerer Wind kann durch Feststellung seiner Wirkung auf Baumblätter, Baumzweige u. s. w. gut abgeschätzt werden. Mit einiger Uebung gelingt durch solche Mittel eine hinreichend sichere Bestimmung der Windgeschwindigkeit.

Zu genaueren Messungen benutzt man Anemometer; entweder statische, bei denen der Druck des Windes gemessen wird, oder dynamische, bei welchen man die Geschwindigkeit aus der Zahl der Umdrehungen eines Rotationsapparates entnimmt. Am gebräuchlichsten sind: 1) Das Flügel-Anemometer, bei welchem einige feine Plättchen aus Glimmer oder aus Aluminiumblech an einer Rotationsaxe angebracht sind; letztere greift in ein Zählwerk ein, welches die Zahl der Umdrehungen notirt. Nach einer durch Aichung des Instrumentes ermittelten Formel ist dann aus der Zahl der Umdrehungen auf die Geschwindigkeit des Windes zurückzurechnen. 2) Das Robinson'sche Schalenkreuz-Anemometer, bei welchem vier übers Kreuz befestigte hohle Schalen durch den auftreffenden Wind in der Weise gedreht werden, dass die convexe Fläche der Schalen vorangeht. Die Rotation wird auch hier auf einen Zählapparat übertragen, und die gefundene Anzahl von Umdrehungen mit einem für jedes Instrument besonders festzustellenden Coëfficienten multiplicirt, um die zurückgelegte Wegstrecke und die Geschwindigkeit zu ermitteln. Die folgende der 6stufigen Landskala entsprechende Tabelle giebt einen Vergleich der empirisch beobachteten Windgeschwindigkeit mit der durch statische und dynamische Instrumente gemessenen. Vielfach wird eine 12stufige, sogenannte „Seeskala" benutzt.

Vertheilung der Luftbewegung auf der Erdoberfläche. Da die Intensität des Windes direct abhängig ist von der Intensität der Luftdruckdifferenzen, so giebt eine Karte der Isobaren den besten Ueberblick über die zeitweilig herrschenden Windströmungen und Windstärken. Die Isobaren sind stets in Abständen von 5 mm Druckdifferenz gezogen; diese gleiche Differenz ist zwischen zwei Isobaren während ihres ganzen Verlaufes vorhanden. Wir sehen nun aber, dass die Isobaren sich nicht etwa in räumlich gleichen Abständen halten, sondern dass sie an einzelnen Stellen dicht auf einander rücken, um dann wieder weit aus einander zu weichen. So liegen

	Windstärke	Geschwindigkeit des Windes	Winddruck	Wirkungen des Windes
	0—6	Meter in der Secunde	Kilogr. auf den Quadratmeter	
0	Stille	0—0·5	0—0·15	Der Rauch steigt gerade oder fast gerade empor
1	Schwach	0·5—4	0·15—1·87	Für das Gefühl merkbar, bewegt einen Wimpel.
2	Mässig	4—7	1·87—5·96	Streckt einen Wimpel, bewegt die Blätter der Bäume.
3	Frisch	7—11	5·96—15·27	Bewegt die Zweige der Bäume.
4	Stark	11—17	15·27—34·35	Bewegt grosse Zweige und schwächere Stämme.
5	Sturm	17—28	34·35—95·4	Die ganzen Bäume werden bewegt.
6	Orkan	über 28	über 95·4	Zerstörende Wirkungen.

die Minima und die Maxima von sehr ungleich nahen Isobaren umgeben. Die Winde, welche durch die Gleichgewichtsstörungen im Luftmeer bedingt sind und einen Ausgleich herbeizuführen streben, werden im Allgemeinen in senkrechter Richtung zu den Isobaren nach dem Luftdrucksminimum hin oder vom Maximum weg sich bewegen; und sie werden um so raschere Strömung zeigen müssen, je kürzer die Wegstrecke zwischen zwei Isobaren wird, je dichter dieselben aufeinander rücken und je steiler also der Abfall des Luftdruckes ist. Die Beziehung zwischen der Druckdifferenz einerseits und der Wegstrecke, auf welcher sich dieselbe vollzieht, andererseits, bezeichnet man gewöhnlich als den barometrischen Gradienten. Derselbe giebt an, wie gross die Druckdifferenz ist auf eine bestimmte, einheitliche, senkrecht zu den Isobaren gemessene Weglänge. Als Einheit der Weglänge dient ein Aequatorgrad = 111 Kilometer. Je höher der Gradient, d. h. je mehr Millimeter Druckdifferenz auf 111 Kilometer Weglänge entfallen, um so rascher muss die Windbewegung sein.

Während die Lufttheilchen in solcher Weise von allen Seiten nach einem Minimum hin oder von einem Maximum weg strömen, erleiden sie noch eine gewisse Ablenkung, theils durch die Erdumdrehung, theils durch die Centrifugalkraft. In Wirklichkeit entstehen so nicht Bewegungen in der Richtung des Gradienten, sondern es entstehen Spiralen, welche auf der nördlichen Halbkugel sich von links nach rechts nach dem Minimum hin, resp. vom Maximum fort sich bewegen. Die von einem Minimum beherrschten Strömungen nennt man Cyclonen, die von einem Maximum ausgehenden Winde Anticyclonen. Die letzteren zeigen eine relative Ruhe und Unveränderlichkeit, während die Cyclonen im Allgemeinen veränderliches Wetter bewirken. Minima und Maxima findet man oft in lebhaft fortschreitender Bewegung; auf der nördlichen Halbkugel wandern die Minima vorzugsweise von West nach Ost und der Wind hat hier den niederen Druck links und etwas vor sich, den höheren rechts und etwas hinter sich. Minima können sich unter Umständen mit einer Geschwindigkeit von 800—1000 Kilometer pro 24 Stunden bewegen.

Eine gute Uebersicht über die momentan herrschenden Windverhältnisse geben die synoptischen Witterungskarten, die von vielen Tagesblättern publicirt werden. Auf denselben sind die Isobaren eingezeichnet; ferner Pfeile welche die Windrichtung anzeigen (der runde Kopf des Pfeiles geht voran), und durch die Fiederung des Pfeiles die Windstärke (nach der sechsstufigen Skala; sechs Striche bedeuten stärksten Orkan). Der Kopf der Pfeile giebt ausserdem durch die verschiedene Schattirung Aufschluss über den Grad der Bewölkung etc.

In der warmen Zone herrschen innerhalb 35° nördl. und südl. Breite die ausserordentlich regelmässigen Passatwinde. Dieselben entstehen in letzter Instanz durch die stete starke Erwärmung und Ausdehnung der Luft in den Aequatorialgegenden, wodurch ein oberes Abfliessen der Luft nach Norden, ein Zurückfliessen in den unteren Schichten nach Süden erfolgt. Durch die Erdrotation entsteht aus diesen Strömungen ein Nordost- und Südostpassat.

In der gemässigten Zone stehen die Luftströmungen unter dem Einflusse der Cyclonen und Anticyclonen und hier findet daher häufiger und regelloser Wechsel der Windrichtung und Windstärke statt. In Westeuropa herrschen im Allgemeinen West- und Südwestwinde vor und zwar unter dem Einfluss von Depressionen, welche über dem atlantischen Ocean entstehen und von da nach Nordosten fortschreiten.

Ausserdem treten an vielen Orten locale Ursachen für die Windbewegung hinzu. So haben wir am Meeresufer häufig locale Land- und Seewinde; Vormittags findet in den oberen Schichten eine Strömung von dem stark erwärmten Land zur See statt, in den unteren Schichten umgekehrt, in den Abendstunden erfolgt allmählicher Ausgleich und in der Nacht stellt sich eine entgegengesetzte Strömung her wie am Tage, weil jetzt das Land stärkere Abkühlung erleidet. Ferner beobachtet man in Gebirgsthälern eine Periodicität der Luftströmungen, indem am Tage ein energisches Aufsteigen der erwärmten Thalluft, Nachts dagegen ein Niederströmen der kalten Luft eintritt. Grössere nahe der Meeresküste gelegene Gebirgsmassen pflegen oft sehr starke Temperaturdifferenzen und dadurch heftige locale Winde zu veranlassen, so den Mistral in der Provence, die Bora in Dalmatien etc.

Es muss daher für jeden Ort Windrichtung und Winstärke gesondert bestimmt werden. Um ein anschauliches Bild der Häufigkeit der Windrichtungen zu erhalten, construirt man am besten eine sogen. „Windrose“, auf deren Radien die Anzahl der Tage, an welchen eine bestimmte Windrichtung geweht hat, aufgetragen werden.

Ausser der Richtung und Stärke des Windes ist auch seine sonstige Beschaffenheit, namentlich die Temperatur und die Feuchtigkeit der Luft, von Bedeutung. Für meteorologische Zwecke sucht man die mittlere Temperatur, Feuchtigkeit etc. für jede einzelne Windrichtung aus langjährigen Beobachtungen zu ermitteln und auf der Windrose einzutragen. Man erhält in dieser Weise Charakteristika der Windrichtungen und zugleich locale Wahrscheinlichkeitszahlen für das Wetter, welches jede Windrichtung bringt.

Regelmässige zeitliche Schwankungen der Windrichtung und Windstärke kommen in unserem Klima nicht vor; wir können höchstens eine sturmreichere Jahreshälfte von Ende September bis Ende März unterscheiden gegenüber einer ruhigeren, welche sich über Sommer und Herbst erstreckt.

Ferner beobachten wir auf dem Continent bei relativ ruhigem heiterem Wetter eine Tagesschwankung in der Windstärke derart, dass dieselbe um 10 Uhr ansteigt, kurz nach Mittag das Maximum erreicht und gegen Sonnenuntergang absinkt. Es erklärt sich dieser Gang dadurch, dass in der Nacht die untere Luftschicht als die kältere dem Vermischen mit der oberen nicht ausgesetzt ist; die obere ist aber stets in viel rascherem Strömen begriffen, weil sie nicht wie die untere durch Häuser, Bodenerhebungen etc. in der horizontalen Fortbewegung behindert ist. Gegen 10 Uhr Morgens aber ist die untere Luftschicht durchwärmt, wird nun nach oben gedrängt und mischt sich mit den lebhafter bewegten Schichten. Gegen Abend tritt in Folge der Bodenausstrahlung allmählich wieder die frühere Schichtung und Stagnation ein. Daher kommt es, dass sich über Nacht die stärkste Ansammlung von Gerüchen geltend macht, namentlich im Hochsommer, wo die engen Strassen und Höfe und die Souterrains der Häuser die relativ niedrigsten Temperaturen zeigen.

Wirkung der Luftbewegung auf den menschlichen Organismus. Die Windrichtung ist stets nur bedeutungsvoll durch den begleitenden Charakter des Windes, durch die Temperatur, Feuchtigkeit, Wolken, Niederschläge, welche eine bestimmte Windrichtung mit sich zu bringen pflegt.

Die Windstärke ist direct einflussreich für die Wärme- und Wasserdampfabgabe des Körpers. In tropischen Klimaten oder an heissen Sommertagen werden unter der Beihülfe bewegter Luft sehr hohe Temperaturen gut ertragen. Andererseits befördern stärkere

Winde in kalten Klimaten in ausserordentlich hohem Grade schädliche Wirkungen durch zu intensiven Wärmeverlust (Erkältungen, Erfrierungen).

Ferner ist die zerstörende Gewalt der heftigsten Stürme und Orkane zu erwähnen, denen alljährlich eine bedeutende Anzahl von Menschen zum Opfer fällt. Am verderblichsten treten die Stürme in tropischen Klimaten auf; in unseren Breiten werden sie nur auf dem Meere, selten auf dem Lande gefahrdrohend. Um die Seefahrer zu schützen, sind die Sturmwarnungen von grosser Bedeutung. Sobald auf Grund telegraphischer Witterungsberichte in der deutschen Seewarte in Hamburg eine synoptische Witterungskarte zusammengestellt ist und sich aus dieser ergiebt, dass ein von dichtgedrängten Isobaren umgebenes Minimum sich gegen die Küste hin fortbewegt, werden die Häfen mit telegraphischen Warnungen versehen.

Indirect sind die Winde insofern von sanitärer Bedeutung, als sie ein lebhaftes Durchmischen der Atmosphäre verursachen, üble Gerüche, schädliche Gase und suspendirte Bestandtheile schnell in's Unendliche verdünnen und eine stets gleiche Beschaffenheit der Luft garantiren. Auch innerhalb der Wohnungen wird eine reine Beschaffenheit der Luft nicht zum wenigsten durch den Einfluss der Winde erhalten.

Nachtheilige Wirkungen können dadurch zu Stande kommen, dass grosse Massen von Luftstaub aufgewirbelt und dass eventuell auch Krankheitserreger durch Winde fortgeführt werden (vgl. indessen im folgenden Kapitel). — Ferner ist beobachtet, dass durch stärkere, auf die ganze Erdoberfläche mit Ausnahme des von Bauten bedeckten Terrains drückende Winde ein Auftrieb von Bodenluft, eventuell auch von Gasen aus Abortgruben etc. in die Häuser hinein stattfindet.

E. Die Niederschläge.

Die Niederschläge entstehen durch Condensation von atmosphärischem Wasserdampf, indem kältere Luftströmungen in wärmere einbrechen oder umgekehrt; es bildet sich dann Nebel, Thau, Reif, Regen oder Schnee etc.

Nebel. Zur Bildung desselben ist ausser der Temperaturerniedrigung noch die Anwesenheit suspendirter Bestandtheile erforderlich. Fehlen diese völlig, so bleibt jede Nebelbildung aus. Für gewöhnlich sind überall in der Atmosphäre genügend feste Körperchen vorhanden. Enthält die Luft viel Rauch, Russ und Staub, so kommen die stärksten Nebel zu Stande.

Thau und Reif entstehen nur bei klarem Himmel, weil nur dann die Ausstrahlung kräftig genug ist und besonders an den Gegenständen, die sich durch Ausstrahlung stark abkühlen, so namentlich an Pflanzen. Jede Wolke, ebenso jede leiseste Bedeckung, eine schwache Rauchschicht etc., gewährt Schutz gegen Reifbildung.

Regen und Schnee.

Dieselben werden gemessen in Sammelgefässen, bei denen die auffangende Fläche eine bestimmte Grösse, gewöhnlich 500 qcm besitzt. Durch Umbiegen des Randes ist ein Verspritzen der einfallenden Tropfen verhindert. Alle 24 Stunden wird der Inhalt in einem Messcylinder gesammelt und die Menge des 24stündigen Niederschlags abgelesen. Die Angaben erfolgen dann jedoch nicbt in ccm, sondern in mm Regenhöhe, d. h. es wird die Höhe der Wasserschicht angegeben, welche durch den 24stündigen Niederschlag auf der Erdoberfläche gebildet werden würde, falls kein Abfliessen, Einsickern oder Verdunsten stattfände. Die Umrechnung auf diesen Ausdruck ist einfach, da je 50 ccm gesammelter Regen auf der 500 qcm grossen Auffangfläche eine Regenhöhe von 1 mm anzeigt.

Die grössten Regenmengen fallen innerhalb der tropischen Zone. Dort führt der aufsteigende warme Luftstrom enorme Mengen Wasserdampf in die höheren kälteren Luftschichten und veranlasst massenhafte Condensation. — Ferner sind Gebirge und die Höhenlage eines Orts, ferner auch ausgedehnte Waldungen und andere lcoale Momente von bedeutendem Einfluss (s. Tab.)

Regenhöhen.

Cherrapoonjee (Ostindien) . . .	12 520	mm.
Maranhao (Brasilien)	7 100	„
Sierra Leone	4 800	„
Stye Pass (Schottland)	4 182	„
St. Maria (Alpen)	2 483	„
Chambery (Savoyen).	1 650	„
Baden (Schwarzwald)	1 444	„
Klausthal (Harz)	1 427	„
Norddeutsche Tiefebene . . .	613	„
Würzburg	401	„
Breslau	400	„

Ausser der Regenmenge wird die Zahl der Regen- und Schneetage und die Vertheilung derselben auf die Jahreszeit registrirt. Die Zahl der Regentage nimmt zu mit der Erhebung über das Meeresniveau; ferner in Europa von Süden nach Norden; ausserdem mit der Annäherung an's Meer. — Während es in der Region der Passate nur innerhalb 3—5 Monaten des Jahres zu Regen kommt (z. B. in Calcutta von Juni bis September), dann aber oft regelmässig von Vorbis Nachmittag, vertheilen sich in der gemässigten Zone die Regentage auf das ganze Jahr; im Ganzen ist in Deutschland der Sommerregen, in Westfrankreich und England der Herbstregen vorherrschend. Im Sommer, resp. in den Tropen regnet es ausserdem intensiver.

Die hygienische Bedeutung der Niederschläge. Ein directer Einfluss liegt insofern vor, als durch die Niederschläge leicht eine Durchfeuchtung der Kleidung, insbesondere des Schuhzeuges, bewirkt wird, die zu Störungen der Wärmeregulirung und zu Erkältungen Anlass giebt.

Indirect sind die Niederschläge bedeutungsvoll einmal dadurch, dass sie einen Theilfaktor des Klimas bilden, der für die Vegetation und die Bodencultur besonders wichtig ist. Zweitens sind stärkere Niederschläge eines der wirksamsten Reinigungsmittel für Luft und Boden, ein Einfluss, der namentlich in tropischen Ländern scharf hervortreten muss; Staub, angesammelte Fäulnissstoffe, Mikroorganismen und eventuell Infektionserreger werden fortgeschwemmt und aus dem Bereich der Menschen entfernt. Drittens können mässige Niederschläge organisches Leben und auch die Vermehrung und Erhaltung von Mikroorganismen befördern. Viertens ist von den Niederschlägen der Feuchtigkeitsgehalt der oberen Bodenschichten und der Stand des Grundwassers abhängig. Allerdings kommt genau genommen nur ein gewisser Theil der Niederschläge für die Durchfeuchtung des Bodens und die Speisung des Grundwassers in Betracht: nämlich diejenige Wassermenge, welche nicht oberflächlich abfliesst und auch nicht kurze Zeit nach dem Eindringen in den Boden wieder verdunstet. Wie gross nun dieser Antheil ausfällt, das hängt einerseits von localen Einflüssen, von dem Gefälle der Oberfläche, von der Durchlässigkeit des Bodens, von der Temperatur, dem Sättigungsdeficit und der Bewegung der Luft etc. ab; andererseits ist aber die Art des Regenfalls massgebend. Erfolgt dieser plötzlich in grossen Mengen, so wird der abfliessende Antheil unter den gleichen örtlichen Bedingungen viel grösser, als wenn dieselbe Regenmenge langsam und stetig innerhalb eines längeren Zeitraums niedergeht. Um daher den zum Grundwasser durchdringenden Antheil aus der gemessenen Gesammt-Regenmenge abschätzen zu können, müsste man zunächst diese zeitlichen Beziehungen des Regenfalls genauer kennen.

F. Licht; Elektricität.

Die Lichtmenge, welche wir durch die directen Sonnenstrahlen erhalten, geht im Allgemeinen mit der gelieferten Wärmemenge zusammen, und ist wie diese abhängig vom Einfallswinkel der Strahlen und von der Dauer der Bestrahlung. Für letztere ist die Tageslänge und die Bewölkung massgebend.

Eine meteorologische Registrirung der Dauer des Sonnenscheins ist ausführbar mit Hilfe des CAMPBELL'schen Autographen, welcher einen hinter einer Glaskugel vorbeirotirenden Papierstreifen enthält, der von der Sonne angesengt und gebräunt wird. Die Länge des gebräunten Theils des Streifens giebt ein Maass der Sonnenscheindauer. Vielfach wird dann auch noch die wirklich stattgehabte Besonnung in Procenten der an demselben Tag überhaupt möglichen Sonnenstrahlung angegeben.

Das diffuse Tageslicht wird nur nach dem Sonnenschein und dem Grad der Bewölkung des Himmels abgeschätzt. Genauere Methoden zur Messung kommen erst bei der Belichtung unserer Wohnräume in Frage.

Die hygienische Bedeutung des Lichts betrifft zunächst die normale Funktion des Sehorgans. Da aber störende Einflüsse in dieser Beziehung vorzugsweise innerhalb der Wohnung zu Stande kommen, so ist die Erörterung der betreffenden Lichtwirkungen auf ein späteres Kapitel zu verschieben.

Zweifellos besteht aber auch ein Einfluss des Lichts auf andere Funktionen und auf das Allgemeinbefinden des Menschen. Durch Experimente an Thieren ist festgestellt, dass sie im Licht beträchtlich grössere Mengen Kohlensäure ausscheiden, als im Dunkel; und zwar ist der Grund dafür nicht etwa nur in einer Erregung der Retina zu suchen, sondern auch geblendete Thiere reagieren in derselben Weise. Es muss also dem diffusen Licht eine Reizwirkung auf das Protoplasma zugeschrieben werden, welche den Zerfall der organischen Stoffe in der Zelle erhöht.

Beobachtungen an Menschen liegen vor in den Berichten verschiedener Polar-Expeditionen. Es wird in diesen mehrfach die grüngelbliche Gesichtsfarbe betont, welche die Mitglieder der Expedition während des Polarwinters annehmen; ferner sollen nervöse Affektionen, Verdauungsstörungen etc. auftreten. Doch ist es zweifelhaft, wie viel von diesen Symptomen auf den andauernden Lichtmangel, wie viel andererseits auf die Monotonie der Kost, der Beschäftigung etc. zu schieben ist.

Viele Erfahrungen von Aerzten und Laien sprechen ausserdem dafür, dass eine grössere oder geringere Lichtfülle erhebliche nervöse und psychische Einflüsse hervorbringen kann.

Eine indirecte hygienische Beziehung äussert das Licht noch dadurch, dass es eine vermuthlich sehr mächtige Wirkung auf das Leben der Mikroorganismen ausübt. Theils gehen dieselben durch starke Belichtung zu Grunde, theils verlieren sie ihre pathogenen Eigenschaften. Wo es an Licht fehlt, verkümmern die chlorophyllführenden Pflanzen, während Bakterien üppig gedeihen.

Ueber Ursprung, Verhalten und Bedeutung der Luftelektricität sind wir noch völlig im Unklaren. Es ist indess nicht undenkbar, dass hier noch hygienische Beziehungen verborgen liegen.

Die elektrischen Entladungen in Form von Gewittern sind vom hygienischen Standpunkt nicht so bedeutungsvoll, als vielfach angenommen wird. Todesfälle und Verletzungen durch Blitz sind in unserem Klima ausserordentlich selten; in Preussen sterben durch Blitzschlag jährlich 96 Menschen und diese Fälle machen 1·4 Procent der Verunglückungen, 0·07 Procent aller Todesfälle aus.

II. Allgemeiner Charakter und hygienischer Einfluss von Witterung und Klima.

A. Die Witterung.

Die Witterungsverhältnisse, wie sie sich aus den meteorologischen Beobachtungen ergeben, pflegen seit längerer Zeit regelmässig mit den für die gleiche Zeitperiode erhaltenen Morbiditäts- und Mortalitätsziffern zum Zweck der Auffindung ätiologischer Beziehungen verglichen zu werden.

Sowohl die Charakteristik der Witterung, wie wir sie bis jetzt aufzustellen pflegen, wie auch die übliche Mortalitätsstatistik ist indessen für diesen Zweck wenig brauchbar.

Die meteorologischen Daten berücksichtigen zu sehr die Mittelwerthe, und lassen die Intensität der Schwankungen und das gleichzeitige Zusammenwirken verschiedener Faktoren nicht genügend hervortreten (vgl. S. 88).

Als hygienisch wichtige Momente der Witterung konnten im Vorhergehenden namentlich bezeichnet werden: 1) extrem hohe Temperaturen von längerer Dauer mit gleichzeitig hoher Luftfeuchtigkeit und geringer Luftbewegung; 2) niedrige Temperaturen mit gleichzeitig stärkerem Wind, eventuell auch mit Niederschlägen; 3) die S. 86 näher charakterisirten, zu Erkältungskrankheiten vorzugsweise disponirenden Witterungsverhältnisse.

Ueber alle diese Momente erhalten wir durch die gebräuchlichen meteorologischen Daten keine genügende Auskunft. Einen vollkommen orientirenden Einblick gewähren vielmehr nur graphische Darstellungen der Witterungsverhältnisse, welche die Intensität der

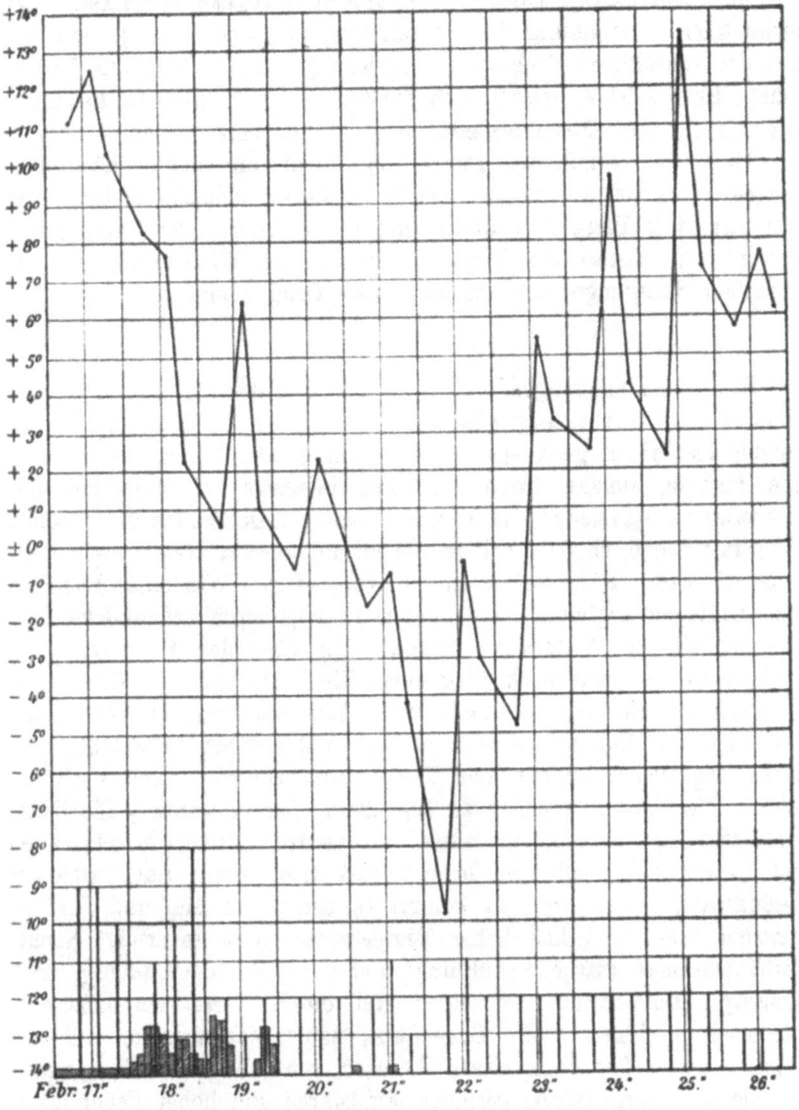

Fig. 1. **Witterung vom 17.—26. Februar 1885.**

Excursionen aller betheiligten Faktoren gleichzeitig zur Anschauung bringen. In Fig. 1 ist die Witterung eines Theils des Februars 1885 in solcher Weise aufgezeichnet; ausser der Temperaturcurve ist die Intensität der Winde durch die Höhe der vertikalen Striche auf der untersten Linie angegeben (5 mm = 1 Stufe der 12 stufigen Skala); ferner sind die Niederschläge eingezeichnet und zwar so, dass deren Dauer der horizontalen Ausdehnung der Schraffirung und deren Menge dem Inhalt der schraffirten Rechtecke entspricht (1 qmm = 0·1 mm Regenhöhe). Ebenso ist es leicht, noch die Zahlen für die absolute Feuchtigkeit und für das Sättigungsdeficit übersichtlich einzuordnen.

Falls die graphische Darstellung nicht anwendbar ist, sollte wenigstens so viel als möglich die S. 76 hervorgehobene Methode der Zählung der Tage von bestimmter Amplitude der Temperaturschwankung, ebenso der Tage von bestimmter Windstärke, von bestimmtem Sättigungsdeficit etc. zur Anwendung kommen.

Soweit die ungenügende Methode der Registrirung eine Charakteristik der Witterung gestattet, haben wir in Mittel-Europa zu Anfang des Jahres, genauer von Ende Januar oder Anfang Februar ab eine Periode, welche durch besonders intensive Schwankungen der Temperatur ausgezeichnet ist. Dieselben bewegen sich häufig in kritischen Temperaturlagen, so dass völlige Aenderung unserer Gewohnheiten erforderlich wird. Nicht selten sind sie von heftigen Winden und starken Niederschlägen begleitet. Eine derartige hygienisch bedenkliche Veränderlichkeit der Witterung erstreckt sich über den Februar, März, April; zuweilen auch noch über einen Theil des Mai. In dieser Zeit ist ausserdem die Bodenoberfläche meist kalt und nass, das Sättigungsdeficit gering. Von da ab beginnt dann eine Periode, in welcher zwar starke Tagesschwankungen der Temperatur, zuweilen auch noch erhebliche Variationen von Tag zu Tag, dann aber in wenig gefährlicher Temperaturlage, vorkommen; ausserdem werden heftigere Winde selten und Niederschläge gelangen in der stark trocknenden Luft rasch zur Verdunstung. Hier und da kommt es bereits im Mai und Juni zu Perioden ausserordentlich hoher Temperatur. Aber es erfolgt Nachts gewöhnlich noch starke Abkühlung; und die Wohnungen pflegen noch gemässigte Temperaturen zu zeigen, weil die Häusermassen nicht entsprechend durchhitzt sind. Ende Juni, namentlich aber im Juli und August, treten fast regelmässig Perioden von sehr hoher Temperatur auf, die bei langer Dauer, geringer Windstärke und hoher Feuchtigkeit bedenklich werden können. Von Ende August ab kommt durch kühlere Nächte und interkurrirende kältere Perioden eine allmähliche Abkühlung der Häuser zu Stande. Vom September ab vollzieht sich dann der Abfall der Temperatur und der Uebergang zum Winter in einer mehr allmählichen Weise und ohne die schroffen Schwankungen des Frühjahrs. Erst im November und Anfang December kommt es wieder zuweilen zu kritischen Variationen der Temperatur, und auch zu begleitenden heftigeren Winden, zu Bodennässe und nebliger Luft, bis dann Ende December oder Anfang Januar eine Periode dauernden Frostes einzutreten pflegt.

Die jahreszeitliche Vertheilung der Todesfälle in Deutschland geht aus nebenstehendem Diagramm hervor. An demselben beobachten wir zwei Erhebungen der Curve, die allerdings im Verhältniss zur Gesammtmenge der Todesfälle nur geringfügige Excursionen darstellen. Die eine, kürzere und niedrigere Erhebung fällt in den Hochsommer; die zweite breitere in den Spätwinter resp. Frühling.

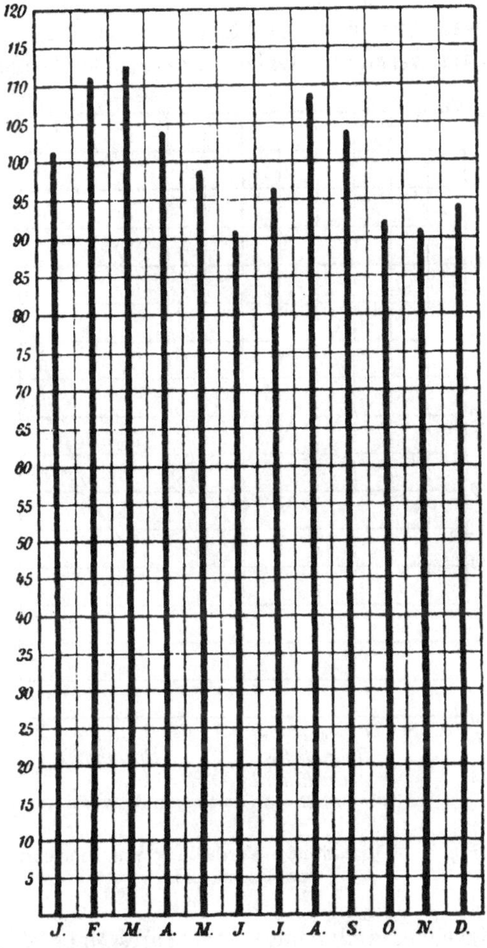

Fig. 2. Mortalität im Deutschen Reich nach Monaten.

Um die ätiologischen Beziehungen dieses Verlaufs der Mortalitätscurve zu erkennen, wird es erforderlich sein, diejenigen Krankheiten herauszufinden, durch welche wesentlich die beiden jahreszeitlichen Erhebungen bewirkt werden. Es zeigt sich nun (s. Tab. S. 121), dass an der Sommerakma wesentlich das kindliche Lebensalter betheiligt ist, und dass Cholera und Diarrhoea infantum in dieser Jahreszeit die weitaus grösste Zahl von Todesfällen veranlassen. Ausserdem participiren Ruhr, Cholera nostras und andere infektiöse Darmerkrankungen der Erwachsenen an der Sommerakma; ferner liefern Sonnenstich und Hitzschlag, sowie Verunglückungen einen gewissen, aber geringeren Beitrag.

Die Winterakma betrifft mehr die höheren Lebensalter; und zwar sind die Krankheiten, welche im Spätwinter und Frühjahr so stark vermehrte Opfer fordern, hauptsächlich Krankheiten der Respirationsorgane. Pneumonie, Bronchitis, Croup, Angina sind dann ausserordentlich verbreitet (vgl. Tab. S. 121); ferner ist die Mortalität an Phthise und an Altersschwäche bedeutend gesteigert; daneben ist eine deutliche Zunahme der meisten contagiösen Krankheiten im Winter zu constatiren; so der Pocken, des Scharlachfiebers und der Masern. — Das Verhalten einiger sogenannter Erkältungskrankheiten wird noch genauer illustrirt durch das nebenstehende Diagramm. Die Bronchitis zeigt eine steile Akme im Januar bis März; die Pneumonie einen breiten Gipfel vom Januar bis Mai. — Im Ganzen stösst eine statistische Vergleichung der Erkältungskrankheiten auf besonders grosse Schwierigkeiten, weil wenig brauchbares Material darüber gesammelt ist. Die in der Tab. S. 121 aus London, Dresden, Berlin und dem Canton Genf mitgetheilten Zahlen lassen indessen einen ähnlichen Verlauf der Curve der Bronchitis und Pneumonie erkennen, wie die hier gezeichnete.

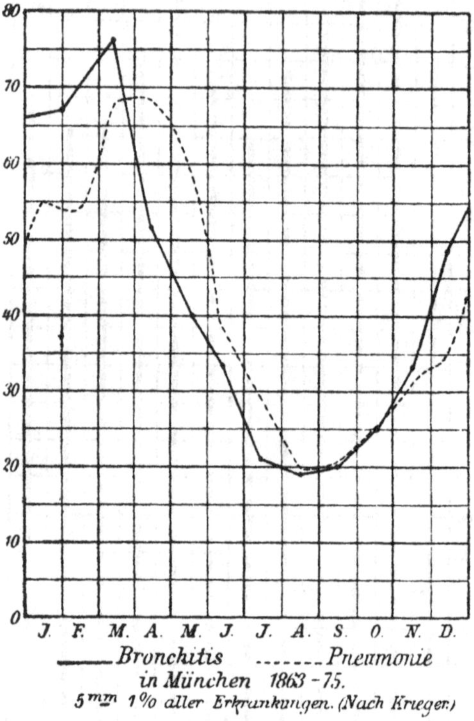

Fig. 3. Jahreszeitliche Vertheilung von Bronchitis und Pneunomie.

Von vornherein muss es jedoch fraglich erscheinen, ob die jahreszeitliche Steigerung oder Verminderung aller dieser Krankheiten auf directe Wirkungen der Witterung zurückzuführen ist; oder ob nicht in vielen Fällen Lebensgewohnheiten, Beschäftigungsart, Sitten und Gebräuche die Witterungseinflüsse vermitteln und dieselben steigern

Krankheiten mit Sommerakme.

Unter 1000 Todesfällen an:	entfallen auf: Decbr., Januar, Februar	März, April, Mai	Juni, Juli, August	Septbr., October, Novbr.
Cholera und Diarrhoea infantum (Berlin 1879—83)	50	83	701	166
Cholera asiatica (Preussen 1848—59)	62	5	278	655
„ „ (London 1849—53) .	36	19	863	82
Ruhr und Darmkatarrh (unter 1000 Epidemieen in der gemässigten Zone)	20	35	750	195
Ruhr (London 1849—53)	165	171	441	223
Diarrhoe (London 1849—53) . . .	96	90	639	175
Unglücksfälle (Bayern)	183	213	366	238

Krankheiten mit Winterakme.

Unter 1000 Todesfällen an:	entfallen auf: Decbr., Januar, Februar	März, April, Mai	Juni, Juli, August	Septbr., October, Novbr.
Altersschwäche (Bayern 1871—75) .	291	289	206	214
Tuberkulose (Bayern 1871—75) . .	251	321	229	199
„ (Berlin 1830—39) . .	265	279	230	224
Bronchitis (Berlin 1830—39) . . .	289	344	179	187
„ (Dresden 1828—37) . .	257	329	182	230
„ (London 1849—53) . . .	383	236	112	269
„ (Canton Genf 1838—47, 1853—55)	363	349	146	142
Laryngitis (London 1849—53) . . .	335	284	168	213
Keuchhusten (Bayern 1871—75) . .	263	308	225	204
Pleuritis (London 1849—53) . . .	314	267	188	231
Pneumonie (Bayern 1871—75) . .	311	345	165	179
„ (London 1849—53) . .	309	237	146	308
„ (Canton Genf 1838—47, 1853—55)	323	354	146	177
Croup und Diphtherie (Bayern 1871 bis 1875)	312	260	172	251
Pocken (Bayern 1871—75)	299	432	176	93
„ (London 1849—53)	303	272	204	221
Scharlach (Bayern 1871—75) . . .	274	274	237	215
Masern (Bayern (1871—75)	294	275	248	183

oder abschwächen. Es wird daher nothwendig sein, bei den einzelnen Krankheiten die Art und Weise ihrer Abhängigkeit von den Witterungseinflüssen genauer zu verfolgen. Erst aus einer solchen Betrachtung wird sich ergeben, in wie weit dieselben vermeidbar sind und mit welchen Mitteln wir ihnen eventuell wirksam begegnen können.

a) Die Krankheiten der Sommerakme.

Hitzschlag und Sonnenstich werden wesentlich durch die S. 79 angeführten Witterungseinflüsse bedingt, kommen indessen in unserem Klima relativ selten vor.

Die Steigerung der Unglücksfälle im Sommer erklärt sich daraus, dass dann zu den häufigsten Arten von Verunglückung — Ertrinken und Ueberfahren — vermehrte Gelegenheit geboten ist. Auch diese Todesfälle liefern indess nur einen geringfügigen Procentsatz der Gesammtmortalität.

Dagegen betheiligt sich an der Sommerakme in ausschlaggebender Weise die Cholera infantum. Aus der Aetiologie dieser Affektion, die im Kapitel „Infektionskrankheiten" ausführlicher besprochen ist, sei hier nur hervorgehoben, dass zu einem gewissen Theil vielleicht ein directer Einfluss hoher Temperaturen und eine Art Wärmestauung bei der Entstehung der Krankheit in Frage kommt. Es ergiebt sich dies aus der Thatsache, dass eine, allerdings relativ kleine Anzahl an der Brust genährter Kinder der Krankheit zum Opfer fallen, sobald die Temperatur eine gewisse Grenze überschreitet. Derartig hohe Temperaturen kommen hauptsächlich in den städtischen Wohnungen zu Stande, die geradezu eine Aufspeicherung der Wärme veranlassen. — Ausserdem aber beweist das ungleich häufigere Erkranken der mit Kuhmilch ernährten Kinder, sowie der vielfach constatirte günstige Einfluss des sorgfältigen Kochens der Milch, dass die grosse Ausbreitung der Krankheit ganz wesentlich durch abnorme Veränderungen der Marktmilch befördert wird. Diese Veränderungen treten jedoch wiederum desto leichter ein, je weniger die Wohnung passende Aufbewahrungsräume und Schutz gegen hohe Temperaturen gewährt.

Vorzugsweise sind also mangelhafte Methoden der Conservirung und Zubereitung der Milch, und daneben schlechte Wohnungseinrichtungen die Ursache der starken Mortalität an Brechdurchfall; und Massregeln, welche eine Besserung dieser schlechten Gewohnheiten anstreben, müssen eine bedeutende Abflachung der Mortalitätscurve bewirken, trotz völligen Gleichbleibens der Witterung.

Bei den übrigen infektiösen Darmkrankheiten, welche im Sommer gesteigerte Frequenz zeigen, kommt die Wirkung der hohen

Temperatur ebenfalls in mannigfaltiger Weise zu Stande. Zum Theil führen die Witterungseinflüsse in der S. 82 geschilderten Weise direct zur Ausbreitung dieser Krankheiten. Daneben aber kommt es im Hochsommer leicht zum massenhaften Gedeihen von Saprophyten auf den Nahrungsmitteln und durch den Genuss der letzteren zu weiteren Verdauungsstörungen. — Ferner begünstigt die hohe Temperatur die Vermehrung der Infektionserreger in unserer Umgebung; dazu treten in derselben Jahreszeit Massen von Insekten auf, welche die Verbreitung von Infektionserregern besorgen. In denselben Monaten pflegen wir ausserdem besonders reichliches Getränk und grössere Mengen roher Nahrung, in Form von Früchten etc., aufzunehmen; und hierdurch geben wir vielfache Gelegenheit zum Eindringen pathogener Organismen. Diese Lebensgewohnheiten können für die infektiösen Darmkrankheiten von geradezu ausschlaggebender Bedeutung werden. Durch sorgfältige Ueberwachung des Getränks und der Zubereitung der Speisen ist es möglich, trotz heisser Witterung die Zahl der Erkrankungen ausserordentlich stark herabzudrücken, wie dies z. B. bezüglich der Cholera in eklatanter Weise aus der relativen Immunität hervorgeht, deren sich die in Indien lebenden Engländer erfreuen.

b) Die Krankheiten der Winterakme.

Die vermehrten Todesfälle an Altersschwäche erklären sich am einfachsten dadurch, dass die Erwerbs- und Ernährungsverhältnisse eines grossen Theils der Bevölkerung im Winter am ungünstigsten sind und dass — aus den unten angeführten Gründen — besonders leicht Erkältungen entstehen, die zu terminaler Pneumonie oder Bronchitis führen.

Eigenthümlich erscheint auf den ersten Blick die regelmässige und oft bedeutende Zunahme der contagiösen Krankheiten und namentlich der acuten Exantheme. Indessen wird dieselbe erklärlich einmal durch das innigere Zusammenleben der Menschen in den Wohnungen. Je grösser der Bruchtheil der Bevölkerung ist, der im Freien lebt, und je länger derselbe sich im Freien aufhält, um so weniger Gelegenheit zur Ansteckung ist gegeben, und die Chancen für die Ausbreitung wachsen um so mehr, je mehr sich das ganze Leben der Bevölkerung innerhalb des Hauses abspielt. — Ausserdem aber ist für die Wintersteigerung bedeutungsvoll, dass in der kalten Jahreszeit mehr Kleidungsstücke benutzt werden, dass aber die Reinigung der Wäsche, des Körpers, der Wohnung etc. auf grössere Schwierigkeiten stösst und mehr guten Willen voraussetzt, als im Sommer. Jede Beförderung der Unreinlichkeit muss aber im Sinne einer vermehrten Ausbreitung der contagiösen Krankheiten wirken. In Gegenden, wo die Jahreszeit die stärksten Kontraste zwischen Leben im Freien und Leben im Hause bedingt, und wo die Bevölkerung ein mehr indolentes Wesen zeigt, finden sich daher die stärksten Kontraste zwischen der Ausbreitung der contagiösen Krankheiten in der warmen und in der kalten Jahreszeit (Constantinopel), während andere Länder nur geringe und unregelmässige Differenzen aufweisen.

Die Zunahme der Todesfälle an Phthise, welche einen sehr bedeutenden Procentsatz der gesammten Mortalität ausmachen, deutet nicht etwa darauf hin, dass die Phthise vorzugsweise im Winter acquirirt und verbreitet wird, sondern nur darauf, dass das tödtliche Ende der Krankheit hauptsächlich in der zweiten Hälfte des Winters und im Frühjahr eintritt. Die Ursache hierfür liegt einmal darin, dass während des Winters für die ärmeren Bevölkerungsklassen die Erwerbsverhältnisse am schlechtesten sind und die gesammten hygienischen Bedingungen am ungünstigsten liegen. Dann aber ist für die Phthisiker aller Stände in diesen Monaten eine erhöhte Gefahr für die Acquirirung von Erkältungskrankheiten gegeben, die dann leicht eine lethale Verschlimmerung ihres Leidens herbeiführen.

Die Steigerung der Erkältungskrankheiten im zweiten Theile des Winters, resp. im November, ist nach der S. 118 gegebenen Schilderung der Witterung ohne Weiteres verständlich. Während der Übergang vom Sommer zum Herbst und vom Herbst zum Winter sich gewöhnlich allmählich vollzieht, so dass wir uns der Jahreszeit relativ leicht mit Kleidung und Wohnung anpassen können; treten von Ende Januar ab launische Schwankungen der Temperatur auf, und zwar gerade in gefährlichen Temperaturlagen, so dass eine Anpassung der Kleidung und Heizung ausserordentlich schwierig wird. Dazu gesellen sich in dieser Zeit oft heftige kalte Winde, oft Nässe des Bodens und Niederschläge und damit vielfache Disposition zu Erkältungen. Im April und Mai sind oft scheinbar warme Tage mit kräftiger Insolation, aber kühlen östlichen Winden gefährlich; diese Perioden verlocken zu vorzeitigem Aufenthalt im Freien, zur Einstellung des Heizens, zu leichter Kleidung, und die in solcher Weise einmal angenommenen Gewohnheiten werden von den meisten Menschen zu spät geändert, wenn wieder kältere Perioden auftreten.

Die jahreszeitlichen Schwankungen einiger Infektionskrankheiten (Malaria, Typhoid etc.) werden erst im Kapitel „Infektionskrankheiten“ näher berücksichtigt, da dieselben für die allgemeine Mortalität in Mitteleuropa ohne Belang sind und ausserdem je nach der Oertlichkeit in verschiedener Jahreszeit gipfeln.

Uebrigens wird ein genauerer Einblick in die Beziehungen zwischen den mit der Jahreszeit wechselnden Krankheiten und den Witterungsverhältnissen erst möglich sein, wenn die meteorologischen Daten zweckentsprechender ausgewählt werden und eine genauere Statistik über die einzelnen Krankheiten vorliegt. — Wie oben angedeutet, bedürfen wir entschieden solcher weiterer Aufklärungen, weil dieselben uns die Directiven für prophylaktische Massregeln geben. Früher hat man die jahreszeitlichen Schwankungen der Krankheiten mehr auf eine Art von geheimnissvollen kosmisch-tellurischen Einflüssen zurückgeführt, und hat diese als unvermeidlich und dem menschlichen Eingreifen nicht zugänglich betrachtet. An den oben aufgezählten Beispielen konnte indess gezeigt werden, dass die Schwankungen der Mortalität und Morbidität sich in bestimmter Weise aus dem Einfluss der einzelnen klimatischen Faktoren und aus den Lebensgewohnheiten erklären lassen, und dass wir daher oft im Stande sein werden, durch Aenderung und bessere Anpassung der Lebensgewohnheiten dem Einfluss der Schwankungen der Witterung in wirksamster Weise zu begegnen.

B. Das Klima.

Eine hygienisch brauchbare Charakterisirung der einzelnen Klimate stösst auf noch bedeutendere Schwierigkeiten, als die Charakterisirung einer Witterung, weil wir dazu der Mittelwerthe aus mehrjährigen Beobachtungen nicht entrathen können und weil durch diese mancherlei interessante Beziehungen leicht verwischt werden.

Jedenfalls ist es wünschenswerth, dass nicht nur die Mittelwerthe der Temperatur, der absoluten Feuchtigkeit, der Niederschläge etc. für die einzelnen Monate festgestellt werden, sondern es muss eine Auszählung der Tage von bestimmter Variation der Temperatur, von bestimmter Windstärke etc. erfolgen, so dass die Intensität der einzelnen Schwankungen einigermassen hervortritt.

Derartige Charakterisirungen von Klimaten liegen noch so gut wie gar nicht vor. Vollends ungenügend sind aber die Daten über aussereuropäische Länder.

Auch die Morbiditäts- und Mortalitätsstatistik der einzelnen Klimate ist noch durchaus mangelhaft. Nur wenige europäische Staaten bieten in dieser Beziehung ein einigermassen befriedigendes Material.

Wir werden uns daher einstweilen auf eine Abgrenzung und Charakterisirung weniger grosser klimatischer Zonen beschränken müssen, und zwar sollen im Folgenden nur eine tropische, eine arktische, eine gemässigte Zone und das Höhenklima unterschieden werden. Die bedeutenden Differenzen, welche die verschiedenen Länder jeder einzelnen Zone immerhin noch darbieten, müssen hier unberücksichtigt bleiben.

Auch bei der Prüfung der ätiologischen Beziehungen der Klimate wird dann vor allem zu erwägen sein, in welcher Weise der Einfluss des Klimas auf die Morbidität und Mortalität zu Stande kommt, und ob und in wie weit derselbe durch Lebensgewohnheiten, Sitten und Gebräuche eine Unterstützung erfährt.

1. Die tropische (und subtropische) Zone.

Charakteristik. Tropische Klimate sind ausgezeichnet durch den regelmässigen, periodischen Ablauf der Witterungserscheinungen, während unperiodische Schwankungen und das, was wir „Wechsel der Witterung" nennen, fast völlig fehlen. — Meistens sind allerdings Jahreszeiten unterscheidbar, aber nicht sowohl nach der Temperatur, als vielmehr nach Winden und Niederschlägen. In einem Theil des Jahres herrschen die Passate und veranlassen trockenes Wetter. Mit dem Aufhören der Passate beginnt dann die Regenzeit, und zwar stellt dieser Regen eigentlich Sommerregen dar, da er in der Zeit des höchsten Sonnenstandes fällt; meistens bringt aber die Regenzeit in Folge der Bewölkung eine gewisse Abkühlung zu Stande und daher wird diese Periode in manchen Gegenden fälschlich als „Winter" bezeichnet.

Bemerkenswerth ist der Einfluss, den die tropische Regenzeit oft gegenüber der Anhäufung von Schmutzstoffen zeigt, welche während der trockenen Jahreszeit sehr hochgradig geworden zu sein pflegt. Die Bodenoberfläche wird abgeschwemmt, stagnirende Teiche und Flüsse werden mit reichlichem, reinem Wasser gefüllt, der Bezug guten Trinkwassers und die Reinigung der Kleider, der Wohnung etc. ausserordentlich erleichtert. Es ist ohne Weiteres einleuchtend, dass in dieser Weise durch die massenhaften Niederschläge der Regenzeit an vielen Orten contagiöse und infektiöse Krankheiten in ihrer Verbreitung gehemmt werden müssen.

Entsprechend dem Wechsel der trockenen und der nassen Jahreszeit, ferner je nach der Nähe der Meeresküste variirt die Luftfeuchtigkeit in den tropischen Gebieten, und da bei hoher Temperatur die Luftfeuchtigkeit zu einem äusserst einflussreichen klimatischen Faktor wird, ist die Wirkung des tropischen Klimas, je nach Ort und Jahreszeit, ausserordentlich verschieden. — Eine fernere Eigenthümlichkeit des Tropenklimas bildet die intensive Sonnenstrahlung. Das Vacuumthermometer steigt auf der besonnten Bodenoberfläche bis über

80°. Innerhalb weniger Minuten wird die entblösste Haut des Europäers unter der Tropensonne roth und schmerzhaft.

Entsprechend den überaus günstigen Bedingungen für organisches Leben kommt es einerseits zu doppelten Ernten; andererseits zu einer enormen Anhäufung von zersetzungsfähigem Material und zu intensiven Fäulniss- und Gährungsvorgängen. Man begegnet daher einer hochgradigen Verpestung der Luft durch Fäulnissgase, wenn nicht entweder starke Trockenheit die Zersetzungen hindert oder lebhafte Winde die Gase zerstreuen.

Krankheiten der Tropenzone. Nach allen Erfahrungen ist die Gesammt-Mortalität in den Tropen eine sehr hohe. Genauere Zahlen fehlen; angeführt sei nur nebenstehend eine Tabelle über die Mortalität der europäischen Truppen in den Tropen:

Unter 1000 Mann europäischer (französischer resp. englischer) Truppen starben jährlich in:

Algier 1837—46	78
Senegal 1819—55	106
Sierra Leone 1819—36 . . .	483
Bengalen 1838—56	70
Britisch Westindien 1817—46	75

Dagegen in:

Capland 1817—49	14
Neu-Seeland 1844—56 . . .	9
Canada 1837—46	13

Ferner eine von Lebensversicherungs-Gesellschaften aufgestellte Tabelle über die Lebenserwartung in Ostindien; dieselbe giebt an, wie viel Todesfälle in Ostindien auf 100 erwartungsmässig Gestorbene, d. h. entsprechend den in England gemachten Erfahrungen, zu rechnen sind:

Auf 100 erwartungsmässige Todesfälle kommen:

im Alter von	15—25	Jahren	324,
„ „ „	25—35	„	286,
„ „ „	35—45	„	223,
„ „ „	45—55	„	157.

Die Steigerung der Mortalität ist vorzugsweise bedingt durch folgende Krankheiten:

Sonnenstich und Hitzschlag, die beispielsweise unter den Truppen in Britisch-Indien durchschnittlich 3 p. m. Todesfälle verursachen.

Schwere Formen von Anämie und Leberkrankheiten sind in den Tropen ausserordentlich verbreitet. Unter den europäischen Truppen in Indien starben an Hepatitis jährlich 2·2 p. m. In der Präsidentschaft Madras macht diese Krankheit 6 Procent aller bei den Truppen vorgekommenen Krankheitsfälle aus. Leichtere Leberaffektionen sind enorm verbreitet. — Vorzugsweise disponirend scheint ein feuchtwarmes Klima, resp. die Regenzeit zu wirken, d. h. die Verhältnisse, unter denen am leichtesten Behinderung der Wärmeabgabe eintritt.

Die vorgenannten Affektionen erscheinen als echte Klimakrankheiten. Zweifellos kann durch die Lebensweise, insbesondere Nahrung und Beschäftigung, die Disposition erhöht resp. verringert werden. So erkranken Männer an Leberaffektionen in weit grösserem Procentsatz als Frauen, und unter den Männern sind diejenigen, welche unregelmässig leben und viel Alcoholica geniessen, besonders gefährdet. Aber selbst bei grosser Vorsicht pflegt die eine oder andere dieser Krankheitserscheinungen bei den in tropische Länder Eingewanderten aufzutreten, so dass sie in manchen Gegenden kaum völlig zu vermeiden sind. — Von anderen Krankheiten seien genannt:

Beri-Beri, Dengue, Gelbfieber, die beschränkte Verbreitung innerhalb der tropischen und subtropischen Zone zeigen und in Bezug auf ihre Aetiologie noch wenig erkannt sind.

Malaria ist ausserordentlich verbreitet und tritt vielfach in perniciöser Form auf, so zwar, dass sie unbedingt den gefährlichsten Feind des tropischen Klimas darstellt. Unter den Truppen an der Sierra Leone erkrankten 32 Procent; in Ostindien 41 Procent; in Britisch-Guiana und in Cayenne 70—80 Procent an Malaria. In Bombay und in Bengalen liefert die Malaria 50—60 Procent aller Erkrankungen.

Ruhr und schwerer Darmkatarrh fordern nächst der Malaria die meisten Opfer. Unter den Truppen in Bengalen kommen 13 Procent, in Britisch-Guiana 50 Procent Erkrankungen vor.

Cholera asiatica tritt in mörderischen Epidemieen auf, fordert aber nicht so viel Opfer wie die vorgenannten Krankheiten.

Cholera infantum ist in den meisten tropischen Gebieten stark verbreitet.

Neben den infektiösen Darmkrankheiten fehlt es aber auch nicht an Erkrankungen der Respirationsorgane. Phthise ist, mit Ausnahme der Hochplateaus und einiger subtropischer Gebiete, fast überall verbreitet und tritt in relativ schwerer Form auf. Pneumonie ist in einzelnen Theilen Indiens, ferner in Unterägypten und Tunis selten, kommt aber in anderen tropischen Ländern häufig vor. Bronchitis und andere katarrhalische Erkrankungen werden in den Tropen in grosser Zahl beobachtet. Nur gewisse subtropische Gegenden, wie einzelne Theile Aegyptens, der Ostküste Afrika's, Californiens zeigen eine relative Immunität; ferner die Antillen und St. Helena, welch' letzteres unter der Herrschaft kühler südlicher Winde steht und daher ein im Verhältniss zu der geographischen Breite sehr gemässigtes Klima zeigt.

Bei vielen dieser Krankheiten — den infektiösen Darmkrankheiten und der Malaria — ist die Wirkung des tropischen Klimas vor allem in dem Sinne aufzufassen, dass die Vermehrung und namentlich die Verbreitung der Krankheitserreger in ähnlicher Weise begünstigt ist, wie in unserem Klima durch die warme Jahreszeit. Für die infektiösen Darmkrankheiten besteht ausserdem eine individuelle Disposition (s. S. 82). Jedenfalls aber spielen hier auch die Lebensgewohnheiten eine bedeutsame Rolle, insofern die Art der Wasserversorgung, die Zubereitung der Nahrung, die Reinlichkeit in Bezug auf Wohnung und Kleidung von entschiedenem Einfluss auf die Ausbreitung sein müssen. Durch Aenderung solcher Gewohnheiten wird daher in vielen Fällen einem Theil der schädlichen Klimawirkungen begegnet werden können.

Am vollständigsten versagen bisher unsere prophylaktischen Massnahmen gegenüber der Malaria. Den Boden und die Entwickelung des Krankheitserregers zu beeinflussen, das wird in den Tropen gegenüber der Ausdehnung der infektiösen Gebiete kaum jemals gelingen. In wie weit aber etwa die Verbreitung der Keime gehindert werden kann, darüber werden wir erst ein Urtheil gewinnen, wenn der Modus der Uebertragung genauer bekannt sein wird.

Gegen die Erkältungskrankheiten wird vor allem dadurch Schutz zu suchen sein, dass die Erschlaffung und Verweichlichung der Haut nach Möglichkeit verhindert wird.

2. Die arktische Zone.

Charakteristik. Im polaren Klima tritt uns der Wechsel der Jahreszeiten in ausgesprochenster Weise entgegen.

Während des Winters fehlt die Sonnenstrahlung ganz, die Kälte ist intensiv. Auch März und April sind noch sehr kalt; erst im Mai steigt die Temperatur, und die höchste Wärme tritt im Juli-August ein. Im Herbst erfolgt langsamer Abfall der Temperatur. Selbst im Sommer fallen die Strahlen immer noch in sehr spitzem Winkel auf; trotzdem erhebt sich die Temperatur an den meisten Tagen über 0°, das geschwärzte Thermometer steigt noch in $78^1/_2{}^0$ Breite bis 21° C. Der Sommer würde noch erheblich wärmer sein, wenn nicht so viel Wärme durch Schmelzen von Eis und Schnee absorbirt würde.

Die absolute Feuchtigkeit ist im Winter minimal; der Himmel fast stets heiter, Niederschläge sind selten. Im Sommer tritt oft Nebel ein, ebenso vielfache Niederschläge.

Der Winter bringt eine furchtbare Monotonie; überall zeigt sich das Bild vollkommener Gleichmässigkeit, Erstarrung und Ruhe. Unter diesen psychischen Eindrücken und unter dem Einfluss des Lichtmangels werden die Menschen Anfangs schläfrig und deprimirt; später reizbar. Gewöhnlich gesellen sich Dyspepsieen, und bei mangelnder Abwechslung in der Kost skorbutische Erscheinungen hinzu.

Mit grosser Begeisterung wird von allen Polarreisenden das erste Wiedererscheinen der Sonne geschildert. Schon mehrere Tage ehe sie selbst am Horizont erscheint, wird ihr Nahen durch prachtvolle Dämmerungsfarben angekündigt.

Der Sommer bietet dann durchweg angenehme Witterungsverhältnisse. Auch die stete Tageshelle wird in keiner Weise lästig empfunden.

Krankheiten des polaren Klimas. Die Gesundheitsverhältnisse sind im Allgemeinen sehr günstig, abgesehen davon, dass in Island, Grönland etc. ein verhältnissmässig grosser Theil der Bevölkerung verunglückt, beim Fischen ertrinkt, oder in Schneestürmen umkommt. Infektiöse Darmkrankheiten und Malaria fehlen so gut wie vollständig. Die asiatische Cholera hat in Nordamerika den 50, in Russland den 64. Breitengrad nicht überschritten; Island, Lappland, die Färoerinseln sind bisher frei geblieben. Cholera infantum fehlt ebenfalls. — Der Grund für diese Immunität ist theils in einer Erschwerung der saprophytischen Vermehrung der Krankheitserreger, theils in einem Fehlen der individuellen Disposition zu suchen. Gleichwohl liegen beschränkte Epidemieen, z. B. von Cholera asiatica in noch höheren Breiten gewiss nicht ausser dem Bereich der Möglichkeit, und dass es bisher zu solchen nicht gekommen ist, daran trägt jedenfalls die Erschwerung der Einschleppung die Hauptschuld. Auch Australien und das Capland sind aus diesem Grunde bisher von der Cholera verschont geblieben.

Krankheiten der Respirationsorgane sind in Island, Skandinavien, Nord-Russland etc. häufig, jedoch nicht häufiger als in der gemässigten Zone. Im hohen Norden zeigt die Witterung im Ganzen weniger gefährliche Schwankungen, als in unserem Winter und Frühjahr; und dabei sind dort die Einrichtungen und Gewohnheiten oft in zweckmässigerer Weise auf die Bekämpfung der Kälte und den Witterungswechsel zugeschnitten.

Phthise kommt in Island, Spitzbergen, auf den Färoer- und Shetlandinseln, den Hebriden und im nördlichen Norwegen so gut wie gar nicht vor; Pneumonieen sind in denselben Gebieten relativ selten. Dagegen werden in West-Grönland und Canada Phthise und Pneumonieen ausserordentlich häufig angetroffen. — Wodurch diese eigenthümliche Differenz zwischen der östlichen und westlichen Polarregion bedingt ist, lässt sich zur Zeit noch nicht ermitteln. Möglicherweise sind wesentliche klimatische Unterschiede vorhanden, möglich, dass auch in den Lebensgewohnheiten, Ernährungs- und Erwerbsverhältnissen durchgreifende Differenzen bestehen.

3. Die gemässigte Zone.

Charakteristik. Weder erschlaffende Wärme, noch hemmende Kälte herrscht während des ganzen Jahres, sondern es findet ein solcher Wechsel der Jahreszeiten und ein so häufiges aperiodisches Schwanken der Witterung statt, dass einerseits intensive Cultur des Landes ermöglicht ist, andererseits scharfe Contraste und kräftige Reize auf den Körper einwirken. Frühling und Herbst mit ihrem stets wechselnden Wetter kommen erst in dieser Zone zu merklicher Entwickelung.

Innerhalb der gemässigten Zone findet man im Uebrigen ausserordentlich grosse klimatische Differenzen. Die stärksten Contraste werden durch die mehr maritime oder mehr continentale Lage eines Landes bewirkt. — Wie bereits früher ausgeführt wurde (S. 70 und 72), beobachten wir im continentalen Klima die stärksten Tages- und Jahresschwankungen der Temperatur; im Sommer Perioden unerträglicher Hitze, abwechselnd mit plötzlicher hochgradiger Abkühlung; im Frühjahr fortwährend schroffe Witterungswechsel; im Winter Perioden intensiver Kälte, aber auch mit Rückfällen in höhere Wärmegrade untermischt. Die Luftfeuchtigkeit ist im Sommer und Herbst gering, die Luft oft stauberfüllt; Niederschläge sind mässig, Nebel selten.

An den Küsten begegnet man erheblich gleichmässigeren Temperaturen. Im Sommer fehlt es ganz an den längeren Perioden stärkerer, erschlaffend wirkender Hitze; im Winter wird die Kälte weniger intensiv. Die Uebergänge im Frühjahr und Herbst vollziehen sich spät, aber langsam und allmählich, ohne bedeutendere Rückschläge. Meist herrschen lebhafte Winde; das Sättigungsdeficit ist gering und die Luft rein und staubfrei. Niederschläge sind relativ häufig, der Himmel oft bewölkt; leicht kommt es zu Nebelbildung.

Auch innerhalb ein und desselben Küsten- oder Binnenlandes machen sich noch vielfache klimatische Unterschiede bermerkbar. So kann das locale Klima wesentlich beeinflusst werden, indem durch Anhöhen oder Waldungen ein Schutz gegen die kältesten Winde gewährt wird (Riviera); indem ferner durch die Lage des Ortes an einem nach S oder SW geneigten Abhang besonders starke Insolation erfolgt; indem die Bodenbeschaffenheit selbst nach stärkeren Niederschlägen ein Trockenbleiben der Bodenoberfläche garantirt u. s. w. — Von mächtigem Einfluss sind ausgedehntere Waldungen. Sie bewirken, ähnlich wie grosse Wassermassen, ein Ausgleichen der Temperatur, indem sie einer zu starken Insolation durch fortwährende Verdunstung von Wasser entgegenwirken, und indem sie einer zu starken Abkühlung durch die reichlichere Feuchtigkeit der Atmosphäre und Wolken- und Nebelbildung vorbeugen. Ebenso ausgleichend wirken sie auf die Vertheilung der Niederschläge. Von dem gefallenen Regen halten sie einen relativ grossen Bruchtheil in der oberen lockeren Bodenschicht zurück, und dieser Antheil fällt nicht einer plötzlichen, sondern einer langsamen, mässigen Verdunstung anheim, da die Luft ein niedriges Sättigungsdeficit zeigt und die Winde nur ganz abgeschwächt zur Wirkung kommen. Die Jahresmenge der Niederschläge ist zwar bedeutend, aber dieselben gehen allmählich und nicht mit plötzlicher Gewalt nieder, weil keine Gelegenheit zu schroffen Abkühlungen und starker Condensation gegeben ist. — Ausserdem hält sich die Luft innerhalb der Waldungen stets rein und staubfrei.

Krankheiten der gemässigten Zone. Die folgende Tabelle giebt eine Statistik der Sterblichkeit der verschiedenen Lebensalter für einige Länder der gemässigten Zone. Aus dieser Tabelle ist ersicht-

Von 10,000 Menschen jeder Altersklasse starben in:

Altersklasse	Preussen	Oesterreich	Belgien	Norwegen
0—1	2177	2582	1735	1063
1—2	577	610	530	331
2—3	281	319	269	176
3—4	178	215	171	132
4—5	130	127	125	98
5—10	94	98	127	63
10—15	42	41	64	39
15—20	49	63	76	52
20—25	69	93	103	72
25—30	82	97	112	77
30—35	106	106	127	81
35—40		126	135	91
40—45	146	149	160	96
45—50		181	171	112
50—55		242	208	136

lich, wie in den Ländern mit vorzugsweise continentalem Charakter des Klimas — Preussen und Oesterreich — vor allem die Säuglingssterblichkeit höher ist, als in den Ländern mit relativ stärkerer Küstenentwickelung. Die Cholera infantum, Diarrhoea und Eclampsia infantum machen im Binnenlande über 20 Procent der Todesfälle aus. Dazu kommen ferner zahlreiche Todesfälle an Phthise, Pneumonie und Bronchitis, die zusammen ebenfalls mehr als 20 Procent der Gesammtmortalität betragen.

Im Küstenklima ist die Mortalität der Kinder viel geringer, weil hier die heissen Sommermonate fehlen, die allein zahlreichere Opfer an Cholera infantum fordern (vgl. S. 121). Ferner tritt an den Küsten in ganz auffälliger Weise die Frequenz der Todesfälle an Phthise zurück. Während in Deutschland im Mittel von 10 000 Lebenden 3·6 an Phthise sterben (in Kassel, Breslau etc. 3·7—3·8), werden in

Danzig	2·5
Stettin	2·6
Amsterdam . .	2·5
Haag	2·4
England . . .	2·4

Todesfälle an Tuberkulose auf je 10 000 Lebende gezählt. — Die klimatischen Verhältnisse, denen dieser günstige Einfluss auf die Phthise zugeschrieben werden muss, liegen vermuthlich einmal in den selteneren und geringeren Schwankungen der Witterung, welche zu einer Verminderung der Erkältungen und dadurch zu günstigerem Verlauf der Phthise führen; ferner in den gemässigten Hochsommertemperaturen, welche es gestatten, dass selbst während dieser Jahreszeit an Stelle der körperlichen Erschlaffung, die der continentale Sommer mit sich zu bringen pflegt, reichliche Nahrungsaufnahme stattfindet und die Körperkräfte erhalten bleiben; endlich in der steten Bewegung und relativen Reinheit der Luft und dem dadurch gegebenen Antrieb zu tiefen Respirationen. — Die Vorstellung, als ob das Freisein der atmosphärischen Luft von Staub und speciell von Tuberkelbacillen von wesentlicher Bedeutung sei, ist nach den neueren Untersuchungen nicht aufrecht zu erhalten. Die Infektionen scheinen in ganz überwiegendem Masse innerhalb der Wohnungen zu erfolgen und der Staub- und Keimgehalt der Wohnungsluft wird von den klimatischen Differenzen kaum berührt.

Im Uebrigen spielen bei der Mortalität einzelner Landstriche und Städte die Erwerbsverhältnisse, Ernährung und Beschäftigung eine grosse Rolle. So ist in manchen Küstenstädten die geringere Entwickelung industrieller Anlagen und die vorzugsweise Beschäftigung der ärmeren Bevölkerung mit Schifffahrt und Fischfang gewiss ebenfalls bei der niederen Mortalitätsziffer der Phthise betheiligt; und wiederum die hohe Sterblichkeit zwischen dem 10. und 30. Lebensjahre in Belgien durch die dortigen ausgedehnten Arbeiterdistrikte bedingt. Auch die Bauart der Häuser, die Heizeinrichtungen, die Tracht der ländlichen Bevölkerung, eine Menge von Sitten und Gebräuchen findet man nicht selten in benachbarten Theilen eines Landes sehr verschieden; und in allen diesen Momenten ist oft vorzugsweise der Grund für eine locale Steigerung oder Verminderung der Mortalität an einzelnen Krankheiten zu suchen. Bisher besteht allerdings die Neigung, in allen möglichen Fällen klimatische Differenzen hervorzuheben und als Krankheitsursache anzuschuldigen; aber sehr häufig stellen sich diese bei genauerer Feststellung als so überaus geringfügig heraus, dass es entschieden nicht zulässig ist, daraufhin von einem ganz besonderen Klima und besonderen klimatischen Wirkungen der einen Provinz oder des einen Ortes (Badeortes) gegenüber den anderen zu sprechen.

4. Das Höhenklima.

Charakteristik. In der gemässigten Zone beginnen die Eigenthümlichkeiten des Höhenklimas etwa in 400—500 Meter Höhe; in niederen Breitengraden jedoch erst in bedeutend grösserer Höhe. An dem Aufhören der Vegetation und dem Beginn des ewigen Schnees lässt sich diese Abhängigkeit des Höhenklimas von der geographischen Breite am deutlichsten verfolgen; in den Anden Südamerikas erhebt sich bekanntlich die Baumregion noch bis in ein Höhe von 4000 Meter.

Die klimatischen Eigenthümlichkeiten des Höhenklimas sind folgende:

Die Temperatur erfährt eine Aenderung, welche im Allgemeinen der vom Meere bewirkten ausgleichenden Beeinflussung ähnlich ist. Für je 100 Meter Erhebung nimmt die Temperatur im Mittel um 0·57° ab; diese Abnahme erfolgt aber im Sommer schneller, nämlich 1° auf 160 Meter Erhebung; im Winter langsamer, 1° auf 280 Meter. Ferner nimmt die jährliche und die tägliche Temperaturschwankung mit der Höhe ab.

Die für das Höhenklima charakteristischen Verhältnisse gelten allerdings nur für die Gipfel, Rücken, Abhänge und breiten Hochthäler, nicht dagegen für grössere Plateaus und für enge Hochthäler. Erstere können sehr starke Contraste zwischen Tag und Nacht, Sommer und Winter bieten, namentlich wenn ihnen die Bewaldung fehlt; und die engeren Thäler zeigen Nachts und im Winter sehr niedrige Temperaturen, weil die kalte Luft dann in ihnen herabsinkt und dort lagern bleibt.

Die absolute Feuchtigkeit ist, entsprechend den niederen Wärmegraden, sehr gering; die relative Feuchtigkeit meist hoch und das Sättigungsdeficit niedrig. Da aber im Freien stets lebhafter Wind herrscht und der geringe Luftdruck die Verdunstung bedeutend erleichtert, kommt es trotzdem zu einer merklichen stark trocknenden Wirkung der Luft. Diese wird aber sofort ausserordentlich gross, wenn etwa durch Sonnenwirkung hohe Temperatur hergestellt wird, und ebenso in beheizten Wohnräumen. Halten sich die Menschen vorzugsweise in der Sonne und im geheizten Zimmer auf, so werden sie das dann sich herstellende starke Sättigungsdeficit an der Trockenheit der unbekleideten Haut deutlich empfinden. Ausserdem aber wird der bekleidete Körper im Freien in Folge der niedrigen absoluten Feuchtigkeit der Luft reichlichen Wasserdampf abgeben (vgl. S. 99). Nur selten kommt es daher zu Schweissbildung und zu fühlbarer Durchfeuchtung der Kleider.

Die Regenmenge steigt mit der Erhebung; erst in grösseren Höhen nimmt sie wieder ab. Der Regen hinterlässt aber bei der meist vorhandenen Neigung des Terrains und bei dem starken Austrocknungsvermögen der Luft selten anhaltendere Bodennässe.

Die Luftbewegung ist lebhafter als in der Ebene und oft muss Windschutz aufgesucht werden. Im Allgemeinen wirkt aber der Wind bei der steten Trockenheit der Haut und Kleidung selbst auf empfindliche Menschen nicht unangenehm kältend, sondern kräftig anregend.

Die niedere Temperatur, die Trockenheit der Luft und der lebhafte Wind vereinigen sich, um schon in relativ geringer Höhe die Periode der schwülen Sommermonate zu beseitigen, die so schwer auf den meisten Menschen lastet und Kranke vollends herunterbringt. Die Wärmeabgabe erfolgt vielmehr stets, auch bei reichlichster Nahrungszufuhr, ausserordentlich leicht. Appetit und Stoffwechsel pflegen daher das ganze Jahr hindurch ausserordentlich rege zu sein.

Die Herabsetzung des Luftdruckes und die Verminderung der Sauerstoffmenge der Luft führt zu den S. 106 geschilderten Wirkungen. Bei Höhen von mehr als 2000 Meter kommt ausserdem die ebenfalls früher betonte Anpassung des Körpers, speciell der Respirationsorgane, in Frage.

Besondere Wirkungen veranlasst noch die überaus kräftige Insolation. Die niedere Schicht der Atmosphäre, ihre grosse Armuth an Wasserdampf, ihre Klarheit und Staubfreiheit lässt im Gebirge einen viel grösseren Bruchtheil der Sonnenstrahlen zur Erde gelangen als im Thale. Alle Gegenstände, welche Wärme zu absorbiren vermögen, z. B. schneefreier Boden, die Häuser, die Kleider der Menschen etc. müssen sich daher sehr intensiv unter den Sonnenstrahlen erwärmen.

In der That finden wir noch in grosser Höhe eine ebenso grosse Bodenwärme wie im Thal, während die Lufttemperatur der der Polargegenden gleichkommt. Die Erwärmung des Bodens betrifft eben im Gebirge (abgesehen von nackten Plateaus) immer zu kleine Flächen, als dass die bewegte, eventuell an Schneefeldern und Gletschern abgekühlte Luft dadurch merklich beeinflusste würde. Daher können selbst Kranke im Winter des Hochgebirges sich dauernd im Freien aufhalten; an besonnten Plätzen fühlen sie sich warm und behaglich, während sie eine enorm kalte Luft einathmen. Gerade diese kalte und grosse Mengen Wasser in den Lungen aufnehmende Luft scheint bei Leiden der Respirationsorgane von günstiger Wirkung zu sein.

Folgende Zahlen geben Beispiele für die Intensität der Sonnenwirkung im Gebirge:

In Davos (Seehöhe 1560 Meter) zeigte das Vacuumthermometer am 22. December:

8 Uhr 20 Min. Morgens (vor Sonnenaufgang) = —18·3°
8 „ 45 „ „ . . . . = +22°
9 „ — „ „ . . . . = +30°
12 „ — „ „ . . . . = +42·4°
1 „ 45 „ „ . . . . = +43°

am 25. December:

12 Uhr in der Sonne = +40°; im Schatten = —9·1°.

In Leh (Kaschmir, Seehöhe 3517 Meter) wurde beobachtet: im Sommer:

in der Sonne = +101·7°; im Schatten = +23·9°

im Winter:

in der Sonne = +55°; im Schatten = —5·6°.

Mit der Erwärmung durch die Sonnenstrahlen geht eine ausserordentlich intensive Belichtung parallel, da die Atmosphäre für die Lichtstrahlen, auch für die chemisch wirksamen, viel durchgängiger ist.

Endlich ist zu erwähnen die Reinheit und Staubfreiheit der Luft, namentlich in waldbedeckten Gebirgen, die anregend auf die Respiration wirkt. Das oft betonte Freisein der Gebirgsluft von Mikroorganismen kann ebenso wenig als bedeutsam anerkannt werden wie die gleiche Eigenschaft der Seeluft, da sich dieses Freisein nicht auf die Luft der Wohnräume und auf die gewöhnliche unmittelbare Umgebung des Menschen erstreckt.

Krankheiten des Höhenklimas. Die Mortalitätsverhältnisse scheinen im Ganzen günstig zu sein, so weit sich dies aus den schwer unter einander vergleichbaren statistischen Daten entnehmen lässt. —

Von besonderem Interesse ist es, dass dem Höhenklima gegen eine Reihe von verbreiteten Infektionskrankheiten relative oder vollständige Immunität nachgerühmt wird; nämlich gegen Cholera infantum, Cholera asiatica und andere infektiöse Darmkrankheiten, gegen Malaria und gegen Phthise.

Die Verminderung resp. das Fehlen der Cholera infantum ist durch die niederen Sommertemperaturen verursacht. Wo trotz der Höhenlage die Sommerwärme hochgradig wird, z. B. auf kahlen Plateaus und in grossen Städten, findet sich oft eine höhere Kindersterblichkeit als in der Ebene. Von 10 000 Kindern im ersten Lebensjahr starben z. B. in München (528 Meter) 3290, in Dresden 2270.

Cholera asiatica ist zwar an vielen hochgelegenen Orten noch nicht aufgetreten, doch beweist das nichts für eine Immunität des Höhenklimas, da auch in der Ebene manche Orte bis jetzt verschont geblieben sind und da die Erschwerung des Verkehrs im Gebirge die Chancen für die Einschleppung der verschiedensten Infektionskrankheiten sehr herabsetzen. Andererseits ist es erwiesen, dass selbst grosse Höhenlage vor Cholera nicht schützt, sobald nur reichliche Verkehrsgelegenheit gegeben ist; so hat die Stadt Mexiko (2200 Meter) mehrfache heftige Epidemieen erlebt.

Malaria kommt in den Alpen bis zu einer Höhe von etwa 500 Meter vor, in Italien bis 1000 Meter, in den Anden bis 2500 Meter. Die immune Zone beginnt daher erst dann, wenn deutliche Herabsetzung der Temperatur eintritt. Gleichwohl ist die Kälte keinesfalls das einzige Moment, das im Gebirge hemmend auf die Krankeitserreger wirkt; denn in der Ebene veranlassen erst erheblich niedrigere Temperaturen, ein geradezu polares Klima die Abnahme resp. das Aufhören der Malaria. Möglicherweise kommt im Gebirge der Umstand in Betracht, dass hier Ebenen oder muldenförmige Thäler mit starker und anhaltender Bodendurchfeuchtung, wie sie für eine Entwickelung der Krankheitserreger günstig sind, gewöhnlich fehlen. Vielleicht ist auch die stets bewegte Luft und ihre stark austrocknende Wirkung den Keimen selbst oder den die Keime eventuell verschleppenden Insekten nachtheilig.

Die Todesfälle an Phthise nehmen mit der Höhenlage entschieden ab. In Persien, Indien, am Harz, am Riesengebirge, in der Schweiz, den Anden und Cordilleren Amerikas konnte diese Beobachtung bestätigt werden. Aber es tritt nicht etwa mit mässiger Höhe volle Immunität ein, vielmehr nur ein allmähliches Geringerwerden der Mortalität. Auch in der Schweiz finden sich in den höchst gelegenen Ortschaften noch Fälle von Phthise. Vollends wird der Einfluss der

Höhenlage verwischt in stark bevölkerten industriereichen Städten, auf kahlen Hochebenen, wie die Beispiele von München und Bern zeigen.

Von 10000 Lebenden starben an Phthise:

in München	(526 m	250000 Einw.) . .	4·0
in Bern	(574 m	50000 Einw.) . .	3·9
dagegen:			
in Breslau	(147 m	300000 Einw.) . .	3·7.

Handelt es sich in der gleichen Höhe um bewaldete Gebirgsrücken, so ist bereits deutliche Abnahme der Phthise zu constatiren. Allerdings dürfen derartige Zahlen nur mit grosser Vorsicht verwerthet werden, weil die Ziffern gewöhnlich zu klein sind und die Dichtigkeit der Bewohnung, die Wohlhabenheit etc. mit berücksichtigt werden muss. Ein entschiedener Einfluss des Höhenklimas auf die Phthise, unbekümmert um die Art und Beschäftigung der Bevölkerung und sonstige Lebensverhältnisse, tritt in Höhen über 2000 m zu Tage. Hier beginnt eine wirklich immune Zone. In den 2000—2500 m gelegenen Städten (Mexico mit 350000 Einw., Puebla mit 80000 Einw., Quito mit 60000 Einw. etc.) kommt nach übereinstimmenden Berichten Phthise nur in ganz verschwindender Menge vor.

Demnach werden wir uns vorstellen müssen, dass in Höhe von 500—2000 m eine gewisse günstige Wirkung auf die Ausbreitung und den Verlauf der Phthise wohl dadurch ausgeübt wird, dass die gleichmässigere Witterung, die trocknende Luft und die niedrigere Temperatur des Hochsommers den Ernährungszustand des Körpers begünstigt und vor Erkältungen schützt. Ausserdem tritt vielleicht im Höhenklima noch als besonderes schützendes Moment die Vermehrung der Pulsfrequenz und die ausgiebigere Respiration hinzu, welche unter der Einwirkung des verminderten Luftdrucks und Luftsauerstoffs beobachtet werden. — In Höhen über 2000 m scheint dagegen in Folge der eigenthümlichen Adaption des Körpers an die stark verringerte Sauerstoffmenge der Luft die Ernährung und die Resistenz der Respirationsorgane specifisch begünstigt zu werden, so dass eine individuelle Immunität gegen Phthise resultirt.

Die meisten klimatischen Einflüsse sind, wie die oben angeführten Beispiele zeigen, noch in wenig präciser Weise festgestellt. Andere Wirkungen der Witterung und des Klimas, z. B. solche auf das Nervensystem, auf die gesammte körperliche und geistige Entwickelung der Völker, sind noch weniger erforscht und harren der näheren Begründung. Um auf diesem Gebiete Fortschritte zu erzielen, wird es vor allem nothwendig sein, die Methode der Beobachtung in der S. 125 geschilderten Weise zu ändern und sich auf eine statistische Detailforschung zu stützen, welche von den bis jetzt ihr anhaftenden Fehlern möglichst befreit ist.

Acclimatisation.

Vielfach besteht die Ansicht, dass es möglich sein müsse, den schädlichen Einflüssen eines Klimas durch allmähliche Gewöhnung des Körpers — sei es dass sich diese nur auf das einzelne Individuum, oder aber auf eine Reihe von Generationen erstreckt — zu begegnen, und dass der Mensch im Grunde befähigt sei, in jedem Klima zu leben und zu gedeihen.

Die Erfahrung hat jedoch diese Ansicht, namentlich bezüglich des arischen Völkerstammes, nicht bestätigt. Unter den extremen Klimaten kommt das arktische wenig in Frage; es ist naturgemäss selten das Ziel grösserer Colonisationsversuche. Jedenfalls scheint es relativ geringe Gefahren für die Gesundheit zu bieten; gesunde und mit guten Verdauungsorganen ausgerüstete Menschen pflegen sich dort wohl zu befinden. Auch bei einer Fortpflanzung durch mehrere Generationen tritt keine abnorme Entwickelung des Körpers zu Tage. Eine Grenze wird der Existenzfähigkeit des Menschen hier nur gesetzt durch die Schwierigkeit einer ausreichenden Ernährung, durch das Fehlen einer Flora und Fauna, und durch den steten Kampf mit elementaren Gewalten.

In der gemässigten Zone und auch in den subtropischen Gebieten stösst die Colonisation ebenfalls auf keine Schwierigkeiten. So haben wir blühende europäische Niederlassungen im südlichen Australien, in Südafrika, in Chili, Argentinien, dem südlichsten Theil von Brasilien u. a. m.

Ungleich schwieriger ist für die arischen Völker, speciell für die Bewohner des mittleren Europas eine Besiedelung tropischer Gebiete. Zwischen dem Aequator und 15° nördlicher und südlicher Breite und in einer Höhe von weniger als 800 m vermag der Europäer keine dauernden Wohnsitze zu begründen. Schon das eingewanderte Individuum selbst pflegt kaum einen ununterbrochenen Aufenthalt von mehreren Jahrzehnten ohne manifeste Gesundheitsstörung ertragen zu können. Die in den Tropen geborenen Kinder von Einwanderern (Kreolen) sind besonders leicht vulnerabel und müssen meist für Jahrzehnte nach der Heimath oder in ausnahmsweise günstig gelegene Gegenden, in Sanatorien im tropischen Hochgebirge etc. gesandt werden, falls sie zu gesunden Menschen heranwachsen sollen. In der 2. und 3. Kreolen-Generation tritt bereits eine geringere Vermehrung hervor, und schliesslich bleiben die Ehen unfruchtbar. Ausnahmsweise und in relativ günstig gelegenen, namentlich gebirgigen tropischen Regionen ist es wohl zu einer längeren Nachkommenreihe und zu einer Vermehrung arischer Einwanderer gekommen; aber im Allgemeinen sind die Ansiedelungsversuche der weissen Race in den Tropen als fehlgeschlagen zu bezeichnen.[1]

Die gefährlichsten Gesundheitsstörungen, durch welche diese Misserfolge bedingt werden, sind einerseits die Tropenanämie und die dieselbe begleitenden Leberaffektionen; andererseits eine Reihe von Infektionskrankheiten, besonders Malaria und Dysenterie. Beide Arten von Krankheiten unterstützen sich gewissermassen in ihrem Zerstörungswerke; die Anämie nimmt dem Körper die Resistenz gegen Infektionen; Malaria und Dysenterie steigern die Anämie zu gefährlicher Höhe.

Eigenthümlicher Weise kommen nun aber diese Klimawirkungen nicht gegenüber allen Menschen zu Stande. Die eingeborene Bevölkerung zeigt meist eine stärkere Mortalität, als wir in der gemässigten Zone finden; aber trotzdem reichliche Vermehrung, kräftige Körperbeschaffenheit und ziemliche Leistungsfähigkeit. Ferner giebt es auch einige südeuropäische Völker, welche unter dem Tropenklima viel weniger zu leiden haben, und sich dort dauernd vermehren; so namentlich die Spanier und Portugiesen. — Offenbar ist es von grosser Bedeutung zu erfahren, worin diese Unterschiede in der klimatischen Wirkung begründet sind und ob nicht Aussicht vorhanden ist, dass durch Acclimatisation auch die anderen europäischen Völker eine gleiche Unempfindlichkeit sich aneignen können.

Erstens ist für die hervorgehobenen Differenzen in dem Einfluss des Tropenklimas vor allem die angeborene Racen-Disposition massgebend. Dieselbe macht sich geltend theils durch eine angeborene Immunität gegen die am meisten gefahrdrohenden Infektionskrankheiten. So sind die Neger für Malaria insofern wenig empfänglich, als die Krankheit bei ihnen selten zum Tode führt; völlig immun sind sie gegen Gelbfieber. Theils mag aber auch in der Körperbeschaffenheit ein Schutz gegen das Entstehen der Tropenanämie und deren Folgen gegeben sein. Die Haut, die Verdauungsorgane, Leber und Milz verhalten sich vermuthlich so, dass die denkbar günstigsten Bedingungen für den im tropischen Klima lebenden Körper verwirklicht sind. Jene angeborene

---

[1] Vgl. Virchow, Ueber Acclimatisation, Vortrag a. d. Naturf.-Vers. in Strassburg 1885. — Mähly u. Treille, Referate über Acclimatisation auf dem hygienischen Congress in Wien 1887.

Seuchen-Immunität sowohl wie diese Körperbeschaffenheit vererben sich von Generation zu Generation, und garantiren für die Nachkommen die gleiche Existenzfähigkeit, falls dieselbe nicht durch fortgesetzte Kreuzung mit weniger geeigneten Racen beeinträchtigt wird.

Für europäische Völker ist es nun bezüglich ihrer Ansiedlungsfähigkeit in den Tropen von grosser Wichtigkeit, ob ihre Vorfahren sich etwa mit Einwanderern aus der tropischen oder subtropischen Zone gekreuzt haben. Es ist das zweifellos der Fall bei den Maltesern, Spaniern und Portugiesen, die sich mit phönizischem und maurischem Blut gemischt haben. Diese liefern daher noch jetzt die in der warmen Zone resistentesten Colonisten. Nordfranzosen und Deutsche, die ihre Race reiner erhalten haben, sind am vulnerabelsten. Besonders widerstandsfähig sollen sich die Juden erweisen. Jedoch sind die betreffenden statistischen Belege, die in Algier, Westafrika etc. für die Resistenz der verschiedenen Racen gesammelt sind, wenig beweisend, da dieselben gewöhnlich die verschiedene Beschäftigung und Lebensweise der verglichenen Racen nicht berücksichtigen. In Algier z. B. sind die eingewanderten Franzosen und besonders Elsässer die eigentlichen Ackerbauer gewesen, die in's Innere des Landes vorgedrungen sind und allen Gefahren exponirt waren; die Semiten dagegen haben sich wesentlich in den Städten aufgehalten und Handel getrieben. Dabei sind sie den Gefahren des Klimas in ausserordentlich viel geringerem Grade ausgesetzt als jene Colonisten; und ein Vergleich der Sterblichkeit beider Racen gestattet noch keinen endgültigen Schluss auf ihre Resistenz gegen die Wirkungen des Klimas.

Zweitens kommt eine angeborene individuelle Disposition für die Lebensfähigkeit in den Tropen in Betracht. Selbst unter den Individuen eines nordeuropäischen Volkes pflegt es Einige zu geben, welche eine angeborene Immunität gegen die bedeutsamsten Infektionskrankheiten besitzen, ausserdem über eine im Uebrigen möglichst für das Leben in den Tropen geeignete Körperbeschaffenheit verfügen, und dadurch befähigt sind, im Gegensatz zu der grösseren Masse ihrer Begleiter sich dort gesund zu erhalten. Magere, aber kräftige Menschen von normaler Blutfülle und Blutbeschaffenheit, mit wenig schwitzender Haut, werden anämischen, hydrämischen, fetten oder leicht schwitzenden Menschen überlegen sein. — Diese angeborenen Eigenschaften, deren genauere Erkenntniss ganz besonders wichtig sein würde, werden durch Ehen mit weniger günstig Constituirten sich leicht verlieren; sie können aber günstigen Falls vererbt werden, und dann zu jenen hier und da beobachteten Generationen ausnahmsweise existenzfähiger Europäer führen.

Drittens ist bis zu einem gewissen Grade eine Aenderung des Individuums im Sinne einer Anpassung an das Klima denkbar. Dieselbe betrifft z. B. den Ernährungszustand; fette Menschen werden durch allmählichen Fettverlust geeigneter; gewohnheitsmässige übermässige Nahrungs- und Getränkzufuhr kann allmählich verringert werden; und richtig ausgewählte Kost und mässige Muskelübung vermögen bestehende Ernährungsdefekte zu beseitigen, die im kalten Klima kaum als störend empfunden wurden, in den Tropen aber gefahrdrohend werden. Ferner wird allmählich die geistige und körperliche Thätigkeit weniger lebhaft, es bildet sich ein trägeres Temperament aus, bei welchem der materielle Umsatz im Körper und die Wärmeproduction geringer ausfällt und der Wärmehaushalt erleichtert wird. Weiter kann noch eine erworbene Immunität gegen Infektionskrankheiten in Frage kommen; jedoch ist gerade gegen die gefährlichsten Tropeninfektionen kein solcher Schutz möglich. Ueberstandene Malaria hinterlässt eher eine gesteigerte Disposition; Dysenterie und Cholera gewähren keine oder eine kurzdauernde Immunität. — Eine Vererbung dieser erworbenen Körpereigenschaften scheint nicht vorzukommen; vielmehr sind sie sogar bei demselben Individuum äusserst labil und durch Abweichungen der Lebensweise kann die erreichte „Gewöhnung“ des Körpers leicht wieder verloren gehen.

Viertens ist das allmähliche Erlernen des hygienisch richtigen Verhaltens von grosser Bedeutung. Der neue Einwanderer wird in Bezug auf Wohnung, Kleidung, Ernährung, Beschäftigung vielfache Fehler machen, die der ältere Colonist vermeidet, und hierdurch wird der letztere weniger vulnerabel sein. Im Einzelnen kommen folgende hygienische Momente in Betracht:

Der Wohnplatz muss womöglich unmittelbar am Meeresgestade oder auf einer felsigen Anhöhe gelegen sein. Es entspricht diese Massregel dem doppelten Zweck, Malarialuft zu vermeiden und das Haus lebhafteren Winden und damit einer gewissen Kühlung auszusetzen. Sumpfiger oder stark wasserhaltender poröser Boden ist wegen der Malariagefahr, wenn irgend möglich, nicht zu benutzen. Auf dem gewählten Platz sind die wild gewachsenen Pflanzen und Bäume zu entfernen, statt dessen sind Rasenplätze, unmittelbar um das Haus womöglich cementirte Höfe, anzulegen. Durch Drainröhren und Gräben soll den Wasseransammlungen der Regenzeit vorgebeugt werden.

Das Haus soll seine Schmalseiten nach O und W, die Längsseiten nach N und S kehren. Gegen den eventuell infektiösen Boden ist das Haus entweder auf einen Unterbau von Pfählen zu stellen, oder die Sohle ist für Wasser und Luft völlig undurchlässig zu machen. Das Dach soll an den Seiten so weit herabreichen, dass die Längswände des Hauses vor directer Insolation geschützt sind. Das Material muss gegen Feuchtigkeit und Termiten besonders gesichert werden. Im Uebrigen gelten bezüglich der Wahl des Materials, der Bauart und Einrichtung des Hauses die im Kapitel „Wohnhaus“ begründeten Vorschriften.

Kleidung und Nahrung ist in ähnlicher Weise wie im Hochsommer unserer Klimate zu reguliren; vgl. die betreffenden Kapitel.

Die Beschäftigung soll nur in geistiger oder leichter körperlicher Arbeit bestehen. Für härtere Arbeit, Ackerbau etc. ist der Europäer ungeeignet; dieselbe erschwert die Wärmeregulirung in hohem Grade und exponirt den Colonisten mannigfachsten Gefahren.

Für die Tageseintheilung besteht folgende Vorschrift: Um 6 Uhr Aufstehen, kalte Abwaschung, leichtes Frühstück. Von $6^1/_2$ bis gegen 10 Uhr Berufsthätigkeit. Um $10^1/_2$ oder 11 Uhr leichte Mahlzeit; danach längeres Ausruhen, auch Schlaf. Dann kalte Abwaschung des Körpers. Von $3^1/_2$ bis 6 Uhr Berufsthätigkeit. Um 6 Uhr Hauptmahlzeit. Um 10 Uhr oder $10^1/_2$ Uhr Schlafengehen.

Kinder werden besonders leicht geschädigt und bedürfen strengster Ueberwachung ihrer Lebensweise. Wenn irgend möglich, sollen sie fortgeschickt werden und in einem günstigeren Klima aufwachsen. — Auch für den Erwachsenen ist es sehr wichtig, dass er nach Ablauf mehrerer Jahre einige Zeit in der gemässigten Zone zubringt und dort die beginnende Anämie, die Erschlaffung der Haut und die Reste der Malaria beseitigt.

Aus dem Vorstehenden ergiebt sich, dass eine „Acclimatisation" in irgend erheblichem Umfange nicht besteht. Dieselbe kommt im Wesentlichen nur hinaus auf das Erlernen der richtigen Lebensweise und auf eine geringfügige und wenig constante zweckentsprechende Aenderung des Körpers. Man begegnet zwar oft der Behauptung, dass die seit längerer Zeit in den Tropen lebenden Colonisten sich weniger vulnerabel zeigen, und dass sie dies eben der Anpassung des Körpers zu danken haben. Es ist indess sehr wohl zu erwägen, ob in solchen Fällen nicht vielmehr eine Auslese von Individuen vorliegt; die von vornherein weniger gut geeigneten Colonisten erliegen eben bald, oder sind gezwungen andere Klimate aufzusuchen; die von Anfang an körperlich besser Disponirten überdauern jene und zeigen auch bei längerem Aufenthalt eine relativ geringere Vulnerabilität. — In der Mehrzahl der Fälle wird aber ein günstiger Einfluss des verlängerten Aufenthalts im Tropenklima überhaupt nicht wahrgenommen, sondern im Gegentheil steigert sich die Mortalität mehr und mehr. So hat man in den meisten englischen Colonieen die Erfahrung gemacht, dass die Mortalität der Truppen sich bedeutend verminderte, wenn die Mannschaften rasch wechselten und nicht über 3 Jahre in den Colonieen blieben.

Der weitaus wichtigste Faktor für eine erfolgreiche Colonisation in den Tropen ist daher zweifellos in der Racendisposition gegeben. Wo diese fehlt, könnte eventuell versucht werden, durch Berücksichtigung der angeborenen individuellen Disposition zu einem relativ günstigen Resultat zu gelangen; Menschen von geeigneter Körperconstitution und womöglich solche, bei welchen eine relative Immunität gegen

Malaria constatirt ist, sollten als Colonisten verwandt werden. Ferner muss von Anfang an auf eine möglichst sorgsame Durchführung der erprobten hygienischen Massregeln geachtet werden. Unter solchen Cautelen wird, selbst wenn von einer „Acclimatisation" wenig oder nichts zu erwarten ist, mindestens doch die Leitung tropischer Colonieen durch Europäer ausführbar sein.

Literatur: a) Methoden: Jelinek, Anleitung zur Anstellung meteorologischer Beobachtungen, Wien 1876. — Flügge, Lehrbuch der hygienischen Untersuchungsmethoden, Leipzig 1881.

b) Meteorologie und Klimatologie: Hann, Handbuch der Klimatologie, 1883. — Hann, v. Hochstetter und Pokorny, Allgemeine Erdkunde, 1886. — Supan, Grundzüge der physischen Erdkunde, 1884. — Woeikof, Die Klimate der Erde. Nach dem Russischen. 2 Bände. 1887.

c) Hygienischer Einfluss von Witterung und Klima: Renk, Die Luft, ein Handbuch der Hygiene von v. Pettenkofer u. v. Ziemssen. — Hirsch, Handbuch der historisch-geographischen Pathologie, 2. Aufl.; 3 Bde. 1881—87. — Oesterlen, Handbuch der medicinischen Statistik, 1865. — Westergaard, Die Lehre von der Mortalität und Morbilität, 1881. — Weber, Klimatotherapie in v. Ziemssen's Handb. d. Allg. Therapie, 1880. — Ratzel, Anthropognographie, 1882.

Drittes Kapitel.

Die gas- und staubförmigen Bestandtheile der Atmosphäre.

I. Chemisches Verhalten.

Die chemische Beschaffenheit der Luft ist für den menschlichen Körper von grosser Bedeutung, weil zwischen beiden ein inniger Wechselverkehr besteht. Der Mensch athmet täglich etwa 10 Cubikmeter Luft ein und führt deren Gase theilweise in's Blut über; die gleiche Menge wird, beladen mit allerlei Excreten, durch Lungen und Haut ausgeathmet. In ähnlicher Weise wird die Beschaffenheit der Aussenluft durch die Athmung der Thiere und Pflanzen, durch Fäulniss- und Gährungsprocesse, durch Verbrennungen etc. verändert. Es fragt sich, welchen Grad diese Veränderungen allmählich innerhalb der freien Atmosphäre erreichen und welche Schädlichkeiten dem Körper eventuell daraus erwachsen können.

Untersucht man die atmosphärische Luft, so findet man im Mittel etwa 20·7 Procent Sauerstoff; 78·3 Procent Stickstoff (O:N = 20·9:79·1); 1 Procent Wasserdampf; ferner sehr kleine Mengen (etwa 0·03 Procent) Kohlensäure; Spuren von Ozon, Wasserstoffsuperoxyd, Ammoniak, Salpetersäure, salpetrige Säure; zuweilen auch schweflige Säure, Kohlenoxyd, Kohlenwasserstoffe etc.

Die quantitativen Schwankungen und die hygienische Bedeutung dieser verschiedenen Bestandtheile sind im Folgenden gesondert zu erörtern. Bezüglich des Wasserdampfs, der vorzugsweise als klimatisches Element eine Rolle spielt, muss auf das vorhergehende Kapitel verwiesen werden.

1) Der **Sauerstoff** wird überall in der Atmosphäre in der gleichen procentischen Menge gefunden; die Schwankungen des Gehalts betragen in maximo 0·5 Procent; die niedrigsten Zahlen treten bei südlichen Winden und nach anhaltendem Regen auf. Für gewöhnlich zeigt die Luft selbst in Fabrikstädten kaum messbare Unterschiede gegenüber dem Sauerstoffgehalt der Land- und Waldluft.

Der Grund dieser Constanz liegt darin, dass der Vorrath der Atmosphäre an Sauerstoff ein ganz enormer ist. Wenn auch in dem Maasse, wie es jetzt geschieht, fortgesetzt Sauerstoff durch Verbrennung und Athmung verbraucht und zur Bildung von CO_2, H_2O etc. verwandt wird, und wenn aus allen diesen Verbindungen der O nicht nachträglich wieder frei wird, so müssen doch etwa 18 000 Jahre verfliessen, bis der O-Gehalt um 1 Procent abnimmt. Ein wesentlicher Theil des zu Oxydationen verwandten Sauerstoffs wird aber bekanntlich durch die Chlorophyll führenden Pflanzen wieder in Freiheit gesetzt, so dass thatsächlich die Abnahme noch erheblich langsamer erfolgt. — Ausserdem sorgen für eine stets gleichmässige Vertheilung des Sauerstoffs und der anderen Gase die Winde, die fortgesetzt ein kräftiges Umrühren und inniges Mischen der Luft bewirken.

Die Schwankungen im Procentgehalt der Atmosphäre an Sauerstoff sind daher hygienisch bedeutungslos. Wohl aber kann die absolute Menge des eingeathmeten Sauerstoffs stärkeren Variationen unterliegen, und in erheblichem Grade vermindert werden bei abnehmendem Luftdruck. Auf die daraus entstehenden Folgen ist bereits oben (S. 106) hingewiesen. — Eine ähnliche Wirkung tritt ein mit der höheren Temperatur und der damit parallel gehenden Ausdehnung der Luft. Man hat z. B. berechnet, dass in heissen Klimaten 100 Kilo Sauerstoff im Jahre weniger aufgenommen werden, als in kalten Zonen. Aber bei dieser Rechnung ist ein stärkerer Effekt nur vorgetäuscht dadurch, dass die absolute Höhe des Deficits für den langen Zeitraum eines Jahres berechnet ist. Die fehlende Menge macht höchstens 2—3 Procent des gesammten eingeathmeten Sauerstoffquantums aus, und es wurde bereits oben ausgeführt, dass derartige Schwankungen für die Sauerstoffaufnahme des Körpers ganz ohne Bedeutung sind.

Eine Bestimmung des Sauerstoffgehalts der Luft ist daher äusserst selten im hygienischen Interesse wünschenswerth. Die Ausführung hat eventuell nach den Vorschriften und unter den üblichen Cautelen der Gasanalyse zu erfolgen.

2) Der **Stickstoff** der atmosphärischen Luft hat keinerlei Funktion im thierischen oder pflanzlichen Körper; er stellt nur ein indifferentes, den Sauerstoff gleichsam verdünnendes Agens dar, das hygienisch bedeutungslos ist.

3) Mehr Interesse beanspruchen **Ozon und Wasserstoffsuperoxyd**, zwei chemische Körper, denen ein sehr energisches Oxydationsvermögen eigen ist, und die daher zusammen die sogenannte „oxydirende Kraft“ der Atmosphäre ausmachen.

Das Ozonmolekül wird aufgefasst als ein Sauerstoffmolekül, welchem noch ein drittes Sauerstoffatom angelagert ist (O_3). Es ist ein farbloses Gas von eigenthümlichem Geruch, das im reinen Zustande noch nicht erhalten wurde, sondern höchstens mit relativ viel gewöhnlichem Sauerstoff gemengt. In Wasser ist es nur in Spuren löslich. Bei höherer Temperatur, bei Berührung mit den verschiedensten oxydablen Stoffen wird es zersetzt.

Das Ozon der Atmosphäre entsteht durch elektrische Entladungen (Gewitter); bei allen in grösserem Umfang ablaufenden Oxydationsprocessen; ferner bei Verdunstung von Wasser. In beiden letzten Fällen entsteht gleichzeitig Wasserstoffsuperoxyd, bei der Verdunstung sogar in stark vorwiegender Menge, wenn nicht ausschliesslich. — Künstlich lässt sich Ozon am reinsten darstellen, wenn man (im RÜHMKORFF'schen Apparat) elektrische Schläge durch Luft oder Sauerstoff leitet. Ferner wird es erhalten durch langsame Oxydation von Phosphorstücken, die zur Hälfte in Wasser eintauchen; oder indem man Aetherdampf langsam durch eine auf 100° erwärmte trockene Glasröhre leitet, resp. indem man einen erhitzten Platindraht in Aetherdampf eintaucht (letzteres Princip ist bei der DÖBEREINER-JÄGER'schen Ozonlampe befolgt; es entsteht dabei indess vorzugsweise Wasserstoffsuperoxyd, ausserdem intensiv riechendes Aldehyd). Auch durch chemische Umsetzung lässt sich Ozon herstellen; gepulvertes Kaliumpermanganat allmählich mit Schwefelsäure versetzt, bis ein dicker Brei entsteht, giebt eine lange Zeit anhaltende Ozonentwickelung ($2\,KMnO_4 + 3\,H_2SO_4 = K_2SO_4 + 2\,MnSO_4 + 3\,H_2O + O_2 + O_3$).

Unter den Eigenschaften des Ozons ist sein kräftiges Oxydationsvermögen am bemerkenswerthesten. Farbstoffe werden durch Ozon zerstört, Metalle oxydirt, Schwefelmetalle in Sulfate, gelbes Blutlaugensalz in rothes übergeführt. Organische Körper aller Art, Staub, Verunreinigungen der Luft werden gleichfalls oxydirt und bewirken damit Zerlegung des Ozons.

Zum Nachweis des Ozons benutzt man gewöhnlich seine Einwirkung auf Jodkalium, die nach folgender Gleichung verläuft: $2JK + H_2O + O_3 = 2KOH + O_2 + J_2$. Es findet also Oxydation des Kaliums zu Kaliumhydrat, Reduktion des Ozons zu gewöhnlichem Sauerstoff und Freiwerden von Jod statt. Fügt man von Anfang an Stärkelösung zu, so entsteht durch das frei werdende Jod blaue Jodstärke, deren Anwesenheit schon in kleinsten Mengen bemerkbar wird.

Am einfachsten stellt man Reagenspapiere her durch Eintauchen von Filterpapierstreifen in Jodkaliumstärkelösung und Trocknen (zu beziehen von Lender, Berlin SW). Werden diese Papiere ozonhaltiger Luft ausgesetzt und dann mit Wasser befeuchtet, so färben sie sich blau-violett.

Um den Ozongehalt der Atmosphäre zu bestimmen, pflegt man ein derartiges Papier 24 Stunden an einem gegen Sonnenlicht geschützten Orte der Luft zu exponiren, dann zu befeuchten und den entstehenden Farbenton mit einer (von der Firma Lender gelieferten) 16stufigen Farbenskala zu vergleichen.

Diese Art der Messung ist aber durchaus ungenau. Die Wirkung auf das Papier kommt in der Weise zu Stande, dass jedes Theilchen Ozon etwas Jod frei macht, so dass allmählich das Jod sich ansammelt; zum Theil verflüchtigt sich letzteres aber wieder, und wenn schon viel JK zersetzt ist, geht die Reaktion nicht mehr hinreichend exakt vor sich. Ferner kommt dieselbe nachweislich nur bei gewisser Feuchtigkeit zu Stande, so dass der Grad der Bläuung oft der Luftfeuchtigkeit parallel geht; in trockener Luft tritt gar keine Reaktion ein. Der Haupteinwand liegt aber darin, dass der Eindruck einer Luft auf unseren Körper, auf unsere Nerven und unser Geruchsorgan abhängen muss von dem Gehalt der Luft an Ozon, von ihrem Concentrationsgrade; für einen minimalen Gehalt sind wir offenbar ganz unempfindlich, auch wenn etwa solche Luft durch raschere Bewegung an unserem Körper absolut mehr Ozon vorüberführt. Das Reagenspapier aber zeigt mehr oder weniger vollkommen die summirte Wirkung aller Ozontheilchen an, die darüber gestrichen sind; und der Reaktionsgrad ist somit wesentlich abhängig von der Intensität der Luftbewegung. In der That konnte beobachtet werden, dass die Papiere häufig wie Anemometer fungiren.

Es kann dieser Fehler dadurch eliminirt werden, dass man das Papier stets einem Luftstrom von constanter Geschwindigkeit aussetzt; man spannt dasselbe in ein Glasrohr (sogenannte Ozonbox) ein und lässt durch einen Aspirator die Luft mit einer Geschwindigkeit von etwa 0·5 m pro Secunde hindurchsaugen. Aber auch dann sind immer noch sehr bedeutende Fehler vorhanden. — Eine weitere Verbesserung der Methode besteht darin, dass man die Luft durch eine Lösung von arsenigsaurem Kali von bekanntem Gehalt streichen lässt, welche ausserdem JK enthält. Das freigewordene J verwandelt dann einen aliquoten und durch Titrirung leicht bestimmbaren Theil des arsenigsauren Kalis in arsensaures Kali. Um indess die minimalen Ozonmengen, welche sich in der Atmosphäre finden, zur Reaktion gelangen zu lassen, muss die Luft sehr langsam durch die Lösung streichen; und doch sind wiederum sehr grosse Luftmengen erforderlich, wenn man hinreichende Ausschläge erhalten will. Auch diese Messungen sind daher meist unzuverlässig.

Als empfindlicheres Reagens ist neuerdings das Tetramethylparaphenylendiamin-Papier, kurz Tetra-Papier genannt, empfohlen (Wurster). Das farblose Papier wird bei Berührung mit oxydirenden Substanzen blau-violett gefärbt; es wird mit Glycerin befeuchtet in eine Glasröhre gespannt und ein Strom der zu untersuchenden Luft darüber getrieben; schliesslich wird die Färbung mit einer Farbenskala (von Schuchardt in Görlitz zu beziehen) verglichen. — Auch von diesen Papieren ist eine sicherere Bestimmung des atmosphärischen Ozons kaum zu erwarten. Die Verfärbung des Reagens erfolgt weder durch alle oxydirenden Substanzen, noch ausschliesslich durch solche; jede weitergehende Oxydation, sowie die Anwesenheit reducirender Stoffe bewirkt wiederum Entfärbung. Wasserstoffsuperoxyd wird zweifellos in derselben Weise angezeigt wie Ozon. Die Ausführung der Versuche sowie ihre Deutung stösst daher auf grosse Schwierigkeiten.

An manchen meteorologischen Stationen werden seit Jahren Ozonbeobachtungen, meist durch einfaches Aushängen von Papieren, angestellt. Es wäre sehr zu wünschen, dass diese Messungen unterblieben, bis einigermassen exakte Methoden gefunden sein werden.

Der Eifer, mit welchem trotz der Unvollkommenheiten der Methode Ozonmessungen betrieben sind, muss zu der Vermuthung führen, dass dem Ozon eine erhebliche hygienische Bedeutung zukommt. Eine solche ist indessen durchaus nicht nachgewiesen. Halten sich Menschen in einer künstlich stark ozonhaltig gemachten Zimmerluft auf, so treten bei den meisten unwillkürliche Muskelzuckungen, bei einigen Schläfrigkeit und Schlaf ein; ferner zeigen sich Symptome einer Reizung der Respirationsschleimhaut, bei einigen sogar blutige Sputa. Bei noch stärkerem Ozongehalt kommt es zu Glottiskrampf und sehr heftiger Reizung der Schleimhäute. Von sehr kleinen, aber im Vergleich zum Gehalt der Atmosphäre immerhin bedeutenden Ozonmengen haben Unbefangene keinerlei Empfindung. Auf der Haut machen selbst stärkste Concentrationen keinerlei Eindruck.

Wenn sonach eine directe Wirkung des in der Luft enthaltenen Ozons auf den Menschen entschieden bestritten werden muss, so hat man doch einen indirecten hygienischen Einfluss vermuthet darin, dass das Ozon vielleicht Mikroorganismen und speciell Infektionserreger zu tödten vermag. Auch das hat sich indess nicht bestätigt. Relativ starke Concentrationen des Ozons sind ganz ohne Wirkung auf Leben und Entwickelung der Mikroorganismen.

Auch aus den Resultaten der zahlreichen bis jetzt ausgeführten Ozonmessungen lässt sich nichts entnehmen, was für eine hygienische Bedeutung des atmosphärischen Ozons spräche. Im Mittel sind etwa 2 Milligramm in 100 Cubikmeter Luft gefunden. Am wenigsten beobachtete man im Herbst, bei trockenen Nord- und Nordostwinden, bei Windstille (z. B. vor Gewittern); die grössten Mengen im Frühjahr, bei feuchter bewegter Luft, nach Gewittern, bei Schneefall. — Oertliche Steigerung findet sich in Wäldern, am Meer, auf Bergen etc. In den meisten grösseren Städten (Paris, London, Boston, Prag etc.) war in der Strassenluft kein Ozon nachweisbar; ebenso niemals in bewohnten Räumen. — Schon diese letzte Beobachtung spricht dafür, dass keine irgend erhebliche Einwirkung auf die Gesundheit durch den Ozongehalt der Luft zu Stande kommt.

Statistische Vergleiche zwischen den Resultaten der Ozonmessung und dem Auftreten von Infektionskrankheiten sind mehrfach angestellt; jedoch ohne positives Ergebniss.

Nur insofern ist ein Ozongehalt der Luft von Bedeutung, als derselbe anzeigt, dass die Luft frei von allem organischen Staub, übelriechenden Substanzen etc. ist, da diese alle das Ozon rasch zersetzen und neben Ozon nicht vorkommen können. Diese Reinheit der Luft beeinflusst den Respirationstypus und von da aus verschiedene körperliche Funktionen; aber das wesentliche ist dabei nicht der Ozongehalt, sondern das Fehlen jener störenden Beimengungen.

Wasserstoffsuperoxyd, H_2O_2, stellt in reinem concentrirten Zustand eine farb- und geruchlose Flüssigkeit dar; in Wasser leicht löslich. Künstlich herstellbar aus $BaO_2 + H_2SO_4 = BaSO_4 + H_2O_2$. Technisch viel als Bleichmittel etc. gebraucht. — Das in der Atmosphäre enthaltene H_2O_2 entsteht durch dieselben Processe wie das Ozon, meist aber in viel grösseren Mengen als dieses. — Die oxydirende Kraft des H_2O_2 ist nicht so gross wie die des Ozons; Jodkalium wird langsamer zerlegt, Indigo wird nur allmählich entfärbt. Die Oxydationen erfolgen indess momentan, wenn einige Tropfen Eisenvitriollösung zugefügt werden. Ferner vermag H_2O_2 auch reducirend zu wirken, ($H_2O_2 + O = H_2O + O_2$) z. B. auf Kaliumpermanganat, Ferricyankalium.

Das atmosphärische H_2O_2 ist leichter nachweisbar als das Ozon, weil es sich in den Niederschlägen löst und dort gleichsam gesammelt wird; man untersucht also diese oder bewirkt künstliche Thaubildung.

Im Mittel findet man in 1 Liter Niederschlag 0·2 Milligr.; in Schnee und Hagel sehr wenig, am meisten im Juni und Juli und bei westlichen Winden.

Hygienische Bedeutung scheint dem atmosphärischen Wasserstoffsuperoxyd nicht zuzukommen. Die betreffenden Concentrationen sind sowohl auf den Menschen wie auf Mikroorganismen ohne Wirkung.

4) Der **Kohlensäure**gehalt der Luft ist für uns von ungleich grösserem Interesse als die vorgenannten Bestandtheile der Luft. Es

sind daher zunächst die Methoden der Kohlensäurebestimmung eingehender zu erörtern.

a) Genauere Methode (nach v. PETTENKOFER).

Dieselbe beruht darauf, dass Kohlensäure (CO_2) von Barytwasser begierig absorbirt wird; es entsteht dann in der klaren Lösung von Baryt ($Ba(OH)_2$) eine Trübung von $BaCO_3$. Gleichzeitig wird die vorher stark alkalische Reaktion des Barytwassers schwächer; lässt man sehr viel CO_2 zutreten, so verschwindet sie schliesslich ganz. Alkalisch reagiren eben nur die Hydrate, während die Salze, welche sich nach Zutritt von Säuren — CO_2, SO_4H_2, Oxalsäure — bilden, schon weil sie unlöslich sind, gar keine Reaktion zeigen.

Die alkalische Reaktion des Barytwassers kann man z. B. mit Lakmus, Corallin oder Phenolphtaleïn nachweisen. Es lässt sich nach Zusatz eines solchen Reagens scharf bestimmen, wann einem Barytwasser gerade so viel Säure zugesetzt ist, dass alles $Ba(OH)_2$ in unlösliches Salz verwandelt ist.

Zum Zweck der CO_2-Bestimmung hält man sich stets ein und dasselbe Barytwasser von gleicher Concentration und ebenso eine bestimmte Säure, z. B. Oxalsäurelösung, vorräthig (von jedem Apotheker zu beziehen). Nimmt man von solchem Barytwasser 25 ccm, versetzt mit Phenolphtaleïn, und lässt vorsichtig aus einer Bürette die Säure zufliessen, so kann man scharf bestimmen, wieviel von der letzteren zur Neutralisirung, d. h. zum Auslöschen der alkalischen Reaktion der 25 ccm des Barytwassers erforderlich sind. — Die Säure wird zweckmässig so „eingestellt“, dass 1 ccm derselben gerade 1 ccm Barytwasser neutralisirt; man verdünnt eben das Barytwasser oder die Säure so weit, bis beide genau den gleichen Titer zeigen. Die Oxalsäure bildet bei der Bereitung den Ausgangspunkt, weil dieselbe in krystallinischem Zustand sich gut abwägen lässt; und zwar ist es für die nachfolgende Rechnung vortheilhaft, 2·8636 g Oxalsäure in 1 Liter Wasser zu lösen und danach die Barytlösung einzustellen. Die Lösungen werden in Flaschen mit besonderem Verschluss aufbewahrt, so dass bei den Probenahmen keine Aenderung des Titers eintreten kann.

Mit Hülfe dieser 2 Lösungen ist nun der CO_2-Gehalt einer Luft folgendermassen zu bestimmen: Man nimmt eine völlig trockene Flasche von bekanntem Volum (beispielsweise 3200 ccm), füllt diese mittelst eines Blasebalges mit der zu untersuchenden Luft, dann verschliesst man mit einer Kautschukkappe, und lässt nun unter theilweiser Entfernung der Kappe 100 ccm Barytwasser einlaufen. Dabei strömen 100 ccm Luft aus; wir haben also das Luftvolum um 100 ccm geringer zu setzen (= 3100 ccm).

Darauf wird die Kappe wieder geschlossen und die Flasche zeitweise geschwenkt; dazwischen wird Temperatur und Barometerstand abgelesen. Nach einigen Stunden ist die CO_2 vollständig absorbirt. Das Barytwasser erscheint durch $BaCO_3$ stark getrübt; es muss dabei offenbar schwächer an $Ba(OH)_2$, und somit weniger alkalisch geworden sein; und um wieviel die Alkalescenz abgenommen hat, das muss sich leicht bestimmen lassen, wenn man die 100 ccm in ein rasch zu verschliessendes kleines Fläschchen ausgiesst, nun wieder 25 ccm nimmt und mit Säure titrirt. Diesmal ist weniger Säure nöthig zur Neutralisation, als beim Versuch mit dem unveränderten Barytwasser und zwar um so viel weniger, als die CO_2 bereits Baryt neutralisirt hat. Die so gefundene Differenz ist offenbar ein Ausdruck für die Menge der CO_2, die in dem untersuchten Luftvolum vorhanden war; und zwar ein sehr einfacher Ausdruck, wenn man jene bestimmten Lösungen benutzt: Es neutralisiren nämlich 2·8636 mill. Oxalsäure gerade so viel Baryt, wie 1 mill. CO_2. Diese beiden Werthe können sich gegenseitig vertreten. Da also jeder Cubikcm. der Säurelösung einem Milligr. CO_2 gleich wirkt, so giebt die Differenz zwischen den für das unveränderte Barytwasser einerseits, für das durch die CO_2 veränderte Barytwasser andererseits verbrauchten Cubikcentimetern Säure direct die Milligramme CO_2, die in der Versuchsluft enthalten und zur Einwirkung auf das Barytwasser gelangt waren.

Findet man z. B. für je 25 ccm Barytwasser eine Differenz von 3 ccm Säure, für die ganzen der Luft zugefügten 100 ccm Barytwasser also 12 ccm Säure, so waren 12 milligr. CO_2 in jenen 3200 ccm Luft enthalten.

Um vergleichbare Resultate zu erhalten, rechnet man diesen Ausdruck noch auf Volumprocente um; und zwar ist mit Hülfe von Tabellen direct abzulesen, welches Volum 1 milligr. CO_2 je nach der verschiedenen Temperatur und dem verschiedenen Druck einnimmt. Bei 15° und 760 mm Barometerstand sind z. B. 12 mill. CO_2 = 6·8 ccm; es beträgt also der CO_2-Gehalt in dem gedachten Falle $\frac{6 \cdot 8 \times 1000}{3100} = 2 \cdot 2$ p. m. CO_2.

Will man nicht Momentanwerthe, sondern Durchschnittswerthe des CO_2-Gehalts der Luft für einen längeren Zeitraum erhalten, so füllt man die Barytlösung in ein langes an den Enden aufwärts gebogenes Glasrohr und saugt mittelst Aspirators die Luft in langsamem Strom durch das Barytwasser.

Die Ausführung der Pettenkofer'schen Methode erfordert einen verhältnissmässig einfachen und leicht transportablen Apparat. Nach der zu untersuchenden Localität ist nur Flasche, Thermometer, Blasebalg, Kautschukkappe, Barytlösung, 100 ccm Pipette, ein Trichter und ein kleines Fläschchen mitzunehmen. Die Titrirung und Barometerablesung erfolgt im Laboratorium. Nöthigenfalls beschränkt man sich auf Mitnahme von Blasebalg, Thermometer und einer Flasche, die mit Gummistopfen verschlossen wird, in dessen 2 Bohrungen Glasstäbe stecken. Dann kann man auch das Einlaufenlassen der Barytlösung im Laboratorium ausführen, indem man die Pipette durch die eine Bohrung des Stopfens hindurchführt und den anderen Glasstab nur so viel als nöthig lüftet.

Eine vereinfachende Modifikation ist von Hesse angegeben. Starkwandige Erlenmeyer-Kolben von $^1/_{12}$—2 Liter Inhalt nehmen die Luft auf und werden zugleich zur Titrirung verwendet. Doppelt durchbohrte Kautschukstopfen mit Glasstäben in den Bohrungen dienen zum Verschluss der Kolben. Ausser diesen sind eine Flasche mit 300 ccm Barytlösung, eine solche mit 250 ccm stark verdünnter Oxalsäure, sowie die nöthigen Pipetten und Büretten in praktischer Weise in einem tragbaren Kasten zusammengestellt (zu beziehen von Muencke, Berlin). Man lässt zunächst durch die eine Bohrung des Kautschukstopfens 10 ccm Barytlösung in den mit Untersuchungsluft gefüllten Kolben einlaufen; nach Beendigung der Absorption wird die Bürette mit Oxalsäure ebenfalls durch die Bohrung eingesteckt und nun titrirt. — Die kleinen Luftvolumina geben entsprechend ungenauere Resultate; mit grösseren Kolben erzielt man richtige Werthe. Dann aber ist die Vereinfachung der Methode und die leichtere Transportirbarkeit des Apparates nicht gerade bedeutend.

b) Approximative Bestimmungen.

Dieselben verfolgen den Zweck, auch dem Laien eine rasche Orientirung über den Kohlensäuregehalt einer Luft zu gewähren; sie sind aber sämmtlich mit so bedeutenden Fehlerquellen behaftet, dass die Ergebnisse in keiner Weise befriedigen. Erwähnt seien:

Methode von SMITH u. LUNGE. Durch ein Glas mit Barytwasser presst man wiederholt mittelst eines kleinen Kautschukballons Untersuchungsluft, bis die Trübung so stark geworden ist, dass ein am Glase angebrachtes Bleistiftkreuz unsichtbar wird (oder bis die Phenolphtaleïnfärbung verschwindet). Für die wiederholten Pressungen ist die Anbringung zweier Ventile erforderlich. Die Zahl der bis zur Endreaktion erforderlichen Ballonfüllungen dient als Maass für den CO_2-Gehalt der Luft; jedoch ist jeder Apparat speciell zu aichen. — Die Ventile versagen oft; die Messung des Luftvolums ist ungenau; die Absorption unvollständig.

WOLPERT's Luftprüfer. In einem Reagensglas befindet sich ein Visirzeichen. Man giebt Kalkwasser in das Glas und presst mit einem kleinen Ballon so lange Luft hinein, bis die Trübung des Kalkwassers das Visirzeichen verdeckt. Die Resultate sind noch ungenauer wie beim vorigen Apparat.

WOLPERT's selbstthätiger Luftprüfer. Sodalösung, die mit Phenolphtaleïn versetzt ist, soll langsam und gleichmässig an einer Schnur herunterlaufen, und zwar soll alle 100 Secunden 1 gleich grosser Tropfen auf das obere Ende der Schnur fallen. Ist die Luft sehr CO_2-reich, so wird die Schnur bereits vom oberen Ende ab farblos erscheinen; ist der CO_2-Gehalt gering, so bleibt die herabrinnende Flüssigkeit bis unten hin roth. — Der gleichmässige Tropfenfall ist jedoch äusserst schwierig und durch Laienhände gar nicht in der erforderlichen Weise zu reguliren.

BLOCHMANN's Methode. In eine Flasche von 500 ccm wird durch Ansaugen mit dem Munde Luft eingefüllt, dann Kalkwasser und Phenolphtaleïn zugesetzt, geschüttelt; wenn noch keine Entfärbung eintritt, werden abermals 500 ccm Luft eingesogen, und so fort, bis die Farbe verschwindet. — Für das immerhin nur approximative Resultat ist das Verfahren zu zeitraubend.

SCHAFFER's Apparat. Auf ein mit Phenolphtaleïn präparirtes Papier wird ein Tropfen Kalkwasser gebracht. Es entsteht ein rother Fleck und man beobachtet, in wieviel Zeit derselbe verschwindet. Je länger dies dauert, um so CO_2-ärmer ist die Luft. — Jedenfalls das einfachste und für eine ungefähre Schätzung eventuell brauchbares Verfahren.

Als Quellen der atmosphärischen CO_2 kommen in Betracht: a) Die Athmung der Menschen und Thiere; ein Mensch liefert stündlich 22 Liter CO_2; die gesammte jährlich von den die Erde bewohnenden Menschen producirte CO_2 berechnet sich auf ca. 130 Milliarden Cubikmeter. b) Die Fäulniss- und Verwesungsprocesse, die namentlich im gedüngten Boden in grossem Umfang verlaufen. c) Die Verbrennung von Brennmaterial, besonders in Industriebezirken; jährlich circa 300 Milliarden Cubikmeter. d) Unterirdische CO_2-Ansammlungen, die sich event. nach Bergwerken öffnen (matte Wetter) oder durch Erdspalten und Vulkane ausströmen.

Der fortlaufenden Production steht eine ausgiebige Fortschaffung der CO_2 aus der Luft gegenüber, und zwar erfolgt diese: a) Durch die grünen Pflanzen, die im Tageslicht CO_2 zerlegen. b) Durch die Niederschläge, welche im Mittel 2 ccm CO_2 in 1 Liter enthalten. c) Durch die kohlensauren Salze des Meerwassers.

Ausserdem sorgen die Winde für eine gleichmässige Vertheilung der vorhandenen CO_2, so dass wir überall den gleichen Gehalt — 0·25—0·3 pro mille — beobachten. Eine kleine Verringerung tritt vielleicht in der Nähe ausgedehnter Waldungen zu Tage (während kleinere Baumgruppen durchaus nicht in merkbarer Weise den CO_2-Gehalt der Luft beeinflussen). Eine geringfügige Steigerung ist bei windstillem Wetter in Industriebezirken, ferner bei Moorrauch wahrzunehmen.

Die zeitlichen Schwankungen fallen ebenfalls in die Fehlergrenzen. — Weit höher, bis 1, 2, ja 10 p. m., kann der CO_2-Gehalt innerhalb der Wohnungen steigen, wo die Menschen und Leuchtmaterialien reichlich CO_2 liefern, ohne dass eine kräftige Luftbewegung ausgleichend eingreifen kann.

Hygienische Bedeutung der atmosphärischen Kohlensäure. Ein direct schädlicher Einfluss der in der Luft enthaltenen CO_2-Mengen kann nicht angenommen werden. Die CO_2 wirkt erst in grossen Dosen giftig; ein Gehalt der Luft von 1 Procent kann für längere Zeit, ein solcher von 5—10 Procent vorübergehend ohne Schaden ertragen werden. Auch wenn gleichzeitig Verminderung des Sauerstoffgehalts zu Stande kommt, also wenn z. B. die CO_2 durch Verbrennung oder Athmung in einem geschlossenen Raum gebildet ist, muss der CO_2-Gehalt um mehrere Procent steigen, der O-Gehalt um mehrere Procent sinken, ehe deutliche krankhafte Symptome auftreten.

Trotzdem ist nun durch vielfache Erfahrung festgestellt, dass eine Luft von 0·4—0·5 p. m. CO_2, wie sie stellenweise in Industriebezirken oder bei Moorrauch vorkommt, sich auf die Dauer schlecht athmen lässt; Wohnungsluft von 1·0—5·0 p. m. erzeugt bei vielen Menschen Kopfschmerz, Schwindel, Uebelkeit, und bei dauerndem Aufenthalt in solcher Luft beobachtet man anämische Symptome oder Disposition zu Lungenerkrankungen.

Diese Wirkungen können nach dem oben Gesagten nicht durch die CO_2 direct veranlasst sein, sondern müssen auf andere Momente zurückgeführt werden, nämlich auf die zum Theil giftigen, zum Theil übelriechenden Gase, welche gleichzeitig und parallel mit der CO_2 producirt zu werden pflegen. In Industriebezirken begleiten z. B. Kohlenwasserstoffe, schweflige Säure, salpetrige Säure, Kohlenoxyd etc. einen stärkeren CO_2-Gehalt der Luft; in den Wohnräumen werden ähnliche Gase geliefert, und ausserdem kommt es mit steigender CO_2-Menge gewöhnlich zu einer solchen Production von Wärme und

Wasserdampf, dass die Wärmeabgabe des Körpers auf Schwierigkeiten stösst.

Von grosser Bedeutung ist nun die Thatsache, dass die CO_2 mit diesen schädigenden Einflüssen parallel geht, und dass sie uns einen brauchbaren Massstab für dieselben giebt, während die schädlichen Momente selbst einer einfachen, directen Bestimmung schwer zugänglich sind. Wir haben allerdings relativ feine Sinnesempfindung für jene offensiven Gase und für die Erschwerung der Wärmeabgabe; aber dieselbe ist individuell sehr verschieden, und wenn wir lediglich auf die Haut- und Geruchsempfindung oder auf den allgemeinen Eindruck auf den Körper angewiesen wären, würde sehr häufig der Eine dieselbe Luft für gut erklären, die der Andere für schlecht hält. Wir bedürfen offenbar eines ziffermässigen, nicht von dem individuellen Ermessen abhängigen Massstabes für die Luftbeschaffenheit; und insbesondere die Wohnungs- und Schulhygiene kann eines solchen gar nicht entrathen.

In der CO_2-Bestimmung besitzen wir diesen Massstab. Die Production der CO_2 hält im Allgemeinen und namentlich in den Wohnräumen gleichen Schritt mit der Production von Wärme und Wasserdampf einerseits, mit der Ausscheidung giftiger und übelriechender Gase andererseits. Der Parallelismus ist allerdings nicht unter allen Verhältnissen in gleicher Weise vorhanden; Menschen, Beleuchtungsmaterialien, Brennstoffe verhalten sich etwas verschieden; die einen liefern mehr Wärme, die anderen mehr resp. belästigendere Gase. Es sind daher die Quellen der CO_2, sobald aus der Menge derselben auf die Verschlechterung der Luft geschlossen werden soll, einigermassen in Rücksicht zu ziehen. Im Allgemeinen aber wird man annehmen dürfen, dass jede Steigerung des CO_2-Gehalts der Luft im Freien über 0·35 p. m., in Wohnräumen über 1·0 p. m. mit lästigen Empfindungen und einer Beeinträchtigung der Gesundheit verbunden ist, und dass daher eine solche Luft beanstandet werden muss.

5) **Salpetrige Säure** und **Salpetersäure** entstehen in der Atmosphäre durch chemische Verbindung des Stickstoffs und Sauerstoffs bei elektrischen Entladungen. Sie finden sich stets in der Luft, aber in sehr kleinen Mengen; nie im freien Zustande, sondern nur gebunden an Ammoniak. Messbare Mengen finden sich nur in den Niederschlägen, 0·4—16 milligr. in 1 Liter. — Grössere Mengen treten in der Wohnungsluft und bei manchen Gewerbebetrieben auf (s. unten).

6) **Ammoniak.** Entsteht bei der Fäulniss, namentlich an der Bodenoberfläche. Ist in der Atmosphäre als Nitrat, Nitrit und vorzugsweise als Carbonat vorhanden; diese Körper sind aber wenig resp. gar

nicht flüchtig, und das Ammoniak zeigt daher keine so gleichmässige Vertheilung wie die Gase, sondern die Mengen wechseln stark nach Ort und Zeit. Im Mittel findet man 0·02—20·2 milligr. in 1 cbm Luft; in 1 Liter Niederschlag 4—100 milligr. — Die Bestimmung erfolgt, nachdem man die Luft durch angesäuertes Wasser hat streichen lassen, wie beim Trinkwasser.

7) **Gasförmige Verunreinigungen** der Atmosphäre. Während die vorgenannten Substanzen in kleiner Menge als normale Bestandtheile der Luft angesehen werden müssen, kommen vielfach noch minimale Beimengungen vor, die als abnorm anzusehen und ganz von Ort und Zeit abhängig sind. Die Quelle derselben sind theils Zersetzungsprocesse organischer Stoffe, theils die verschiedenen Industriebetriebe. Zu einer stärkeren Anhäufung von Verunreinigungen in der freien Luft kommt es nie, weil sie theils durch Niederschläge aus der Atmosphäre entfernt, theils durch O_3 und H_2O_2 zerstört, theils durch Winde unendlich verdünnt werden. In Wohnräumen, Fabriken etc. können dagegen leicht erheblichere Concentrationen entstehen.

Als specielle Quellen solcher Verunreinigungen der Atmosphäre seien aufgeführt: a) Sümpfe und Moräste, welche namentlich bei gleichzeitig hoher Temperatur grosse Mengen von Kohlenwasserstoffen, Schwefelwasserstoff, Kohlenoxydgas etc. der Luft beimischen. b) Die Abfallstoffe des menschlichen Haushalts; in grösseren Städten insbesondere Abdeckereien, Fäkaldepôts und Schlammfänge, Gruben, schlecht gehaltene Canäle, auch hochgradig verunreinigte Flüsse. Bei der Fäulniss dieser Massen entstehen Schwefelwasserstoff, Ammoniak, flüchtige Fettsäuren etc., und die Luft wird oft in sehr weitem Umkreis mit ekelerregenden Gerüchen erfüllt. c) Gewerbliche Anlagen. In Industriebezirken tragen zunächst die Producte der unvollkommenen Verbrennung der Steinkohle, Kohlenwasserstoffe verschiedener Art, zur Luftverunreinigung bei; ferner schweflige Säure und Schwefelsäure, welche dem S-Gehalt der Kohle (im Mittel 1·7 Procent) entstammen. Die Mengen der SO_4H_2 werden zuweilen sogar quantitativ bestimmbar; so fand man in Manchester in 1 cbm Luft 2·5 milligr. — Auch im technischen Betriebe der verschiedenen industriellen Anlagen kommt es vielfach zur massenhaften Entwickelung gasförmiger Verunreinigungen (z. B. Schwefelsäure bei Alaun-, Schwefelsäure-, Ultramarinfabriken und Töpfereien, Salzsäure bei Sodafabriken, Chlor bei der Chlorkalkfabrikation etc.). Ferner wird beim landwirthschaftlichen Betriebe, so beim Faulen des Flachses, durch Rübenschnitzelgruben u. s. w., die Luft oft in sehr erheblichem Grade mit Fäulnissgasen verunreinigt.

Fast stets sind die Mengen der in einer Luftprobe zur Zeit

enthaltenen Verunreinigungen so gering, dass sie durch chemische Analyse nicht bestimmbar sind. Dagegen sind die meisten dieser Gase sehr deutlich durch den Geruch wahrzunehmen. Der Geruchssinn ist eben ausserordentlich viel empfindlicher als irgend ein chemisches Reagens; in 50 ccm Riechluft werden noch $^1/_{5000}$ milligr. Schwefelwasserstoff und gar $^1/_{460000000}$ milligr. Merkaptan wahrgenommen.

Die hygienische Bedeutung dieser gasförmigen Verunreinigungen der Luft ist noch nicht völlig klar gestellt. Vielen Menschen erweckt eine übelriechende Luft Widerwillen und Ekel, bei längerem Aufenthalt Appetitlosigkeit und Uebelkeit; der Respirationstypus ändert sich, die Athemzüge werden so oberflächlich als möglich; man hat den Eindruck, als befinde sich der Körper in Gefahr, und sucht instinktmässig der übelriechenden Luft zu entfliehen. — Es ist indess nicht ganz leicht, diese instinktive Empfindung einer schädlichen Wirkung im Einzelnen zu begründen. Zunächst seien einige ältere Erklärungsversuche aufgeführt:

Entweder hat man die Wirkung der verunreinigten Luft auf die darin enthaltenen bekannten giftigen Gase (Schwefelwasserstoff, schweflige Säure etc.) zurückführen wollen. Aber es ist zweifellos, dass dieselben in der Verdünnung, in welcher sie sich in der freien Atmosphäre stets finden, keinerlei schädliche Wirkung auf den Körper ausüben können. Auch eine sogenannte cumulative Wirkung besteht nachweislich für diese Gifte nicht (selbst nicht für das Kohlenoxydgas).

Oder man hat die Annahme gemacht, dass mit den bekannten Fäulnissgasen oft unbekannte giftige Gase in die Luft übergehen, die selbst in ausserordentlicher Verdünnung noch wirksam sind. Eine solche Möglichkeit ist nicht ganz auszuschliessen; aber es ist immerhin unwahrscheinlich, dass flüchtige Ptomaïne von so intensiver Giftigkeit existiren; und jedenfalls muss dann die individuelle Empfänglichkeit gegen diese Gifte sehr verschieden und eine Gewöhnung an dieselben sehr leicht sein. Denn wir sehen, dass Canalarbeiter, Abdecker, überhaupt die meisten Menschen aus den unteren Volksschichten völlig gleichgültig sind gegen übelriechende und durch Fäulnissgase etc. verunreinigte Luft, und dass sie ohne Schaden für ihre Gesundheit geradezu mit einem gewissen Behagen sich innerhalb ihrer Kleidung und Wohnung eine mit übelriechenden Zersetzungsgasen imprägnirte Luft herstellen.

Oder man hat drittens wohl geglaubt, dass manche infektiöse Krankheiten — Malaria, Typhus — auf riechende Gase, sogenannte Miasmen, zurückzuführen seien. Diese Anschauung muss jedoch jetzt als entschieden irrthümlich zurückgewiesen werden. Ein Gift kann nur Intoxication, aber keine Infektion bewirken; diese hervorzurufen sind ausschliesslich lebende Organismen befähigt (vgl. S. 18). Auch für die Malaria, welche früher als exquisiteste miasmatische Krankheit angesehen wurde, ist in neuerer Zeit nachgewiesen, dass sie vom Kranken aus weiter übertragen werden kann und dass also auch hier vermehrungsfähige Organismen die Ursache sind (s. S. 64).

Die Miasmen-Hypothese hat vielfache Verwirrung gestiftet. Noch heute sehen viele Aerzte in übelen Gerüchen die Ursache von Infektionen. Aber der Zusammenhang zwischen Infektionserregern und stinkenden Gasen ist nur ein ganz entfernter und lockerer. Die Infektionserreger selbst produciren bei ihrem Wachsthum keine oder wenig intensive Gerüche; stärker riechende Gase deuten stets auf die Anwesenheit von lebhaft wuchernden Saprophyten, welche der gleichzeitigen Ansiedlung pathogener Organismen feindlich sind und diese meist nicht aufkommen lassen. Riechende Gase werden ferner nur von flüssigen und feuchten, eine rege Lebensthätigkeit der Bakterien gestattenden Substraten geliefert; von diesen aus verbreiten sich aber mit Luftströmungen keine Organismen, sondern erst dann, wenn die Substrate austrocknen und das Bakterienleben und die Production übelriechender Gase aufhört, ist die Gefahr vorhanden, dass in die Luft Mikroorganismen übergehen. Es ist also entschieden unzulässig, üble Gerüche als directe Ursache einer Infektion aufzufassen, und den Ausbruch einer Infektionskrankheit mit dem Hinweis auf irgendwelche Fäulnissgase u. dgl. zu erklären.

Endlich hat man wohl die Ansicht geäussert, dass durch die Aufnahme übelriechender Gase eine individuelle Disposition zu Infektionskrankheiten geschaffen werde. Weder experimentell noch statistisch sind aber in dieser Richtung Thatsachen ermittelt, welche einwandfrei auf eine solche vorbereitende Rolle der genannten Gase gedeutet werden dürften. Dagegen machen wir bei zahlreichen Individuen die Erfahrung, dass selbst langdauernde Einathmung verunreinigter Luft keine gesteigerte Empfänglichkeit für Infektionskrankheiten hinterlässt.

Nach dem heutigen Stande unserer Kenntnisse werden wir vielmehr die hygienische Bedeutung der Luftverunreinigung folgendermassen auffassen müssen:

Erstens liegt in dem Ekelgefühl und in der ungenügenden Athmung, welche in übelriechender Luft zu Stande kommen, bereits eine entschiedene Beeinträchtigung unseres Wohlbefindens und unserer Leistungsfähigkeit; ferner können aus der Aenderung des Respirationstypus vermuthlich im Laufe der Zeit auch Störungen der Blutvertheilung und der Ernährung resultiren; oder es wird dadurch eine Disposition zu Katarrhen und anderen Erkrankungen geschaffen. Während eine reine oder mit angenehm aromatischen Stoffen geschwängerte Luft unwillkürlich zu tiefen Inspirationen und zu reichlicher Aufnahme von Luft anregt, verleiden übelriechende Beimengungen den Genuss der Luft in derselben Weise, wie ekelerregende (— wenn auch nicht schädliche —) Zusätze die Aufnahme von festen und flüssigen Speisen hindern. Auch die empfindlicheren, mit feineren Sinnen ausgerüsteten Menschen haben sicherlich Anspruch darauf, dass ihnen eines der wichtigsten Nahrungsmittel, die Luft, in einem reinen, nicht Widerwillen erregenden und die Athmung in normaler Weise unterhaltenden Zustande zur Verfügung gestellt wird; und allein dieser Gesichtspunkt genügt vollkommen, um die Forderung einer reinen atmosphärischen Luft und einer Beseitigung aller belästigenden Verunreinigungen aus derselben zu begründen.

Zweitens sind speciell die Fäulnissgase häufig Symptome einer ungenügenden Reinlichkeit in Bezug auf Haut, Kleidung, Wohnung, Boden etc. Da wir nun wissen, dass durch peinliche Reinlichkeit auch eine Entfernung vieler Infektionserreger gelingt, dass dagegen da, wo Schmutz- und Abfallstoffe sich häufen, auch keine genügende Beseitigung eventuell vorhandener Infektionserreger erfolgt ist, so deutet übelriechende Luft indirect auf eine gewisse Begünstigung der Infektionsgefahr. Dieser Indicator zeigt aber bei weitem nicht immer richtig und ist daher nur mit aller Reserve zu verwerthen.

II. Der Luftstaub.

Unter den in der Luft suspendirten Elementen unterscheiden wir gröbere Staubpartikel, Russ, Sonnenstäubchen und Mikroorganismen.

Zur quantitativen Bestimmung und mikroskopischen Untersuchung des gesammten Luftstaubes sind früher folgende Methoden angewendet: 1) directe mikroskopische Prüfung von abgesetztem Staub oder von aufgefangenem Regen. 2) Künstliche Condensation von Wasserdampf der Luft durch Abkühlung von Glasplatten oder Glasballons und Untersuchung des gebildeten Thau's. 3) Die Luft wird durch ein Glasrohr mit Wattepfropf aspirirt und die Gewichtszunahme des Rohrs bestimmt. 4) Statt der Watte benutzt man einen Pfropfen von Schiessbaumwolle; diese wird nachher in Alkohol und Aether gelöst und der Rückstand mikroskopisch analysirt. 5) Man lässt die Luft durch ein Röhrchen mit Wasser aspiriren, welches dann mikroskopisch untersucht wird. 6) Eine Glasplatte wird mit einem klebrigen Ueberzug (Chlorcalciumlösung, Glycerin, Laevulose) versehen und dem Luftstrom ausgesetzt; nach Beendigung des Versuchs wird die Platte mit dem Mikroskop durchmustert.

Die letztgenannte Methode giebt vergleichbare Resultate, wenn man die Geschwindigkeit des Luftstroms, die Grösse der Einströmungsöffnung und den Abstand der Glasplatte von dieser in genau gleicher Weise regulirt (Miquel).

Zur Bestimmung der lebenden Mikroorganismen der Luft lässt sich keine dieser Methoden verwenden; bei der mikroskopischen Prüfung des gesammten Staubes verdecken die gröberen Objecte die etwa vorhandenen Bakterien, Sporen werden vollends leicht übersehen und bei den sichtbaren Mikroorganismen bleibt ihre Lebensfähigkeit in Frage.

Eine Kenntniss der lebenden Luftmikroben können wir vielmehr nur durch Culturmethoden erhalten. Soll das Verfahren quantitative Aufschlüsse geben, so müssen dabei alle in der Luft enthaltenen Bakterien aufgefangen werden, zugleich aber jedes Individuum oder jeder Complex von Individuen isolirt zur Entwickelung kommen; wenn möglich müssen auch die Nährsubstrate und sonstigen Lebensbedingungen variirt werden. Diese Forderungen werden am vollständigsten erfüllt:

1) Durch das Hesse'sche Verfahren. Ein Glasrohr von 70 cm Länge und 3·5 cm Weite wird am einen Ende mit durchbohrtem Kork, am anderen mit zwei übereinander gezogenen Kautschukkappen verschlossen, von denen die innere eine centrale Oeffnung hat. Das Rohr wird mit Nährgelatine beschickt, dann sterilisirt und horizontal gelagert, so dass die Gelatine nach dem Erstarren in dünner Schicht die ganze Wandung auskleidet und ausserdem im unteren Abschnitt eine breite dickere Schicht bildet. Die äussere Gummikappe wird dann abgenommen, die Bohrung des Korkes mittelst eines Glasrohrs mit einem Aspirator verbunden und nun langsam Luft hindurch aspirirt, etwa 1 Liter in 2—4 Minuten, bis 10—20 Liter durchgeströmt sind. Die Stäubchen und Bakterienverbände fallen nieder und entwickeln sich auf der Gelatine zu isolirten Colonieen, die gezählt und qualitativ weiter untersucht werden können.

Richtige Regulirung des Luftstroms ist wichtig, sonst gehen entweder viel Keime ohne niederzufallen hindurch, oder sie fallen zu bald nach dem Eintritt der Luft in's Rohr nieder und es entstehen dort zu dicht gelagerte Colonieen. Ein Nachtheil der im übrigen sehr brauchbaren Methode liegt in der Einseitigkeit des Nährbodens und in der Schwierigkeit, den einzelnen Colonieen zum Zweck weiterer Untersuchung beizukommen.

2) Das Petri'sche Verfahren vermeidet diese Nachtheile. In ein kurzes ca. 2 cm weites Glasrohr wird ein Stück Drahtnetz eingeklemmt, darauf kommt eine etwa 3 cm dicke Schicht grober Sand von 0·4 mm Korngrösse, dann wieder ein Drahtnetz. Das so hergestellte Filter wird sterilisirt, mit einem kräftigen Aspirator verbunden und die Luft in raschem Strome durchgesogen. Das Filter hält alle Keime sicher zurück; ein zweites vorgelegtes Filter muss völlig bakterienfrei bleiben. Nach Beendigung des Versuchs wird der Sand und das Drahtnetz des Filters in Schälchen mit Gelatine oder Agar etc. gebracht, und die gewachsenen Colonieen werden gezählt und untersucht.

Ueber den Ursprung und Verbreitung der einzelnen Elemente des Luftstaubes haben neuere Untersuchungen Folgendes ergeben:

1) Grob sichtbarer Staub. Derselbe ist in der Strassenluft europäischer Städte zu 0·2—25 milligr. in 1 cbm Luft gefunden; die grössten Mengen treten bei trockener Bodenoberfläche und austrocknenden heftigen Winden, die geringsten nach Regen und bei feuchtem

Boden auf. Im Durchschnitt zeigt der Sommer die höchsten, das Frühjahr die niedrigsten Werthe.

Die wesentlichste Quelle des Staubes ist die Bodenoberfläche. Wo die obersten Schichten des Bodens aus einem Gesteinsmaterial bestehen, das rasch verwittert und dabei relativ viel feinste Partikelchen liefert; ferner in einem Klima oder in einer Witterungsperiode, wo starkes Sättigungsdeficit und lebhafte Winde herrschen, müssen die reichlichsten Staubmengen gefunden werden. Besonders in der tropischen und subtropischen Zone, speciell im Pendschab, in Aegypten, der Sahara etc. kommt es in einem Theil des Jahres zu heftigen Staubwinden, die mit enormen Massen von Staub die Luft im Freien und selbst im Inneren der Wohnräume erfüllen und zu einer höchst lästigen Plage werden.

Genauere Untersuchungen über die Qualität des Staubes ergaben, dass er zu $^2/_3$ bis $^3/_4$ aus anorganischer Substanz, aus Gesteinssplittern, Sand- und Lehmtheilchen besteht. Der Rest besteht grösstentheils aus organischem Detritus, in städtischen Strassen namentlich aus Pferdedünger, Haaren, Pflanzentheilen, Fasern von Kleidungsstoffen, Stärkemehl etc. Ferner finden sich viel todte und lebensfähige Keime von höheren Pflanzen, Pollenkörner und Sporen von Kryptogamen. Der Blüthenstaub von Nadelhölzern wird oft Meilen weit fortgetragen (Schwefelregen). — Endlich haften vielfach noch Mikroorganismen, theils im todten, theils im lebenden Zustand, an den gröberen Staubtheilchen.

2) Rauch und Russ bestehen aus dichten Kohlewasserstoffen und Kohletheilchen, die in Folge der stets unvollständigen Verbrennung der Kohle den Feuerungsgasen beigemengt sind. In Industriestädten, beim Moorbrennen finden sich dieselben oft in enormer Menge in der Luft, und zwar immer neben den S. 155 aufgeführten gasigen Verunreinigungen.

3) Die Sonnenstäubchen; sehr kleine Partikelchen von organischem Detritus, feinste Woll- und Baumwollfasern, an denen wiederum Mikroorganismen haften, oder auch wohl nur Conglomerate von Mikroorganismen, Schimmelpilzsporen etc. Sonnenstäubchen sind für gewöhnlich nicht in der Luft sichtbar; lässt man aber in ein sonst dunkeles Zimmer einen Lichtstrahl einfallen, so können sie mit blossem Auge deutlich wahrgenommen werden; durch die stete Anwesenheit dieser Stäubchen wird erst der Lichtstrahl auf seinem Wege durch die Luft sichtbar.

Die allgemeine Verbreitung der Sonnenstäubchen ist ausserdem wichtig für das Zustandekommen von Nebel (s. S. 112). Zur Condensation von Wasserdampf ist die Anwesenheit irgend welcher, wenn auch kleinster fester Körper erforderlich. In völlig staubfreier, z. B. durch Watte filtrirter Luft, gelingt es nicht, Nebel zu erzeugen; eine Condensation erfolgt hier nur an den festen Begrenzungen des Luftraums.

Die Sonnenstäubchen sind so leicht, dass sie selbst in ruhiger Luft sich nicht absetzen, durch geringfügigste Luftströmung fortbewegt werden und bis zu den grössten Höhen in der Atmosphäre verbreitet sind.

4) Die Mikroorganismen. Quelle der Luftkeime sind die verschiedensten trockenen Oberflächen, auf welchen Bakterienansiedlungen etablirt waren. Von feuchten Flächen oder von Flüssigkeiten gehen keine Bakterien in die Luft über. Es ist dies mit Sicherheit durch die oben geschilderten Methoden zur Bestimmung der Luftkeime erwiesen: lässt man selbst einen sehr starken Luftstrom zunächst ein Petri'sches Filter passiren, dann über eine bakterienreiche Flüssigkeit oder über Staubmassen, die noch etwas Feuchtigkeit enthalten, hinwegstreichen und schliesslich wiederum ein Petri'sches Filter passiren, so finden sich in letzterem keine Keime. Nur wenn gleichzeitig ein Verspritzen der Flüssigkeit durch brechende Wellen, heftiges Schlagen (Wäsche, Mühlräder) oder durch Platzen oberflächlicher Blasen erfolgt, können Wassertröpfchen und mit diesen Mikroorganismen auf kurze Strecken durch die Luft fortgeführt werden.

Auch nach dem völligen Eintrocknen einer Bakterienansiedlung geht der Uebertritt der Keime in die Luft nicht ohne Weiteres in grossem Umfange von statten. Sie kleben den Flächen relativ fest an, oft noch fixirt durch die zu einer fest haftenden Kruste eintrocknenden, schleimigen oder eiweissartigen Stoffe des Nährsubstrats. Kräftige Luftströme führen von solchen trockenen Ueberzügen wenig oder gar nichts fort. Es müssen vielmehr zunächst durch stärkere Temperaturdifferenzen oder durch mechanische Gewalt Continuitätstrennungen und theilweise Ablösungen erfolgen; die Kruste zersplittert und erst dann sind Luftströme im Stande, kleine Theilchen aufzunehmen und zu transportiren. Bildet feiner Sand oder Lehm die Unterlage der Bakterienansiedlung, oder haften sie z. B. an porösen leicht fasernden Kleidungsstoffen (Sputum, Dejectionen etc. an Wäsche), so geschieht die hauptsächlichste Verbreitung nicht sowohl in Folge einer Ablösung der Bakterien, sondern dadurch, dass Theile des Substrats selbst in die Luft übergehen. An den mineralischen Staubpartikelchen, namentlich aber an den gröberen und feineren Fasern, welche sich von den Kleiderstoffen loslösen, haften daher die hauptsächlichsten Mengen der in der Luft befindlichen Mikroorganismen.

Von festen, nicht verstäubbaren Flächen werden allerdings die isolirten Splitter der getrockneten Bakterienansiedlung in die Luft übergeführt. Dabei kommt es im Ganzen aber selten vor, dass die Zersplitterung so weit geht, dass wirklich einzelne, isolirte Bakterien in die Luft gelangen, sondern meist werden ganze Verbände, sobald sie nur so weit zerkleinert sind, dass ihre specifische Schwere gering genug ist, der Luft beigemengt.

Dieser Entstehungsart entsprechend gehören die in der Luft enthaltenen Mikroorganismen gar nicht zu den feinsten und leichtesten Staubelementen; vielmehr ist der grösste Theil derselben unter dem grob sichtbaren Staub, und relativ wenig unter den Sonnenstäubchen zu suchen.

Nur für Schimmelpilzsporen liegen die Verhältnisse anders. Auch wenn diese auf feuchtem Substrat wuchern, ragen die trockenen Sporen in die Luft, werden einzeln durch leichte Erschütterungen abgelöst, und in solchem isolirten Zustande durch die schwächsten Luftströme fortgeführt. Die Schimmelpilzsporen sind daher die kleinsten und leichtesten Elemente des Luftstaubes.

Die verhältnissmässige Grösse und Schwere der Bakterienstäubchen ist durch verschiedene Beobachtungen und Experimente erwiesen. Einmal lässt sich aufgewirbelter Staub auf dem Deckglas auffangen, färben und untersuchen, und man kann dann das Anhaften der Bakterien an Detritusmassen resp. die Verbände derselben, direct beobachten. — Ferner zeigen die Versuche mit der Hesse'schen Röhre, dass in den ersten Theilen derselben, gleich nach dem Eintritt der Luft, vorzugsweise die schwereren bakterienführenden Staubelemente abgesetzt werden, während im letzten, von der Eintrittsstelle der Luft entferntesten Theil nur noch Schimmelpilze zur Entwickelung kommen. — Dieselben Resultate erhält man, wenn in ruhiger Luft (Zimmerluft) Staub aufgewirbelt wird. Anfangs finden sich dann grosse Mengen von Bakterien in der Luft; aber schon nach circa 30 Minuten sind die Bakterien grösstentheils, nach einer Stunde fast sämmtlich durch Absetzen des Staubes aus der Luft entfernt und es bleiben im Wesentlichen nur Schimmelpilzsporen übrig. Selbst Luftströmungen bis 0·2 Meter Geschwindigkeit sind nicht im Stande, die Bakterienstäubchen schwebend zu erhalten oder dieselben fortzutransportiren. — Endlich führen auch Filtrationsversuche mit Luft zu ähnlichen Ergebnissen; es gelingt z. B. durch eine 4—5fache Lage Filterpapier sämmtliche Bakterien der Luft zurückzuhalten, während Schimmelpilzsporen noch durchgehen.

Für die Qualität der Luftkeime ist es dann aber noch von grosser Bedeutung, dass viele Bakterienarten ein so vollständiges Austrocknen, wie es für den Uebergang in die Luft erforderlich ist, nicht vertragen. Die einen (z. B. die Cholerabacillen) gehen dabei völlig zu Grunde; andere (Rotz- und Diphtheriebacillen) können nur wenige Tage nach dem Austrocknen sich in lebensfähigem Zustand halten; Typhusbacillen und echte Sporen überdauern das Austrocknen Monate lang. Vielfach befinden sich aus der Luft aufgefangene Bakterien in stark geschwächtem Zustand und brauchen sehr lange Zeit, bis sie zu Colonieen auswachsen. — Schimmelpilzsporen ertragen dagegen das Austrocknen sämmtlich gut und können lange Zeit mit der Luft transportirt werden, ohne ihre Keimfähigkeit einzubüssen.

In der Gesammtmenge der Luftkeime machen daher die Schimmelpilze einen relativ grossen Bruchtheil aus; die Luft im Freien liefert gewöhnlich 2—10 Mal so viel Schimmelpilzrasen als Bakteriencolonieen. Allerdings sind letztere häufig nicht aus einem einzelnen Individuum, sondern aus ganzen Verbänden hervorgegangen.

Die Zahl der in der freien Atmosphäre gefundenen Keime schwankt zwischen 100—500—1000 pro 1 cbm.

Oertliche und zeitliche Schwankungen in der Menge sind einmal von der Ausdehnung der exponirten Bakterienansiedlungen abhängig; ferner von denjenigen Momenten, welche die Austrocknung und den Uebergang der Bakterien in die Luft ermöglichen (grosses Sättigungsdeficit, Winde); drittens von den Faktoren, welche auf die Vertheilung der Keime in der Luft hinwirken, z. B. starke Winde, welche die losgelösten Keime weithin verbreiten; Niederschläge, welche einen Theil derselben zu Boden reissen; Windstille, welche zum Absetzen der gröberen Partikelchen führt.

Die geringste Keimzahl wird demnach in Einöden, auf unbewohnten Bergen und im Winter zu finden sein, weil es hier an stärkerer Ausbildung der Bakterienansiedlungen fehlt. Ferner beobachtet man wenig Keime bei feuchtem Wetter und feuchter Bodenoberfläche (nach Regen, im Frühjahr), weil dann keine Ablösung vorhandener Bakterien stattfinden kann. Nur Schimmelpilzsporen sind auch bei feuchtem Wetter reichlicher in der Luft enthalten, weil die Pilzrasen dann am besten gedeihen und weil deren Sporen auch von feuchtem Substrat aus in die Luft gelangen. — Auf hohem Meere ist die Luft keimfrei gefunden; doch beginnt diese Keimfreiheit je nach Stärke und Richtung des Windes oft erst in 500—1000 Kilometer Entfernung vom Lande.

Die grössten Mengen von Keimen werden in die Luft dann aufgenommen, wenn hohe Temperatur, starkes Sättigungsdeficit und heftige Winde zusammenwirken. Bei vorübergehender Bodentrockenheit können sich in den breiten städtischen Strassen zwar auch schon grössere

Staubmassen bilden; aber erst eine Periode anhaltender Dürre und trockener Winde führt aus allen Winkeln und Höfen und von den Stätten, wo die Abfallstoffe abgelagert zu werden pflegen, mannichfaltige und zahlreiche Bakterien in die Luft über. Allerdings können bei heftigen Winden die zahlreich aufgenommenen Keime sofort auf so grossen Raum vertheilt werden, dass der Keimgehalt der Luft nicht entsprechend steigt.

Im Freien scheint sich immer, in Folge der steten Bewegung der Luft, die selbst bei sogenannter Windstille noch $^1/_2$—1 Meter pro Secunde beträgt, eine starke Verdünnung der Keime zu vollziehen. Seltenere Arten, die ausnahmsweise und in relativ kleiner Zahl in die Luft gelangen, müssen daher so gut wie ganz verschwinden; und da die saprophytischen Bakterienansiedlungen in unendlich viel grösserer Ausdehnung vorkommen, als Herde von pathogenen Bakterien, so kann nur ein besonderer seltener Zufall dahin führen, dass einmal eine pathogene Bakterienart bei der Luftuntersuchung gefunden wird. In der That haben die verschiedensten Beobachter bei ihren zahlreichen Luftanalysen gewöhnlich nur Saprophyten und kaum jemals pathogene Keime erhalten.

In geschlossenen Räumen finden sich bei ruhiger Luft oder bei feuchten Wandungen (z. B. in Canälen) sehr wenig oder gar keine Luftkeime, viel dagegen, wenn sichtbarer Staub aufgewirbelt ist.

Hygienische Bedeutung des Luftstaubes. Die gröberen Staubpartikel der atmosphärischen Luft führen zuweilen wohl zu starker Belästigung und zu mechanischer Reizung der Respirations- und Conjunctivalschleimhaut; tiefere Schädigungen kommen indess erst in geschlossenen Räumen durch den bei gewissen Gewerbebetrieben in grossen Mengen producirten Staub zu Stande (s. unten).

Unter den Elementen des atmosphärischen Staubes haben die lebensfähigen Mikroorganismen weitaus die grösste Bedeutung. Theils werden in Form der Luftkeime die verschiedensten Fäulniss- und Gährungserreger überall hin verbreitet und deren Ubiquität gesichert; namentlich aber ist in Frage zu ziehen, ob nicht gelegentlich auch Infektionserreger durch die Luft weitere Verbreitung und eventuell Aufnahme in den Körper finden.

In früherer Zeit ist die Gefahr einer solchen Luftinfektion weit überschätzt. Wir wissen jetzt aus den oben angeführten Experimenten, dass der Uebergang und die Existenz der Mikroorganismen in der Luft an gewisse Bedingungen geknüpft ist; sie lösen sich relativ schwer und nur von trockenen Objecten ab; in der freien bewegten Luft werden sie rasch unendlich verdünnt, in ruhiger Luft setzen sie sich bald zu

Boden. Dazu erfahren sie im staubtrockenen Zustand vielfach eine allmähliche Schwächung oder büssen ihr Leben völlig ein.

Dass in Folge dessen die Gefahr einer Luftinfektion thatsächlich gering ist, das ersehen wir z. B. aus der jetzt üblich gewordenen Technik der aseptischen Operation. Während man früher auf die Entfernung oder Abtödtung der Luftkeime mittelst des Carbolsprays hohen Werth legte, bleibt jetzt die Luft ganz unberücksichtigt, und die Asepsis gelingt trotzdem mit gleicher Vollständigkeit. — Ein noch empfindlicheres Reagens sind die S. 18 beschriebenen Conservirungsversuche, bei welchen gleichsam eine Infektion, d. h. eine Zersetzung der conservirten Substanz schon durch den Zutritt von Saprophyten erfolgt, die sich in so ungeheurer Ueberzahl in der Luft finden. Auch diese Experimente gelingen gleichwohl in ruhiger Zimmerluft fast ausnahmslos und nur bewegte, staubige Luft führt zu Misserfolgen.

Wenn somit eine Infektion durch Luftkeime auch nicht eine so bedeutsame Rolle spielt, wie man früher sich vorgestellt hat, so muss doch die Möglichkeit derselben zweifellos zugegeben werden. Nur liegen die Chancen für eine Luftinfektion sehr verschieden einerseits für die Luft im Freien, andererseits für geschlossene Räume.

In der freien atmosphärischen Luft wird es entschieden zu den seltenen Ausnahmen gehören, dass Jemand lebensfähige infektiöse Organismen einathmet. In unmittelbarster Nähe von Pockenhospitälern sind solche Infektionen beobachtet; aber schon in einer Entfernung von wenigen Metern, in benachbarten Strassen mit freier Luftbewegung scheint nach allen Erfahrungen eine Infektion nicht mehr vorzukommen, sondern nur solche Personen, welche mit Kranken verkehrt oder das Haus eines Pockenkranken betreten haben, setzen sich dieser Gefahr aus. Ebenso werden die Erreger von Scharlach, Masern, Flecktyphus, denen wir die Fähigkeit durch die Luft verbreitet zu werden, zweifellos zuerkennen müssen, so gut wie niemals aus der freien Luft aufgenommen, sondern nur im directen oder indirecten Verkehr mit dem Kranken. Auch Tuberkelbacillen konnten im städtischen Strassenstaub nicht nachgewiesen werden, weil offenbar die Verdünnung selbst dieser so relativ reichlich producirten und in der Luft sich lange lebensfähig haltenden Bacillen zu bedeutend ist. In interessanter Weise wird diese Ungefährlichkeit des Strassenstaubes bestätigt durch eine Statistik der Berliner Strassenkehrer, die doch der Infektion mit Strassenstaub fortgesetzt in höchstem Grade exponirt sind, von denen aber doch nur ein relativ sehr kleiner Bruchtheil (2 Procent) an Lungen- und Bronchialkatarrh (mit eventuellem Ausgang in Phthise) erkrankt. Dabei haben

70 Procent dieser Strassenkehrer eine Dienstzeit von über 5 Jahren, 55 Procent eine solche von über 10 Jahren (Cornet).

Auch die Erreger von Typhus, Diphtherie etc. werden kaum jemals aus der atmosphärischen Luft auf den Menschen übergehen, da sie immer in noch erheblich geringerer Menge in der äusseren Umgebung des Menschen vorhanden sind, wie die Tuberkelbacillen. Nur wenn etwa eine pathogene Mikrobenart in ähnlicher Ausdehnung auf todtem Substrat gedeihen könnte, wie die Gährungs- und Fäulnisserreger, würde eine Luftinfektion Chancen gewinnen.

Nach den zahlreichen bis jetzt vorliegenden Untersuchungen des Bodens, des Wassers, der Nahrungsmittel ist aber für die Mehrzahl der bekannten Infektionserreger eine so ausgedehnte saprophytische Wucherung unwahrscheinlich. Eine Ausnahme machen vielleicht die weitverbreiteten Eiterkokken, die aber jedenfalls in der freien Luft ungleich seltener vorkommen, als in der näheren Umgebung des Menschen; ferner begegnet man im Staub den Bacillen des malignen Oedems und des Tetanus, die eigentlich an saprophytische Lebensbedingungen angepasst sind und nur mit Hülfe tiefgehender Wunden zu parasitärer Existenz befähigt werden. Endlich gehören zu den Ausnahmen wahrscheinlich die Malariaerreger. Es ist denkbar, dass diese im geeigneten Boden sich so massenhaft vermehren und den darüber befindlichen Luftschichten sich in solcher Menge mittheilen, dass eine Luftinfektion zu Stande kommt.[1]

Auch eine indirecte Verschleppung infektiöser Luftkeime zunächst auf Nahrungsmittel oder Wasser, und mit diesen etwa in den Körper, ist unwahrscheinlich. Wo immer an einer Stelle ein pathogener Keim aus der Luft sich ablagert, da ist sicher die vielfache Anzahl saprophytischer Keime gleichzeitig abgelagert, und diese werden fast stets eine Entwickelung und Wucherung des langsamer wachsenden Krankheitserregers verhindern.

---

[1] Möglicherweise findet auch beim sogenannten Heu-Asthma eine Aufnahme der Krankheitserreger aus der atmosphärischen Luft statt. Mag bei dieser Affektion der Blüthenstaub von Gräsern und Blumen, oder mögen an diesen haftende Mikroorganismen die Ursache des Katarrhs sein, jedenfalls müssen wir aus der Art des Auftretens der Krankheit schliessen, dass es sich nicht um Erreger von ausgesprochen pathogenem Charakter handelt, sondern um im Allgemeinen harmlose Gebilde, die nur bei einigen wenigen besonders disponirten Menschen, bei diesen aber jedes Jahr, eine Reizung der Nasenschleimhaut zu bewirken vermögen. Derartige Pollen oder saprophytische „Heubacillen“ können selbstverständlich in der betreffenden Jahreszeit sehr wohl in so enormer Menge in die Luft geliefert werden, dass sie zu den regelmässig vorhandenen Elementen des Luftstaubes gehören.

In geschlossenen Räumen (zu denen auch ringsum geschlossene Höfe ohne freie Luftbewegung zu rechnen sind) wird dagegen eine Infektion von der Luft aus weit leichter und häufiger zu Stande kommen; und zwar namentlich dann, wenn die Luft grob sichtbaren Staub enthält, der durch Bewegungen des Kranken oder Hantirungen mit inficirten Betten, Kleidern oder Möbeln aufgewirbelt ist. In vollkommen ruhiger, staubfreier Luft ist dagegen die Infektionsgefahr minimal. Staubige Luft in geschlossenen Räumen ist daher ein viel richtigerer Indicator für Infektionsgefahr, als übelriechende Luft.

Zu abweichenden Anschauungen bezüglich der Infektiosität der atmosphärischen Luft ist man früher durch statistische Zusammenstellungen gelangt, aus welchen hervorgehen sollte, dass die Frequenz aller möglichen infektiösen Krankheiten mit der Zahl der in 1 cbm Luft gefundenen (saprophytischen!) Bakterien parallel geht. Diesen Zusammenstellungen liegt von vornherein ein unrichtiger Gedanke zu Grunde, insofern die atmosphärische Luft für keinen der Infektionserreger den einzigen oder auch nur den hauptsächlichsten Transportweg darstellt; vielmehr kommen Berührungen, Wasser, Nahrung etc. immer als mehr oder weniger mit betheiligte Infektionsquellen in Betracht; eine Verbreiterung oder Verengerung jenes einen Weges muss daher durchaus nicht in der Zahl der gesammten Krankheitsfälle ihren Ausdruck finden. Wenn trotzdem ein Parallelismus zwischen den Ergebnissen der Luftanalysen und den Mortalitäts- und Morbilitätsziffern herausgerechnet ist, so zeigt das nur, wie leicht durch statistische Zusammenstellungen Coïncidenzen erhalten werden können, die in keiner Weise auf einen ätiologischen Zusammenhang hindeuten.

Literatur: Renk, Die Luft, Abth. aus v. Ziemssen's und v. Pettenkofer's Handb. d. Hygiene, 1885. — Miquel, Les Organismes vivants de l'atmosphère, Paris 1881. — Koch, Die Bekämpfung der Infektionskrankheiten, Berlin 1888. — Cornet, Die Verbreitung der Tuberkelbacillen ausserhalb des Körpers, Zeitschrift f. Hygiene, Bd. 5, H. 2.

Methoden: Flügge, Lehrbuch d. hyg. Untersuchungsmethoden, 1881. — Hueppe, Die Methoden der Bakterienforschung, 4. Aufl., 1889. — Petri, Zeitschr. f. Hyg., Bd. 3, H. 1 (dort die ältere Litt.).

Viertes Kapitel.

Der Boden.

Es ist eine von Alters her verbreitete Ansicht, dass der Mensch von der Beschaffenheit seines Wohnbodens in gewisser Weise abhängig ist, wenn auch nicht in so hohem Grade, wie die Pflanze. Je nach seiner Oberflächenbeschaffenheit ist der Boden ein wesentlicher Theilfactor des Klimas; ferner ist bei der Fundamentirung des Wohnhauses, bei der Trinkwasserversorgung, bei der Entfernung der Abfallstoffe, bei der Anlage der Begräbnissplätze in erster Linie auf das Verhalten des Bodens Rücksicht zu nehmen.

Eine weitergehende hygienische Bedeutung hat in den letzten Jahrzehnten der Boden dadurch erlangt, dass einige Forscher denselben als ausschlaggebend für die Entstehung und Verbreitung mancher epidemischer Krankheiten angesprochen haben. Seitdem sind erst die Eigenschaften des Bodens genauer und mit specifischer Berücksichtigung der hygienischen Gesichtspunkte studirt.

Die Darstellung der durch diese Forschungen gewonnenen Resultate hat zunächst die Oberflächengestaltung und das geognostische Verhalten des Bodens flüchtig zu streifen, um dann die mechanische Struktur und die von dieser abhängigen Bodeneigenschaften, ferner die Temperaturverhältnisse und die chemische Beschaffenheit des Bodens eingehender zu erörtern. Specielle Berücksichtigung erfordert schliesslich noch das Verhalten der Luft, des Wassers und der Mikroorganismen im Boden.

I. Oberflächengestaltung und geognostisches Verhalten.

Die Gestalt der Bodenoberfläche bietet vielerlei Variationen und nicht selten hygienisch interessante Beziehungen. So führt eine zu geringe Neigung des Terrains oder eine muldenförmige Einsenkung leicht zu stagnirenden Wasseransammlungen, zu feuchtem Boden und zu Malariagefahr. Bei scharf einschneidenden engen Thälern kann es zu stagnirender Luft, starker Bodenfeuchtigkeit und eventuell nächtlicher Einlagerung kalter Luftschichten kommen. Bergrücken oder Pässe und Sättel sind oft den Winden ausserordentlich stark exponirt.

Vegetationslose Hochplateaus bieten extreme Temperaturcontraste. Nach Norden gerichtete Abhänge zeigen relativ niedrige, Südabhänge entsprechend höhere Temperaturen. — Von erheblichem Einfluss auf das Verhalten der Luftfeuchtigkeit und der Niederschläge und somit des ganzen Klimas ist ferner die Bewaldung der Bodenoberfläche (s. S. 132).

Neben der äusseren Gestaltung kommt der geognostische und petrograpische Charakter der oberflächlichen Bodenschichten in Betracht.

Man unterscheidet 4 geologische Formationen: 1) Die azoïsche, in deren Gesteinen keinerlei Spuren eines organischen Lebens gefunden werden. Repräsentanten dieser Formation sind Granit, Gneiss, Glimmerschiefer etc. 2) Die paläozoïsche Formation, gekennzeichnet durch Reste von Algen, Gefässkryptogamen, Protozoën, Arthrozoën etc. als Anfänge der organischen Welt. Diese Formation ist vertreten z. B. durch Grauwacke, Thonschiefer, Steinkohle. 3) Die mesozoïsche Formation, welche in der Kreide, dem Jura, und in dem Keuper, Muschelkalk und Buntsandstein des sogenannten Trias zahlreiche Amphibien und Reptilien, sowie die Anfänge von Vögeln und Säugethieren erkennen lässt. 4) Die känozoïsche Formation, deren älteste Periode man als Tertiär bezeichnet. Das Tertiär weist Spuren von Palmen und Angiospermen, von Säugethieren und den ersten Menschen auf. Zu demselben gehören Kalkstein-, Sand-, Thon-, Braunkohlenlager etc., ferner manche in Folge vulkanischer Thätigkeit entstandene Trachyte, Basalte etc. Auf das Tertiär folgt zeitlich das Diluvium, auf dieses das Alluvium; beide bestehen aus Trümmern verwitterter Gesteine und diese Trümmer haben sich theils durch Ablagerung aus Flüssen, theils unter der Einwirkung der früher bis nach Mitteldeutschland und weit in Nordamerika hereinreichenden nordischen Gletscher zu ausgedehnten Kies-, Sand- und Lehmschichten aufgehäuft.

Unser Wohnboden besteht in seinen oberflächlichsten Lagen fast stets aus solchem Diluvium oder Alluvium. Da Ortschaften sich gewöhnlich in Fluss- oder Bachthälern zu etabliren pflegen, bedeckt dort alluviales Schwemmland die Gesteinslager früherer Formationen; in den meisten Fällen folgen unter dem Alluvium diluviale Schichten, oft in ungeheurer Mächtigkeit. Nur ganz ausnahmsweise kommt es vor, dass kleinere Ortschaften unmittelbar auf älterem Gestein liegen.

Früher hat man den geologischen und petrographischen Charakter der tieferen Schichten erhebliche hygienische Bedeutung beigemessen. Allerdings sind von der Formation und der Gesteinsart in gewissem Grade die Gestaltungen der Bodenoberfläche und damit das klimatische Verhalten, die Bodenfeuchtigkeit, die Art der Wasseransammlung im Boden, die Neigung zur Staubbildung etc. abhängig. Aber alle diese Einflüsse bilden nicht regelmässige Charaktere der Gesteinsarten, sondern diese variiren ganz erheblich in Bezug auf ihre äussere Gestaltung, auf ihre physikalische Beschaffenheit und auf ihre chemische Zusammensetzung. Ausserdem werden auf der bewohnten

Erdoberfläche durch die Auflagerung alluvialen und diluvialen Schwemmlandes jene Einflüsse grösstentheils verwischt.

Es ist daher nicht zulässig, von einem bestimmten klimatischen und hygienischen Charakter dieser oder jener Gesteinsformationen zu sprechen. Hygienisch bedeutungsvoll sind wesentlich nur die obersten Bodenschichten und auch bei diesen ist es nicht sowohl von Interesse, ob sie dem Diluvium oder dem Alluvium angehören, sondern höchstens, ob sie innerhalb der letzten Jahre oder Jahrzehnte etwa durch Menschenhand (Aufschuttboden) oder bereits vor Jahrhunderten oder Jahrtausenden durch natürliche Einflüsse entstanden sind.

II. Die mechanische Struktur der oberen Bodenschichten.

Das Verhalten flüssiger, gasiger und suspendirter Stoffe im Boden ist in erster Linie von seiner mechanischen Struktur abhängig, und diese ist daher für die hygienischen Beziehungen des Bodens von besonderer Wichtigkeit. Die mechanische Struktur umfasst die Korngrösse, das Porenvolum und die Porengrösse; aus den Strukturverhältnissen resultiren dann unmittelbar jene eigenthümlichen Eigenschaften des Bodens, welche unter der Bezeichnung „Flächenwirkungen“ zusammengefasst werden.

a) Korngrösse, Porenvolum, Porengrösse.

Die mechanische Struktur zeigt — abgesehen von dem Gegensatz zwischen dem compacten Boden und dem Geröllboden — die auffallendsten Unterschiede je nach der Grösse der componirenden Gesteinstrümmer; man scheidet in dieser Weise Kies (die einzelnen Körner messen mehr als 0·9 mm), Sand (zwischen 0·3 und 0·9 mm Korngrösse), Lehm, Thon, Humus (unter 0·3 mm Korngrösse). Thon besteht aus den allerfeinsten Partikelchen; enthält er gewisse Verunreinigungen, so bezeichnet man ihn als Letten, Flinz; bei einem Gehalt von feinem Sand und geringen Eisenbemengungen als Lehm. Humus ist Sand oder Lehm mit reichlicher Beimischung organischer, namentlich pflanzlicher Reste.

Der Untergrund der Städte erhält durch die verschiedene Korngrösse des Bodens ein sehr charakteristisches Gepräge. Bald liegt ein lockerer, grober Kies vor (München); bald ein gleichmässiger mittelfeiner Sand (Berlin); bald vorwiegend Lehmboden (Leipzig). Grober

Kies kann mit feinerem Kies und Sand oder mit dichtem Lehm gemengt vorkommen. Oft ist auch der Sand aus verschiedenen Korngrössen und eventuell noch mit lehmigen Theilen gemischt. Nicht selten findet sich beim Aufgraben städtischer Strassen bis in mehrere Meter Tiefe ein dunkel gefärbter humusartiger Boden, der durch Reste von Mauer- und Pflastersteinen, Mörtel, Holz etc. als Aufschuttboden zu erkennen ist.

Um zu bestimmen, welche Korngrössen ein Boden enthält und in welchem Verhältniss die einzelnen Korngrössen gemischt sind, wird eine Probe des Bodens zunächst getrocknet, dann zerrieben, gewogen und nun auf einen Siebsatz gebracht, welcher 5 oder 6 Siebe von verschiedener Maschenweite enthält. Die auf jedem Sieb zurückbleibende Masse wird wieder gewogen und auf Procente des Gesammtgewichtes der Probe berechnet. Die feinsten Theile (unter 0·3 mm) können noch durch Schlämmapparate in weitere Stufen zerlegt werden; doch ist eine solche Trennung häufiger im landwirthschaftlichen, als im hygienischen Interesse indicirt. — Das Resultat der Analyse wird beispielsweise in folgender Form gegeben: Charakter des Bodens: Grober Sand; enthält: 12 Procent Feinkies, 70 Procent Grobsand, 9 Procent Feinsand, 9 Procent feinste Theile.

Ausser der Korngrösse kommt die Porosität und das Porenvolum des Bodens in Betracht. Die Eigenschaft der Porosität fehlt dem städischen Untergrund nur in den seltenen Ausnahmefällen, wo compakter Felsboden die Wohnstätten trägt. Auch dann ist nicht selten nur scheinbar dichte Struktur vorhanden; Kalk- und Sandsteinfelsen zeigen oft eine poröse Beschaffenheit und können grosse Mengen Wassers schnell aufsaugen.

Der aus Gesteinstrümmern aufgeschichtete alluviale oder diluviale Boden enthält selbstverständlich stets eine Menge von feinen Poren zwischen seinen festen Elementen.

Diese Zwischenräume sind von besonderer Wichtigkeit; denn was immer sich im Boden findet, Luft, Wasser, Verunreinigungen, Mikroorganismen, muss in demselben sich aufhalten und fortbewegen.

Zunächst ist die Frage aufzuwerfen, wie gross das Porenvolum ist, d. h. wie viel Procent des ganzen Bodenvolums von den Poren eingenommen wird.

Es hängt dies wesentlich davon ab, ob die Elemente des Bodens unter einander annähernd gleich gross, oder aber aus verschiedenen Grössen gemischt sind. Sind dieselben gleich gross, so beträgt das Porenvolum ca. 38 Procent, und zwar ebensowohl wenn es sich um Kies, als wenn es sich um Sand oder Lehm handelt. So haben z. B. alle abgesiebten, und daher aus unter einander gleich grossen Elementen zusammengesetzten Bodenproben 38 Procent Poren; die kleineren Korngrössen haben um so viel feinere Zwischenräume, aber entsprechend mehr an Zahl, so dass die Volumprocente gleich bleiben.

Wesentlich kleiner wird das Porenvolum, wenn verschiedene Korngrössen gemischt sind, so zwar, dass die feineren Theile die Poren zwischen den grösseren Elementen ausfüllen. Dann kann eine grosse Dichtigkeit und ein sehr geringes Porenvolum resultiren. Sind z. B. die Poren des Kieses mit grobem Sand, und dann die Poren des Sandes mit Lehm ausgefüllt, so geht das Porenvolum auf 5—10 Procent herunter und der Boden bekommt eine ausserordentliche specifische Schwere (Leipziger Kiesboden).

Das Porenvolum lässt sich leicht mathematisch berechnen, wenn man die Körner des Bodens als Kugeln ansieht. — Eine directe Bestimmung ist dadurch möglich, dass man in ein bekanntes Volum trockenen Bodens von unten her langsam Wasser aufsteigen lässt, bis alle Poren gefüllt sind und die Oberfläche feucht geworden ist; die Menge des zur Füllung der Poren verbrauchten Wassers ist durch Messung oder Wägung zu bestimmen. Wollte man das Wasser von oben aufgiessen, so würden in vielen Poren Luftblasen abgesperrt werden, welche die Füllung mit Wasser hindern. Selbst beim Eindringen von der unteren Fläche her kommt es zu einem nicht ganz vollständigen Verdrängen der Luft, und wenn es daher auf genaue Resultate ankommt, so ist es besser, die in den Poren enthaltene Luft durch Kohlensäure auszutreiben und im Eudiometer zu messen. Eine solche Bestimmung erfordert indess einen complicirteren Apparat und ist im hygienischen Interesse in den seltensten Fällen nothwendig.

In einfacher Weise lässt sich das Porenvolum auch aus dem Gewicht eines bekannten Bodenvolums berechnen. Das specifische Gewicht der einzelnen vorzugsweise in Betracht kommenden Bodenelemente beträgt nämlich, einerlei ob es sich um Kies, Sand oder Lehm handelt, etwa 2·6. Dividirt man dann das wahre Gewicht eines Bodenvolums durch dieses specifische Gewicht, so erhält man das Volum der festen Gesteinsmasse; und durch Abzug dieses Volums von dem Gesammtvolum die Summe der Zwischenräume. Hat man z. B. 500 ccm Boden und diese wiegen 1000 g, so sind $\frac{1000}{2 \cdot 6} = 379$ ccm feste Masse und also 121 ccm Poren; das Porenvolum folglich 24 Procent.

Die Porengrösse schwankt in derselben Weise wie die Korngrösse und ist bei Thon, Lehm, sowie bei den aus diesen feinsten Elementen und gröberen Körnern gemischten Bodenarten am geringsten. Häufig sind grössere und kleinere Poren in demselben Boden neben einander. An den gröberen Poren sind ausserdem ungleichwerthige Antheile zu unterscheiden. Die Ausläufer entsprechen feinsten Poren und wirken eventuell diesen ähnlich durch die relativ grosse Ausdehnung der den Hohlraum umgebenden Flächen; der Rest der Pore zeigt dagegen eine im Verhältniss zum Hohlraum geringe Ausdehnung der begrenzenden Flächen und ist daher zu sogen. Flächenwirkungen ungeeignet.

Je feiner die Poren sind, um so mehr Widerstände bieten sie der Bewegung von Luft und Wasser. Die Durchlässigkeit (Permeabilität) eines Bodens für Luft und Wasser ist daher in erster Linie von der Porengrösse, daneben noch vom Porenvolum abhängig, und zwar haben genauere Bestimmungen ergeben, dass sie den vierten Potenzen der Porendurchmesser proportional ist, also mit dem Kleinerwerden der Poren ausserordentlich rasch abnimmt.

Eine anschauliche Demonstration der verschiedenen Permeabilität des Bodens kann dadurch gegeben werden, dass man feinere und gröbere Bodensorten in gleich hoher Schicht (ca. 3 cm) in kleine Glasröhrchen einfüllt, diese mit Gashähnen verbindet und das Gas anzündet; die verschiedene Flammenhöhe giebt dann einen annähernden Ausdruck für die Durchlässigkeit.

Genauer lässt sich die Durchgängigkeit für Luft in der Weise bestimmen, dass man bei gleichem Druck Luft durch eine bestimmte Schicht des Bodens hindurchtreten lässt und dann die Mengen, die in der Zeiteinheit passirt sind, mittelst Gasuhr misst. — Die Durchlässigkeit für Wasser lässt sich im Laboratorium nicht ermitteln, weil die in den Poren eingelagerten und nicht völlig zu beseitigenden Luftblasen sehr ungleiche Widerstände bedingen.

Befeuchtet man absichtlich den Boden, so hört bei feinerem Boden schon alle Luftbewegung auf, sobald etwa die Hälfte der Poren mit Wasser gefüllt ist. — Noch bedeutender ist die Abnahme der Permeabilität im gefrorenen Boden.

b) Flächenwirkungen des Bodens.

Der poröse Boden bietet in den Begrenzungen seiner Zwischenräume eine ganz enorme Oberfläche dar, welche im Stande sein muss, energische Attraktionswirkungen auszuüben. Dieselben werden um so stärker ausfallen, je feinkörniger der Boden ist. Bei grobem Kies zählt man in 1 cbm Boden etwa 180 000 Körner und diese repräsentiren eine Oberfläche von 56 qm; feiner Sand enthält dagegen in 1 cbm ca. 50 000 Millionen Körner mit einer Oberfläche von über 10 000 qm. — Die Attraktion erstreckt sich

1) auf Wasser. Lässt man durch einen vorher trockenen Boden grössere Wassermengen hindurchlaufen, so gewinnt man nach dem Aufhören des Zuflusses nicht alles Wasser wieder, sondern ein Theil wird in dem Boden durch Flächenattraktion zurückgehalten. Dieser Rest giebt ein Maass für die wasserhaltende Kraft oder die sogenannte „kleinste Wassercapacität" des Bodens. Je grösser das gesammte Porenvolum und je grösser der Procentsatz der feinen Poren ist, um so mehr Wasser vermag im Boden zurückzubleiben. Bei reinem Kiesboden werden nur 12—13 Procent der Poren dauernd mit Wasser gefüllt; 1 cbm Kiesboden vermag daher höchstens 50 Liter

Wasser zurückzuhalten (1 cbm nimmt bei 38 Procent Porenvolum 380 Liter in den gesammten Poren auf, in 13 Procent derselben also 50 Liter). Dagegen findet man beim Feinsand etwa 84 Procent feine Poren; 1 cbm solchen Bodens hält dementsprechend 320 Liter Wasser zurück. — Ist der Boden aus verschiedenen Korngrössen gemengt, so verringert sich schliesslich die Wassercapacität, weil das Gesammtvolum der Poren erheblich kleiner wird.

Die Bestimmung der Wassercapacität erfolgt dadurch, dass ein mit trockenem Boden gefülltes, unten durch ein Drahtnetz verschlossenes Blech- oder Glasrohr gewogen und dann langsam in ein grösseres Gefäss mit Wasser eingesenkt wird; ist das Wasser bis zur Oberfläche durchgedrungen, so hebt man das Rohr heraus, lässt abtropfen und wägt wieder.

Eine fernere Wirkung des Bodens gegenüber dem Wasser (oder anderen Flüssigkeiten) besteht in dem capillaren Aufsaugungsvermögen. Nur die engsten Porenantheile oder Poren vermögen solche Capillarattraktion zu äussern und durch dieselben das Wasser seiner Schwere entgegen fortzubewegen. Oft wirken hier nur die feineren Ausläufer der Poren; die Füllung durch die gehobene Wassersäule erstreckt sich aber schliesslich auf die ganzen Porenräume und ist daher bedeutender als die Wassermenge, welche der kleinsten Wassercapacität entspricht. — Man beobachtet bei der Prüfung der Capillarität (die mit aufrecht stehenden Glasröhren vorgenommen wird, welche mit verschiedenem Boden gefüllt sind und mit ihrem unteren Ende in Wasser eintauchen) theils die Höhe, bis zu welcher das Wasser schliesslich gehoben wird, theils die Geschwindigkeit des Aufsteigens. Letztere ist in Kies und grobem Sand, der geringen Widerstände wegen, bedeutender; im Feinsand und namentlich im Lehm steigt die Säule erheblich langsamer, erreicht aber dafür innerhalb 30—35 Tagen eine Höhe von 120 cm und mehr, während ein grobporiger Boden nur 5—10 cm hoch durchfeuchtet wird.

2) Wasserdampf und andere Dämpfe und Gase werden durch Flächenwirkung im Boden absorbirt (unabhängig von einer Condensation durch Temperaturerniedrigung). Energische Wirkung zeigt nur der feinporige, trockene Boden. Bekannt ist dessen momentane Absorption riechender Gase; die aus Fäkalien, Faulflüssigkeiten etc. sich entwickelnden Gerüche, die riechenden Bestandtheile des Leuchtgases u. s. w. können durch eine Schicht feiner, trockener Erde vollständig zurückgehalten werden.

3) Absorption gelöster Substanzen. Verschiedene chemische Körper unterliegen einer Art absorbirender Wirkung durch chemische Umsetzung mit Hülfe gewisser Doppelsilikate des Bodens; in dieser

Weise erfolgt die für den Ackerbau so wichtige Fixirung der Phosphorsäure, des Kalis und Ammoniaks.

Für uns ist eine Reihe von Absorptionserscheinungen von grösserer Bedeutung, die durch reine Flächenattraktion zu Stande kommen und sich namentlich gegenüber organischen Substanzen von hohem Molekulargewicht: Eiweissstoffen, Fermenten, Alkaloïden und Ptomaïnen, Farbstoffen etc. geltend machen. Kohle, Platinschwamm, Thonfilter, kurz jeder poröse Körper mit grosser Oberfläche zeigt ähnliche Wirkung. Von Bodenarten ist nur Humus, Lehm und feinster Sand zu stärkeren Effekten befähigt; bei Kies und Grobsand kommt eine merkliche Absorption kaum zu Stande.

Am leichtesten zu demonstriren ist die schnelle und gründliche Zurückhaltung der Farbstoffe. — Von besonderer Wichtigkeit ist die Retention der Gifte. Giesst man z. B. auf eine Röhre mit 400 ccm Feinsand sehr allmählich (täglich etwa 10 ccm) eine 1procentige Strychninlösung oder eine entsprechende Lösung von Nikotin, Ptomaïnen, Emulsin etc., so ist in den nach einigen Tagen unten ablaufenden Portionen nichts von diesen Giften oder Fermenten mehr nachzuweisen. — Am vollständigsten ist die Wirkung, wenn der Boden nicht mit Wasser gesättigt wird, sondern wenn die Poren zum Theil lufthaltig bleiben; ein Wechsel von Befeuchtung und Trockenheit ist am günstigsten. — Wählt man zu concentrirte Lösungen oder bringt man zu schnell neue Portionen auf, so wird der Boden übersättigt und die Absorption bleibt unvollständig.

Für gewöhnlich bleibt es nicht nur bei der Fixirung der bezeichneten Stoffe, sondern es erfolgt auch Zerstörung und Oxydirung der organischen Moleküle; aller C und N wird vollständig mineralisirt, d. h. in Kohlensäure und Salpetersäure übergeführt, und nur diese Mineralisirungsproducte findet man im Filtrat des Bodens. Allerdings ist die Zerstörung nicht etwa ausschliesslich auf die Flächenattraktion und eine durch diese gesteigerte Oxydation zurückzuführen, sondern es sind hierbei saprophytische Mikroorganismen wesentlich betheiligt. Sterilisirt man den Boden, so tritt nur oberflächliche Zerlegung der organischen Stoffe ein; z. B. in den Versuchen mit Strychninlösung erscheint viel Ammoniak und sehr wenig Salpetersäure im Filtrat. Unter natürlichen Verhältnissen sind aber stets Mikroorganismen, welchen die Fähigkeit der Nitrifikation zukommt, im Boden vorhanden; und daher leistet jeder feinporige Boden eine Mineralisirung der organischen Stoffe, sobald diese in nicht zu starker Concentration und nicht zu häufig auf den Boden gebracht werden und sobald ferner eine wechselsweise Füllung der Poren mit Wasser und Luft stattfindet. —

Eine genauere Charakterisirung der an der Nitrifikation betheiligten Mikrobenarten steht noch aus; jedenfalls scheinen aber zahlreiche Arten mehr oder minder zu einer solchen Leistung befähigt zu sein. — Bei concentrirter Nährlösung und mangelndem Luftzutritt treten die Wirkungen der oxydirenden Bakterien in den Hintergrund und es werden dagegen andere Bakterienarten begünstigt, bei deren Lebensthätigkeit Reduktionsvorgänge ablaufen.

Die hygienische Bedeutung der geschilderten Struktur-Eigenthümlichkeiten des Bodens liegt darin, dass sie auf die im Folgenden zu besprechenden Vorgänge im Boden, die Bewegung des Wassers, der Luft und die Entwickelung der Mikroorganismen von massgebendem Einfluss sind. Es ist daher in den nächsten Abschnitten noch wiederholt auf die hier erörterten Bodeneigenschaften zurückzukommen.

III. Temperatur des Bodens.

Das Verhalten der Bodentemperatur lässt sich im Einzelfall einigermassen beurtheilen nach den für die Erwärmung des Bodens einflussreichen Momenten. In dieser Beziehung kommt theils die Intensität der Sonnenstrahlung in Betracht; theils eine Reihe von Bodeneigenschaften: das Absorptionsvermögen für Wärmestrahlen, das bei dunkelem Boden weit stärker ist als bei hellfarbigem; die Wärmeleitung und die Wärmecapacität, die namentlich in feuchtem, feinkörnigem Boden zu höheren Werthen führen; endlich die Verdunstung resp. Condensation von Wasserdampf, durch welche einer extremen Erwärmung und Abkühlung entgegengewirkt wird, und welche ebenfalls im feinkörnigen Boden am stärksten zur Wirkung gelangen. Dementsprechend weist ein grobkörniger, dunkeler, trockener Boden die höchsten Wärme- und niedrigsten Kältegrade auf; während feinkörniger, feuchter Boden sich nachhaltiger, aber nicht so hochgradig zu erwärmen vermag. — Stellen des Bodens, welche stark mit organischen Stoffen verunreinigt sind, können ausserdem durch die Fäulniss- und Oxydationsvorgänge eine Erwärmung bis zu einigen Graden über die Temperatur des umgebenden Bodens erfahren.

Da somit die Erwärmung der einzelnen Bodenart als ein von sehr vielen Faktoren abhängiges complicirtes Phänomen erscheint, ist es nothwendig, zur genaueren Feststellung der Bodentemperatur directe Beobachtungen vorzunehmen.

Die **Messung** erfolgt dadurch, dass Zink- oder Eisenrohre bis zu verschiedener Tiefe in den Boden eingesenkt und in diese, unter möglichstem Abschluss gegen die Aussenluft, unempfindlich gemachte Thermometer (deren Gefäss mit Kautschuk und Paraffin umhüllt ist) herabgelassen werden. — Zu fortgesetzten exakten Messungen dienen in die Erde eingefügte Gestelle von Holz oder Hartgummi, die nur da, wo die Thermometergefässe angebracht sind, von gut leitendem Material unterbrochen sind.

Aus den Beobachtungen geht hervor, dass je mehr man sich von der Oberfläche nach der Tiefe hin entfernt, 1) die Excursionen der Temperatur mehr und mehr verringert werden, 2) die oberflächlichen Temperaturen sich zeitlich entsprechend verschieben, 3) die Schwankungen von kürzerer Dauer allmählich zum Schwinden kommen. — Schon in 0·5 m Tiefe kommt die Tagesschwankung fast gar nicht mehr zum Ausdruck; auch die Differenzen zwischen verschiedenen Tagen sind verwischt; die Excursionen der Monatsmittel sind um mehrere Grade geringer; die Jahresschwankung beträgt nur noch ca. 10°. In 4 m Tiefe sinkt letztere bereits auf 4°, in 8 m Tiefe auf 1°. Zwischen 8 und 30 m Tiefe — verschieden je nach dem Jahresmittel der Oberfläche — stellt sich überall **das ganze Jahr** hindurch **die gleiche mittlere** Temperatur her und jede Schwankung fällt fort. Von da ab findet beim weiteren Vordringen in die Tiefe eine Zunahme der Temperatur statt in Folge der Annäherung an den heissen Erdkern. Auf je 35 m steigt die Temperatur etwa um 1° (im Gotthardtunnel bis + 31°). — Die untenstehende Tabelle giebt einen genaueren Ueberblick über die Bodentemperatur in den uns interressirenden Tiefen.

	Aeussere Luft	Boden in			
		0·5 m Tiefe	1·0 m Tiefe	3·0 m Tiefe	6·0 m Tiefe
Januar	—3·1°	+1·8°	+3·7°	+7·8°	+11·3°
Februar	—0·3	2·0	4·2	7·2	10·5
März	+4·4	3·5	4·5	7·4	9·8
April	7·1	6·0	6·3	7·9	9·4
Mai	10·1	10·1	10·5	8·5	9·4
Juni	16·5	14·1	13·5	10·0	9·8
Juli	19·5	16·1	14·9	12·1	10·5
August	18·5	16·8	15·7	13·6	11·5
September	13·1	17·8	16·5	14·2	12·3
October	10·7	13·7	14·4	13·2	12·8
November	5·1	8·2	10·2	11·7	12·6
December	1·4	7·0	8·7	10·2	12·0

An der Bodenoberfläche können bei kräftiger Insolation auch in unseren Breiten sehr hohe Temperaturen zu Stande kommen; so beträgt das Maximum, welches mit dem geschwärzten Vacuumthermometer beobachtet wurde, in Magdeburg im Mai $+44^{0}$, im Juni $+48^{0}$, im Juli $+54^{0}$.

Die Bodentemperatur erhält ihre hygienische Bedeutung einmal durch ihren Einfluss auf die localen klimatischen Verhältnisse; ferner durch ihre Wirkung auf das Leben der Mikroorganismen. Es ist von grosser Tragweite, dass schon in $^1/_2$—1 m Tiefe die höchste, längere Zeit herrschende Temperatur unter derjenigen bleibt, welche für eine reichliche Vermehrung pathogener Bakterien Bedingung ist. Dieses Verhalten der Temperatur allein ist ausreichend, um eine intensive Wucherung z. B. von Cholera-, Typhusbacillen etc. im Boden auszuschliessen.

Nur in nächster Nähe der Oberfläche kommen Temperaturen zu Stande, bei welchen pathogene Bakterien eventuell gut gedeihen können. — In heissen Klimaten, resp. im Sommer, werden übrigens an der äussersten Oberfläche die Temperaturen sogar so hoch, dass dieselben eine Schwächung und Tödtung von Mikroorganismen zu veranlassen im Stande sind.

IV. Chemisches Verhalten des Bodens.

Die verschiedenen Gesteine, aus welchen der Boden aufgebaut ist, enthalten verhältnissmässig wenig chemische Elemente, hauptsächlich Kieselsäure, Kohlensäure, Thonerde, Kali, Natron, Kalk, Magnesia; alle diese aber in Verbindungen, die in Wasser unlöslich resp. in Spuren löslich und daher für die biologischen Vorgänge im Boden indifferent sind. Ausser diesen eigentlichen mineralischen Bestandtheilen enthält aber der städtische Boden noch vielfache Beimengungen und Verunreinigungen, organische und anorganische Stoffe, aus den Abfallstoffen des menschlichen Haushaltes, aus pflanzlichem und thierischem Detritus und aus den Niederschlägen stammend. Je nach den Bodenverhältnissen und nach der Menge der zugeführten Stoffe finden sich die letzteren bald noch in unverändertem Zustande, bald in verschiedenen Phasen der Zersetzung; mancher Boden vermag selbst reichlichste Zufuhr organischen Materials vollständig zu mineralisiren und die organischen Substanzen in Carbonate und Nitrate zu verwandeln. — Nur diese beigemengten Stoffe des Bodens resp. ihre Zersetzungsproducte sind für uns von Interesse.

Die Untersuchung richtet sich vorzugsweise auf die Menge der vorhandenen verbrennlichen Stoffe, auf die Menge des Stickstoffs, sowie auf Ammoniak, salpetrige Säure, Salpetersäure etc.

Die Bestimmung der verbrennlichen organischen Substanzen geschieht durch Glühen einer gewogenen Bodenprobe im Platintiegel, Befeuchten mit Ammoniumcarbonat, Trocknen bei 110° und Wägen. — Der Stickstoffgehalt wird elementaranalytisch durch directe Verbrennung einer kleinen Probe mit Natronkalk ermittelt. — Für die Untersuchung auf Nitrate, Ammoniak (auch Chloride) stellt man einen wässrigen Extract aus einer gewogenen Bodenprobe her und behandelt diesen nach den bei der Wasseranalyse gegebenen Vorschriften.

In vielen Fällen ist eine chemische Untersuchung des Bodens dadurch überflüssig, dass im Brunnenwasser der betreffenden Localität eine natürliche Lösung der uns interessirenden Bestandtheile gegeben ist und dass die Wasseruntersuchung Rückschlüsse auf die Bodenbeschaffenheit gestattet (s. folg. Kap.).

Eine besondere Schwierigkeit bietet die Bestimmung des Wassergehalts des Bodens dadurch, dass es für uns von Interesse ist zu wissen, auf welchen Raum im Boden eine bestimmte Wassermenge sich vertheilt. Da das specifische Gewicht des aus verschiedenen Korngrössen gemengten Bodens stark variirt und das Volum also nicht einfach aus dem Gewicht entnommen werden kann, muss die zur Wasseruntersuchung bestimmte Bodenprobe entweder gleich mit einem Cylinder von bekanntem Volum ausgestochen oder es muss der ausgegrabene Boden nachträglich so dicht als möglich in ein Gefäss von bekanntem Volum eingestampft werden. Die Probe wird dann gewogen, an der Luft getrocknet, bis keine Gewichtsabnahme mehr eintritt, und eventuell noch einer Temperatur von 100° ausgesetzt, um auch das hygroskopische Wasser zu entfernen. Die Berechnung erfolgt schliesslich auf Liter Wasser pro 1 cbm Boden.

Die hygienische Bedeutung der chemischen Beschaffenheit des Bodens ist in früherer Zeit sehr hoch angeschlagen. Namentlich war man der Meinung, dass ein Boden um so disponirter zur Verbreitung von Infektionskrankheiten sei, je höheren Gehalt an organischen Stoffen er zeige. Die verunreinigenden Abfallstoffe im Boden sollten das Nährmaterial für die Entwickelung von Infektionserregern darstellen; und wo der Boden frei von grösserer Menge organischer Stoffe gehalten werde, sollte keine Möglichkeit bestehen zur Ausbreitung von Infektionskrankheiten.

Diese Ansicht stiess jedoch bereits früher auf manchen Widerspruch, indem z. B. Städte und Stadttheile mit hervorragend stark verunreinigtem Untergrund von Typhus, Cholera etc. relativ verschont blieben, während hartnäckige Infektionsherde auf geringer verunreinigten Bodenparthieen lagen.

Vollends seit die Culturbedingungen der pathogenen Bakterien genauer studirt sind, kann nicht mehr angenommen werden, dass ein Mehr oder Weniger der in Rede stehenden Abfallstoffe einen so entscheidenden Einfluss auf die Lebens- und Vermehrungsfähigkeit der Infektionserreger ausübt. Die in den Boden gelangenden Abfallstoffe enthalten höchst selten noch die hochconstituirten Verbindungen, welche gute Nährsubstanzen für pathogene Bakterien darstellen. Gewöhnlich sind die Stoffe bereits durch Massen von Saprophyten zerlegt; diese Zerlegung schreitet im Boden rasch weiter vor, und in der Concurrenz mit solchen lebhaft wuchernden Saprophyten und bei den ungünstigen Temperaturverhältnissen des Bodens kann ein Unterschied in der Menge der Abfallstoffe, wie er zwischen gedüngtem Ackerland und städtischem Boden oder zwischen dem Untergrund der einen oder anderen Stadt vorkommt, den Infektionserregern gewiss nicht zu einer Wucherung verhelfen.

Die Bedeutung der stärkeren oder geringeren Imprägnirung des Bodens mit Abfallstoffen liegt vielmehr nur darin, dass gewöhnlich dort, wo die Abfallstoffe in geringem Grade in den Boden gelangen, Einrichtungen bestehen, um die Hauptmasse derselben, damit zugleich aber auch die Hauptmassen der Infektionserreger aus dem Bereich der Menschen zu entfernen; dass dagegen in den Städten, wo alle Abfallstoffe ohne Vorsichtsmassregeln dem Boden überantwortet werden, auch zahlreichste Infektionserreger in der Umgebung der Menschen und im oberflächlichen Boden verbleiben.

Der Gehalt des Bodens an organischen Substanzen wird nur dann in gewissem Grade bedeutungsvoll, wenn das Wasser aus solchem Boden zu häuslichen Zwecken verwendet wird; oder aber wenn dieselben zu so intensiven Fäulnissprocessen Anlass geben, dass riechende Producte sich in merkbarer Menge der atmosphärischen oder Wohnungsluft beimischen. Die Beurtheilung dieser gasförmigen Verunreinigungen der Luft hat nach den S. 157 entwickelten Gesichtspunkten zu erfolgen.

V. Die Bodenluft.

Die Poren des Bodens sind bald nur zum Theil, bald ganz, mit Luft erfüllt. Diese Luft stellt gleichsam eine Fortsetzung der Atmosphäre dar und steht mit dieser in stetem Verkehr. Die Bodenluft kann sich unter bestimmten Bedingungen über die Bodenoberfläche erheben und der atmosphärischen Luft beimengen; umgekehrt wird sie aus dieser ergänzt.

Ein Ausströmen der Bodenluft ist namentlich in folgenden Fällen denkbar: 1) wenn das Barometer sinkt und die Bodenluft dementsprechend sich ausdehnt; 2) wenn heftige Winde auf die Erdoberfläche drücken, während auf die von Häusern bedeckten Stellen dieser Druck nicht einwirkt; hierdurch muss ein Eindringen von Bodenluft in die Häuser stattfinden können; 3) in ähnlicher Weise wirken stärkere Niederschläge, welche auf der freien Erdoberfläche einen Theil der Poren mit Wasser füllen und dabei eine Spannung der Bodenluft veranlassen, die sich eventuell durch Abströmen in die Wohnhäuser ausgleicht; 4) als Folge von Temperaturdifferenzen. Besonders kann während der Heizperiode ein Ueberdruck seitens der kälteren Bodenluft und entsprechendes Einströmen derselben in das erwärmte Haus beobachtet werden.

Directe Messungen (mit empfindlichen Manometern oder besser mit Recknagel's Differentialmanometer angestellt) ergeben indess, dass in Folge der letztgenannten Ursachen thatsächlich nur selten ein merkliches Einströmen von Bodenluft in die Wohnhäuser stattfindet. Sobald die Sohle des Hauses aus einigermassen dichtem Material (Pflaster) besteht, sind die Widerstände für eine ausgiebigere Luftbewegung dort zu gross und der Ausgleich von Druckdifferenzen erfolgt ausschliesslich durch die grösseren Communicationen, welche zwischen Aussenluft und Hausluft stets vorhanden zu sein pflegen. — Fehlt die Pflasterung der Kellersohle, so lässt sich bei durchlässigem Boden im Mittel ein Ueberdruck von 0·05 mm Wasser constatiren, entsprechend einer Geschwindigkeit der Luftbewegung von 0·03 m pro Secunde. Bei heftigem Sturm ist ein Ansteigen des Ueberdruckes auf 0·75 mm (= 0·1 m Geschwindigkeit) beobachtet.

Die chemische Analyse weist in der Bodenluft eine stete Sättigung mit Wasserdampf nach; eine grosse Menge von CO_2, 0·2—14 Procent, im Durchschnitt 2—3 Procent; eine entsprechend geringere Menge O, der zur Bildung der CO_2 verbraucht war.

Ausserdem enthält die Bodenluft noch Spuren von NH_3 und geringe Mengen anderer Zersetzungsgase. In tiefen Brunnenschachten kommt es eventuell zu toxischer Wirkung seitens der Bodenluft durch excessive Anhäufung von CO_2 und O-Mangel, äusserst selten durch beigemengten H_2S und Kohlenwasserstoffe. (Ueber Leuchtgasvergiftung aus Strassenrohren s. unter Kapitel „Beleuchtung“.)

Die CO_2 wird am besten mit gewogenen KOH-Apparaten bestimmt. — Früher hat man wohl geglaubt in der CO_2 der Bodenluft einen Massstab für die Verunreinigung des Bodens mit organischen Substanzen zu besitzen. Allerdings findet man hohe CO_2-Zahlen nur im Boden, der mit organischen Stoffen imprägnirt war; in der lybischen Wüste dagegen nicht mehr, wie in der Atmosphäre. Aber als ein überall richtiger Ausdruck für den Grad der Verunreinigung ist der CO_2-Gehalt doch nicht zu gebrauchen. Die Production von CO_2 schwankt nicht allein nach der Menge des vorhandenen zersetzlichen Materials, sondern auch nach der Temperatur, dem Grad der Durchfeuchtung etc.; und vor Allem ist die Concentration der CO_2 ausser von der Production noch abhängig von der Luftbewegung im Boden: bei grosser Permeabilität des

Bodens und unter dem Einfluss kräftig ventilirender Winde bleibt der CO_2-Gehalt der Bodenluft niedrig, während die nämliche Production bei einem dichten Boden und bei fehlenden Winden hohen CO_2-Gehalt bewirkt.

Mikroorganismen werden in der Bodenluft ausnahmslos vermisst. Nur von der äussersten Oberfläche werden mit den Bodenpartikelchen Mikroorganismen losgerissen und als Staub in die Luft übergeführt; die aus dem Boden unterhalb der Oberfläche stammende Luft ist dagegen wegen ihrer überaus schwachen Bewegung und ihrer steten Sättigung mit Wasserdampf nicht im Stande Mikroorganismen fortzuführen. Sollten einmal abnorm starke Strömungen Bakterienstäubchen aus grösserer Tiefe mitreissen, so müssten diese beim Durchstreichen der Luft durch die darüber liegende Bodenschicht völlig zurückgehalten werden, da ja schon dünne Erdschichten nachweislich ein völlig dichtes Bakterienfilter selbst für stärkste Luftströme darstellen (s. S. 159).

Auch in die Wohnhäuser werden mit der Bodenluft niemals Bakterien eingeführt; gewöhnlich kann dort sogar nicht einmal eine Ablösung von der Oberfläche erfolgen, weil an der Kellersohle des Hauses der erforderliche Grad von Austrocknung und die zum Losreissen und Fortführen des Staubes nothwendige Windstärke fehlt.

Da somit eine infektiöse Wirkung der Bodenluft durch ihre Keimfreiheit auszuschliessen ist, können für eine hygienische Bedeutung der Bodenluft nur toxische oder übelriechende gasförmige Bestandtheile in Betracht kommen, die mit der Bodenluft in die Atmosphäre oder in die Wohnungsluft gelangen. Bei lebhaften Zersetzungen im Boden, über altem städtischem von undichten Jauchegruben seit lange verunreinigtem Terrain, über Sumpfboden, in der Nähe irrationell behandelter Begräbnissplätze etc. kann man oft die Entwickelung riechender Beimengungen zur Atmosphäre wahrnehmen. Wenn namentlich die Kellerpflasterung fehlt, so gelangt unter der Einwirkung der oben aufgezählten treibenden Kräfte solche übelriechende, CO_2-reiche Luft in grosser Menge in die Wohnhäuser. Ein toxischer Effekt kommt hierdurch gewöhnlich zwar nicht zu Stande (abgesehen von den unten zu besprechenden Fällen von Leuchtgasvergiftung); wohl aber kann eine hygienische Beeinträchtigung, wie sie S. 157 beschrieben ist, aus der dauernden Luftverunreinigung resultiren. — Uebrigens ist durch Dichtung der Kellersohle des Hauses resp. durch dichte Pflasterung der Strassen das Ausströmen der Bodenluft leicht ganz zu verhindern.

VI. Verhalten des Wassers im Boden.

Im porösen Boden begegnen wir gewöhnlich in einer Tiefe von einigen Metern einer mächtigen Wasseransammlung, die als „Grundwasser“ bezeichnet wird; die darüber gelegenen Schichten zeigen einen geringeren und wechselnden Wassergehalt. Beide Zonen erfordern eingehendere Betrachtung.

A. Das Grundwasser.

Bodenwasser oder Grundwasser nennt man jede ausgedehntere unterirdische Wasseransammlung, welche die Poren des Bodens völlig und dauernd ausfüllt. In einem durchlässigen Boden kann eine solche Ansammlung nur dadurch zu Stande kommen, dass undurchlässige Schichten, Felsen, Thon- oder Lehmlager das Wasser tragen und am Tieferfliessen hindern. Oft finden sich mehrere Etagen von undurchlässigen Schichten und darauf gelagertem Grundwasser über einander, die dann an einzelnen Stellen communiciren; manchmal haben die Thon- und Lehmlager nur geringe Ausdehnung, bilden kleine Inseln, auf welchem sich eine geringe und nicht constante Wasseransammlung etablirt (sogenanntes „Schicht-“ oder „Sickerwasser“).

Das Grundwasser passt sich im Ganzen der Oberfläche der tragenden undurchlässigen Schicht an, ohne dass jedoch kleinere Erhebungen und Senkungen die Gestalt des Grundwasserniveaus beeinflussen. Die Bodenoberfläche dagegen zeigt nicht selten starke Abweichungen vom Verlauf sowohl der undurchlässigen Schicht wie des Grundwasserspiegels (vergl. das Profil S. 186).

Die Quellen des Grundwassers sind 1) die Niederschläge, oder richtiger derjenige Bruchtheil der Niederschläge, welcher bis zum Grundwasser gelangt, also nicht oberflächlich abfliesst und auch nicht nach dem Eindringen in den Boden wieder verdunstet. Es ist bereits oben (S. 114) betont, dass der das Grundwasser speisende Antheil der Niederschläge verschieden gross ist nach der Neigung des Terrains, der Durchlässigkeit und Temperatur des Bodens und der austrocknenden Kraft der Luft; dass ferner auch die Art des Regenfalles von Belang ist. Bei abschüssigem, felsigem Boden, ebenso bei sehr warmem Boden und sehr trockener Luft gelangt nur wenig von den Niederschlägen in die Tiefe; dagegen lässt ein poröser, kalter, ebener Boden relativ grosse Mengen zum Grundwasser durchtreten. 2) Condensation von atmosphärischem Wasserdampf, die jedoch nur dann etwas leistet, wenn die Aussenluft erheblich wärmer ist als der Boden und relativ viel Feuchtigkeit enthält, also in den Monaten April bis September; auch in dieser Jahreszeit aber nur an einzelnen Tagen und in unbeträchtlicher Menge. 3) Zuströmung von Grundwasser von anderen Orten. Wenn die undurchlässige Schicht und dementsprechend das Niveau des Grundwassers stärkere Neigung zeigt und wenn gleichzeitig der Boden leicht durchlässig ist, kommt eine deutliche horizontale Fortbewegung des Grundwassers zu Stande, die den Grundwasserstand an tieferen Punkten wesentlich beeinflussen kann. Bei dichteren Bodenarten und geringen Niveaudifferenzen fehlt eine solche Bewegung, und die Grundwassermasse kann als stagnirend angesehen werden. 4) Flüsse. Meist liegt das Grundwasser tiefer als das Flussbett, und man wird dann leicht zu der Annahme geführt, dass Wasser aus dem Fluss oder Bach in das Grundwasser übertreten müsse. Dennoch ist dies sehr selten der Fall. Die Betten der Flussläufe sind gewöhnlich durch allmähliche Ablagerung lehmiger oder thoniger Massen vollkommen wasserdicht geworden, so dass selbst bei starken Niveaudifferenzen kein Durchtritt von Wasser stattfindet. Werden unmittelbar neben einem Flussbett Brunnenschächte in das Grundwasser gegraben, so lässt sich leicht durch die Resultate der chemischen Untersuchung, z. B. durch das Gleichbleiben des Härtegrades in den entfernteren und in den nahe am Flusse gelegenen Schachten feststellen, dass kein Wasser von dem höher liegenden Flusse in das Grundwasser dringt. Nur da, wo ausnahmsweise verschlammende Bestandtheile im Flusse fehlen; ferner dann, wenn der Fluss abnorm hohes Wasser führt und nun neue, noch durchlässige Theile seines Bettes bespült, erfolgt eine Speisung des Grundwassers vom Flusse aus.

Dagegen findet in den Fällen, wo der Fluss tiefer liegt als das Grundwasser, wohl ein allmähliches Einströmen des letzteren in den Fluss statt. — In der Hauptsache aber zieht der breite Grundwasserstrom unter und neben dem Flusslauf der Niederung zu; hier und da tritt das Grundwasser in Form von Seeen oder Sümpfen zu Tage; allmählich, bei grösserer Annäherung an's Meer, nähert es sich der Bodenoberfläche und tritt in den Marschen in die obersten Bodenschichten ein. Langsam, aber in ungeheurer Masse vollzieht sich diese unterirdische Wasserbewegung. Zuweilen wird sie in ihrem natürlichen Abfluss gehemmt durch das Anschwellen der Flüsse, welche das ganze Thal ausfüllen; dann kommt es zu einem Aufstauen des Grundwassers, und eine solche Stauwelle ruft wiederum leicht den Eindruck hervor, als sei vom Fluss her Wasser übergetreten.

Von besonderem Interesse sind die zeitlichen Schwankungen des Grundwasserniveaus, die man dadurch misst, dass man den Abstand der Grundwasseroberfläche von der Bodenoberfläche ermittelt.

Die Messung wird gewöhnlich an Schachtbrunnen ausgeführt, die bis in's Grundwasser reichen; die Bohlendeckung des Schachtes wird abgehoben und ein Metermaass, an dessen Ende sich ein Schwimmer oder ein sogen. Schaalenapparat befindet, herabgelassen. Mit Hülfe dieses Instrumentes ist der Abstand zwischen oberer Kante der Brunnenvierung und der Wasseroberfläche genau zu messen. Bei dichtem Bodeu darf mehrere Stunden vor der Messung nicht an dem Brunnen gepumpt werden; besser werden stets besondere Brunnen oder eiserne Standrohre benutzt. Jener obere Rand der Vierung, oder irgend eine andere leicht kenntliche, festliegende Marke, bis zu welcher der Abstand jedesmal gemessen wird, ist der locale Fixpunkt.

In solcher Weise beobachtet man an ein und derselben Station erhebliche zeitliche Schwankungen. Man ermittelt einmal den höchsten und niedrigsten Stand, der im Laufe der Jahre erreicht wird; das Maximum ist uns wichtig für die Fundamentirung unserer Häuser, die womöglich über diesem Maximum gelegen sein sollen; und das Minimum ist da von Bedeutung, wo man den Wasserbedarf aus Brunnen bezieht. Zweitens beobachtet man die Schwankungen innerhalb des Jahres und der Jahreszeiten; und dieser Messung kommt ein Interesse zu, weil sie uns Aufschluss giebt über gewisse gleich zu besprechende Zustände der obersten Bodenschichten.

In der norddeutschen Ebene verhalten sich die Schwankungen des Grundwassers im Ganzen so, dass auf den April das Maximum, auf den September oder October das Minimum fällt. Das liegt nicht etwa wesentlich an der Regenvertheilung, sondern wie aus der untenstehenden Tabelle ersichtlich ist, an dem Sättigungsdeficit der Luft und der hohen Bodentemperatur, welche im Sommer allen Regen zum Verdunsten

	Berlin			München		
	Niederschläge in mm	Sättigungsdeficit in mm	Grundwasser in m üb. d. Meere	Niederschläge in mm	Sättigungsdeficit in mm	Grundwasser in m üb. d. Meere
Januar . . .	40·3	0·71	32·72	53·3	0·15	515·547
Februar . .	34·8	0·91	32·79	29·6	0·41	515·545
März	46·6	1·55	32·88	48·5	0·81	515·600
April	32·1	2·73	32·96	55·6	1·78	515·643
Mai	39·8	3·95	32·88	95·1	2·34	515·674
Juni	62·2	5·13	32·69	111·9	3·00	515·724
Juli	66·2	5·64	32·56	108·8	3·43	515·733
August . . .	60·2	4·83	32·45	104·4	3·13	515·723
September .	40·8	3·77	32·40	68·1	1·98	515·629
October . . .	57·5	1·72	32·38	53·1	0·93	515·539
November .	44·5	1·01	32·47	50·0	0·39	515·485
December .	46·2	0·59	32·50	42·9	0·20	515·506

bringen und nur den Winter- und Frühjahrsniederschlag in den Boden eindringen lassen. — Anders ist es in **München**; dort fällt vorherrschend Sommerregen in verhältnissmässig sehr grossen Massen und ebendort ist zur selben Zeit das Sättigungsdeficit erheblich geringer. Offenbar dringt dann auch in München der Sommerregen bis zum Grundwasser durch und bewirkt dort einen wesentlich anderen Typus der Grundwasserbewegung, nämlich Hochstand im Juni bis August,

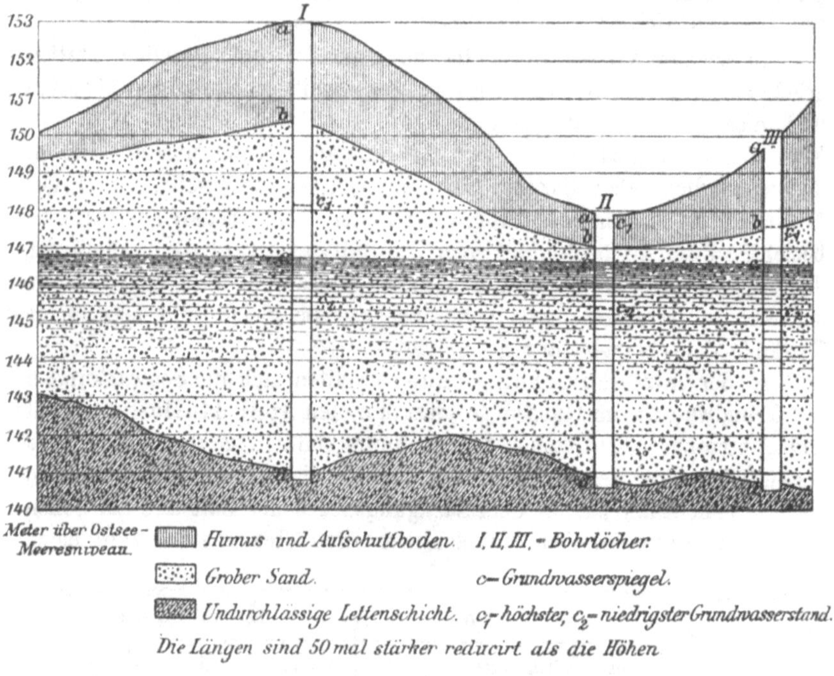

Fig. 4.

tiefsten Stand im November bis December. Allerdings wirkt hierbei noch ein wesentlicher Faktor — die Durchlässigkeit des Bodens — mit, dessen Einfluss unten zu erörtern ist.

Beim Studium der Untergrundsverhältnisse einer Stadt muss man ferner versuchen, eine Vorstellung von der **Gestalt der Grundwasseroberfläche** zu bekommen. Da die verschiedenen localen Fixpunkte in Folge der Unebenheiten der Bodenoberfläche sehr verschiedene Abstände auch von dem gleichen, ebenen Grundwasserniveau zeigen, sind die an verschiedenen Orten für den Grundwasserabstand gewonnenen Zahlen nicht direct vergleichbar und man muss die localen Fixpunkte auf einen **gemeinsamen** oberen oder unteren **Fixpunkt** einnivelliren. Dabei geht man gewöhnlich aus von der Oberkante der Schienen des Bahnhofs, deren Höhenlage über dem allgemeinen Nullpunkt, dem Spiegel der Nordsee (Marke bei Wilhelmshafen) resp. des adriatischen Meeres, bekannt ist. In dieser Weise werden die Höhen der Localfixpunkte über dem gemeinsamen Nullpunkt und nach Abzug des Abstandes der Grundwasseroberfläche vom localen Fixpunkt, die Höhenlage jedes Punktes der Grundwasseroberfläche über dem allgemeinen Nullpunkt erfahren und aufgezeichnet.

Die Darstellung der Resultate erfolgt am besten durch Profile ähnlich der vorstehenden schematischen Zeichnung. Die Stadt wird in eine Anzahl von Bohrlinien zerlegt und von jeder Bohrlinie gewinnt man ein Profil, indem in gewissem Abstand Bohrlöcher in den Boden getrieben werden, deren horizontaler Abstand unter einander und deren Höhenlage über dem allgemeinen Nullpunkt auf der Zeichnung markirt wird. Der beim Bohren ausgehobene Boden wird beobachtet und gesammelt; sobald Proben neuer Schichten (von anderer Korngrösse, Farbe etc.) herausgefördert werden, wird die Tiefe des Bohrloches gemessen und auf dem Profil ist dementsprechend die Höhenlage des Beginnes der neuen Schicht über dem allgemeinen Nullpunkt einzuzeichnen. Verbindet man dann auf dem Profil die Punkte der verschiedenen Bohrlöcher, an welchen die Beschaffenheit des Bodens wechselt, so erhält man ein Bild der Neigung der einzelnen Bodenschichten und insbesondere auch der undurchlässigen Schicht. — Um ferner das Grundwasserniveau zu erhalten, wird der Abstand des Grundwassers von der Bodenoberfläche in den verschiedenen Bohrlöchern gemessen und die augenblickliche Höhe über dem allgemeinen Nullpunkt, bei länger fortgesetzten Messungen auch das Maximum und das Minimum auf dem Profil eingetragen; die Verbindungslinie dieser Punkte ergiebt dann die Gestalt der Grundwasseroberfläche.

Bei der Zeichnung der Profile werden übrigens gewöhnlich die Längen in viel (50fach) stärkerem Maasse reducirt als die Höhen; bei gleichmässiger Reduktion würden die Höhendifferenzen kaum sichtbar werden. — Auch Karten, auf denen Isohypsen (d. h. Horizontale, welche die Punkte gleicher Erhebung über dem Nullpunkt miteinander verbinden) der Bodenoberfläche, des Grundwasserniveaus und der Oberfläche der undurchlässigen Schicht eingetragen sind, geben anschauliche Bilder von den Verhältnissen des Untergrundes.

An einzelnen Orten ist auch die horizontale Fortbewegung des Grundwassers gemessen und zwar dadurch, dass man an einer Reihe von umliegenden Brunnen die Zeit des Eintritts von Niveauänderungen beobachtete, während an einem Brunnen durch ausgiebiges Pumpen eine starke Depression des Niveaus hergestellt wurde; oder dadurch, dass man feststellte, wie lange Zeit die durch Hochwasser eines Flusses erzeugte Fluthwelle gebraucht, um sich zu verschiedenen Stationen der Grundwasserbeobachtung fortzupflanzen. Ferner ist an den Deichen nach Hochwasser die Durchtrittszeit des eingedrungenen Wassers ermittelt. — Es hat sich bei diesen Messungen herausgestellt, dass die Fortbewegung jedenfalls sehr verschieden ist je nach der Bodendurchlässigkeit und der Neigung der undurchlässigen Schicht, unter allen Umständen aber ausserordentlich langsam. Die bisher gefundenen Werthe betragen 3—8—35 m pro 24 Stunden, also im Mittel nur etwa 25 cm pro Stunde.

B. Das Wasser der oberen Bodenschichten.

In den über dem Grundwasser gelegenen Bodenschichten unterscheiden wir 3 Zonen (Hofmann):

1) die Verdunstungszone, die von der Oberfläche soweit herab reicht, wie sich noch eine austrocknende Wirkung der atmosphärischen Luft bemerkbar macht, und wo also der Wassergehalt eventuell unter die kleinste Wassercapacität des Bodens sinken kann. Hat in dieser Zone einmal stärkere Austrocknung bis zu gewisser Tiefe stattgefunden, so ist dieselbe im Stande sehr grosse Wassermengen zurückzuhalten. Dichter Boden fasst pro 1 qm bis zu 25 cm Tiefe 40—50 Liter Wasser (vgl. S. 174), da aber ein Regenfall von 10 mm Höhe nur 10 Liter Wasser auf 1 qm liefert, so können mehrfache starke Niederschläge vollauf in den Poren dieser Zone Platz finden. Je nachdem der Boden mehr oder weniger feine Poren enthält, wird natürlich die zurückgehaltene Regenmenge verschieden gross sein; in einigermassen feinporigem Boden ist aber im Sommer unseres Klimas die Austrocknung immer so bedeutend, dass dann gar nichts, weder von Regen noch von verunreinigenden Flüssigkeiten in die Tiefe eindringt, sondern dass alles in der oberflächlichen, wie ein trockner Schwamm wirkenden Zone zurückbleibt.

2) Unterhalb der Verdunstungszone folgt eine Schicht, die von der austrocknenden Wirkung der Luft nicht mehr erreicht wird, in der aber andererseits keine vollständige Füllung der Poren mit Wasser bestehen kann, weil die den Ablauf hemmende, undurchlässige Schicht noch zu weit entfernt ist. In dieser „Durchgangszone“ muss also stets so viel Wasser in den Poren vorhanden sein, wie der kleinsten Wassercapacität des Bodens entspricht. Bei feinporigem Boden repräsentirt dies eine immerhin sehr bedeutende Wassermasse, im Mittel verschiedener directer Bestimmungen 150—350 Liter in 1 cbm Boden. Es ist leicht zu berechnen, dass in einer 1—2 m hohen Schicht solchen Bodens die Niederschläge eines ganzen Jahres haften bleiben. Bei einiger Ausdehnung der Durchgangszone stellt dieselbe also ein enorm grosses Wasserreservoir dar.

3) Zwischen Durchgangszone und dem Grundwasser befindet sich drittens die Zone des durch Capillarität gehobenen Wassers. Je nach der Porengrösse der über dem Grundwasser liegenden Schicht wird dasselbe wenige Centimeter bis eventuell 1 m und mehr gehoben und füllt dann fast sämmtliche Poren des Bodens. Gewöhnlich ist allerdings die Höhe dieser capillaren Zone gering, da stärkere Grundwasseransammlungen im Allgemeinen nur in Sand- oder Kiesboden zu Stande kommen.

Der Durchtritt von irgend welchen Flüssigkeiten, Niederschlägen, verunreinigenden Abwässern etc. zum Grundwasser erfolgt durch die genannten 3 Zonen in wesentlich verschiedener Weise, je nachdem grob- oder feinporiger Boden vorliegt.

In grobporigem Kiesboden sind breite, zugängliche Wege vorhanden; in diesen findet ein rasches Fortbewegen aller Flüssigkeiten zu jeder Jahreszeit statt. Auch im Sommer gelangen die Niederschläge rasch zum Grundwasser. Verunreinigungen werden durch stärkere Niederschläge schnell in die Tiefe gespült. Nur in den feineren Porenantheilen (Seitenstrassen) können Verunreinigungen längere Zeit haften bleiben.

In feinporigem Boden fehlt es an den breiteren Strassen; es kommt in den vorhandenen engen Wegen nur zu einem langsamen Fortrücken Schicht um Schicht, so dass die unten ans Grundwasser reichende Wasserzone von der oberen in Bezug auf ihr chemisches und bakteriologisches Verhalten total verschieden sein kann. Ist die Durchgangszone stark entwickelt, so muss es enorm lange, 1—3 Jahre und mehr dauern, bis die auf die Oberfläche des Bodens gelangenden Niederschläge das Grundwasser erreichen. Ebenso werden alle Verunreinigungen nur ganz langsam tiefer gespült und dringen meist erst nach Jahren bis zum Grundwasser vor.

Unter den Häusern und unter gepflastertem Boden, wo keine neuen Flüssigkeiten in den Boden gelangen, stagnirt die ganze im Boden enthaltene Wassermasse und ein Weiterrücken der Niederschläge oder der Verunreinigungen findet überhaupt nicht mehr statt.

Ueber den jeweiligen Feuchtigkeits- und Reinlichkeitszustand der oberen Bodenschichten bekommen wir nun wichtige Auskunft durch die zeitlichen Schwankungen des Grundwasserspiegels. Sinkt dieser, so zeigt das nämlich an, dass tiefer spülende Zuflüsse von oben spärlicher geworden sind oder aufgehört haben; das kann — abgesehen von localer Aenderung der Bodenoberfläche, Pflasterung etc. vorzugsweise dadurch bewirkt sein, dass sich oben eine grössere trockene Zone gebildet hat, in welcher von da ab alle Niederschläge und Verunreinigungen verbleiben. Steigen des Grundwassers erfolgt dagegen erst dann wieder, wenn die trockene Zone wieder entsprechend der kleinsten Wassercapacität mit Wasser gesättigt ist und nunmehr ein Vorrücken der ganzen Wassermasse stattfinden kann.

Der verschiedene Gang der Grundwasserbewegung in dem feinporigen Berliner Boden einerseits, in dem grobporigen Münchener Boden andererseits wird hierdurch verständlich. (Vergl. Tab. S. 185.) In Berlin finden die Niederschläge des Winters keine ausgetrocknete Bodenschicht vor; dieselbe ist vielmehr mit Wasser gesättigt, der Boden kalt. Kommt es einmal zum Aufhören der Niederschläge, so stellt sich doch höchstens eine ganz geringfügige trockene Zone her. Ehe nur der Grundwasserspiegel durch die fortlaufende Wasserentnahme und den fehlenden Zufluss sinken kann, kommen neue Niederschläge, die sofort die Continuität der Wassermassen wieder herstellen. Dann aber treten die hohen Temperaturen und das starke Sättigungsdeficit des Mai und Juni in Action. Setzen jetzt die Niederschläge eine Zeitlang aus, so ist sofort eine beträchtliche Austrocknungszone da, die nicht mehr — oder nur in Ausnahmsfällen — wieder von den nächsten Niederschlägen ausgefüllt werden kann. Dann sinkt das Grundwasser und damit ist der Verbleib aller Flüssigkeit in der obersten Zone angezeigt. Erst nach dem Eintritt niederer Temperatur und höherer Feuchtigkeit sind anhaltende Niederschläge im Stande, die starke Schicht trockenen Bodens ausreichend zu füllen.

In München vermag der grobporige Boden viel weniger Wasser zu fassen und eine trockene Zone hat daher einen viel geringeren Effekt. Zu einem längeren Aufhören aller Zuflüsse zum Grundwasser kommt es kaum. Namentlich aber dringt im Sommer von den massenhaft niedergehenden Niederschlägen ein grosser Theil zum Grundwasser durch; eine trockene Zone stellt sich in dieser Zeit immer nur vorübergehend her; alle Verunreinigungen werden kräftig in die Tiefe gespült. Erst im Spätsommer und Herbst, wenn die Niederschläge nachlassen, kommt es zu länger dauernder Trockenheit des oberflächlichen Bodens, zum Verbleib der Verunreinigungen in der obersten Schicht und zum Sinken des Grundwassers. Diese Periode dauert aber viel kürzer und das Absinken des Grundwassers ist erheblich geringer, als im feinporigen Boden; bereits im December beginnt wieder eine Durchfeuchtung des Bodens und ein Ansteigen des Grundwassers, das bis zum August anhält.

Uebrigens haben die geschilderten Verhältnisse nur Geltung für eine gewisse durchschnittliche Beschaffenheit des natürlichen Bodens. Wird feinporiger, lehmhaltiger Boden bearbeitet (z. B. auf Aeckern, Rieselfeldern), so finden sich immer gröbere Spalten und Risse, durch welche ein Theil der Flüssigkeiten rasch in grössere Tiefen gelangt. Auch durch Ratten, Maulwürfe, Regenwürmer können abnorme Wege für die Beförderung von Flüssigkeiten im Boden geschaffen werden.

Hygienische Bedeutung des Bodenwassers. Während ein zu grosser Abstand des Grundwassers von der Bodenoberfläche nur die Beschaffung von Trink- und Nutzwasser erschwert, hat ein zu geringer Abstand erheblich grössere Nachtheile im Gefolge. Hält sich das Grundwasser während eines grösseren Theils des Jahres nahe der Bodenoberfläche, so entsteht sumpfiges, eventuell zu Malaria disponirendes Terrain; rückt dasselbe nur vorübergehend nahe an die Bodenoberfläche heran, so sind die Fundamente der Häuser gefährdet, das Grundwasser dringt in die Keller, macht diese unbenutzbar und hinterlässt noch lange nach dem Absinken eine abnorme Feuchtigkeit der Wandungen, die zu Schimmelbildung und modrigem Geruch Anlass giebt. — Theils durch Drainirung und Canalisirung, theils durch Aufschüttung kann diesen Einflüssen begegnet werden (s. Kap. „Wohnung").

Besondere Bedeutung ist ferner den zeitlichen Schwankungen des Grundwasserniveaus zugeschrieben (v. Pettenkofer). Allerdings sollen dieselben nicht etwa eine direct schädigende Wirkung äussern; wohl aber zeigen sie an den meisten Orten den Feuchtigkeitszustand der oberen, über dem Grundwasser gelegenen Bodenschichten an, und zwar liefern sie einen weit richtigeren Massstab für diesen, als die Niederschlagsmengen. Vom Feuchtigkeitszustand jener oberen Bodenschichten aber soll wiederum die Entwickelung und Verbreitung mancher Infektionserreger wesentlich abhängig sein.

Die neueren Untersuchungen haben in der That bestätigt, dass ein inniger Zusammenhang zwischen den zeitlichen Schwankungen des Grundwasserspiegels und dem Feuchtigkeitszustand der oberen Bodenschichten besteht. Nur betrifft derselbe nicht sowohl die tieferen, über dem Grundwasser gelegenen Schichten (die sog. Durchgangszone), in welcher sich vielmehr immer der gleiche Wassergehalt findet; sondern nur die oberflächlichste Bodenschicht, die sog. Verdunstungszone. Sinken des Grundwassers zeigt an, dass in der Verdunstungszone eine trockene Schicht hergestellt ist, welche einstweilen alle Flüssigkeiten aufnimmt; Steigen des Grundwassers zeigt Füllung dieser Zone mit Wasser und Beginn der Tieferspülung an.

Der Massstab, den wir somit in den Grundwasserbewegungen für die Bodenfeuchtigkeit besitzen, ist um so werthvoller, als eine directe Bestimmung des Wassergehalts des Bodens auf ziemliche Schwierigkeiten stösst und schwer einen Einblick in die Feuchtigkeitsverhältnisse gewinnen lässt (vgl. S. 179). — Es ist aber nicht zu vergessen, dass eben die Grundwasserschwankung nur einen Massstab, eine Art Uhr abgiebt; wollten wir etwa durch künstliche Mittel (Drainage) die Grundwasserschwankungen verringern oder beseitigen, so würden wir damit den Feuchtigkeitszustand der oberen Bodenschichten nicht ändern; wir würden nur bewirken, dass die Uhr, die uns bisher in richtiger Weise über diesen Zustand belehrt hat, fortab nicht mehr richtig zeigt und als Massstab nicht zu verwenden ist.

In wie weit die durch die Grundwasserbewegungen angezeigten Feuchtigkeitsschwankungen der oberen Bodenschichten thatsächlich zu der Verbreitung gewisser Infektionskrankheiten in Beziehung stehen, das kann erst im folgenden Abschnitt nach der Besprechung der Mikroorganismen des Bodens erörtert werden.

VII. Die Mikroorganismen des Bodens.

Die Untersuchung des Bodens auf Mikroorganismen erfolgt in der Weise, dass man mit einem kleinen Platinlöffel, der etwa $^1/_{50}$ ccm fasst, eine Probe aussticht, in Gelatine bringt, mit dem Platindraht möglichst zerkleinert, und dann das Röhrchen ausrollt. Sehr wichtig ist es, die Untersuchung unmittelbar nach der Probenahme vorzunehmen, da bei der höheren Temperatur des Laboratoriums und bei dem Luftzutritt sehr rasche und meist kolossale nachträgliche Vermehrung der Bakterien eintritt. — Aus tieferen Schichten entnimmt man Proben mittelst eines besonderen Bohrers, der sich erst in der gewünschten Tiefe öffnet und dann wieder schliesst.

Die angestellten Untersuchungen haben gezeigt, dass der Boden entschieden wohl das wesentlichste Reservoir der Mikroorganismen darstellt. Es finden sich im Durchschnitt selbst im sogenannten jungfräulichen, unbebauten Boden ca. 100 000 Keime in 1 ccm Boden, oft noch erheblich mehr. Ferner ist ermittelt, dass weitaus die grösste Zahl dieser Mikroorganismen an der Oberfläche und in den oberflächlichsten Schichten enthalten ist. Nach der Tiefe zu nimmt die Zahl der Bakterien allmählich ab, und in $^3/_4$—$1^1/_4$ m beginnt eine geradezu bakterienfreie Zone. Auch die Parthieen, in welchen bereits Grundwasser steht, werden für gewöhnlich frei von Bakterien gefunden. — Der Grund für diese Keimfreiheit der tieferen Schichten liegt darin, dass poröser Boden nicht nur für Luft, sondern auch für Flüssigkeiten ein bakteriendichtes Filter bildet.

Laboratoriumsversuche scheinen das allerdings zunächst nicht zu bestätigen. Giesst man auf eine Schicht Grob- oder Feinsand eine bakterienhaltige Flüssigkeit, so gehen die Bakterien ungehindert durch die Poren des Bodens hindurch. Der Versuch fällt aber völlig anders aus, wenn man die Filtration zunächst so langsam vor sich gehen lässt, dass einmal die feinsten Theile des Bodens und die suspendirten Theile der Flüssigkeit Gelegenheit haben, die nächstgelegenen Poren zu füllen, und dass ferner die Bakterien Zeit gewinnen, mit einer schleimigen Schicht die Wege auszukleiden. Sobald dies geschehen, ist die Filtration eine sehr vollständige. (Vergl. im folg. Kapitel.) — Unter natürlichen Verhältnissen und bei der enorm langsamen Fortbewegung des Wassers stellen sich solche filtrirende Auskleidungen der Poren regelmässig in grösserer oder geringerer Tiefe her und hindern die Weiterbeförderung aller Bakterien.

Ausnahmsweise kann es indess auch zu einem Bakteriengehalt tieferer Bodenschichten kommen, namentlich in abnorm durchlässigem Boden, ferner wenn gröbere Spalten, oder Ratten- und Maulwurfsgänge unfiltrirte Flüssigkeiten nach abwärts gelangen lassen.

Was die Qualität der im Boden gefundenen Bakterien betrifft, so herrschen einige Arten entschieden vor, kommen stets zur Beobachtung und können sich offenbar im Boden ausgiebig vermehren. Dahin gehört z. B. ein brauner Schimmelpilz, ein kleiner Bacillus mit weisslichen

Colonieen und der sogenannte wurzelförmige Bacillus, der eigenthümlich verästelte Trübungen der Gelatine bewirkt. Auch Bakterienarten, welche lebhafte Oxydationen hervorrufen und bei der Nitrifikation und Kohlensäurebildung im Boden betheiligt sind, findet man in grösserer Zahl. — Mikrokokken begegnet man selten. In den oberflächlichsten Schichten sind viel Sporen, darunter zuweilen enorm resistente Dauersporen enthalten, die selbst nach 4—5stündigem Erhitzen in strömendem Dampf noch keimfähig bleiben; in tieferen Schichten scheint es dagegen an Sporen ganz zu fehlen.

Pathogene Bakterien sind durch Cultur nur in den seltensten Fällen aus dem Boden isolirt. Dagegen konnte man durch directe Verimpfung grösserer Dosen von Erdproben auf Versuchsthiere die häufige Anwesenheit der Bacillen des malignen Oedems und des Wundtetanus in gedüngter Erde nachweisen; auch einige andere septisch wirkende Arten wurden in solcher Weise durch den Thierkörper isolirt. Diese Infektionserreger gedeihen im lebenden Körper nur wenn sie in tiefe Wunden gelangen, wuchern dagegen unter geeigneten Bedingungen sehr lebhaft in todtem, faulendem Substrat und sind überall verbreitet.

Andere Infektionserreger sind bis jetzt nur ganz ausnahmsweise und in minimaler Verbreitung gefunden; in 2 Fällen scheint die Isolirung spärlicher Typhusbacillen aus einem mit Typhusdejectionen nicht lange vorher vermischtem Boden gelungen zu sein.

Mit grosser Wahrscheinlichkeit ist ferner anzunehmen, dass die Erreger der Malaria in geeignetem Boden lebhaft wuchern und dort ihre eigentliche Wohnstätte haben. So lange es jedoch noch an geeigneten Züchtungsmethoden für Sporozoën fehlt, wird der Nachweis derselben im Boden schwerlich zu führen sein.

Die Quelle der aufgezählten, in der ganz überwiegenden Mehrzahl saprophytischen Bakterien sind vorzugsweise die Verunreinigungen der Bodenoberfläche, die Abfallstoffe des Haushalts, die Düngstoffe der Gärten und Aecker etc., deren Bakterien von den Niederschlägen allmählich unter die Oberfläche, bis in Tiefen von $^1/_2$—1 m gespült werden. Ferner Gruben und Canäle, welche zur Aufnahme der Abfallstoffe bestimmt sind, aber oft undicht werden und dann die bakterienreichen Flüssigkeiten gleich in einer Tiefe von 1—2—3 m unter der Oberfläche in den Boden übertreten lassen. — Nicht selten werden aus beiden Quellen Infektionserreger (Typhus- oder Choleradejectionen, tuberkulöses oder pneumonisches Sputum etc.) in den Boden gelangen.

Welches ist nun das weitere Schicksal dieser Bakterien, speciell der pathogenen? — Einige Bakterienarten können im Boden, wie dies aus Culturversuchen und directen Bodenuntersuchungen hervorgeht, lebhaft proliferiren; die verbreitetsten Bodenbakterien scheinen aber diese Vermehrung auch in jedem nicht übermässig mit städtischen Abfallstoffen verunreinigten Boden zu leisten. Einige saprophytische Arten gelangen wahrscheinlich erst in einem stärker verunreinigten Boden zu lebhafterer Vermehrung. Die Annahme jedoch, dass ein mit Abfallstoffen imprägnirter Boden auch für Infektionserreger eine geeignete Stätte zur Wucherung und weiteren Ausbreitung biete, ist bereits S. 179 widerlegt. Wohl mag eine Zeitlang an der äussersten Oberfläche des Bodens, während in den Abfallflüssigkeiten selbst noch gute Nährstoffe und wenig saprophytische Concurrenten vorhanden sind und während hohe Temperatur mitwirkt, eine gewisse Vermehrung der pathogenen Bakterien stattfinden; im tieferen Boden aber liegen die Lebensbedingungen für solche Bakterienarten ausnahmlos zu ungünstig.

Dagegen scheint der Boden sehr wohl im Stande zu sein, pathogene Bakterien lange zu conserviren. Der Reichthum der oberflächlichen Bodenschichten an Sporen deutet darauf hin, dass die Bedingungen für die Sporenbildung im Boden günstig sind; und Versuche mit Milzbrandbacillen haben in der That ergeben, dass die Fruktifikation derselben dort verhältnissmässig rasch und leicht erfolgt.

Ausgedehnteren Ortsveränderungen scheinen die im tieferen Boden conservirten oder gewucherten Bakterien nicht unterworfen zu sein; sondern dieselben sind im Allgemeinen auf die Localität beschränkt, an welcher sie in den Boden gelangt sind. Ein Transport könnte entweder durch Luftströme erfolgen; es ist aber bereits oben gezeigt, dass die Bodenluft keine Keime fortzuführen vermag. Oder Wasser könnte nach abwärts, durch Capillarität nach aufwärts, oder seitlich ein Fortschaffen der Bakterien bewirken. Auch gegenüber allen diesen, unter natürlichen Verhältnissen mit grosser Langsamkeit sich vollziehenden Strömungen äussert der Boden indessen eine so energisch filtrirende Kraft, dass nur ganz minimale Verschiebungen der suspendirten Organismen stattfinden können. Oder drittens wäre durch lebhaftes Wachsthum eine räumlich stärkere Ausbreitung der Mikroorganismen möglich; dies trifft jedoch keinesfalls zu für die pathogenen Bakterien, und selbst schnell wachsende Saprophyten bringen es auf solche Weise zu einer ganz unbeträchtlichen Occupation benachbarten Terrains.

Abgesehen daher von den Fällen, wo durch abnorme Communikationen und durch unterirdisch sich fortbewegende Thiere gelegentliche Verschleppungen von Bakterien vorkommen, sind die in den tieferen Boden gelangten Bakterien als fest fixirt zu denken.

Ein Austritt der Bakterien aus dem tieferen Boden stösst gleichfalls auf grosse Schwierigkeiten. Wie oben begründet wurde, ist namentlich die Bodenluft niemals im Stande, Keime in die Aussenluft mitzuführen. Auch das Grundwasser ist erwiesenermassen gewöhnlich bakterienfrei; und nur wenn dasselbe durch sehr dünne Schichten durchlässigen Bodens von den verunreinigenden Zuflüssen geschieden wird, oder wenn gröbere Spalten eine Communikation mit oberflächlichen Schichten oder mit undichten Gruben und Canälen herstellen, wird das Grundwasser bakterienhaltig, und kann einen Verkehr zwischen tieferen Bodenschichten und dem Menschen herstellen. In gleicher Weise ist ausnahmsweise ein Transportweg gegeben durch Thiere, welche aus tieferen Schichten Bodenpartikel an die Oberfläche tragen (Regenwürmer); oder dadurch dass tiefere Schichten aufgegraben und zu Tage gefördert werden.

Während somit die in der Tiefe ausnahmsweise etwa vorhandenen Organismen nur selten Gelegenheit haben, in die Umgebung des Menschen zu gelangen, bietet die oberflächlichste Schicht des Bodens den dort lebenden Massen von Bakterien vielfache Möglichkeit zur Weiterverbreitung. Eine solche kann geschehen 1) durch staubaufwirbelnde Winde. 2) Durch Nahrungsmittel, die in der Erde wachsen (Kartoffeln, Gartengemüse etc.) und welche theils roh genossen werden und direct Infektionen veranlassen können, theils indirect, indem sie die anhaftenden Erdpartikel und Mikroben in Wohnung und Küche transportiren. 3) Durch Schuhzeug und Geräthschaften der Menschen, welche den verunreinigten Boden betreten oder denselben bearbeitet haben. 4) Durch Insekten (Fliegen, Mücken), die vielleicht bei der Uebertragung der Malariaerreger eine hervorragende Rolle spielen.

Durch alle diese Transportmittel werden selbstverständlich in weitaus grösster Zahl saprophytische Bakterien verbreitet; demnächst diejenigen Infektionserreger, welche im Boden zu wuchern vermögen. Gelegentlich wird es auch zur Verbreitung anderer, im Boden nicht wesentlich vermehrungsfähiger Infektionserreger kommen; nicht sowohl durch die atmosphärische Luft, welche sogleich unendlich verdünnend wirkt (vgl. S. 165), als vielmehr durch Verschleppung (Nahrungsmittel, Schuhzeug etc.) von den einzelnen relativ concentrirten Infektionsherden aus, welche hier und da auf der Bodenoberfläche durch zufällig hingelangte Absonderungen von Kranken gebildet werden.

Eine bestimmte Phase im Zustand der oberflächlichen Bodenschichten wird besonders geeignet sein zu dieser Verbreitung von Keimen. Nämlich dann, wenn eine trockene Zone an der Oberfläche besteht und intercurrirende Niederschläge höchstens einige Millimeter tief eindringen, verbleiben alle Bodenverunreinigungen in der oberflächlichsten Schicht

In dieser Zeit bestehen für Verschleppungen aller Art entschieden grössere Chancen, als wenn der Boden durchfeuchtet ist und auftreffende Niederschläge die Verunreinigungen rasch in eine Tiefe spülen, welche sie dem Verkehr entzieht.

Ferner liefern die Jahreszeiten, in welchen die Ernte der Gemüse resp. das Aufbringen des Gruben- und Tonneninhalts auf das benachbarte Land stattfindet, vermehrte Gelegenheit zur Verschleppung der Bodenbakterien.

Soweit dicht gepflasterter städtischer Boden vorliegt, kann natürlich nur die äusserste Oberfläche für ein Haften und eine gelegentliche Verschleppung der Bakterien in Frage kommen.

Hygienische Bedeutung der Mikroorganismen des Bodens. Nach den vorstehenden Darlegungen erscheint es zweifellos, dass der Boden zuweilen Infektionserreger beherbergt und zur Verbreitung von Infektionskrankheiten Anlass giebt.

In grösserem Umfange kommt jedoch diese Rolle des Bodens nur bei einigen Wundinfektionskrankheiten (Tetanus und mal. Oedem), und ferner namentlich bei der Malaria in Betracht, deren Erreger vorzugsweise, wenn nicht ausschliesslich, im Boden existiren, die dagegen in der Umgebung des Kranken nicht in lebensfähigem Zustand vorhanden sind.

Bei der Verbreitung aller übrigen Infektionskrankheiten, und auch der infektiösen Darmkrankheiten, bildet der Boden nichts mehr, als ein gelegentlich, aber selten, in Betracht kommendes Zwischenglied. Das infektiöse Material ist in durchaus infektionstüchtigem Zustand bereits in der Nähe des Kranken und innerhalb der Wohnung vorhanden. Dort ist für gewöhnlich die reichlichste Gelegenheit zur Infektion gegeben. Zuweilen aber wird es vorkommen, dass hier die Infektion vermieden, das gefährliche Material entfernt und vermeintlich unschädlich gemacht wird, indem man es an irgend welcher Stelle den oberflächlichen Schichten des Bodens überantwortet. Von diesen aus kann das Material auf den oben bezeichneten Wegen in wohl conservirtem Zustand wieder in den Bereich der Menschen gelangen und eventuell Infektionen auslösen. Es ist aber in keiner Weise wahrscheinlich, dass dieser weite Umweg häufig eingeschlagen wird und dass etwa ein grosser Procentsatz der Infektionen durch Vermittelung des Bodens zu Stande kommt.

Ehe die einzelnen Infektionserreger einem genaueren Studium ihrer Eigenschaften und ihres Verhaltens in den äusseren Medien zugänglich waren, konnte freilich das Verhalten der Malaria eine analoge Rolle des Bodens auch bei anderen infektiösen Krankheiten vermuthen lassen (v. Pettenkofer). Man beobachtete, dass Typhus, Cholera, Gelbfieber sich in ihrer Ausbreitung keineswegs den echten contagiösen Krankheiten ähnlich zeigen, sondern mehr locale Infektionsherde, wie die Malaria, bilden. Man beobachtete ausserdem, dass diese selben Krankheiten hauptsächlich da vorkommen, wo ein stark verunreinigter Boden vorliegt, und dass sie eine gewisse Abhängigkeit ihrer Frequenz vom Grundwasserstande zeigen, der Art, dass ein Sinken des Grundwassers eine Zunahme der Frequenz im Gefolge hat. Daraufhin gründete man die Vorstellung, dass auch bei den genannten Infektionskrankheiten der Boden eine wesentliche Rolle spiele; dass erst in tieferen, mit organischen Stoffen (Nährmaterial) imprägnirten Schichten des Bodens ein reichliches Wachsthum oder eine Art Reifung der Infektionserreger zu Stande komme; dass zur Zeit des Sinkens des Grundwassers, d. h. der Austrocknung der oberen Bodenschichten die infektionstüchtigen Erreger aus dem Boden durch die Strömungen der Bodenluft in die Wohnung oder in die freie Atmosphäre gelangen und von da aus Infektionen bewirken.

Diese Anschauungen, so berechtigt sie früher bei dem hypothetischen Zustand unserer Vorstellungen über die Natur der Infektionserreger waren, können heute nicht mehr aufrecht erhalten werden. Aus zahlreichen Experimenten und Untersuchungen wissen wir jetzt, dass keinerlei Bakterien und auch nicht die Typhus- oder Cholerabacillen überhaupt häufiger in tiefere Bodenschichten gelangen; wenn sie ausnahmsweise dorthin gerathen sollten, so finden sie ferner keineswegs günstige Existenzbedingungen, welche ihnen irgend eine besondere Entwickelung oder Vermehrung gestatten; sie vermögen endlich mit Hülfe von Luftströmungen nicht zum Menschen zu gelangen. Auch eine stärkere Imprägnirung des Bodens mit organischen Stoffen erscheint uns heute nicht mehr von so wesentlicher Bedeutung, wie dies früher angenommen wurde; wenn an Orten mit starker Verunreinigung des Bodens wirklich eine vermehrte Häufigkeit jener Krankheiten hervortritt, so sind wir weit eher geneigt, der stärkeren Imprägnirung des oberflächlichen Bodens mit Infektionserregern und den mangelhaften Einrichtungen zur Beseitigung der letzteren die Schuld beizumessen. Und wenn schliesslich die Curven des Grundwassers und der Krankheitsfrequenz gewisse Coïncidenzen zeigen, so sehen wir jetzt den Grund darin, dass das Absinken des Grundwassers eine trockene Bodenoberfläche anzeigt, in welcher alle aufgebrachten Infektionserreger zurückbleiben. — So erfahren manche bereits früher richtig beobachtete Thatsachen unter dem Einfluss der neueren bakteriologischen Forschungen eine wesentlich andere Deutung.

Nach unseren jetzigen Vorstellungen ist es demnach nur die Oberfläche des Bodens, die gelegentlich zum Infektionsherd werden kann; nur diese stellt in gewissem Sinne ein Bakterienreservoir dar, das unter Umständen mit dem Menschen in Beziehung tritt und ihm zuweilen gefährlich wird.

Eine Verhütung der Infektion vom Boden aus ist am vollständigsten dadurch erreichbar, dass Strassen, Höfe und Sohlen der Häuser gepflastert, asphaltirt oder cementirt werden. Alsdann besteht keinerlei Communikation mit den oberen Bodenschichten, und es ist nur noch erforderlich, die Oberfläche einer häufigen Reinigung, die durch passendes Gefäll und gute unterirdische Ableitung unterstützt wird, auszusetzen und so oberflächliche Ansammlungen von Abfallstoffen zu verhüten. — Selbst ein Malariaboden kann erfahrungsgemäss in solcher Weise unschädlich gemacht werden.

Soweit ungepflastertes Terrain und die nähere Umgebung einer Ortschaft in Frage kommen, ist eine Imprägnirung des Bodens mit denjenigen Abgängen des menschlichen Haushaltes, welche leicht infektiöse Organismen enthalten, zu vermeiden (s. unter „Entfernung der Abfallstoffe"). Ferner ist Vorsicht beim Genuss von Nahrungsmitteln empfehlenswerth, die in infektionsverdächtigem Boden gewachsen sind, und Verschleppungen solchen Bodens siud zu verhüten. Bezüglich der im Boden wuchernden Malariaerreger ist eventuell eine Aenderung der Feuchtigkeitsverhältnisse des Bodens anzustreben (s. unter „Malaria").

Literatur: Soyka, Der Boden, Abtheilung aus v. Pettenkofer's und v. Ziemssen's Handb. d. Hygiene, Leipzig 1887. — Fränkel, Untersuchungen über das Vorkommen von Mikroorganismen in verschiedenen Bodenschichten, Zeitschr. f. Hyg., Bd. 2. — ibid. Bd. 6. — Vergl. ferner die von verschiedenen städtischen Verwaltungen (München, Berlin, Frankfurt etc.) herausgegebenen Berichte über die Vorarbeiten zur Canalisation und Wasserversorgung.

Fünftes Kapitel.

Das Wasser.

Im Folgenden ist zunächst die allgemeine Beschaffenheit der Wässer und die Bedeutung der einzelnen Bestandtheile derselben zu besprechen. Sodann sind die hygienischen Anforderungen an ein Wasser zu präcisiren und es ist zu erörtern, in welcher Weise sich ein Urtheil über die Brauchbarkeit eines Wassers gewinnen lässt; schliesslich ist die Ausführung der Wasserversorgung zu schildern.

A. Allgemeine Beschaffenheit der natürlichen Wässer.

Die Deckung des Wasserbedarfs des Menschen muss aus den natürlichen Wasservorräthen erfolgen, welche in Form von Meteorwasser, von Grundwasser, von Quellwasser, von Fluss- und Seewasser sich vorfinden.

Meteorwasser, das in Cisternen aufgesammelt wird, enthält die Bestandtheile der atmosphärischen Luft, also Salpetersäure, salpetrige

Säure, Ammoniak, ferner zahlreiche Mikroorganismen und aus den Sammelbehältern gewöhnlich organische Stoffe. Es entwickelt sich leicht Fäulniss darin, ausserdem ist es fade von Geschmack; es ist daher nur im Nothbehelf für den Wassergenuss zu verwenden, indess zu manchem häuslichen Gebrauch geeignet.

Grundwasser rekrutirt sich ebenfalls aus den Niederschlägen. Diese nehmen zunächst von der Bodenoberfläche noch grosse Mengen gelöste und suspendirte Stoffe auf; aber beim Durchgange durch den Boden werden dieselben theils zurückgehalten, theils stark verändert. Ausserdem bewirkt die Kohlensäure des Wassers eine partielle Lösung der Bodenbestandtheile; Calciumcarbonat und Magnesiumcarbonat, Kieselsäure und Alkalien gehen in das Wasser über, sodass das Grundwasser von dem auf der Bodenoberfläche sich sammelnden Wasser wesentlich verschieden ist.

Besonders starken Verunreinigungen ist das Grundwasser im städtischen Boden ausgesetzt. Das Material dieser Verunreinigungen bilden Harn und Fäces von Menschen und Thieren, pflanzliche und thierische Abfälle aus Küche und Haus. Von chemischen Körpern sind in den Abfallstoffen vorzugsweise enthalten: Harnstoff, Hippursäure, Kochsalz, Natriumphosphat, Kaliumsulfat, Kalk- und Magnesiaverbindungen; ferner die verschiedensten Producte der Fäulniss von Eiweisskörpern (Amide, Fettsäuren, Indol, Skatol, Ptomaine), von Fetten (Fettsäuren) und Kohlenhydraten (Huminsubstanzen). Daneben enthalten die Abfallstoffe unzählige saprophytische und gelegentlich auch pathogene Mikroorganismen.

Diese Stoffe gelangen auf zwei sehr wohl auseinander zu haltenden Wegen in das Wasser. Erstens sickern sie langsam von der Bodenoberfläche oder von dem die Gruben und Canäle umgebenden Erdreich aus durch Schichten gewachsenen Bodens in das Grundwasser. Unter dem oben geschilderten Einfluss des porösen Bodens werden dabei vor Allem die suspendirten Bestandtheile und die Mikroorganismen vollständig abfiltrirt. Sodann werden Harnstoff, Hippursäure, sowie die stickstoffhaltigen Fäulnissproducte für gewöhnlich ganz in Nitrate übergeführt. Zuweilen, wenn der Boden übersättigt oder wenn nicht genügend Sauerstoff vorhanden ist, oder auch wenn die Bodenschichten zwischen dem Ort der Verunreinigung und dem Grundwasser zu dünn sind, finden sich kleine Mengen von Nitriten, von Ammoniak und von noch nicht mineralisirten organischen Stoffen im Wasser. Die Phosphorsäure bleibt gänzlich im Boden zurück, die Chloride dagegen erscheinen vollständig im Wasser, die Sulfate zum grossen Theil.

Zweitens können Verunreinigungen ins Grundwasser gelangen,

welche dem Bodeneinfluss nicht ausgesetzt waren. Sie kommen von der Bodenoberfläche durch Undichtigkeiten der Brunnenanlage direct ins Wasser, oder von Gruben und Canälen aus durch zufällig vorhandene gröbere Communikationen. Dann werden die Mikroorganismen nicht abfiltrirt und eine Mineralisirung der organischen Stoffe findet nicht statt. Diese Verunreinigungen führen daher dem Wasser die verschiedensten Mikroorganismen, daneben mannigfaltige organische Stoffe und auch wohl Ammoniak in einer im Verhältniss zu den anorganischen Bestandtheilen sehr grossen Menge zu. Vom hygienischen Standpunkt aus erscheinen sie weit bedenklicher, als die durch den Boden passirten Verunreinigungen.

Die Zusammensetzung des Grundwassers ist naturgemäss eine sehr wechselnde. Man beobachtet folgende Mengen gelöster Stoffe:

	Milligramme in 1 Liter:		
	Minimum	Maximum in reinem Wasser	Maximum in abnormem Wasser
Summe der gelösten Bestandtheile	100	500	5000
Organische Stoffe	0	40	1300
Dieselben verbrauchen Sauerstoff	0	2	65
Ammoniak	0	Spuren	130
Salpetrige Säure (haupts. Kaliumnitrit)	0	Spuren	200
Salpetersäure (haupts. Kaliumnitrat)	1	15	1300
Chlor (haupts. Kochsalz)	4	30	900
Kalk	25	120	900
Magnesia	0	50	500
Schwefelsäure (haupts. Calciumsulfat)	2	100	1000
Ferner Kalium, Natrium, Kieselsäure, Kohlensäure.			

Daneben vielerlei suspendirte Bestandtheile, z. B. Thon, Sand, ferner niedere Thiere, Algen, Bakterien.

Quellwasser nennt man ein Grundwasser, welches freiwillig zu Tage tritt. Das geschieht z. B. dann, wenn die geneigte, undurchlässige Schicht an die Oberfläche tritt. Handelt es sich dabei um Wasser, welches sich auf der obersten Schicht gesammelt und keine starken Bodenschichten durchflossen hat, so kann es ganz gleiche Zusammensetzung zeigen, wie künstlich gehobenes Grundwasser. Meist allerdings stammen die Quellen aus tiefer gelegenen Schichten und sind dann relativ rein von organischen Stoffen oder deren Zersetzungsproducten.

Ein wichtiger Unterschied gegenüber dem künstlich gehobenen Grundwasser besteht indess darin, dass directe der Bodenwirkung nicht unterworfene Zuflüsse meist fehlen. Im Uebrigen richtet sich die Zusammensetzung ganz nach der Bodenformation.

Zuweilen finden sich in grösserer Tiefe Wassermassen zwischen zwei undurchlässige Schichten eingeschlossen, welche sich mit starkem Gefälle senken. Werden solche Schichten in ihrem unteren Theile angebohrt, so strömt das Wasser unter hohem Drucke aus (Artesische Brunnen). Auch deren Wasser ist sehr verschieden zusammengesetzt, oft nicht so rein, als man gewöhnlich annimmt.

Bäche und Flüsse erhalten durch die Meteorwässer zahlreichste Verunreinigungen von der Bodenoberfläche zugeführt; häufig nehmen sie die Canal- oder Spüljauche von ganzen Ortschaften auf, ferner die übelriechenden oder giftigen Abgänge der Industrie. So enthalten z. B. die Abwässer der Textilindustrie Leim, Blut, Seife, Farbstoffe; Papier- und Zuckerfabriken, Brennereien, Gerbereien liefern grosse Mengen faulender und fäulnissfähiger Substanzen; Schlachthäuser gleichfalls Massen sehr leicht zersetzlichen Materials; Gasfabriken Ammoniakverbindungen und theerige Producte.

Viele Bestandtheile dieser Abwässer sind nicht gelöst, sondern suspendirt und unter diesen finden sich zahlreichste Mikroorganismen. Allmählich tritt allerdings im Verlauf des Flusses, wenn keine neuen Verunreinigungen hinzukommen, eine gewisse Selbstreinigung ein. Die suspendirten Bestandtheile setzen sich ab und reissen auch viel Mikroorganismen zu Boden; die Kohlensäure der Bicarbonate des Calciums und Magnesiums entweicht und es entstehen unlösliche Erdverbindungen, welche gleichfalls niederschlagend wirken. Ausserdem tritt ein allmähliches Verzehren der organischen Stoffe durch Mikroorganismen ein. Im grossen Ganzen ist das Flusswasser jedoch so bedeutenden Verunreinigungen und so grossen Schwankungen der Beschaffenheit unterworfen, dass es ohne besondere Vorbereitung nicht zu häuslichen Zwecken verwendbar ist.

Landseeen bieten oft ein weit günstigeres Material für Wasserversorgung als Flüsse. Die suspendirten Bestandtheile und die Mikroorganismen sind meist ausserordentlich vollständig abgesetzt und das Wasser ist chemisch und bakteriologisch verhältnissmässig rein. Doch kommen auch hier grosse Schwankungen vor und es ist eine Beurtheilung nur von Fall zu Fall zulässig.

B. Die einzelnen Bestandtheile des Wassers.

1. Die organischen Stoffe.

Dieselben entstammen theils pflanzlichen Resten des Bodens und bestehen dann aus den noch wenig genau bekannten Huminsubstanzen (bes. im Torfboden), oder sie entstammen den Düng- und Abfallstoffen, die auf die Oberfläche des Bodens gelangt und der Mineralisirung entgangen sind oder endlich den Abwässern, welche directe Wege zum Wasser eingeschlagen haben. Ihrer chemischen Natur nach kommen die meisten der S. 199 aufgezählten Stoffe in Frage.

Bestimmung der organischen Stoffe. Der Gehalt eines Wassers an organischen Substanzen kann entweder durch Elementaranalyse, d. h. Ermittelung des Kohlenstoff- und Stickstoffgehaltes, festgestellt werden; diese Methode ist aber sehr umständlich. Das Wasser muss unter Zusatz von schwefliger Säure und schwefligsaurem Natron eingedampft werden, um die Kohlensäure zu entfernen und die Nitrate zu zerstören. Der Rückstand wird dann mit Bleichromat in ein Verbrennungsrohr eingetragen und das entstehende Stickoxyd durch eine vorgelegte Kupferspirale reducirt.

Zweitens kann eine annähernde Bestimmung der organischen Stoffe dadurch erfolgen, dass 100 ccm Wasser eingedampft, getrocknet und gewogen werden und dass dann der Rückstand der Glühhitze ausgesetzt und wiederum gewogen wird. Die Bestimmung bietet indessen mancherlei Fehlerquellen und ist deshalb jetzt verlassen. Gewisse Anhaltspunkte erhält man durch die Färbung des Rückstandes, die um so dunkler ausfällt, je mehr organische Stoffe im Wasser vorhanden sind.

Da es unmöglich ist, die ganze Menge der organischen Stoffe mittels einer genauen und doch einigermassen einfachen Methode zu bestimmen, hat man sich neuerdings darauf beschränkt, immer nur einen Theil der organischen Substanzen zu analysiren. Entweder bestimmt man einen Theil der stickstoffhaltigen Stoffe und zwar denjenigen, der sich durch Kaliumpermanganat in alkalischer Lösung in Ammoniak überführen lässt. Besser ist es indess, einen anderen Bruchtheil zur Analyse auszuwählen, nämlich die Stoffe, welche unter bestimmten Bedingungen durch Kaliumpermanganatlösung oxydirt werden. Allerdings werden dabei z. B. Harnstoff und Harnsäure gar nicht, Zucker, Weinsäure nur zum Theil oxydirt; aber im Allgemeinen darf man doch annehmen, dass unter der Gesammtheit der organischen Stoffe sich annähernd immer der gleiche Bruchtheil solcher Substanzen findet, die mit Chamäleonlösung oxydirt werden und dass es demnach statthaft ist, aus der Menge dieses Antheiles auf die Gesammtmenge der organischen Stoffe zu schliessen.

Die Ausführung erfolgt dadurch, dass man das Kaliumpermanganat bei Zusatz von Schwefelsäure einwirken lässt. Es erfolgt dann die Umsetzung nach folgender Gleichung: $2\,KMnO_4 + 3\,SO_4H_2 = K_2SO_4 + 2\,MnSO_4 + 3\,H_2O + 5\,O$.
(dunkelviolett) (farblos)

2 Moleküle Kaliumpermanganat geben also 5 Atome Sauerstoff ab, und dabei wird das dunkelviolette Permanganat in farbloses Mangansulphat verwandelt. Setzt man daher zu einem Wasser bei Gegenwart von Schwefelsäure

Kaliumpermanganat, so wird letzteres entfärbt, solange noch reducirende Stoffe vorhanden sind, welche Sauerstoff aufzunehmen vermögen. Zur quantitativen Bestimmung der organischen, reducirenden Stoffe ist also nur eine Chamäleonlösung von bekanntem Gehalt dem Wasser zuzufügen, bis eben die erste Rothfärbung bestehen bleibt.

So einfach gelingt nun allerdings die Bestimmung nicht. Setzt man nämlich einem angesäuerten Wasser Chamäleonlösung zu, und erhitzt man auch gleichzeitig zum Sieden, um die Reaktion möglichst zu beschleunigen, so geht doch die Entfärbung nur ganz allmählich vor sich, so dass kein rechter Endpunkt für die Reaktion existirt. Offenbar sind Substanzen von sehr verschieden energischem Sauerstoffbedürfniss im Wasser vorhanden, darunter regelmässig auch solche, welche den Sauerstoff nur langsam absorbiren, und diese sind es, welche eine prompte Endreaktion hindern.

Man verzichtet daher zweckmässig auf die langsam reducirenden Stoffe und bestimmt lediglich diejenigen, welche sich bei einer gewissen gleichmässigen Behandlung mit überschüssigem Chamäleon oxydiren.

Zu dem Zweck versetzt man 100 ccm des zu untersuchenden Wassers mit 5 ccm einer verdünnten Schwefelsäure (1 : 3), erhitzt zum Sieden, giebt dazu einen Ueberschuss, z. B. 10 ccm, von titrirter Chamäleonlösung und hält die Mischung dann genau 5 Minuten lang im Kochen. Die Flüssigkeit muss nach dem Kochen noch roth erscheinen. Um nun zu bestimmen, wie viel unzersetztes Chamäleon vorhanden ist, fügt man dann 10 ccm einer Oxalsäurelösung zu, welche auf die Chamäleonlösung eingestellt ist, so dass 1 ccm der letzteren gerade durch 1 ccm Oxalsäurelösung entfärbt wird. Die Oxalsäure wirkt sehr energisch reducirend $\left(\begin{matrix} COOH \\ | \\ COOH \end{matrix} + O = 2CO_2 + H_2O\right)$ und daher tritt auf den Zusatz überschüssiger Oxalsäure momentan Entfärbung des Gemisches ein. Nun lässt man Chamäleon zuträufeln bis schwache Rothfärbung in der Flüssigkeit bestehen bleibt, und zwar ist dieser Moment jetzt sehr scharf zu beobachten, da nur titrirt werden soll, bis keine unzersetzte Oxalsäure mehr vorhanden ist, diese aber sofort entfärbend wirkt. Sobald Rothfärbung nach dem Umschütteln einige Secunden bestehen bleibt, liest man ab, wie viel im Ganzen Chamäleonlösung verbraucht ist; seien dies z. B. 15 ccm, so müssen, da 10 ccm auf Rechnung der zugesetzten Oxalsäure abgehen, 5 ccm für die organischen Substanzen des Wassers verbraucht sein.

Die Lösung von Kaliumpermanganat wird gewöhnlich so hergestellt, dass jeder ccm 0·8 mgr verfügbaren Sauerstoff anzeigt. Die Resultate des Versuches werden dann am einfachsten in Milligramm Sauerstoff angegeben. Die Menge der organischen Stoffe lässt sich etwa auf das 20fache der verbrauchten Sauerstoffmenge schätzen, doch ist diese Rechnung durchaus willkürlich.

Hygienische Bedeutung der organischen Stoffe. Eine direct schädliche Wirkung kann den organischen Stoffen nicht zugeschrieben werden. Allerdings werden bei der Fäulniss auch giftige Substanzen producirt, aber immer in ausserordentlich geringer Menge gegenüber den anderen Fäulnissproducten. Ein Trink- oder Brauchwasser enthält gewöhnlich nur so geringe Quantitäten organischer

Stoffe, dass die darunter in minimalsten Spuren etwa vorhandenen Gifte schwerlich jemals toxische Symptome veranlassen können.

Vielleicht aber könnte der Gehalt eines Wassers an organischen Stoffen insofern eine gewisse Rolle spielen, als dieselben die Nährstoffe abgeben für pathogene Bakterien, so dass mit ihrer Hülfe eine Vermehrung der Bakterien im Wasser zu Stande kommt, während ohne die Nährstoffe Mikroorganismen sich nicht im Wasser zu halten vermögen. Wie indess unten S. 213 näher ausgeführt ist, kommt den organischen Stoffen des Wassers eine solche Rolle entschieden nicht zu, und keinesfalls liegen irgend welche Anhaltspunkte dafür vor, dass die Menge der analytisch bestimmten, organischen Stoffe mit der Bakterienentwickelung im Wasser parallel geht.

Die hygienische Bedeutung der organischen Stoffe kann daher nur eine symptomatische sein. Grössere Mengen derselben deuten entweder auf eine Uebersättigung und mangelhafte Mineralisirung des Bodens; oder aber auf directe verunreinigende Zuflüsse zum Wasser. Im ersten Falle ist das Wasser unappetitlich, und es kann jederzeit dazu kommen, dass es grobsinnlich wahrnehmbare Verunreinigungen führt. Im zweiten Falle liegt ernstere Gefahr vor, insofern mit den directen Zuflüssen Mikroorganismen aller Art und darunter auch pathogene ins Wasser gelangt sein können. Ein sicheres Indicium für Infektionsgefahr bieten allerdings die organischen Stoffe nicht; manche oberflächliche Zuflüsse bedingen ev. Infektionsgefahr trotz geringer Menge organischer Stoffe, andererseits deuten zahlreiche organische Stoffe aus einem übersättigten, aber immer noch gut filtrirenden Boden in keiner Weise auf infektiöse Bakterien hin.

2. Ammoniak, salpetrige Säure, Salpetersäure.

Alle drei entstammen den stickstoffhaltigen Abfallstoffen. Das Ammoniak entsteht aus diesen entweder dann, wenn der Boden übersättigt und zu sauerstoffarm ist, um eine völlige Nitrifikation zu leisten; oder es ist aus den organischen Stoffen (Harnstoff) directer Zuflüsse mit Hülfe von Mikroorganismen gebildet; oder durch nachträgliche Reduction aus Nitraten, ebenfalls mit Hülfe von Mikroorganismen.

Nachweis und Bestimmung des Ammoniaks. Da es sich stets um sehr kleine Mengen handelt, benutzt man ausschliesslich das sehr empfindliche Nessler'sche Reagens, d. h. alkalische Quecksilber-Jodidlösung. Dasselbe giebt mit kleinsten Spuren von Ammoniak einen rothgelben Niederschlag von Quecksilberammoniumjodid; in grosser Verdünnung entsteht kein Niederschlag, sondern nur gelbröthliche Färbung. Bei der qualitativen Prüfung des Wassers ist eine Vorsichtsmassregel nöthig: da nämlich das Nessler'sche Reagens Natriumhydrat und Natriumcarbonat enthält, bekommt man beim Vermischen mit

Erdsalzen weisse Fällungen, welche eine schwache Färbung leicht verdecken können. Ein kalkreiches Wasser ist daher zunächst mit einer Mischung von Natronlauge und Natriumcarbonat zu versetzen; man lässt den Niederschlag absitzen und prüft erst die überstehende Flüssigkeit auf Ammoniak. — Zum Zwecke einer quantitativen Bestimmung stellt man eine Farbenvergleichung des zu untersuchenden Wassers mit Ammoniaklösung von bekanntem Gehalt an. Man benutzt Cylinder von 20 cm Höhe, die 100 ccm Wasser fassen. In 3 solche Cylinder giebt man je 100 ccm Wasser und dazu $^1/_{100}$—$^1/_{10}$ mgr Ammoniak (= 0·2—2·0 ccm einer Salmiaklösung von 3·147 gr Salmiak in 1 Liter). Dann wird mit dem zu untersuchenden Wasser ebenfalls ein Cylinder gefüllt und alle 4 Proben werden mit 1 ccm Nessler'schen Reagens versetzt. Man beobachtet, ob eine der hergestellten Vergleichsflüssigkeiten dieselbe Färbung wie das zu untersuchende Wasser zeigt. Ist das nicht der Fall, so wird event. das Wasser verdünnt, oder es werden neue Vergleichsproben hergestellt, bis Uebereinstimmung vorhanden ist.

Die hygienische Bedeutung des Ammoniaks ist nur eine symptomatische, ähnlich wie die der organischen Stoffe. Da sich aber die Art der Entstehung des Ammoniaks gewöhnlich nicht genauer ermitteln lässt, und da je nach der Quelle die Deutung des Befundes wesentlich variiren muss, so ist der symptomatische Werth dieses Bestandtheils entschieden geringer, als der der organischen Stoffe.

Salpetrige Säure entsteht in derselben Weise, wie Ammoniak und hat ungefähr die gleiche hygienische Bedeutung. Kleine Mengen können jedoch ausserdem auch dem Zufluss atmosphärischer Niederschläge entstammen. Die im Wasser gefundenen Mengen sind gewöhnlich noch geringer als die des Ammoniaks.

Nachweisung und Bestimmung der salpetrigen Säure. 100 ccm Wasser werden mit 1 ccm verdünnter Schwefelsäure und 2 ccm Zinkjodidstärke versetzt. Bei Anwesenheit von Nitriten entsteht innerhalb 15 Minuten blauviolette Färbung durch gebildete Jodstärke. Quantitativ ist eine annähernde Bestimmung auf kolorimetrischem Wege möglich in derselben Weise, wie bei der Ammoniakbestimmung. Eisenverbindungen, z. B. Eisenhydratflocken aus eisernen Leitungsröhren können durch Sauerstoff-Uebertragung ebenfalls die Blaufärbung hervorrufen. Liegt daher der Verdacht auf Anwesenheit von Eisen vor, so ist besser Diamidobenzol als Reagens zu verwenden, das bei Gegenwart von Spuren von Nitriten in gelbröthliches Triamidobenzol übergeht.

Salpetersäure ist fast immer durch den mineralisirenden Einfluss des Bodens entstanden und rührt daher nur von solchen Abfallstoffen her, welche leistungsfähigen Boden durchwandert haben; sie findet sich in viel grösserer Menge als die vorgenannten Substanzen im Wasser, immer an Basen gebunden, gewöhnlich in Form von Kaliumnitrat.

Nachweis und Bestimmung der Salpetersäure. Der qualitative Nachweis erfolgt entweder dadurch, dass 4 Tropfen des Wassers mit 4 Tropfen Brucinlösung und dann mit 8—10 Tropfen concentrirter Schwefelsäure versetzt werden. Es entsteht eine schöne rosa Färbung, die nach einiger Zeit in Gelb umschlägt.

Oder man fügt zu einer Lösung von Diphenylamin in concentrirter Schwefelsäure einige Tropfen des Wassers. Es entsteht durch Nitrate und Nitrite eine bleibende tiefblaue Färbung. — Die quantitative Bestimmung geschieht durch Titrirung mit Indigolösung; letztere wird bei Anwesenheit von reichlichen Mengen Schwefelsäure durch Nitrate entfärbt. 25 ccm Wasser werden mit 50 ccm concentrirter Schwefelsäure versetzt und es wird dann Indigolösung von bekanntem Gehalt so lange zugefügt, bis eben schwachblaue Färbung bestehen bleibt. Aus dem Verbrauch der Indigolösung ist die Menge der vorhandenen Nitrate zu berechnen. — Genauere Bestimmung erfolgt durch Ueberführen der Salpetersäure in Stickoxyd und Messen des letzteren im Eudiometer.

Hygienische Bedeutung der Salpetersäure. Selbst die grössten im Wasser vorkommenden Mengen Salpeter sind als unschädlich anzusehen; wohl aber deutet ein hoher Nitratgehalt auf starke Verunreinigung des Bodens und somit immerhin auf eine gewisse Unappetitlichkeit des Wassers.

Früher hat man in höheren Graden der Bodenverunreinigung und in Fäulnissvorgängen im Boden eine besondere Infektionsgefahr erblickt. Da jedoch diese Anschauung nach den S. 179 gegebenen Ausführungen nicht mehr haltbar ist, kann auch der Nitratgehalt des Wassers nicht länger als ein Zeichen von Infektionsgefahr angesehen werden. Im übrigen ist wohl zu beachten, dass die Wege, auf welchen die Infektionserreger einerseits, die Nitrate andererseits in's Wasser gelangen, für gewöhnlich ganz verschieden sind. Die Nitrate entstammen dem gewachsenen Boden, der auch bei starker Imprägnirung mit Abfallstoffen alle Mikroorganismen abfiltrirt; die Infektionserreger gerathen durch mehr directe Zuflüsse in's Wasser und für diese besteht keine oder geringste Gelegenheit zur Nitratbildung. Eine ganz entfernte Beziehung zwischen beiden Wegen ist nur insofern vorhanden, als da, wo eine starke Verunreinigung des Bodens vorliegt, vielfach auch eine Vernachlässigung der Brunnenanlage und in Folge dessen directe Zuflüsse zum Brunnen gefunden werden.

3. Chloride.

Der natürliche Boden enthält nur in der Nähe des Meeres und in der Nähe von Salzlagern messbare Mengen Chloride. In dem städtischen Untergrund entstammt das Chlor des Bodens und Grundwassers ausschliesslich den Abfallstoffen, speciell dem Kochsalz des Harns.

Bestimmung der Chloride. 100 ccm Wasser werden mit einigen Tropfen Lösung von Kaliumchromat und dann allmählich mit Silberlösung von bekanntem Gehalt (10·8 mgr Silber in 1 ccm) versetzt. Es entsteht weisses unlösliches Chlorsilber. Das Kaliumchromat kommt einstweilen nicht in Frage, weil das Chlor eine stärkere Affinität zum Silber besitzt, als die Chromsäure; in dem Moment aber, wo die letzte Spur Chlor an Silber gebunden ist, verbindet sich die Chromsäure mit weiter zugesetztem Silber und es entsteht dadurch dunkelrothes Silberchromat. Bis zum Eintritt dieser Rothfärbung wird daher Silberlösung zugefügt und aus dem Verbrauch der Silberlösung bis zu diesem Momente findet man durch einfache Rechnung die Chlormenge, welche im Wasser vorhanden war. 10·8 mgr Silber verbinden sich mit 3·55 mgr Chlor; jeder ccm verbrauchte Silberlösung zeigt daher 3·55 mgr Chlor an.

Die hygienische Bedeutung der Chlorbestimmung liegt darin, dass man mittels derselben bequemer als mit irgend einer anderen Methode den Grad der Verunreinigung des Bodens und des Wassers mit Abfallstoffen ermitteln kann. Im Uebrigen ist bezüglich des symptomatischen Werthes des Chlorgehalts in derselben Weise wie bezüglich der Nitrate zu urtheilen.

4. Kalk, Magnesia, Schwefelsäure.

Kalk und Magnesia sind entweder aus Bodenbestandtheilen gelöst, oft unter Mitwirkung der Kohlensäure; oder sie entstammen dem Harn und den Fäces. Namentlich sind grosse Magnesiamengen meist auf Abfallstoffe zurückzuführen. — Die Schwefelsäure entsteht theils durch Oxydation aus organischem Schwefel, theils ist sie auf die Sulfate der Abfallstoffe, theils auf das Calciumsulfat des Bodens zurückzuführen.

Kalk und Magnesiasalze machen zusammen die Härte des Wassers aus, und zwar bewirken die Bicarbonate die sogenannte vorübergehende Härte. Nach dem Kochen oder auch nach längerem Stehen des Wassers verflüchtigt sich nämlich ein Theil der Kohlensäure und es entstehen aus jenen Bicarbonaten unlösliche Monocarbonate, die ausfallen und das überstehende Wasser völlig weich zurücklassen, falls nicht noch andere Kalk- und Magnesiaverbindungen vorhanden sind. Vielfach sind letztere zugegen und zwar in Form von Sulfaten, Nitraten, Chloriden. Diese bedingen demnach die sogenannte bleibende Härte des Wassers.

Die Bestimmung des Kalks und der Magnesia erfolgt entweder gewichtsanalytisch. Annähernd kann sie geschehen durch Titrirung mit Seifenlösung. Seife (= fettsaures Alkali) setzt sich mit Kalksalzen um, es entsteht fettsaurer Kalk, und die Säure der Kalksalze verbindet sich mit dem Alkali. Die zugefügte Seife wird also zerlegt, so lange noch Kalksalze sich vorfinden; erst wenn aller Kalk und alle Magnesia in unlöslichen, in Flocken sich abscheidenden fettsauren Kalk, resp. fettsaure Magnesia übergeführt sind, bleibt die fernerhin zugefügte Seife unzersetzt. Erst dann entsteht also eine Seifenlösung. Dieser Moment ist daran kenntlich, dass von da ab beim Schütteln ein längere Zeit bleibender Schaum auf der Flüssigkeit sich bildet. — Das Verfahren bei der Untersuchung eines Wassers ist demnach so, dass man zu einer bestimmten Menge (40 ccm) des zu untersuchenden Wassers Seifenlösung von bekanntem Gehalt so lange zufügt, bis beim Schütteln starkes Schäumen auftritt. Aus dem Verbrauch an Seifenlösung ergiebt sich die Härte des Wassers.

Die Schwefelsäure wird gewichtsanalytisch bestimmt. Häufig kann man ihre Menge aus der bleibenden Härte (welche wie die Gesammthärte, aber unter Benutzung gekochten Wassers, bestimmt wird) entnehmen, da sie grösstentheils an Kalk und Magnesia gebunden zu sein pflegt.

Hygienische Bedeutung der Erdsalze. Ein grosser Gehalt des Wassers an Kalksalzen, namentlich Calciumsulfat, wird von manchen Menschen schlecht ertragen und ruft Verdauungsstörungen hervor. Ferner ist sehr hartes Wasser zum Kochen mancher Speisen (Hülsenfrüchte, Thee, Kaffee) ungeeignet, weil sich unlösliche Verbindungen zwischen den Kalksalzen und Bestandtheilen dieser Nahrungsmittel herstellen. — Technisch kommt ausserdem in Frage, dass zum Waschen mit hartem Wasser eine abnorm grosse Menge von Seife consumirt werden muss, weil ein grosser Theil der Seife durch die Kalksalze zerlegt wird; ferner dass hartes Wasser, namentlich solches mit vielen Bicarbonaten, wegen massenhafter Kesselsteinbildung zur Speisung der Dampfkessel ungeeignet ist.

5. Sonstige gelöste Bestandtheile.

Die Kohlensäure, der Sauerstoffgehalt, die Kieselsäure, Phosphorsäure und die Alkalien des Wassers sind ohne besondere hygienische Bedeutung.

Zuweilen finden sich Spuren von Eisen im Wasser, und zwar pflegen aus Eisenoxydverbindungen des Bodens unter dem Einfluss reducirender organischer Substanzen (Braunkohle, vermoderndes Holz etc.) Eisenoxydulverbindungen zu entstehen, gewöhnlich Ferrobicarbonat. Dieselben befinden sich zunächst in Lösung im Wasser und trüben letzteres nicht. Steht dasselbe aber einige Zeit an der Luft, oder wird es erhitzt, so scheiden sich braune Flocken von Eisenoxydhydrat ab, die dem Wasser ein unappetitliches Aussehen verleihen und dasselbe oft unbenutzbar machen.

Der Nachweis solchen Eisengehaltes geschieht, indem man das Wasser eine Viertelstunde zum Sieden erhitzt, den gebildeten Niederschlag in Salzsäure löst und diese mit gelbem Blutlaugensalz prüft (Bildung von Berliner Blau). Grössere Mengen Ferrosalz können durch directen Zusatz von Ferricyankalium erkannt werden.

Aus bleiernen Leitungsröhren kann ein Uebertritt von Blei in Form von suspendirtem Bleihydrat in's Wasser erfolgen. Ueber die Bedingungen der Entstehung dieser giftigen Verbindung s. unten. — Der Nachweis erfolgt durch Zusatz von Essigsäure und Schwefelwasserstoff; bei Gegenwart von Blei tritt braune bis braunschwarze Färbung auf.

6. Suspendirte Bestandtheile.

a) Mikroskopische Befunde.

Im mikroskopischen Präparat, das man aus dem Absatz des 12—14 Stunden gestandenen Wassers anfertigt, findet man neben mineralischen Bestandtheilen zunächst mancherlei pflanzlichen oder thierischen Detritus. Reste von mehr oder weniger verdauten Fleischfasern sind bedenklich, weil sie auf Verunreinigung des Wassers mit Fäkalien deuten. Derselbe Hinweis wird durch Helminthen-Eier geliefert; Eier von Taenia solium, Ascaris lumbricoïdes, Oxyuris vermicularis etc. sind mehrfach im Wasser beobachtet.

Ein fernerer hygienisch bedenklicher Befund sind die Eier von Anchylostomum duodenale, eines 6—18 mm langen Wurmes, der beim Menschen den oberen Theil des Dünndarmes bewohnt, dort in die Schleimhaut eindringt und sich mit Blut vollsaugt. In grosser Menge verursacht er hochgradige Anämie. In Aegypten werden zahlreiche solche Erkrankungen beobachtet, ebenso traten dieselben epidemisch bei den Arbeitern im St. Gotthard-Tunnel und bei Ziegelarbeitern in der Nähe von Köln auf. Ueberall scheint der Parasit vorzugsweise mit Wasser aufgenommen zu werden. Die Eier der im menschlichen Darm angesiedelten Würmer entwickeln sich in schlammigem Wasser am besten weiter und können, von da in den Darm gebracht, schnell in den Reifezustand übergehen.

Auch die Eier von Distoma haematobium und D. hepaticum scheinen vielfach mit Wasser aufgenommen zu werden. Die Embryonen von Filaria medinensis und F. sanguinis gelangen ebenfalls durch Zwischenwirthe in's Wasser und mit diesem in den Menschen.

In grosser Menge und Mannigfaltigkeit kommen Rhizopoden, Sporozoën und Infusorien im Wasser vor. Auch unter diesen können eventuell pathogene Arten sich finden, so vielleicht die Malariacocciden, und wahrscheinlich häufig die bei der Dysenterie gefundenen Amöben. Vorläufig ist indess die Kenntniss dieser niedersten Thiere noch nicht so weit vorgeschritten, als dass man durch das Mikroskop die wenigen infektiösen Arten unter den sehr viel zahlreicheren unschädlichen herausfinden könnte. Einstweilen charakterisiren grössere Mengen dieser Organismen das Wasser daher nur als ein unappetitliches.

Endlich kommen häufig Algen, Diatomeen und die S. 61 beschriebenen Wasserpilze im Wasser verschiedenster Herkunft vor. Sie sind an und für sich unschädlich, können aber eventuell durch massenhafte Entwickelung das Wasser trüben und dadurch zum Genuss ungeeignet machen.

b) Bakteriologischer Befund.

Mikroskopische Untersuchung des Wassers auf Bakterien ist zur Zeit aussichtslos; dagegen erhält man werthvolle Aufschlüsse sowohl über die Zahl der vorhandenen lebensfähigen Keime, als auch über die verschiedenen Arten durch das Culturverfahren.

Man bedient sich stets der oben S. 33 beschriebenen Gelatineplattencultur. — Besondere Vorsicht ist bei der Probenahme des Wassers zu beachten, damit fremde Bakterien vollkommen ausgeschlossen bleiben. Das Wasser ist entweder in sterilisirte und mit Wattepfropf verschlossene Glaskölbchen einzufüllen, die sofort nach der Füllung wieder mit Wattepfropf und darüber gezogener Gummikappe zu schliessen sind. Oder, wenn längerer Transport erforderlich ist, benutzt man besser kleine luftleer gemachte Glaskugeln, welche nach der Füllung zugeschmolzen werden. Derartige Kugeln, von ca. $1^1/_2$ cm Durchmesser, an der einen Seite mit einem 10 cm langen, fast capillaren Glasrohr versehen, werden etwa zur Hälfte mit destillirtem Wasser gefüllt, dann wird das Wasser der Kugel zum Sieden gebracht, so dass der Wasserdampf in starkem Strahle aus dem Capillarrohr hervorströmt; und wenn die ganze Masse des Wassers bis auf Spuren verdampft ist, schmilzt man, noch während der Strom von Wasserdampf entweicht, das Capillarrohr zu. In diesem Zustand werden die Kugeln an den Ort der Wasserentnahme transportirt; dort wird das Kügelchen zunächst aussen mit Sublimatlösung abgewaschen, darauf mit dem zu untersuchenden Wasser abgespült und schliesslich wird das Capillarrohr im Wasserstrahl abgebrochen. Die luftleere Kugel füllt sich sofort vollständig mit Wasser, das Capillarrohr wird dann wieder zugeschmolzen und die Probe in's Laboratorium gebracht. Dort wäscht man die Aussenseite der Kugel zunächst wieder mit Sublimatlösung ab, macht am Ansatz des Capillarrohres einen Feilstrich, bricht wieder ab und erhält dadurch eine Oeffnung, aus welcher sich mittelst sterilisirter Pipette beliebige Mengen des Wassers entnehmen lassen. — Die Probe muss stets sofort, innerhalb 2—3 Stunden, untersucht werden, da viele Bakterien sich in dem Wasser nachträglich massenhaft vermehren. Eine nach 24 Stunden oder später angestellte Untersuchung giebt völlig unbrauchbare Resultate.

Es werden 3—4 Platten, am besten in Petri'schen Schälchen angelegt und zwar eine mit 1, die zweite mit 10, die dritte mit 20 Tropfen des Wassers (20 Tropfen = 1 ccm). Ist das Wasser muthmasslich sehr hochgradig verunreinigt, so stellt man nach vorausgegangener Verdünnung mit sterilisirtem Wasser auch Platten mit Bruchtheilen eines Tropfens her. Neben Gelatine- können Agarplatten Verwendung finden. Nach dem Auswachsen der Colonieen werden dieselben mittelst eines Zählapparates gezählt; die einzelnen Colonieen werden mit dem Mikroskop durchmustert und verdächtige in Gelatineröhrchen behufs weiterer Untersuchung übertragen.

Sehr selten kommt völlig keimfreies Wasser zur Untersuchung, nur dann, wenn mit allen Cautelen Grund- oder Quellwasser aus tieferem Boden entnommen wird. Ferner sind in einigen wenigen Quellwässern und im Wasser gut angelegter Brunnen keine Keime gefunden. Schon durch die Anlage des Brunnenschachtes, der Quellenfassung, des Reservoirs und der Leitung ist gewöhnlich Gelegenheit zur Aufnahme der Bakterien gegeben, die sich zum Theil vermehren, zum Theil lange halten. Man findet z. B. in den Brunnenschachten die innere Wandung des Pumpenrohres u. s. w. meist mit einer schleimigen Schicht von Bakterien überzogen.

In der Regel beobachtet man in reinem Leitungs- und Quellwasser 2—50 Bakterien in 1 ccm, in reinen Pumpbrunnen 100—200—500, in filtrirtem Flusswasser 50—200, in unfiltrirtem Wasser rein gehaltener Flüsse 6000—20 000, in verunreinigten Brunnen bis zu 100 000, ebensoviel bei Störung des Filterbetriebes in Flusswasserleitungen; im Canalwasser oder in stark verunreinigten Flussläufen 2—40 Millionen Bakterien in 1 ccm.

In ein und demselben Wasser kommen manche zeitliche Schwankungen des Bakteriengehaltes vor; Flusswasser und Wasser aus Flachbrunnen zeigt im Sommer mehr Bakterien als im Winter; plötzliche starke Regengüsse bewirken in offenen oder undichten Wasserreservoiren erhebliche Steigerungen des Bakteriengehaltes. Ferner pflegt durch längeres Pumpen die Anzahl der Mikroorganismen in den Brunnenwässern zu sinken; doch bleibt bei manchen Brunnen dieser Effekt aus, wenn das Grundwasser selbst bakterienhaltig ist oder wenn starke verunreinigende Zuflüsse fortwährend in den Brunnen gelangen. Zuweilen bewirkt das Pumpen sogar eine Steigerung der Bakterienzahl durch Aufrühren des abgelagerten bakterienreichen Schlammes.

Was die Arten der im Wasser gefundenen Bakterien anbetrifft, so sind einige Saprophyten entschieden vorherrschend; sie werden fast in jedem Wasser und dann immer in grosser Zahl beobachtet. Auch chromogene Arten sind nicht selten; häufig kommen solche vor, welche die Gelatine verflüssigen und riechende Gase entwickeln. Schimmelpilze sind ebenfalls oft ziemlich stark vertreten.

In mehreren Fällen sind pathogene Bakterien im Wasser constatirt. Koch fand im Wasser eines indischen Tanks Cholerabacillen, Nikati und Rietsch dieselben im Wasser des Marseiller Hafens. Verschiedene deutsche und französische Beobachter haben insgesammt in etwa 10 Fällen Typhusbacillen im Brunnenwasser nachgewiesen. Einige dieser Befunde sind nicht zu bezweifeln, bei anderen muss die Möglichkeit offen gelassen werden, dass Verwechselungen mit anderen im Wasser häufig vorkommenden Bakterien vorgelegen haben, die in ihrem morphologischen und biologischen Verhalten den Typhusbacillen ausserordentlich ähnlich sind und nur für Geübtere Unterschiede erkennen lassen.

Ueber die Herkunft der im Wasser gefundenen Bakterien und ihr Verhalten im Wasser ist durch zahlreiche Beobachtungen und Experimente Folgendes ermittelt: Bereits im vorigen Kapitel S. 192 ist ausgeführt, dass die Bakterien fast niemals durch die Poren des Bodens in's Wasser gelangen; sie vermögen nicht eine einigermassen beträchtliche Schicht gewachsenen Bodens zu durchwandern. Nur wenn gröbere Risse und Spalten vorhanden sind, ist ein Uebergang möglich; und zwar wird ein solcher im aufgearbeiteten oder von Thieren durchwühlten Boden, ferner im Aufschüttboden am leichtesten vorkommen. Ausserdem wird eine Communication sich um so eher herstellen, je dichter Gruben oder Canäle oder die keimreiche Oberfläche des Bodens an das Wasser heranreichen.

Ungleich häufiger wird aber ein anderer Weg eingeschlagen, der von der Bodenoberfläche direct zum Wasser führt. Auf diesem Wege gelangen die Bakterien auf's leichteste in Flüsse und Bäche und in offene Leitungen; aber auch sehr oft in Grundwasserbrunnen. Unter der Deckung des Brunnens, ferner zwischen der stellenweise undichten Wandung des Brunnenschachtes und dem angrenzenden Erdreich pflegen sich feine Rinnsale herzustellen, durch welche das Wasser Zuflüsse von der Bodenoberfläche erhalten kann. Man beobachtet in der Regel, dass Spül- und Waschwasser in der Nähe des Brunnens ausgegossen, oder dass allerlei Gefässe und Geräthe und Wäschestücke am Brunnen gespült werden; und von den ablaufenden bakterienreichen Flüssigkeiten gelangt dann ständig ein kleiner Bruchtheil auf den allmählich präformirten Wegen in den Brunnenschacht. — Geschlossene Wasserleitungen können namentlich zur Zeit von Arbeit und Reparaturen an der Entnahmestelle oder am Reservoir mit Bakterien inficirt werden. Dagegen kann eine Verunreinigung nicht etwa innerhalb der Druckrohre einer Wasserleitung eintreten. Es ist wohl behauptet worden, dass z. B. defekt gewordene, in unreinem Erdreich liegende Leitungsrohre zu einer Aufnahme von Jauchestoffen und Bakterien geführt haben. Jedoch ist in den betreffenden Rohren ständig ein so hoher Druck vorhanden, dass Defekte nur zu massenhaftem Austritt von Wasser, nicht aber zum Eindringen fremder Flüssigkeiten führen.

Die in das Wasser gelangten Bakterien können sich dann dort entweder vermehren; oder conservirt werden; oder absterben; oder mechanisch wieder entfernt werden.

Bezüglich der Vermehrungsfähigkeit im Wasser verhalten sich die einzelnen Bakterienarten sehr verschieden. Einige im Wasser häufig vorkommende Arten vermehren sich dort ungemein reichlich, wenn auch das Wasser noch so rein und frei von organischen Beimengungen ist. Dahin gehören sowohl mehrere die Gelatine festlassende, wie auch einige verflüssigende Arten.

Andere Arten und namentlich auch die pathogenen Bakterien vermehren sich im Wasser gar nicht oder doch nur für kurze Zeit und in unerheblichem Grade.

Dagegen scheinen auch die pathogenen Bakterien, speciell Typhus- und Cholerabacillen, sich relativ gut im Wasser zu conserviren; nur im destillirten Wasser gehen die meisten rasch zu Grunde, aber in dem die gewöhnlichen Salze enthaltenden Wasser bleiben sie, wenn dasselbe künstlich von fremden Bakterien befreit war, mehrere Wochen bis Monate lebensfähig; in natürlichem, Saprophyten führendem Wasser immerhin einige Tage bis Wochen.

Der Gehalt eines Wassers an organischen Substanzen und sonstigen „Nährstoffen" zeigt zu der Zahl der beobachteten Bakterien keine regelmässige Beziehung. Im Allgemeinen sind wohl die reineren Wässer auch an Bakterien ärmer, aber die Fälle mit entgegengesetztem Verhalten sind gleichfalls ausserordentlich häufig.

Ein gewisser Einfluss des Nährstoffgehaltes des Wassers auf die Vermehrung und Conservirung einzelner Arten von Bakterien wird gleichwohl bestehen; es liegen aber durchaus keine Anhaltspunkte dafür vor, dass das Verhalten gerade der pathogenen Bakterien so wesentlich durch Differenzen in der chemischen Beschaffenheit der Brunnenwässer beeinflusst wird, als man dies früher angenommen hat. Nur wenn das Wasser ausserordentlich hochgradig verunreinigt wird, sowie es bei unseren Brunnenanlagen fast niemals der Fall ist, wie es dagegen wohl in oberirdischen Wasseransammlungen, Teichen (indische Tanks) und Sümpfen vorkommt, kann der Nährstoffgehalt des Wassers derartig werden, dass eine ausgiebige Vermehrung der pathogenen Bakterien ermöglicht wird. Namentlich sind es dann schwimmende feste Partikel aus pflanzlichem oder thierischem Detritus, an welchen die Bakterien haften und proliferiren.

Auf mechanischem Wege erfolgt des öfteren eine Verminderung der Bakterienzahl, indem sie mit gröberen suspendirten Bestandtheilen, vielleicht auch ohne deren Beihülfe, sich absetzen. Der Umfang und die Bedingungen dieses Processes sind indess noch nicht genauer bekannt. — Bei benutzten Brunnen und Leitungen muss ausserdem eine stete Entfernung hineingelangter Bakterien durch die Wasserentnahme erfolgen. Nicht vermehrungsfähige Arten werden auf diese Weise leicht wieder verschwinden, wofern sie nicht immer von Neuem wieder dem Wasser zugeführt werden.

Hygienische Bedeutung der suspendirten Bestandtheile. Viele der im Wasser beobachteten Mikroorganismen sind im Stande unmittelbar Gesundheitsstörungen hervorzurufen, so z. B. die Eier und Larven parasitirender Würmer und pathogene Sporozoën.

Unter den Bakterien sind einmal Gährung- und Fäulnisserreger nicht als ganz unbedenklich anzusehen, insofern durch den fortgesetzten Genuss derselben abnorme Zersetzungen des Darminhaltes hervorgerufen werden können.

Sodann kommen die Erreger infektiöser Darmkrankheiten, vor

Allem von Cholera und Typhus, in Betracht. Da diese zuweilen mit oberflächlichen Zuflüssen in's Wasser gelangen, da sie sich im Wasser lange halten und da dieselben in mehreren Fällen in verdächtigem Wasser nachgewiesen sind, so ist nicht zu bezweifeln, dass Infektionen mit Cholera- und Typhusbacillen durch den Genuss von Wasser zu Stande kommen können.

Meist wird jedoch der directe Nachweis dieser Infektionserreger im Wasser nicht zu liefern sein; theils deshalb, weil die Untersuchung des Wassers in der Regel frühestens 6—8 Wochen nach der Infektion vorgenommen wird und dann die hineingelangten Bakterien mechanisch entfernt oder abgestorben zu sein pflegen; theils weil die Erkennung der immer in starker Minderzahl vorhandenen pathogenen Bakterien unter den saprophytischen schwierig ist.

Es fragt sich daher, ob nicht auch das Auffinden gewisser Mengen und Arten von Saprophyten zu einem symptomatischen Nachweis der Infektionsgefahr geeignet ist.

Die Zahl der in einem Wasser gefundenen Bakterien ist in diesem Sinne nur mit grosser Vorsicht zu verwerthen. Dieselbe kann auch durch die völlig harmlosen und überall verbreiteten Wasserbakterien gesteigert sein. Ferner sind die zeitlichen Schwankungen, der Einfluss der Wasserentnahme, des Absetzens etc. zu berücksichtigen. Wird durch anhaltendes Pumpen die Zahl der Bakterien nicht vermindert, oder sind sehr mannigfaltige Arten von Bakterien, darunter viel fäulnisserregende, vorhanden, so ist allerdings der Verdacht begründet, dass fortgesetzt reichliche Oberflächenzuflüsse bestehen, die gelegentlich zu Infektionen führen können.

Durch genaue Revision der Brunnenanlage kann dieser Verdacht abgeschwächt, resp. wesentlich verstärkt werden.

Auch der Nachweis deutlicher Fäkalreste (Fleischfasern, Helmintheneiern) ist ein sehr brauchbares Indicium für abnorme und eventuell gefahrbringende Zuflüsse.

Jedenfalls ist die symptomatische Bedeutung der genannten suspendirten Bestandtheile erheblich höher anzuschlagen, als die der gelösten Stoffe, über deren Ursprung und deren Zusammenhang mit Infektionsquellen wir gewöhnlich völlig im Zweifel bleiben.

Von jeher hat man in der Verbreitung gewisser Infektionskrankheiten die Hauptgefahr des Wassers gesehen; bereits lange ehe man die Krankheitserreger kannte und sie im Wasser auffinden konnte, sind eine Menge von Erfahrungen gesammelt, die dafür sprechen, dass Typhus und Cholera, wahrscheinlich auch Ruhr und andere im Darm localisirte Krankheiten durch Wasser veranlasst werden können.

Mehrfach sind Gruppenerkrankungen vorgekommen der Art, dass alle Erkrankten aus dem gleichen, oft nachweislich durch Dejektionen verunreinigten Brunnen getrunken hatten. Auch Masseninfektionen durch das Wasser verunreinigter Wasserleitungen sind in einigen Fällen beobachtet.

Ferner ist des Oefteren constatirt, dass Ortschaften, die mit reinem Quell- und Leitungswasser versorgt sind, relativ wenig unter den genannten Infektionskrankheiten zu leiden haben und dass eine gutangelegte Wasserversorgung in derselben Stadt eine Verringerung der Typhus- und Cholerafälle verursachte.

Es darf allerdings nicht übersehen werden, dass bei Aerzten und Laien die entschiedene Neigung besteht, einen zu grossen Procentsatz von Typhus- und Cholera-Infektionen ohne ausreichende Begründung auf Rechnung des Wassers zu setzen. Zur Zeit lautet fast jedes ärztliche Gutachten über die Aetiologie einer Typhusepidemie dahin, dass im Wasser die Ursache zu suchen sei. Thatsächlich ist aber diese bestimmte Anschuldigung meist sehr schwer zu vertreten.

Folgende Arten des Beweises werden dabei gewöhnlich in Anwendung gezogen. 1. Man sucht zu zeigen, dass die am Typhus Erkrankten ihr Wasser sämmtlich aus einem bestimmten Brunnen bezogen haben und dass sonst Nichts den Kranken Gemeinsames und der Infektion Verdächtiges vorgelegen hat; also die Uebereinstimmung der localen Begrenzung der Epidemie mit der localen Begrenzung des Versorgungsbereichs des Brunnens bildet das Argument. Dieser Beweis ist aber deshalb ausserordentlich schwierig, weil man dabei auf die Aussagen zahlreicher Menschen angewiesen ist, die gewöhnlich derartigen Erhebungen ein grosses Misstrauen entgegenbringen und selten die Wahrheit sagen. Durchaus unrichtig würde es sein, wollte man sich etwa nur auf die Aussagen der Erkrankten beschränken. Ist der Versorgungsbereich des Brunnens sehr gross, haben z. B. 500 Menschen daraus getrunken und 3 oder 4 sind erkrankt, so spricht das nicht für Infektiosität des Wassers, die vielleicht durch ausschliessliches Befragen der Erkrankten wahrscheinlich geworden wäre. — Fallen die Zahlen nicht sehr beweiskräftig aus, so ist wohl zu bedenken, ob nicht auch eine andere den Erkrankten gemeinsame Schädlichkeit vorgelegen haben kann. Mit aller Sicherheit sind viele Fälle von Gruppenerkrankungen beobachtet, wo eine Infektion durch Wasser auszuschliessen war. In allen diesen Fällen war also etwas anderes den Umwohnern eines Brunnens Gemeinsames vorhanden, das die Infektion vermittelte; vielleicht Nahrungsmittel, vielleicht Uebertragung durch diese oder jene Objekte. Jedenfalls müssen wir durch solche Erfahrungen vor zu rascher und nicht genau begründeter Anschuldigung der Brunnen gewarnt werden.

2. Eine andere Art der Beweisführung stützt sich darauf, dass der verdächtige Brunnen geschlossen wurde und dass dann nach einiger Zeit die Epidemie aufhörte. Nun wissen wir aber, dass die Typhusepidemieen fast stets einen zeitlich begrenzten Verlauf haben, auch ohne dass irgend etwas am Brunnen geschieht. Andererseits gelangt sehr häufig die Schliessung des Brunnens erst nach längerer Dauer der Epidemie zur Ausführung, zu einer Zeit, wo auch ohne jeden Eingriff ein Aufhören der Epidemie wahrscheinlich war. Es ist daher keineswegs ohne Weiteres zulässig, in dem Brunnenschluss den Grund für die Beseitigung der Infektionsquelle zu erblicken.

3. Nicht selten wird auch die in ganzen Städten erzielte Verminderung der Typhusfrequenz ohne genügende Begründung auf eine Besserung des Trinkwassers bezogen. Abgesehen davon, dass eine Vergleichung der Mortalität derselben Stadt in verschiedenen Zeiträumen überhaupt leicht fehlerhaft ist, sehen

wir gerade bei der Typhusfrequenz ein An- und Abschwellen der Zahlen in längeren zeitlichen Perioden auch ohne alle sanitären Massnahmen. Mindestens sind daher sehr lang dauernde Beobachtungen nöthig, um den Erfolg einer Wasserversorgung zu erweisen.

Sodann ist nicht zu vergessen, dass die Einführung einer Wasserleitung gewöhnlich auch die gesammte Reinlichkeit ausserordentlich befördert und eine Fortschaffung der Infektionserreger aus dem Wohnhause, von der Bodenoberfläche u. s. w. begünstigt. Dadurch werden auch andere Transportwege für die Infektionserreger eingeengt und die beobachtete Besserung ist nicht einzig darauf zurückzuführen, dass die Erreger nicht mehr mit dem Wasser in den Körper gelangen.

4. Am schwächsten und entschieden verwerflich ist noch eine Art der Beweisführung, die jetzt leider die beliebteste ist. Das verdächtige Wasser wird einem Chemiker oder Apotheker zur Untersuchung übergeben. Derselbe giebt sein „Gutachten“ dahin ab, dass das Wasser wegen hohen Gehaltes an organischen Stoffen, Chloriden, Nitraten etc. schlecht, gesundheitsgefährlich und infektionsverdächtig sei. Damit ist die Beweisaufnahme geschlossen und die Aetiologie als genügend aufgeklärt angesehen: Das „schlechte“ Wasser hat den Typhus veranlasst. — Wir wissen nun aber aus zahlreichen vergleichenden Untersuchungen, dass oft gerade die typhusreichsten Städte ein relativ reines, typhusfreie Städte ein enorm verunreinigtes Wasser haben; dasselbe Verhältniss ist für einzelne Stadttheile und Strassen zu constatiren. Würde man sich in denjenigen Fällen, wo ein Brunnen in solcher Weise verdächtigt ist, die Mühe geben, auch die benachbarten Brunnen aus typhusfreien Häusern zur Untersuchung heranzuziehen, so würde man sicher dort oft noch wesentlich höhere Zahlen finden. Nach den oben gegebenen Darlegungen über die Verschiedenheit der Wege für die Infektionserreger einerseits, für die gelösten, chemisch nachweisbaren Verunreinigungen des Wassers andererseits kann ein solches Verhalten auch durchaus nicht überraschen. — Angesichts der ungeheuren Verbreitung unreiner Brunnen innerhalb der Städte ist es daher völlig unzulässig, in der chemisch schlechten Beschaffenheit eines einzelnen Brunnens einen Beweis für die Infektiosität des Wassers zu sehen. Erst wenn eine Untersuchung nach den unten aufgeführten Kriterien eine entschiedene Infektionsgefahr für das Wasser festgestellt hat, wächst die Wahrscheinlichkeit, dass die Infektion durch das Wasser erfolgt ist; aber auch dann sind die übrigen Verbreitungswege des Typhus sehr wohl in Rechnung zu ziehen.

Eine wirkliche Aufklärung der Typhusätiologie wird durch derartig mangelhafte Erhebungen gewiss nicht gefördert, die vielfach nur darauf ausgehen, immer eine bestimmte Ursache zu bezeichnen, während doch der Natur der Sache nach und bei dem jetzigen Stande unserer Forschungsmethoden in den meisten Fällen unmöglich eine positive Antwort auf die Frage nach dem Warum? und Woher? einer Typhusepidemie gegeben werden kann.

C. Die Anforderungen an ein hygienisch zulässiges Wasser und die Kriterien zur Beurtheilung desselben.

Das Wasser, das den Menschen zum Genuss und Wirthschaftsbetrieb geboten wird, soll vor Allem nicht zur Krankheitsursache werden; ferner soll es wohlschmeckend und von appetitlicher Beschaffenheit sein, sodass es gern genossen wird; ferner soll die Menge zureichend sein.

I. **Zur Krankheitsursache** kann nach den im Vorstehenden gegebenen Darlegungen ein Wasser werden:

a) durch einen zu hohen Härtegrad, welcher Verdauungsstörungen veranlasst und die Bereitung gewisser Speisen erschwert (S. 208);

b) durch Gifte, nicht sowohl organische, sondern höchstens metallische (Blei) aus dem Material der Leitungen;

c) durch Fäulnissbakterien;

d) durch pathogene Organismen.

Es soll daher ein hygienisch zulässiges Wasser:

a) nicht mehr als 200 mg Kalk- und Magnesiaverbindungen in einem Liter enthalten;

b) keine Spuren von Blei erkennen lassen;

c) keine Bakterien in grösserer Menge enthalten, welche bei ihrem Wachsthum in Nährsubstraten stinkende Gase entwickeln;

d) keinerlei lebensfähige Parasiten, — Würmer, resp. deren Eier, Sporozoën oder infektiöse Bakterien — führen.

Bezüglich der ersten beiden Anforderungen sind in den oben geschilderten chemischen Methoden, bezüglich der dritten in der Plattenkultur ausreichende Mittel zur Prüfung gegeben.

Ob ein Wasser der letzten Anforderung genügt, d. h. keine Infektionsgefahr darbietet, ist zunächst durch directe mikroskopische und bakteriologische Prüfung zu ermitteln. Lassen sich durch diese keine Krankheitserreger auffinden, so ist aber damit die Zulässigkeit des Wassers nicht erwiesen, da entweder zeitweise die pathogenen Organismen fehlen oder ihr Nachweis auf besondere Schwierigkeiten stossen kann.

Um dann die Infektionsgefahr eines Wassers zu beurtheilen, ist in erster Linie die Brunnen- (Leitungs-)Anlage zu untersuchen. Ist die Leitung ungedeckt, oder bestehen auf der Oberfläche des Bodens Rinnsale, die nach dem Brunnen führen; oder ist das Terrain nach dem Brunnen zu geneigt und die Deckung undicht; oder befinden sich bei aufgearbeitetem, rissigem Boden Jauche und Versitzgruben in nächster Nähe des Brunnens, so ist die Gefahr zweifellos vorhanden, dass infektiöse

Abgänge des menschlichen Haushalts gelegentlich ins Wasser gelangen und es ist der Genuss solchen Wassers zu beanstanden resp. es sind Massregeln zur Reinigung des Wassers vor dem Genuss zu treffen. (S. unter Flusswasserversorgung.)

Lässt die Localinspektion keine Defekte erkennen, so ist zweitens durch Analyse des Wassers der Nachweis directer Zuflüsse von Abgängen des menschlichen Haushalts zu versuchen. In dieser Beziehung liefert die besten Kriterien:

a) der Nachweis von Faekaltheilen (Fleischfasern, Helmintheneiern);

b) das Vorhandensein sehr verschiedener Arten von Bakterien;

c) eine abnorm grosse Zahl von Bakterien verschiedener Art, welche auch nach längerem Pumpen bestehen bleibt.

Wenn diese Methoden aus irgend welchen Gründen nicht anwendbar sind, können die Resultate der chemischen Analyse — und zwar der Bestimmung der organischen Stoffe, des Ammoniaks, der Nitrite — zur Beurtheilung mit herangezogen werden. Alsdann sind womöglich die umliegenden Brunnen einer vergleichenden Analyse zu unterziehen. In jedem Falle sind indess, wie oben hervorgehoben wurde, die Resultate dieser Analyse nicht eindeutig und stehen den erst genannten Methoden hinsichtlich der Abschätzung der Infektionsgefahr entschieden nach.

II. Damit ein Wasser **wohlschmeckend und appetitlich** sei, ist es erforderlich, dass dasselbe:

a) geruchlos, namentlich frei von jedem Fäulnissgeruch ist;

b) von erfrischendem Geschmack, wie derselbe kohlensäurehaltigen kühlen Wässern eigen ist. Fader, fauliger oder modriger Geschmack darf selbst bei einer Temperatur von über 20° nicht hervortreten;

c) das Wasser muss farblos und klar sein; mag eine Färbung oder Trübung auch aus unschädlichen oder sogar zuträglichen Stoffen bestehen, so erzeugt dieselbe doch leicht Widerwillen und macht das Wasser zum Genuss ungeeignet;

d) die Temperatur des Wassers soll das ganze Jahr hindurch sich zwischen 7 und 11° bewegen; höher temperirtes Wasser bietet keine Erfrischung, kälteres Wasser wird im Darmkanal schlecht ertragen. Bei Wasserbezug aus Brunnen ist eine stark wechselnde Temperatur ausserdem ein Zeichen für sehr oberflächliche und exponirte Lage der Brunnen. Die grössten Temperaturschwankungen zeigt das Wasser aus Flusswasserleitungen und es bildet dieser Umstand eines der schwerwiegendsten Argumente gegen die Benutzung von Flüssen zur Wasserversorgung;

e) das Wasser soll nicht einem Boden entstammen, der in abnormer Weise mit Abfallstoffen des menschlichen Haushalts verunreinigt ist.

Die Erfüllung der Forderungen a—d ist durch eine Vorprüfung in einfacher Weise zu entscheiden. — Bezüglich der letzten Forderung erhält man die besten Anhaltspunkte zur Beurtheilung durch die Bestimmung der Chloride und Nitrate des Wassers, ev. kann die zur Ermittelung der Infektionsgefahr bereits verwendete Bestimmung der organischen Substanzen verwerthet werden. — Jedenfalls ist auch bei dieser Analyse eine Vergleichung der angrenzenden Brunnen dringend wünschenswerth.

III. In **ausreichender Menge** ist ein Wasser dann vorhanden, wenn pro Tag und Kopf etwa 150 Liter zur Verfügung stehen. Das Minimum des Bedarfs für den Genuss und die Speisenbereitung ist auf Schiffen zu etwa 4 Liter pro Kopf und Tag ermittelt. Bei frei gestelltem Consum beziffert sich der Bedarf incl. des zur Reinigung des Körpers, des Hauses u. s. w., ferner des von den industriellen Anlagen verbrauchten Wassers auf 100—200 Liter, verschieden je nach den Lebensgewohnheiten der Bevölkerung und der Ausdehnung der Industrie. Von der gesammten Verbrauchsmenge entfallen etwa $^2/_3$ auf die Tagesstunden von 8 Uhr früh bis 6 Uhr Abends; der stärkste Consum trifft die Stunden von 11—12 Uhr Vormittags und 3—4 Uhr Nachmittags.

Dass das Wasser in reichlichsten Mengen zur Disposition gestellt wird, ist eine vom hygienischen Standpunkt aus sehr wichtige Forderung. Nur dann kann die Wasserversorgung zu grösserer Reinlichkeit der Bevölkerung und damit zur Beseitigung grosser Mengen von Infektionserregern Anlass geben. Besser daher ein reichliches, wenn auch chemisch nicht so tadelloses Wasser, als ein in spärlicher Menge geliefertes, aber von Nitraten und Chloriden freies.

Zuweilen macht man in Bezug auf die zu stellenden Anforderungen scharfe Unterschiede zwischen Trink- und Brauchwasser. Vom hygienischen Standpunkt aus ist eine solche Unterscheidung meist nicht gerechtfertigt. Das Wasser, mit welchem die roh genossenen Nahrungsmittel gewaschen, die Wäsche gereinigt, die Ess- und Trinkgeschirre gespült werden, muss ebensowohl frei von Krankheitskeimen sein, wie das zum Trinken bestimmte.

Nur hinsichtlich der appetitlichen Beschaffenheit und namentlich der Temperatur sind nicht so strenge Anforderungen an ein Brauchwasser zu stellen. Wenn daher ein reichlich und leicht zu beschaffendes Wasser z. B. hauptsächlich wegen seiner hohen Temperatur, nicht aber wegen seiner Infektionsgefahr zum Genuss ungeeignet erscheint (Flusswasserleitung), so kann sehr wohl die Frage aufgeworfen werden, ob nicht dies Wasser zu Gebrauchszwecken beizubehalten und durch eine andere, lediglich für Trinkwasser bestimmte Anlage zu ergänzen sei.

Aus Vorstehendem ergiebt sich, dass die Begutachtung eines Wassers nicht sowohl durch möglichst genaue chemische Analyse zu geschehen hat, sondern vor allem durch Localinspektion, durch mikroskopische und bakteriologische Untersuchung.

So viel als möglich sollte daher der Arzt selbst die Untersuchung des Wassers ausführen. Jedenfalls aber hat er dem Chemiker oder Apotheker, dessen Hilfe er heranzieht, die einzuschlagenden Wege der Untersuchung anzugeben und sich selbst die Deutung der Resultate und das eigentliche Gutachten vorzubehalten. Bei der Beurtheilung müssen in jedem Einzelfall die gesammten für eine Infektion in Betracht kommenden Verhältnisse berücksichtigt werden und nur auf der Grundlage möglichst genauer Kenntnisse über die Verbreitungsweise der Infektionskrankheiten kann die Bezeichnung „gut", „schlecht", „verdächtig" u. dgl. erfolgen. Der Chemiker oder Botaniker, der in seinem Laboratorium ein zugesandtes Wasser untersucht, ist fast niemals in der Lage die für die hygienische Begutachtung des Wassers nöthigen Gesichtspunkte zu beherrschen; er soll durch die nackten Resultate seiner Analyse lediglich Material liefern, welches den Arzt resp. Medicinalbeamten bei der Fällung des Urtheils unterstützt, nicht aber selbst dem Wasser ein bestimmtes Prädikat ertheilen.

D. Die Wasserversorgung.

Ist ein Haus oder eine Ortschaft auf ein Wasser angewiesen, welches Infektionsgefahr bietet, so muss eine Reinigung und Verbesserung desselben versucht werden. Dieselbe kann erfolgen:

1) durch centrale Filtration in der Nähe der Entnahmestelle (s. unten);

2) durch Sedimentirung in Klärbecken, event. unterstützt durch Zusatz präcipitirender Mittel. Dies Verfahren verbessert unreine Wässer zwar in hohem Grade, aber beseitigt etwaige Infektionsgefahr nicht in genügendem Maasse; dasselbe ist daher höchstens als Vorläufer der Filtration zu verwenden;

3) durch Zusatz desinficirender Mittel; ist nur bei kleineren Anlagen (Brunnen) anwendbar (s. unten);

4) durch Filtration im Hause. Für diesen Zweck sind zahlreichste Filter construirt, die sich indess bis jetzt sämmtlich nicht be-

währt haben. Für kurze Zeit liefern einige derselben ein bakterienfreies Filtrat (so namentlich die Pasteur-Chamberland'schen Thonfilter); aber nach einigen Tagen bis Wochen treten in letzterem gewöhnlich mehr Bakterien auf, als im zuströmenden Wasser, weil die Bakterien allmählich das Filter durchwachsen und dort lebhaft wuchern. Ein für längere Zeit keimfrei filtrirendes und mithin praktisch benutzbares Filter gehört einstweilen noch zu den unerfüllten Desideraten der Hygiene;

5) durch Kochen des Wassers. Hält man das Wasser 5 Minuten im Sieden, so bietet dasselbe keinerlei Infektionsgefahr mehr. Allerdings ist der Geschmack des gekochten und wieder abgekühlten Wassers fade und es ist daher ein Corrigens in Form von Kaffee, Thee, Fruchtsaft, Citronensäure etc. zuzusetzen.

Soll eine andere bessere Wasserversorgung eingeführt werden, so ist für einzelne Haushaltungen Quellwasser oder Grundwasser zu wählen. Quellen sind dabei in einer Weise zu fassen, dass sie gegen jede Verunreinigung von aussen geschützt sind; auch die Leitung muss vollkommen geschlossen sein.

Für die Hebung des Grundwassers sind Kesselbrunnen oder Röhrenbrunnen in Gebrauch. Die Kesselbrunnen (Schachtbrunnen) müssen völlig dicht gemauert sein, so dass das Eindringen des Wassers nur von unten her erfolgt; ferner müssen sie oben völlig dicht abgedeckt sein und dem Terrain muss eine solche Neigung gegeben werden, dass das Brunnenrohr auf dem höchsten Punkte steht. Für das ablaufende Wasser ist ein Trog mit gut gedichteter Ablaufrinne herzustellen. Zweckmässig ist es, wenn das Saugrohr aus dem Kessel unterirdisch eine Strecke weit horizontal geführt wird, so dass die Pumpe an ganz anderer Stelle sich befindet, wie der nach oben dicht abgeschlossene und von einer starken Erdschicht überlagerte Kessel.

Fast immer sind indess die Kesselbrunnen einer Infektion relativ leicht ausgesetzt; ausserdem ist eine Reinigung und Desinfektion (am ehesten noch durch reichliche Mengen Aetzkalk) ausserordentlich schwierig.

Viel besser sind die sogenannten abyssinischen Röhrenbrunnen zur Wasserversorgung geeignet, bei welchen ein unten durchlochtes eisernes Rohr in die Grundwasser führende Schicht des Bodens eingerammt wird. Das umgebende Erdreich legt sich diesem Rohr als fester Mantel an, so dass ein Einfliessen von Verunreinigungen ganz unmöglich ist. Nur durch die Oeffnung der oben auf das Rohr aufgesetzten Saugpumpe können mit Staub oder Regen minimale Mengen unschädlicher Bakterien in das Pumpenrohr gelangen, die sich allmählich zu einer schleimigen Auskleidung des Rohres entwickeln.

Diese Brunnen sind sehr leicht zu desinficiren. Schon einfaches Auspumpen und mechanische Säuberung des Rohrs mittelst geeigneter Bürsten liefert fast keimfreies Wasser; durch Eingiessen einer 5 procentigen Mischung von roher Carbolsäure und Schwefelsäure konnte das Wasser für mehrere Tage völlig keimfrei gemacht werden.

Wir haben also in diesen Röhrenbrunnen ein vorzügliches Mittel völlig ungefährliches Wasser zu beschaffen, wofern nur die Entnahmestelle der Art gewählt wird, dass nicht unterirdische Communicationen des Wassers mit Gruben, Canälen u. dgl. bestehen.

So viel als möglich sollten indess in Städten centrale Wasserversorgungen eingeführt werden. Auf diese Weise kann der stets verunreinigte städtische Untergrund umgangen und also ein viel appetitlicheres Wasser beschafft werden; die Gefahr, dass gelegentlich durch Entleerungen u. dgl. pathogene Pilze in das Wasser gelangen, kann bei guter Auswahl der Entnahmestelle und guter Deckung der ganzen Anlage auf ein Minimum reducirt werden. Dabei wird durch die ausserordentlich bequeme Lieferung reichlichster Wassermengen die Bevölkerung geradezu zur Reinlichkeit erzogen und damit wirksame Beseitigung der Infektionsgefahr erzielt; ferner wird ein Quantum von Arbeitskraft und Zeit erspart, das in nationalökonomischer Beziehung nicht zu unterschätzen ist, und es wird eine wesentlich grössere Garantie für das Löschen entstandener Brände gegeben.

Die Entnahme geschieht dabei entweder aus Quellen. Die Quellen müssen gefasst werden, um den Bestand derselben zu sichern und gleichmässigen Betrieb zu erzielen. Reichliche Quellen in der Nähe einer Stadt liefern die beste und billigste Bezugsquelle; bei sehr langen Leitungen (wie z. B. Wien 97 km, Frankfurt 82 km) werden die Kosten bedeutend. Die Qualität des Wassers ist meist gut, doch oft die des Grundwassers nicht übertreffend. Die Quantität ist schwer abzuschätzen und schwankt in wenig erwünschter Weise; es sind durch plötzliche Verminderung der Wassermenge schon grosse Calamitäten entstanden. Daher ist eine unbedingte Empfehlung der Quellwasserleitungen nur in Gebirgsgegenden zulässig, wo überreichlich Quellen zu Gebote stehen.

Oder die Entnahme erfolgt aus dem Grundwasser. Dann werden Sammelbrunnen angelegt an einer Stelle der betr. Gegend, in welcher reines, aber reichliches Grundwasser vorhanden ist. Letzteres findet man namentlich in der Nähe der Flüsse, die den tiefsten Punkt der Thalsoole bezeichnen. Bezüglich der Reinheit ist es wichtig, dass keine Ortschaften im Gebiet des betreffenden Grundwassers liegen, ferner kein stark gedüngtes Land, namentlich nicht Gartenland, sondern besser

Wiese und Wald, und dass die filtrirende Bodenschicht im Ganzen bedeutend ist. Das Wasser ist einer genauen Analyse zu unterwerfen; u. a. ist auch darauf zu achten, dass kein Eisen im Wasser auftritt. — In das ausgewählte Wasserterrain werden dann ein oder mehrere grosse Sammelbrunnen eingebaut, von denen aus im Bereich des Grundwassers in horizontaler Richtung und mit Gefäll nach dem Sammelbrunnen hin noch Sammelstollen mit durchlässigen Wänden angelegt werden. Ueber den Brunnen resp. Stollen sind hier und da Licht- und Luftschachte angebracht.

Gewöhnlich ist solches Grundwasser relativ billig zu haben; allerdings werden die Kosten der Anlage dadurch erhöht, dass es im Gegensatz zu dem Quellwasser künstlich gehoben werden muss. Aber dafür ist die Entfernung und die Länge der Leitung unbedeutend. Die Qualität steht gewöhnlich dem Quellwasser kaum nach; die Quantität bietet keine Schwierigkeiten, das Quantum ist je nach der Vergrösserung der Stadt beliebig zu erweitern.

Drittens wird auch Flusswasser benutzt; jedoch sollte dies nie ohne vorhergehende Reinigung geschehen. Eine solche erfolgt in unvollkommener und vorbereitender Weise wohl durch Klärbassins, in genügender Weise aber erst mittelst Filtration durch porösen Boden, der in grosse Bassins eingefüllt ist. Die Bassins sind 2—4000 qm gross, aus Mauerwerk und Cement wasserdicht hergestellt, und zur Vermeidung von Eisbildung am besten überwölbt. Am Boden sind eine Reihe von Sammelcanälen. Das Filter selbst ist folgendermassen zusammengesetzt: von unten bis 305 mm Höhe grosse Feldsteine, dann kleine Feldsteine in Schichthöhe von 102 mm, darauf grober Kies 76 mm, mittlerer Kies 127 mm, feiner Kies 152 mm, grober Sand 51 mm, scharfer Sand 559 mm; gesammte Höhe 1372 mm. Nur die Sandschicht von 50—60 cm Höhe wird als eigentliche Filtrirschicht angesehen.

Ein solches Filter wird zunächst vom Reinwasserreservoir in umgekehrter Richtung gefüllt, und zwar bis das Wasser ca. 1 m hoch über der Oberfläche steht. Dann lässt man 24 Stunden oder länger stehen, damit eine Haut von Sinkstoffen sich bildet. Diese bildet nämlich den wesentlichsten Theil des Filters, für das der Sand nur die Stütze darstellt; theils durch die oberflächliche Haut, theils durch den schleimigen Ueberzug, den gewisse Bakterienarten in den Poren des ganzen Filters etabliren, findet erst die eigentliche Zurückhaltung der im Wasser enthaltenen Bakterien statt. Nimmt man das Filter, ehe die Decke sich gebildet hat, in Betrieb, so gehen fast alle Bakterien durch. Im Anfang ist die Filtration immerhin noch nicht sehr vollkommen; dafür genügt aber ein Druck von wenigen Centimetern, um die normale Förderung des Filters zu erzielen. Allmählich, bei zunehmender Verschleimung des Filters, muss man aber mit dem Druck immer höher steigen, um die gleiche Wassermenge durchzutreiben; dabei wird die Filtrationswirkung immer besser. Zuletzt kommt man an eine Grenze: Beträgt die Druckdifferenz, welche die mindestens erforderliche Wassermenge gewährt, mehr als 60 cm, so ist Gefahr, dass die Decke des Filters zerrissen wird. Bei geringerem Druck wird aber schliesslich die Wassermenge zu gering, und es bleibt dann nichts übrig, als Reinigung des Filters; d. h. es wird zunächst durch eine besondere Entwässerungsanlage alles Wasser abgelassen, und dann wird die oben lagernde braunschwarze Schlammschicht, die gewöhnlich nur einige Millimeter dick ist, mit breiten, flachen Schaufeln abgetragen, höchstens bis 2 cm in den Sand hinein. Es macht für die Filterwirkung nichts aus, wenn auch die Sandschicht bis auf $^1/_3$ ihrer Stärke aufgebraucht wird. Der schmutzige Sand wird gewaschen und demnächst wieder verwandt.

Filtrationsdruck und Fördermenge müssen fortgesetzt beobachtet werden. Die Sammelcanäle der Filter stehen mit dem gemeinsamen Reinwasserreservoir der Art in Verbindung, dass der Spiegel des letzteren etwa 50 cm tiefer liegt, als der Wasserspiegel der Filter. Am Ausfluss des Reinwassercanals ist eine Schiebervorrichtung, mittelst welcher die Menge des abfliessenden Wassers regulirt werden kann. Aus der Stellung dieses Schiebers wird auf den Filtrationsdruck geschlossen. Die quantitative Leistung des einzelnen Filters dagegen wird aus der Stellung des Schiebers in der Zuflussleitung bestimmt.

Erfahrungsgemäss darf im Filter die Geschwindigkeit der Wasserbewegung nicht mehr als 125 mm pro Stunde = 3 m pro Tag betragen; es beträgt dann die Fördermenge = 3 cbm pro Tag und 1 qm Filterfläche. Rechnet man pro Kopf und Tag 150 Liter Wasserverbrauch, so ist für je 20 Menschen 1 qm Filterfläche erforderlich; für 300 000 also 15 000 qm, die auf 5 Filter zu vertheilen sein würden.

Die Leistung der Filter bezüglich der Qualität des Wassers besteht darin, dass zunächst die organischen Stoffe und das NH_3 ziemlich erheblich verringert werden; HNO_3 wird wenig, Cl gar nicht beeinflusst. — Bakterien werden im Ganzen sehr gut abfiltrirt. Im Durchschnitt findet man 50—200 in 1 ccm. Diese sind offenbar als unvermeidliche Verunreinigungen des filtrirten Wassers durch die Röhren, das Reinwasserreservoir etc. aufzufassen.

Bei jedem Filterbetrieb kommen indessen unvermeidlich gelegentliche Störungen vor; entweder konnte die Reinigung nicht zur Zeit erfolgen und die Filterdecke reisst; oder das Sedimentiren ist nicht genügend abgewartet; oder es werden grössere Reparaturen vorgenommen etc.; oder es treten stärkere Druckschwankungen ein. Ist das Flusswasser durch Hochwasser stark mit lehmigen Partikeln getrübt, so stellt sich rasch auf den Filtern eine undurchlässige Schicht her, die fortwährend mechanisch beseitigt oder durch abnorm hohen Druck überwunden werden muss. In allen diesen Fällen treten grosse Mengen von Bakterien im Filtrat auf, und das ist natürlich um so bedenklicher, als das Flusswasser einer Verunreinigung mit pathogenen Keimen ganz besonders exponirt ist.

Zu diesem einen Nachtheil der Flusswasserleitungen gesellt sich ein zweiter in der hohen Temperatur des Wassers während des Sommers; es wird demselben dadurch die erforderliche Frische und Appetitlichkeit gerade zu einer Zeit benommen, wo am meisten Wasser consumirt wird.

Allerdings steht den Nachtheilen auch ein Vortheil gegenüber: das Wasser kann in beliebig grosser Menge und für relativ billigen Preis geliefert werden. Für die Erziehung der Bevölkerung zur Reinlichkeit, für eine rasche Beseitigung der Abfallstoffe, für ausgiebiges Strassensprengen etc. hat diese billige Beschaffung grosser Wassermassen entschiedene Bedeutung.

Alle neuern Wasserversorgungen sind mit hoch gelegenen Reservoiren für das Reinwasser versehen. Bei Quellwasserversorgung könnte man allerdings das Wasser durch den natürlichen Druck direct bis in die Häuser leiten. Aber es wird dann oft vorkommen, dass bei starkem Consum die Lieferung nicht ausreicht, während bei fehlendem Consum eine solche Anhäufung von Wasser stattfindet, dass ein Theil durch Sicherheitsventile unbenutzt abfliessen muss. — Besser ist es daher, in allen Fällen Reservoire einzuschalten, in welchen ungefähr das ganze erforderliche Tagesquantum Platz findet, von dem aus allen Ansprüchen genügt werden kann, und das namentlich auch für Feuerlöschzwecke jeder Zeit die grössten Wasserquantitäten zur Verfügung stellt.

Zu den Hochreservoiren fliesst das Quellwasser mit natürlichem Gefälle (Gravitationsleitung), Grundwasser und filtrirtes Flusswasser werden künstlich gehoben. Die Hochreservoire werden auf einer nah gelegenen Anhöhe angelegt und dann dicht gemauert, oben gewöhnlich mit Erdschicht bedeckt, die im Sommer mit Wasser berieselt wird; oder eigens für diesen Zweck erbaute Thürme tragen die Reservoire. Von da aus verzweigen sich dann die Canäle in die Stadt. Das Reservoir liegt so hoch, dass das Wasser mit natürlichem Gefälle bis in die obersten Etagen der Häuser steigt. Um die erforderliche Höhenlage zu finden, geht man aus vom höchsten Terrain der Ortschaft; rechnet dazu die Höhe des Dachraumes über dem Pflaster (gewöhnlich 15—24 m), ferner noch die berechenbare Höhe des zur Ueberwindung der Reibungswiderstände in den Leitungsröhren nöthigen Drucks. Liegen einzelne Theile der Ortschaft abnorm tief, so kann für diese der Druck ev. so stark werden, dass die Gefahr eines Platzens der Rohre vorliegt.

Die Leitungen bestehen bis zur Sammelstätte hin in gemauerten oder aus Cement- oder Thonröhren hergestellten Canälen. Für das unter Druck stehende Wasser dienen Röhren aus Gusseisen, die auf hohen Druck geprüft sind und die zum Schutz gegen Rostbildung in eine Mischung von Theer und Leinöl eingetaucht sind. — In den Häusern sind Gusseisenrohre nicht zu verwenden, weil hier zu viele Biegungen vorkommen. Schmiedeeiserne Röhren verrosten zu stark. Daher wird meist Bleirohr verwendet.

Allerdings bilden die Bleirohre die Gefahr der Bleivergiftungen; in mehreren Fällen sind solche beobachtet, so z. B. 1886 in Dessau, wo innerhalb weniger Wochen 92 Personen an Bleivergiftung erkrankten. Die Gefahr liegt namentlich bei einem sehr reinen und salzarmen Wasser vor; ferner wenn die bleiernen Leitungsrohre zeitweise mit Luft gefüllt sind. Es bildet sich alsdann Bleihydrat, das nicht sowohl im gelösten, sondern in fein suspendirtem Zustand im Wasser vorhanden ist. Grössere Mengen gehen nur in Wasser über, welches längere Zeit (über Nacht) im Rohre gestanden hat. Wasser, das reich an organischen Verbindungen, namentlich Kalksalzen, ist, ferner ein solches, welches organische Stoffe oder kleine Mengen von Eisen enthält, die den Sauerstoff an sich reissen, pflegt kein Blei oder doch nur Spuren davon aufzunehmen.

Versuche, das Bleirohr mit innerem Zinnmantel herzustellen oder dasselbe mit unlöslichen Ueberzügen zu versehen, sind noch nicht mit völlig befriedigendem Resultat zu Ende geführt. — Sehr zweckmässig ist es, in Städten, welche bleierne Hausleitungen haben, von Zeit zu Zeit öffentliche Belehrungen darüber zu erlassen, dass das erste über Nacht in den Rohren gestandene Wasser unbenützt abfliessen müsse. — Im Nothfall sind auch Hausfilter zur Retention des Bleis zu verwenden.

Die Wasserversorgungen werden gewöhnlich von der Gemeinde ausgeführt. Entweder wird das Wasser dann frei geliefert und die Kosten werden nach Zahl der bewohnbaren Räume, unter Berücksichtigung des Miethzinses, mit 1·8—3·5 Mark pro Jahr und Raum; oder nach Grundstücken; oder nach Procenten des Miethzinses der

Wohnungen (2—6 Procent jährlich) berechnet. Oder es sind Wassermesser eingeführt und es werden pro 1 cbm verbrauchtes Wasser 0·1—0·2 Mark bezahlt. — Als Wassermesser benutzt man entweder sog. Kolbenmesser, die so construirt sind, dass das Wasser beim Durchfliessen des Apparats einen Cylinder füllt und dabei einen Kolben hebt; jeder Kolbenaufgang wirkt auf ein Zählwerk, an dem die Anzahl der Cylinderfüllungen abgelesen wird; oder Flügelmesser, bei welchen das Wasser ein kleines Flügel- oder Turbinenrad dreht, dessen Umdrehungen durch das Zählwerk registrirt werden. Letztere sind weniger empfindlich, aber billiger und deshalb jetzt fast überall in Gebrauch.

Anhang. Eis. Künstliches Selterwasser. Früher hat man wohl geglaubt, dass lebende Organismen im Eis nicht vorhanden sein könnten. In der That haben directe Versuche ergeben, dass viele Bakterien bei 0° zu Grunde gehen, namentlich von einer grossen Zahl von Individuen der gleichen Art immer eine nicht unbeträchtliche Menge, vermuthlich alle älteren, nicht mehr so widerstandsfähigen Exemplare. Weiter aber ist ein sehr verschiedenes Verhalten der einzelnen Arten beobachtet; manche scheinen sehr wenig widerstandsfähig zu sein, andere besser, einige leisten sogar bei 0° noch eine gewisse Vermehrung. — Da das Eis gewöhnlich aus sehr unreinem Wasser, Flüssen, Teichen etc. entnommen wird, findet man entsprechend dieser relativ grossen Widerstandsfähigkeit der Bakterien in 1 ccm Schmelzwasser im Durchschnitt 2000, als Minimum 50, als Maximum etwa 25 000 lebende Keime. — Es sind diese Befunde offenbar durchaus nicht ohne Bedenken. Im Sommer wird viel Eis roh genossen; ferner wird es nicht selten auf Wunden applicirt. Ersteres sollte nie, letzteres nur über undurchlässigen Unterlagen geschehen. — Ohne Bedenken ist dagegen innerlich und äusserlich das Kunsteis zu verwenden, das durch Verdunstung von comprimirtem Ammoniak aus destillirtem Wasser bereitet wird. Dies Eis enthält im Mittel 0—10 Keime pro 1 ccm. Das destillirte Wasser führt zwar auch oft Massen von sog. Wasserbakterien, aber diese scheinen eben zu den leicht durch Gefrieren zu schädigenden Arten zu gehören.

Die künstlichen kohlensauren Wässer sind im Durchschnitt sehr reich an Bakterien; selbst 7 Monate langes Lagern ändert daran nichts. Auch bei solchem Selterwasser, das aus destillirtem Wasser bereitet wurde, ist der Bakteriengehalt ein sehr hoher. Dagegen ist die Mannichfaltigkeit der Arten in mit Brunnenwasser bereitetem Selterwasser weit grösser; und hier ist jedenfalls die Gefahr einer Infektion ungleich bedeutender. Im destillirten Wasser ist nur auf indifferente saprophytische Bakterien zu rechnen, während ein Brunnenwasser ebensowohl in Form des Selterwassers, wie im natürlichen Zustand zu Infektionen Anlass geben kann.

Absichtlicher Zusatz pathogener Keime zu künstlichem Selterwasser hat ergeben, dass zwar einige Arten (Cholera-, Milzbrandbacillen) rasch absterben, dass aber z. B. Typhusbacillen, Microc. tetragenus etc. einige Tage bis Wochen lebensfähig bleiben. Mit Rücksicht auf diese Resultate ist unbedingt nur das aus destillirtem Wasser oder aus völlig unverdächtigem Brunnen- (Leitungs-)wasser bereitete Selterwasser zu empfehlen.

Literatur: Wolffhügel, Die Wasserversorgung, in v. Pettenkofer's und v. Ziemssen's Handbuch d. Hygiene, 1882. — Tiemann und Gärtner, Die chem. u. mikrosk.-bakteriol. Untersuchung d. Wassers, 1889. — Plagge u. Proskauer, Zeitschr. f. Hyg., Bd. 2, H. 3. — Fränkel, ibid. Bd. 6, H. 1.

Sechstes Kapitel.

Ernährung und Nahrungsmittel.

Die Aufgaben des folgenden Abschnitts umfassen erstens die Erörterung des Nährstoffbedarfs des Menschen und dessen Deckung durch Nahrungsmittel; und zwar ist dabei zunächst die Bedeutung der einzelnen Nährstoffe, dann der quantitative Bedarf, und schliesslich die Auswahl und Zusammensetzung einer rationellen Kost zu erörtern. Zweitens sind die Eigenschaften der einzelnen Nahrungsmittel und die hygienischen Nachtheile, welche aus einer abnormen Beschaffenheit, aus Verunreinigungen und Verfälschungen derselben hervorgehen können, zu besprechen.

A. Die Deckung des Nährstoffbedarfs des Menschen.

I. Die Bedeutung der einzelnen Nährstoffe.

Der Zweck der Ernährung ist eine solche Erhaltung des substantiellen Bestandes der gesammten Organe, dass deren Funktionen in normaler Weise vor sich gehen. Dieser Zweck ist ohne Zufuhr von

Nahrung offenbar nicht zu erreichen, da der Körper stetig Stoffe verliert, so dass sich sein Bestand ändert, wenn nicht ein fortwährender Ersatz stattfindet.

Um nun den Stoffverlust des Körpers einerseits und den Nahrungsbedarf andererseits kennen zu lernen, kann man zunächst ausgehen von der stofflichen Zusammensetzung des Körpers. Für dieselbe ergeben sich im Mittel folgende Zahlen:

	Mensch (100 %)	Knochen (16 %)	Muskeln (43 %)	Fett (10 %)	Blut (7 %)	Eingeweide (24 %)
Wasser . . .	63 %	27 %	76 %	10 %	78 %	71 %
Eiweiss . . .	16 „	20 „	21 „	3 „	21 „	20 „
Fett	16 „	19 „	3 „	87 „	—	7 „
Asche . . .	5 „	34 „	1 „	—	1 „	1 „
Kohlehydrate .	0·3 „	—	0·4 „	—	—	1·0 „

Nun findet aber der Stoffverbrauch nicht etwa entsprechend dem hier verzeichneten Mengenverhältniss der einzelnen Stoffe statt, sondern dieselben werden in sehr verschiedenem Grade von der Zerstörung betroffen und sind daher auch in sehr verschiedenem Grade eines Ersatzes bedürftig.

Es ist deshalb nöthig, den Umsatz der einzelnen Stoffe des menschlichen Körpers durch Untersuchung am Lebenden festzustellen. Solche Untersuchungen haben namentlich Pettenkofer und Voit in grosser Zahl ausgeführt, indem sie sich dabei eines Respirationsapparates bedienten, in welchem ein Mensch Aufnahme findet und mit Hülfe dessen die einzelnen Posten der Einnahmen und Ausgaben des Menschen unter wechselnden Lebensbedingungen quantitativ bestimmt werden können.

Aus diesen Versuchen geht hervor, dass von den Bestandtheilen des Körpers namentlich Eiweissstoffe, Fette, Kohlehydrate, Wasser und Salze einem specifischen gesetzmässigen Verbrauch unterliegen und die Zufuhr entsprechenden Ersatzes erfordern; und dass eben diese Stoffe und ausser denselben noch eine Gruppe von Substanzen, welche als „Genussmittel" zusammengefasst werden, in jeder zureichenden Kost enthalten sind. Ueber die Bedeutung dieser einzelnen Stoffe wissen wir Folgendes:

1. Die Eiweissstoffe.

Die Eiweisskörper sind sehr complicirt gebaute Moleküle, die nach Gewichtsprocenten etwa 50 Procent C, 15—16 Procent N, 7 Procent H, 22 Procent O,

1 Procent S enthalten. Bei ihrer Spaltung durch chemische Mittel erhält man meistens eine Amidgruppe — eine aromatische (Benzol-)Gruppe — eine Sulfogruppe — eine Fettsäuregruppe. Im Körper wird bei der Zerlegung des Eiweissmoleküles vor Allem eine Amidgruppe abgeschieden, nämlich im Harnstoff und den diesem verwandten Körpern; ferner werden kleine Mengen aromatische und Sulfo-Verbindungen gebildet; dann aber bleibt noch eine grosse Zahl von C-, H- und O-Atomen übrig, die bei vollständiger Zerlegung und Oxydation zu H_2O und CO_2 verbrannt werden, die aber bei unvollständiger Oxydation als N-freie Complexe kürzere oder längere Zeit im Körper fortexistiren können, und zwar entweder als Fett oder Fettsäuren, oder als kohlehydratähnliche Verbindungen. Im Wesentlichen sind also 2 Antheile im Molekül zu unterscheiden, ein N-haltiger und ein N-freier; durch ersteren sind die Eiweissstoffe vor allen übrigen Körperstoffen ausgezeichnet. Er kommt ihnen allein zu, und will man daher die Zersetzung der Eiweisskörper quantitativ kennen lernen, so braucht man nur diesen N zu verfolgen. Das ist deshalb noch besonders leicht, weil die einzigen Wege, auf welchen der N den Körper verlässt, der Harn und der Koth sind; in der Athmungsluft und im Schweiss finden sich nur minimale, zu vernachlässigende N-Mengen.

Ferner entstammt der N der Fäces zwar mehrfachen Quellen — der Galle, dem Darmschleim, den Verdauungssäften, der unverdauten Nahrung — aber der weitaus grösste Antheil gehört der letztgenannten Quelle an und repräsentirt daher im grossen Ganzen diejenige Eiweissmenge der Nahrung, welche nicht zur Resorption gelangt und an den Zerlegungen im Innern des Körpers ganz unbetheiligt geblieben ist. Der gesammte N dagegen, welcher von den in den Organen des Körpers zerlegten Eiweisskörpern herrührte, also als Maassstab des Eiweissumsatzes dienen kann, findet sich im Harn in Form von Harnstoff, Harnsäure, Kreatinin etc. Der N der 24stündigen Harnmenge multiplicirt mit 6·25 giebt die Menge der in der betreffenden Zeit zerstörten Eiweissstoffe an; multiplicirt man mit 30, so erhält man das zerstörte Eiweiss ausgedrückt durch das Gewicht frischen Muskelfleisches. — Ist während einer gewissen Periode die N-Menge der eingeführten Nahrung minus dem N der Fäces gleich der N-Menge des Harns, wird also gerade so viel Eiweiss resorbirt wie zerstört, so befindet sich der Körper in Stickstoffgleichgewicht.

Das Eiweiss existirt im Körper unter zweierlei Zerfallsbedingungen: einmal ruhend und geformt, mit relativ wenig Wasser und viel Salzen die Substanz der Zellen und Organe aufbauend; und zweitens gelöst in den die Zellen und Interstitien durchtränkenden Säften und mit diesen sich durch den Körper bewegend. Es sind das nicht etwa zwei fundamental und bleibend verschiedene Arten Eiweiss, sondern dieselben haben nur zeitweise verschiedene Funktionen und können gelegentlich in einander übergehen.

Eine sehr wesentliche Differenz bieten sie aber insofern dar, als die Zersetzung der geformten und der gelösten Eiweissstoffe mit ganz ungleicher Energie verläuft. Durch die zahlreichen Versuche von Voit ist es wahrscheinlich geworden, dass die ganze grosse Masse der geformten Organe und die in diesen enthaltenen Eiweissstoffe nur zu einem kleinen Bruchtheil, der höchstens 1 Procent vom gesammten Körpereiweiss beträgt, zerstört wird. Dagegen haben wir die wesentlichste Quelle des Eiweisszerfalls in den löslichen Eiweisskörpern der Körpersäfte zu sehen. Die Menge derselben ist im Vergleich zu dem Organeiweiss sehr gering und ist ausserordentlich abhängig von der Quantität und

Mischung der Nahrung. Dieses Eiweiss findet bei seinem Durchgang durch die Zellen so günstige Zerfallsbedingungen, dass ein grosser Bruchtheil desselben gespalten und oxydirt werden kann.

Das im Körper zerstörte und durch den N des Harns angezeigte Eiweiss entstammt daher in weitaus grösster Menge dem gelösten Eiweiss der Säfte. Der Umfang, in welchem dasselbe zum Zerfall gelangt, hängt einestheils ab von der Beschaffenheit des Säftestroms und den in diesen vorhandenen Nährstoffen; dann aber auch sehr wesentlich von der Beschaffenheit der Zellen, in welchen erst die Zerlegung erfolgt und in welchen die Zerfallsbedingungen durch verschiedene Einflüsse verschoben werden.

Somit sind folgende Momente als hauptsächlich auf die Grösse des Eiweisszerfalls einwirkende zu nennen:

1) die Masse der Organe und Säfte; je grösser dieselbe ist, um so mehr wird cet. par. zerlegt. Für die Einheit Körpergewicht berechnet zeigen dagegen die kleineren Individuen, bei welchen das Verhältniss der Körperoberfläche zum Körpervolum grösser ist, den bedeutenderen Umsatz.

2) Die Energie der Zellen. Wie schon die Zellen der verschiedenen Organe nicht gleichwerthig sind, so finden sich auch individuelle Differenzen. Ferner können bei demselben Individuum Nervenreize der verschiedensten Art, psychische Affekte, anhaltende körperliche Anstrengung, niedere Temperatur u. a. m. energischere Zellleistung bewirken, während im Alter, bei schlechtem Ernährungszustand, bei Fetteinlagerung etc. die Leistung der Zellen geringer wird.

3) Die Menge des in den Säften die Zellen durchkreisenden Eiweissmaterials. Je höher die Concentration der Eiweisslösung wird, um so energischere Zerlegungen treten ein, um so mehr Eiweiss wird zerstört. Die Menge des in der Nahrung gegebenen und in die Säfte aufgenommenen Eiweisses ist also auf den Eiweissumsatz im Körper von bestimmendem Einfluss. — Am ausgesprochensten tritt dies an Versuchsthieren hervor, welche ausschliesslich mit Eiweiss genährt werden. Befindet sich ein solches Versuchsthier z. B. mit täglich 500 g Fleisch im Stickstoffgleichgewicht, d. h. scheidet es im Harn 17 g N (100 g Fleisch = 3·4 g N) aus und man füttert nunmehr täglich 1500 oder 2500 g Fleisch, so ist nach kurzer Zeit wieder N-Gleichgewicht eingetreten und das Thier scheidet 51 resp. 85 g N im Harn aus. Es ergiebt sich hieraus die wichtige Folgerung, dass es nicht resp. in ganz geringem Umfang gelingt, in einem an Eiweiss verarmten Körper Eiweiss zur Ablagerung zu bringen, dadurch dass man dasselbe in reichlicherer Menge in der Nahrung zuführt.

4) Die sonstigen in den Körpersäften vorhandenen Nährstoffe. Passiren Fett oder Kohlehydrate neben Eiweiss die Zellen, so werden

sofort die Zerfallsbedingungen in der Weise verschoben, dass viel weniger Eiweiss zerstört wird. Giebt man in dem vorerwähnten Experiment dem Versuchsthier statt 1500 g Fleisch, 1000 g Fleisch und 300 g Fett, so wird nun bei weitem nicht der ganze dem Nahrungseiweiss entsprechende N im Harn ausgeschieden, sondern es bleibt ein Theil des Eiweisses unzerstört im Körper zurück, wird abgelagert. Um den Eiweissvorrath des Körpers zu conserviren oder Eiweissansatz zu erzielen, ist es daher in erster Linie erforderlich, jene anderen Nährstoffe, Fett oder Kohlehydrate zu geben und dadurch die Eiweisszerlegung zu beschränken.

Das unter dem Einfluss der aufgezählten Faktoren in stärkerem oder geringerem Grade zerstörte Eiweiss muss für gewöhnlich in voller Menge ersetzt werden, da das Eiweiss theils als Baumaterial der Organe, theils für die normale Funktion der Körpersäfte von grösster Bedeutung ist. Nur bei einer gewissen Eiweissconcentration der Säfte halten sich Blutdruck, Blutbewegung, Filtrationsvorgänge und Zellfunktionen in normalen Grenzen. — Ausserdem liefert die Spaltung und Oxydation der Eiweisskörper erhebliche Mengen Wärme.

Früher war man der Meinung, dass auch die Arbeit des Muskels durch Zerlegung von Eiweissstoffen ermöglicht werde. Es hat jedoch erwiesen werden können, dass die einzelne Arbeitsleistung die Menge des ausgeschiedenen N und somit die Zersetzungsgrösse der Eiweissstoffe in keiner Weise verschiebt. Allerdings ist für einen anhaltend energische Muskelarbeit leistenden Körper eine bedeutende Muskelmasse und eine concentrirte Eiweisslösung nöthig; und daher haben arbeitende Menschen gewöhnlich einen stärkeren Eiweissumsatz als ruhende, und erfordern reichlichere Eiweisszufuhr. Aber ob derselbe Mensch den einen Tag ruht und den anderen arbeitet, das macht bezüglich des Eiweissumsatzes so gut wie nichts aus.

Ist einmal der Ersatz für das zerstörte Eiweiss ungenügend, so bietet die oben betonte Regulirung des Eiweissumsatzes durch die Menge der circulirenden Eiweissstoffe wesentliche Vortheile. Nur am 1. Tag einer Hungerperiode wird noch eine N-Menge ausgeschieden, welche derjenigen der vorausgegangenen Nahrungstage ungefähr gleichkommt. Von da ab aber geht mit der Verringerung des Eiweissvorraths auch eine stete Verringerung des Umsatzes einher, so dass die Eiweissverarmung nur langsam erfolgt. Erst dann, wenn durch andere die Zerlegung beeinflussende Momente — z. B. psychische Erregung, Fieber etc. — der Umsatz künstlich hoch gehalten wird, kommt es zu rascherem und stärkerem Eiweissverlust.

Andrerseits gelingt es aber auch nicht leicht, einem an Eiweiss verarmten, energielosen Körper wieder einen besseren Eiweissbestand zu verschaffen. Mit einer vermehrten Eiweisszufuhr hält die Zerlegung immer wieder gleichen Schritt und erst eine richtige Combination von Eiweiss, Fett und Kohlehydraten vermag eine Besserung des Körperzustandes herbeizuführen.

In Folge dieser Selbstregulirung des Eiweisszerfalls ist auch nicht daran zu denken, dass der Mensch mit ausschliesslicher Eiweissnahrung seine ganzen Ausgaben deckt und seinen Körperbestand erhält. Selbst Fleischfresser müssen alsdann so grosse Quantitäten aufnehmen, dass deren Resorption auf die Dauer schwierig wird; für den Menschen ist die Bewältigung der dazu erforderlichen Eiweissmengen selbst für kurze Zeit unmöglich.

Das im Körper zerstörte Eiweiss kann nur auf einem Wege ersetzt werden: durch Zufuhr von Eiweiss in der Nahrung. Eine Bildung von Eiweiss aus anderem Nährmaterial, wie sie die Pflanzen in grossem Umfange bewirken, vermag der Körper nicht zu leisten. Dagegen sind die verschiedenen Eiweisskörper, die sich in thierischen und pflanzlichen Nahrungsmitteln finden, das Myosin, Caseïn, Albumin, Pflanzencaseïn, Kleber, Legumin etc., unter einander gleichwerthig und sämmtlich im Stande, den Eiweissbedarf des Körpers zu decken.

Ausser den genannten echten Eiweisskörpern kommen aber in der Nahrung noch andere N-haltige Stoffe vor, welche nicht vollwerthige Eiweisskörper darstellen und auch für die Ernährung nicht die gleiche Bedeutung haben wie diese. Es sind dies die leimgebenden Substanzen, Glutin und Chondrin, Pepton, Nucleïn, Lecithin, Kreatin, Asparagin und andere Amidoverbindungen.

Was zunächst den Leim betrifft, so ist derselbe chemisch in sofern von den Eiweisskörpern verschieden, als in ihm die aromatische Gruppe fehlt, die bei gewisser Zerlegung von Eiweiss zum Auftreten von Tyrosin führt. Früher wurde er gleichwohl für besonders nahrhaft und dem Eiweiss sogar an Nährwerth überlegen betrachtet.

Durch Voits Versuche ist indess ermittelt, dass allerdings ein grosser Theil der im Körper zerstörten Eiweissmenge durch Leim ersetzt werden kann; der in der Nahrung genossene Leim wird rasch und vollständig zerlegt und übt dabei eine Eiweiss sparende Wirkung aus, der Art, dass 100 g Leim circa 36 g Eiweiss vor dem Zerfall schützen. Aber wenn auch die Leimzufuhr beliebig gesteigert wird, so ist es doch nicht möglich ganz ohne Eiweisszufuhr auszukommen. Fortwährend wird vielmehr ein kleines Plus von N ausgeschieden, das muthmasslich dem organisirten Eiweiss entstammt und diesen Theil des Eiweissumsatzes vermag man daher mit Leim nicht zu decken. — In der vollen, zusammengesetzten Nahrung können wir freilich den Leim als dem Eiweiss gleichwerthig betrachten, weil dann immer so viel Eiweiss, als neben Leim eingeführt werden muss, in der Nahrung enthalten zu sein pflegt.

Auch die Albumosen und Peptone haben nach Voits Versuchen eine ähnliche Bedeutung wie der Leim. Nach anderen Beobachtern können sie dagegen das Eiweiss vollkommen vertreten. Praktisch ist die Frage ohne Belang, da in derjenigen Nahrung, in welcher Pepton gereicht wird, gewöhnlich auch noch eine gewisse Menge Eiweissstoffe vorhanden sind.

Die Nucleïne, die z. B. in den Zellkernen enthalten sind, können nicht als Nährstoffe angesehen werden, da sie in den Verdauungssäften unlöslich sind und nicht resorbirt werden.

Die Lecithine, im Eidotter, Gehirn in grösserer Menge enthalten und sehr verbreitet, werden vom Pankreassaft in Neurin, Glycerinphosphorsäure und Stearinsäure zerlegt, und haben ebenfalls keine den Eiweissstoffen, sondern höchstens eine den Fetten ähnliche nährende Wirkung.

Die Amidoverbindungen äussern beim Menschen durchaus keine sparende Wirkung auf den Eiweissumsatz; nur für Pflanzenfresser wird eine dem Leim analoge Rolle des Asparagins behauptet.

2. Die Fette.

Der menschliche Körper enthält Fett in sehr wechselnder Menge zu 2—30 Procent und mehr. Dasselbe ist beim Aufbau der Zellen und Organe betheiligt (Nervensystem); hauptsächlich aber findet es sich in gewissen Depots abgelagert im Unterhautzellgewebe, im Mesenterium, im Knochenmark u. s. w. und bildet dort die eigentlichen Fettzellen.

Die Fette sind Triglyceride, der Palmitin-, Oleïn- und Stearinsäure. Durch Wassereinlagerung werden sie in Fettsäuren und Glycerin, ihre Componenten, zerlegt. Die Fettsäuren bestehen aus zahlreichen Kohlenstoff- und der doppelten Anzahl Wasserstoffatomen neben nur 2 Sauerstoffatomen (z. B. $C_{18}H_{36}O_2$); sie consumiren also bei der Verbrennung viel Sauerstoff und liefern reichliche Mengen Wärme. Das Glycerin ist ein dreiwerthiger Alkohol von der Formel $CH_2OH.CHOH.CH_2OH$. — In den Neutralfetten machen die Fettsäuren ungefähr 95 Procent des Moleküls aus; ausserdem findet man in den Körperfetten gewöhnlich noch 1 Procent freie Fettsäuren. Alle im Körper befindlichen Fette sind im flüssigen Zustand.

Das Fett wird im Gegensatz zu den Eiweissstoffen im Körper sehr schwer zerlegt, für gewöhnlich nur in einer Menge von 50—100 g.

Wird mehr Fett in die Säfte aufgenommen, so wird trotzdem die gleiche geringe Menge zerstört und der Rest in den Depots abgelagert; es hat also die Vermehrung des Fettes keinen den Umsatz steigernden Einfluss. Die Leistungen des Fettes bei seiner Zerlegung bestehen: 1) darin, dass es Wärme erzeugt; 2) werden bei Muskelarbeit ausserordentlich viel grössere Fettmengen zerstört als bei Ruhe. Die Steigerung der Fettzerlegung kann das 3—4fache betragen, und je grösser die Arbeitsleistung, um so mehr Fett wird zerstört; 3) hat das Fett eine bedeutsame Funktion dadurch, dass der Eiweisszerfall — wie bereits oben betont wurde — wesentlich verringert wird, wenn Fett neben Eiweiss im Säftestrom circulirt. Wird allerdings bei wenig Eiweiss reichlich Fett in der Nahrung gegeben, so tritt die ersparende Wirkung nicht deutlich hervor, sondern nur dann, wenn eine ausreichende oder reichliche Eiweisszufuhr vorhanden ist. — Von grosser Bedeutung ist die sparende Wirkung des Fettes in den Fällen, wo die Nahrungszufuhr wegen Krankheit etc. stark absinkt oder aufhört. Es werden dann stets die Fettdepots des Körpers in beträchtlichem Grade angegriffen, dadurch wird fortwährend eine gewisse Menge Fett in den Säftestrom einbezogen, und die Zerstörung der Eiweissstoffe wird bedeutend herabgesetzt.

Ist nun das im Körper zerstörte Fett durch Fett der Nahrung zu ersetzen? In der Regel soll dies allerdings geschehen und zwar durch die Fette sowohl der thierischen, wie auch der pflanzlichen Nahrungsmittel. Dabei ist nur zu beachten, dass lediglich solche Fette einer Resorption und einer Zerlegung im Körper fähig sind, welche unter 40° flüssig sind; Stearin z. B. ist vollkommen unverdaulich.

Es besteht indess auch die Möglichkeit das Fett aus Eiweiss im Körper abzuspalten. Dies geschieht besonders dann, wenn gleichzeitig reichliche Mengen von Kohlehydraten in den Säften vorhanden sind. Das in solcher Weise im Körper abgeschiedene Fett hat dann die gleichen Funktionen, wie das in der Nahrung zugeführte; immerhin repräsentirt aber diese Bildung von Fett aus Eiweiss einen Umweg und eine gewisse Belastung des Körpers.

Ferner kann auch das Fett unter Umständen sich im Körper bilden aus Kohlehydraten, aber nur dann, wenn letztere in sehr reichlicher Menge vorhanden sind. Praktisch und speciell bei der menschlichen Ernährung wird dieser Fall ausserordentlich selten eintreten. — Eine gewisse Differenz zwischen dem im Körper aus anderen Stoffen gebildeten Fett und dem in der Nahrung zugeführten scheint indessen doch vorzuliegen: Das erstere wird entschieden schneller zerstört und ist daher weniger geeignet im Körper abgelagert zu werden, als das Nahrungsfett.

Sehr gut geeignet zur Vertretung des Fettes sind die Fettsäuren, die einen so grossen Procentsatz im Fettmolekül ausmachen, dass sie ungefähr die gleiche ersparende Wirkung ausüben, wie die Fette selbst. Das Glycerin dagegen hat keinerlei Einfluss, weder auf den Eiweiss-, noch auf den Fettumsatz, ist aber auch ohne Schaden.

3. Die Kohlehydrate.

Mit Eiweiss und Fett sollte der Mensch eigentlich seinen Nahrungsbedarf vollständig decken können; indessen gelingt das sehr schwer und zwar deshalb, weil die Grenzen für die Resorption der Fette beim Menschen relativ eng gezogen sind. Wir sehen daher, dass in der Nahrung noch ein anderer stickstofffreier Bestandtheil in ausserordentlich grosser Menge genossen wird, nämlich die Kohlehydrate (Glycosen von der Formel $C_6H_{12}O_6$ resp. Anhydride derselben). Merkwürdigerweise finden wir aber im Körper stetig nur Spuren von Kohlehydraten, kleine Mengen von Glycogen, die gegenüber den 4—500 g genossener Kohlehydrate völlig verschwinden. Es erklärt sich dies dadurch, dass die Kohlehydrate unter allen Umständen bei Ruhe und Arbeit rasch und vollständig im Körper zerfallen und zu den Endproducten Kohlensäure und Wasser verbrannt werden. Sie werden also nie zu bleibender Körpersubstanz umgewandelt, ausgenommen den einzigen Fall, wo bei sehr grossen Gaben ein Theil zur Fettbildung verwandt wird.

Bei ihrer völligen und schnellen Verbrennung leisten dann die Kohlehydrate 1. erhebliche Mengen Wärme. 2. Vor Allem äussern sie eine den Eiweissumsatz herabsetzende Wirkung, und zwar unter allen Umständen, einerlei ob viel oder wenig Eiweiss in den Säften circulirt, also vollkommener als die Fette. 3. Bewirken die Kohlehydrate auch eine geringere Zerstörung des im Säftestrom circulirenden Fettes, und führen häufig eine Ablagerung von Fett im Körper herbei. — Kohlehydrate, Fette und Eiweissstoffe vertreten sich in Bezug auf die Verhütung des Fettverlustes in demselben Maasse wie sie Calorieen bilden; d. h. 100 g Fett sind gleichwerthig = 240 g Kohlehydrate und = 211 g Eiweiss. 4. Die Kohlehydrate begünstigen, wenn sie neben reichlichem Eiweiss vorhanden sind, die Abspaltung von Fett aus Eiweiss oder — seltener — erfahren selbst eine Umwandlung in Fett.

Was die Deckung des Kohlehydratbedarfs angeht, so geschieht dieselbe durch die Kohlehydrate der Nahrung, durch Rohr- und Milchzucker, hauptsächlich aber durch Stärke, die allmählich und langsam im Darm in resorbirbaren Zucker übergeht und also gleichsam ein nachhaltiges Reservoir darstellt, aus welchem der Körper für lange Zeit fortgesetzt kleinere Mengen von Kohlehydraten in den Säftestrom überführt.

4. Das Wasser.

Wie aus der Tabelle auf S. 229 hervorgeht, zeigen die einzelnen Organe des Körpers einen sehr verschiedenen Wassergehalt, dagegen ist der Wassergehalt desselben Organs bei verschiedenen Menschen und Thieren ausserordentlich gleichmässig. Durch Einlagerung von Fetten kann indess der gesammte Wassergehalt des Körpers und namentlich derjenige der Muskeln ein sehr viel geringerer werden. Im Muskel findet man oft bis zu 34 Procent Fett und dann nur 50 Procent Wasser statt wie gewöhnlich 78 Procent. — Geringeren Wassergehalt des Blutes hat man bei Choleraleichen beobachtet; im Uebrigen zeigen die Analysen sehr unwesentliche Veränderungen im Wassergehalte; aber schon minimale procentische Schwankungen sind für den Körper bedeutungsvoll.

Die Wasserausscheidung des Körpers beträgt bei Ruhe ca. 2000 g, bei Arbeit ca. 3000 g. Das ausgeschiedene Wasser entstammt theils dem genossenen und präformirt in den Körper übergeführten Wasser, theils ist es im Körper gebildet durch Wasserstoffverbrennung. Von den Kohlehydraten werden ca. $^3/_5$ des Gewichts in Form von Wasser ausgeschieden; 500 g genossener Kohlehydrate liefern also 300 g Wasser.

Das Wasser hat im Körper eine Reihe von wichtigen Funktionen. Es bildet einen wesentlichen Bestandtheil der Organe und Säfte; es ist als Lösungsmittel und zum Transport der löslichen Substanzen von grosser Bedeutung; es betheiligt sich an der Wärmeregulirung des Körpers.

Es ist daher voller Ersatz der ausgeschiedenen Wassermenge erforderlich, und dieser erfolgt vorzugsweise durch Zufuhr von Wasser, kann aber auch durch Zufuhr verbrennbaren Wasserstoffs geschehen. Manche Thiere (Pflanzenfresser) kommen nur mit der letzteren Art von Zufuhr und ohne Wassergenuss längere Zeit aus. Für den Menschen ist indess präformirtes Wasser in einer Menge von 1—2000 g und mehr erforderlich.

Eine abnorme Verminderung der Wasserzufuhr kommt bei frei gestellter Nahrungsaufnahme kaum vor (vgl. S. 101); dagegen kann sehr leicht ein Uebermaass von Wasser eingeführt werden.

Vorübergehende Erhöhung der Wasserzufuhr bewirkt dann zunächst eine vermehrte Stickstoffausscheidung, die indess wesentlich auf Ausspülung angesammelter Exkrete beruht. Anhaltende abnorm starke Wasserzufuhr hat insofern gewisse Nachtheile im Gefolge, als leicht eine starke Verdünnung der Verdauungssäfte und nach Angabe einiger Beobachter eine Ueberbürdung des Pfortaderkreislaufs entsteht, welche auf die allgemeinen Verhältnisse des Blutdrucks zurückwirkt. Ferner wird dabei den circulatorischen Apparaten übermässige Arbeit zugemuthet, und die Zellfunktionen scheinen weniger energisch vor sich zu gehen. Allerdings verfügt der Körper über gute regulatorische Vorrichtungen und der völlig gesunde Körper kann daher auch den Genuss grosser Flüssigkeitsmengen lange Zeit ohne Schaden ertragen. Aber wenn geringe Abnormitäten, Herzschwäche, Verdauungsstörungen, Anämie u. s. w. bereits vorliegen, sollte unnöthige Wasserzufuhr vermieden werden.

Zu einer Steigerung des Wassergehalts des Körpers kann es bei ungenügender Eiweisszufuhr, resp. bei Hunger kommen. Voit stellte fest, dass ein Hund von 20 kg Gewicht, der täglich mit ca. 1000 g Brod = 10 g Stickstoff gefüttert wurde und demnach in 41 Tagen 410 g Stickstoff erhielt, in dieser selben Zeit 536 g Stickstoff ausschied, also 126 g Stickstoff von seinem Körper zusetzte, d. h. ungefähr 4000 g Fleisch. Der Hund hätte mithin nach Beendigung der Versuchsreihe eigentlich nur noch 16 kg wiegen müssen; das war aber nicht der Fall, sondern das Gewicht betrug am Schluss ungefähr so viel wie zu Anfang der Versuche und zwar deshalb, weil der Hund statt des verlorenen Eiweisses entsprechend Wasser und Fett angesetzt hatte. Erhalten derartige schlecht genährte Versuchsthiere demnächst wieder eiweissreiche Kost, so scheiden sie dann eine die Einfuhr weit übersteigende Wassermenge aus.

Es geht daraus hervor, dass das Gewicht eines Individuums sehr trügerisch sein kann. Ein Mensch kann schwer sein und grosse Körpermasse haben, aber sein Ernährungszustand ist vielleicht ein sehr schlechter dadurch, dass Fett und Wasser in abnormem Grade die Substanz seiner Organe und Säfte ausmachen.

Die Täuschung kommt zu Tage, sobald es gilt, andauernde energische Leistungen auszuführen. Ein Körper mit schlechtem Eiweissbestande muss erst langsam trainirt werden, das Wasser muss ausgeschieden, das überschüssige Fett durch Muskelübungen zerstört und beides durch Eiweiss ersetzt werden, ehe andauernde Arbeit geleistet werden kann.

5. Die Salze.

Im Körper befinden sich Phosphate, Sulfate, Chloride, Carbonate; als Basen Alkalien, Kalk, Magnesia, Eisen; in der Zellsubstanz vorzugsweise Kaliumphosphat, in den Säften Kochsalz. Theilweise scheinen die Salze mit den organischen Molekülen verbunden zu sein. — Die einzelnen Organe haben sehr verschiedenen Aschengehalt; die Schwankungen bei demselben Organ sind jedoch äusserst gering. Für alle Gewebe, ebenso für die Diffusionsvorgänge, die Verdauungssäfte etc. scheint ein bestimmter gleichmässiger Salzgehalt erforderlich zu sein.

Fortwährend scheidet der Körper in Harn und Koth die vorerwähnten Salze aus und zwar sind dieselben dann zum Theil überschüssig in die Säfte aufgenommen, zum Theil durch den Zerfall von Eiweiss und Zellsubstanz frei geworden. Werden diese Salze nicht ausreichend ersetzt, so giebt der Körper zunächst eine Zeitlang aus seinem Bestande her; bei andauernd salzarmer Nahrung treten eigenthümliche nervöse Erscheinungen und schliesslich der Tod ein. Derartige Folgen beobachtet man aber nur bei Ernährung mit künstlich salzfrei gemachter Nahrung; in der üblichen Kost sind die nöthigen Salzmengen gewöhnlich vollauf enthalten.

Nur einzelne Salze werden zuweilen in zu geringer Dosis eingeführt. So kann es z. B. beim Hund durch ausschliessliche Fleischnahrung zu einem Kalkdeficit und damit zu rachitischen Erscheinungen kommen. Bei Kindern führt nicht selten eine zu geringe Resorption des im übrigen reichlich vorhandenen Kalks der Milch zu Rachitis. — Bei ausschliesslicher Pflanzennahrung entsteht ferner ein Kochsalz-Deficit, indem die Kalisalze der Vegetabilien sich mit dem Kochsalz des Körpers umsetzen; es werden Natriumphosphat und Kaliumchlorid gebildet und es kommt so eine fortgesetzte Verarmung an ClNa zu Stande. — Ein Mangel an Kalisalzen in Folge ausschliesslich animalischer Kost soll Skorbut hervorrufen; doch ist dies unwahrscheinlich, da auch bei vorwiegender Pflanzenkost (Gefangene) oft Skorbut beobachtet wird.

Sehr empfindlich scheint endlich der Körper gegen eine zu geringe Zufuhr von Eisen zu sein. Man nimmt an, dass das Eisen in organischen, den Nucleïnen ähnlichen Verbindungen resorbirt wird, von denen im Ganzen nur sehr kleine Mengen für den Körper erforderlich sind, die aber durch Zugabe von Eisensalzen gegen vorzeitige Zerlegung im Darm geschützt und dann leichter in intaktem Zustande resorbirt werden.

6. Die Genuss- und Reizmittel.

Eine aus reinem Eiweiss, Fett, Kohlehydraten, Wasser und Salzen zusammengesetzte Nahrung würde immer in einem wesentlichen Punkte noch einer Ergänzung bedürfen: sie würde nur mit Widerstreben genossen werden, so lange nicht eine Gruppe von Stoffen vertreten ist, die wir regelmässig in der Nahrung aller Völker beobachten, nämlich die sogenannten „Genussmittel". Theils versteht man unter dieser Bezeichnung die in der Nahrung enthaltenen oder ihr zugesetzten schmeckenden Stoffe (die schmeckenden Stoffe des gebratenen Fleisches; das Aroma der Früchte; organische Säuren, wie Weinsäure, Citronensäure; auch der Zucker; ferner die sog. Würzmittel, wie Salz, Pfeffer, Senf u. s. w.); theils Substanzen, welche weniger wegen ihres Geschmacks, als vielmehr wegen ihrer anregenden Wirkung auf das Nervensystem genossen werden, also mehr als Reizmittel fungiren (Thee, Kaffee, Alkohol, Tabak).

Früher hat man manchen dieser Substanzen einen nährenden oder die Zersetzung von Nährstoffen ersparenden Effekt zugeschrieben. Diese Ansicht ist jedoch als unrichtig erwiesen; kleinere Dosen haben (abgesehen vom Zucker) keinerlei stoffliche Wirkung; grössere Gaben auch von Thee, Kaffee, Cacao etc. führen eher zu einer Steigerung des Eiweissumsatzes. Aehnlich verhält es sich mit dem Alkohol.

Sodann hat man sich wohl vorgestellt, dass wenigstens die Ausnutzung der Nahrung im Darm wesentlich durch den Zusatz der Genuss- und Reizmittel beeinflusst werde. Auch das hat sich nicht bestätigt. Von Thieren und Menschen wird eine geschmacklose oder gar widerliche, mit Ekel genossene Nahrung ebensogut ausgenutzt, wie unter Zusatz Appetit reizender Stoffe.

Die Bedeutung der Genussmittel liegt vielmehr darin, dass sie zunächst zur Aufnahme von Nahrung anregen. Selbst Versuchsthiere weisen eine künstlich geschmacklos gemachte Kost hartnäckig zurück, auch wenn ihnen keine andere Nahrung geboten wird. Der Mensch ist insofern weit empfindlicher, als gewisse Aeusserlichkeiten, ein fremdes Aussehen, ein ungewohnter Geruch, ein unappetitliches Arrangement bereits die Aufnahme der Nahrung hindern; ferner stumpft er sich gegen die gleichen Geschmacksreize ausserordentlich leicht ab und verlangt eine häufige Abwechslung derselben. In den Gefängnissen ist nichts mehr gefürchtet, als das ewige Einerlei der breiigen Consistenz der Kost und des Hülsenfruchtaromas; und sehr häufig beobachtet man dort den Zustand der „Abgegessenheit", in welchem die gleiche Nahrung hartnäckig verweigert wird, die vor Wochen oder Monaten gern genossen wurde. Dieser zwingende Einfluss der Geschmacksreize auf die Nahrungsaufnahme ist in früherer Zeit viel zu wenig gewürdigt worden.

Zweitens äussern viele unter den Genuss- und Reizmitteln eine günstige Wirkung auf die Verdauungsorgane, regen (wie z. B. kleine Dosen Alkohol, Nicotin u. a. m.) Magen- und Darmbewegung an oder befördern (wie Zusatz von Kochsalz, Pfeffer, Senf) die Sekretion der Verdauungssäfte. Dazu äussern noch manche dieser Substanzen eine hemmende und regulirende Wirkung auf das Bakterienleben im Darm; besonders die ätherischen Oele, Senföl, in geringerem Grade auch

Alkohol, Kaffee etc. sind geradezu Desinficientien und können daher sehr wohl die Zersetzungen im Speisebrei und den Resorptionsmodus beeinflussen. — Ist also auch die schliessliche Ausnutzung einer Kost mit und ohne Reizmittel ziemlich die gleiche, so treten doch im letzten Falle leicht allerlei Störungen der Verdauung auf, welche die Nahrungsaufnahme herabsetzen; und es ist eben Aufgabe der genannten, je nach Bedarf abzustufenden Reizmittel, die Verdauung so zu leiten, dass sie ohne alle Belästigung abläuft und die weitere Nahrungszufuhr nicht beeinträchtigt.

Drittens sind dann die eigentlichen Reizmittel noch dadurch wichtig, dass sie die Empfindung ungenügender Ernährung und Leistungsfähigkeit verdecken. Ihre die Nerven anregende, den Blutdruck und die Energie steigernde Wirkung steht mit psychischen Eindrücken, begeisternden Ideen etc. auf einer Stufe. In unserer Zeit regen Schaffens und Strebens sind derartige Reizmittel, welche unabhängig von störender Nahrungsaufnahme die Leistungsfähigkeit des ermüdeten Körpers wieder herstellen, von grosser Bedeutung. Zweckmässig werden dabei nur solche Mittel verwendet, welche von störenden Neben- und Nachwirkungen möglichst frei sind, und eine feine, dem jeweiligen Bedarf angepasste Abstufung gestatten. Tabak, Thee, Kaffee sind in dieser Beziehung dem Alkohol weit vorzuziehen, der leicht zu Verdauungsstörungen Anlass giebt und bei einer Ueberschreitung der richtigen Dosis das Gegentheil des gewünschten Effekts, eine Erschlaffung des Körpers, hervorruft.

Haben somit die Genuss- und Reizmittel unleugbar eine grosse und vielseitige Bedeutung für die Ernährung, so ist doch andererseits ein Masshalten in ihrem Gebrauch auf's dringendste indicirt. In grösserer Menge und häufigerer Anwendung wirken manche dieser Mittel schädigend auf die Verdauung, so namentlich der Zucker, der Alkohol, das Nicotin. Vor allem ist aber beim Gebrauch der Reizmittel darauf zu achten, dass nicht etwa Gewöhnung an kleine Dosen eintritt, welche zur Anwendung stetig grösserer verleitet; ferner dass, wenn der Körper durch Reizmittel über das Nahrungsbedürfniss weggetäuscht wurde, die Nahrungszufuhr in vollem Maasse nachgeholt wird. Andernfalls ist eine schnelle und schwer reparable Verschlechterung des Ernährungszustandes unausbleiblich.

II. Quantitative Verhältnisse des Nährstoffbedarfs.

Zur Ermittelung der erforderlichen Nährstoffmengen dienen folgende Wege:

1) Untersuchungen im Respirationsapparat. Auf diese Weise sind

einzelne sehr wichtige Resultate erhalten. Jedoch sind die Versuche im Respirationsapparat zu mühsam und zeitraubend, als dass dabei alle die verschiedenen, auf den Nahrungsbedarf einwirkenden Faktoren im einzelnen berücksichtigt und brauchbare Mittelzahlen gewonnen werden könnten.

2) Stickstoffbestimmungen im 24 stündigen Harn von zahlreichen gesunden, in normaler Weise leistungsfähigen Menschen. Es wird dabei allerdings nur die Grösse des Stickstoffumsatzes festgestellt, die stickstofffreien Nährstoffe bleiben unberücksichtigt. Richtige Mittel werden nur dann erhalten, wenn grosse Beobachtungsreihen zu Grunde gelegt werden.

3) Ausgehend von der Erwägung, dass das Menschengeschlecht durch Instinkt und uralte Tradition im grossen Ganzen eine richtige Zusammensetzung der Nahrung gefunden hat, können wir aus der Kost frei lebender gesunder Individuen die nothwendige Menge und das richtige Mischungsverhältniss der Nahrung entnehmen. Auch hier erhält man aber nur brauchbare Zahlen, wenn sehr zahlreiche Untersuchungen ausgeführt werden. Das Verfahren besteht darin, dass stets eine der genossenen gleiche Portion der Nahrung ins Laboratorium geschafft und dort einer genauen Analyse unterworfen wird. Womöglich ist die Stickstoffbestimmung im 24 stündigen Harn zuzufügen, damit man sich von dem Gleichgewichtszustand des Körpers der untersuchten Individuen überzeugt. Ferner ist die Menge der erfahrungsgemäss nicht resorbirten Nährstoffe zu berücksichtigen. — Bei zahlreichen Arbeitern, Aerzten u. s. w. sind in dieser Weise Erhebungen angestellt.

4) Mit Hülfe sorgfältig geführter Haushaltungsbücher, wie sie sich in manchen Familien, in öffentlichen Anstalten, beim Militär u. s. w. vorfinden, kann man die gewünschten Bedarfszahlen durch einfache Berechnung finden. Auch die statistisch festgestellte, in einem ganzen Lande verzehrte Menge bestimmter Nahrungsmittel gestattet derartige Berechnungen. Zunächst ermittelt man die bei der Zubereitung der Speisen übrig bleibenden Abfallstoffe und zieht diese von der Menge der rohen Nahrungsmittel ab; dann berechnet man nach vorliegenden Tabellen (s. unten) die in den genossenen Nahrungsmitteln vorhandenen resorbirbaren Nährstoffe; und erhält so schliesslich diejenige Menge der einzelnen Nährstoffe, welche von einem Individuum pro Tag oder pro Jahr verzehrt wird.

Aus den nach diesen verschiedenen Methoden angestellten Untersuchungen haben sich bestimmte Mittelzahlen für den Nährstoffbedarf ergeben, die im Folgenden aufgeführt werden sollen.

Da das Verhältniss der resorptionsfähigen Nährstoffe zu den nicht resorbirbaren bei den verschiedenen Nahrungsmitteln stark variirt, ist dabei die Menge der resorbirbaren Eiweissstoffe, Fette und Kohlehydrate als einheitlicher Massstab zu Grunde zu legen. — Der wechselnde Bedarf des Körpers, je nachdem nur der Bestand erhalten, oder Ansatz von Eiweiss oder Fett, oder aber Verlust von Fett erzielt werden soll, sowie schliesslich der Bedarf des wachsenden Körpers, erfordert die Sonderung der Ergebnisse in 5 einzelne Abtheilungen.

1. Erhaltung des Körperbestandes (Erhaltungskostmaass).

Als Mittelzahl für den 24stündigen Nährstoffbedarf erwachsener Männer ist von Voit festgestellt:

105 g verdauliches Eiweiss, 56 g Fett, 500 g Kohlehydrate
oder: „ „ „ „ 98 „ „ 400 „ „

Diese Zahl unterliegt durch den Einfluss verschiedener Momente erheblichen Schwankungen:

1) durch die Körpergrösse oder genauer den Umfang der thätigen Muskel- und Drüsenzellen. Derselbe ist von grosser Bedeutung; oft treten bei der Vergleichung ganzer Völker oder Bevölkerungsklassen ausgeprägte Differenzen hervor, z. B. sind durchschnittlich bei dem kleineren und schwächlichen sächsischen Arbeiter wesentlich niedrigere Zahlen beobachtet als bei dem grösseren und kräftigeren oberbaierischen Arbeiter.

2) durch die individuelle Energie und Reizbarkeit. Lebhafte, leicht erregte, immer geistig thätige Menschen bedürfen grösserer Nahrungsmengen zur Erhaltung ihres Körperbestandes als trägere Temperamente. Auch derartige Gegensätze finden sich oft bei ganzen Völkerracen ausgeprägt (Yankees und Kreolen).

3) durch die Arbeitsleistung. Wie oben hervorgehoben, wird bei der Arbeitsleistung die Fettzerlegung wesentlich gesteigert. Es ist also dem Arbeitenden mehr Fett in der Nahrung zuzuführen oder reichlich Kohlehydrate neben genügendem Eiweiss. Ein Zuviel von Kohlehydraten würde leicht die Verdauungsorgane belästigen und die Leistungsfähigkeit herabsetzen; daher ist jedenfalls ein Theil des Kohlenstoffs in Form von Nahrungsfett zuzuführen. — Bei andauernder angestrengter Arbeit ist aber nicht minder eine Erhöhung der Eiweisszufuhr nothwendig, weil dann die zerlegenden Zellen verhältnissmässig grossen Umfang haben und auch ein starker Eiweissgehalt der Säfte für die Unterhaltung der energischen Leistung nothwendig ist.

4) durch das Lebensalter. Mit dem Alter pflegt der Stoffumsatz abzunehmen; jedoch tritt dieser Zeitpunkt oft sehr spät ein und bei Erhaltung der geistigen Regsamkeit vermindert sich auch der Nahrungs-

bedarf nur wenig. — Ueber den Bedarf des kindlichen und wachsenden Körpers s. unten.

5) Das Geschlecht. Frauen haben im Allgemeinen, entsprechend ihrem kleineren Körper und der geringeren Arbeitsleistung geringeren Nährstoffbedarf. Bei alten sich ruhig verhaltenden Frauen (Spittelbewohnerinnen) finden wir das niedrigste Kostmass, das überhaupt zur Beobachtung gelangt.

6) Eine Ausnahme machen die Frauen zur Zeit der Gravidität und namentlich zur Zeit der Laktation. Während der Laktation ist in erster Linie reichliche Eiweisszufuhr nothwendig, weil bei einer Verminderung desselben die Sekretion der Milch rasch beeinträchtigt wird und Schrumpfen der Milchdrüse eintritt. Erhöhte Fett- und Kohlehydratzufuhr wirkt bei zu wenig Eiweiss in keiner Weise steigernd auf die Milchsekretion.

7) Witterung und Klima. Je nach der Aussentemperatur variirt der Eiweisszerfall relativ wenig, der Fettzerfall bedeutend. Kälte bewirkt, theils in Folge der unwillkürlich vermehrten Muskelactionen, theils in Folge des Kältereizes auf die sensiblen Nerven, erhebliche Steigerung des Fettzerfalls. Bei gleichbleibender Kost müssten wir daher eigentlich im Sommer an Gewicht zu-, im Winter abnehmen. Thatsächlich tritt indess meist das Gegentheil ein, weil im Sommer der Appetit geringer ist, leichter Verdauungsstörungen auftreten, und weil zeitweise reichlichere Bewegung im Freien zu starker Schweisssekretion und lebhafterer Fettzerlegung Anlass giebt. Extrem hohe Temperaturen (über 27°) scheinen ausserdem durch nervösen Einfluss steigernd auf den Umsatz zu wirken.

Im Sommer und im heissen Klima ist daher die Eiweisszufuhr nicht herabzusetzen, dagegen die Fettzufuhr auf der untersten Grenze (40—50 g) zu halten. Arbeitsleistungen erfordern zwar auch hier eine stärkere Darreichung von Fett, indess ist sehr wohl zu beachten, dass die Abgabe der dabei producirten Wärme auf Schwierigkeiten stossen kann und dass es eventuell geboten ist, die Arbeit einzuschränken. Ausserdem pflegt ein Widerwille gegen die Aufnahme fetter Speisen vorhanden zu sein, und man deckt den Bedarf des Körpers lieber mit Kohlehydraten, die bei ruhigem Verhalten zu 3—400 g, bei Arbeit zu 4—500 g eingeführt werden müssen. Am zweckmässigsten ist leicht verdauliche Stärke, nicht grössere Mengen von Zucker, der zu rasch resorbirt und zerlegt wird und der Entwärmung des Körpers Schwierigkeiten bereitet. Mageres Fleisch, Reis, Mais und Brot bilden demnach die besten Grundlagen der Nahrung im heissen Klima.

Im Winter und namentlich im kalten Klima ist energische

Wärmeproduction, ferner die Ablagerung einer gewissen Fettschicht im Körper, welche die Wärmeabgabe einschränkt, von Vortheil; sodann sind ausgiebige willkürliche und unwillkürliche Bewegungen zu bestreiten. Für alle diese Zwecke ist reichliche Fettzufuhr indicirt; daneben aber auch reichliche Eiweiss- und Kohlehydratmengen.

Für die wichtigsten Schwankungen im Erhaltungskostmaass ergiebt sich sonach folgende Uebersicht:

	Verd. Eiweiss	Fett	Kohlehydrate
Kräftiger Mann, ruhend	105 g	50 g	4—500 g
Schwächlicher Mann, ruhend . .	85 „	40 „	3—400 „
Alte Frau, ruhend	71 „	30 „	250 g
Kräftiger Mann, mässig arbeitend	122 „	75—100 g	4—500 g
Kräftiger Mann, stark arbeitend .	133 „	100—150 „	5—600 „
Frau zur Zeit der Laktation . .	130 „	100 g	450 g

2. Eiweiss-(Fleisch-)Ansatz beim Erwachsenen.

Ein Fleischansatz ist z. B. erforderlich bei Reconvalescenten, insbesondere nach fieberhaften Krankheiten, wo wir einen erheblich erhöhten Umsatz im Körper, eine gesteigerte Ausscheidung von Stickstoff, Kohlensäure, Salzen (namentlich Kalisalze) und in Folge dessen rasche Abnahme des Körpergewichtes beobachten. — Was zunächst die Ernährung während der Krankheit betrifft, so hatte man früher wohl die Vorstellung, als ob durch Darreichung von Nahrung die Temperatur erhöht werden müsse. Aus den oben erwähnten Stoffwechselversuchen weiss man aber, welch enorme Mengen von Nahrungsstoffen zerlegt werden können, ohne dass die Körpertemperatur sich irgendwie ändert. Die Zufuhr von Nahrung ist daher für die Körpertemperatur relativ belanglos und erst wenn die regulatorischen Apparate nicht richtig funktioniren, kann, unbekümmert um die Nahrungszufuhr, Temperaturerhöhung eintreten. Insofern ist daher eine Aufnahme von Nahrung während des Fiebers nicht contraindicirt; wohl aber kommt es häufig vor, dass es im Magensaft an Salzsäure fehlt, dass der Darmtractus der Kranken sehr empfindlich ist und durch die Nahrungszufuhr gereizt wird. Mit Rücksicht hierauf wird man gewöhnlich nur ein geringes Quantum leicht verdaulicher Nahrung reichen können; so viel irgend statthaft ist, sollte man aber zuführen, damit nicht eine zu rasche Verarmung des Körpers an Eiweiss eintritt.

In erster Linie sind in solchen Fällen Kohlehydrate indicirt (feinste Mehle, Reis, Maltose u. s. w.), da durch diese der Eiweisszerfall in wirksamster Weise beschränkt wird. Fette sind als zu schwer verdaulich und unter solchen Umständen gar nicht eiweisssparend ganz auszuschliessen; Eiweiss ist in geringer Menge und in leicht verdaulicher Form (Pepton, gehacktes Fleisch, s. unter „Fleisch“) zu geben, aber erst dann, wenn die Kohlehydrate in gewisser Menge zugeführt sind. Wollte man zunächst auf die Zufuhr von Eiweiss Bedacht nehmen, so würde damit nur der Umsatz im Körper vermehrt und die Eiweissverarmung des Körpers eher beschleunigt werden.

In der Reconvalescenz ist, so lange noch kein grösseres Nahrungsvolum aufgenommen werden kann, aus denselben Gründen das Hauptgewicht auf Kohlehydrate zu legen, um auch weiterhin die Eiweisszerstörung möglichst zu beschränken. In einer späteren Periode, wenn bereits 3—400 g Kohlehydrate genossen werden, ist dann das Eiweiss gleichzeitig zu steigern. Wird die Zufuhr von beiden reichlich (130 g Eiweiss, 4—500 g Kohlehydrate), so ist durch Muskelbewegungen einem zu starken Fettansatz vorzubeugen. Nahrungsfett ist nur in geringer Menge zu geben, da es leicht Widerwillen erregt. Die Vegetabilien, mit welchen der grösste Theil des Kohlehydratbedarfs gedeckt werden muss, liefern zugleich einen Ersatz der im Fieber vermehrt ausgeschiedenen Kalisalze.

Ein besonderer Fall einer auf Fleischansatz berechneten Ernährung liegt dann vor, wenn durch eine länger währende irrationelle Kost Eiweissverarmung des Körpers eingetreten und Wasser und Fett an Stelle der verlorenen Eiweissstoffe zur Ablagerung gekommen ist (S. 238). Solche „aufgeschwemmte“ Individuen müssen vor Allem reichlich Eiweiss, daneben die gewöhnliche auch in der Ruhe zerstörte Fettmenge und relativ wenig Kohlehydrate (130—150 g Eiweiss, 50 g Fett, 300—350 g Kohlehydrate) erhalten. Um das Volum der Nahrung zu ergänzen und Sättigung zu erzielen, sind cellulosereiche Gemüse und Früchte zuzufügen. Ferner sind systematische Muskelbewegungen erforderlich, um das überschüssige Körperfett zu zerstören; und der Wassergenuss ist möglichst einzuschränken resp. wenigstens während der Mahlzeiten zu vermeiden. Die Insufficienz der Verdauungssäfte eiweissarmer Individuen macht es ausserdem oft nothwendig, dass nur leicht verdauliche Kost (Anfangs zum Theil Pepton, geschabtes Fleisch etc.), event. unter Zufügung von Salzsäure und Pepsin, gereicht wird.

3. Fettansatz.

Eine stärkere Fettablagerung wird beim Menschen nicht angestrebt, da sie die Leistungsfähigkeit des Körpers hemmt und oft geradezu pathologisch wird. Wohl aber kommt es unabsichtlich nicht selten zu hochgradiger Obesität durch eine irrationelle Ernährung, und es ist wichtig zu wissen, welche Lebensweise den Fettansatz am meisten befördert, damit eine solche vermieden werden kann. Im Allgemeinen gelingt die intensivste „Mästung“ durch genügende Eiweiss- und reichliche Fett- und Kohlehydratzufuhr neben möglichster Körperruhe. Ob Fett oder Kohlehydrate besser wirken, das hängt namentlich ab von der Leistungsfähigkeit der Verdauungsorgane. Bei Pflanzenfressern gelingt die Mästung lediglich mit Eiweiss und Kohlehydraten, wobei allerdings die Eiweissmenge gleichfalls etwas zu steigern ist. Beim Menschen zeigt die Combination von reichlich Fett und reichlich Kohlehydraten gewöhnlich den schnellsten Effekt (etwa 120 g Eiweiss, 100 g Fett 5—600 g Kohlehydrate). Körperruhe ist eine der wesentlichsten Bedingungen zum Gelingen der Mästung. Ausserdem gehört aber auch eine gewisse individuelle Disposition, ein phlegmatisches Temperament, dazu, das sich bei Manchen erst im Alter einstellt.

4. Fettverlust.

Abgesehen von der Darreichung von Medicamenten, namentlich Laxantien, kann eine Entfettung des Körpers erzielt werden:

a) Durch forcirte Körperbewegung ohne gleichzeitige Steigerung der Nahrung; das Körperfett muss dann der Zerstörung anheimfallen. Der Fettansatz beginnt aber wieder, sobald die Bewegung vermindert oder die Nahrungszufuhr erhöht wird; letzteres geschieht um so leichter, als die forcirte Bewegung den Appetit lebhaft anzuregen pflegt.

b) Durch fast völliges Fortlassen des Fettes und der Kohlehydrate und fast ausschliessliche Ernährung mit Eiweiss (Bantingkur). Die Kost ist alsdann zur Deckung der Gesammtausgaben des Körpers stets unzureichend, daher wird das Fett des Körpers in den Zerfall einbezogen; durch reichliche Bewegung ist dieser Zerfall zu beschleunigen. Häufig wird bei diesem Regime das Hungergefühl zu lästig; ferner entstehen leicht Verdauungsstörungen, und bei langer Fortsetzung der Kur bewirkt der durch die grossen Eiweissmengen der Nahrung immer mehr gesteigerte Eiweisszerfall eine nicht unbedenkliche Eiweissverarmung des Körpers.

c) Ebstein's Methode, bei welcher sehr geringe Mengen von Kohlehydraten, aber reichlich Fett und mässig Eiweiss gegeben wird. Die Gesammtmenge der Nahrung ist unzureichend; das Hungergefühl soll aber durch die reichlichen Fettmengen unterdrückt und die Kur somit für längere Zeit durchführbar werden. Bei Vielen erzeugen indess die grossen Fettgaben Widerwillen oder Verdauungsstörungen; und dann kommt es zu rascher Eiweissverarmung, die gerade bei fetten

Individuen gefährlich ist. Für Solche, die viel Fett consumiren und vertragen können, ist die Kur erfolgreich und ohne Beschwerden.

d) In den meisten Fällen empfiehlt sich eine Ernährungsweise, die mit gewissen Modificationen von Voit, Oertel und Schwenninger angegeben ist. Dieselbe besteht in reichlicher Eiweiss-, normaler Fett-, zu niedriger Kohlehydratzufuhr; ferner ist starke Körperbewegung vorgeschrieben; die Wasseraufnahme soll beschränkt und zwischen die Mahlzeiten verlegt werden; um das Hungergefühl zu beschwichtigen, ist die Nahrung auf zahlreiche kleine Mahlzeiten zu vertheilen und Früchte, zarte Gemüse etc., die weiche Cellulose liefern und nicht nähren, aber sättigen, sind nach Bedarf zuzufügen. Allmählich ist die Kohlehydratmenge etwas zu steigern und der Norm mehr und mehr zu nähern, damit keinesfalls Eiweissverarmung des Körpers eintritt.

Sorgfältiges Individualisiren ist bei der Auswahl und Durchführung der Entfettungskuren durchaus erforderlich; bei fanatischem Festhalten an einem Schema kommen sehr leicht schwerere Ernährungsstörungen zu Stande.

5. Bedarf des wachsenden Körpers.

Die Gewichtszunahme des wachsenden männlichen Körpers erhellt aus folgender Tabelle:

Alter	Tägliche Zunahme	Absolutes Gewicht	Alter	Tägliche Zunahme	Absolutes Gewicht	Alter	Tägliche Zunahme	Absolutes Gewicht
	Gramm	Kilo		Gramm	Kilo		Gramm	Kilo
0	0	3·5	7 Monate	12	8·33	9 Jahre	5·0	24·1
1 Woche	0	3·5	8 „	10	8·63	10 „	5·5	26·1
2 Wochen	43	3·85	9 „	10	8·93	11 „	5·0	27·9
3 „	50	4·25	10 „	9	9·2	12 „	8·8	31·0
4 „	43	4·45	11 „	8	9·45	13 „	11·8	35·3
5 „	43	4·8	12 „	6	9·6	14 „	14·0	40·5
6 „	30	5·0	2 Jahre	6·7	12·0	15 „	16·2	46·4
7 „	30	5·2	3 „	6·0	13·2	16 „	19·2	53·4
8 „	30	5·4	4 „	5·2	15·1	17 „	11·0	57·4
3 Monate	28	6·35	5 „	4·4	16·7	18 „	10·7	61·3
4 „	22	7·05	6 „	3·5	18·0	19 „	5·5	63·3
5 „	18	7·55	7 „	6·0	20·2	20 „	4·7	65·0
6 „	14	7·97	8 „	6·0	22·3			

Demnach ist die Zunahme des Körpergewichts weitaus am bedeutendsten in den ersten 3 bis 4 Lebensmonaten; von da ab beginnt der Verlauf der Curve sich allmählich abzuflachen, bis zwischen dem

13. und 16. Jahre nochmals ein steileres Ansteigen erfolgt, so dass im 16. Jahre die tägliche Gewichtszunahme derjenigen des 4. bis 5. Lebensmonats gleichkommt.

Es würde jedoch irrig sein, wollte man wesentlich aus dieser Gewichtszunahme die Nothwendigkeit einer erheblich gesteigerten Nahrungszufuhr ableiten. Die beim Wachsthum angesetzte Körpersubstanz macht nur in den ersten Lebenswochen wohl einen bedeutenden, späterhin aber einen sehr geringen Bruchtheil der erforderlichen Nahrung aus. Auf feste Substanz berechnet setzt das 10 wöchentliche Kind täglich etwa 8 g, gegen Ende des ersten Lebensjahres 2—3 g Eiweiss und Fett an, die im 5. resp. im 30. Theil der täglich aufgenommenen Nahrung enthalten sind.

Der hauptsächlichste Grund für das relativ grosse Nahrungsbedürfniss des jugendlichen Körpers ist vielmehr darin zu suchen, dass die Umsatzgrösse auf die Körpergewichtseinheit berechnet bedeutend höher ist, als beim Erwachsenen. Experimente im Respirationsapparat haben gezeigt, dass Kinder selbst noch im Alter von 3—7 Jahren pro 1 Kilo Körpergewicht mehr als doppelt so viel Kohlensäure ausscheiden als die Erwachsenen.

Aus dem Kostmaass gesunder, in der Säuglingszeit theils mit Frauenmilch, theils mit Kuhmilch genährter Kinder hat man folgende Zahlen für den Nahrungsbedarf des Kindes gewonnen:

	Bedarf pro 1 Kilo Körpergewicht			Normalgewicht	Bedarf für ein Kind		
	Eiweiss	Fett	Kohlehydrate		Eiweiss	Fett	Kohlehydrate
	Gramm	Gramm	Gramm	Kilo	Gramm	Gramm	Gramm
3. Tag	2·4	2·8	2·9	3·2	7·7	9·0	9·3
Ende der 1. Woche	3·7	4·3	4·4	3·5	13·0	15·0	15·4
„ „ 3. „	4·8	5·6	5·7	4·2	20·2	23·5	24·0
„ „ 8. „	4·5	5·2	5·4	5·4	24·3	28·1	29·1
„ des 5. Monats	4·5	4·8	5·6	7·6	34·2	36·5	42·5
„ „ 12. „	4·0	4·0	8·0	9·6	38·4	38·4	76·8
„ „ 18. „	4·0	4·0	9·0	10·8	43·2	43·2	97·2
„ „ 2. Jahres	4·0	3·5	10·0	12·0	48·0	42·0	120·0
„ „ 4. „	3·8	3·0	10·0	15·1	52·4	45·3	151·0
„ „ 6. „	3·1	2·2	10·0	18·0	55·8	40·0	180·0
„ „ 10. „	2·5	1·6	9·0	26·1	64·2	41·6	234·9
„ „ 14. „	2·0	1·0	7·5	40·5	81·0	40·5	303·8
Erwachsener von 20 Jahren	1·8	0·9	7·0	65·0	118·0	56·0	450·0

Beachtenswerth ist, dass etwa vom 5. Monat ab die Zufuhr von Eiweiss und Fett uugefähr gleich bleibt, während die Menge der zerlegten Kohlehydrate wesentlich ansteigt; d. h. es hat von da ab das Milchquantum annähernd gleich zu bleiben, aber es sind Kohlehydrate in anderer Form zuzufügen. — Giebt man andererseits zu reichlich Kohlehydrate neben wenig Eiweiss, so kommt es auch bei Kindern zu einer starken Fettablagerung und zu abnormem Wassergehalt der Säfte. Eine normale Gewichtszunahme giebt daher nicht in allen Fällen Garantie für einen guten Ernährungszustand des Kindes; dagegen deutet zu langsames Steigen oder Abfallen der Gewichtscurve sicher auf ungenügende Ernährung.

Eine Periode, in welcher die Ernährung ebenfalls genau zu überwachen ist, liegt in den Jahren der Pubertätsentwickelung. Die Gewichtszunahme ist hier oft sehr bedeutend, der Umsatz immer noch relativ hoch, und die Nahrungszufuhr muss daher quantitativ und qualitativ genügend sein. Bei Kindern, welche reichliche körperliche Bewegung im Freien haben, pflegen in dieser Zeit Appetit und Verdauungskraft derartig zu sein, dass sie auch ohne besondere Auswahl der Kost stets die ausreichenden Nährstoffe erhalten. Bei mehr ruhiger, sitzender Lebensweise in Zimmerluft (Schüler höherer Lehranstalten, Handwerkerlehrlinge etc.) ist dagegen eine sorgfältige Ueberwachung der Nahrung und namentlich Fürsorge für einen ausreichenden Gehalt derselben an Eiweiss und Fett erforderlich. Andernfalls wird in diesen Jahren häufig der Grund zu dauernden Ernährungsstörungen, Eiweissverarmung, Anämie und Hydrämie, sowie auch zu der Unfähigkeit der Mütter zum Selbststillen der Kinder gelegt.

III. Die Auswahl der Nahrungsmittel zur Deckung des Nährstoffbedarfs.

An die tägliche Kost sind vom hygienischen Standpunkte aus zunächst die im Vorstehenden näher begründeten Anforderungen zu stellen, dass dieselbe die nöthigen Nährstoffe enthält, und dass sie genügende Geschmacksreize in entsprechender Abwechselung bietet.

Ausserdem aber ist des weiteren noch zu fordern,

1) dass die Nahrung gut ausnutzbar und leicht verdaulich sei;

2) dass sie wo möglich durch entsprechende Zubereitung verdaulicher und schmackhafter gemacht werde, dass sie aber beim Aufbewahren und Zubereiten keine schädlichen Bestandtheile, Parasiten, Fäulnissgifte, metallische Gifte u. s. w. aufnimmt;

3) dass sie ein zur Sättigung ausreichendes Volum, jedoch kein zu grosses Volum ausmacht;

4) dass sie richtig temperirt genossen wird.

1. Die Ausnutzbarkeit und Verdaulichkeit der Nahrungsmittel.

Früher glaubte man für die Abschätzung des Nährwerthes der einzelnen Nahrungsmittel nur der Resultate der chemischen Analyse zu bedürfen. Aber es hat sich gezeigt, dass in unserem Verdauungstraktus durchaus nicht dieselben Mengen Eiweiss, Stärke u. s. w. zur Resorption gelangen, die bei der chemischen Analyse aus einem Nahrungsmittel erhalten werden. Namentlich ist das Eiweiss oft in Cellulosehüllen eingeschlossen, welche im Darm nicht gelöst werden können. Ausserdem bestimmt man den Eiweissgehalt der Nahrung gewöhnlich dadurch, dass man die Stickstoffmenge ermittelt und aus dieser durch Multiplikation mit 6·25 die Eiweissmenge berechnet. Nun enthalten aber viele Vegetabilien reichliche Mengen von Amiden und Amidosäuren (in der Kartoffel z. B. 50 Procent der N-haltigen Stoffe, ebenso viel oder noch mehr in manchen Gemüsen). Andere Nahrungsmittel enthalten Nucleïne, Leim u. s. w., kurz eine Menge von Stoffen, welche alle viel Stickstoff bei der Analyse liefern, aber entweder gar keine oder doch nicht dem Eiweiss gleichwerthige Nährstoffe darstellen. Es muss daher für jedes Nahrungsmittel erst gesondert festgestellt werden, wie viel resorptionsfähigen Nährstoff es enthält.

Die Versuche werden entweder in der Weise angestellt, dass der Eiweiss-, Fett- und Kohlehydratgehalt einer genossenen Nahrung genau bestimmt und dann in den zu dieser Nahrung gehörigen Fäces die Menge der unresorbirten Nährstoffe ermittelt wird. Um zu erkennen, welche Fäces als unverdauter Theil einer bestimmten Nahrung anzusehen sind, führt man vor und nach dem Genuss der Versuchsnahrung sogenannte markirende Stoffe ein, die sich leicht wieder erkennen lassen, z. B. Preisselbeeren, Kohle, grosse Portionen Milch, welche letztere einen wenig gefärbten, festen Koth liefern u. s. w. — Oder man stellt künstliche Verdauungsversuche im Brütofen an, und vermag dabei namentlich die peptonisirbaren Eiweissstoffe von den übrigen stickstoffhaltigen, aber dem Eiweiss nicht gleichwerthigen Stoffen zu scheiden.

Es hat sich bei diesen Versuchen ergeben, dass die Ausnutzung zunächst individuell nicht unerheblich verschieden ist; bei demselben Individuum treten dann aber noch Schwankungen auf, je nach der Beschaffenheit der Nahrung, und zwar ist zunächst das Volumen der Nahrung von Einfluss. Ein zu grosses Volumen setzt die Resorption herab, bewirkt ausserdem noch leicht Magenerweiterung und stetes Hungergefühl, sobald nicht die Nahrung in abnormer Menge zugeführt wird. Ferner ist von grosser Bedeutung die Beimengung unverdaulicher Cellulose. Dieselbe setzt die Resorption sämmtlicher Nährstoffe herab und zwar um so stärker, in je grösserer Menge und in je gröberer Form sie vorhanden ist. Auch sehr grosse Fettmengen haben bei vielen Individuen ähnliche Wirkungen; vor Allem aber beeinträchtigt ein Ueberschuss von Kohlehydraten die Ausnutzung dadurch, dass Gärungen und Gärungsproducte entstehen, welche reizend auf die Darmschleimhaut und die Darmbewegung wirken. — Von grosser Bedeutung für die Ausnutzbarkeit ist die Zubereitung der Nahrungsmittel, durch welche das Volumen derselben geändert, Cellulose entfernt, Fett und Kohlehydrate zugefügt oder beseitigt werden (s. unten).

Trotz dieser zahlreichen einflussreichen Momente lassen sich gewisse Durchschnittszahlen aufstellen (s. folgende Tabelle). Die Zahlen

	Gewicht der Nahrung	Es werden ausgenutzt				
		von der Trocken-substanz	vom Stick-stoff	vom Fett	von den Kohle-hydraten	von der Asche
	Gramm	Procent	Procent	Procent	Procent	Procent
Fleisch	884	95·3	97·3	83·0	—	85·0
Eier (hart gekocht) .	948	94·8	97·4	95·6	—	89·1
Milch	2438	92·2	93·5	96·7	—	51·2
Milch u. Käse { Milch / Käse	2291 / 200	94·0	96·3	97·3	—	73·9
Weissbrod	500	94·8	74·3	—	98·6	—
Schwarzbrod . . .	1360	85·0	68·0	—	89·1	64·0
Pumpernickel . . .	—	80·7	57·7	—	—	3·4
Maccaroni	695	95·7	82·9	94·3	98·8	79·1
Reis	638	95·9	74·9	92·9	99·1	85·0
Kartoffel	3077	90·6	67·8	96·3	92·4	84·2
Gelbe Rüben . . .	2566	79·3	61·0	93·6	81·8	—
Leguminosenmehl .	—	—	91·8	—	—	—
Linsen, ungemahlen .	—	—	59·8	—	—	—

zeigen in sehr ausgesprochener Weise, dass die animalische Nahrung im Ganzen eine weit bessere Ausnutzung gestattet, während bei Vegetabilien die gesammte Ausnutzung der Nährstoffe schlechter und die Ausnutzung der Eiweissstoffe in ganz besonderer Weise verringert ist.

Von der Ausnutzbarkeit verschieden ist die Verdaulichkeit der Nahrungsmittel. Erstere misst den Antheil der Nährstoffe, welcher überhaupt schliesslich zur Resorption gelangt, unbekümmert um etwa dabei auftretende Verdauungsbeschwerden. Unter einem leicht verdaulichen Nahrungsmittel dagegen verstehen wir ein solches, welches auch in grösserer Menge genossen, rasch resorbirt wird, und selbst bei empfindlichen Menschen keine Belästigung in den Verdauungswegen hervorruft. Dasselbe Nahrungsmittel (z. B. der Käse) kann gut ausnutzbar aber schwer verdaulich sein; harte und weiche Eier, Stärke und Zucker sind in gleichem Grade ausnutzbar, aber in Bezug auf die Schnelligkeit der Verdauung erheblich verschieden.

Als leicht verdaulich sind namentlich gut zerkleinerte, von den Verdauungssäften leicht zu durchdringende, fett- und cellulosefreie Nahrungsmittel zu bezeichnen. Für schwer verdaulich gelten concentrirte, stark fetthaltige, compakte Nahrungsmittel, welche dem Durchdringen der Verdauungssäfte viel Widerstand entgegensetzen (Käse, harte Eier, wenig zerkleinertes Fleisch, mit Fett und Zucker bereitete Backwaaren) oder welche durch scharfe Stoffe, Cellulose, spätere Gärungen den Darm abnorm reizen (ranzige Butter, Pumpernickel, ganze Leguminosen etc.). — Auch auf die Verdaulichkeit einer Nahrung ist übrigens die Zubereitung desselben von grossem Einfluss.

2. Aufbewahrung und Zubereitung der Nahrungsmittel.

Bei der Aufbewahrung der zum Genuss bestimmten Nahrungsmittel muss darauf gesehen werden, dass dieselben keinerlei Gerüche, schädliche Stoffe und namentlich keine Infektionserreger aufnehmen können. Besondere reinlich gehaltene und ventilirbare, von den Wohn- und Schlafräumen getrennte Vorrathsräume sind dazu unerlässlich, fehlen aber nicht selten selbst in den elegantesten städtischen Häusern. — Da ferner die meisten Nahrungsmittel, besonders die animalischen, rascher Zersetzung durch Saprophyten unterliegen, sind antifermentative Mittel anzuwenden, wenn eine längere Conservirung der Nahrungsmittel beabsichtigt ist. Hierzu eignet sich vor Allem die Kälte; Keller von ausreichender Tiefe oder Eisschränke finden am häufigsten Anwendung. Zu beachten ist, dass in den Eisschränken die Speisen höchstens auf $+ 7$ bis $+ 12^0$ abgekühlt werden, dass also die Bakterienentwickelung keineswegs ganz aufhört, sondern nur verzögert wird; die Speisen sind daher nur eine begrenzte Zeit haltbar. Beobachtet man ein auffällig rasches Verderben der Speisen in einem Eisschrank oder Aufbewahrungsraum, so ist gründliche Reinigung mit kochender Sodalösung indicirt; bei Kellerräumen und vorwiegender Schimmelbildung Abbrennen von Schwefel.

Sonstige Mittel zur Conservirung bestehen im Kochen; Kochen in verschlossenen Gefässen; Trocknen; Räuchern; Zusatz von Salicylsäure u. dergl., oder in einer Combination mehrerer Verfahren. Dieselben finden namentlich für Milch, Fleisch und Gemüse Anwendung (s. dort).

Eine Zubereitung der Nahrungsmittel ist nothwendig einmal um die Speisen schmackhafter zu machen, so dass sie zum Genuss anregen; dann um sie ausnutzbarer und leichter verdaulich zu machen. Dieser

Zweck wird erreicht a) durch Abtrennen der Abfälle. Die aus grober Cellulose bestehenden Hüllen der Gemüse, die Sehnen und Fascien des Fleisches etc. werden entfernt. Fleisch liefert etwa 10—20 Procent, Kartoffeln 20—25 Procent, manche Vegetabilien noch mehr unbenutzbaren Abfall. b) Durch mechanisches Bearbeiten. Klopfen des Fleisches sprengt die Bindegewebshüllen; Zerkleinern und Zermahlen bewirkt bei vegetabilischen Nahrungsmitteln eine Trennung der das Eiweiss und die Stärke einschliessenden Hüllen, vergrössert die Oberfläche und arbeitet dem Kauen der Nahrung vor. c) Durch Kochen mit Wasser, Dämpfen, Braten, Backen werden Cellulosehüllen gesprengt, Stärkekörner in lösliche Stärke oder Dextrin übergeführt, das Eiweiss zum Gerinnen gebracht. Die Nahrungsmittel verlieren dabei theils Wasser, theils nehmen sie mehr Wasser auf. Manche lösliche Stoffe gehen in das Kochwasser über. — Anhaftende Parasiten und Infektionserreger werden vernichtet. d) Durch Gährungsprocesse, mittelst deren Brotteig, Backwerk etc. aufgetrieben und gelockert, oder Fleisch oder cellulosereichere Vegetabilien verdaulicher gemacht werden (Einlegen von Fleisch in saure Milch; Gährung des Sauerkohls).

Beachtenswerth sind die neueren Kochverfahren von Becker, Grove und Anderen, welche in öffentlichen Anstalten bereits vielfach Eingang gefunden haben. Bei denselben lässt man Dampf von 60—70° sehr lange auf die Speisen einwirken. Ein Anbrennen, Ueberkochen etc. kann nicht stattfinden, die Beaufsichtigung ist daher sehr einfach; ferner findet kein Auslaugen der Speisen statt. Fleisch wird zart und saftig, Gemüse werden völlig weich, die Stärke wird besser aufgeschlossen. Ob wirklich, wie Einige behaupten, auch eine bessere Ausnutzung der vegetabilischen Eiweissstoffe durch das Kochverfahren möglich wird, ist noch nicht mit Sicherheit zu entscheiden.

Bezüglich des Materials der Kochgeschirre ist Vorsicht geboten, da nicht selten Gifte aus denselben in die Speisen übergehen und zu Vergiftungen Anlass geben. — Kupfer- und Messinggefässe sind mit grosser Vorsicht zu verwenden. Die Speisen dürfen nur in den völlig blanken Gefässen gekocht, nicht aber in denselben aufbewahrt oder auch nur bis zum Abkühlen darin belassen werden. — Glasirte resp. emaillirte irdene oder eiserne Gefässe enthalten fast stets Blei. Bei sorgfältiger Composition und gutem Brennen der Glasur ist das ganze Blei in völlig unlöslicher Verbindung und daher unschädlich. Schlechte Glasuren können dagegen Blei in die Speisen übergehen lassen, namentlich bei saurer Reaktion derselben. Man prüft auf solche lösliche Bleiverbindungen dadurch, dass man in dem Geschirr Essig eine halbe Stunde lang kocht und diesen dann mit Schwefelwasserstoff versetzt.

Zinngeschirre enthalten häufig Blei. Sind sie bleifrei, so können sie zum Anrichten von Speisen unbedenklich benutzt werden. Dagegen sind verzinnte Gefässe zur längeren Aufbewahrung (Conservebüchsen) nicht geeignet, wenigstens nicht, wenn die Speisen saure Reaktion haben, weil auch der anhaltende Genuss kleiner Mengen von Zinn Intoxicationserscheinungen hervorruft.

Vernickelte Gefässe lassen in saure Speisen geringe, aber wie es scheint unschädliche, Spuren von Nickel übergehen.

Da mit den Nahrungsmitteln vielfach Krankheitserreger eingeschleppt werden, ist peinlichste Reinlichkeit in Bezug auf alle Küchenutensilien durchaus erforderlich. Stets ist zur Säuberung der Tische, Geschirre etc. kochendes Wasser oder kochende Sodalösung zu verwenden.

3. Das Volum der Nahrung.

Eine an Nährstoffen ausreichende, aber zu wenig voluminöse Kost würde kein Sättigungsgefühl hervorrufen und dadurch an einem schweren Fehler leiden. Im Mittel ist zur Sättigung eines Erwachsenen die fertig zubereitete feste Nahrung in einem Quantum von 1800 g erforderlich; doch kommen bedeutende individuelle Abweichungen vor und namentlich ist bei Menschen, die wesentlich von Vegetabilien und fettarmer Kost leben, das Volum höher (auf 2500—3000 g) zu bemessen.

Das Volum, in welchem die einzelnen Speisen die gleichen Mengen von Nährstoffen gewähren, hängt ab von den nach der Bereitung vorhandenen Wassermengen. Im Allgemeinen sind die animalischen Nahrungsmittel die concentrirteren, weil sie bei der Zubereitung noch Wasser verlieren, während die Vegetabilien als fertige Speise sehr viel mehr Wasser enthalten, als im Rohzustande. Es beträgt der Wassergehalt von:

Rindfleisch,	frisch	75	Procent.	Weizenmehl	13	Procent.
„	gekocht	57	„	Weizenbrot	38	„
„	gebraten	59	„	Erbsen, roh	14	„
Kalbfleisch,	frisch	78	„	Erbsenbrei	73	„
„	gebraten	62	„	Erbsensuppe	90	„
				Kartoffel, roh	75	„
				Kartoffelbrei	78	„

Leguminosen, Kartoffeln und die meisten anderen Gemüse können deshalb überhaupt nicht über ein gewisses Maass hinaus genossen werden, weil sonst das Volum der Gesammtnahrung ganz abnorm vermehrt und die Ausnutzung wesentlich herabgesetzt werden würde.

Handelt es sich allerdings darum, eine möglichst leicht verdauliche Kost herzustellen, so ist flüssige oder breiige Consistenz im Allgemeinen vorzuziehen. Im Kindesalter ist zweifellos eine solche Beschaffenheit der Kost einzig indicirt; ebenso ist sie bei Kranken und Reconvalescenten empfehlenswerth, obwohl hier in vielen Fällen consistentere, aber gut zerkleinerte Nahrung ebenso gut vertragen wird.

Für den gesunden Erwachsenen ist breiige und flüssige Kost nur in Abwechslung mit fester Nahrung zulässig, weil sonst die nöthige Nährstoffmenge nicht zugeführt werden kann und die reizlose Beschaffenheit der Kost leicht Widerwillen hervorruft (Gefängnisskost).

4. Die Temperatur der Nahrung.

Als normal ist für den Säugling eine Temperatur der Nahrung zwischen $+35^{0}$ und $+40^{0}$, für den Erwachsenen zwischen $+7^{0}$ und $+55^{0}$ zu bezeichnen. Niedriger temperirte Speisen und Getränke führen leicht zu gastrischen Störungen, bedingen ausserdem Verlangsamung der Herzthätigkeit und bei grösseren Flüssigkeitsmengen ein Absinken der Körpertemperatur. — Habitueller Eisgenuss in der warmen Jahreszeit ist daher entschieden bedenklich, ganz abgesehen von der Infektionsgefahr, der man sich durch den Genuss des Roheises aussetzt (s. S. 227).

Zu heisse Speisen können Verbrennung oder wenigstens Hyperämieen und Epithelschädigungen der Mund- und Magenschleimhaut bewirken; vielleicht sind sie im Stande die Verdauungsfermente zu beeinträchtigen; ausserdem erfolgt durch heisse Getränke Steigerung der Pulsfrequenz und eventuell der Körpertemperatur.

Für die Zusammensetzung einer rationellen Kost stehen uns theils vegetabilische, theils animalische Nahrungsmittel zur Verfügung. Die Zusammensetzung der wichtigsten derselben geht aus nebenstehenden Tabellen hervor. Vergleicht man den Gehalt beider an Nährstoffen, so ist ersichtlich, dass bezüglich des Eiweissgehaltes die animalischen Nahrungsmittel, z. B. Fleisch, Milch, Käse, den ersten Platz einnehmen. Sie enthalten procentisch die grösste Menge Eiweiss und dieses in einer völlig ausnutzbaren Form; unter den Vegetabilien zeichnen sich nur die Leguminosen durch einen höheren Eiweissgehalt aus, der aber wesentlich dadurch beeinträchtigt wird, dass diese Eiweissstoffe nur zu 50 bis 70 Procent ausnutzbar sind. Bei den feineren Mehlpräparaten aus Leguminosen ist die Ausnutzbarkeit grösser, aber der Eiweissgehalt derselben ist auch erheblich geringer. Aehnlich

Chemische Zusammensetzung der Nahrungsmittel.

Animalische Nahrungsmittel.

	Wasser	Eiweiss (6·25×N)	Fett	Kohlehydrate und N-freie Extractivstoffe	Asche
	Procent	Procent	Procent	Procent	Procent
Frauenmilch	89·2	2·1	3·4	5·0	0·2
Kuhmilch	87·5	3·4	3·6	4·8	0·7
Ziegenmilch	86·91	3·69	4·09	4·45	0·86
Stutenmilch	90·71	1·99	2·05	5·70	0·37
Eselsmilch	90·04	2·01	1·39	6·25	0·31
Butter	14·14	0·68	83·11	0·70	1·19
Käse (fett)	35·75	27·16	30·43	2·53	4·13
„ (halbfett)	46·82	27·12	20·54	1·97	3·05
„ (mager)	48·02	32·65	8·41	6·80	4·12
Abgerahmte Kuhmilch	90·63	3·06	0·79	4·77	0·75
Ochsenfleisch, mittelfett	72·25	21·39	5·19	—	1·17
Kalbfleisch, mager	78·82	19·86	0·82	—	1·33
Schweinefleisch, fett	47·40	14·54	37·34	—	0·72
Schinken, geräuchert	27·98	23·97	36·48	1·50	10·07
Leberwurst	48·70	15·93	26·33	6·38	2·66
Häring, frisch	80·71	10·11	7·11	—	2·07
„ gesalzen	46·23	18·90	16·89	1·57	16·41
Schellfisch	80·92	17·09	0·35	—	1·64
Pökling	69·49	21·12	8·51	—	1·24

Vegetabilische Nahrungsmittel.

	Wasser	Eiweiss (6·25 × N)	Fett	Zucker	Sonstige N-freie Extractivstoffe	Holzfaser	Asche
	Procent	Procent	Procent	Procent	Procent	Procent	Procent
Weizen	13·56	12·42	1·70	1·44	66·45	2·66	1·77
Roggen	15·26	11·43	1·71	0·96	66·86	2·01	1·77
Weizenmehl, feinstes	14·86	8·91	1·11	2·32	71·86	0·33	0·61
Roggenmehl	14·24	10·97	1·95	3·88	65·86	1·62	1·48
Gerstemehl (Gries)	15·06	11·75	1·71	3·10	67·80	0·11	0·47
Weizenbrod, feines	38·15	6·82	0·77	2·37	40·97	0·38	1·18
Roggenbrod, frisch	44·02	6·02	0·48	2·54	45·33	0·30	1·31
Pumpernickel, westf.	43·42	7·69	1·51	3·25	41·87	0·94	1·42
Nudeln	13·07	9·02	0·28	—	76·79	—	0·84
Reis (enthülst)	13·23	7·81	0·69	—	76·40	0·78	1·09
Bohnen	13·60	23·12	2·28	—	53·63	3·84	3·53
Erbsen	14·31	24·81	1·85	—	54·78	3·85	2·47
Steinpilze	12·81	36·12	1·72	—	37·26	6·71	6·38
Kartoffeln	75·77	1·79	0·16	—	20·56	0·75	0·97
Möhren	87·05	1·04	0·21	6·74	2·66	1·40	0·90
Rothkraut	90·06	1·83	0·19	1·74	4·12	1·29	0·77
Gurke	95·60	1·02	0·09	0·95	1·33	0·62	0·39
Aepfel	83·58	0·39	—	7·73	6·01	1·98	0·31
Weintrauben	78·17	0·59	—	14·36	2·75	3·60	0·53
Wallnuss	4·68	16·37	62·68	—	7·89	6·17	2·03

verhält es sich mit den Broten: das eiweissreichere Brot ist schlecht ausnutzbar, das eiweissärmere ist besser ausnutzbar; immer bleibt das Resultat das gleiche, dass der Gehalt der vegetabilischen Nahrung an Eiweissstoffen, welche in den Körper wirklich überzugehen vermögen, gering ist. Kartoffeln, Kohl und andere Gemüse kommen, wie aus der Tabelle hervorgeht, bezüglich der Eiweisszufuhr so gut wie gar nicht in Betracht. — Eine Fettzufuhr wird nur durch fettes Fleisch, Milch, Butter und fetten Käse gewährt. Die für die tägliche Kost in Betracht kommenden Vegetabilien enthalten Fett in kaum nennenswerther Menge.— Kohlehydrate dagegen sind ausschliesslich in Vegetabilien enthalten; nur die Milch ist ausgenommen, welche indess als Nahrungsmittel wesentlich nur für die ersten Lebensjahre in Betracht kommt und vergleichsweise erheblich weniger Kohlehydrate liefert, als die Vegetabilien.

Daraus ist nun ohne Weiteres zu entnehmen, dass wir in Folge unseres bedeutenden Bedarfs an Kohlehydraten auf eine gewisse grosse Menge von Vegetabilien durchaus angewiesen sind. Während wir mit den Vegetabilien den Bedarf an Kohlehydraten decken, bekommen wir einen kleinen Theil Fett und eine nicht unbeträchtliche Menge Eiweiss gleichzeitig zugeführt und es wird darauf ankommen, die Menge auch dieser anderen Nährstoffe genauer zu bestimmen, um darnach herauszurechnen, was noch für weitere Nahrungsmittel der täglichen Kost zuzufügen sind.

Rechnen wir für den körperliche Arbeit leistenden Mann einen Bedarf von 500 g Kohlehydrate, so sind diese z. B. enthalten in 650 g Reis oder 1100 g Brot oder 2500 g Kartoffeln oder 900 g Leguminosen. Für gewöhnlich wird der grösste Theil durch Brot gedeckt; bei Soldaten und Arbeitern hat man festgestellt, dass im Durchschnitt pro Kopf und Tag 650—750 g Brot zu rechnen sind; in 750 g finden sich 350 g Kohlehydrate; es bleiben dann also noch 150 g Kohlehydrate anderweitig zu decken und diese sind enthalten in 200 g Reis oder 750 g Kartoffeln oder 270 g Leguminosen.

Wie viel Eiweiss haben wir nun durch die Einführung dieser Vegetabilien gewonnen? In 750 g Brot sind 45 g Eiweiss enthalten, in 200 g Reis 15 g, in 750 g Kartoffeln 13 g, in 270 g Leguminose 65 g Eiweiss. Von diesem Eiweiss dürfen wir aber im Mittel etwa nur 70 Procent als ausnutzbar rechnen; somit erhalten wir im Brot 31·5 g verdauliches Eiweiss, in Reis 10 g, in den Kartoffeln 9 g, in den Leguminosen 45 g, in Summa der Tagesration also 41·5 oder 40·5 oder 76·5 g verdauliches Eiweiss.

Bei Zugabe von Leguminosen ist die Eiweisszufuhr offenbar weit beträchtlicher; es ist indessen nicht leicht, des öfteren pro Tag eine Menge von 270 g Leguminose zu verzehren. Diese sind nämlich, wie bereits oben erörtert wurde, stets nur in sehr wasserreicher Form aufzunehmen und bieten ein ausserordentlich grosses Nahrungsvolumen dar. 270 g Leguminose liefern in Form von dickstem Brei etwa 900 g, in Form von Suppe etwa 2500 g fertiger Speise. Gewöhnlich wird daher nur ein Theil des Kohlehydratbedarfs mit Leguminose gedeckt werden können, während für den Rest stickstoffärmere Nahrungsmittel, Kartoffeln, Kohl u. dergl. an die Stelle zu setzen sind.

Sonach gewinnt man durch die Vegetabilien im Mittel nur 40 g verdauliches Eiweiss; an den vereinzelten Tagen, wo Leguminose gereicht wird, 60 g. Es fehlen dann noch zu einer vollständigen Deckung des Eiweissbedarfs 65 resp. 45 g; im Mittel, wenn man berücksichtigt dass die Leguminosentage kaum mehr als zweimal wöchentlich eingeschaltet werden können, 60 g verdauliches Eiweiss.

Wollte man nun diese 60 g verdauliches Eiweiss auch noch durch vegetabilische Nahrung decken, so würde man offenbar einen grossen Fehler begehen. Wir würden dann unvermeidlich noch mehr Kohlehydrate bekommen und eine gewisse reichliche Menge von Cellulose, und dieser Ueberschuss würde die Ausnutzung der gesammten Nahrung verschlechtern; auch das ganze Volumen der Nahrung würde, weil alle Vegetabilien bei der Zubereitung viel Wasser annehmen, entschieden zu gross werden. Versucht man es trotzdem mit ausschliesslich vegetabilischer Kost auszukommen, so wird gewöhnlich nicht vollständig genügend Eiweiss in den Körper aufgenommen, dagegen ein entschiedener Ueberschuss von Kohlehydraten, und es entsteht bei dieser Art der Ernährung allmählich ein eiweissarmer, dagegen fett- und wasserreicher, energieloser Körper.

Einzig rationell ist es vielmehr, jene 60 g verdauliches Eiweiss durch animalische Kost zu decken. Dieselben sind z. B. enthalten in ca. 300 g Fleisch, 1500 ccm Milch, 500 g (= 10 Stück) Eiern, 250 g Käse. Zweckmässig wird man auch hier verschiedene Nahrungsmittel combiniren, also z. B. 200 g Fleisch + $^1/_2$ Liter Milch oder 200 g Fleisch + 3 Eier etc.

Nicht selten fehlt es dann der Nahrung noch an Fett, von dem etwa 50—60 g pro Tag zuzuführen sind. Ist Milch, Käse, fettes Fleisch zur Deckung des Eiweissbedarfs verwendet, so ist Fett meist genügend vorhanden; für gewöhnlich ist es aber noch extra in Form von Butter, Speck u. s. w. zuzufügen und auf diese Ergänzung ist bei körperlich arbeitenden Menschen besonderer Werth zu legen.

Mit der vorstehenden Rechnung haben wir auch eine präcise Antwort auf die Frage erhalten, in welchem Verhältniss Pflanzen- und Thierkost genossen werden soll und ob wir etwa ausschliesslich auf Pflanzenkost angewiesen sind. Das Fehlen eines ausgedehnteren Blinddarms, die verhältnissmässig geringe Länge unseres Darms, die vergleichsweise kurze Aufenthaltszeit der Nahrung im Darm stellen uns entschieden den Fleischfressern näher. Indessen ist auf diese Vergleiche wenig Werth zu legen; massgebend ist allein die Thatsache, dass die meisten Menschen mit ausschliesslicher Pflanzenkost nicht existiren können ohne Einbusse an Körpereiweiss und an Energie zu erfahren. Manche Menschen können wohl die vegetabilische Nahrung so vortrefflich ausnutzen, dass sie sich mit solcher Kost im Gleichgewicht halten können; sehr leicht tritt aber auch in solchen Fällen, sobald die übergrosse Nahrungsaufnahme aus irgend welchen Gründen beschränkt wird, eine gewisse Eiweissverarmung des Körpers ein. Die Vegetarianer weisen vielfach hin auf fremde Völker, welche rein vegetabilische Kost geniessen und dabei hoher Kraftentwickelung fähig sein sollen; es ist indess durch zahlreiche gute Beobachtungen constatirt, dass auch die Japanesen, Chinesen, Inder u. s. w. eine kleine, allerdings nicht in die Augen fallende und daher oft übersehene Menge von animalischem Eiweiss in Form von Käse, getrockneten Fischen u. dergl. geniessen. Auch bei uns ist ja die Menge der animalischen Nahrung im Vergleich zur vegetabilischen ausserordentlich gering; namentlich in gewissen Schichten der Bevölkerung, so bei der ganzen ländlichen Bevölkerung, besteht weitaus die grösste Menge der Nahrung aus Vegetabilien und die animalische Kost tritt scheinbar gänzlich zurück. Wie wichtig aber gerade die kleine Zuthat animalischer Kost für den Menschen ist, das sehen wir z. B. in denjenigen Distrikten, wo die Bevölkerung zu arm ist, um irgend welche animalische Kost zu geniessen, ferner an den Gefangenen, welche bis vor wenigen Jahren ausschliesslich als Vegetarianer genährt wurden. Erst in Folge der ausserordentlich schlechten Erfahrungen, die man mit diesem Kostregime der Gefangenen machte, ging man schliesslich zu einer geringen animalischen Zukost über, und seitdem ist der Ernährungszustand derselben entschieden gebessert.

Etwas Gutes liegt übrigens, wie in allen derartigen Agitationen, auch in der vegetarianischen Bewegung; sie hat uns vor der Ueberschätzung der animalischen Kost gewarnt, welche früher unter dem Einflusse der Liebig'schen Lehren vorherrschend geworden war.

Ein Moment, das auch sehr oft zu einem unzweckmässigen Ueberwiegen der vegetabilischen Nahrung verführt, ist der Preis der Nahrungsmittel. Kommt es auf diesen nicht an, so ist eine rationelle Composition der Kost verhältnissmässig leicht; wo aber mit dem Gelde gespart werden muss, da fällt gewöhnlich gerade das animalische Eiweiss und das Fett zu knapp aus, weil beides für relativ theuer gilt. Das ist nun allerdings zum Theil nur scheinbar der Fall, d. h. für den gleichen Preis erhält man wohl in Form von Vegetabilien eine viel grössere Masse, die aber wesentlich aus Wasser, Cellulose und Kohlehydraten besteht, von animalischer Kost dagegen ein sehr kleines Volumen, das vorzugsweise aus Eiweiss besteht.

Gewöhnlich sucht man die Preiswürdigkeit der Nahrungsmittel nach Tabellen von der Form der folgenden zu beurtheilen:

Für eine Mark kauft man in:	Eiweiss	Fett	Kohlehydrate
Rindfleisch	143 g	21 g	—
Kalbfleisch	126 „	62 „	—
Speck	16 „	390 „	—
Häringen	220 „	140 „	—
Milch	250 „	225 „	250 g
Magermilch	450 „	62 „	230 „
Magerkäse	530 „	100 „	—
Butter	2 „	376 „	2 „
Eier	133 „	105 „	—
Roggenbrot	251 „	20 „	2000 „
Kartoffeln	295 „	12 „	2980 „
Reis	172 „	12 „	1865 „
Erbsen	905 „	10 „	2312 „
Rüben	202 „	—	760 „

In vielen Fällen sind indess vegetabilische und animalische Kost gar nicht direct in Bezug auf ihren Preis vergleichbar, weil sie ganz verschiedene Funktionen haben und es im gegebenen Falle nur auf eine bestimmte Funktion abgesehen ist. Wer ein Düngemittel für einen Acker kauft, der genug Phosphorsäure aber zu wenig Stickstoff enthält, für den ist nicht das Mittel das preiswürdigste, welches beide Stoffe in grösster Menge liefert, sondern dasjenige, mit welchem nur die Stickstoffzufuhr am billigsten zu beschaffen ist. Ebenso lassen sich vielfach nur diejenigen Nahrungsmittel mit einander in Vergleich setzen, mit welchen man den gleichen Zweck erreicht, also entweder nur diejenigen, mit welchen man die Kohlehydrate, oder aber diejenigen, mit welchen man die Eiweissstoffe einführt.

Handelt es sich um Deckung der Kohlehydrate, dann concurriren ausschliesslich Vegetabilien unter einander und die Preiswürdigkeit dieser geht aus folgender Tabelle hervor.

500 g Kohlehydrate sind enthalten in	und diese Nahrung kostet[1])
650 g Reis	31 Pfennige
1100 „ Brot	23·7 „
3340 „ Kartoffeln = 2500 g geschält	16 „
900 „ Erbsen	19 „
15000 „ Kohlrüben	75 „

Handelt es sich dagegen um die Deckung jener 60 g Eiweiss und 60 g Fett, welche nach der Zufuhr der Vegetabilien noch übrig bleiben, so kommen die Vegetabilien gar nicht in Betracht; sie bieten für unseren Zweck nicht eigentlich die nothwendigen Nährstoffe, sondern liefern andere bereits reichlich eingeführte Substanzen und nur kleine Mengen des eigentlich nothwendigen Nährstoffs. Zur Deckung jener 60 g müssen wir daher sehen, dass wir unter den animalischen Nahrungsmitteln billige finden; und solche existiren in der That. Fleischpräparate, z. B. billige Würste, Fische im frischen, wie im geräucherten und gesalzenen Zustande, abgerahmte Milch und die verschiedenen Arten Käse liefern Eiweiss und eventuell auch Fett zu ausserordentlich billigem Preise (s. Tabelle).

60 g verdauliches Eiweiss sind enthalten in	Diese Nahrung kostet	Dieselbe enthält ausser Eiweiss
380 g Fleisch (80 g Abfall) . . .	49 Pfennige	—
500 „ Ei	40 „	60 g Fett.
1500 „ Milch	22½ „	60 „ „ 60 g Kohlehydrate.
550 „ Blutwurst	44 „	66 „ „ —
500 „ Schellfisch (150 g Abfall) .	25 „	—
800 „ frischer Häring (200 g Abfall)	16 „	42 „ „ —
450 „ Salzhäring (130 g Abfall) .	20 „	54 „ „ —
1500 „ abgerahmte Milch	10½ „	7 „ „ 60 g Kohlehydrate.
300 „ Magerkäse	10 „	16 „ „ —
1050 „ Reis	50 „	— 800 g Kohlehydrate.
1300 „ Roggenbrot	28 „	— 580 „ „
1200 „ Weissbrot	40 „	— 490 „ „
6000 „ Kartoffeln	30 „	— 900 „ „
330 „ Erbsen	7 „	— 180 „ „

[1]) Breslauer Marktpreise 1888.

In Form von Vegetabilien ist das Eiweiss durchaus nicht etwa billiger zu beschaffen. Wie aus vorstehender Tabelle hervorgeht, kommen wir höchstens mit Leguminosen zu einer ebenso billigen oder billigeren Deckung des Eiweissbedarfs; dann aber müssen wir wieder überschüssige Kohlehydrate in Kauf nehmen, und vor Allem wird unvermeidlich das Volum der fertig zubereiteten Speisen so enorm gross, dass eine Bewältigung derselben und eine gehörige Ausnutzung auf die Dauer unmöglich ist.

Nach diesen Gesichtspunkten lässt sich demnach die Nahrung eines Arbeiters z. B. in folgender Weise zusammensetzen:

	Verdaul. Eiweiss	Fett	Kohlehydrate	Preis
750 g Schwarzbrot	34 g	6 g	350 g	16·4 Pf.
1360 „ roh = 1000 g gesch. Kartoffeln	13·5 „	—	200 „	7 „
250 „ roh = 200 g rein Salzhäring .	20 „	14 „	—	10 „
200 „ Wurst	22 „	24 „	—	16 „
50 „ Magerkäse	16 „	4 „	—	2·5 „
	105·5 g	48 g	550 g	52 Pf.

Für einen Menschen, der nicht körperlich, sondern geistig arbeitet, und kleinere Mengen von Kohlehydraten, mehr Fett und Eiweiss, und einer leicht verdaulichen Kost bedarf, stellt sich die Berechnung etwa folgendermassen:

	Verdaul. Eiweiss	Fett	Kohlehydrate	Preis
300 g Weissbrot	17·0 g	4 g	135 g	10 Pf.
530 „ roh = 400 g geschälte Kartoffeln	5·4 „	—	80 „	3 „
100 „ Reis zu Milchreis	5·8 „	—	76 „	5 „
500 ccm Milch zu Milchreis . . .	20·0 „	20 „	20 „	7·5 „
100 g (= 110 g roh) Ei	12·5 „	12 „	—	8 „
250 „ (= 317 g roh) Fleisch . . .	50·0 „	—	—	43 „
60 „ Butter	—	50 „	—	15 „
	110·7 g	86 g	311 g	90·5 Pf.

Dabei sind noch keine Gewürze, Fett zur Zubereitung etc. und Genussmittel berechnet, die auf mindestens 20—30 Pf. zu veranschlagen sind.

An manchen Tagen kann der Arbeiter durch Einschaltung von Leguminose eine billigere Deckung seines Bedarfs erzielen. Ausserdem sind die zu Grunde gelegten Bedarfszahlen für einen kräftigen, stark arbeitenden Mann berechnet; im Mittel darf man den Eiweissbedarf um 20 g, die Kohlehydrate um 50 g niedriger rechnen. Unter Berücksichtigung dieser beiden Momente stellt sich der mittlere Preis der täglichen Arbeiternahrung inclusive Genussmittel auf etwa 50 Pf. Für eine Familie, bestehend aus Mann, Frau und 2—3 Kindern, die insgesammt drei Erwachsenen gleich zu rechnen sind, ist also ein Aufwand für Nahrung erforderlich in der Höhe von 1 M. 50 Pf. Da die Nahrung in dem Budget einer Arbeiterfamilie sich auf höchstens 60 bis 70 Procent der Ausgaben beziffert, so kann erst ein tägliches Einkommen (Sonn- und Feiertage nicht ausgenommen!) von 2 M. 10 Pf. bis 2 M. 40 Pf. einer Arbeiterfamilie ein auskömmliches Leben und speciell eine rationelle Ernährung ermöglichen.

Vielfach ist die Lage der Industrie und des Handwerks der Art, dass dieser Forderung der Hygiene nicht entsprochen werden kann. Wir müssen daher versuchen, ob nicht dem Arbeiter die nothwendigen Nahrungsmittel zu billigerem Preise als auf dem Markte geboten werden können.

Nun gestaltet sich allerdings die Kost wesentlich billiger, wenn nicht Markt-, sondern Engrospreise bezahlt werden. Das geschieht z. B. in den öffentlichen Anstalten, beim Militär u. s. w. Hier werden alle Nahrungsmittel so viel als möglich direct und in grossen Massen gekauft, das Vieh selbst geschlachtet u. s. w. Die Preisunterschiede in Bezug auf Vegetabilien und Brot fallen nicht so sehr bedeutend aus, wohl aber für das Fleisch, das pro 1 kg im Engrospreise 80—90 Pf., ohne Abfall 1 M. kostet. Für die Ernährung eines Gefangenen brauchen daher nur 28—36 Pf., für die Ernährung eines Soldaten 30—35 Pf. pro Kopf und Tag verausgabt zu werden.

Es wäre sehr wichtig, wenn auch der ärmeren Bevölkerung die Nahrung zu derartig niedrigem Preise geboten werden könnte. In dieser Beziehung ist an einzelnen Orten durch Consumvereine, ferner durch Volksküchen, welche ein ausreichendes Mittagessen für billigsten Preis gewähren, bereits ausserordentlich viel genützt worden.

Bedeutungsvoll ist für die Möglichkeit einer billigen Ernährung die Erleichterung des Transports der Nahrungsmittel. Wir haben in Folge dessen einen viel lebhafteren Austausch zwischen Stadt und Land und zwischen den einzelnen Provinzen; abnorme Vertheuerungen der gewöhnlichen Lebensmittel vermögen sich nirgends zu halten; den Folgen jeder Missernte kann durch rasche Importe vorgebeugt werden.

Speciell für die Volksernährung wichtig ist der jetzt sehr umfangreiche Import von Fischen, durch welche der Eiweissbedarf in ausserordentlich billiger Weise zu ergänzen ist. — Eine ähnliche Rolle spielen die Molkereiproducte; Magerkäse, Quark und insbesondere abgerahmte Milch haben auf dem Lande fast keinen Werth, können aber bei der jetzigen Behandlungsweise der Milch sehr wohl in nahe gelegene Städte transportirt und dort der Bevölkerung zu ausserordentlich billigen Preisen verkauft werden.

Ferner sucht man in der Neuzeit billige Surrogate herzustellen, wie z. B. die Kunstbutter, welche billige Fette schmackhaft und im Haushalt verwendbar zu machen sucht.

Endlich kommt noch ein Fleisch-Import von überseeischen Ländern in Betracht, in welchen die Production des Fleisches wenig oder gar nichts kostet. Das Fleisch wird theils in frischem, theils in gekochtem, gesalzenem oder getrocknetem Zustand importirt (s. S. 309). Vor einigen Jahren erregte das dort erwähnte „Carne pura" viel Aufsehen. Aber auch dieses Präparat war, ebenso wie die übrigen importirten Fleischarten, entschieden zu theuer, als dass es für die Volksernährung ernstlich in Betracht kommen konnte. 60 g verdauliches Eiweiss waren beispielsweise enthalten in 86 g Carne pura und kosteten 26 Pf.; neben dem Eiweiss wurde in dieser Portion nur noch 4 g Fett geliefert. Das Präparat war demnach durchaus nicht billiger, wie manche einheimische Präparate, war aber selbstverständlich dem Geschmack ausserordentlich viel weniger angepasst, wie die letzteren. — Es ist ausserdem zu bedenken, dass durch solche vom Ausland importirte Nahrungsmittel immerhin die einheimischen Producenten geschädigt werden und dass dieser Umstand eventuell dazu führen würde, die Importe mit Zöllen zu belegen und so den Preis derselben mit den heimischen Producten auf gleiches Niveau zu bringen.

Die Frage, wie die Tageskost in zweckmässigster Weise auf Mahlzeiten vertheilt wird, lässt sich nicht mit einer allgemein gültigen Regel beantworten. Empfindliche Individuen von geringer Capacität des Magens und geringer Verdauungskraft bedürfen einer stärkeren Repartirung der Nahrung als robuste Menschen. Beim Gesunden variirt die Eintheilung nach der Beschäftigung und nach der Art der Kost. Bei körperlicher Arbeit und vorzugsweise vegetabilischer, voluminöser Kost, sind häufigere (5) Mahlzeiten zweckmässig, in der Tagesmitte die stärkste, welche ungefähr die Hälfte der ganzen Ration umfasst. Bei geistiger Arbeit und eiweiss- und fettreicher Kost ist die englische Sitte, früh eine reichliche Fleischmahlzeit, im Laufe des Tages nur wenig leichte Speisen und die Hauptmahlzeit am späten Nachmittag resp. Abend einzunehmen, am empfehlenswerthesten.

Bei Arbeitern sind im Mittel 40—50 Procent der täglichen Eiweissration, 50—60 Procent des Fettes, 30 Procent der Kohlehydrate in der Mittagsmahlzeit gefunden; etwa 30 Procent vom Eiweiss, 30 Procent vom Fett und 30 Procent von den Kohlehydraten entfallen auf die Abendmahlzeit; der Rest der Kohlehydrate vertheilt sich in Form von Brot auf die verschiedenen kleinen Mahlzeiten.

Besonders wichtig ist die richtige Anwendung der in Vorstehendem entwickelten Ernährungsgrundsätze bei der Kost in öffentlichen Anstalten, in welchen der Einzelne nicht entsprechend seinem individuellen Bedürfniss und geleitet von einem im Allgemeinen zuverlässigen Instinkt seine Kost wählen darf, sondern wo er auf die von der Aufsichtsbehörde zugetheilte und von dieser als ausreichend erkannten Durchschnittskost angewiesen ist.

In der verantwortlichen Lage, in welcher sich hier die Aufsichtsbehörde befindet, ist genaueste Berücksichtigung der einzelnen Anforderungen an eine Normalkost, insbesondere an ausreichenden Nährwerth der Kost und an eine entsprechende Abwechselung der Geschmacksreize, durchaus nothwendig. Die Ausführung ist indess um so schwieriger, als der Preis der Kost gewöhnlich auf einer ausserordentlich niedrigen Stufe gehalten werden muss und daher nur ein für kleinere Individuen und für mässige Arbeitsleistung geltender Kostsatz zu Grunde gelegt wird. Ein gewisser Ausgleich der individuell bedeutend verschiedenen Ansprüche hat so viel als möglich durch Zukost zu erfolgen. In der Armee sind nur Wenige, welche nicht in der Lage sind, fühlbaren Defekten ihrer Kost etwas nachzuhelfen; und auch in den Gefangenenanstalten kann theils durch Verordnungen des Anstaltsarztes, theils durch eine aus dem Erlös der Arbeit beschaffte Zukost einem individuellen Mehrbedarf Rechnung getragen werden.

In Folgendem seien einige Kostsätze aus öffentlichen Anstalten als Beispiele aufgeführt:

1. Kost im Münchener Waisenhause.

Täglich im Durchschnitt 275 ccm Milch, 97 g Fleisch, 243 g Brot, 162 g Kartoffeln, 97 g Gemüse; und darin:

79 g Eiweiss, 37 g Fett, 247 g Kohlehydrate.

2. Deutsche Armee.

a) Kleine Friedensportion; bietet 107 g Eiweiss, 35 g Fett, 420 g Kohlehydrate; in Form von

750 g Brot, 150 g Fleisch, 90 g Reis oder
120 g Graupen oder
230 g Leguminosen oder
1500 g Kartoffeln.

b) Grosse Friedensportion; 135 g Eiweiss, 39 g Fett, 538 g Kohlehydrate; in Form von:

750 g Brot, 250 g Fleisch, 25 g Salz, 15 g gebr. Kaffee, 120 g Reis oder
150 g Graupen oder
300 g Leguminose oder
2000 g Kartoffeln.

c) Kleine Kriegsportion; 142 g Eiweiss, 51 g Fett, 458 g Kohlehydrate; in Form von:

750 g Brot oder	375 g Fleisch oder	125 g Reis od.	25 g Salz, 25 g gebr. Kaffee.
500 g Zwieback,	250 g Rauchfleisch od.	125 g Graupen	
	170 g Speck,	etc.	

d) Grosse Kriegsportion; 181 g Eiweiss, 64 g Fett, 558 g Kohlehydrate; in Form von:

750 g Brot, 500 g Fleisch, 170 g Reis etc.

e) Eiserner Bestand, d. h. die dreitägige Ration, welche für jeden Soldaten in Kriegs- und Manöverzeiten stets mitzuführen ist, und die aus einer haltbaren, compendiösen, möglichst leichten und rasch zuzubereitenden Nahrung bestehen muss. Der eiserne Bestand soll 380 g Eiweiss, 180 g Fett und 1500 g Kohlehydrate enthalten, z. B. in Form von: 950 g Erbswurst, 1350 g Zwieback, 300 g Kartoffelpräserven, 60 g comprimirten Kaffee, 25 g Salz. Oder: 1750 g Fleischzwieback, 60 g Kaffee, 25 g Salz.

3. Gefangenenkost.

Die tägliche Kost enthält:

in den preussischen Strafanstalten, alter Etat:	110 g Eiw.,	25 g Fett,	677 g K.
„ „ „ „ neuer „	100 „	„ 50 „	„ 553 „ „
im Gefängniss Plötzensee	117 „	„ 32 „	„ 597 „ „

und zwar in Form von 625—650 g Brot, 30—43 g Fleisch; im übrigen Kartoffeln, Leguminosen, abgerahmte Milch, Häring etc.

4. Volksküchen.

Die Mittagsmahlzeit, die in Volksküchen gereicht wird, soll, entsprechend den S. 265 mitgetheilten Zahlen im Mittel enthalten:

40—50 g Eiweiss, 30 g Fett, 160 g Kohlehydrate.

In den Berliner Volksküchen werden für den Preis von 25 Pf. beispielsweise verabreicht:

a) Gelbe Erbsen und Kartoffeln, 1000 g; Speck 50 g; darin:
55·5 g Eiweiss, 41 g Fett, 165 g Kohlehydrate.

b) Milchreis, 1000 g; Schmorfleisch 100 g; und darin:
38 g Eiweiss, 18 g Fett, 120 g Kohlehydrate.

c) Kohl und Kartoffeln, 1000 g; Schweinefleisch 100 g; und darin:
39 g Eiweiss, 68 g Fett, 163 g Kohlehydrate.

d) Grüne Bohnen, 1000 g; fettes Schweinefleisch oder Speck 60 g; und darin:
20 g Eiweiss, 53 g Fett, 133 g Kohlehydrate.

Das Minus an Fett und Eiweiss, das an einzelnen Tagen hervortritt, wird durch ein Plus dieser Nährstoffe an anderen Tagen ungefähr ausgeglichen. Im Mittel werden 35 g Eiweiss, 20 g Fett und 180 g Kohlehydrate, von letzteren also etwas zu viel, von ersteren etwas zu wenig geliefert.

Literatur: C. v. Voit, Physiologie des allgemeinen Stoffwechsels und der Ernährung, Leipzig 1881. — Forster, Ernährung und Nahrungsmittel, Handbuch der Hygiene von v. PETTENKOFER und v. ZIEMSSEN, Theil 1. — Massenernährung, ibid., Theil 2, 1882. — KÖNIG, Die menschlichen Nahrungs- und Genussmittel, 3. Aufl., Berlin 1889. — MUNK und UFFELMANN, Die Ernährung des gesunden und kranken Menschen, Wien und Leipzig 1887. — VOIT, Untersuchung der Kost in einigen öffentlichen Anstalten, München 1877. — MEINERT, Wie nährt man sich gut und billig, Berlin 1882. — Armee- und Volksernährung, Berlin 1880.

B. Die einzelnen Nahrungsmittel.

1. Die Kuhmilch.

Im Folgenden soll zunächst nur die Kuhmilch besprochen werden, wie sie als Marktwaare und als Nahrung für Erwachsene und ältere Kinder in Betracht kommt. In einem besonderen Abschnitt ist sodann die Milch als Säuglingsnahrung zu behandeln.

Die Kuhmilch ist eine Emulsion von Fett in einer Lösung von Eiweiss, Zucker und Salzen. Normaler Weise zeigt sie gelblichweisse Farbe, ist schon in dünnen Schichten undurchsichtig, hat einen eigenthümlichen Geruch, leicht süsslichen Geschmack und amphotere Reaktion (gleichzeitig schwach alkalisch und schwach sauer). Im mikroskopischen Präparat erscheint sie erfüllt von zahlreichen Fetttröpfchen verschiedener Grösse. Die chemische Analyse ergiebt im Mittel folgende Zusammensetzung:[1] Spec. Gewicht: 1029—34; 3·4 Procent Eiweiss, darunter 2·9 Procent Kaseïn, 0·5 Procent Albumin, 3·6 Procent Fett, 4·8 Procent Zucker und 0·7 Procent Salze. Das Kaseïn befindet sich nicht eigentlich in gelöstem, sondern in nur gequollenem Zustande.

Wie bei allen thierischen Sekreten kommen auch bei der Milch bedeutende Schwankungen in der chemischen Beschaffenheit vor; diese sind abhängig einmal von der Race und Individualität, dann von der Zeitdauer der Laktation, von der Tageszeit u. s. w. Ganz bedeutende Differenzen resultiren ferner aus der Fütterung. Die Landwirthe unterscheiden namentlich zwischen der Fütterung mit frischem Gras und auf der Weide, und andererseits der sogenannten Trockenfütterung (Heu, Gerstenschrot, Roggenkleie, Runkelrüben). Bei ersterer wird die Milch erheblich wasserreicher und zeigt überhaupt bedeutende Schwankungen, Trockenfutter dagegen liefert die gehaltreichste und gleichmässigste Milch. Ferner ist auch die Zusammensetzung der Nahrung,

---

[1] Die Zusammensetzung der Milch anderer Thiere s. in der Tabelle S. 257.

der Gehalt derselben an Eiweiss u. s. w. von Einfluss. Manche aromatisch riechende und schmeckende Stoffe des Futters gehen leicht in die Milch über und können sie widerlich machen, so namentlich Schlempe und Rübenschnitzel. — Eine eigenthümlich starke Verschiedenheit ergiebt sich noch für die einzelnen Melkportionen; die erste Portion ist immer bedeutend — um das zwei- bis dreifache — fettärmer als die letzte, während Eiweiss und Zucker weniger Schwankungen zeigen.

Trotz dieser Differenzen bietet die zum Markt gebrachte Milch im Ganzen doch eine gleichmässige Zusammensetzung dar, namentlich innerhalb der gleichen Jahreszeit. Es rührt dies wesentlich daher, dass die zu verschiedenen Zeiten und von verschiedenen Kühen gewonnene Milch vor dem Transport gemischt wird. Es lassen sich daher sehr wohl Durchschnittsziffern aufstellen, so dass man berechtigt ist, jede Milch zunächst als verdächtig anzusehen, welche erheblich von diesem Mittel abweicht.

Die Ausnutzung der in der Milch gebotenen Nährstoffe ist eine relativ gute, wenn auch weniger gut als die des Fleisches. Das Eiweiss wird zu mindestens 90 Procent, das Fett zu etwa 95 Procent, die Salze zu 50 Procent, der Zucker vollständig resorbirt. Bei Kindern ist die Ausnutzung eine noch etwas bessere (s. unten).

Demnach stellt die Milch ein vorzügliches Nahrungsmittel dar, das bei kleinen Kindern zur vollen Ernährung ausreicht, bei Kindern vom zweiten Jahre an und bei Erwachsenen eine rationelle Ernährung sehr wesentlich unterstützt. Zu ausschliesslicher Ernährung Erwachsener ist die Milch nicht geeignet, weil selbst in einer Menge von 2—3 Litern noch zu wenig Kohlehydrate vorhanden sind und der Eiweiss- und Fettzerfall im Körper dementsprechend zu sehr gesteigert werden würde.

Die Milch ist als Nahrungsmittel um so bedeutungsvoller, als sie für sehr billigen Preis das sonst schwer zu beschaffende Eiweiss und Fett gewährt. Vergl. die Tabelle S. 262.

Der billige Preis erklärt sich indess daraus, dass die Milch eine Reihe von Nachtheilen aufweist, die ihre Verwendbarkeit beeinträchtigen. Einmal geht sie ausserordentlich rasch unter dem Einfluss von Mikroorganismen Zersetzungen ein, die sie zum Genuss ungeeignet machen; zweitens ist kein anderes Nahrungsmittel so leicht zu fälschen und im Nährwerth zu verschlechtern als gerade die Milch; drittens ist sie zur Verbreitung pathogener und infektiöser Bakterien besonders disponirt. — Auf diese drei hygienisch wichtigen Nachtheile der Milch ist in Folgendem näher einzugehen.

a) Die Veränderungen, welche die frisch gemolkene Milch allmählich durchmacht, bestehen darin, dass zunächst bei ruhigem Stehen die Milchkügelchen an die Oberfläche steigen und dort die Rahmschicht bilden. Diese erscheint nach 24 Stunden als dicke, feste Decke, die sich abheben lässt. Man erhält dadurch im Gegensatz zur ursprünglichen „Vollmilch“ 2 Theile, den Rahm und die „abgerahmte Milch“ oder „Magermilch“, welche letztere je nach der Vollständigkeit des Aufrahmens mehr oder minder fettfrei ist; werden Centrifugen zum Entrahmen benutzt, so verbleiben nur etwa 0·15 Procent Fett in der Magermilch.

Bei längerem Stehen der Milch beobachtet man sodann, dass auf der Oberfläche ein weisslicher, pilziger Ueberzug sich etablirt. Dieser besteht im Wesentlichen aus einem Schimmelpilz, Oidium lactis. Gleichzeitig entwickeln sich in der Flüssigkeit unter dem Rahm zahlreiche Bakterien, um so schneller und reichlicher, je näher die Temperatur an 37° heranreicht. Am üppigsten pflegt eine sehr verbreitete Art zu wuchern, die man schlechthin als Milchsäurebacillen bezeichnet. (Vergl. S. 36 u. 57.)

Durch diese Bakterien wird der Milchzucker hydratisirt und dann vergoren, so dass freie Milchsäure neben Kohlensäure und anderen Producten entsteht. Ist etwa 0·2 Procent Milchsäure gebildet und die Reaktion deutlich sauer geworden, so tritt Gerinnung des Kaseïns ein, der untere Theil der Milch scheidet sich damit wieder in 2 Abschnitte, in den Käse und das Serum. Ersteres enthält gewöhnlich die Reste von Fett eingeschlossen, so dass das Serum nur noch Milchzucker, Salze und etwas Albumin aufweist. — Ein Theil der Kaseïngerinnung erfolgt übrigens auch durch Labferment, welches ohne entsprechende Säurebildung von zahlreichen Bakterienarten producirt wird.

Bei weiterem Ansteigen des Milchsäuregehaltes werden manche bis dahin in der Milch gewucherte Bakterienarten in ihrer Entwickelung gehemmt, während einige weniger empfindliche noch weitere Vermehrung leisten. Erreicht der Milchsäuregehalt aber etwa 0·8 Procent, so hört auch die Wucherung der eigentlichen Milchsäurebakterien auf.

Lässt man Milch sehr lange, 8—14 Tage stehen, so bekommt sie schliesslich ein noch anderes Ansehen; das Kaseïn wird allmählich gelöst, es entwickelt sich gleichzeitig Gestank nach Buttersäure und Ammoniak. Alsdann sind andere Bakterien, die sogenannten Buttersäurebacillen (vergl. S. 57) in den Vordergrund getreten. Dieselben sind zum Theil Anaëroben und vermögen Milchzucker nicht anzugreifen, sondern nur Glycose; daher entwickeln sie sich erst, obwohl ihre allverbreiteten Sporen von Anfang an in der Milch enthalten sind, nachdem die Milchsäurebacillen den Sauerstoff verzehrt resp. den Milchzucker hydratisirt haben. Sie bewirken dann Buttersäure-Gärung aus der Glycose, resp. aus den milchsauren Salzen und spalten das Kaseïn unter Ammoniakentwickelung.

Diese Phasen des Bakterienlebens lassen sich mit geringfügigen Abweichungen in jeder, ohne besondere Vorsichtsmassregeln gehaltenen Milch beobachten; die betreffenden Bakterien sind eben überall verbreitet, sie sind theils in den Eimern und Gefässen, an den Händen des Melkenden, am Euter der Kühe enthalten; fast jede Milch lässt nach dem Absitzen sogar makroskopisch eine Beimengung von Kuhexcrementen erkennen. Ist diese bedeutend, oder sind die Gefässe stark verunreinigt, oder sind z. B. grosse Mengen von Fliegen in der Milchkammer, so gehen die Zersetzungserscheinungen entsprechend der stärkeren Bakterieneinsaat um so schneller vor sich. — Etwaiges Hineinfallen von Keimen aus der Luft spielt eine durchaus nebensächliche Rolle.

Zuweilen kommen Abweichungen von den normaler Weise in der Milch ablaufenden Zersetzungen vor, und zwar dadurch, dass weniger verbreitete Bakterienarten zufällig in grösserer Menge in die Milch gelangen und dort die Oberhand gewinnen, so z. B. die Bacillen der blauen Milch, welche ein Chromogen produciren, das bei Luftzutritt und saurer Reaktion dunkelblau wird. Sind diese Bacillen in einer Milchkammer erst einmal zur Entwickelung gelangt, so befallen sie dort immer wieder neue Vorräthe, bis sie durch gründliche Desinfektion des Raumes und der Gefässe vernichtet sind. — Zuweilen tritt rothe oder gelbe Milch auf durch Wucherung anderer Bakterienarten, zuweilen unter dem Einfluss gewisser Mikrokokken schleimige fadenziehende Milch. Alle diese abnormen Bakterienansiedelungen haben nicht gerade directe hygienische Bedeutung, aber machen die Milch wegen der starken Veränderung ihres Aussehens und unverkäuflich.

b) Der zweite Nachtheil, welcher der Milch anhaftet, betrifft die leichte Fälschung derselben. Diese besteht gewöhnlich im Entrahmen oder im Wasserzusatz oder in einer Combination von beiden Manipulationen. Solche theilweis entfettete und verdünnte Milch hat natürlich einen entsprechend geringeren Nährwerth. Ausserdem können durch den Wasserzusatz Infektionserreger in die Milch gelangen. — Andere Fälschungen z. B. Zusatz von Stärke, Dextrin, Gyps, Gehirn u. s. w. sind nur Curiosa ohne grössere Bedeutung. Dagegen werden der Milch sehr häufig Conservirungsmittel zugefügt, welche bestimmt sind die Milch länger haltbar zu machen. Der Händler wendet aber diese Mittel gewöhnlich dann an, wenn schon ein gewisser Bakterienreichthum der Milch vorhanden ist und die bald zu erwartende äusserlich sichtbare Veränderung der Milch, die Gerinnung, noch eine Zeit lang hinausgeschoben werden soll. Zu diesem Zweck wird am häufigsten Soda oder Natron bicarbonicum oder Borax benutzt. Alle diese Mittel hindern aber das Bakterienleben in der Milch in keiner Weise, dasselbe wird im Gegentheil eher begünstigt und lediglich die Entwickelung freier Säure und damit die Gerinnung wird (übrigens auch nur für sehr kurze Zeit) verzögert. Diese Mittel sind also ganz besonders gefährlich, weil sie nur das äussere Kennzeichen einer schlechten Beschaffenheit der Milch verdecken, während sie dagegen Zahl und Arten der Bakterien nicht vermindern. — Borsäure und namentlich Salicylsäure zeigen etwas bessere Wirkung, jedoch ist dieselbe immerhin durchaus unvollkommen, und es ist keineswegs möglich, in dieser Weise die pekuniären Nachtheile und die Gefahren, welche aus dem Einkauf einer bereits bakterienreichen Milch erwachsen, zu beseitigen.

c) Drittens kommen die in der Milch enthaltenen pathogenen Bakterien in Betracht.

Die normalen Saprophyten der Milch scheinen selbst in grosser Menge unschädlich zu sein. Die in den Milchstuben geronnene Milch, ebenso Kephir und ähnliche Präparate, welche enorme Mengen von Milchsäurebakterien enthalten, werden im Allgemeinen ohne Nachtheil ertragen. In den Fällen, wo diese Präparate Störungen hervorrufen, sind vermuthlich abnorme saprophytische Bakterienarten betheiligt.

Bakterien der letzteren Kategorie, die in gewissem Sinne schon zu den pathogenen gehören, weil sie abnorme Gärungen im Darmcanal veranlassen können, gerathen im Milchverkehr namentlich durch allerlei unsaubere Gefässe in die Milch. Vor Allem zeigt die aus städtischen Handlungen entnommene Milch sehr häufig einen abweichenden Verlauf der Zersetzung und andere Bakterienarten, als die Milch, welche in einer gut gehaltenen Milchkammer aufbewahrt wird. In städtischer Milch ist daher jede stärkere Bakterienansiedelung als verdächtig anzusehen.

Gewisse Saprophyten haben ausserdem, wie es den Anschein hat, die Fähigkeit, aus dem Eiweiss der Milch heftig wirkende Ptomaïne abzuscheiden. So ist aus zersetzter Milch, aus Käse und aus mit Milch bereitetem Vanilleeis ein „Tyrotoxicon“ von heftiger Wirkung isolirt. Es ist nicht unwahrscheinlich, dass bei der Cholera infantum derartige Ptomaïne ursächlich betheiligt sind, die von specifischen, bei höherer Temperatur in der Milch zur Wucherung gelangenden Bakterienarten producirt werden.

Nicht selten werden ferner durch die Milch infektiöse Bakterien, wie z. B. Cholera- und Typhusbacillen, verbreitet. Kommt in einer Milchwirthschaft ein solcher Krankheitsfall vor, so vollzieht sich die Uebertragung der Infektionserreger auf die Milch ausserordentlich leicht. Die mit dem Kranken, dessen Wäsche u. s. w. beschäftigten Personen behalten ganz zweifellos, selbst wenn sie sich nach ihrer Meinung gründlich reinigen, einzelne oder selbst zahlreiche Infektionserreger an den Händen, unter den Fingernägeln u. s. w. Beschäftigen sie sich später mit der Milch, so gehen einige davon in dieselbe über und beginnen dort eventuell zu wuchern. — In anderen Fällen mag auch durch das Wasser eines inficirten Brunnens gelegentlich der Spülung der Gefässe oder der Fälschung der Milch eine Uebertragung von Keimen erfolgen. Der zuerst bezeichnete directe Weg wird indess jedenfalls der betretenere sein.

Die auf diese Weise in die Milch gelangten pathogenen Bakterien finden dort zum Theil einen ausgezeichneten Nährboden. Staphylokokken, Typhus-, Cholera-, Milzbrandbacillen und andere vermehren sich in sterilisirter Milch theils unter Gerinnung des Kaseïns, theils ohne jede sichtbare Veränderung ausserordentlich lebhaft. In der nicht sterilisirten natürlichen Milch ist die Vermehrung dieser Bakterien durch die Concurrenz mit den gewöhnlichen Milchsaprophyten einigermassen erschwert und namentlich die Säureproduction der letzteren hemmt die Entwickelung der meisten pathogenen Arten. Jedoch kann es bei reichlicher Aussaat und bei günstiger Temperatur trotzdem zu einer starken Vermehrung der Cholera- und Typhusbacillen kommen; und bei geringer Ausgangsziffer sind dieselben immerhin entweder einer geringen Vermehrung fähig oder werden doch längere Zeit conservirt.

Zahlreiche Erfahrungen weisen darauf hin, dass in der That die Gefahr, einer Infektion durch Milch, die auf Grund dieser Erwägungen und Experimente vermuthet werden muss, häufig vorhanden ist. In einer ziemlich grossen Anzahl von Typhus- und Cholera-Epidemieen konnte die Milch mit grosser Bestimmtheit als Vehikel der Keime angeschuldigt werden.

Weiter ist die Milch noch dadurch bedeutungsvoll, dass sie vom erkrankten Thier aus Infektionserreger auf den Menschen übertragen kann. In erster Linie ist hier die Tuberkulose zu nennen, die Perlsucht des Rindviehs. Einige Autoren behaupten, die Milch werde nur dann infektiös, wenn tuberkulöse Erkrankungen und Ulcerationen der Milchdrüsen bestehen, was allerdings nicht selten der Fall ist. Nach anderen Beobachtern soll indess auch ohne merkliche Veränderung des Euters ein Durchtritt von Tuberkelbacillen in die Milch erfolgen. Die Gefahr einer solchen Infektion ist jedenfalls in grossem Umfange vorhanden; und zwar kann als Invasionspforte sowohl der Darm, wie auch der Rachen und dessen Adnexa in Betracht kommen. In der Peripherie der Städte ist die Gefahr der perlsüchtigen Milch besonders gross; die Kühe werden dort meist sehr lange zur Milchproduction verwendet, und erfahrungsgemäss wird ein besonders grosser Procentsatz dieser Kühe von Perlsucht ergriffen, das Leiden dabei aber oft erst in sehr späten Stadien erkannt.

Ferner wird die Maul- und Klauenseuche der Rinder auf den Menschen übertragen. Die Krankheit ist beim Rindvieh charakterisirt durch Blasen und Geschwüre auf der Schleimhaut des Mundes und im Spalt der Klauen, oft auch am Euter; sie verläuft gewöhnlich nicht tödtlich, aber die Thiere magern stark ab und die Einbusse an Milch ist bedeutend. Kinder erkranken nach dem Genuss solcher Milch unter Fieber, Verdauungsstörungen und bekommen einen Bläschenausschlag auf Lippen und Zunge, zuweilen an den Händen. — Auch Milzbrand und Wuth können gelegentlich durch Milch übertragen werden.

Die prophylaktischen Massregeln gegen alle diese aus dem Milchgenuss erwachsenden Gefahren bestehen 1) in der Untersuchung und Controlle der Marktmilch, 2) in der Ueberwachung der Milchwirthschaften, 3) im Präpariren der Milch im grossen Massstabe vor dem Verkauf derselben, 4) im Präpariren der Milch durch den Einzelnen nach dem Kauf.

1. Die Untersuchung und Controlle der Milch.

Die Anforderungen, welche der Milchcontrolle zu Grunde zu legen sind, können etwa folgendermassen zusammengefasst werden: Eine normale Milch soll ein specifisches Gewicht von 1029—1034 haben, nicht weniger als 10·9 Procent Trockenrückstand, nicht weniger als 2·7 Procent Fett; ferner keine Zusätze (Conservirungsmittel) enthalten. Die Milch soll ferner amphotere oder höchstens schwach sauere Reaktion zeigen, soll in 1 ccm höchstens 100 000 Bakterien und keinerlei pathogene Bakterienarten enthalten.

Die Untersuchung geht demnach zunächst darauf hinaus, die gewöhnlichen Fälschungen — Entrahmen, Wasserzusatz, Zusatz von Conservirungsmitteln — durch chemische Analyse zu entdecken. Zu diesem Zweck werden angewendet a) die Bestimmung des specifischen Gewichts; b) die Fettbestimmung; c) der Nachweis von Nitraten; d) verschiedene Methoden zur Auffindung conservirender Zusätze. Schliesslich ist e) durch die Reaktion und den Bakteriengehalt der Milch der Grad ihrer

Zersetzung und durch Prüfung der Bakterienarten ein etwaiger Gehalt an Infektionserregern zu ermitteln.

a) Die Bestimmung des specifischen Gewichts: Zwei Componenten wirken auf eine Abweichung des specifischen Gewichts der Milch von dem des Wassers. Eiweiss, Zucker, Salze machen die Milch schwerer, das Fett dagegen leichter; das Gesammtresultat ist, dass sie immer schwerer ist als Wasser, aber um so weniger, je mehr Fett oder je mehr Wasser vorhanden ist. Hohes specifisches Gewicht kann durch Reichthum an festen Bestandtheilen und Wasserarmuth, ebensowohl aber auch durch Fettmangel bedingt sein; niedriges specifisches Gewicht durch abnorme Verdünnung mit Wasser oder durch Fettreichthum. Abrahmen und nachfolgender Wasserzusatz lässt daher das ursprüngliche specifische Gewicht der Milch eventuell wieder hervortreten. Weiss der Fälscher, dass das specifische Gewicht controllirt wird, so kann er in der That in der Weise verfahren, dass er durch Abrahmen und Wasserzusatz eine stark gefälschte Milch von normalem specifischen Gewicht liefert. Indess gehört zu dieser Manipulation Zeit und Sorgfalt, und für gewöhnlich weicht jede gefälschte Milch, entrahmte oder gewässerte, von dem durchschnittlichen specifischen Gewicht ab. In vielen Fällen wird man daher durch die Bestimmung des specifischen Gewichts allein die Fälschung entdecken, wenn es auch immerhin sicherer ist, daneben die Fettbestimmung auszuführen.

Zur Bestimmung des specifischen Gewichts benutzt man Aräometer (sogenannte Milchwaagen, Laktodensimeter). An dem gebräuchlichsten Instrument von Quevenne-Müller finden sich an der Spindel zur Bezeichnung des specifischen Gewichts nur zweistellige Zahlen, vor welchen die Zahlen 1·0 fortgelassen sind, also statt 1·029 nur die Zahl 29. Beim Ablesen ist das Auge in gleiches Niveau mit dem Skalentheil zu stellen; ferner ist vor der Prüfung die Milch gut durchzumischen und mit Hülfe von Tabellen eine Temperatur-Correction anzubringen, resp. die Milch auf 15° zu erwärmen oder abzukühlen. — Die Grade des Müller'schen Laktodensimeters sind sehr eng und die Ablesung deshalb ungenau. Sollen die Grade grösser ausfallen, so muss die Spindel dünner und leichter werden. Nach diesem Princip sind die neueren Instrumente von Soxhlet und Apel construirt; ferner giebt das Recknagel'sche Aräometer aus Hartgummi gute Resultate.

b) Die Fettbestimmung geschieht entweder:

Mit dem Cremometer. Dasselbe fasst 100 ccm Milch. Man lässt dieselbe 24 Stunden bei mittlerer Temperatur, 36—48 Stunden bei niederer Temperatur, stehen und liest dann die Höhe der Rahmschicht an einer Skalentheilung ab. Gute Milch liefert 10—14 Procent Rahmschicht; 3·2 Skalentheile entsprechen ungefähr 1 Procent Fett. Die Resultate, welche dieses Instrument giebt, hängen theils von der Grösse der Fettkügelchen ab (kleinere werden zäher in der Milch zurückgehalten), ferner von der Beschaffenheit des Serums, dem Quellungszustande des Kaseïns und von verschiedenen anderen Eigenschaften der Milch. Manche fettreiche Milch rahmt nur sehr wenig auf. Die Methode ist daher nicht empfehlenswerth.

Oder mit optischen Methoden. Je fettreicher die Milch, um so undurchsichtiger wird sie. Darauf sind eine Reihe von Instrumenten gegründet, von denen das bekannteste das Feser'sche Laktoskop ist. In dasselbe werden 4 ccm Milch eingeblasen und dann wird allmählich Brunnenwasser zugefügt, bis schwarze Linien auf einem am Boden des Gefässes befindlichen Milchglaszapfen eben sichtbar werden. An einer Skalentheilung liest man direct die Fettprocente ab. — Weniger genaue Resultate giebt das Heeren'sche Pioskop, welches die Durchsichtigkeit der Milch mit einer Farbenskala vergleicht.

Alle optischen Methoden sind dadurch unzuverlässig, dass viel auf die Beleuchtung und das Auge des Beschauers ankommt, namentlich aber dadurch, dass die Durchsichtigkeit von der Zahl und Grösse der Milchkügelchen abhängt; Milch von gleichem procentischem Fettgehalt kann je nach der Grösse der einzelnen Fetttröpfchen sehr verschieden durchsichtig sein. — Das Feser'sche Instrument giebt etwa 0·5 Procent Fehler. Da 2·7 Procent Fett das zulässige Minimum repräsentiren, so sind die Angaben des Instrumentes erst bei 2·2 Procent entscheidend für eine Fälschung. Gerade in den Grenzen zwischen 2·2 und 2·7 Procent bewegt sich aber der Fettgehalt der Milch in ausserordentlich vielen Fällen, und hier ist dann eine Entscheidung durch das Laktoskop nicht zu liefern.

Oder durch das Marchand-Tollens'sche Laktobutyrometer. Die Milch wird mit Aether geschüttelt, dieser löst das Fett und zwar am leichtesten, wenn ein Paar Tropfen Natronlauge hinzugefügt werden. Dann wird 91 procentiger Alkohol zugemischt und man erhält nun eine Aetherfettlösung, welche oben auf dem Gemisch schwimmt. Die Höhe derselben liest man ab, multiplicirt das Volumen mit 0·2, fügt 0·124 hinzu als constant unausgeschieden bleibende Fettmenge, und erhält so den Fettgehalt der Milch. Bei Magermilch giebt die Methode ungenaue, bei voller Milch dagegen brauchbare Resultate.

Die genaueste Bestimmung des Fettes ist möglich mit Hülfe des Soxhlet'schen Verfahrens, bei welchem man das specifische Gewicht des Aetherextractes der Milch zu bestimmen sucht. 200 ccm Milch werden mit 10 ccm Kalilauge und 60 ccm Aether kräftig geschüttelt. Nach einer Viertelstunde wird die oben angesammelte Aetherfettlösung in ein Glasrohr gebracht, das aussen von einem Kühlrohr umgeben ist und mit Hülfe dessen stets die genau gleiche Temperatur von $17^1/_2{}^0$ hergestellt wird. In der Aetherfettlösung lässt man dann ein Aräometer schwimmen und bestimmt deren specifisches Gewicht. Mittels einer Tabelle findet man aus dieser Ablesung den Fettgehalt.

Lefeldt's und de Laval's Centrifugalmilchprober bestimmt den Fettgehalt dadurch, dass an einer Centrifuge kleine mit Skala versehene Glasröhrchen befestigt werden, die man mit Milch füllt; die nach dem Centrifugiren an dem einen Ende des Röhrchens angesammelte Fettschicht wird gemessen. Das Verfahren ist nur in grossen Molkereien mit Dampfbetrieb verwendbar.

c) Zusatz von Brunnenwasser kann durch den Nachweis der fast stets im Wasser vorhandenen, in reiner Milch aber fehlenden Nitrate erkannt werden.

Zu dem Zweck wird die Milch durch Zusatz von Essigsäure und Kochen coagulirt, und das Filtrat tropfenweise einer Lösung von Diphenylamin in concentrirter Schwefelsäure zugefügt (vergl. S. 206).

d) Conservirungsmittel.

Die alkalisch reagirenden erkennt man am einfachsten daran, dass sie die Milch nach 1—2stündigem Kochen dunkelgelb bis braun färben. — Auch die Rosafärbung nach Zusatz von Alkohol und einigen Tropfen Rosolsäure deutet auf alkalische Beimengungen. — Salicylsäure ist durch die Violettfärbung, die einige Tropfen Eisenchlorid in der Milch hervorrufen, leicht zu erkennen. — Die Prüfungsmittel für Borsäure sind etwas complicirter; indessen verzögert die Borsäure die Zersetzung der Milch so wenig, dass sie praktisch kaum in Frage kommen kann.

e) Der Grad der Zersetzung der Milch ist zuweilen, aber keineswegs immer, aus der deutlich sauren Reaktion zu erkennen; oft ist diese auch durch alkalische Zusätze verdeckt. — Sicherer ist die Feststellung der Bakterienzahl, die durch Gelatineplatten mit 1, 2 und 5 Tropfen Milch und Zählung der Colonieen leicht gelingt. Reinlich behandelte ganz frische Milch enthält im Mittel höchstens 2—3000 Keime in 1 ccm; deutliche Zunahme ist erst nach 4—5stündigem Aufenthalt der Milch bei 20—25° zu bemerken. Ein Gehalt von mehr als 100000 Keimen in 1 ccm (— die zulässige Grenzzahl ist noch durch zahlreichere Untersuchungen zu präcisiren —) deutet auf längere unzweckmässige Aufbewahrung der Milch oder starke Bakterieneinsaat und zeigt an, dass die Milch nur kurze Zeit von dem Stadium der vollständigen Zersetzung und Gerinnung entfernt war.

f) Eine Prüfung auf pathogene Arten von Bakterien wird in den meisten Fällen vergeblich sein. Wohl aber bietet die Art der gewachsenen Bakterien insofern ein Kriterium der Infektionsgefahr, als eine gewisse Mannichfaltigkeit und das Vorherrschen von Arten, welche in der normalen Milch nur in geringer Zahl vorhanden zu sein pflegen, auf unreinliche Behandlung der Milch und rücksichtslosen Import von allerlei Bakterien schliessen lässt.

Eine ausführliche chemische Analyse kann eventuell die vorerwähnten Prüfungen ergänzen. Der Gang derselben ist gewöhnlich kurz folgender: eine gewogene Menge Milch ist im Platinschiffchen unter Zusatz von Sand zu trocknen und der Rückstand im Soxhlet'schen Extraktionsapparat mit Aether zu erschöpfen; die ätherische Lösung enthält das Fett, das nach der Abdunstung des Aethers gewogen wird. Ferner werden 20 ccm Milch mit der 20fachen Menge Wasser verdünnt, und dann mit sehr verdünnter Essigsäure coagulirt, das Kaseïn auf gewogene Filter gesammelt, getrocknet und gewogen. Das Filtrat wird durch Kochen vom Albumin befreit und in demselben der Zucker mittelst Polarisationsapparat oder durch Wägung des aus alkalischer Kupferoxydlösung reducirten Kupfers bestimmt. Eine dritte Portion wird eingedampft und verascht, die Menge der zurückbleibenden Salze gewogen.

Um die Controlle der Milch energisch zu handhaben, ist es erforderlich, in kurzer Zeit und mit einfachen Mitteln ein Urtheil über die Milch zu gewinnen.

Zu einer Controlle auf dem Markte und in den Verkaufsläden ist allein die Aräometerprobe und höchstens noch das FESER'sche Laktoskop geeignet. Ist das specifische Gewicht abnorm, so ist der weitere Verkauf der Milch einstweilen zu inhibiren und eine Probe im Laboratorium mittelst des Laktobutyrometers oder der SOXHLET'schen Methode auf den Fettgehalt zu prüfen. Wird hierdurch eine zu niedrige Fettmenge oder im Verein mit der Aräometerprobe ein zu hoher Wassergehalt erwiesen, so ist die betreffende Milch unter allen Umständen als minderwerthig zu confisciren, nebenbei die Herkunft, Anzahl der Kühe etc. sorgfältig zu notiren. Es fragt sich dann aber noch, ob eine Fälschung vorliegt, die nach dem Nahrungsmittelgesetz streng bestraft wird, oder ob etwa die abnorme Beschaffenheit der Milch durch die Art der Fütterung bedingt ist.

Zu diesem Zweck wird eine weitere Probe der Milch der genaueren Analyse unterworfen. Ergiebt sich aus derselben mit Sicherheit die Fälschung, so wird die Bestrafung erkannt oder Anklage erhoben. Ist auch nach der genauen Analyse die Einrede möglich, dass mangelhafte Fütterung die Ursache der Abweichung sei, so ist eventuell die „Stallprobe" vorzunehmen. Dieselbe soll mindestens innerhalb dreier Tage nach der Confiscation, ohne dass inzwischen die Fütterung der Thiere geändert ist, ausgeführt werden und zwar in der Weise, dass alle betheiligten Kühe gut ausgemolken, die Milch gemischt und dann untersucht wird. Dieselbe darf höchstens um 2 Grad im specifischen Gewicht, um 0·3 Procent Fett von der beanstandeten Milch abweichen, widrigenfalls die Fälschung als erwiesen anzunehmen ist.

2. Die Ueberwachung der Milchwirthschaften.

Durch die chemische und bakteriologische Untersuchung ist gerade die gefährlichste Beschaffenheit der Milch, ihr etwaiger Gehalt an Infektionserregern, gewöhnlich nicht zu ermitteln. Eine Verschleppung von Perlsucht, Maul- und Klauenseuche kann vielmehr nur dadurch erkannt und gehindert werden, dass die Thiere in regelmässigen Zwischenräumen von einem Thierarzt untersucht und bei Verdacht auf Tuberkulose sofort ausrangirt werden.

Um ferner die Uebertragung von Typhus- und Cholerabacillen oder anderen Infektionskrankheiten zu verhüten, sind Krankheitsfälle dieser Kategorie in Milchwirthschaften mit besonderer Vorsicht zu behandeln, für Absperrung und Desinfektion ist zu sorgen, die Brunnenanlage zu revidiren und eventuell der Milchverkauf zeitweise zu verbieten.

Die Einsaat abnormer Saprophyten kann nur durch peinliche Reinlichkeit aller Räume und Gegenstände, die mit der Milch in Berührung kommen, vermieden werden. Der Stall, die Euter der Kühe sind möglichst rein zu halten; die Gefässe, Milchkühler etc. sollen durch Ausscheuern mit heisser Sodalösung stets völlig frei bleiben von Milchresten, ausserdem sind sie eventuell von Zeit zu Zeit nach erfolgter Reinigung mit Sodalösung auszukochen oder mit Sublimatlösung (1:1000) zu desinficiren. Die Aufbewahrungsräume sollen kühl, luftig, leicht zu reinigen und geschützt gegen Fliegen sein. Jede Unsauberkeit ist mit Confiscation der Milch zu bestrafen.

Eine derartige Ueberwachung der Milchwirthschaften und Verkaufslocale erscheint vom hygienischen Standpunkt entschieden bedeutungsvoller als die Untersuchung der Milch.

3. Präparation der Milch vor dem Verkauf.

Theils die finanzielle Schädigung durch das leichte Verderben der Milch, theils die Gefahr der Uebertragung pathogener Mikroorganismen hat zu Versuchen geführt, vor dem Verkauf der Milch die hinein gelangten Bakterien zu tödten und dadurch die Milch haltbarer und frei von pathogenen Keimen zu machen.

Nachdem der Zusatz chemischer Substanzen sich als entschieden unzureichend erwiesen hatte, sind Kälte und Hitze als die am leichtesten anwendbaren desinficirenden Mittel in Gebrauch gezogen.

Durch sofortiges Abkühlen der frisch gemolkenen Milch, Aufbewahren in kühlen Räumen und Transport in Eispackung lässt sich die Bakterienentwickelung in der Milch und die Zersetzung derselben beträchtlich verzögern; insbesondere wenn gleichzeitig durch Reinlichkeit für geringe Bakterieneinsaat gesorgt wird. Diese Mittel sollten daher in jeder Milchwirthschaft ausgedehnte Verwendung finden.

Da jedoch die Abkühlung im Mittel der ganzen Zeit bis zum Verkauf höchstens bis auf 10° gelingt, so ist der Effekt immerhin unvollkommen; eine gewisse Vermehrung der Bakterien findet auch bei niederer Temperatur noch statt; ausserdem bleiben die etwaigen pathogenen Keime selbst beim Gefrieren der Milch theilweise lebensfähig.

Vollkommenere Resultate können durch Hitze erzielt werden. Hier kommen 2 Methoden in Frage: a) das Pasteurisiren, d. h. kurzes Erhitzen auf 65—80° und nachfolgendes rasches Abkühlen; b) das Sterilisiren bei 110—120°.

a) Das Pasteurisiren wird bis jetzt gewöhnlich so ausgeführt, dass man die Milch langsam über die gewölbten inneren Wandungen eines Cylinders fliessen lässt, der an seiner äusseren Fläche durch Wasserdampf erhitzt wird. Zufluss und Abfluss wird so geregelt, dass die in ganz dünner Schicht herablaufende Milch zuletzt stets auf die beabsichtigte Temperatur, aber allerdings nur für sehr kurze Zeit, gebracht wird. In einer Stunde passiren einen kleinen Apparat von 40 cm Durchmesser 100—150 Liter. Aus dem Ablauf kommt die Milch sofort in einen Kühler.

Da der Geschmack und Geruch der rohen Milch bei einer Erhitzung auf 75° verloren geht, wendet man gewöhnlich nur eine Temperatur von 70—75° an. Bei dieser Erhitzung geht von den Saprophyten ein grosser Bruchtheil, etwa zwei Drittel und mehr, zu Grunde; Cholerabacillen werden vollkommen, Typhusbacillen, Tuberkelbacillen, Staphylokokken dagegen nicht sicher vernichtet. Eine zuverlässige Tödtung dieser gelingt erst, wenn die Zeitdauer, während welcher die Milch auf die höchste beabsichtigte Temperatur (75°) erwärmt ist, gleichmässig bemessen werden kann. Bei den üblichen Pasteurisirapparaten ist eine derartige genaue Regulirung der Dauer und des Grades der Erwärmung nicht ausführbar und die mit denselben erzielten Resultate sind daher unbefriedigend; doch sind in neuester Zeit brauchbarere Apparate construirt.

Das bis jetzt angewendete Pasteurisir-Verfahren leidet noch an einem weiteren Nachtheil dadurch, dass die Milch im Kühlapparat, in den Kannen etc., die alle nur gereinigt aber nicht desinficirt werden, wieder zahlreiche Bakterien aufnimmt. Diese, sowie die dem Tode durch die Erhitzung entgangenen Saprophyten bewirken, dass die zum Verkauf gelangende pasteurisirte Milch gewöhnlich doch wieder sehr grosse Mengen Bakterien führt und nur für relativ kurze Zeit vor dem Verderben geschützt ist. — Desinficirt man dagegen auch die Gefässe, was sehr leicht ausführbar ist, und benutzt man die neueren in der oben bezeichneten Weise verbesserten Apparate, so ist die Milch mindestens 2—4 Tage haltbar, auf gewisse Entfernung verfrachtbar und frei von pathogenen Keimen.

b) Völliges Sterilisiren, d. h. Tödtung aller Keime incl. der sehr widerstandsfähigen Buttersäurebacillen, ist nur dadurch möglich, dass die Milch in den bakteriendicht verschlossenen Gefässen 3—4 Stunden auf 100° oder sehr viel kürzere Zeit auf ca. 110—120° erhitzt wird. Letzterer Modus ist vorzuziehen, weil dabei die Milch ihren Geschmack am wenigsten ändert. Solche sterilisirte Milch von sehr langer Haltbarkeit kommt in Glasflaschen oder verzinnten Blechbüchsen à 1 Liter in Handel und ist beliebig versendbar (Scherff'sche, Dahl'-sche Milch u. a. m.; die bisherigen Präparate sind insofern noch unvollkommen, als die Farbe der Milch stark verändert ist). Sie bietet natürlich keinerlei Infektionsgefahr, ist auch nach dem Oeffnen der Flaschen lange haltbar, hat aber den Geschmack der rohen Milch verloren und steht in diesem einen, übrigens unwesentlichen Punkte, der pasteurisirten Milch nach. — (Ueber Sterilisirung der Säuglingsmilch s. unten.)

Ferner kommen noch einige Präparate in Handel, welche für den

Transport berechnet sind, aber von der Beschaffenheit der natürlichen Milch wesentlich abweichen:

Condensirte Milch. Die Milch ist im Vacuum eingetrocknet bis $^1/_3$ oder $^1/_5$ ihres Volumens, dann in zugelötheten Büchsen auf 100° erhitzt. — Damit das Präparat auch nach dem Oeffnen der Büchsen besser haltbar sei, wird in den meisten Fabriken so viel Rohrzucker zugesetzt, dass keine Bakterien-Entwickelung stattfinden kann. 1 Liter Milch erfährt 80 g Zuckerzusatz; die condensirte Milch enthält dann ca. 40 Procent Zucker. — Vor dem Gebrauch ist das Präparat entsprechend mit Wasser zu verdünnen. Auf Reisen und als Surrogat ist dasselbe wohl zu benutzen; für den regelmässigen Genuss ist es ungeeignet, abgesehen davon, dass der Preis sehr hoch ist.

Blackfort's Milchtafeln. Die Milch ist mit Zucker, Natr. bicarbon. und Borax eingedampft und mit gepulvertem Zucker in Tafelform gebracht. Für Reisen event. geeignetes Präparat.

4. Präparation der Milch nach dem Kauf.

Der Einzelne kann sich gegen die aus dem Gehalt der Milch an Bakterien hervorgehenden Gefahren leicht schützen durch Kochen der Milch. Erhitzt man dieselbe 10 Minuten lang auf 100° oder 15 Minuten auf 96°, so sind selbst Milzbrandsporen vernichtet.

Bekanntlich gehört aber eine gewisse Aufmerksamkeit zu einem anhaltenderen Erhitzen der Milch; es tritt dabei leicht Ueberkochen und Anbrennen ein, und daher ist es Sitte, Milch nur aufzukochen, d. h. dieselbe nur für kürzeste Zeit bis in die Nähe des Siedepunktes, gewöhnlich aber auf noch geringere Wärmegrade zu erhitzen. Dabei erfolgt keine Tödtung der pathogenen Keime.

Um ohne die Gefahr des Ueberkochens Milch längere Zeit zu erhitzen, bedient man sich daher zweckmässig der „Milchkocher", bei welchen entweder durch besondere Einsätze ein Rücklauf der aufwallenden Milch in das Kochgefäss bewirkt wird (Soltmann's Milchkocher), oder welche Wasserbäder darstellen, in die der Milchtopf eingehängt wird. Ein grösserer offener Blechtopf, der innen 3 vorspringende Leisten trägt, dient als Wasserbad; in den Ausschnitt der Leisten passt ein kleinerer, emaillirter oder porzellanener, mit Deckel versehener Milchtopf. Die Temperatur der Milch kommt dann nur auf 95—96°; die Erhitzung kann aber ohne jede Aufsicht 20—30 Minuten und länger fortgesetzt werden. Complicirtere Constructionen (Bertling, Röder etc.) sind nicht empfehlenswerth.

Die Milch soll dann womöglich in den Gefässen, in welchen sie gekocht wurde, stehen bleiben. Durch Eingiessen in unsaubere, nicht desinficirte Gefässe wird der Effekt des Kochens wieder verwischt. — Ist ein Umgiessen erforderlich, so sollen die Gefässe vorher mit kochender Sodalösung gereinigt sein.

Zur Aufbewahrung sind ferner kühle Räume zu benutzen. — Bei ärmeren Familien sieht man im Hochsommer die gut gekochte Milch oft ausserordentlich schnell in Zersetzung übergehen, weil sie die in bakterienhaltige Gefässe übergegossene Milch bei Bruttemperatur zu halten gezwungen sind.

Ist sofortiges Kochen der gekauften Milch nicht möglich, so kann der weiteren Zersetzung am besten durch Zugabe von Salicylsäure (0·5 g pro 1 Liter) und niedere Temperatur vorgebeugt werden. Vor dem Genuss ist indess solche Milch jedenfalls durchzukochen.

Der Nährwerth der Milch verringert sich durch das Erhitzen in keiner Weise. Die oben gegebenen Zahlen für die Ausnutzung der Nährstoffe der Milch beziehen sich lediglich auf gekochte Milch. — Rohe oder schwach gekochte Milch sollte daher niemals, vor Allem nicht innerhalb der Städte genossen werden.

Da indess eine rationelle Behandlung der Milch nach dem Kauf weder bei dem ärmeren Theil der Bevölkerung noch bei den Dienstboten der Wohlhabenderen vorausgesetzt werden kann, ist auf eine möglichste Verbreitung der pasteurisirten und vor dem Verkauf sterilisirten Milch hinzuwirken.

2. Milch und Milchsurrogate als Säuglingsnahrung.

Der Säugling bedarf einerseits nach den S. 248 gegebenen Darlegungen einer besonders reichlichen Nahrungszufuhr, andererseits ist er in Bezug auf die Qualität der Nahrung weit empfindlicher als der Erwachsene. Speichel und Bauchspeichel enthalten in den ersten Wochen bis Monaten nach der Geburt noch kein diastatisches Ferment und daher verbietet sich die Darreichung von stärkemehlhaltigen Nahrungsmitteln; der Magensaft zeigt nur wenig saure Reaktion und vermag nicht alle Eiweissstoffe gleich gut zu peptonisiren; unverdaute Nahrungsreste unterliegen der Zersetzung durch Bakterien und bieten diesen Gelegenheit zu stärkerer Vermehrung; die dabei entstehenden Producte aber bewirken im kindlichen Darm heftige Reizung und führen leicht zu Durchfällen und Convulsionen.

Das nöthige Nahrungsquantum muss daher dem Säugling ausschliesslich in Form einer leicht verdaulichen, in den ersten Monaten amylumfreien, reizlosen und keine Bakterien enthaltenden Kost geboten werden.

Diesen Anforderungen entspricht naturgemäss die Frauenmilch. Dieselbe ist gelblichweiss, von stark süssem Geschmack, zeigt alkalische Reaktion, ein specifisches Gewicht von 1028—34 und enthält folgende Bestandtheile:

89·2 Procent Wasser, 2·1 Procent Eiweissstoffe, 3·4 Procent Fett, 5·0 Procent Zucker, 0·2 Procent Salze.

Die Eiweissstoffe bestehen grösstentheils aus Albumin, daneben aus kleinen Mengen Kaseïn, Protalbumin und Pepton; durch Magensaft gerinnt das Eiweiss in feinen, weichen Flocken; das geronnene Kaseïn reagirt alkalisch, wird leicht gelöst und peptonisirt. — Das Fett besteht aus Triglyceriden der Oleïn-, Palmitin- und Stearinsäure. — Die Asche enthält:

34 Procent Kali, 9 Procent Natron, 2 Procent Magnesia, 17 Procent Kalk, 0·25 Procent Eisen, 23 Procent Phosphorsäure, 2 Procent Schwefelsäure, 18 Procent Chlor.

Die Zusammensetzung schwankt ähnlich wie die der Kuhmilch je nach dem Alter und der Individualität, nach der Zeitdauer der Laktation, nach der Nahrung und dem Ernährungszustand, ferner je nachdem die Probe zu Anfang des Saugens der noch vollen Brust oder aber gegen Ende der fast entleerten entnommen ist. Es fehlt noch an ausreichenden Zahlen, um den Einfluss der einzelnen Faktoren quantitativ genauer zu fixiren.

Die Untersuchung und Beurtheilung der Frauenmilch kann zunächst erfolgen durch Bestimmung des specifischen Gewichts mit Hülfe kleiner Laktodensimeter; ferner durch eine der optischen Milchproben, und durch mikroskopische Prüfung, bei welcher auf Zahl und Grösse der Milchkügelchen und auf Anwesenheit von Colostrumkörperchen zu achten ist. Sichere Anhaltspunkte zur Beurtheilung erhält man durch alle diese einfacheren Methoden nicht.

Bei der genaueren Untersuchung im Laboratorium ist das Eiweiss durch Kupferoxyd oder durch Salzsäure auszufällen und zu wägen, das Fett nach der Soxhlet'schen Methode zu bestimmen oder mit Aether zu extrahiren und zu wägen, Milchzucker und Asche wie bei der Kuhmilch zu ermitteln. Für eine derartige Analyse ist die nöthige Menge Frauenmilch nicht leicht zu gewinnen; ausserdem sind die Resultate so lange nicht entscheidend, als in Folge der nicht übersehbaren Schwankungen in der Zusammensetzung noch keine bestimmten Kriterien für die normale Beschaffenheit der Milch aufgestellt werden können.

Die Ausnutzung der Frauenmilch durch den Säugling ist eine ausserordentlich vollkommene; Eiweiss und Zucker werden zu 99 Procent, das Fett zu 97 Procent, die Salze zu 90 Procent ausgenutzt. Die Fäces enthalten vorzugsweise Fettsäuren, Kalk, geringe Spuren von Eiweiss und machen etwa 3 Procent der genossenen Nahrung aus.

Bezüglich der Menge der dem Säugling zu gewährenden Frauenmilch besteht die Vorschrift, dass am ersten Tage nach der Geburt 2—3, an den folgenden Tagen im Mittel 6 Mahlzeiten gereicht werden und zwar stets in den gleichen regelmässigen Abständen mit Pausen von mindestens $2^1/_2$—$3^1/_2$ Stunden. Mit jeder Mahlzeit, die etwa 20 Minuten dauert, werden im Durchschnitt aufgenommen:

am 1. Tag	10 g.	am 6. Tag	50 g.
„ 2. „	20 „	„ 10. „	70 „
„ 3. „	30 „	„ 20. „	100 „
„ 4. „	40 „	„ 40. „	130 „
„ 5. „	50 „	„ 100. „	150 „

Pro 24 Stunden und pro Kilo Körpergewicht verzehrt der Säugling:

in der 1. Woche	85 g Milch,	folglich für ein Gewicht von	3·5 Kilo	= 298 g.
„ „ 2. „	98 „	„ „ „ „ „ „	3·7 „	= 363 „
„ „ 10. „	170 „	„ „ „ „ „ „	5·8 „	= 986 „
„ „ 12. „	154 „	„ „ „ „ „ „	6·1 „	= 940 „
„ „ 20. „	130 „	„ „ „ „ „ „	7·3 „	= 950 „

Wenn irgend möglich, soll der Säugling von der eigenen Mutter genährt werden; nur übertragbare Krankheiten, hochgradige Anämie, Verdacht auf Tuberkulose sollten von dem Versuch einer solchen naturgemässen Ernährung zurückhalten. — Ob das Kind von der Mutter resp. von der Amme ausreichende Nahrung erhält, ist am besten nach dem Aussehen und nach der Gewichtscurve des Kindes zu beurtheilen; ferner kann die Quantität der mit jeder Mahlzeit aufgenommenen Nahrung durch Wägen des Kindes vor und nach dem Anlegen festgestellt werden, die Qualität durch die oben angeführte Untersuchung, die indess oft unentschieden ausfällt.

Vom 5. Monat ab, zuweilen erst später, ergiebt sich aus der Gewichtscurve des Kindes, dass die Nahrung unzureichend ist. Alsdann ist eine Zugabe, namentlich von Kohlehydraten und Salzen erforderlich, in Form von Kuhmilch mit Kindermehlen und etwas Fleischbrühe. Allmählich ist die Frauenmilch durch Kuhmilch zu ersetzen und Kindermehle, Zwieback, Reisbrei, späterhin auch feingeschabtes Fleisch zuzufügen.

Ist Frauenmilch nicht zu beschaffen, so muss dem Säugling das der Frauenmilch immerhin ähnlichste Nahrungsmittel, die Thiermilch, gegeben werden. Die Milch von Stuten und Eselinnen scheint die weitgehendste Aehnlichkeit mit der Frauenmilch zu haben; doch liegen zu wenig Erfahrungen über ihre Bekömmlichkeit vor und ihre Beschaffung in ausgedehnterem Massstabe stösst auf grosse Schwierigkeiten.

Wir sind daher lediglich auf die Kuhmilch angewiesen, die allerdings sehr bedeutende Differenzen gegenüber der Frauenmilch erkennen lässt. Dieselben betreffen:

1) Die chemische Zusammensetzung. Die hauptsächlichsten Differenzen lassen sich folgendermassen zusammenfassen:

Frauenmilch.	Kuhmilch.
Weniger Eiweissstoffe.	Mehr Eiweissstoffe.
Mehr Zucker.	Weniger Zucker.
Alkalische Reaktion.	Amphotere Reaktion.
Wenig Kaseïn.	Die Eiweissstoffe bestehen hauptsächlich aus Kaseïn.
Mit Magensaft weiche flockige Gerinnsel.	Mit Magensaft derbe grobe Gerinnsel.
Das Kaseïngerinnsel reagirt alkalisch.	Das Kaseïngerinnsel reagirt sauer.
Mehr Kali, Schwefelsäure, Chlor.	Mehr Kalk, Eisen, Phosphorsäure.

Dazu kommt, dass die Kuhmilch sehr bedeutenden Schwankungen ihrer Zusammensetzung unterliegt, und dass diese Verschiedenheiten vom Säugling schlecht vertragen werden. Es ist das nicht dadurch auszugleichen, dass die Milch von ein und derselben Kuh bezogen wird; vielmehr treten auch dann je nach dem Futter, der Tageszeit etc. grelle Wechsel in der Beschaffenheit der Milch auf. Im Gegentheil zeigt die von mehreren Kühen und Tageszeiten gemischte Milch die constantere Zusammensetzung und wird erfahrungsgemäss vom Säugling besser vertragen.

2) Die Ausnutzung. Dieselbe ist im Ganzen bei der Kuhmilch schlechter als bei der Frauenmilch. Die Menge der Fäces beträgt 6—7 Procent der Nahrung; das Eiweiss wird zu 98 Procent, das Fett nur zu 94 Procent, die Salze zu 56 Procent, der Kalk zu 30 Procent ausgenutzt. Der Koth besteht zwar auch grösstentheils aus fettsaurem Kalk, enthält aber deutliche Spuren von Eiweiss.

3) Die Verdaulichkeit. Die Kuhmilch ist gehaltreicher und liefert insbesondere bei der Magenverdauung jene derben, groben Kaseïngerinnsel, in welche die Verdauungssäfte nur langsam vordringen. Gerade diese lange unverdauten Kaseïnreste scheinen empfindliche Kinder in hohem Grade zu belästigen.

4) Der Bakteriengehalt. Während die Frauenmilch frei von Bakterien ist, können mit der Kuhmilch alle oben aufgezählten saprophytischen und infektiösen Bakterien in den Darm des Kindes gelangen. Die erheblich grösseren unverdauten Reste der Kuhmilch gewähren den Saprophyten Gelegenheit zu ausgiebiger Vermehrung, so dass schon durch diese häufig Störungen der Verdauung veranlasst werden können; Tuberkelbacillen und die Erreger der Maul- und Klauenseuche können die betreffenden specifischen Krankheiten hervorrufen; vor Allem aber wird ein überwiegend grosser Antheil der Fälle von Cholera infantum

zweifellos durch gewisse in der Milch wuchernde Bakterien und deren Stoffwechselproducte bewirkt (s. Kap. „Infektionskrankheiten").

Es muss versucht werden, diese zahlreichen und die Gesundheit des Säuglings gefährdenden Abweichungen der Kuhmilch von einer normalen Säuglingsnahrung nach Möglichkeit zu beseitigen. Dies kann geschehen:

1) Durch Kindermilchanstalten, wie sie jetzt in den meisten grösseren Städten eingerichtet sind. Dieselben streben die Lieferung einer gleichmässigen und dem Säugling möglichst bekömmlichen Milch dadurch an, dass die Kühe bis höchstens 10 Monate nach dem Kalben zur Milchproduction verwendet werden; dass das ganze Jahr hindurch ein bestimmtes gleichmässiges Trockenfutter (pro Tag 13 Kilo Heu und Grummet, 3 Kilo Gerstenmehl, 3 Kilo Kleie oder 2 Kilo Weizen- oder Maismehl, 6 g Salz) gereicht wird; und dass die Milch aller Kühe, ebenso die Morgen- und Abendmilch gemischt wird. Nach vielfachen Erfahrungen wird die so erhaltene, absichtlich nicht allzu gehaltreiche und relativ fettarme Milch selbst von schwächlichen Kindern gut vertragen.

In den Kindermilchanstalten ist gleichzeitig auf möglichstes Fernhalten saprophytischer und pathogener Bakterien Bedacht genommen. Ein Thierarzt untersucht die neu angekauften Thiere und monatlich einmal die Standthiere. Ferner werden der Stall, die Futtertröge, die Thiere, namentlich aber die Gefässe und Flaschen penibel reinlich gehalten. Die Flaschen oder Kannen sind mit sicherem Verschluss versehen; der Transport geschieht im Sommer in Eispackung. — Der geschilderte Betrieb der Anstalten verursacht selbstverständlich bedeutendere Kosten und der Preis solcher Kindermilch stellt sich daher auf 30—50 Pf. pro Liter. Der Preisunterschied gegenüber beliebiger Marktmilch beträgt also im Mittel 20 Pf. und bei einem durchschnittlichen täglichen Consum von 1 Liter 6 Mark im Monat. Man sollte nicht denken, dass einigermassen gut situirte Familien an dieser geringen Mehrausgabe angesichts der erheblichen Vortheile der Kindermilch Anstoss nehmen würden; doch aber ist das leider der Fall und oft genug ist nur die strenge Verordnung des Arztes im Stande, für einige Zeit dem Kinde die zuträglichere Nahrung zu verschaffen.

2) Durch eine Präparation der Milch, die darauf hinausgeht, die Kuhmilch in Bezug auf die chemische Zusammensetzung der Muttermilch ähnlicher zu machen und namentlich die Verdaulichkeit der Eiweissstoffe zu erleichtern. — Am einfachsten sucht man durch Wasser- und Zuckerzusatz einen gewissen Ausgleich herbeizuführen. Erfahrungsgemäss ist die Milch an den ersten Lebenstagen mit 3 Theilen Wasser

zu verdünnen, vom 3. bis 30. Tage mit 2 Theilen Wasser, vom 30. bis 60. Tage mit 1 Theil Wasser und so allmählich abnehmend, bis etwa vom 9. Monat ab reine Kuhmilch gereicht wird. — Ferner sind, um den Zuckergehalt der Kuhmilch dem der Frauenmilch zu nähern, pro 1 Liter 13 g Zucker zuzufügen (gew. Rohrzucker).

Durch diese Behandlung wird indess keineswegs eine der Frauenmilch analoge Zusammensetzung erzielt. Die Eiweissstoffe und Fette werden in weit geringerer Menge gegeben als in der Frauenmilch und es ist entschieden nicht anzunehmen, dass die fortgesetzte Aufnahme einer so stark verdünnten Nahrung und so abnormer Wassermengen für den Säugling ohne Schaden bleibt. So früh als möglich sollte daher die Verdünnung der Kuhmilch auf 1 : 1 beschränkt werden; wird diese nicht vertragen, so liegt die Ursache wesentlich in den gröberen Kaseïngerinnseln, die selbst solche verdünnte Kuhmilch noch liefert. Dann aber ist eine Abhülfe nicht etwa dadurch zu versuchen, dass die Milch nun noch weiter verdünnt wird, sondern man muss darauf ausgehen, speciell das Kaseïn leichter verdaulich zu machen.

Für diesen Zweck wird von Einigen das Wasser durch schleimige Abkochungen (Gerstenschleim) ersetzt. Es scheint, dass dadurch eine bessere Vertheilung der Kaseïngerinnsel erreicht wird. — Ferner sind eine Reihe von Zusätzen zur Milch empfohlen, z. B. Paulcke's Milchsalz, Lactin u. a. m., die sich jedoch bis jetzt nicht bewährt haben. Dagegen liefert die Lahrmann-Voltmer'sche peptonisirte Milch ein Präparat, in welchem das Kaseïn der Kuhmilch durch Digestion mit Pankreasferment so weit peptonisirt ist, dass es theilweise nicht mehr fällbar ist, theilweise in feinen Flocken gerinnt. Die praktischen Versuche mit diesem Präparat scheinen sehr gute Resultate ergeben zu haben.

Ferner kann wahrscheinlich die derbflockige Gerinnung des Kaseïns durch anhaltendes Kochen in geringem Grade beseitigt werden. Sterilisirte Milch scheint daher etwas leichter verdaulich zu sein, als eine nur kurze Zeit erhitzte Milch.

3) Durch Tödtung der in der Kuhmilch enthaltenen Bakterien, also durch Pasteurisiren, Sterilisiren, Kochen; s. oben.

Da es bei der Säuglingsernährung ganz besonders darauf ankommt, jede Bakterieneinfuhr fernzuhalten, so ist hier durchaus dafür zu sorgen, dass nicht aus den Gefässen, in welchen die gekochte Milch aufbewahrt wird, resp. aus den Saugflaschen neue Bakterien in die Milch gelangen. Da ferner auf jedesmalige sichere, d. h. bakterienfreie Reinigung dieser Gefässe nie, selbst nicht bei den sorgsamsten Müttern gerechnet werden kann, so besteht das richtigste Princip entschieden darin, dass die

Milch gleich in den Saugflaschen erhitzt wird. Dies geschieht in dem SOXHLET'schen Milchkocher.[1]

Die Kuhmilch wird zunächst mit der erforderlichen Menge Wasser und Zucker gemischt und dann in 6—10 kleine Flaschen à 150 ccm gefüllt. Diese werden, anfangs offen, später verschlossen, im Wasserbad $^3/_4$ Stunde erhitzt und bleiben dann wo möglich an einem kühlen Ort stehen bis zum Gebrauch. Die Milch ist so weit sterilisirt, dass sie sich bei hoher Temperatur über 2 Tage, bei niederer 4—8 Wochen hält. Soll dem Säugling die Nahrung gereicht werden, so wird nur statt des Stopfens ein Saugpfropfen auf das Fläschchen gesteckt und dieses kurze Zeit in warmes Wasser gestellt. Für jede Mahlzeit ist ein frisches Fläschchen zu benutzen. Der Vorrath an Flaschen reicht für mindestens 24 Stunden. — Jeden Tag sind die Flaschen nach beigegebenen praktischen Vorschriften zu reinigen und der Vorrath aufs Neue zu präpariren. Es ist hierauf eine Arbeit von 1—2 Stunden zu verwenden; um so einfacher ist dann aber die Herrichtung der einzelnen Mahlzeiten im Laufe des Tages. — Eine gewisse Intelligenz muss allerdings für die richtige Handhabung des SOXHLET'schen Apparates vorausgesetzt werden.

Ist die Benutzung des SOXHLET'schen Verfahrens zu schwierig und zeitraubend, so können annähernd ebenso sichere Resultate erzielt werden bei der Benutzung der in Flaschen oder Büchsen sterilisirten Milch (S. 280). Auch nach dem Oeffnen dieser Flaschen ist die Gefahr des Hineingelangens von Keimen gering und der Inhalt kann daher unbedenklich für 2 Tage benutzt werden. Die Milch ist aus den Büchsen direct in die Saugflaschen zu giessen, dort mit gekochtem Wasser zu mischen, dann auf 38° zu erwärmen. Die Saugflaschen sind stets sorgfältig mit kochender Soda- oder Holzaschelösung zu reinigen.

Um weiteren Kreisen und der ärmeren Bevölkerung wenigstens zeitweise völlig sterile Säuglingsnahrung zukommen zu lassen, müssten in den Städten Verkaufsstellen (Apotheken) eingerichtet werden, wo die — event. ana resp. mit 2 Theilen Wasser bereits verdünnte — Milch in kleinen, für je eine Mahlzeit reichenden Fläschchen verabfolgt wird (an Arme durch Vermittelung der Armenärzte gratis). Ferner sollte für den Versand eine Kuhmilch hergestellt werden, die nach der Art der Kindermilchanstalten producirt, dann mit dem nöthigen Wasser verdünnt und in kleinen 150 ccm-Flaschen sterilisirt wird. — Derartige Einrichtungen würden namentlich während des Hochsommers und bei beginnenden gastrischen Beschwerden der Säuglinge von segensreichster Wirkung sein.

Das vom Säugling aufgenommene Nahrungsvolum ist bei Ernährung mit Kuhmilch grösser, als bei Muttermilch. In diesem Volum sind indess je nach der wechselnden Verdünnung mit Wasser sehr verschiedene Mengen reiner Kuhmilch resp. Nährstoffe enthalten. Im Mittel ergeben sich etwa folgende Zahlen, von denen aber zahlreiche individuelle Abweichungen vorkommen:

---

[1] Zu beziehen von METZELER & COMP. oder STIEFENHOFER in München, oder Dr. LEHMANN, Berlin C, Heiligegeiststrasse 43, für den Preis von 13 bis 20 Mark. — Es cursiren viele schlechte Nachahmungen des Apparats.

	Nahrungsvolum.	Darin reine Kuhmilch.
1. Woche	600 g.	200 g.
2. „	900 „	300 „
8. „	1000 „	500 „
12. „	1300 „	650 „
20. „	1300 „	750 „
40. „	1300 „	900 „

Angesichts der zahlreichen Nachtheile der Kuhmilch für die Säuglingsnahrung hat man schon seit langer Zeit versucht, besondere Kindernahrungsmittel zu construiren, in denen das schwer verdauliche Kuhmilchkaseïn fehlt, welche überhaupt wenig oder gar keine Milch enthalten, deren Grundlage dagegen vorzugsweise feine Mehle, andere leicht verdauliche Eiweissstoffe etc. bilden.

Eine relativ grosse Menge von Milchbestandtheilen enthält noch das Biedert'sche Rahmgemenge.

Früher wurde dasselbe aus Rahm, Wasser und Milchzucker bereitet. Jetzt ist eine Conserve hergestellt, welcher ungefähr die gleichen Eigenschaften zukommen.[1] 60 g Eiereiweiss werden mit Wasser und etwas Kalilauge verrührt, die entstandene Gallert wird zerschnitten, dann mit 150 g Butterfett, 120 g Milchzucker und 15 g Milchsalzen erwärmt und zur Emulsion verrieben, schliesslich auf ein Volum von ca. 500 ccm gebracht. Es kommen Büchsen von 500 und 250 g in Handel. Die Zusammensetzung ist folgende: 13 Procent Eiweiss, 32 Procent Fett, 52 Procent Zucker, 3 Procent Salze. Das Eiweiss besteht nur aus Kalialbuminat, das leicht verdaut wird. Für kleine Kinder ist das Rahmgemenge 1 : 10, später 1 : 8 resp. 1 : 6 mit abgekochtem Wasser zu verdünnen. — Nach zahlreichen Erfahrungen scheinen selbst schwächliche Säuglinge das Präparat gut zu vertragen.

Die mit Mehl hergestellten Kindernahrungsmittel sind sämmtlich erst für eine spätere Periode des Säuglingsalters (vom 5. bis 6. Monat ab) bestimmt und auch dann nur als Zukost, weil sie grössere oder geringere Mengen Amylum, ausserdem die Kohlehydrate in stark vorwiegender Menge enthalten. In früheren Jahren hat man diese Präparate wohl als ausschliessliche Säuglingsnahrung verwendet, damit jedoch mannigfache Gesundheitsstörungen und nur fett- und wasserreiche, aber eiweissarme Körper erzielt.

In fast allen Präparaten ist ein Theil des Amylums durch Hitze oder durch Erhitzen mit wenig Säure oder durch diastatisches Ferment in lösliche Stärke, Dextrin, resp. Zucker übergeführt; die meisten enthalten aber immer noch ziemlich beträchtliche Mengen unveränderter Stärke.

---

[1] Zu beziehen von Apotheker Münch in Worms.

Die günstigste Beschaffenheit in dieser Beziehung bietet die LIEBIG'sche Suppe.

Sie wird dadurch bereitet, dass 20 g Weizenmehl, 20 g Malzmehl und 30 Tropfen einer 11procentigen Kali-carbonicum-Lösung gemischt und dann zu 200 ccm Kuhmilch + 40 ccm Wasser hinzugefügt werden. Dann wird die Mischung bei gelindem Feuer gerührt, bis sie dicklich wird; man nimmt dann vom Feuer, rührt 5 Minuten, erwärmt wieder und fährt so fort, bis die Suppe stark süss schmeckt; schliesslich seiht man sie durch und verdünnt sie mit Wasser. Sie enthält 3 Procent Eiweiss, 3 Procent Fett, 4·3 Procent Zucker und soll frei sein von Amylum.

Ein der LIEBIG'schen Suppe angeblich gleichwerthiges Präparat ist in Form von Conserven käuflich (LIEBE, LÖFLUND, GEHE & COMP.).

Die übrigen Kindermehle kommen in trockener Form (6—10 Procent Wasser) in den Handel und sollen mit 6—15 Theilen Wasser verrührt und 5—10 Minuten gekocht als Suppen, rein oder mit Kuhmilch gemengt, genossen werden. Die Zusammensetzung einiger dieser Mittel ist folgende:

	Wasser	Eiweiss	Fett	Kohlehydrate		Salze
				in Wasser löslich	unlöslich	
	Procent	Procent	Procent	Procent	Procent	Procent
Nestlémehl (Vevey)	6·6	9·6	4·3	42·9	34·4	2·0
Leguminose (HARTENSTEIN in Chemnitz) Mischung III	12·0	15·8	—	8·8	51·9	—
dito „ IV	13·0	13·1	—	7·0	55·6	—
Lakto-Leguminose (GERBER in Thun)	6·3	16·7	5·6	43·2	24·4	3·0
Präparirtes Hafermehl (KNORR in Heilbronn)	10·0	12·6	6·1	5·6	63·7	1·4
Kindernahrung, extraktförmig (LIEBE in Dresden)	23·9	1·0	—	71·3		1·3
dito (LÖFLUND in Stuttgart) . . .	32·5	1·5	—	62·4		1·7

Das Nestlémehl und die HARTENSTEIN'sche Leguminose gelten als besonders leicht verdaulich.

Treten beim künstlich genährten Säugling gastrische Symptome auf, insbesondere in der heissen Jahreszeit, so ist der Verdauungstractus zunächst von aller schwerer verdaulichen Nahrung frei zu halten. Die ausreichende Ernährung kommt in solchen vorübergehenden Perioden weit weniger in Betracht und die eiweiss- und fettärmeren Präparate sind dann vorzuziehen. Dünne wässerige Abkochungen von präparirtem Gersten- und Hafermehl eignen sich zunächst; später können für ältere Kinder Nestlémehl oder Leguminose, für jüngere Rahmgemenge versucht werden. Die genannten Präparate sind aber jedenfalls nur kurze Zeit, so lange die Verdauungsstörung anhält, zu reichen.

Aus Vorstehendem ergiebt sich folgendes Resumé für die normale Säuglingsernährung:

In den ersten 5 Monaten soll der Säugling, wenn es irgend angeht, Frauenmilch erhalten. Ist diese nicht zu beschaffen: Kuhmilch, womöglich aus Kindermilchanstalten in der üblichen Verdünnung mit Wasser. Stets soll dieselbe sterilisirt sein, am besten nach der SOXHLET'schen Methode; oder in Form der käuflichen sterilisirten Milch; oder wenigstens durch längeres Kochen und Aufbewahrung in bakterienfreien Gefässen. Wird solche Kuhmilch nicht vertragen, so ist Kuhmilch mit schleimigen Zusätzen oder VOLTMER's peptonisirte Kuhmilch oder auch BIEDERT'sches Rahmgemenge zu reichen, bis die Verdauungsorgane weniger empfindlich geworden sind.

Vom 5. Monate ab soll jedem Säugling eine Zukost gegeben werden, bestehend in: Kuhmilch mit LIEBIG'scher Suppe oder Nestlémehl oder Leguminose etc.

3. Molkereiproducte.

Butter wird aus Rahm oder Milch durch Schlagen hergestellt.

Der Vorgang, der dabei zum Ausscheiden der Butter führt, ist noch nicht vollständig aufgeklärt; am wahrscheinlichsten ist es, dass das Milchfett flüssig ausgeschieden wird und flüssig bleibt, trotzdem die Milch unter den Erstarrungspunkt abgekühlt wird. Bei Bewegung findet dann plötzlicher Uebergang in den festen Zustand und dabei leichte Vereinigung zu grösseren Massen statt.

Aus Milch wird die Butter nicht so fettreich und so wohlschmeckend, daher wird die Darstellung aus Rahm vorgezogen. Um letzteren zu gewinnen, ohne dass die Milch sauer wird, ist die Milch entweder in sehr dünnen Schichten auszubreiten, oder sie wird nach dem SWARTZ'schen Verfahren in höheren Schichten mit Eiskühlung behandelt; oder aber nach dem BECKER'schen Verfahren auf 50 bis 70° 2 Stunden erwärmt, wodurch sie ebenfalls gute Haltbarkeit erlangt. Neuerdings werden hauptsächlich Centrifugen (Separatoren) benutzt, ursprünglich von LEHFELD construirt in Form einer rotirenden Trommel, in welcher die Milch sich vertikal aufrichtet und in mehrere Schichten theilt, je nach der Schwere der Bestandtheile. Zu innerst lagert sich der Rahm, aussen die Magermilch, in der Mitte die frisch zulaufende Milch; die beiden Producte kommen gesondert zum Ablauf. — Später sind vielfache abweichende Constructionen in Handel gekommen.

Ein besonderer Vortheil der Centrifugen liegt darin, dass man in Folge des schnellen Betriebes frische und gut benutzbare abgerahmte

Milch bekommt. Früher, wo das Aufrahmen 36—48 Stunden dauerte, war die abgerahmte Milch ein Artikel, der nur mit grösstem Misstrauen gekauft werden konnte und unter den Händen verdarb. Jetzt ist die abgerahmte Milch so haltbar wie Vollmilch, zumal wenn sie pasteurisirt wird, besitzt hohen Nährwerth und deckt ausserordentlich billig den Eiweissbedarf des Menschen; für 15—18 Pfennig wird der ganze Tagesbedarf an Eiweiss geliefert. Die Magermilch wird von der ärmeren Bevölkerung noch viel zu wenig consumirt, da dieselbe den Vortheil des jetzigen centrifugirten Productes gegenüber dem früheren nicht hinreichend beachtet.

Die Butter wird demnächst durch Kneten vom Wasser und den anderen Bestandtheilen der Milch, Kaseïn, Milchzucker, Salzen, möglichst befreit und zwar soll dies aufs sorgfältigste geschehen. Denn erstens machen die Beimengungen die Butter minderwerthig und zweitens beschleunigen sie erheblich die Zersetzung. Normale Butter soll nur etwa 13 Procent Wasser, 0·8 Procent Kaseïn, 0·5 Procent Milchzucker enthalten. Man findet aber oft Butter mit 30—35 Procent Wasser und erhält dann in 1 Pfund Butter nur 315 g Fett statt 425 g. — Um das leichte Verderben solcher wasserreicher Butter zu hindern, wird Kochsalz zugesetzt, 25—30 g pro 1 kg, oft auch mehr. Dadurch wird der Profit der Händler noch grösser. Die süddeutsche Sitte, die Butter ungesalzen in den Handel zu bringen, ist weit empfehlenswerther, weil solche Butter sehr sorgfältig behandelt werden muss, wenn sie nicht schnellem Verderben ausgesetzt sein soll.

Anomalieen und Fälschungen. In Frage kommt ein zu grosser Wasser- und Kochsalzgehalt; ferner Beimengungen von Farbstoff, Mehl, Schwerspath u. s. w., namentlich aber von fremden Fetten.

Untersuchung der Butter auf Wasser und Beimengungen. Eine annähernde Schätzung gewinnt man durch Erhitzen der Butter über freier Flamme unter stetigem Rühren. Nachdem das Wasser verjagt ist, bleiben Kaseïn, Zucker und Salze in unlöslichem Zustande zurück und setzen sich auf dem Boden des Gefässes ab. Ihre Menge giebt einen Anhaltspunkt für die Beurtheilung der Reinheit der Butter. — Genauere Bestimmung geschieht durch Extraction des Fettes mit Aether, nachdem das Wasser durch Trocknen bei 110° entfernt ist. Der schliesslich bleibende Rückstand wird gewogen. — Oder 10 g Butter werden mit 20 ccm Wasser und etwas Weingeist erwärmt; Kochsalz, Soda u. s. w. werden gelöst, Beimengungen wie Mehl, Schwerspath u. s. w. setzen sich dagegen zu Boden.

Am häufigsten ist die Verfälschung mit fremden Fetten. Dies erklärt sich aus dem Preisverhältniss; 1 kg Butter kostet etwa 2·60 Mark, 1 kg Rindstalg oder Schweineschmalz 1·30 Mark; billiger sind die importirten pflanzlichen Fette, Palmöl, Cocusöl u. s. w. Einige schnell ausführbare, aber nicht zuverlässige Methoden zur Erkennung von fremden Fetten bestehen z. B. in der Bestimmung des Schmelz- und Erstarrungspunktes; oder in der Bestimmung des specifischen Gewichts bei 100°; oder in der Diagnose der Krystallformen der geschmolzenen und wieder erstarrten Fette.

Genauere Erkennung der fremden Fette ist nur möglich durch das Mengenverhältniss der niederen und höheren Fettsäuren. Butter enthält 87—88 Procent höhere und 12—13 Procent niedere Fettsäuren. Andere thierische und pflanzliche Fette dagegen 95—96 Procent höhere und nur sehr wenig niedere Fettsäuren. Die höheren Fettsäuren sind im Wasser unlöslich, nicht flüchtig und bilden grosse Moleküle (C_{18} ....). Eine Lösung von 1 g braucht daher eine relativ geringe Zahl Alkalimoleküle zur Neutralisation. Die niederen Fettsäuren sind löslich in Wasser, flüchtig und haben kleinere Moleküle (C_4 ...), so dass für die Neutralisation von 1 g Substanz mehr Alkalimoleküle verbraucht werden.

Zur Untersuchung der Art der Fettsäuren werden die Fette zunächst verseift, die Seife wird in Wasser gelöst und mit Schwefelsäure zersetzt. Man bekommt so in der wässerigen Lösung die 2 Antheile der Fettsäuren in freiem Zustande: die unlöslichen, die durch Filtration abgetrennt und gewogen werden, und die löslichen, welche im Filtrat enthalten sind und durch Destillation desselben von der Schwefelsäure abgetrennt werden können. Das Destillat enthält bei Butter grosse Mengen, bei anderen Fetten nur Spuren von Säuren. Die Menge derselben lässt sich mit Alkalilösung von bekanntem Gehalt leicht quantitativ bestimmen.

Benutzt man von vornherein zum Verseifen eine Alkalilösung von bekanntem Gehalt und zum Zerlegen der Seife und zu der nachfolgenden Neutralisation eine eingestellte Salzsäure, so wird man von letzterer um so weniger verbrauchen, je mehr Fettsäuremoleküle vorhanden sind; bei gleicher Menge des in Untersuchung genommenen Fettes also um so weniger, je mehr niedere Fettsäuren in dem Fett enthalten waren.

Mit normaler Natronlauge lässt sich ausserdem der Gehalt der Butter an freier Säure ermitteln, durch welche die sogenannte Ranzigkeit der Butter bedingt wird.

Die Kunstbutter. Die Einführung guter Surrogate der Butter ist von grosser hygienischer Bedeutung, da das Fett eine sehr theuere Nahrung bildet und da billigere Fette, Talg und Schmalz, nur zu wenigen Speisen zu gebrauchen sind.

Es gelang zuerst Mège-Mouriès ein Surrogat für Butter zu finden; und zwar ging derselbe von der Beobachtung aus, dass fette Kühe beim Hungern immer noch reichlich Milch und Butter liefern, welch letztere sie nach seiner Meinung aus dem Rindstalg bereiten (?). Er versuchte daher Rindstalg so zu verarbeiten, dass zunächst durch Pepsin in Form von Schaf- oder Schweinemagen die einhüllenden Membranen des Fettes gelöst werden; die erstarrte Masse wird dann im Pressbeutel bei 25° unter eine hydraulische Presse gebracht, es bleiben 40 bis 50 Procent Stearin zurück, während 50—60 Procent flüssiges Oleomargarin durchgehen. Letzteres wird mit Kuhmilch, Wasser und den löslichen Theilen von Kuheuter im Butterfass verarbeitet. — Später ist das Verfahren mannigfach modificirt worden; namentlich wird das Stearin nicht abgetrennt, sondern Pflanzenöl, das vorher mit überhitztem Wasserdampf behandelt ist, zugemengt. Die Fabrikation ist in Deutschland, Oesterreich und namentlich Nord-Amerika eine sehr ausgedehnte. Die in Düsseldorf etablirten Fabriken produciren allein jährlich mehrere Millionen Pfund.

Die Kunstbutter kommt auch unter den Namen „Oleomargarin, Sparbutter, Wiener Sparbutter, Holländische Butter" u. s. w. in den Handel. Sie kostet im Durchschnitt 1 Mark pro 1 kg; Bäcker und Konditoreien, Gast- und Speisewirthschaften verwenden sie in ausgedehntem Maasse. Sie soll nicht zum Rohgenuss dienen, namentlich ist das unmöglich, seit gesetzlich verboten ist, die Kunstbutter mit Naturbutter zu vermengen. Dagegen ist sie sehr zweckmässig für Kochen und Braten zu verwenden und einer schlechten Butter vorzuziehen, weil sie ein reineres Fett darstellt und weniger leicht ranzig wird. In Bezug auf die Ausnützung und die Bedeutung als Fettnahrung ist die Kunstbutter der Naturbutter gleichwerthig. Wir haben also vom hygienischen Standpunkt ein entschiedenes Interesse an ihrer Verbreitung als Volksnahrungsmittel.

Allerdings ist dann eine gewisse Ueberwachung der Production nöthig; zuweilen werden ekelerregende Fette von Abdeckereien, von gefallenen Thieren u. s. w. benutzt und es ist das um so unzulässiger, als bei der Herstellung der Kunstbutter nicht immer Temperaturen angewendet werden, die zur Tödtung von Parasiten ausreichen. Daher ist unbedingt durch eine sachgemässe Controlle für reines Material Sorge zu tragen.

Buttermilch bleibt vom Buttern des Rahmes zurück, enthält noch $^1/_2$ bis 1 Procent Fett, 3 Procent in Flocken geronnenes Kaseïn, ca. 3 Procent Milchzucker und etwas Milchsäure. Bei der gewöhnlichen Herstellungsweise sind sehr zahlreiche Bakterien zugegen und das Präparat wird von Manchem schlecht vertragen.

Käse bereitet man durch Fällen des Kaseïns mittelst Lab (Extract aus Kälbermagen).

Etwa 30 Minuten nach dem Labzusatz und Erwärmen auf 35° erfolgt Gerinnung der Milch. Aus 10—12 Liter erhält man 1 kg Käse, letzterer wird durch Pressen und Liegenlassen an der Luft unter häufigem Umwenden getrocknet, sodann lässt man ihn reifen. Man unterscheidet Weichkäse, bei niederer Temperatur coagulirt uud wenig gepresst, Hartkäse bei höherer Temperatur coagulirt und unter starkem Druck gepresst; ferner überfette Käse aus Rahm, resp. Rahm mit wenig Milchzusatz (z. B. fromage de Brie, Gervaiskäse u. s. w.), fette Käse aus ganzer Milch (z. B. Holländer, Schweizer u. s. w.), Magerkäse aus der abgerahmten, meist sauren Milch (Quark, Handkäse).

Beim Reifen tritt Verlust von Wasser ein, sodann eine Umwandlung des Kaseïns in Pepton und Amide und sogar Ammoniak. Es entstehen niedere Fettsäuren, ferner scharfe, bittere oder aromatische Producte. Offenbar sind dies Alles Bakterieneinwirkungen, die indess im Einzelnen noch nicht genauer bekannt sind.

Was die Bedeutung des Käses als Nährmittel anlangt, so repräsentirt er ein sehr concentrirtes Nahrungsmittel, das namentlich

Eiweiss und Fett in grosser Menge enthält. Die Zusammensetzung s. S. 257.

Mit Rücksicht auf den Preis können die feineren Sorten nur als Luxusartikel gelten, aber schon Schweizer- und Holländerkäse sind ziemlich billige Eiweiss- und Fettlieferanten; der Magerkäse kostet indess nur $^1/_4$ so viel als die vorgenannten und repräsentirt geradezu das billigste Eiweiss.

Die Ausnutzung des Käses ist eine gute und vollständige, aber für viele Menschen ist derselbe ein schwerverdauliches Nahrungsmittel, das namentlich die Magenverdauung lange in Anspruch nimmt. Daher ist der Käse nur in kleineren Mengen und fein zerkleinert verwendbar und steht jedenfalls an hygienischer Bedeutung hinter der abgerahmten Milch zurück.

Ein hygienisch bedenkliches Moment könnte noch in dem reichen Bakteriengehalt des Käses gefunden werden. Es sind indess hauptsächlich Saprophyten vertreten, eigentliche Parasiten sind kaum existenzfähig. Immerhin ist die Möglichkeit gegeben, dass zuweilen Saprophyten sich stärker entwickeln, welche toxische Stoffwechselproducte liefern. Durch derartigd Ptomaïne sind mehrfach Käsevergiftungen hervorgerufen.

Molken enthalten Milchzucker, etwas Milchsäure, Salze und Pepton; sie haben eine leicht laxirende Wirkung, können daher wohl den Ernährungszustand indirect bessern, sind aber nicht selbst ein gutes Nährmittel; ihr geringer Gehalt an Pepton kommt hierfür nicht in Betracht.

Von sonstigen Milchpräparaten sei noch Kumis und Kefyr erwähnt, ersterer aus Stutenmilch, letzterer aus Kuhmilch bereitet und auch bei uns jetzt vielfach als Diäteticum gebraucht.

Durch das Kefyrferment, das aus Hefe und verschiedenen Bakterienarten besteht und in der gleichen Combination sich gut weiter züchten lässt, wird der Milchzucker zum Theil in Glycose umgewandelt. Aus dieser entsteht durch die Hefe Alkohol und Kohlensäure, so dass ein schwach berauschendes und moussirendes Getränk resultirt. Der Alkoholgehalt beträgt ca. 1 Procent. Ein anderer Theil des Milchzuckers wird ausserdem in Milchsäure verwandelt. Fertiger Kefyr enthält von letzterer etwa $1^1/_2$ Procent. Ferner gerinnt das Kaseïn in ausserordentlich feinen Flöckchen (rahmähnlich) und wird theilweise peptonisirt, so dass es sehr leicht verdaulich ist.

Bei den muhamedanischen Bergvölkern des Kaukasus ist die Bereitung des Kefyr von Alters her in Gebrauch und geschieht einfach dadurch, dass die frische Milch in Schläuche gefüllt wird, in welchen schon Kefyr bereitet war. Man hält die Schläuche mässig warm, von Zeit zu Zeit müssen sie geschüttelt oder gestossen werden. — Bei uns erfolgt die Bereitung in Flaschen mit trockenen Körnern, die vorher in Wasser und dann in Milch zum Quellen gebracht sind; oder mit frischen Körnern, die eben von fertigem Kefyr abgesiebt sind. Die Flaschen müssen gut verschlossen 1—2 Tage bei etwa 18° gehalten und häufig geschüttelt werden.

Kefyr scheint bei Verdauungs- und Ernährungsstörungen oft günstig zu wirken. Der Bakterienreichthum ist durchaus nicht bedenklich, die grosse Menge Milchsäure wirkt kräftig entwickelungshemmend und tödtend auf alle pathogenen Bakterien. Vielmehr verschwinden Verdauungsstörungen, die durch abnorme Bakterien bedingt waren, nicht selten beim Gebrauch des Kefyr.

Literatur (Milch und Molkereiproducte): KIRCHNER, Handbuch der Milchwirthschaft, 2. Aufl. 1886. — FREYTAG, Die Kuhmilch, Bonn 1881. — PFEIFFER, Die Analyse der Milch, Wiesbaden 1887. — FLEISCHMANN, Ueber Ernährung und Körperwägungen bei Neugeborenen und Säuglingen, Wien 1877. — BIEDERT, Die Kinderernährung, 1880. — UFFELMANN, Hygiene des Kindes, 1881. — JACOBI, Pflege und Ernährung des Kindes, in GERHARDT, Handbuch der Kinderkrankheiten I. — Vergl. MUNK u. UFFELMANN, KÖNIG, FORSTER, l. c.

4. Fleisch.

Als Marktwaare kommt vorzugsweise das Fleisch von landwirthschaftlichen Nutzthieren, nebenbei das Fleisch von Wild, Geflügel, Fischen, Austern etc. in Betracht. Die Hauptmasse des Fleisches bilden die Muskeln; ferner Fett, Bindegewebe, Knochen, Drüsengewebe etc. An chemischen Stoffen findet man neben Fett, leimgebender Substanz und Salzen in der Substanz des Muskels grösstentheils Myosin; im Parenchymsaft etwas Albumin und zahlreiche Extractivstoffe, wie Kreatin, Xanthin, Hypoxanthin, Milchsäure; ferner kleine Mengen Inosit und Glycogen.

Die Zusammensetzung des Fleisches (vergl. Tab. S. 257) schwankt sehr bedeutend je nach der Thierspecies, nach dem Mästungszustande und Alter des Thieres. Auch die verschiedenen Muskeln des gleichen Thieres zeigen Unterschiede im Fett- und Eiweissgehalt. Viel bedeutender sind aber die Differenzen zwischen den einzelnen Fleischsorten in Bezug auf specifischen Geschmack, Zartheit der Faser und Derbheit des Sarkolemms sowie des eingelagerten Bindegewebes. Diese Differenzen sind für den Preis einer Fleischsorte viel mehr massgebend, als der Gehalt an Eiweiss und Fett.

Beim Ochsen werden als die zartesten und wohlschmeckendsten Partieen geschätzt: Schwanzstück, Lendenbraten, Vorderrippe, Hüftenstück, Hinterschenkelstück; die schlechtesten und billigsten sind Kopf, Beine, Hals und Wanne; die übrigen Stücke rangiren dazwischen. — Als besonders zart, fettarm und leicht verdaulich gilt das Fleisch von jungem Geflügel und Wild; letzteres hat aber derbes Bindegewebe und muss daher längere Zeit abhängen oder in saure Milch eingelegt werden (s. unten). Kalbfleisch enthält mehr Wasser und Leimsubstanz und weniger Extractivstoffe als Ochsenfleisch; übrigens ist Geschmack und Nährwerth ganz abhängig vom Alter und Mastzustand. Schweinefleisch ist meist fettreich und deshalb schwerer verdaulich; als Volksnahrungsmittel besonders beliebt, weil Schweine beim Schlachten die geringsten Abfälle und leicht herstellbare Conserven liefern. Pferdefleisch hat einen unangenehm süsslichen Geschmack; ausserdem kommen meist abgetriebene oder verunglückte Thiere zur Schlachtbank. Fische haben theils ein fettarmes, leicht verdauliches, theils ein durch starke Fetteinlagerung ins Sarkolemm schwer verdauliches Fleisch (Aal, Lachs). — Austern, Muscheln etc. haben grossen Wassergehalt, nur 5—6 Procent Eiweiss, und ihr absolutes Gewicht ist so gering, dass sie für die Ernährung kaum ernstlich in Betracht kommen können.

Die Ausnutzung sämmtlicher Fleischsorten ist eine vorzügliche. Eiweiss und Leim werden im Mittel zu 98 Procent, das Fett zu 95 Procent, die Salze zu 80 Procent resorbirt.

Der Fleischgenuss ist indess mit zahlreichen Gefahren für die Gesundheit verbunden. Erstens können im Fleisch thierische Parasiten (Trichinen, Finnen) enthalten sein, die sich im Menschen ansiedeln; zweitens können infektiöse Krankheiten der Schlachtthiere auf Menschen übergehen; drittens kann das Fleisch nach dem Schlachten pathogene und saprophytische Bakterien aufnehmen und in den Menschen einführen; viertens sind einige seltenere und weniger wichtige Anomalien des Fleisches im Stande, die Gesundheit zu beeinträchtigen.

1. Thierische Parasiten des Fleisches.

a) Trichinen. Die Trichinen werden vom Menschen nur im Schweinefleisch genossen.

Sie finden sich in den Muskeln des Schweins in Kapseln eingeschlossen; diese werden im Magen des Menschen gelöst, die 0·7—1·0 mm langen Würmer werden frei und wachsen im Darm bis das Männchen 2, das Weibchen 3 mm lang ist. Nach $2^1/_2$ Tagen sind die Darmtrichinen geschlechtsreif, sie begatten sich und 7 Tage nach der Begattung gebiert jedes Weibchen 1000—1300 Embryonen. Nach 5—8 Wochen sterben die Darmtrichinen ab, die Embryonen aber bohren sich durch die Darmwand hindurch und gelangen schliesslich in die Muskelprimitivfasern. Eine geringe Zahl von Trichinen ruft keine Krankheitssymptome hervor. Die Schwere der Erkrankung richtet sich direct nach der Zahl der eingewanderten Embryonen.

Die Trichinen werden beobachtet beim Schwein, bei der Katze, Ratte, Maus, beim Fuchs, Marder u. s. w. Die Schweine acquiriren sie namentlich durch Ratten oder durch Abfälle von trichinösem Schweinefleisch. Künstlich, d. h. durch absichtliche Fütterung von trichinösem Fleisch sind sie auch auf Kaninchen, Meerschweinchen, Hunde u. s. w. zu übertragen.

Die Untersuchung auf Trichinen erfolgt dadurch, dass $1^1/_4$ cm breite und lange Streifen mit einer aufs Blatt gebogenen Scheere vom rothen Theil des Zwerchfelles, von den Interkostalmuskeln, von den Bauch- und Kehlkopfmuskeln abgetrennt werden. Von jedem Stück werden 6 Präparate angefertigt; die Muskeln werden etwas zerfasert und dann mit Wasser oder verdünnter Kalilauge oder Glycerin befeuchtet; zur Besichtigung genügt 50fache Vergrösserung.

b) Finnen. Die Finnen stellen ein Entwickelungsstadium der Bandwürmer dar; werden die in Fleisch, Leber etc. angesiedelten Finnen genossen, so geht eventuell aus jeder Finne ein neuer Bandwurm hervor. — Beim Menschen kommt am häufigsten vor Taenia solium.

Bandwurm von 2—3 m Länge, dessen Kopf (von der Grösse eines Stecknadelknopfes) mit Saugnäpfchen und Hakenkranz versehen ist und am Darm haftet. Derselbe fungirt dann als Amme und aus ihm geht durch Knospung eine Reihe von Gliedern hervor. In jedem Gliede liegen nahe bei einander männliche und weibliche Geschlechtsorgane; in den letzteren entstehen befruchtete Eier, kugelig, allmählich mit dicker Haut umgeben; diese enthalten schon einen fertigen Embryo mit Häkchen. Die Bandwurmglieder und die befruchteten Eier gehen fortgesetzt mit dem Koth ab, gelangen unter die Abfallstoffe auf den Acker, in Brunnenwasser u. s. w. Von da aus werden sie von Schweinen aufgenommen. Gerathen sie in den Magen junger Schweine (unter 6 Monaten), so wird die Hülle der Eier gelöst, die Embryonen bohren sich durch die Darmwand und wandeln sich innerhalb 2—3 Monaten in irgend einem Organe, mit Vorliebe in dem intermuskulären Bindegewebe des Herzens und der Zunge in eine Finne um (Cysticercus cellulosae).

Die Finnen erscheinen als mit blossem Auge sichtbare 1—20 mm lange Blasen mit wässerigem Inhalt. Man unterscheidet an ihnen ein eingestülptes Receptaculum und in diesem den scolex, den neuen Bandwurmkopf. Die Kapsel der Finne wird im Magen des Menschen gelöst, der scolex wird frei und setzt sich wieder an der Darmwand fest, einen neuen Bandwurm bildend. Taenia solium haftet nur beim Menschen.

Der im Darm parasitirende Bandwurm veranlasst oft ziemlich schwere Verdauungs- und Ernährungsstörungen. Ausserdem aber kann von den menschlichen Bandwürmern aus die Cysticercenkrankheit des Menschen veranlasst werden dadurch, dass im Menschen selbst Bandwurmeier zu Finnen auswachsen. Es müssen dazu Bandwurmeier in den Magen des Menschen gelangen; das kann entweder, in seltenen Fällen, durch antiperistaltische Bewegungen geschehen; sodann durch unbewusste und unabsichtliche Berührungen und Verschleppungen, die durch den bei Bandwurmkranken gewöhnlich bestehenden Juckreiz am After befördert werden; oder aber es können mit Wasser, rohen Gemüsen und allerhand Esswaaren solche Bandwurmeier eingeführt werden, namentlich wenn Diejenigen, welche mit den Esswaaren beschäftigt sind (Verkäufer, Bäckerjungen, Köchinnen) am Bandwurm leiden.

Taenia mediocannellata s. saginata ist ein Bandwurm mit grösseren Gliedern, ohne Hakenkranz, 4 Saugnäpfen, der ausschliesslich beim Menschen vorkommt und dessen Finne in den Muskeln und inneren Organen des Rindviehs sich entwickelt. Der Mensch acquirirt diesen Bandwurm daher durch den Genuss finnigen Rindfleisches.

Botriocephalus latus kommt beim Menschen vor als Bandwurm mit kurzen, breiten Gliedern und ovalen Eiern; die Finne soll im Hecht, Lachs oder anderen Fischen vorkommen.

Taenia echinococcus lebt als Bandwurm im Darm des Hundes, wird nur 4 mm lang; die Eier gelangen mit den Hundeexcrementen auf Weide- und Futterkräuter, und von da in den Magen verschiedener landwirthschaftlicher Nutzthiere. In diesen kommt es zur Bildung des Finnenzustandes in Form der Echinokokken, die sich vorzugsweise in der Leber etabliren. Gelegentlich können aber die Eier auch in den Magen des Menschen gelangen und auch der Mensch ist für die Entwickelung der Finnen geeignet. Bei innigem Zusammenleben mit Hunden gerathen die Eier durch allerhand uncontrollirbare Berührungen in den Mund und Magen des Menschen. Dasselbe kann geschehen durch Vermittelung von Wasser, roh genossenen Gemüsen, z. B. Salat u. dergl., die mit Hundeexcrementen verunreinigt waren. Je mehr Hunde gehalten werden und je intimer der Mensch mit ihnen zusammenlebt, um so ausgebreiteter ist die Echinokokkenkrankheit; in Island, wo durchschnittlich auf jeden Menschen 6 Hunde gerechnet werden, leidet etwa $^1/_7$ aller Menschen an Echinokokken.

Erwähnt sei noch: Taenia coenurus, ein Bandwurm des Hundes, dessen Eier durch Finnenentwickelung im Gehirn der Schafe die Drehkrankheit hervorrufen.

Ausserdem kommen noch zahlreiche andere Würmer, Gregarinen u. s. w. im Fleisch der Schlachtthiere vor, die aber für den Menschen nicht gerade gefährlich sind. Hervorgehoben sei nur Distoma hepaticum, welches hauptsächlich von Schafen in Form eingekapselter Cercarien in Futterkräutern aufgenommen wird. Die Kapsel der Cercarien wird im Magen verdaut, die freigewordenen Würmchen wandern in die Gallengänge, entwickeln sich zu den sogenannten Leberegeln, und die dort producirten Eier gehen durch die Gallenwege und den Koth ab. Aus ihnen entwickeln sich nach mehrwöchentlichem Aufenthalt im Wasser Embryonen, welche zunächst in Muscheln und Schnecken ihre weitere Entwickelung durchmachen und dann erst die Umwandelung in Cercarien erfahren. Da dieser complicirte Entwickelungsgang eingehalten werden muss, hat der Genuss von Leberegeln keine Ansiedelung der Parasiten im Menschen zur Folge, wohl aber ist die mit Egeln besetzte Leber abnorm fäulnissfähig und ekelerregend und deshalb vom Genuss auszuschliessen.

2. Uebertragbare Krankheiten der Schlachtthiere.

a) Perlsucht, Tuberkulose. In München wurden etwa 2·5 Procent, in Berlin über 4 Procent des geschlachteten Rindviehs tuberkulös gefunden. — Am häufigsten ist die Tuberkulose der serösen Häute;

letztere sind mit hellgrauen oder bräunlichen hirsekorn- bis wallnussgrossen „Perlknoten“ besetzt, oft in enormer Ausdehnung, so dass das Gewicht der Neubildungen 20—30 Kilo betragen kann. — Ferner kommen oft käsige pneumonische Herde vor. — Fast stets sind die Lymphdrüsen stark entartet. Das Fleisch ist gewöhnlich fettarm und blass. — Menschen können zweifellos durch den Genuss des rohen Fleisches inficirt werden; gut zubereitetes Fleisch ist unschädlich, doch erscheint es bedenklich, die Infektionserreger mit dem Fleisch überhaupt in Wohnung und Küche zu verschleppen.

b) Milzbrand. An den Eingeweiden, der stark vergrösserten Milz und Leber, eventuell unter Zuhülfenahme des Mikroskopes leicht zu erkennen. Im Fleisch findet man zuweilen Hämorrhagien und es zeigt einen widrig-ammoniakalen Geruch; in anderen Fällen ist durchaus keine Abnormität am Fleisch zu bemerken. — Gefährlich namentlich für die beim Schlachten, Abhäuten, mit dem Zubereiten des Fleisches etc. beschäftigten Menschen.

c) Rotz. Knoten oder diffuse Infiltrationen auf der Schleimhaut der Nase, des Kehlkopfs, der Lunge; stark geschwellte Lymphdrüsen. Gefahr der Uebertragung wie bei Milzbrand.

d) Wuth. Das Fleisch, oft auch die Eingeweide sind ohne gröbere Veränderungen. Die Erkennung der Krankheit erfolgt durch die am lebenden Thier hervortretenden Symptome.

e) Eiterungen, Septicämie und Pyämie. Ausser den Localaffektionen zeigen die erkrankten Thiere oft hämorrhagische Gastroenteritis, Ecchymosen auf den serösen Häuten, Milzschwellung etc. Das Fleisch ist vielfach weich und missfarbig.

Derartige Erkrankungen können dem Menschen erstens dadurch gefährlich werden, dass die Erreger in Wunden eindringen und Eiterung resp. Sepsis veranlassen. Zweitens können durch den Genuss des rohen Fleisches specifische Ptomaïn producirende Bakterien in den Darm der Menschen eingeführt und so unter Umständen Massenerkrankungen veranlasst werden. Es treten dann nach einer gewissen Incubationszeit entzündliche Erscheinungen der Verdauungsorgane in den Vordergrund; die Symptome erinnern an typhöse Erkrankungen, in anderen Fällen an Cholera nostras; sie verlaufen relativ selten tödtlich. Gelegentlich einer derartigen Endemie konnte aus dem Fleisch der erkrankten Kuh und aus den Organen eines nach dem Genuss des Fleisches gestorbenen Menschen ein specifischer Bac. enteritidis isolirt werden, welcher als Erreger der Krankheit anzusehen war (Gärtner). — Drittens bewirken die von den specifischen Bakterien bereits in dem Fleisch gebildeten Ptomaïne, dass beim Rohgenuss des Fleisches schon wenige Stunden nach der Mahlzeit Krankheitserscheinungen auftreten; später schliesst sich dann die auf Vermehrung der eingeführten Bakterien und der fortgesetzten Ptomaïnproduction beruhende Infektion an. Aber auch im gekochten Zustande vermag solches Fleisch Vergiftungserscheinungen hervorzurufen, da die vorhandenen Ptomaïne durch Siedhitze nicht völlig zerstört werden. Unter diesen Ptomaïnen finden sich besonders häufig solche, welche Muskellähmung bewirken und namentlich die kleineren und zarteren Muskeln (Auge, Schlund, Zunge, Kehlkopf) stark befallen. Erweiterung der Pupille, Ptosis, Accomodations- und Motilitätsstörungen des Auges, erschwertes Sprechen und Schlingen sind daher die gewöhnlichsten Symptome. — Da man die geschilderten Erkrankungen besonders häufig nach dem Genuss von Wurst beobachtet hat, die entweder aus dem Fleisch erkrankter Thiere bereitet oder nachträglich von Bakterien durchwuchert war, hat man die Krankheitssymptome als „Wurstvergiftung" (Botulismus) bezeichnet. Die gleichen Symptome sind jedoch auch nach dem Genuss von anderen Fleischwaaren, z. B. von Wild, Fischen etc. aufgetreten.

f) Actinomycose (s. S. 23). Uebertragung auf den Menschen erfolgt nicht sowohl durch den Genuss des Fleisches, als durch Wunden der mit dem Schlachten etc. Beschäftigten.

g) Maul- und Klauenseuche. Symptome s. S. 274. Das Fleisch bleibt unverändert und vermag die Krankheit nicht zu übertragen.

h) Pocken kommen nur bei Schafen häufiger vor, sind dann aber auf Menschen nicht übertragbar und können höchstens in Folge von Eiterungen und septischen Processen zur Infektion Anlass geben.

i) Schweinerothlauf. Haut hyperämisch. Bauchfell und Schleimhaut des Ileum entzündet und ecchymosirt; PEYER'sche Plaques geschwollen. Ueber die Erreger s. S. 56.

Schweineseuche, mit vorwiegender Erkrankung der Lunge und Pleura, durch kurze, ovale Stäbchen verursacht. — Bei beiden Krankheiten scheint nach einigen Beobachtungen das Fleisch hochgradig afficirter Thiere nicht frei von schädlichem Einfluss auf den Menschen zu sein.

k) Das Fleisch von an Rinderpest und Lungenseuche erkrankten Thieren ist in sehr zahlreichen Fällen ohne Schaden genossen.

3. Postmortale Veränderungen des Fleisches.

Das Fleisch bildet ein vorzügliches Nährsubstrat für Bakterien. Es kann zweifellos gelegentlich auch Infektionserregern zur Ansiedelung dienen, die von erkrankten Menschen aus auf das Fleisch gelangen. Haben die mit dem Fleischverkauf Beschäftigten gleichzeitig mit der Pflege eines an Typhus, Cholera, Diphtherie etc. erkrankten Angehörigen zu thun, so ist die Uebertragung von Keimen in ähnlicher Weise möglich, wie dies S. 273 für die Milch geschildert wurde.

Ausserdem wird das Fleisch regelmässig von saprophytischen Bakterien occupirt, die bei feuchter Oberfläche des Fleisches und bei Temperaturen zwischen 15 und 35° sich rapide vermehren, aber selbst bei 7—15° noch proliferiren und sich weiter ausbreiten. Viele dieser Bakterien sind als unschädlich anzusehen, namentlich wenn das Fleisch vor dem Genuss gut zubereitet wird. (Hautgoût des Wildes.) Hier und da kommen indess solche Bakterien vor, welche heftig wirkende Ptomaïne liefern. Durch BRIEGER sind aus stärker zersetztem Fleisch Cadaverin, Putrescin, Neurin, Gadinin u. a. m. als z. Th. giftige Alkaloïde isolirt. Auch bei weniger tief greifender Zersetzung scheinen gewisse Ptomaïne sich bilden zu können. Ob der oben erwähnte Botulismus zuweilen auf solche durch postmortale Bakterienwucherung producirte Gifte zurückgeführt werden muss, oder ob immer Theile von erkrankten Schlachtthieren, welche die specifischen Bakterien intra vitam beherbergt hatten, in den betreffenden Fleischspeisen enthalten sind, ist noch nicht sicher festgestellt.

Unter allen Umständen ist, mit Rücksicht auf die Möglichkeit der Intoxication und mit Rücksicht auf das instinktive Ekelgefühl des normalen Menschen gegen übelriechendes und missfarbiges Fleisch, jede verdorbene Waare vom Verkauf auszuschliessen.

Als abnorm ist das Fleisch anzusehen, wenn es keine frischrothe, sondern braune oder grünliche oder auffällig blasse Farbe hat; wenn auf Druck reichlicher, missfarbiger, alkalisch reagirender Saft hervorquillt; wenn das Fett nicht fest und derb sondern weich und gallertig ist; wenn das Mark der Hinterschenkel nicht fest und rosafarben, sondern mehr flüssig und bräunlich erscheint. Ist das Fleisch oberflächlich mit Lösung von Kaliumpermanganat gewaschen und dadurch der Geruch zeitweise beseitigt, so lässt sich derselbe dennoch constatiren, indem man ein in heisses Wasser getauchtes Messer in das Fleisch einsticht und rasch wieder hervorzieht. — Mikroskopisch zeigt verdorbenes Fleisch verschwommene Querstreifen der Muskelfasern und ausserdem zahlreiche Bakterien. Genauere Anhaltspunkte werden vielleicht aus der Tiefe des Vordringens der Bakterien und aus der Zahl derselben zu gewinnen sein; doch fehlt es noch an entsprechenden Untersuchungen.

4. Seltenere Anomalieen des Fleisches.

Bei einigen Thieren scheint es unter Umständen während des Lebens zu einer Anhäufung giftiger Stoffwechselproducte, vorzugsweise in der Leber, zu kommen. Es wird dies von manchen Fischen, Austern etc. behauptet; ferner sind die mehrfach nach dem Genuss von Miesmuscheln beobachteten Erkrankungen auf ein hauptsächlich in der Leber derselben zeitweise angesammeltes Gift, das Mytilotoxin, zurückgeführt.

Giftige Arzneimittel, wie Arsenik, sind wohl zuweilen im Fleisch der damit behandelten Schlachtthiere nachgewiesen, aber in solchen Spuren, dass kaum eine Gefahr für die menschliche Gesundheit resultiren kann.

Als entschieden minderwerthig ist das Fleisch junger Kälber anzusehen; bis zum 10. Tage liefern sie ein sehr blasses, graues, fettarmes Fleisch mit wässerigem, welkem Bindegewebe. Zwischen der 2. und 5. Lebenswoche ist es am besten zum Verkauf geeignet.

Von unangenehmem Beigeschmack und Geruch und deshalb verwerflich ist das Fleisch von männlichen Zuchtthieren, von abgehetztem und an Erschöpfung verendetem Vieh.

Gegen die geschilderten Gefahren des Fleischgenusses stehen uns eine Reihe von wirkungsvollen Massregeln zu Gebote, welche theils die Haltung der Schlachtthiere während des Lebéns betreffen, theils in einer Fleischschau während des Schlachtens, sodann in zweckentsprechender Aufbewahrung des Fleisches und in der Zubereitung desselben vor dem Genuss bestehen.

1. Vorsichtsmassregeln bei der Viehhaltung.

Die Entwickelung thierischer Parasiten in den Schlachtthieren kann durch reinliche Haltung der Ställe und reinliche Fütterung zu einem grossen Theil vermieden werden. Giebt man den Schweinen keine Gelegenheit, durch Ratten oder trichinöses Schweinefleisch Trichinen zu acquiriren, hält man namentlich die Schweineställe dicht und gegen ein Eindringen von Ratten geschützt, so ist eine Verbreitung der Trichinose unmöglich.

Beseitigungen der menschlichen Dejectionen und Fernhalten derselben von den Schweinen resp. vom Rindvieh schützt gegen die Entwickelung der Finnen von Taenia solium und T. mediocanellata und somit gegen die Weiterverbreitung dieser Bandwürmer.

Einschränkung der Zahl der Hunde und Verhinderung des Zusammenlebens derselben mit den Schlachtthieren kann die Fälle von Taenia echinococcus wesentlich verringern. Daneben ist möglichste Vernichtung alles echinokokkenhaltigen Fleisches und grösste Vorsicht im Verkehr der Menschen mit Hunden indicirt.

Der Verbreitung der Zoonosen (Milzbrand, Rotz, Wuth etc.) ist durch Seuchengesetze, speciell durch Anzeigepflicht, Sperren und Desinfektionsmassregeln wirksam vorzubeugen.

Welch bedeutenden Einfluss die Art der Viehhaltung auf das Vorkommen von Parasiten beim Schlachtvieh hat, geht z. B. aus einem Vergleich der in den Regierungsbezirken Posen und Hildesheim im Durchschnitt von 7 Jahren gefundenen finnigen und trichinösen Schweine hervor:

	Posen	Hildesheim	
Es gelangten jährlich zur Untersuchung . .	75 000	130 000	Schweine.
Davon waren finnig	253	47	„
also pro Mille	3·4	0·36	„
Trichinös wurden gefunden	381	7	„
also pro Mille	5·1	0·05	„

2. Fleischbeschau.

Da pathologische Veränderungen an den Muskeln nur sehr selten, dagegen fast regelmässig an den Eingeweiden auftreten, so ist eine Fleischbeschau nur während des Schlachtens durch Begutachtung der inneren Organe möglich. Diese Controlle ist aber wiederum nur durchführbar, wenn nicht etwa zahlreiche Privatschlächtereien bestehen, sondern wenn das Schlachten ausschliesslich an einer Centralstelle, in einem städtischen Schlachthaus, geschieht.

Die Einrichtung von Schlachthäusern ist möglich geworden durch das Gesetz von 1868, wonach preussische Communen alle Privatschlachtstätten verbieten können, sobald ein ausreichendes Schlachthaus erbaut ist.

In den grossen Städten sind die Schlachthäuser gewöhnlich mit dem Viehhof, mit Schienengleis nach dem Bahnhof, mit einem Börsengebäude, Markthalle, ausgedehnten Stallungen u. s. w. verbunden. Auf dem eigentlichen Schlachthof finden sich überall 1) einige Stallungen, 2) das Polizeischlachthaus und Observationshaus für verdächtiges Vieh. Daselbst befinden sich auch Räume für das confiscirte Fleisch. 3) Das Rinderschlachthaus. Entweder ist dasselbe nach dem Zellensystem eingerichtet; von einer Mittelhalle, welche als Vorplatz zum Aushängen des Fleisches dient, gehen dann nach rechts und links kleine Abtheilungen, welche von je einem oder mehreren Fleischern benutzt werden; oder es besteht eine gemeinsame Schlachthalle, die nur durch Pfeiler unterbrochen ist, und dieses System verdient vom hygienischen Standpunkt den Vorzug, weil dann die Beaufsichtigung leichter und in Folge der gegenseitigen Controlle der Fleischer gleichmässiger ist. Unter der Schlachthalle sind Keller angelegt, welche mit reichlicher Luftzufuhr versehen sind und ausserdem mit Kühlvorrichtungen; dieselben dienen zum Aufbewahren der Fleischvorräthe. 4) Neben dem Rinderschlachthaus sind besondere Gebäude für die Kaldaunenwäsche, die Talgschmelze resp. eine Albuminfabrik. 5) Das Schweineschlachthaus mit 3 Abtheilungen, dem Abstechraum, dem Brühraum, in welchem die getödteten Thiere abgebrüht werden und der eigentlichen Schlachthalle. 6) Wohnung für den Inspector, Untersuchungszimmer für die Fleischbeschauer u. s. w.

Der Inspector ist Thierarzt und hat sachverständige Gehülfen. Das anlangende Vieh kommt zunächst in die Stallungen, muss dort ruhen und wird zunächst im lebenden Zustande untersucht. Wird es nicht beanstandet, so kann es geschlachtet werden. Die dabei angewandten Methoden bestehen entweder in Betäubung und Schnitt durch Trachea und Carotiden; oder Genickstich; oder Betäubung und Einblasen von Luft durch eine Troïkar in die Pleurahöhle; oder Schlag mit der Buterolle, einem Hohleisen, welches mit einem Hammer verbunden resp. in eine Art Maske eingeschlossen ist und dem Thiere ins Gehirn getrieben wird; oder durch die sogenannten Schussmasken. Alle die letztgenannten Methoden sind ungünstig, weil dabei das Blut im Fleisch bleibt und dadurch leicht ein Verderben und ein Missfarbigwerden des Fleisches hervorgerufen wird. Dass der Nährwerth des Fleisches durch das darin bleibende Blut wesentlich erhöht werde, ist unrichtig. — Nach dem Oeffnen des Thieres werden die Eingeweide begutachtet und eventuell werden die Proben entnommen zur Untersuchung auf Trichinen.

Wird das Thier gesund gefunden, so wird es weiter zerlegt, das Fleisch gestempelt und zum Verkauf freigegeben. Fleisch von kranken Thieren kommt ins Observationshaus und wird gewöhnlich vernichtet; dies geschieht namentlich, wenn die Thiere an Milzbrand, Rotz, Wuth, verbreiteter Perlsucht, Sepsis und Eiterungen, Trichinen, viel Finnen und Aktinomyces erkrankt waren. Ferner gehört hierher die mit Echinokokken oder Distoma behaftete Leber. Die Vernichtung geschieht durch Verbrennen oder in der Schmelzküche, oder gewöhnlich in den Abdeckereien (s. unten). Bei leichteren Erkrankungen, z. B. localer Tuberkulose, wenig Finnen, bei unreifen Kälbern, bei krepirten oder abgehetzten Thieren, bei Lungenseuche, Rothlauf wird das Fleisch gewöhnlich nicht vernichtet, sondern auf dem Schlachthof selbst als minderwerthig verkauft. Doch weichen in dieser Beziehung die örtlichen Bestimmungen sehr von einander ab.

Ein besonderer Vortheil der Schlachthäuser liegt noch darin, dass das Fleisch daselbst möglichst reinlich behandelt, und dass somit der späteren Zersetzung energisch vorgebeugt wird.

Der Fussboden der Schlachthalle ist aus gerillten Fliessen hergestellt und mit solcher Neigung und mit Rinnsalen versehen, dass Verunreinigungen leicht abgeschwemmt werden können. Ueberall steht reichlich Wasser zur Disposition, ebenso ist für gute Lüftung gesorgt. Von den Abfällen, die in ungeheurer Masse geliefert werden, werden die flüssigen abgeschwemmt, wobei die festen Partikel durch Siebeimer zurückgehalten werden; der Dünger und Kehricht wird abgeholt und als werthvolles Düngemittel verwandt; im übrigen unbrauchbare Fleischabfälle werden gewöhnlich zur Schweinemast benutzt.

3. Aufbewahrung des Fleisches nach dem Schlachten.

Ein sofortiger Genuss des frisch geschlachteten Fleisches ist unzulässig, weil dasselbe zäh ist und einen faden, widerlich süssen Geschmack hat. Erst wenn das Fleisch 2—3 Tage aufbewahrt war, wird durch die sich bildende Säure das intrafibrilläre Bindegewebe und das

Sarkolemm gelockert, und gleichzeitig entwickeln sich kräftige und angenehme Geschmacksreize. Es fragt sich, wie nun diese Aufbewahrung des Fleisches am zweckmässigsten vor sich gehen soll, ohne dass zahlreichere Saprophyten, vereinzelte Infektionserreger oder auch üble Gerüche in das Fleisch eindringen.

Vielfach wird das Fleisch im Eisschrank aufbewahrt; es ist dies jedoch eine unzulängliche Methode. Bei der Temperatur des Eisschrankes (7—12°) hört das Bakterienwachsthum durchaus nicht auf; dazu kommt, dass sich im Eisschrank fortwährend Wasserdampf aus der Luft condensirt und die Oberfläche des Fleisches allmählich sehr stark durchfeuchtet wird. Gerade diese weiche Oberfläche bietet dann den Bakterien einen vorzüglichen Nährboden und sie bringen es unter allen Umständen auch im bestgehaltenen Eisschrank zu einer intensiven Ausbreitung. Sowie das Fleisch aus dem Eisschrank herauskommt und höherer Temperatur ausgesetzt wird, fault es rapide, weil es mit so grosser und tief eindringender Bakterieneinsaat versehen ist. Auch der Geschmack des im Eisschrank gehaltenen Fleisches leidet erheblich.

Ein weit richtigeres Verfahren besteht darin, dass man das Fleisch in bewegter Luft abhängen lässt, so dass die Oberfläche eintrocknet. Es ist dann den Bakterien nicht möglich, in der oberflächlichen Schicht zu wuchern und von da in die Tiefe zu dringen. In der kühleren Jahreszeit ist dies Abhängen des Fleisches im Luftstrom leicht ausführbar, in der wärmeren Jahreszeit müssen dazu luftige Keller (am besten unter der Schlachthalle) benutzt werden und eventuell muss die zu diesen Kellern führende Luft vorher in einem Eisraum abgekühlt und von ihrer Feuchtigkeit befreit werden.

Im Uebrigen ist bei der Aufbewahrung des Fleisches und in den Fleischerläden selbstverständlich die grösste Reinlichkeit nothwendig; jede engere Verbindung der Verkaufslocale mit Wohn- und Schlafräumen ist zu verbieten. In Fällen von infektiösen Krankheiten innerhalb der Familie des Fleischers ist ähnliche Sorgsamkeit nothwendig, wie bezüglich der Milchwirthschaften gefordert wurde (s. S. 278).

4. Zubereitung des Fleisches.

In Anbetracht der zahlreichen Gefahren, welche mit dem Genuss des rohen Fleisches verbunden sein können, sollte das Fleisch **niemals** im rohen Zustande genossen werden; auch dann nicht, wenn man die Bezugsquelle kennt und sich dadurch gegen Contagien und Trichinen einigermassen gesichert glaubt. Einzelne Finnen werden z. B. sehr leicht übersehen, aber selbst eine einzige genügt, um einen Bandwurm hervorzurufen. — Soll ausnahmsweise einmal rohes Fleisch genossen werden, so ist es wenigstens aus bekannter Quelle im ganzen Stück zu beziehen, dann genau auf Finnen zu untersuchen und darauf erst zu zerkleinern. Irgend welche Vortheile bietet indess das rohgenossene Fleisch durchaus nicht, namentlich ist die Ansicht irrig, dass das rohe Fleisch einen höheren Nährwerth besitze oder leichter verdaulich sei, als das präparirte. Für gewöhnlich soll daher stets Kochen oder Braten des Fleisches oder aber Conserviren desselben dem Genusse vorausgehen.

a) Kochen und Braten.

Durch mässige Hitze werden die Parasiten fast ausnahmslos zerstört. Trichinen sterben bei 65° ab, Finnen bei 50—60°, die meisten Contagien bei einer Hitze von 60—65°, die etwa $^1/_4$—$^1/_2$ Stunde einwirkt. Nur manche Ptomaïne bleiben auch nach Einwirkung höherer Temperaturen unzersetzt. — In gut gekochtem und gebratenem Fleisch steigt selbst im Innern die Temperatur regelmässig auf 60—70°, die also zur Tödtung der Parasiten ausreichen. Allerdings dringt die Hitze in grössere Stücke nur langsam ein; beispielsweise zeigt ein Stück Fleisch von $3^1/_2$ Pfund in kochendem Wasser erst nach $1^1/_2$ Stunden eine Temperatur von 62° im Innern. Halb gar gebratenes Fleisch, aus welchem beim Schneiden nur mühsam trüber Saft hervorquillt, und bei welchem also noch keine Gerinnung des Myosins stattgefunden hat, bietet natürlich auch keine Garantie gegen Parasiten.

Das Fleisch wird allerdings durch das Kochen und Braten etwas verändert. Beim Kochen wird es in 2 Theile zerlegt, das Eiweiss gerinnt, es wird Flüssigkeit ausgepresst und es entsteht so 1) die Brühe. Diese enthält sehr wenig feste Substanzen, nur $2^1/_2$—$3^1/_2$ Procent, von welchen über die Hälfte anorganische Salze sind. Die werthvollen Bestandtheile, insbesondere die Eiweissstoffe, Myosin, der Blutfarbstoff bleiben ganz im Fleisch und nur unwägbare Spuren von Albumin gehen in die Brühe über, gerinnen dort durch die Hitze und werden mit dem hauptsächlich aus Fett bestehenden sogenannten Schaum abgeschöpft. Bei Knochenzuthat löst sich in der Brühe noch etwas Leim, von 1 kg etwa 20 g. Jedenfalls bekommen wir in der Brühe immer nur eine ausserordentlich kleine Menge von Nährstoffen, so dass sie lediglich als Genussmittel angesehen werden kann. 2) Das gekochte Fleisch. Dasselbe hat 20 Procent Wasser, aber nur 2 Procent feste Substanzen und unter diesen 0·6 Procent organische, verloren. Es besitzt also geradezu noch den vollen Nährwerth. Wird es allerdings zunächst mit kaltem Wasser ausgelaugt und dann erhitzt, so wird es hart, zäh und geschmacklos, aber durch feines Zerkleinern, Hacken und Schaben ist es gleichwohl leicht verdaulich und nahrhaft zu machen. Besser von Geschmack bleibt es, wenn man grosse Stücke gleich in siedendes Wasser einbringt. Es bildet sich dann an der äusseren Fläche eine Hülle von geronnenem Eiweiss, welche das Innere vor weiterer Auslaugung schützt. Die Brühe wird in diesem Falle weniger schmackhaft, ist aber leicht durch Extract aufzubessern. — Gebratenes Fleisch hat seine Beschaffenheit noch weniger geändert. Je nachdem es gar oder halbgar gebraten wird, verliert es 5—15 Procent Wasser. Sehr bald bildet sich auf der Oberfläche eine undurchlässige Kruste, so dass das Innere saftig bleibt. Das Bindegewebe wird in Leim verwandelt, das Myosin gerinnt; das Fleisch wird dadurch weit leichter verdaulich als in rohem Zustande; die brenzlichen Röstproducte geben ausserdem einen kräftigen Geschmacksreiz. Mit der Sauce zusammengenossen, welche viel Fett und namentlich freie Fettsäuren enthält, wird es von empfindlichen Menschen schlecht ertragen; dagegen ist es in kaltem, fein geschnittenem oder geschabtem Zustande ausserordentlich leicht verdaulich.

b) Conservirungsmethoden.

Wegen der schlechten Haltbarkeit des Fleisches sind seit Jahren viele Versuche zur Conservirung desselben gemacht. Zum Theil verwendet man Mittel, welche die Fäulnisserreger tödten. Diese tödten dann zugleich auch die Contagien, Finnen und Trichinen, und solche Conserven sind ohne weitere Zubereitung geniessbar und vom hygienischen Standpunkt in keiner Weise zu beanstanden. Andere Mittel bewirken nur eine gewisse Hemmung der Bakterien und verhindern lediglich eine so starke Wucherung, dass Fäulnisserscheinungen auftreten. In diesem Falle bleiben die etwa vorhandenen pathogenen Bakterien und Parasiten eventuell lebendig und die Conserven bedürfen dann der besonderen Zubereitung vor dem Genuss. — Alle Conservirungsmethoden dürfen keine giftigen Stoffe in das Fleisch hineinbringen und dürfen den Nährwerth und den Geschmack des Fleisches nicht beeinträchtigen. Vorzugsweise in Betracht kommen folgende Methoden:

1) Kälte. Dieselbe wirkt nur entwickelungshemmend, tödtet aber nur wenig Bakterien (s. S. 227). Trotzdem hat man auch die Kälte zu einer längeren Conservirung des Fleisches zu verwenden gesucht und hat namentlich die grossen Fleischvorräthe Südamerikas und Australiens in Eispackung auf den europäischen Markt zu bringen versucht. Dies Verfahren scheitert jedoch zum Theil an den oben bereits aufgeführten Uebelständen. Namentlich geht das Fleisch, sobald es aus der Eispackung herauskommt, in so ausserordentlich schneller Weise in Fäulniss über, dass ein Verkauf in vielen Fällen unmöglich wird. — Bessere Resultate sind in der Neuzeit erzielt mit Anwendung sogenannter Kaltluftkammern, bei welchen ein Ventilator durch die Fleischkammer eine

mit Eis gekühlte Luft hindurchtreibt; oder auch mit comprimirter und abgekühlter Luft, die bei ihrem Auslassen aus den Röhren und bei ihrer Ausdehnung eine grosse Menge von Wärme bindet und zugleich gut austrocknend wirkt.

2) Wasserentziehung. Eine rasche Eintrocknung der Oberfläche verhindert für lange Zeit den Eintritt der Fäulniss. Von diesem Mittel wird z. B. an allen Orten ausgiebiger Gebrauch gemacht, wo eine lebhafte Windbewegung und eventuell ein niederer Luftdruck die Wasserverdunstung begünstigt, z. B. auf hohen Bergen. In Südamerika benutzt man seit langer Zeit die Sonnenwärme zum Austrocknen des Fleisches. Das Fleisch von mageren, abgetriebenen Thieren wird in Streifen geschnitten der Sonne ausgesetzt; da es aber dadurch nicht gelingt, die letzten Mengen von Wasser fortzubringen, muss das Fleisch noch mit Kochsalz und Borsäure eingerieben werden, um vollkommen haltbar zu werden. In dieser Form kommt es als Tassajo oder Charque in den Handel, ist aber für den Menschen kaum geniessbar. — Ein besseres Präparat wurde früher unter Anwendung von heisser Luft hergestellt, die sogenannte Carne pura. Auch dabei war indess ein gewisser Kochsalzzusatz zur völligen Conservirung des Präparates nöthig. Das getrocknete Fleisch kam in pulverförmigem Zustande in den Handel. Als Volksnahrungsmittel, wofür es eigentlich bestimmt war, hat es sich nicht bewährt (vgl. S. 265). Wohl aber hat die Carne pura Bedeutung für alle die Fälle, wo es auf concentrirte, compendiöse Nahrung ankommt, z. B. für Verproviantirung von Schiffen, für den eisernen Bestand der Truppen u. s. w. Die Carne pura kann mit allerlei Gemüsen vereinigt und in Tafeln comprimirt werden.

3) Salzen. Imprägnirt man das Fleisch mit einer 8—12procentigen Salzlösung, so wird ein grosser Theil der Bakterien getödtet und alle werden an der Wucherung verhindert. Dies Verfahren wird namentlich bei Fischen (Häring, Lachs, Sardellen) angewendet. Die Verdaulichkeit des Fleisches scheint durch das Salz nicht zu leiden.

4) Räuchern. Das Fleisch wird in einer Räucherkammer dem abgekühlten Rauch von Buchen- oder Eichenholz, eventuell auch Wachholdersträuchern, ausgesetzt. Daneben findet ein starker Luftzug und durch diesen ziemlich erhebliche Austrocknung statt; oft werden die Fleischwaaren vorher stark mit Salz imprägnirt. — In neuerer Zeit hat man ausserdem eine sogenannte Kunst- oder Schnellräucherung eingeführt, welche nur im Eintauchen des Fleisches in eine Mischung von Wasser, Holzessig und Wachholderöl besteht. Bei dem letzteren Verfahren werden die Contagien und Parasiten durchaus nicht vollständig getödtet. Dagegen sind in den aus Räucherkammern kommenden und stark ausgetrockneten Fleischwaaren keinerlei lebende Parasiten mehr enthalten. Finnen haben überhaupt eine kurze Lebensdauer (nur 4—5 Wochen), werden also in solchen Conserven niemals gefunden. — Die verbreitetsten einheimischen Conserven, Schinken und Würste, sind seit Einführung der Schnellräucherung nicht ohne Bedenken zu geniessen, sobald man über ihre Herkunft und die Art ihrer Herstellung nicht unterrichtet ist. Zu Würsten werden ausserdem erfahrungsgemäss alle möglichen Fleischabfälle, die sich anderweit nicht verwenden lassen, verbraucht. Sehr oft tritt in denselben nachträglich Fäulniss ein, namentlich im Innern voluminöser Präparate, wo die Hitze, resp. der Rauch nicht ordentlich eingedrungen ist. Daher die Gefahr der Wurstvergiftung, welche bereits S. 301 näher geschildert wurde.

5) Chemikalien wie Borsäure, Salicylsäure werden nur ausnahmsweise zur Conservirung des Fleisches verwendet, zumal beide sich nicht völlig indifferent gegen den menschlichen Organismus verhalten. Neuerdings wird auch Kohlensäure zu Conservirungsversuchen verwendet.

6) Erhitzen in bakteriendicht verschlossenen Gefässen. Schon Uebergiessen des Fleisches mit heissem Fett führt zu einer langen Conservirung desselben; die anhaftenden Bakterien werden dabei getödtet, der Zutritt neuer Bakterien durch die Fetthülle verhindert. In solchem Zustande kann sogar Fleisch über See transportirt werden. — Am vollkommensten geschieht die Conservirung in Blechbüchsen (Appert'sches Verfahren). In denselben wird das Fleisch zunächst erhitzt, dann werden die Büchsen zugelöthet und die Erhitzung noch eine Zeit lang fortgesetzt. Dabei werden alle Bakterien und alle Contagien sicher getödtet. — In Handel kommen z. B. aus Amerika Zungen, das Corned Beaf u. s. w. Letzteres steht den heimischen Präparaten dadurch nach, dass in Folge des langen Kochens das Bindegewebe gelatinös geworden ist und dass dadurch die zähe Faserung des Fleisches stärker hervortritt. Ausserdem stammt das Fleisch fast niemals von Mastthieren, sondern meist von abgetriebenem, magerem Vieh. Von den Löthstellen der Büchsen aus kann eventuell eine Bleivergiftung erfolgen.

7) Seit langen Jahren werden die zahllosen Rinderherden Südamerikas auch dazu verwerthet, dass aus dem Fleisch derselben Fleischextract hergestellt wird. Zu dem Zwecke wird das zerhackte, magere Fleisch mit Wasser gekocht, das Albumin und Fett abgeschöpft, die Brühe eingedampft bis zur dicken Syrupconsistenz. Ein Rind liefert etwa 5 kg Fleischextract. Ausserdem werden die Schlachtabfälle zu einem Dungmittel, dem Fleischknochenmehl, verarbeitet. Ferner wird das ausgekochte Fleisch zermahlen, mit Kochsalz und Kaliumphosphat versetzt und als Fleischfuttermehl für Schweine verkauft. — Der Fleischextract enthält 17 Procent Wasser, 20 Procent Salze, 63 Procent organische Stoffe, die aber nur aus Extractivstoffen, gar nicht aus Nährstoffen bestehen. Der Fleischextract ist daher ein exquisites Genuss- und Reizmittel und nur als solches zu benutzen.

Auch die neueren, im flüssigen Zustande unter Zusatz von viel Kochsalz präparirten Fleischextracte (Cibils, Maggi u. s. w.) sind keine Nähr-, sondern nur Genussmittel.

Im Folgenden sei noch besonders auf einige möglichst leicht verdauliche Fleischpräparate für Kranke und Reconvalescenten hingewiesen. — Vielfach hat man versucht, flüssige Präparate, vor Allem eine nahrhafte Brühe aus dem Fleische zu gewinnen. In dieser Absicht ist z. B. hergestellt:

Extractum carnis frigide paratum (Liebig); früher officinell. Fein zerhacktes Fleisch wird mit 1 p. m. Salzsäure $^1/_2$—1 Stunde macerirt, die röthliche Brühe decantirt. Es geht Syntonin in Lösung; Kochsalz darf nicht zugesetzt werden, da sonst Fällung eintreten würde. Enthält 2·4 Procent feste Bestandtheile, 1·3 Procent Eiweiss; in einer Tasse also kaum 3 g Eiweiss, daher nicht nährend.

Beef tea. 300 g fettfreies Fleisch in kleine Würfel geschnitten, ohne jeden Zusatz in einer weithalsigen Flasche mit lose aufgesetztem Kork in warmes Wasser gestellt, letzteres langsam erhitzt und 20 Minuten im Sieden gehalten. Die abgegossene gelbe Brühe (ca. 100 ccm) enthält: 7·3 g feste Bestandtheile; darin 5·5 g organisch, 1·8 g Eiweiss, Pepton und Leim. — Mithin ebenfalls als Nährmittel ungeeignet. — Etwas nahrhafter wird das Präparat, wenn die suspendirten feinen Fleischfasern mit genossen werden.

Succus carnis. Das fein zerhackte Fleisch wird in Lagen von je 250 g durch grobe Leinwand getrennt unter eine Fleischpresse gebracht. 1 Kilo Fleisch liefert 230 g Saft, welcher 6 Procent Eiweiss, in einer Tasse also 12—14 g enthält. Vor dem Genuss ist der Saft auf 40° zu erwärmen und reichlich mit Salz und Gewürz (Fleischextract) zu versetzen. Bei höherer Temperatur würden die Eiweissstoffe coaguliren. — Das Präparat leistet eine nicht unerhebliche Eiweisszufuhr, aber für sehr hohen Preis.

Leimzusätze, namentlich in Form der conservirten Kalbsfussgallerten, können den Nährwerth der vorgenannten flüssigen Präparate etwas, aber nicht erheblich verstärken.

Zahlreiche Versuche gehen ferner darauf aus, das Eiweiss des Fleisches zu peptonisiren. Bei der Magenverdauung und bei der künstlichen Verdauung entstehen bekanntlich zunächst vorwiegend Albumosen, sehr leicht lösliche und verdauliche, durch Salpetersäure noch fällbare Vorstufen der Peptone; erst späterhin überwiegen die nicht mehr fällbaren Peptone. Auf die Albumosen ist es bei der Herstellung der Peptonpräparate in erster Linie abgesehen; dieselben haben nur faden, nicht unangenehmen Geschmack, während die Peptone wegen ihres bitteren, brenzlichen und adstringirenden Geschmackes durchaus nicht für Ernährungszwecke geeignet sind.

Peptonum siccum (von Witte in Rostock) kommt als trockenes, leicht lösliches Pulver in Handel. Enthält neben Pepton 50—60 Procent Albumose, zeigt aber zu schlechten, kaum zu verdeckenden Geschmack.

Peptonum syrupiforme (Sanders-Ezn). Aus Rindfleisch durch Pankreasverdauung hergestellt. Enthält viel Fäulnissproducte, riecht und schmeckt schlecht.

Kochs' Fleischpepton; durch Einwirkung überhitzter Wasserdämpfe gewonnen; 17 Procent Eiweiss, 24 Procent Albumosen. Bewirkt bei grösseren Gaben Darmreizung und Durchfall.

Kemmerich's Fleischpepton, enthält 10—18 Procent Eiweiss, 35—39 Procent Albumose, hat daher höheren Nährwerth als die vorgenannten Präparate, wie auch durch Versuche am Menschen bestätigt ist. Es zeigt ausserdem besseren Geschmack und ist in grösseren Dosen frei von störenden Nebenwirkungen.

ANTWEILER's Pepton, gewonnen durch Einwirkung von Papayotin auf fein zerkleinertes Fleisch. 18 Procent Eiweiss, 60 Procent Albumosen, etwa 6 Procent Pepton. Geschmack nicht unangenehm; bedeutender Nährwerth und keinerlei störende Nebenwirkung auf die Verdauungsorgane.

Fluid beef (JOHNSTON, amerikanisches Präparat) und Fluid meat (DERBY, englisches Präparat) enthalten 25—30 Procent Albumosen, stehen also an Gehalt und ausserdem an Geschmack den beiden letztgenannten deutschen Präparaten nach.

LEUBE-ROSENTHAL's Fleischsolution wird dargestellt durch 10—15stündiges Erhitzen von 1 Kilo Ochsenfleisch mit 1 Liter 2procentiger Salzsäure im PAPIN'schen Topf. Enthält 10 Procent unverändertes Eiweiss, 2 Procent Albumosen und bis zu 1 Procent Pepton. Wird an Nährstoffgehalt und Wohlgeschmack durch das KEMMERICH'sche und ANTWEILER'sche Präparat weit übertroffen.

Erwähnt seien auch noch die LEUBE'schen Fleischpankreasklystiere, welche aus 300 g geschabtem und gehacktem Fleisch, 100 g frischem Ochsenpankreas und 150 g Wasser zusammengerührt werden. Dieselben sind neuerdings zweckmässig durch die fertigen Fleischpeptone oder auch durch Eierklystiere (Gemisch von Eiern, Rothwein und 10—20procentiger Traubenzuckerlösung, $^1/_4$ Liter pro Dosis) zu ersetzen.

Sobald als möglich sollte dem Reconvalescenten resp. Kranken festes aber fein vertheiltes Fleisch gereicht werden. Geschabtes, resp. fein zerhacktes gebratenes oder gekochtes Fleisch, das in der Suppe suspendirt werden kann, ist ausserordentlich leicht verdaulich. Als Fleischsorten sind dazu Geflügel, Rindsfilet, Kalbfleisch etc. geeignet.

Nicht zu vergessen ist, dass es bei Reconvalescenten von vornherein und überhaupt weniger darauf ankommt, grössere Mengen Eiweiss zuzuführen, als vielmehr Kohlehydrate (s. S. 245). Daher ist Anfangs eine Combination der oben genannten Brühen und flüssigen Fleischpräparate, auch wenn sie nicht viel Eiweiss enthalten, mit leicht verdaulichen Kohlehydraten (s. unten) zweckmässig. Bei langdauernder Reconvalescenz und empfindlichen Individuen ist mit den angeführten diätetischen Mitteln häufig zu wechseln, so dass möglichst immer neue Geschmacksreize geboten werden.

Anhang: Eier. Eier bieten eine sehr eiweissreiche Nahrung, die auch gut ausgenutzt wird, das Eiweiss zu 97 Procent, das Fett zu 95 Procent. Am leichtesten verdaulich sind sie in feinster Zertheilung als Emulsion in Suppe, Bier u. s. w., ferner weich gekocht und gut zerkleinert. Hart gekochte Eier sind schwer verdaulich, weil der Magensaft nur sehr langsam die Coagula durchdringen kann. Empfindliche Individuen und namentlich Kinder vertragen die Eier oft schlecht, höchstens im rohen Zustande in Form der Emulsion. — Der Nährwerth der Eier wird vielfach überschätzt. Das genossene Quantum ist für gewöhnlich zu gering. Ein Ei hat etwa 50 g Inhalt, darin 19 g Dotter und 31 g Eierweiss. In den 19 g Dotter sind 3 g Eiweiss und 4 g Fett enthalten, ausserdem 2 g Lecithin, Nucleïn u. s. w. In den 31 g Eierweiss sind 27 g Wasser und nur 4 g Eiweiss. Zusammen liefert also 1 Ei etwa 7 g Eiweiss und 4 g Fett an Nährstoffen.

Beim Aufbewahren der Eier tritt Wasserverlust ein. Daher sinken sie später in 10procentiger Kochsalzlösung unter (Eierprobe). Conservirbar sind sie durch Einlegen in Kalkwasser, wobei die Poren durch kohlensauren Kalk verschlossen werden, oder Bestreichen mit Fett, Vaselin u. s. w. Im Handel existiren Conserven von Albumin, die vielfach technische Verwendung finden; ferner Effner's Eier- und Eidotter-Conserven mit nur 5 Procent Wasser.

Literatur: Schmidt-Mülheim, Handbuch der Fleischkunde, Leipzig 1884. — Hofmann, Die Bedeutung von Fleischnahrung und Fleischconserven, Leipzig 1880. — Osthoff, Die Schlachthöfe und Viehmärkte der Neuzeit, Leipzig 1881.

5. Vegetabilische Nahrungsmittel.

a) Getreide, Mehl, Brot.

An den Getreidekörnern ist die Fruchthülle und der Kern zu unterscheiden; letzterer hat aussen eine Celluloseschicht, dann folgt die an Eiweiss besonders reiche Kleberschicht, dann der Mehlkern mit reichlichen Stärkezellen. Die ganzen Körner enthalten im Mittel 14 Procent Wasser und 86 Procent feste Theile, unter letzteren 11 Procent Eiweissstoffe, 2 Procent Fett, 67 Procent Stärke. Durch das Mahlen wird aber die Zusammensetzung geändert; die Kleberschichten sind zäher und elastischer, während der spröde Mehlkern leicht in Pulver zerfällt. Der vorzugsweise aus Stärke und wenig Eiweiss bestehende Kern kann daher von jenen nur grob zerkleinerten, eiweissreichen Theilen der Hülle durch Beuteln oder Sieben getrennt werden. Die äusseren Parthieen des Korns sind ausserdem grau gefärbt; das Mehl wird daher um so dunkler und gröber, je mehr es von den äusseren Schichten enthält. Bei der sogenannten Hoch- oder Griesmüllerei, wo die Walzen resp. Steine anfänglich weit von einander stehen und allmählich einander genähert werden, bekommt man die meisten Sorten und zu Anfang die feinsten Mehle; bei der Flachmüllerei stehen die Steine von Anfang an nahe und man erhält dann weniger feine Mehle.

Die verschiedenen Getreide und die verschiedenen Mehlsorten aus dem gleichen Getreide zeigen relativ geringe Differenzen in der chemischen Zusammensetzung. Die gröberen Sorten und die Kleie enthalten aus den oben angeführten Gründen die grösste Eiweissmenge. Dies Plus von Eiweissstoffen ist indess zum Theil nicht ausnutzbar; die Cellulosehüllen der Kleberschicht sind schwer durchdringlich und ihre Zuthat verringert ausserdem noch die Ausnutzung der übrigen Nährstoffe (s. S. 251).

Auch in Bezug auf ihren Nährwerth zeigen die einzelnen Getreidearten nur relativ geringfügige Unterschiede.

Das Mehl ist im rohen Zustande schwer verdaulich; es müssen vorerst die Hüllen der Stärkekörner gesprengt, die Stärke zum Quellen und zur Kleister- oder Dextrinbildung gebracht werden. Ferner muss das Eiweiss in den geronnenen Zustand übergehen. Es gelingt dies Alles z. B. durch Erhitzen des Mehls mit Wasser. So lassen sich Suppen und Breie bereiten, die aber nur wenig feste Substanz enthalten und nicht conservirbar sind. — Um ein gehaltreiches conservirbares Präparat herzustellen, kann man einen festen Teig aus Mehl und wenig Wasser bereiten und diesen erhitzen. Es resultirt dann aber eine compacte, schwer verdauliche Masse; dieselbe wird erst brauchbar, nachdem sie porös und locker geworden ist.

Eine solche Lockerung lässt sich nun beim Brotteig erreichen durch im Innern desselben entwickelte Gase und zwar deshalb, weil der Teig stark zusammenbackt, so dass die Gase nicht glatt entweichen, sondern die zähe Masse nur auseinandertreiben. Kleberfreie, nicht backende Mehle sind zur Brotbereitung ungeeignet.

Das Gas kann bei sehr zäher Masse Wasserdampf sein. Brot wird dadurch nur, wenn es viel Eiweiss enthält, etwas gelockert (Graham-Brot). Meist benutzt man Kohlensäure, die entweder aus mineralischem Material entwickelt wird, z. B. Natron bicarbonicum + Salzsäure; oder Liebig-Horsford's Backmehl, bestehend aus saurem Calciumphosphat und Natron bicarb.; oder Natr. bicarb. + Weinsäure; oder Ammoniumcarbonat (Hirschhornsalz). Es kann auch die aus Mineralien entwickelte Kohlensäure durch Maschinen, welchen ausserdem die ganze Bereitung des Teiges obliegt, in das zum Backen verwendete Wasser und somit in den Teig eingepresst werden (Dauglisch' Verfahren).

Gewöhnlich benützt man Hefe oder Sauerteig, erstere in Form der Presshefe (s. S. 26), mit zahlreichen Bakterien verunreinigt. Der Sauerteig stellt eine noch unreinere, oft vorwiegend aus Spaltpilzen bestehende Hefe dar, die von Tag zu Tag aufbewahrt wird. Beide werden in folgender Weise verwendet: 3 Theile Mehl werden mit 2 Theilen Wasser von 42° angemengt, so dass der Teig eine Temperatur von 33° zeigt. Es kommt dann zunächst ein in den Getreidekörnern enthaltenes diastatisches Ferment zur Wirkung, welches die Stärke theilweise in Dextrin und Maltose überführt. Durch Zumengen der Hefe resp. des Sauerteigs wird nun die Maltose in Gährung versetzt, es entsteht reichlich Kohlensäure, daneben Alkohol und verschiedene andere Producte. Welche Organismen bei dieser Gährung vorzugsweise betheiligt sind, ob die Hefe oder die Spaltpilze und welche von den letzteren, das ist noch nicht endgültig aufgeklärt. Beim Sauerteig entsteht jedenfalls nebenbei viel Essigsäure und Milchsäure. — In 2—12 Stunden ist der Teig aufgegangen; er wird dann bei 200—270° 30—80 Minuten lang gebacken.

Beim Backen des Brotes verdunstet ein Theil des zugefügten Wassers, so dass aus 100 Theilen Mehl 120—135 Theile Brot hervorgehen. Ferner geht durch die Gährung 1—2 Procent der festen Substanz verloren. Die Fermente werden durch die Backhitze vollständig auch im Innern des Brotes getödtet. Die Stärke und die Eiweisskörper sind nach dem Backen wesentlich verändert, erstere zum Theil in Kleister, theils in Dextrin und Gummi verwandelt; das Pflanzenalbumin und der Kleber ist in den geronnenen unlöslichen Zustand übergeführt.

Dabei bildet das Brot eine poröse, lockere Masse, die sehr leicht von den Verdauungssäften durchdrungen wird.

In Folge von mangelhaftem Durchhitzen bleiben schliffige Stellen zurück mit zu viel Wasser und ungeronnenem Proteïn. — Beim Liegen wird das Brot rasch altbacken. Diese Aenderung ist nicht etwa durch Wasserverlust bedingt. Denn wenn man solches Brot auf 70° erwärmt, wird es wieder frischem Brot ähnlich. Wahrscheinlich findet eine moleculare Aenderung und eine innigere Verbindung des Wassers beim Liegen des Brotes statt, die beim Erwärmen wieder gelöst wird. Lagert das Brot längere Zeit und sinkt der Wassergehalt unter 30 Procent, dann gelingt es nicht mehr, dasselbe durch Erwärmen wieder frischbacken zu machen.

Die verschiedenen Brotsorten zeigen folgende Zusammensetzung:

	Wasser	Eiweiss	Kohlehydrate
Feines Weizenbrot	35·5	7·1	56·6
Grobes Weizenbrot	40·5	6·2	51·1
Semmel (mit Milch bereitet) . . .	28·6	9·6	59·5
Roggenbrot	42·3	6·1	49·3
Commisbrot	36·8	7·5	52·4
Pumpernickel	43·4	7·6	45·0

Das mit Milch bereitete Weizenbrot zeigt somit den höchsten Gehalt an verdaulichem Eiweiss. Das Eiweiss des aus groben Mehlsorten, resp. aus dem ganzen Korn bereiteten Brotes ist, wie oben erwähnt, nur zum Theil ausnutzbar. Vom Eiweiss des Weizenbrotes werden 80—85 Procent resorbirt, von dem des Pumpernickels nur 55—60 Procent. Die Kohlehydrate des Weizenbrotes werden zu 98 Procent, die der gröberen Sorten zu 90 Procent resorbirt.

Die dunklere Farbe des mit Sauerteig bereiteten Brotes rührt von einer Einwirkung der Säuren (Milch- und Essigsäure) auf den Kleber her.

Für das Commisbrot der deutschen Soldaten bestehen folgende Vorschriften: Das Mehl soll durch Siebe, welche auf 1 qcm 17—18 Fäden zeigen, von gröberen Bestandtheilen befreit sein. 100 kg Mehl von ganzem Korn verlieren dadurch 15 kg Kleie. Das Brot soll gleichmässig aufgegangen, gar und locker und von angenehmem Geruch und Geschmack sein. Der Wassergehalt darf nicht mehr als 40 Procent betragen; der Gewichtsverlust eines Brotes von 3 kg soll am 1. und 2. Tage 34 g, am 3. Tage 56 g, nach längerer Zeit 72 g betragen. Die maximale tägliche Brotration ist auf 750 g zu bemessen.

Anomalieen und Fälschungen des Mehls und des Brotes. In Betracht kommen vorzugsweise

α) Parasiten des Getreides: Claviceps purpurea, der Mutterkornpilz.

Siedelt sich in den Blüthen von Roggen, Gerste und Weizen an und bildet dort zunächst ein Conidien tragendes Mycel, das sich allmählich in ein schwarzes, 1—3 cm langes und hornartig aus der Aehre hervorragendes Sklerotium umwandelt. Dieses Sklerotium keimt im Frühjahr auf feuchtem Boden und entwickelt kleine gestielte, rothe Köpfchen, an deren Oberfläche Perithecien mit Sporen eingesenkt sind.

Das Sklerotium (secale cornutum genannt) gelangt leicht mit in's Korn und in's Mehl und Brot. Der anhaltende Genuss solchen Brotes kann die Kriebelkrankheit oder den Ergotismus hervorrufen, der auf einer Intoxication durch die im Mutterkorn enthaltenen Gifte, Cornutin und Sphacelinsäure, beruht. Entweder treten nervöse Erscheinungen, Digestionsbeschwerden, Gefühl von Kriebeln und Anfänge von Anästhesie an Fingern und Zehen, auch wohl Contracturen, Lähmungen, sensorielle Störungen in den Vordergrund, oder aber es werden die Zehen und Füsse, seltener die Finger von trockener Gangrän befallen.

Nachweis des Mutterkorns. Die Farbe des Mehls ist grauer als gewöhnlich, oft zeigt es violette Flecke. Beim Versetzen mit Kalilauge und Erwärmen tritt der Geruch nach Trimethylamin auf in Folge einer Zersetzung des im Mutterkorn enthaltenen Cholin. — Ferner ist im Mutterkorn ein Farbstoff enthalten, der in saurem Alkohol oder Aether löslich ist. 10 g Mehl werden mit 15 g Aether und 20 Tropfen verdünnter Schwefelsäure geschüttelt, nach einer halben Stunde filtrirt, dann mit einigen Tropfen gesättigter Lösung von Natron bicarb. versetzt, welche allen Farbstoff aufnimmt. Eventuell kann noch eine Prüfung im Spektralapparat erfolgen.

Brandpilze, Ustilago carbo, Tilletia caries u. s. w. lassen an Stelle der Getreidekörner schwarze klebrige oder staubige Massen von Sporen auftreten, die sich dem Mehl beimengen können; für Menschen ungefährlich; bei Hausthieren, welche die Körner in rohem Zustande aufnehmen, scheinen sie dagegen Gesundheitsstörungen bewirken zu können.

Wahrscheinlich durch Parasiten des Mais bedingt ist ferner die Pellagra. Seit dem vorigen Jahrhundert ist diese Krankheit in Italien, Spanien, dem südlichen Frankreich, Rumänien u. s. w. endemisch. Dieselbe ist dadurch charakterisirt, dass im Frühjahr eine Art Erythem auftritt und daneben eine Reihe von leichten nervösen Erscheinungen. Zum Herbst bessert sich der Zustand; im nächsten Frühjahr aber recidivirt die Hautaffektion und die nervösen Symptome werden schwerer, es bilden sich Sehstörungen, Paresen, Krämpfe, Hyper- und Anästhesieen, oft auch psychische Störungen aus; daneben bestehen vielfach schwere Verdauungsstörungen. Die Krankheit zieht sich mit steter Steigerung der Symptome durch mehrere Jahre hin und endet gewöhnlich tödtlich. In Italien werden zur Zeit über 100 000 mit Pellagra Behaftete gezählt. — Allgemein wird die Krankheit auf den Genuss von Mais und auf ein damit aufgenommenes Gift zurückgeführt; ob aber Parasiten des Getreides (Brandpilze?) das Gift liefern oder ob dieses erst im Mehl durch Saprophyten entsteht, ist noch unaufgeklärt.

β) Von Unkrautsamen sind Taumellolch und Kornrade bedenklich, weil sie Intoxicationserscheinungen, namentlich narkotische Symptome hervorrufen können. Wachtelweizen und Rhinantus-Arten sind ungiftig, bewirken aber grünblaue Färbung des Brotes. Der Farbstoff ist mit saurem Alkohol extrahirbar; im Uebrigen sind die Unkrautsamen durch mikroskopische Untersuchung zu erkennen.

γ) Bei unzweckmässiger, namentlich feuchter Aufbewahrung der Körner und des Mehls können erstere keimen, letzteres faulen. Der Kleber geht dann durch Fermentwirkung in eine lösliche Modification über und das Mehl ist nicht mehr backfähig. — Schlechte Aufbewahrung des Brotes führt zur Verschimmelung oder zur Entwickelung von Bakterien, z. B. des Bacillus prodigiosus.

δ) Zusätze. Das Mehl wird zuweilen mit Gyps oder Schwerspath versetzt; ferner mit Alaun und Kupfersulfat zur Aufbesserung der Farbe und zum Einteigen eines feucht aufbewahrten, nicht mehr bindenden Mehles. Die ersteren werden durch Schütteln des Mehls mit Chloroform und etwas Wasser als Absatz auf dem Boden des Glases erkannt; Alaun und Kupfersulfat durch die Aschenanalyse. — Weit häufiger kommt eine Beimengung des billigeren Kartoffelmehls zu Weizen- und Roggenmehl vor, nachweisbar durch das sehr charakteristische mikroskopische Bild der Stärkekörner.

ε) Blei- und Zinkvergiftungen mittelst Brot sind zuweilen dadurch vorgekommen, dass Fehlstellen der Mühlsteine mit Blei ausgegossen waren; oder dass zum Heizen des Backofens ein mit Bleiweiss gestrichenes, resp. mit Zinkvitriol imprägnirtes Holz (Bahnschwellen) benutzt war.

Conditorwaaren rufen nicht selten durch giftige Farben Gesundheitsstörungen hervor. Giftig resp. ungiftig sind folgende Farben:

	Giftig	Ungiftig
Gelb:	Chromgelb (Blei, Chrom). Ultramaringelb (Barium, Chrom). Kasseler Gelb (Blei). Neapelgelb (Blei, Antimon). Auripigment (Arsen). Pikrinsäure. Gummigutt.	Saffran, Safflor. Curcuma. Ringelblumen. Gelbbeeren.
Grün:	Schweinfurter-, Neuwieder-, Bremer-, Wienergrün, SCHEELE's Grün (sämmtlich Arsen, Kupfer etc.).	Mischungen von Blau und gelb. Spinatsaft.
Braun:	Sepia, Terrasiena (zuw. Arsen).	Gebrannter Zucker. Lakritzensaft.
Roth:	Zinnober (Quecksilber). Chromroth (Quecksilber und Chrom). Mennige (Blei). Anilinfarben.	Cochenille. Carmin. Krapproth. Saft von rothen Rüben und Kirschen.

	Giftig	Ungiftig
Blau:	Bergblau (Kupfer). Thenardblau (Arsen). Smalte (Arsen).	Indigolösung. Lakmus. Saftblau.
Weiss:	Bleiweiss. Zinkweiss.	Feinste Mehle, Stärke.
Schwarz:	Spiessglanz (Antimon).	Chinesische Tusche.

b) Leguminosen.

Dieselben sind ausgezeichnet durch reichlichen Eiweissgehalt; jedoch fehlt ihnen der Kleber, und deshalb ist eine Brotbereitung nicht möglich, sondern sie sind nur mit sehr viel Wasser entweder in Suppenform mit 90 Procent Wasser, oder in Breiform mit 70—75 Procent Wasser geniessbar. In Folge dessen können die Leguminosen niemals in grosser Menge und dauernd aufgenommen werden. — Ferner kommt in Betracht die schlechte Ausnutzung (das Eiweiss zu 50—60 Procent), welche sich steigert, je grösser das genossene Quantum wird. Die übertriebene Empfehlung der Leguminosen als Volksnahrungsmittel berücksichtigt daher viel zu einseitig die Ergebnisse der chemischen Analyse.

Die präparirten Mehle aus Leguminosen sind besser ausnutzbar (Eiweiss zu 85 Procent) und leicht verdaulich, sie haben indess einen sehr wechselnden und jedenfalls gegenüber dem ganzen Korn ausserordentlich verringerten Eiweissgehalt.

c) Kartoffeln.

Auf Grund ihres geringen Eiweissgehaltes sind sie vielfach angegriffen und als Nährmittel in Misskredit gebracht, jedoch mit Unrecht. Man betonte eben früher zu sehr den Werth der Eiweissstoffe für die Ernährung, während doch Fett und Kohlehydrate gerade so gut nothwendige Nährstoffe sind. Zur Lieferung von Kohlehydraten sind aber die Kartoffeln vorzüglich geeignet. Wollte man ihren Werth nach der Eiweisslieferung beurtheilen, so wäre das nicht anders, als wenn man den Werth des Fleisches nach den in demselben vorhandenen Kohlehydraten beurtheilen wollte. — Die Ausnutzung der Eiweissstoffe beziffert sich auf 70, die der Kohlehydrate auf über 90 Procent. Die Kartoffeln sind mit Recht ein so beliebtes Volksnahrungsmittel, weil sie sehr gute, selbst bei häufigerer Wiederholung keinen Widerwillen erregenden Geschmacksreize bieten, sehr vielfache Verwendungsarten gestatten und ausserdem die Kohlehydrate für verhältnissmässig sehr billigen Preis liefern (s. S. 262). Es ist daher durchaus nicht irrationell, wenn man den Nahrungsbedarf neben dem nöthigen Eiweiss (namentlich neben einem gewissen Quantum animalischer Nahrung) wesentlich mit Kartoffeln deckt. Nur bei einem Fehlen der Eiweisszufuhr und ausschliesslicher Kartoffelnahrung treten Ernährungsstörungen auf.

d) Die übrigen Gemüse

sind uns werthvoll wesentlich nur durch ihre Geschmacksreize; ausserdem führen sie dem Körper grössere Mengen Salze zu. Ihr sonstiger Nährwerth ist durchweg unbedeutend. — Auch die Pilze enthalten im frischen Zustand nur 2—3 Procent Eiweiss, das überdies schlecht ausgenützt wird und sind also ähnlich wie die übrigen Vegetabilien zu beurtheilen. — Die Früchte zeichnen sich aus durch ihren Gehalt an löslichen Kohlehydraten und Fruchtsäuren; sie enthalten mit Ausnahme der Nüsse wenig Eiweiss, dagegen viel Wasser, so dass sie gleichsam den Uebergang zu den Getränken bilden.

Anomalien der Gemüse. Zu beachten ist, dass Parasiten und Infektionserreger an den Gemüsen haften können; an Salat, Kohl, Radieschen etc. Bandwurmeier; an denselben Waaren und ausserdem an Kartoffeln, Rüben, Wurzeln, Erdbeeren infektiöse Pilze aus dem Boden. — Ferner ist durch Erkrankung der Verkäufer (Grünkramkeller) die Uebertragung von Contagien auf vegetabilische Nahrungsmittel möglich. Es ist daher beim Rohgenuss der Gemüse und Früchte eine gewisse Vorsicht indicirt. Dieselben sind sorgfältig zu reinigen, ebenso die dabei benutzten Tische, Tücher und Utensilien der Küche; vor allem sollten aber auch die Vegetabilien so viel als möglich nur gekocht genossen werden.

Die gekeimte Kartoffel enthält in der Nähe der Keime ein Gift, das Solanin. Ferner sind zahlreiche Pilze giftig, auf deren Charakteristik hier jedoch nicht eingegangen werden kann. Manche Pilze, wie z. B. die Morchel verlieren ihre Giftigkeit, wenn man die getrockneten Pilze abbrüht und das Brühwasser weggiesst.

Die durch Kochen conservirten Gemüse sind fast stets kupferhaltig; sie verlieren ohne Kupferzusatz beim Kochen die frische Farbe; diese bleibt aber, wenn während des Kochens etwas Kupfersulfat zugefügt wird, pro kg etwa 30 bis 40 mg (Reverdissage). Um Vergiftungen herbeizuführen, ist die Menge des Kupfers kaum jemals bedeutend genug. — Ein sehr gutes Präparat sind die neuerdings vielfach in Handel gekommenen durch Trocknen conservirten Gemüse.

Als besonders leicht verdauliche Vegetabilien für Kranke und Reconvalescenten sind zu empfehlen: Präparirtes Gersten- und Hafermehl, in welchem schon ein Theil der Stärke aufgeschlossen ist. Daraus sind Suppen zu bereiten, für welche höchstens 10 Theile Mehl auf 100 Theile Wasser verwendet werden. Man muss dieselben sehr lange kochen lassen, um alle Stärke vollständig zu lösen. Die Suppe enthält dann im Mittel 1·5 Procent Eiweiss und 10 Procent Kohlehydrate; in einer Tasse also etwa 20—25 g Kohlehydrate. — Sollen die Kohlehydrate vermehrt werden, ohne die flüssige Consistenz zu ändern, so ist beispielsweise Malzextract zuzufügen (aus gekeimter Gerste extrahirt). Derselbe enthält etwa 30 Procent Wasser, 6—8 Procent Eiweiss, 30 Procent Dextrin und 30 Procent Zucker. Fügt man 2 Esslöffel voll einer Tasse Suppe hinzu, so vermehrt man den Kohlehydratgehalt um etwa 20 g.

Sobald als möglich sollte, falls grössere Mengen Kohlehydrate zu reichen sind, zu breiartigen Speisen übergegangen werden. Brei von Kartoffeln enthält in einer Tasse etwa 50—60 g Kohlehydrate, ebensoviel Reisbrei mit Bouillon oder Milch bereitet. — Auch Semmel, Zwieback, eventuell in Suppen eingeweicht, liefern weit erheblichere Mengen Kohlehydrate als grosse Volumina flüssiger Nahrung.

6. Genussmittel.

a) Alkoholische Getränke.

α) Bier. Durch Hefegährung ohne Destillation aus Gerstenmalz, Hopfen und Wasser hergestelltes Getränk, das sich im Stadium der Nachgährung befindet.

Das Malz wird erhalten, indem Gerste 2—3 Tage eingeweicht und dann in dichten Haufen bei niederer Temperatur dem Keimen unterworfen wird, wobei sich reichliche Mengen Diastas bilden. In 6—12 Tagen hat der Blattkeim etwa $^3/_4$ der Länge des Korns; dann wird durch Trocknen an der Luft das Luftmalz, durch Trocknen auf der Darre bei 40—80° das Darrmalz hergestellt. Aus dem geschrotenen Malz wird durch Behandeln mit Wasser die Würze gewonnen (durch Infusion oder Decoction). Die Diastase bewirkt die Umwandlung der ganzen Stärke in Zucker (Maltose) und Dextrin. — Demnächst wird die Würze von den unlöslichen Bestandtheilen abgeseiht und in Kochpfannen unter Zusatz von Hopfen gekocht.

Der Hopfen besteht aus den weiblichen unbefruchteten Blüthendolden von Humulus lupulus. Unter den dachziegelförmig übereinanderliegenden Bracteen der Dolden finden sich kleine goldgelbe klebrige Kügelchen = Lupulin. Diese enthalten Hopfenharz (50—80 Procent), Hopfenbittersäure, als Klär- und Conservirungsmittel wichtig, und Hopfenöl, das den feinen Hopfengeruch liefert. Ausserdem enthält der Hopfen noch Hopfengerbsäure.

Beim Kochen der Würze wird diese concentrirter, das Eiweiss wird — unter Beihülfe der Hopfengerbsäure — abgeschieden, die Diastas wird zerstört, Lupulin gelöst.

Dann wird abgeseiht und im Kühlschiff rasch gekühlt; bei zu langsamer Kühlung erfolgt leicht Milchsäurebildung. Für obergähriges Bier wird die Würze auf 12—18°, für untergähriges auf 3—8° gekühlt. Dann wird sie in Gährbottiche gefüllt und auf 100 Liter $^1/_2$ Liter Hefe zugesetzt. Nach 4—12 Tagen wird auf Lagerfässer gefüllt und dort bei 5° eine schwache Nachgährung unterhalten. Zur Klärung werden eventuell Buchenholzspäne, Kochsalz, gährende Würze, oder auch Tannin oder Hausenblase zugesetzt.

Für Bock- und Exportbier werden gehaltreichere Würzen als für sogenanntes Schenkbier verwendet. — Bei 40° gedarrtes Malz giebt die hellen Biere; hoch gedarrtes oder geröstetes Malz die dunkeln.

Das Bier enthält: Wasser, CO_2; Alkohol; dann die Stoffe des sogenannten Extractes, Reste von Maltose und Dextrin, Pepton, Glycerin, Milch-, Essig-, Bernsteinsäure, harzige und bittere Stoffe aus dem Hopfen; ferner Salze (besonders phosphorsaures Alkali).

Je nach der Concentration der Würze, der Beschaffenheit des Malzes, der Anwendung der Infusion oder Decoction und dem Verlauf der Gährung finden sich starke Variationen der Zusammensetzung.

Trotzdem sind bestimmte Anforderungen formulirt: Normales Bier soll glanzhell, vollmundig, gut moussirend sein. Der Alkoholgehalt soll 2·5—4·5 Procent, der Extract mindestens 4 Procent ausmachen; auf 1 Theil Alkohol sollen 1·2—1·6 Theile Extract kommen, am besten 1·6—1·8; Glycerin soll höchstens zu 0·5 Procent vorhanden sein.

Das Bier ist demnach vorzugsweise Genussmittel; nur bei Aufnahme grosser Quantitäten kommt sein Nährwerth in Betracht, indem es dann einen nicht unerheblichen Theil des Bedarfs an Kohlehydraten deckt. — Die Ausnutzung der Nährstoffe ist zweifellos eine fast vollständige. Die Magenverdauung wird durch Bier etwas verlangsamt.

Der Consum beträgt pro Kopf und Jahr in Preussen 40, in Bayern 220 Liter.

Anomalien und Fälschungen. Im Bier liegt ein künstliches Präparat vor, das auch bei normaler Beschaffenheit in dem Alkohol und in den zur Unterhaltung der Nachgährung nothwendigen Mikroorganismen differente, nicht unbedenkliche Bestandtheile enthält. Schlechtes Bekommen ist daher bei empfindlichen Individuen leicht möglich, selbst wenn das Bier vollkommen gut ist. Ausserdem aber kann sehr leicht der Brauprocess etwas abnorm verlaufen, ohne dass darum eine Fälschung vorliegt und solches Bier kann bei vielen Menschen Störungen hervorrufen. So z. B. führt ein etwas höherer Gehalt an Hopfenharz, der sich namentlich im Jungbier findet, leicht zu heftiger und schmerzhafter Reizung der Blase.

Im Allgemeinen ist daher ein gewisses Risiko mit dem Genuss dieses Präparates immer verbunden und man darf an die Bekömmlichkeit desselben nicht so strenge Anforderungen stellen, wie bei den übrigen Nahrungsmitteln. Zweifellos führen aber Anomalien und Fälschungen des Bieres viel leichter zu Störungen der Gesundheit und erfordern daher auch vom hygienischen Standpunkt eine gewisse Berücksichtigung.

Folgende billigere Surrogate werden verwendet:

Stärke oder Stärkezucker statt des Malzes.

Pikrinsäure, Enzian, Wermuth, Colchicin, Quassia etc. anstatt des Hopfens.

Glycerin zur künstlichen Herstellung der Vollmundigkeit des Bieres.

Alaun oder Schwefelsäure zur künstlichen Klärung trüben Bieres.

Alle diese Surrogate sind theils giftig, theils täuschen sie für schlechte und nicht haltbare Präparate eine gute Beschaffenheit vor.

Bei schlechter Aufbewahrung entstehen ferner abnorme Gährungen (hefetrübe Biere), die zu Verdauungsstörungen Anlass geben.

Sauer gewordenes Bier wird wohl mit kohlensaurem Alkali versetzt, um das äussere Symptom des sauren Geschmacks zu corrigiren.

Ferner wird schlecht haltbarem Bier saurer schwefligsaurer Kalk resp. Salicylsäure zugesetzt. Beide wirken in den in Frage kommenden Dosen nicht schädlich, verdecken aber die Minderwerthigkeit des Präparates, ohne dass der Entwickelung schädigender Mikroorganismen entsprechend vorgebeugt wird.

Versandtbiere werden durch Pasteurisiren haltbarer gemacht.

Nachweis der Anomalien des Bieres. Die normale Beschaffenheit des Bieres wird vor allem durch Bestimmung des specifischen Gewichts, der Alkohol- und der Extractmengen ermittelt.

Untersuchungsmethoden: Das specifische Gewicht des durch Schütteln im offenen Kölbchen von der CO_2 befreiten Bieres wird im Pyknometer oder mit der Westphal'schen Waage bestimmt.

Der Alkohol durch Destillation von 75 ccm mit Alkali neutralisirten Bieres, bis 50 ccm abdestillirt sind, die direct in's Pyknometer einfliessen; durch Wägung in letzterem erhält man die Gewichtsprocente Alkohol mit Hülfe von Tabellen.

Extract. 5 g Bier werden in einer Trockenente im Oelbad 3 Stunden auf 85° im trockenen Luftstrom erwärmt, dann 4 Stunden über SO_4H_2 getrocknet. — Oder indirect nach Balling: 100 ccm Bier werden auf dem Wasserbad zur Hälfte eingedampft zur Verjagung des Alkohols, dann mit Wasser aufgefüllt und wieder das specifische Gewicht bestimmt.

Die einzelnen Bestandtheile des Extractes, namentlich das Glycerin, sind nur schwierig zu ermitteln. Am einfachsten ist noch die Phosphorsäurebestimmung, die durch directe Titrirung mit Uranlösung, wie im Harn, geschehen kann und oft Aufschluss über Verwendung von Malzsurrogaten giebt.

Stärkezucker ist ausserdem nachweisbar mit Hülfe der Dialyse des Bieres durch Pergament; das Dextrin bleibt zurück, das Amylin, die unvergährbaren, rechtsdrehenden Bestandtheile des Stärkezuckers gehen durch; es wird dann mit Hefe vergohren und im Polarisationsapparat geprüft.

Zum Nachweis der Pikrinsäure wird das eingedampfte Bier mit Alkohol, dann mit Aether extrahirt, die ätherische Lösung verdampft und mit Cyankalium resp. Zucker auf Pikrinsäure geprüft.

Die übrigen Hopfensurrogate sind nur durch complicirtes Verfahren nachweisbar.

Salicylsäure wird durch Ausschütteln des Bieres mit Aether, Verdampfen und Prüfen mit Eisenchlorid erkannt.

β) Wein. Ueberreife Trauben werden entbeert, gequetscht; der Saft bleibt einige Tage mit Hülsen und Kernen in Berührung, um namentlich die Bouquetstoffe aufzunehmen. Der Weisswein wird dann durch Treten oder Maschinen ausgepresst; beim Rothwein wird erst nach der Gährung gepresst, weil nur der gesäuerte Alkohol den rothen Farbstoff löst. — Den Most lässt man ohne besonderen Hefezusatz bei gutem Luftzutritt gähren. Nach 10—30 Tagen folgt auf Lagerfässern die 3—6 Monate dauernde Nachgährung. — Das Klären geschieht beim Weisswein durch Hausenblase, beim Rothwein durch Eiweiss (Milch, Blut, Gelatine) oder Kaolin.

Der fertige Wein enthält folgende Bestandtheile: Alkohol 9—12 Procent; Extract ca. 2·0 Procent; Zucker 0·1—0·8 Procent; Farb- und Gerbstoff bis 0·2 Procent; Asche 0·2 Procent; Wasser 85—88 Procent; specifisches Gewicht 0·99—0·997. — Ferner Essigsäure, Bernsteinsäure, Aepfelsäure, Weinsäure; Glycerin; Oenanthäther (Caprin- und Caprylsäureester). Der Wein ist demnach kein Nahrungsmittel, sondern lediglich Reiz- und Genussmittel.

Anomalien und Fälschungen. Manche Zusätze geschehen in der Absicht, ein besseres und bekömmlicheres Präparat herzustellen und sind vom hygienischen Standpunkt nicht zu beanstanden. So

a) Das Chaptalisiren. Zu saurer Most wird mit Marmorstaub neutralisirt und vor der Gährung mit Zucker versetzt. Geschieht namentlich bei Burgunderweinen.

b) Gallisiren. Herstellung eines Normalmosts mit 24 Procent Zucker, 0·6 Procent Säure und 75·4 Procent Wasser durch Zusatz von Wasser und Zucker. Eventuell durch den geringeren Gehalt an Aschenbestandtheilen nachweisbar. Bei reinem Material nicht zu beanstanden.

c) Pétiotisiren. Sehr verbreitet, seit die Phylloxera ihre Verheerungen angerichtet hat. Die Trester (Schalen und Kerne), werden wiederholt mit Zuckerwasser vergohren. Es entstehen bouquetreiche Weine mit wenig Säure, feurig und schön von Farbe; der zu geringe Gerbstoffgehalt wird durch Tanninzusatz corrigirt. Sehr haltbar. — Oft durch die Analyse nicht von reinem Wein zu unterscheiden, sobald reines Material genommen wird.

Häufig erfolgt Gypszusatz zum Most; dadurch wird Wasser entzogen, die Klärung befördert, die Farbe verbessert, die Haltbarkeit erhöht. Die Weinsäure wird allerdings theilweise ausgefällt und dafür saures Kaliumsulfat in den Wein gebracht. Bei weniger als 2 g Kaliumsulfat pro 1 Liter (bei Weisswein 1 g) ist indess keine nachtheilige Wirkung irgend welcher Art zu beobachten.

Ferner wird oft durch Pasteurisiren conservirt.

Zuweilen wird Scheelisiren angewendet, d. h. Zusatz von 1—3 Procent Glycerin, um dem Wein mehr Körper zu geben und ihn den gelagerten Weinen ähnlicher zu machen.

Oft werden fremde Farbstoffe, namentlich beim Pétiotisiren, zugesetzt, (Malven, Heidelbeeren, Fuchsin etc.), nicht selten auch künstliches Weinbouquet oder Alkohol (Vinage).

Bei der hygienischen Beurtheilung aller dieser Fälschungen kommen ähnliche Gesichtspunkte in Betracht, wie bei der Beurtheilung der Anomalien des Bieres. Für empfindliche Individuen ist schon der Genuss normalen Weins leicht mit Gesundheitsstörungen verknüpft; abnorme Präparate, namentlich mit schlechtem Stärkezucker aufgebesserte oder mit künstlichem Bouquet versehene, wirken indess bereits in ungleich kleinerer Quantität schädlich und sind deshalb zu beanstanden.

Die Untersuchung des Weins erfolgt ähnlich wie beim Bier durch Bestimmung des specifischen Gewichts, des Alkohol- und Extractgehaltes. Die freie Säure kann mit Normalalkalilösung titrirt werden.

Nachweis einiger Fälschungen. Stärkezuckerzusatz ist durch den Polarisationsapparat zu erkennen. Reine Weine drehen die Polarisationsebene gar nicht oder in Folge vorhandener Laevulose etwas nach links. Im Stärkezucker sind dagegen unvergährbare rechtsdrehende Stoffe (Amylin) und damit behandelte Weine zeigen daher starke Rechtsdrehung.

Gypszusatz wird erkannt durch die Bestimmung der Schwefelsäure. Die Asche stark gegypster Weine zeigt keine oder sehr schwache Alkalescenz.

Um fremde Farbstoffe aufzufinden, kann man dem Wein eine Mischung von gleichem Volum gesättigter Alaun- und 15procentiger Natriumacetatlösung zusetzen; bei grösseren Mengen von Heidelbeer- oder Malvenfarbstoff tritt blauviolette Färbung ein (Nessler's Probe).

Oder 20—30 ccm Wein werden mit einer Messerspitze gebrannten Kalks versetzt oder ein Stück Kreide wird wiederholt mit dem Wein befeuchtet; echter Farbstoff zeigt rasche Veränderung bis zur Schieferfarbe; bei Fälschungen treten mehr grünblaue Nüancen auf; Fuchsin hält sich lange unverändert.

Genauer Nachweis kleinerer Beimengungen erfordert complicirte Methoden.

γ) Branntwein. Aus verschiedenstem stärke- oder cellulosehaltigem Material werden durch Behandlung mit verdünnter Schwefelsäure und nachfolgenden Hefezusatz alkoholhaltige Flüssigkeiten gewonnen, die dann destillirt werden, um Flüssigkeiten von höherem Alkoholgehalt herzustellen. Hauptsächlich werden Kartoffeln benutzt, aber auch Früchte (Kirschen, Pflaumen, deren Kerne Bittermandelöl liefern); oder Zuckerrohrmasse (Rum); oder Reis (Arac); oder Wein (Cognac).

Die Branntweine enthalten 35—60 Procent Alkohol; die feineren sind vielfach durch Methyl- und Athylester der niederen Fettsäuren (Cognacaroma etc.) gefälscht. Am bedenklichsten ist ihr Gehalt an Fuselöl (Gemenge von Propyl-, Amyl-, Butylalkohol und Furfurol), das im normalen Branntwein höchstens zu 1 p. m. enthalten ist und bei stärkerem Gehalt Uebelkeit und Kopfschmerzen erzeugt. Das Fuselöl ist weniger flüchtig als der Aethylalkohol, und gelangt daher insbesondere bei unvorsichtiger rascher Destillation in grösserer Menge in's Destillat.

Der Nachweis des Fuselöls kann entweder schon durch den Geruch geschehen, wenn eine Probe des Branntweins zwischen den Händen zerrieben wird; oder durch die Steighöhe des Branntweins in engen Capillarröhren mit Skaleneintheilung; oder durch Ausschütteln mit Chloroform und Beobachtung der Volumzunahme des letzteren.

b) Kaffee, Thee, Cacao.

Kaffee. Die Samen der Kaffeestaude enthalten nach Entfernung der fleischigen Hülle 10 Procent Eiweiss, 15—16 Procent Fett, 5 Procent Asche, ätherisches Oel, Gerbsäure, Zucker und 1 Procent Coffeïn (Theïn). Letzteres ist ein Alkaloid (Methyl-Theobromin resp. Trimethylxanthin), welches leichte nervöse Erregung hervorruft. — Vor dem Brennen sind die Bohnen schwer zu pulvern und die Decocte haben zu stark adstringirenden Geschmack. Brennen (bei 200—250°) führt zu theilweiser Zerstörung der Holzfaser, des Zuckers und der Gerbsäure und zu einer Bildung empyreumatischer Substanzen, namentlich des Kaffeols, eines Oels, das sich an der excitirenden und wahrscheinlich an der nicht unbeträchtlichen antibakteriellen Wirkung des Kaffees betheiligt.

In einer Tasse Infus aus ca. 8 g Bohnen bereitet, finden sich etwa 1 g Nährstoffe, 0·1 g Coffeïn, so dass also von einer nährenden Wirkung, selbst beim Genuss grosser Quantitäten nicht die Rede sein kann. Ebensowenig übt das Coffeïn einen sparenden Einfluss auf den Stoffumsatz im Körper ein (vergl. S. 240). — Dagegen können durch Mischungen des Kaffeeinfuses mit Milch und Zucker nicht unerhebliche Nährstoffmengen eingeführt werden.

Fälschungen finden hauptsächlich statt bei schon gemahlenem Kaffee, der nur aus zuverlässigster Bezugsquelle entnommen werden sollte. Surrogate wie Cichorien, Feigen etc. bieten wohl den brenzlichen Geruch und Geschmack, aber kein Coffeïn oder Kaffeol. Sacca- oder Sultankaffee ist aus den fleischigen Hüllen der Kaffeefrucht hergestellt und enthält nur Spuren von Coffeïn.

Thee. Die getrockneten Blätter des Theestrauchs enthalten mindestens 30 Procent feste Substanz, 3·0—7·5 Procent Asche, mindestens 7 Procent Gerbstoff; 0·5—2·0 Procent Coffeïn. Letzteres ist für die Wirkung des Thees massgebend, die der des Kaffees sehr ähnlich ist. — Eine Tasse Infus, aus 5—6 g Thee bereitet, enthält noch etwas weniger Nährstoff und Coffeïn, als das eben erwähnte Kaffeeinfus.

Fälschungen mit anderen Blättern werden durch vergleichende Untersuchung der mit lauwarmem Wasser befeuchteten und auf einer Glasplatte ausgebreiteten Blätter unter Zuhülfenahme von Lupe und Mikroskop unschwer erkannt. — Schwieriger ist die sehr häufige Fälschung des Thees mit schon extrahirten und wieder getrockneten Theeblättern zu entdecken; die oben angegebenen Grenzzahlen des Gehaltes normalen Thees an verschiedenen Stoffen liefern hierfür Anhaltspunkte.

Cacao. Die von Keimen und Schalen befreiten, durch Rösten und Zusammenschmelzen präparirten, pulverisirten Cacaobohnen enthalten: 16 Procent Eiweiss, 50 Procent Fett (Cacaobutter von 30—33° Schmelzpunkt), 3—4 Procent Asche, 1·5 Procent Theobromin.

Letzteres ist Dimethylxanthin, dem Coffeïn nahe verwandt und auch in der Wirkung demselben ähnlich. Da der übergrosse Fettgehalt belästigt, wird gewöhnlich entölter Cacao mit ca. 25—30 Procent Fett verwendet. Eine vollständigere Entölung liegt durchaus nicht im hygienischen Interesse. — Holländischer Cacao enthält dadurch, dass die Bohnen mit Potasche, Soda oder Magnesia behandelt sind, mehr lösliche Substanzen. — Eine Tasse Cacao aus 15 g bereitet, enthält ca. 2 g Eiweiss, 4 g Fett und 4 g Kohlehydrate. Die Theobrominmengen sind so geringfügig, dass ein nervöser Einfluss fast ganz in Fortfall kommt; dagegen ist ein gewisser Nährwerth vorhanden, der jedoch meistens überschätzt wird

Unter Chocolade versteht man eine Mischung von Cacao mit Zucker, Gewürzen, Stärke etc.; sie enthält im Mittel 1·5—2·0 Procent Wasser, 9 Procent Eiweiss, 0·6 Procent Theobromin, 15 Procent Fett, 60 Procent Zucker, 2 Procent Asche. Eine Tasse aus 15 g bereitet liefert 1 g Eiweiss, 2 g Fett, 10 g Zucker.

c) Tabak.

Blätter der Nicotiana Tabacum. Die reifen Blätter werden getrocknet, in grossen Haufen einer Gährung unterworfen, bei welcher CO_2, NH_3, HNO_3 entsteht. Meist werden sie mit KNO_3 imprägnirt, um die Verbrennlichkeit zu erhöhen. Dann müssen die Blätter lagern; dabei erfolgt theilweise Oxydation der organischen Substanzen. Die Lagerung darf nicht zu lange dauern, da sonst auch Nicotin und ätherisches Oel verloren geht. Der wichtigste Bestandtheil ist das Nicotin $C_{10}H_{14}N_2$, ein farbloses, sehr giftiges Oel.

Im syrischen Tabak, der stark betäubend wirkt, findet sich indessen kein Nicotin; ferner im Havannatabak weniger, als in schlechten Rauchtabaken; auch tritt in abgelagerten Cigarren starker Nicotinverlust ein. Demnach hängt die Wirkung des Tabaks nicht ausschliesslich vom Nicotingehalt desselben ab; vielmehr sind auch noch präformirte, aromatische Bestandtheile und solche, welche sich während des Brennens bilden (Pyridinbasen) bei der Wirkung betheiligt.

Die Gesammtwirkung des Rauchtabaks besteht in einer leichten Erregung des Nervensystems, die bei einiger Gewöhnung je nach der Wahl des Tabaks und der Menge des Verbrauchs dem individuellen und zeitlichen Bedürfniss vortrefflich angepasst werden kann. Bei

Tabakmissbrauch beobachtet man nervöse Herzschwäche, Skotome, Unempfindlichkeit für Farben etc.

Im Tabaksrauch finden sich Nicotin, flüchtige Fettsäuren, regelmässig Kohlenoxydgas, Kohlewasserstoffe etc. Bei empfindlichen, nicht gewöhnten Individuen vermag der Tabaksrauch zweifellos toxische Symptome, Kopfschmerzen, Reizungserscheinungen in Schlund und Magen hervorzurufen. Mit Rücksicht hierauf ist das Rauchen in allen öffentlichen, nicht ausdrücklich für Raucher bestimmten Räumen, unbedingt zu verbieten.

d) Gewürze.

Ueber ihre Wirkung s. S. 240. Speciell erwähnt seien:

Der Pfeffer. In den Handel kommt schwarzer und weisser Pfeffer; ersterer ist die unreife getrocknete Beere, letzterer die reife Frucht des Pfefferstrauchs. Enthält ca. 1 Procent scharfes ätherisches Oel und eine schwache organische Base, das Piperin. Der gepulverte Pfeffer ist sehr oft verfälscht und sollte nie gekauft werden. — Cayennepfeffer ist der Samen einer völlig anderen südamerikanischen Pflanze, Capsicum baccatum.

Senf. Aus den Senfsamen von Sinapis nigra und alba gewonnen. Die Körner werden in der Senfmühle unter Zusatz von Weinessig fein gerieben. Oft noch Zusätze von Zimmt, Nelken etc.; dem englischen Senf wird Cayennepfeffer zugefügt. — Im Senfsamen ist myronsaures Kalium enthalten; daneben Myrosin als Ferment; beim Anmachen des Senfmehls mit Wasser entsteht Senföl, Zucker und Kaliumsulfat. Das Senföl ($C_3H_5 . N . C . S$) das zu 0·3—1·0 Procent im Senf enthalten ist, liefert den scharfen Geruch und Geschmack. Es wirkt energisch antiseptisch, z. B. auf Milzbrandbacillen schon völlig hemmend bei einer Concentration von 1 : 33 000. — Der Senf ist sehr vielen Verfälschungen ausgesetzt, die am besten durch mikroskopische Untersuchung, resp. durch Bestimmung des S erkannt werden.

Essig. Durch Oxydationsgährung aus Branntwein, Wein, verdorbenem Bier gewonnen; enthält gewöhnlich 5 Procent Ac; daneben Extractstoffe. — Verfälschung hauptsächlich mit Schwefelsäure und Salzsäure.

Literatur. S. die oben citirten Handbücher von Forster, König, Munk und Uffelmann; ferner Hilger, Vereinbarungen betreffs der Untersuchung und Beurtheilung von Nahrungs- und Genussmitteln, Berlin 1885.

Siebentes Kapitel.

Kleidung und Hautpflege.

Die Seite 76 geschilderte Wärmeregulirung des Körpers reicht nicht aus, um demselben unter allen Verhältnissen die Empfindung behaglicher Wärme zu bewahren. Wir sehen daher, dass alle Menschen je nach den klimatischen Verhältnissen, unter denen sie leben, sich mit mehr oder weniger Kleidung umgeben und bei Schwankungen der Witterung zunächst durch die Kleidung eine Regulirung der Wärmeabgabe herbeizuführen versuchen.

In unserem Klima bedürfen wir einer sehr erheblichen Menge von Kleidung; die des Mannes wiegt im Sommer etwa 3, im Winter 7 kg, die der Frau etwas mehr. Ferner hat die wie gewöhnlich locker anliegende Kleidung im Mittel eine Schichtdicke von 8·6 mm; den weit überwiegenden Volumtheil derselben macht dann aber die zwischen den einzelnen Schichten der Kleidung eingeschlossene Luft aus.

Die Kleidung besteht zum kleinsten Theil aus dichten ungewebten Stoffen; die einzigen Repräsentanten dieser Gattung sind Leder- und Gummistoffe, die vorzugsweise dann angewandt werden, wenn einzelnen Körpertheilen vollständiger Schutz gegen Nässe gewährt werden soll.

Gewöhnlich werden dagegen Stoffe benutzt, die aus vegetabilischen Fasern, oder aus Haaren von Thieren, oder aus Seidenfäden gewebt und daher porös, mit Zwischenräumen zwischen den einzelnen Fasern, versehen sind.

Aus vegetabilischen Fasern (Gefässbündel aus Blättern, Stengeln, Wurzeln oder Samenhaare) werden hergestellt:

a) Baumwolle. Besteht aus den Samenhaaren verschiedener Gossypiumarten. Plattgedrückte meist gewundene Fasern, 0·02—0·05 m lang, von 0·011 bis 0·037 mm Durchmesser; an einem Ende kegelförmig zugespitzt, am anderen stumpf abgerundet. Im Inneren ist ein lufterfüllter Hohlraum; die Zellwand ist von beträchtlicher Mächtigkeit. — Die aus Baumwolle bereiteten Gewebe (z. B. Kattun, Shirting, Musselin, Tüll, Köper, Barchent etc.) laufen beim Waschen nicht ein, sind relativ wenig hygroskopisch, nehmen auf 1000 Gewichtstheile ca. 1000 Theile Wasser auf, benetzen sich schnell, verlieren im nassen Zustande ihre Elasticität und verdunsten das Wasser relativ rasch wieder.

b) Leinen. Hergestellt aus der Bastfaser von Flachs (Linum usitatissimum). Das Bastgewebe des Flachsstrohs wird von der Oberhaut und dem Holzkörper getrennt durch einen Fäulnissprocess (Rösten); dann wird die Trennung durch Klopfen, Brechen und Schwingen, schliesslich durch Hecheln vervollständigt. Gut gehechelte Flachse zeigen unter dem Mikroskop nur Bastzellen, die bis 4 cm lang und etwa 0·01 mm breit sind. Das Lumen ist meist auf eine dunkle Linie reducirt, stellenweise ganz geschwunden; die Faser ist längsgestreift. — Leinen verhält sich ähnlich wie Baumwolle, benetzt sich aber noch schneller und giebt das Wasser noch rascher durch Verdunstung ab.

c) Hanf und Jute, aus Bastzellen von Cannabis sativa resp. indischen Tiliaceen hergestellt, übrigens wie beim Flachs zubereitet; selten zu Kleidung verwendet.

Aus thierischen Materialien werden hergestellt:

a) Wolle; gewöhnlich wird Schafwolle benutzt. Je nach der Race ist die Wolle durch Länge, Kräuselung und Feinheit des Haares unterschieden. Im Rohzustand ist sie stark mit Schweiss und Fett verunreinigt. Bei der Entfettung durch Waschen mit Wasser und später mit alkalischen Flüssigkeiten verliert sie 20—70 Procent. Die Haare der gereinigten Wolle sind 4—32 cm lang, 0·014 bis 0·06 mm dick; unter dem Mikroskop zeigen sie eine epithelartige Membran, die aus dünnen, sich dachziegelähnlich deckenden Cuticularplättchen besteht, so dass die Oberfläche ein schuppiges, tannenzapfartiges Aussehen erhält. Bei altem, getragenem Wollstoff zerfällt die Faser in Fibrillen, die Vorsprünge verschwinden, die Querstreifung wird weniger deutlich. — Die kurze, stark gekräuselte Wolle liefert die sogenannte Streichwolle (Flanell, Fries, Buckskin); die Kammwolle liefert das Material zu glatten Wollzeugen aus langen, sehr festen Haaren. — Von anderer Wolle wird noch gebraucht: Kaschmirwolle von den Kaschmirziegen, Vigognewolle vom südamerikanischen Schafkameel, Mohair von der Angoraziege u. a. m.

Die Wollstoffe sind sehr hygroskopisch, nehmen auf 1000 Gewichtstheile 1480 Theile flüssiges Wasser auf, bleiben auch im feuchten Zustande elastisch und zeigen zahlreiche mit Luft erfüllte Poren, verdunsten endlich das aufgenommene Wasser nur halb so rasch wie Baumwolle und Leinen.

b) Seide. Aus Absonderungen der Seidenraupe, bombyx mori, gewonnen. Die im Frühjahr aus dem Ei hervorgekrochene Raupe spinnt sich nach mehrmaliger Häutung zur Verpuppung ein. Dazu sondert sie durch zwei schlauchförmige Drüsen ihres Kopfes eine klebrige Flüssigkeit in Form von 2 Fäden ab, die sich zu einem Doppelfaden vereinigen, und dieser bildet ununterbrochen fortlaufend den Cocon, welcher die Puppe umgiebt. In 15—21 Tagen ist aus der Puppe ein Schmetterling geworden. Dieser wird vor dem Durchbrechen des Cocons getödtet, falls man letztere gewinnen will. Der Faden wird dann vorsichtig abgewickelt und liefert die Rohseide. — Unter dem Mikroskop stellen die Fäden cylindrische, solide und homogene Fasern von 0·01—0·02 mm Dicke dar. Bei gebrauchter Seide finden sich zarte, parallel der Axe verlaufende Zerklüftungen. — Die Seide nähert sich in ihren physikalischen Eigenschaften mehr der Baumwolle, insbesondere nimmt sie relativ schnell Wasser auf und verdunstet dasselbe rasch wieder.

Sehr häufig werden gemischte Gewebe benutzt. — Erwähnt sei besonders die jetzt sehr verbreitete Kunst- oder Lumpenwolle (Mungo, Shoddy). Dieselbe wird durch Zerreissen und Zerkratzen von Wolllumpen und Mischen mit neuer Schafwolle zu Geweben verarbeitet. Oft sind auch Leinen- und Baumwollabfälle hineingemengt. Aeusserlich ist dieselbe von neuer Wolle nicht zu unterscheiden, dagegen durch das Mikroskop leicht zu erkennen.

Eine Unterscheidung der Elemente der Kleidungsstoffe gelingt ausser durch die angegebenen mikroskopischen Merkmale auch leicht durch chemische Reaktionen. Einige der brauchbarsten sind folgende:

Thierische Fasern lösen sich beim Kochen in mässig concentrirter Kalilauge auf, sie färben sich nachhaltig (waschecht) mit Pikrinsäure und mit Anilinfarben, brennen angezündet nicht fort, liefern eine feste schwammige Kohle und starken Geruch nach verbrannten Haaren oder Federn.

Vegetabilische Fasern lösen sich nicht in Kalilauge, färben sich nicht dauernd in Pikrinsäurelösung, brennen angezündet fort, geben dabei eine leicht zerfallende Asche und keinen intensiven Geruch.

Seide und Wolle sind durch die leichtere Lösung der ersteren in Salpetersäure und Ammoniak erkennbar. — Baumwolle und Leinen unterscheidet man durch kurzes Eintauchen in englische Schwefelsäure. Die Baumwollenfäden werden gallertartig resp. gelöst. Die Leinenfasern bleiben unverändert.

Die Kleidung hat eine Reihe von mehr oder weniger wichtigen hygienischen Aufgaben zu erfüllen, und die einzelnen vorstehend aufgezählten Kleidungsstoffe zeigen sich hierzu in sehr verschiedenem Grade befähigt.

Die Kleidung soll erstens die Wärmeabgabe vom Körper in zweckentsprechender Weise herabsetzen, und zwar sowohl im trockenen, wie auch im feuchten Zustand; zweitens soll sie die normale Wasserdampfabgabe vom Körper ermöglichen; drittens soll sie die directe Bestrahlung des Körpers hindern.

Weitere bei dem Gebrauch der Kleidung in Betracht kommende hygienische Gesichtspunkte betreffen die Farbe der Kleidung, durch welche keine giftigen Stoffe mit dem Körper in Berührung gebracht werden dürfen; ferner die Aufnahme und Verbreitung von Gasen und Gerüchen, sowie von Infektionserregern durch Kleidungsstoffe; endlich auch den Schnitt der Kleidung, durch welchen nicht selten abnorme Druckwirkungen auf einzelne Körpertheile ausgeübt werden.

1. Die Beziehungen der Kleidung zur Wärmeabgabe.

a) Bei trockener Kleidung.

Durch directe Bestimmung theils der Wärmeausstrahlung (mit Hülfe einer Thermosäule und des Galvanometers), theils der gesammten Warmeabgabe eines Körpertheils (in Rubner's Calorimeter) ist festgestellt, dass jedes Kleidungsstück eine deutliche, 10—40 Proc. betragende Verminderung der Wärmeabgabe bewirkt.

Diese Verminderung der Wärmeabgabe könnte entweder durch Herabsetzung der Ausstrahlung der Wärme von der Oberfläche der Kleider zu Stande kommen, oder aber von einer Erschwerung der Wärmeleitung herrühren. Nun ergeben aber directe Messungen, dass das Strahlungsvermögen der Kleider sogar grösser ist als das der Haut; und folglich ist nur in der erschwerten Wärmeleitung die wärmende Wirkung der Kleidung zu suchen.

Wesentlich ist es die in den Poren der Kleider und zwischen deren Schichten enthaltene Luft, welche für die Wärmeleitung der Kleidung bestimmend ist. Je nachdem dieselbe Kleidung fester oder lockerer anliegt, ist der wärmende Effekt sehr verschieden. Alte getragene Wollstoffe, deren Fasern nicht mehr elastisch sind und nicht mehr die früheren Mengen Luft in den Poren einschliessen, wirken daher relativ wenig wärmend. — Genaue vergleichende Untersuchungen über die Wärmeleitung der einzelnen Kleidungsstoffe stossen auf grosse Schwierigkeiten; das Resultat ändert sich, je nachdem das Gewebe straffer oder lockerer gespannt ist und je nachdem mehr oder weniger Luft zwischen den Schichten eingeschlossen ist. Erhebliche Differenzen scheinen übrigens die einzelnen Stoffe nicht zu bieten. Experimentelle Untersuchungen haben gezeigt, dass die Abkühlung 40° warmer Körper innerhalb der für den menschlichen Organismus in Betracht kommenden Temperaturgrenzen ziemlich dieselbe bleibt bei in gleicher Weise anliegender Bekleidung mit Wolle, Baumwolle oder leinenen Stoffen von gleicher Dicke.

Jede weitere Schicht Kleidung veranlasst natürlich eine weitere Hemmung der Wärmeabgabe. Misst man die Temperaturen, welche die einzelnen Kleidungsschichten am Körper zeigen, so findet man:

für die Haut des unbekleideten Körpers 29—32°;

für die Haut des bekleideten Körpers 29—30°; bei zu hoher über 24° gelegener Aussentemperatur 34—35°.

Bei Bekleidung mit Wollhemd an der Aussenseite desselben 28·5°.

Bei Bekleidung mit Wollhemd und Leinenhemd an der Aussenseite des letzteren 24·8°.

Bei Bekleidung mit Wollhemd, Leinenhemd und Weste, an der Aussenseite 22·9°.

Bei Bekleidung mit Wollhemd, Leinenhemd, Weste und Rock an der Aussenseite 19·4° (Rubner).

Soll der Körper mehr Wärme abgeben, so ist eine einzelne Schicht fortzulassen und damit die Temperatur der Aussenfläche zu erhöhen. Die Anpassung an die klimatischen und Witterungsverhältnisse muss wesentlich durch eine zweckentsprechende Zahl der Kleidungsschichten erfolgen.

Eine weitere Behinderung der Entwärmung des bekleideten Körpers tritt noch dadurch ein, dass schon in der äussersten Schicht der Kleidung die Ströme bewegter Luft, welche den Körper im Freien treffen und demselben in unbekleidetem Zustand enorme Mengen Wärme entziehen können, so vollständig gehemmt werden, dass innerhalb der folgenden Schichten keine stärkere Bewegung mehr zu Stande kommt.

Endlich wird die Wärmeabgabe noch gehemmt durch eine etwaige Behinderung der Wasserverdunstung an der Körperoberfläche (s. unten).

b) Bei feuchter Kleidung.

Die Kleider nehmen Feuchtigkeit auf entweder in Form von hygroskopischem, nur an den Fasern haftendem, die gröberen Poren aber nicht füllendem Wasser. Wolle ist am stärksten hygroskopisch, Leinen am wenigsten. Die Menge der in dieser Weise aufgenommenen Feuchtigkeit richtet sich ganz nach der relativen Feuchtigkeit (s. S. 99); sie kann das Gewicht der Kleidung um 25 Proc. erhöhen. — Oder die Feuchtigkeit der Kleider besteht aus flüssigem, in die gröberen Poren eingelagertem Wasser. Dasselbe kann durch Condensation von Wasserdampf (z. B. in feuchten Wohnungen), oder durch aufgesogenen Schweiss, oder durch von aussen auftreffende Niederschläge in die Kleidung gelangt sein.

Durch die Wasseraufnahme wird die Wirkung der Kleidung eine wesentlich andere. Zunächst wird das Gewicht bedeutend erhöht und oft geradezu belästigend. Dasselbe kann auf das Doppelte, also von 4 kg auf 8 kg steigen, lockere baumwollene und wollene Stoffe nehmen sogar das Dreifache ihres Gewichts an Wasser auf.

Ferner wirken die durchfeuchteten Kleider erheblich befördernd auf die Wärmeabgabe. Einmal sind sie weit bessere Wärmeleiter als die trockenen lufthaltigen Kleidungsstücke; sodann wirken sie durch die bei der Verdunstung des aufgenommenen Wassers entstehende Kälte. Die in einer völlig durchnässten Kleidung enthaltene Wassermenge verbraucht zu ihrer Verdunstung die gesammte Wärme, welche der Körper innerhalb 24 Stunden zu produciren vermag.

Feuchte Kleider müssen um so stärker abkühlend wirken, je schneller sie das Wasser einsaugen, je vollständiger die Luft aus den Poren verdrängt wird, und je rascher die Verdunstung des Wassers vor sich geht. Wolle zeigt nun in allen diesen Beziehungen das günstigste Verhalten. Das Wasser dringt nur langsam ein (ausgenommen bei lange getragener Wolle); die Faser wird nicht schlaff, und das Gewebe nicht in eine gleichmässig durchfeuchtete Masse verwandelt, sondern die Faser bleibt elastisch und die Poren des Gewebes sind theilweise lufthaltig; die Verdunstung des aufgesogenen Wassers geht allmählicher vor sich. Mag also auch die Menge des von der Wolle aufgenommenen Wassers bedeutender sein, so empfinden wir die Durchnässung viel weniger unangenehm, weil die Steigerung der Wärmeabgabe sich auf eine längere Zeit vertheilt. — Unter den Stoffen aus vegetabilischen Fasern macht übrigens die LAHMANN'sche Reform-

Baumwolle insofern eine bemerkenswerthe Ausnahme, als sie ebenfalls nur schwierig Wasser aufnimmt und theilweise porös bleibt.

Bei stark schwitzender Haut, und falls ein häufiger Wechsel der Kleidung nicht angängig ist, sind daher wollene Unterkleider vorzuziehen; z. B. auf Märschen, im tropischen Klima etc. Selbstverständlich sind in letzterem Falle möglichst dünne Stoffe und diese in einfacher oder höchstens doppelter Schicht zu verwenden. — Bei manchen Individuen verursachen die Wollstoffe zu starke Reizungen der Haut, so dass sie nicht auf die Dauer vertragen werden.

Baumwollkleidung von derselben Dicke des Stoffes ist nicht kühler, schützt aber im durchnässten Zustand und bei etwaigem Auftreten kälterer Luftströmung weniger als Wolle vor plötzlicher die Gesundheit bedrohender Abkühlung des Körpers. Bei gleichmässiger hoher Wärme, resp. wenn die Möglichkeit eines häufigen Wechsels der Kleidung gegeben ist, sind Baumwollstoffe angenehm, namentlich weil davon dünnere Gewebe hergestellt werden.

Bei Durchnässung von aussen gewähren ebenfalls Wollkleider unter den porösen Stoffen den besten Schutz. — Ist übrigens der Körper häufigen Durchnässungen ausgesetzt, so bedient man sich zweckmässig der imprägnirten, aber porösen Wollstoffe (fabricirt von Falkenburg in Magdeburg). Dieselben werden mit einer Mischung von Alaun, Bleiacetat und Gelatine getränkt; dadurch wird die Adhäsion zwischen der Faser und dem Wasser vermindert und das capillare Aufsaugungsvermögen des Stoffes beseitigt. Wasser läuft an diesen Kleidern vollständig ab, während die Durchlässigkeit für Luft nur um 2—8 Proc. vermindert ist. Sie sind den für Luft undurchlässigen und den Luftwechsel durch die Kleidung völlig aufhebenden Stoffen aus Gummi und Kautschuk weit vorzuziehen.

2. Beziehungen der Kleidung zur Wasserdampfabgabe des Körpers.

Für die Wasserdampfabgabe des Körpers ist das eigenthümliche Klima, in welchem die Haut des bekleideten Körpers sich befindet und auf welches bereits Seite 99 hingewiesen wurde, von grösster Bedeutung. Gewöhnlich zeigt die Luft zwischen Körper und Kleidung nur 30—40 Proc. Feuchtigkeit und, zusammengenommen mit der Temperatur von ca. 32°, ein sehr hohes Sättigungsdeficit. Durch die Kleidung wird daher der Körper ständig in eine ausserordentlich trockene, zur Wasserdampfaufnahme befähigte Atmosphäre eingehüllt, und nur in dieser fühlt sich der Mensch behaglich. Soll sich dieselbe aber erhalten, und der Körper in der gewohnten Wasserdampfabgabe nicht beschränkt werden, so muss ein gewisser Luftwechsel vor sich gehen und die Kleidung muss für Luft durchgängig sein. Bei undurchlässiger Kleidung, bei zu zahlreichen Kleiderschichten, ferner auch bei sehr warmer, feuchter und windstiller Aussenluft sehen wir in der That die Feuchtigkeit in der den Körper begrenzenden Luftschicht auf 60 Proc. steigen; damit tritt aber zugleich eine merkliche Belästigung und ein Gefühl des Unbehagens ein.

Bezüglich der Durchlässigkeit der verschiedenen Stoffe haben nun Untersuchungen gezeigt, dass im trockenen Zustande die gewirkte Reformbaumwolle am durchlässigsten ist; dann folgt Jäger'scher Wollstoff, dann Flanell. Barchent und Leinwand sind sehr wenig durchlässig. Im durchnässten Zustande bleiben nur Jäger'sche Normalwolle und Reformwolle durchlässig, während die übrigen Stoffe fast impermeabel werden.

Jäger'scher Wollstoff und Reformwolle ermöglichen somit den ausgiebigsten Luftwechsel durch die Kleidung und die leichteste Fortschaffung des Wasserdampfes. So lange die Wasserausscheidung durch die Haut nicht übermässig ist, wird es daher in solcher Kleidung überhaupt nicht zur Schweissbildung und zur Durchfeuchtung der Stoffe kommen. Auch wenn aber letztere eingetreten ist, so ermöglichen diese Stoffe immer noch eine weitere Wasserdampfabgabe, während dieselbe bei gewöhnlicher Baumwolle und bei Leinen völlig aufhört.

Die letztgenannten Stoffe sind mithin nur dann indicirt, wenn die Haut wenig Wasserdampf producirt, trocken bleibt und wenn keinerlei stärkere Temperaturdifferenzen auf den Körper einwirken, also beim ruhigen Verhalten im Zimmer und namentlich im Bett.

3. Schutz des Körpers gegen Wärmestrahlen.

Der unbekleidete Körper erträgt die directe Insolation nur nach längerer Gewöhnung ohne Schaden. Für gewöhnlich ist ein Schutz gegen dieselbe durchaus erforderlich (s. S. 81), der am besten durch hellfarbige, weisse oder hellgelbe Kleiderstoffe gewährt wird, während die Qualität des Stoffes wenig oder gar nicht in Betracht kommt. Setzt man das Absorptionsvermögen weisser Stoffe für die Wärmestrahlen = 100, so beträgt dasselbe für hellgelbe 102, für dunkelgelbe 140, für hellgrüne 152, für rothe 168, für hellblaue 198, für schwarze 208.

Auch gegen die Strahlung von Flammen aus ist die Haut eventuell durch Kleidung zu schützen. Besonders geeignet sind für die in solcher Weise exponirten Arbeiter die zugleich unverbrennbaren Asbestkleidungsstücke (z. B. Hauben, Gamaschen etc.), resp. die mit Flammenschutzmitteln (Ammoniumphosphat oder Ammonsulfat oder Bleiessig und Wasserglas) imprägnirten Stoffe.

Die ferneren Anforderungen an die Kleidung betreffen zunächst das Fehlen giftiger Farben.

Die Seite 317 aufgeführten, Arsenik, Blei und Kupfer enthaltenden Farben, werden nicht selten zur Färbung der Kleider verwendet. Grosse Mengen Arsenik sind namentlich in grünen Tarlatankleidern gefunden. Mit Bleifarben imprägnirtes Hutfutter, mit Anilinfarben gefärbte Strümpfe und Unterkleider sollen zu Hautkrankheiten Anlass gegeben haben.

Die porösen Kleidungsstoffe sind ferner oft die Quelle übler Gerüche. Sie nehmen von aussen Massen von Staub auf, der dann bei der Durchnässung weiter ins Innere befördert wird; von Seiten des Körpers dringen die Hautsekrete ein, und so werden die Kleider mit einer Menge organischer in Zersetzung begriffener Stoffe imprägnirt; auch flüchtige, riechende Bestandtheile werden reichlich absorbirt, von den wollenen Stoffen in höherem Grade als von Baumwolle und Leinen. In durchnässter Kleidung können Zersetzungsprocesse eventuell noch weiteren Fortgang nehmen. Eine häufige gründliche Reinigung sämmtlicher Kleider ist daher unerlässlich.

Eine weitere Folge der geschilderten Verunreinigung der Kleider ist ihr Bakterienreichthum, der um so grösser wird, je länger die Kleidung getragen ist und oft zu enormen Zahlen anwächst. Auch bei der Uebertragung von Infektionserregern spielt die Kleidung eine sehr bedeutsame Rolle. Pocken, Scharlach, Masern, Tuberkulose, Milzbrand etc. werden nachweislich oft durch Kleidungsstücke, zuweilen erst durch Vermittelung der Trödler oder durch Lumpen, auf Gesunde übertragen. Die Erreger von Wundinfektionskrankheiten werden vielfach durch mangelhaft gereinigte Verbandstücke verbreitet; Cholera, Typhus, Diphtherie durch verunreinigte Leib- und Bettwäsche. Nach dem Waschen pflegt die Kleidung selten mehr lebende Infektionserreger zu enthalten, wenigstens dann nicht, wenn gründliches Kochen der Wäsche stattgefunden hat.

Schädigungen des Körpers durch fehlerhaften Sitz der Kleidung sind seit lange bekannt. Auf die durch Corsets entstehende Schnürleber, auf die schädlichen Folgen enger Halsbekleidung, auf die Unzweckmässigkeit der Strumpfbänder u. s. w. ist bereits vielfach hingewiesen worden. Dass vom hygienischen Standpunkt aus eine Reform der Kleidung in vielen derartigen Punkten wünschenswerth erscheint, ist so selbstverstänelich, dass es keiner näheren Begründung bedarf. Vorläufig aber ist wenig Aussicht vorhanden, dass ein Kampf der Hygiene gegen Sitte und Mode irgendwie erfolgreich sein wird.

Besonders schwere Deformationen erleidet der Fuss durch die früher und zum Theil auch jetzt noch gebräuchliche Form des Schuhwerks, bei welcher die Sohle symmetrisch um die Mittellinie des Fusses gelagert ist und das Oberleder so geschnitten wird, dass es seine grösste Höhe — entsprechend der für die Sohle massgebenden Linie — gerade in der Mitte hat, und dass es nach vorn ganz flach auf die Sohle ausläuft.

Die Nachtheile welche durch diesen fehlerhaften Schnitt entstehen, betreffen insbesondere die grosse Zehe; der äussere Rand des Nagels derselben wird über das Nagelbett herausgedrängt und es entsteht chronische Entzündung des Nagelfalzes; der innere Rand wird nach unten, der zugehörige Nagelfalz nach oben gedrängt und dadurch der „eingewachsene" Nagel hervorgerufen; die erste Phalanx erfährt eine Abknickung gegen den Metatarsusknochen und das allmählich am inneren Fussrande prominirende Metatarsusköpfchen ist beständigem Druck und chronischen Entzündungen ausgesetzt. — Durch die seitliche Verschiebung der grossen Zehe wird ferner der zweiten Zehe der ihr zukommende Platz verkümmert, und dieselbe muss daher verkrüppelt oder falsch gelagert werden. — Endlich führt das fehlerhafte Schuhwerk zur Plattfussbildung; dieselbe beruht auf einer Umlegung des Fussgewölbes, so dass dessen Scheitel nach innen umfällt, während die Stützpunkte nach aussen rutschen, und kommt dadurch zu Stande, dass der herkömmliche Schnitt des Oberleders den Fuss zu gewaltsamer Pronation veranlasst. Die grösste Höhe des Oberleders ist in der Mittellinie, die grösste Höhe des Fusses an seinem Grosszehenrand; um den Fuss also in dem Oberleder unterzubringen, muss derselbe eine möglichst starke Pronationslage einnehmen. Dabei rücken die Stützpunkte des Fussgewölbes nach aussen, die Schwerlinie wird nach innen verschoben und so der Anfang für die Umlegung des Fussgewölbes gegeben.

In einem richtig gestalteten Schuh soll die grosse Zehe ihre richtige Lage einnehmen, d. h. die Achse derselben soll die Fortsetzung einer Linie bilden, welche von der Mitte der Ferse nach der Mitte des ersten Metatarsusknochens gezogen ist. Der innere Rand der Sohle soll vom Metatarso-Phalangal-Gelenk der grossen Zehe bis nach vorn parallel dieser Linie liegen und zwar in einem Abstand von reichlich der halben Breite der grossen Zehe. In eben dieser Linie soll auch das Oberleder für die ganze Länge des Fussrückens und der grossen Zehe am höchsten zu halten sein.

Eine sorgfältige Hautpflege ist schon dadurch geboten, dass die vielerlei Verunreinigungen, welche auf die Körperoberfläche gelangen, keineswegs vollständig von der Kleidung aufgenommen und mit dem Wechsel derselben entfernt werden. Vielmehr bleibt ein fettiger, schmieriger Ueberzug auf der Haut zurück, der ausserordentlich zahlreiche Spross- und Spaltpilze beherbergt. Derselbe liefert häufig belästigende Gerüche, setzt die normale Empfindlichkeit der Haut herab, bewirkt oft stärkere Reizung einzelner Hautpartien und giebt eventuell zur Einwanderung pathogener Mikroorganismen Anlass. Insbesondere wird bei manchen Gewerbe- und Industriebetrieben (Kohlenbergwerke, Bleiweissfabriken, Baumwollspinnereien u. a. m.) die Haut der Arbeiter mit einer festhaftenden Schmutzschicht bedeckt, unter deren Einfluss Störungen des Wohlbefindens und krankhafte Hautaffektionen entstehen.

Eine häufige Reinigung des ganzen Körpers durch lauwarme Bäder sollte daher auch für die ärmere Bevölkerung zur Gewohnheit werden. In dieser Beziehung ist ein wesentlicher Fortschritt zu hoffen

1) von der Einführung der Volksbäder, in welchen ein warmes Brausebad mit Seife und Handtuch in einzelner Zelle für den Preis von 10 Pfennig geboten wird. Derartige Bäder bestehen in Wien, Berlin, Magdeburg etc.; eine Musteranstalt nach LASSAR's Angaben von achteckigem, pavillonartigem Grundriss ist in Frankfurt a. M. eingerichtet.

2) von Schulbädern, die zuerst in Göttingen, später in verschiedenen anderen Städten zur Einführung gelangt sind.

Im Souterrain jeder Volksschule werden warme Brausebäder verabreicht, und zwar können je 3 Kinder unter einer Brause baden. Sind 3 Brausen vorhanden, so dauert das Baden einer Klasse von 50 Kindern ca. 50 Minuten. Die Kinder verlassen die Klasse in einzelnen Abtheilungen, so dass jedes Kind nur etwa 10 Minuten in der Klasse fehlt. Dieselbe Klasse hat alle 8—14 Tage Badestunde und für diese wird eine Stunde ausgewählt, in welcher Abschreibeübungen, Wiederholungen oder cursorisches Lesen auf dem Lehrplan stehen, so dass keine wesentliche Störung des Unterrichts eintritt. — Die Kinder werden durch diese Schulbäder in wirksamster Weise zur Reinlichkeit des Körpers und der Kleidung erzogen.

3) von Arbeiterbädern. In zahlreichen industriellen Etablissements sind bereits warme Brausebäder mit bestem Erfolg eingeführt.

Weitergehende, nicht nur auf eine Reinigung des Körpers abzielende Wirkungen kommen den kalten Abwaschungen und Bädern zu. Dieselben sind in heissen Klimaten ein wichtiges Mittel zur Entwärmung des Körpers. Ausserdem vermögen sie bei systematischer Anwendung die Reaktionsfähigkeit der Haut in erheblichem Grade zu steigern und die Disposition für Erkältungskrankheiten zu vermindern (s. S. 85).

Literatur: RUBNER, Handbuch der Hygiene, 1. Lieferung, Wien 1888. — RUMPEL, Ueber den Werth der Bekleidung etc., Archiv f. Hygiene, Bd. 9. — NOCHT, Vergleichende Untersuchungen über verschiedene zu Unterkleidern verwendete Stoffe, Zeitschr. f. Hygiene, Bd. 5. — HILLER, Ueber die Brauchbarkeit porös-wasserdicht gemachter Kleiderstoffe etc., Deutsche militärärztliche Zeitschr. 1888. — H. v. MEYER, Zur Schuhfrage, Zeitschr. f. Hygiene, Bd. 3. — LASSAR, Ueber Volksbäder, Viertelj. f. öff. Ges., Bd. 19. — Die Cultur-Aufgabe der Volksbäder, Rede etc., Berlin 1889.

Achtes Kapitel.

Die Wohnung.

(Wohnhaus- und Städteanlagen.)

Während das Wohnhaus ursprünglich vorzugsweise zum Schutze gegen schädliche Einflüsse, namentlich gegen Wind und Wetter, errichtet wurde, bezeichnet man es in neuerer Zeit vielfach als Quelle von Gesundheitsstörungen und als besonders verdächtigen Theil unserer Umgebung. In der That führt das Leben im Hause und speciell das Zusammenwohnen von zahlreichen anderen Menschen zu einer Reihe von Gefahren, die um so beachtenswerther erscheinen, als der civilisirte Mensch den weitaus grössten Theil seines Lebens im Wohnhaus zubringt. Beim Bau und bei der Einrichtung des Hauses, bei der Versorgung desselben mit Wärme, Luft und Licht, bei der Beseitigung der Abfallstoffe kann es zu schweren Verletzungen derjenigen hygienischen Vorschriften kommen, die in den vorstehenden Kapiteln aufgestellt und begründet wurden. Solche Abweichungen von der hygienischen Norm werden dadurch befördert, dass sehr verschiedene Interessen beim Bau und der Einrichtung des Hauses concurriren. In erster Linie pflegen die Kosten der Anlage, sodann sociale und ästhetische Motive, ferner Rücksichten auf Feuersgefahr in Betracht zu kommen. Es ist zweifellos schwierig, die Forderungen der Hygiene mit allen diesen berechtigten Interessen in Einklang zn bringen.

Die daraus sich ergebenden hygienischen Beziehungen des Wohnhauses sind in Folgendem in der Weise zu erörtern, dass die Darstellung dem Bau des Hauses gleichsam folgt. Zunächst ist der Bauplatz und die Aufstellung des Bebauungsplans zu besprechen; zweitens die Fundamentirung, der Bau und die innere Einrichtung des Hauses; ferner die speziellen Vorrichtungen zur Regulirung der Temperatur, zur Lüftung und Beleuchtung; schliesslich die in grossen Städten besondere Berücksichtigung erheischenden Einrichtungen zur Entfernung der Abfallstoffe und zur Leichenbestattung.

I. Bauplatz und Bebauungsplan.

A. Wahl und Herrichtung des Bauplatzes.

Ist die Wahl des Platzes freigestellt, so sind die Seite 168 betonten Einflüsse der Oberflächengestaltung zu berücksichtigen.

Der Boden soll porös, trocken und frei von stärkeren Verunreinigungen sein. Nur bei Malariagefahr ist compacter Felsboden einem porösen Untergrund vorzuziehen.

Zeigt sich der im Uebrigen zweckentsprechende Baugrund zu feucht, so fragt es sich, ob und mit welchen Mitteln eine Trockenlegung desselben ausführbar ist.

Die Entscheidung wird sich in jedem Falle nach der Ursache der Bodenfeuchtigkeit richten müssen. Gehört der Bauplatz zum Ueberschwemmungsgebiete eines Flusses, so kann eventuell durch Regulirung des Flusses, resp. durch starke Aufschüttung des Terrains geholfen werden. Ist diese Abhülfe nicht in völlig befriedigender Weise zu beschaffen, so ist ein solcher Platz als für die Errichtung menschlicher Wohnungen völlig ungeeignet zu verlassen.

Oder die Ursache der Feuchtigkeit liegt in einem zeitweise zu geringen Abstande des Grundwassers von der Bodenoberfläche. Für jedes Bauterrain soll der maximale Grundwasserstand durch längere Beobachtung bekannt sein, und letzterer darf die Kellersohle des Hauses, welche $1^1/_2$—2 m unter die Bodenoberfläche herabreicht, niemals berühren.

Ist diese Forderung nicht erfüllt, so muss der Abstand zwischen Grundwasser und Bodenoberfläche künstlich vergrössert werden, und zwar dadurch, dass man entweder das Terrain aufschüttet, oder den Grundwasserspiegel senkt mittelst Drainirung des Untergrundes resp. mit Hülfe der Canalisation, welche schon aus anderen Gründen in jeder grösseren Stadt eingeführt zu werden pflegt. Bei sehr grossen Grundwasseransammlungen ist allerdings eine Tieferlegung durch Drainrohre oder Canäle nicht zu erzielen; dagegen kann bei kleineren Grundwassermassen eine sehr vollständige Besserung des Bauplatzes durch diese Massnahmen erzielt werden.

Zuweilen ist schon durch Anpflanzung schnell wachsender Pflanzen Abhülfe zu schaffen, welche grosse Mengen von Wasser verdunsten. Dazu eignen sich z. B. der Wasserreis, die Sonnenblume und namentlich der blaue Gummibaum (Eucalyptus globulus).

Drittens kann eine feuchte Beschaffenheit des oberflächlichen Bodens dadurch bedingt sein, dass dichter, schwer durchlässiger (z. B. lehmiger) Boden von geringer Neigung des Terrains vorliegt. Die Niederschläge werden dann in Folge von oberflächlichen Ansammlungen lange zurückgehalten. Ist solcher Boden mit dichtem Buschwerk besetzt, so wird die Verdunstung gehindert und es kommt zu anhaltender Durchfeuchtung. — In solchem Fall ist die Oberfläche zu aptiren, mit bestimmter Neigung und Abfluss zu versehen, die Büsche und Sträucher sind theilweise zu entfernen und statt dessen eventuell Rasen anzupflanzen. — In den Tropen ist mit Rücksicht auf die Malariagefahr eine derartige Beseitigung der Bodenfeuchtigkeit besonders wichtig.

B. Der Bebauungsplan.

Nach der Aptirung des Bauplatzes ist zunächst der Umfang des Gebäudes abzumessen. Derselbe wird naturgemäss je nach der Bestimmung des Gebäudes sehr verschieden sein; hier soll einstweilen nur der Fall betrachtet werden, dass es sich um ein städtisches Wohnhaus innerhalb der gemässigten Zone handelt.

Auch bei diesem aber lassen die Sitten und Gebräuche der verschiedenen civilisirten Völker noch grosse Differenzen bezüglich des Umfangs und der Bauweise erkennen.

In vielen amerikanischen und englischen, auch in einzelnen norddeutschen Städten herrscht entschieden das Bestreben vor, für eine oder höchstens zwei Familien kleine 1—2stöckige Häuser zu construiren, die entweder ganz freistehen, von Gärten und Höfen umgeben, oder höchstens mit einer Schmalseite aneinander gelagert sind. Derartige Familienhäuser sind eigentlich allein geeignet, den Sinn für Häuslichkeit und Familienleben zu wecken; durch dieselben wird ausserdem einem stärkeren Zusammendrängen von Menschen am wirksamsten vorgebeugt, und alle hygienischen Massregeln sind hier weit leichter durchführbar. Allerdings gewinnen die Städte durch eine solche Bauweise beträchtlich an Ausdehnung, und es ist daher von vorn herein nothwendig, auf bequemste und billigste Beförderungsmittel Bedacht zu nehmen, damit die grossen Entfernungen nicht störend einwirken. Im Uebrigen können die Häuser eventuell in der einfachsten Weise gebaut werden und bieten in der Peripherie der Stadt keineswegs kostspieligere Wohnungen als die grösseren Miethshäuser.

In englischen und holländischen dicht bewohnten Städten ist man zwar zur geschlossenen Bauweise übergegangen, bei welcher jeder Garten und Hofraum zwischen den Häusern in Wegfall kommt. Aber das Bestreben, für die Familie ein Haus ausschliesslich zur Verfügung zu haben, ist noch so entwickelt, dass zahlreiche sehr schmale Häuser gebaut werden, deren jedes durch alle seine Stockwerke hindurch von einer Familie bewohnt wird. Auch bei dieser Bauart sind von vorn herein viele Gefahren vermieden, welche durch das Zusammenleben zahlreicher Familien unter einem Dache entstehen.

In der weit überwiegenden Mehrzahl werden indessen in den modernen Städten jetzt nur noch grosse Miethshäuser gebaut. Alsdann ist das Bestreben des Besitzers stets darauf gerichtet, den Raum des Bauplatzes möglichst auszunutzen und auf demselben möglichst viele Menschen unterzubringen. Dabei findet dann leicht eine so starke Verletzung anerkannter hygienischer Principien statt, dass seit langer Zeit Staaten oder Städte es für nöthig erachtet haben, der Bauspeculation durch Erlass von Baugesetzen bestimmte Schranken zu setzen.

Diese Baugesetze, welche übrigens auch der Einsturz- und Feuersgefahr der Gebäude Rechnung tragen, suchen namentlich jeder Wohnung genügend Luft und Licht zu schaffen und dem übermässigen Zusammendrängen der Menschen vorzubeugen.

Obwohl die in den verschiedenen Städten geltenden Bauordnungen ausserordentliche Verschiedenheiten aufweisen, enthalten sie doch mit ziemlicher Uebereinstimmung folgende die Hygiene berührende Vorschriften:

a) Ein gewisser Bruchtheil des Grundstücks muss als ein besonderer Hof- und Gartenraum übrig bleiben und zwar soll dieser Bruchtheil im Verhältniss stehen zur Grösse des Grundstücks. Meist ist derselbe jetzt auf ein Drittel des Bauterrains normirt.

b) Bezüglich der Bauflucht wird verlangt, dass die Gebäude entweder die Strassenlinie genau einhalten oder es ist ein Zurückweichen hinter die Fluchtlinie bis zu 3 m gestattet. Im hygienischen Interesse ist indess ein weiteres Zurückweichen um 10—20 m weit mehr erwünscht, da dann erst die entstehenden Vorgärten für die Bewohner des Hauses wirklich benutzbar werden.

c) Zahlreiche Bestimmungen reguliren den Abstand der Gebäude von einander.

Bezüglich des seitlichen Abstandes wird unterschieden zwischen geschlossener Bauweise, Bauten mit geringen Abständen, und offener Bauweise (Pavillonsystem). Bei der geschlossenen Bauweise müssen stets Brandmauern, d. h. massive Mauern ohne jede Oeffnung die Häuser verbinden. Ist ein Abstand zwischen zwei Häusern vorhanden, so muss, falls derselbe unter 5 m beträgt, mindestens eine Mauer als Brandmauer fungiren; geht der Abstand über 5 m hinaus, so dürfen beiderseits Oeffnungen angelegt werden.

Diese mit wenig Ausnahmen noch jetzt geltenden Bestimmungen, die vorzugsweise die Feuersicherheit berücksichtigen, befriedigen nicht vom hygienischen Standpunkt. Die kleinen Abstände unter 5 m sind zu verwerfen, weil auch dann, wenn beiderseits Brandmauern sie begrenzen, dadurch Winkel zu entstehen pflegen, die zur Ablagerung von allerlei Abfallstoffen dienen. Beträgt aber der Abstand wenig über 5 m und haben dann die Mauern Fenster, so ist nicht daran zu denken, dass durch dieselben die dort gelegenen Zimmer genügend Luft und Licht erhalten. Man muss dann wenigstens verlangen, dass für diese Zimmer noch andere Licht- und Luftöffnungen existiren oder dass die betreffenden Räume nicht zum Wohnen benutzt werden. Erst dann, wenn der seitliche Abstand ungefähr der Haushöhe gleichkommt, ist auf eine ausreichende Luft- und Lichtzufuhr zu rechnen. Andernfalls ist auf seitliche Abstände ganz zu verzichten und die geschlossene Bauweise zu empfehlen.

Vom gegenüberliegenden Hause soll die Front mindestens um die Haushöhe entfernt sein. Man bezeichnet diese Forderung gewöhnlich durch die Formel $h = b$ (Höhe = Strassenbreite). h rechnet man bis zur Dachtraufe; sind die Dächer sehr steil und ihr Neigungswinkel grösser als 45°, so ist $b = h + x$

zu rechnen, wo x eine Constante, z. B. 6 m, bedeutet. — Bei Aufstellung dieser Formel ist offenbar nur darauf Bedacht genommen, dass das diffuse Tageslicht bis zur Sohle der Vorderfläche des Hauses gelangt. Sollen die Parterrezimmer aber auch noch bis in eine gewisse Tiefe Himmelslicht erhalten, oder wird eine gewisse Dauer der Insolation der Hausfront gefordert, so ist ein erheblich grösserer Abstand der Fronten (mindestens $b = h + \frac{h}{2}$) nothwendig.

Für Hinterhäuser sollte die Regel $h = b$ gelten.

d) Die Höhe der Häuser ist zwar schon durch die Bestimmung über das Verhältniss zwischen Haushöhe und Strassenbreite in gewisser Weise limitirt. Es ist aber zweckmässig ausserdem für den Fall, dass sehr breite Strassen existiren, eine maximale Höhe des Hauses (von etwa 20 m) festzusetzen, da mit der Höhe des Hauses die Sommertemperaturen innerhalb der Wohnungen sich steigern, da durch dieselbe ferner die Massenansammlung von Menschen begünstigt wird, und da die Statistik in bestimmter Weise einen schädlichen Einfluss der hochgelegenen Wohnungen auf Todt- und Fehlgeburten nachgewiesen hat.

e) Damit der Häuser-Speculant nicht durch zahlreiche niedrige Stockwerke sich für die Beschränkung der Höhe schadlos zu halten sucht, muss die Zahl der Stockwerke auf höchstens 5 oder aber die minimale lichte Höhe der bewohnten Räume auf mindestens $2^1/_2$—3 m festgestellt werden.

f) Wünschenswerth sind noch Bestimmungen, welche die Grösse der bewohnten Räume nach der Bewohnerzahl normiren (etwa 10 cbm Luftraum für jeden Erwachsenen), und ausreichend Licht und Luft dadurch garantiren, dass für jeden bewohnten Raum bewegliche, nach aussen führende Fenster vorgeschrieben werden, deren Fläche mindestens $= {}^1/_{12}$ der Bodenfläche beträgt.

Handelt es sich nicht um die Aufführung einzelner Gebäude, sondern um die Anlage von ganzen Strassen oder Stadttheilen, durch welche das bisherige Stadtgebiet erweitert werden soll, so ist eine Reihe anderer Gesichtspunkte geltend zu machen.

Zunächst muss, sobald die Erweiterung der Ortschaft in Aussicht steht, ein bestimmter Bebauungsplan aufgestellt werden. Dabei ist von vorn herein z. B. zu erwägen, ob eine Vertheilung der Bevölkerung in der Weise möglich sein wird, dass die Grossindustrie, Fabriken und Arbeiterquartiere in einem peripheren Theil vereinigt werden, während den Gewerbetreibenden mehr die centralen Theile, und der geistig arbeitenden Bevölkerung, welche berechtigten Anspruch auf eine gewisse Ruhe der Umgebung hat, andere periphere Abschnitte überlassen werden. Falls eine solche Trennung möglich ist, können zahlreiche, sonst kaum vermeidliche Collisionen umgangen werden.

Ferner ist zu erwägen, ob die neuen Stadttheile besser ihre besonderen Centren (Märkte, Bahnhöfe, Vergnügungslocale etc.) erhalten, und ob dadurch eine Decentralisation angestrebt werden soll; oder ob die Interessen der Stadt eine gewisse Abhängigkeit vom centralen Kern wünschenswerth machen.

Schon frühzeitig sind die Hauptstrassenzüge, Plätze, Eisenbahn- und Pferdebahnlinien festzulegen, während die Details der weiteren Eintheilung erst bei Beginn der Bauthätigkeit normirt werden.

Die Strassenrichtung soll wo möglich nicht rein äquatorial (West-Ost) sein. Es resultirt hierbei eine ausgeprägte Schatten- und eine Sonnenseite, welche enorme Differenzen im Klima ihrer Häuser aufweisen. Der Mangel an Sonne auf der Nordseite kann nicht etwa durch die Südlage der Rückseiten ausgeglichen werden, da in Folge der Bauart der Häuser hier gewöhnlich nur Wirthschaftsräume, Treppenhäuser und Schlafzimmer liegen.

Bei meridionalen Strasseneinrichtungen (Nord-Süd) ist die Vertheilung der Insolation weit günstiger. Dafür entspricht dieser Verlauf vielfach nicht der herrschenden Windrichtung. In Norddeutschland sind vielmehr äquatoriale Winde häufiger und es ist daher am richtigsten, wenn man den Strassen eine Direction von Nord-Ost nach Süd-West resp. von Nord-West nach Süd-Ost giebt, um sowohl Sonne wie Wind gut auszunutzen und möglichst gleichmässig zu vertheilen.

Zur Pflasterung der Strassen soll ein Material benutzt werden, das möglichst wenig Staub liefert, also hart und schwer zerreiblich ist. Ferner ist ein gleichmässiges Quergefälle, je nach dem Material 15—70 pro mille, einzuhalten, welches schnelles Abfliessen des Wassers und leichte Reinigung ermöglicht. Etwaige Zwischenräume zwischen den Pflastersteinen sollen mit fest zusammenhängender, nicht staubender Füllung gedichtet sein. Chaussirte Fahrbahnen sind in Städten ganz zu verwerfen.

Von grosser Bedeutung sind zahlreiche freie mit Bäumen, Gärten und Anlagen versehene freie Plätze. Nicht als ob durch die wenigen Bäume irgendwelche nennenswerthe Verbesserung der Luft bewirkt werden könnte; sondern, abgesehen von dem wohlthuenden Eindruck solcher Unterbrechungen des Häusermeeres auf Auge und Gemüth, liegt ihr Werth vorzugsweise darin, dass sie den Umwohnern Gelegenheit bieten, mit wenig Aufwand an Zeit einzelne Tagesstunden im Freien zuzubringen und namentlich im Sommer sich von der Hitze der Arbeitsräume und Wohnungen zu erholen. Für Kinder in den ersten Lebensjahren bildet eine solche Möglichkeit zum Verweilen im Freien ein wichtiges Mittel, um die Gefahr der mörderischen Krankheiten der Sommermonate zu verringern; und nicht minder kann das Herumtummeln der heranwachsenden Kinder auf freien Plätzen manchen krankhaften Störungen vorbeugen.

Mit Rücksicht auf diese Bestimmung der freien Plätze sollten dieselben in grosser Zahl und möglichster Vertheilung vorhanden sein. Wenige grössere Anlagen bieten bei weitem nicht die gleichen Vortheile, weil die entfernter Wohnenden nur selten Zeit und Gelegenheit zum Besuche derselben finden. Ferner ist bei dem Arrangement der Plätze darauf Rücksicht zu nehmen, dass sie nicht als Zierrath dienen, sondern in erster Linie den Anwohnern längeren Aufenthalt ermöglichen und so hygienischen Nutzen bringen sollen.

Zur weiteren Vorbereitung städtischen Bauterrains gehört auch die Versorgung desselben mit Wasser und die Anlagen zur Entfernung der Abfallstoffe. Ueber die Wahl der Systeme und die Ausführung dieser Arbeiten siehe in den betreffenden Kapiteln.

Bezüglich der Unterhaltung der Strassen und Plätze hat die Hygiene eine sorgfältige Reinigung und bei austrocknender Luft reichliche Besprengung mit Wasser zu fordern; erstere, um Infektionen von der Bodenoberfläche aus nach Möglichkeit einzuschränken; letzteres, um die Belästigung der Athmung durch staubige Luft zu hindern.

Literatur. Baumeister, Stadterweiterungen etc., Berlin 1874. — Flügge, Anlage von Ortschaften in v. Pettenkofer's und v. Ziemssen's Handb. der Hygiene, Leipzig 1882. — Verhandlungen des deutschen Vereins für öffentliche Gesundheitspflege 1888; Viert. f. öff. Ges., Bd. 21.

II. Fundamentirung, Bau und Einrichtung des Hauses; Schutz gegen feuchte Wohnungen.

1) Das Fundament soll das Haus gegen den Boden wasser- und luftdicht abschliessen. Wasserdicht deshalb, weil sonst das Bodenwasser sowohl von unten wie von der Seite her in die porösen Bausteine eindringt, in diesen capillar in die Höhe steigen und die Keller und unteren Stockwerke feucht halten kann. Ist der Boden unrein, so werden gleichzeitig die Verunreinigungen mit dem Wasser in die Höhe geführt und es kommt zur Bildung von sogenanntem Mauersalpeter.

Die Dichtung der Mauern lässt sich leicht erreichen durch Einlegen einer Asphaltschicht oder einer Schicht von glasirten Klinkern auf die sogenannte Abgleichungsschicht der Fundamente. Um aber auch das seitliche Eindringen von Feuchtigkeit zu hindern, werden entweder die Seiten der Fundamentmauer stark mit Asphalttheer imprägnirt, oder es wird eine 12 cm starke Vormauer aus Ziegelsteinen mit Cementmörtel in einer Entfernung von 6—7 cm vom Kellermauerwerk aufgeführt, mit sogenannten Einbindern versehen und oben abgedeckt. In einigen Städten besteht die nachahmenswerthe Vorschrift, dass ein offener Graben von 1—2 Fuss Weite die Fundamente des ganzen Wohnhauses umgiebt; derselbe führt dann gleichzeitig dem Kellerraum in reichlicherem Maasse Luft und Licht zu.

Die ganze Kellersohle ist ausserdem wasser- und luftdicht mit

Asphalt und womöglich mit einer Luftisolirschicht von 15—20 cm Höhe herzustellen.

Der geschilderte dichte Abschluss schützt dann auch das Haus gegen etwaiges Aufsteigen von Bodenluft. Wenn letztere auch nicht, wie man früher annahm, infektiöse Keime in's Haus zu führen vermag, so kann doch leicht eine übelriechende, stark mit Kohlensäure und anderen Gasen beladene Luft vom Boden her in das Haus eindringen, und da eine Durchlässigkeit des Materials hier keinesfalls irgendwelchen Nutzen hat, so ist das Princip der vollkommenen Dichtung so viel als möglich durchzuführen.

2) Die Seitenwände des Hauses. Bezüglich des Materials und der Construction der Seitenwände wird gewöhnlich gefordert, dass dieselben a) durchlässig für Luft seien; b) dass sie Wasser aufzusaugen vermögen; c) dass sie die Wärme schlecht leiten und eine relativ geringe Wärmecapacität besitzen; ferner kommt d) die Dicke der Mauern und e) ihre Wasseraufnahme beim Bau in Frage.

a) Die Forderung der Durchlässigkeit des Materials wurde früher durch die Annahme begründet, dass ein wesentlicher Theil der Luftzufuhr zum Wohnraum durch die Poren der Mauern erfolge und dass dieser Luftwechsel gerade dadurch, dass er sich unmerklich vollzieht und dass die Luft dabei auf die Wandtemperatur erwärmt wird, besonders werthvoll sei.

Die Existenz einer solchen Poren-Ventilation wurde durch zwei Experimente bewiesen; erstens wurde gezeigt, dass der Luftwechsel in einem Zimmer, dessen Fugen, Ritzen und sonstige Undichtigkeiten sorgfältig verklebt werden, immer noch sehr beträchtlich ist, obwohl er sich nunmehr nur durch die Poren der Abgrenzungen des Zimmers vollziehen kann. — Derselbe Versuch ist indess später vielfach mit anderem Erfolg wiederholt worden. Sorgt man für dauernd dichten Verschluss aller Ritzen und Fugen und dichtet ausserdem noch Fussboden und Decke des Zimmers, so sinkt der Luftwechsel in dem betreffenden Raum unter gewöhnlichen Verhältnissen auf 0 herab. Nur bei sehr heftigen Winden ist eine geringfügige Ventilation bemerkbar.

Das zweite Experiment bestand darin, dass eine Glasröhre auf die beiden gegenüberliegenden Seiten eines Backsteins aufgekittet und dann die übrige Fläche des Backsteins mit Paraffin oder Theer gedichtet wurde. Es gelingt dann durch Einblasen von Luft in das Glasrohr durch den Backstein hindurch z. B. ein Licht auszublasen. — Nun beträgt aber der Exspirationsdruck beim Blasen leicht bis zu 20 mm Quecksilber = 2600 kg pro 1 qm Fläche. Mässiger Wind liefert dagegen nur einen Druck von 1—5 kg, starker Wind einen Druck 20 kg, Sturm einen solchen von 100 kg pro 1 qm, so dass also aus diesem Experiment noch keine Folgerungen für den unter dem Winddruck oder durch Temperaturdifferenzen bewirkten Luftdurchgang durch den Stein zu ziehen sind.

Später ist dann die Durchlässigkeit der Steine für Luft genauer quantitativ geprüft. Die Versuchsanordnung ist dabei folgende: Aus einem Gasometer strömt die Luft durch eine Glasröhre, dann durch einen Kolben mit Schwefelsäure (um die Luft zu trocknen), darauf in einen Blechtrichter von viereckiger Form, der seitlich ein Manometer trägt und vorn durch das zu untersuchende Material verschlossen ist. Die Seiten des letzteren sind gedichtet, so dass der Luftdurchgang nur auf der vorderen Fläche erfolgt. Der Druck wird während eines Versuches gleich gehalten. Die durchgetretenen Luftmengen werden gemessen und geben direct ein Maass der Permeabilität. — Dabei stellte es sich nun heraus, dass je nach dem Material bei einem Druck von 1 mm Wasser oder von 1 kg pro qm nur 5—50 Liter Luft pro Stunde und pro qm Wandfläche passiren; dies macht für ein Zimmer mit 14 qm Aussenwand und für mittleren Wind von 3 kg Druck 0·2—2·0 cbm stündlicher Luftzufuhr, während der Luftbedarf für ein solches Zimmer mindestens 60 cbm pro Stunde beträgt. Ausserdem fand sich, dass die Bekleidung der inneren Wandfläche noch in wechselndem, meist aber sehr erheblichem Grade die Durchlässigkeit herabsetzt; und zwar schon ein Anstrich mit Kalk oder Leimfarbe, noch mehr ein Tapetenüberzug und wiederum mehr ein Oelfarbenanstrich. Ferner wird die Durchlässigkeit wesentlich geändert durch Befeuchtung des Steins; je nach der Feinheit der Poren tritt hier eine Abnahme um 15—90 Procent ein.

Die Luftzufuhr durch das Baumaterial stellt sich daher für die gewöhnlich vorliegenden Verhältnisse, mässigen Wind, der nicht gerade senkrecht auf die Mauern auftrifft, und geringe Temperaturdifferenzen als völlig illusorisch heraus. Nur in einem Fall vermag dieselbe eine nennenswerthe Luftmenge zu fördern, nämlich bei direct auftreffenden heftigen Winden. Dann aber vermitteln schon die zufälligen Undichtigkeiten der Fenster und Thüren einen mehr als erwünschten Luftwechsel, so dass wir der Poren-Ventilation völlig entrathen können.

Uebrigens ergiebt sich folgende Reihenfolge für die Permeabilität der Baumaterialien für Luft: am durchlässigsten ist Kalk-Tuffstein; dann folgt Fichtenholz (Querschnitt); dann Luftmörtel, schwach gebrannter Ziegel, stark gebrannter Ziegel, unglasirter Klinker, Portland-Cement, grüner Sandstein, Eichenholz (Querschnitt), Gyps (gegossen), glasirter Klinker.

b) Die zweite Forderung, dass die Baumaterialien befähigt sein sollen, Wasser einzusaugen, wird damit begründet, dass nur solche Mauern im Stande sind, etwaiges an den inneren Wandungen der Wohnräume condensirtes Wasser aufzunehmen und allmählich wieder zu verdunsten; dadurch sollen die Wände trocken gehalten werden, während dieselben bei wasserdichtem Material leicht feucht werden (triefen).

Eine derartige Condensation von Wasserdampf kommt indess in einigermassen normalen Wohnräumen nicht vor. Ist durch starke Ansammlungen von Menschen oder durch Kochen, Waschen etc. sehr viel Wasserdampf producirt, so sollte derselbe zunächst durch Lüftung entfernt werden; reicht diese nicht aus, so findet eine Regulirung durch Condensation an den Fensterflächen statt. Ist auch dann noch ein weiterer Ueberschuss von Wasserdampf vorhanden, so erfolgt Condensation an der kältesten Wandfläche; in erheblichem Grade und zu wiederholten Malen aber nur dann, wenn etwa eine freistehende, dünne und gut wärmeleitende, z. B. nach Norden gerichtete und stark abstrahlende Wand vorliegt. Metalle, nicht poröse Schlackensteine etc. bilden wegen ihrer guten Wärmeleitung ein besonders zur Condensation disponirendes Material.

Das Feuchtwerden der Wände durch Wasserdampf-Condensation ist daher eine so leicht durch andere Massregeln vermeidbare Erscheinung, dass bei der Auswahl des Baumaterials auf dieselbe höchstens insofern Rücksicht genommen zu werden braucht, dass man gut wärmeleitendes Material vermeidet.

Ausserdem ist aber auch die andere Seite der Mauer zu berücksichtigen. Hier ist gerade das aufsaugungsfähige Material leicht von Nachtheil, weil auftreffende Niederschläge die Wand wiederholt bis in eine gewisse Tiefe durchfeuchten. Das eingedrungene Wasser verdunstet allmählich wieder; dabei findet ein bedeutender Wärmeverbrauch statt und die unter die Norm abgekühlte Wand vermag dann wieder zu Condensation Anlass zu geben.

Demnach haben wir keinerlei Grund, ein für Wasser durchgängiges Baumaterial zu bevorzugen, vielmehr ist eine wasserdichte Oberfläche an der inneren Seite nicht von Nachtheil, an der Aussenseite von entschiedenem Vortheil.

c) Die dritte Forderung, dass die Baumaterialien schlecht Wärme leiten und geringe Wärmecapacität besitzen, ist dadurch motivirt, dass alsdann die Regulirung der Temperatur des Hauses wesentlich erleichtert wird. Das schlecht leitende Material hindert im Winter eine zu rasche Entwärmung, im Sommer eine zu schnelle Erwärmung des Hauses. Dichtes Material, Metall, massive Steine leiten die Wärme am besten, Holz am schlechtesten. Unter den Steinen sind die porösen, lufthaltigen (Tuffsteine) die schlechtesten Wärmeleiter. Absichtlich eingelagerte Luftschichten setzen die Wärmeleitung einer Mauer noch erheblich mehr herab.

Bezüglich der Wärmecapacität bieten wiederum die lufthaltigen leichten Baumaterialien insofern einen gewissen Vortheil, als es dann geringerer Wärmemengen bedarf, um die Temperatur der Wände um ein bestimmtes Maass zu ändern. Sollen z. B. 80 cbm Mauerwerk (ein kleines Familienhaus) von 0^0 auf 15^0 erwärmt werden, so braucht man bei Sandsteinmauern 353 000 Wärmeeinheiten, und zu deren Entwickelung 53 kg Kohle; bei Ziegelmauerwerk 219 000 Wärmeeinheiten = 33 kg Kohle, bei Hohlziegeln nur 122 000 Wärmeeinheiten = 18 kg Kohlen.

Nebenbei gewährt lufthaltiges Baumaterial, insbesondere Ziegel mit Luftcanälen, noch finanzielle Vortheile, indem die Mauern dabei leichter werden und dem ganzen Bau, insbesondere den Fundamenten eine geringere Wandstärke und Festigkeit gegeben werden darf.

Poröse Mauern sind daher aus den letztangeführten Gründen entschieden zu bevorzugen, nur ist es nicht nothwendig, dass sie gleichzeitig für Luft und Wasser durchgängig sind. Vielmehr dürfen sie innen und aussen mit einem undurchlässigen Ueberzug versehen sein. Nach aussen bietet ein Belag mit Schindeln oder Schiefer, oder

Verputz mit Gyps und Wasserglas, oder ein Anstrich mit Oelfarbe Schutz gegen die Durchfeuchtung der Wände, an der Innenseite gewährt der gleiche Anstrich die Möglichkeit einer leichteren Reinigung und Desinfektion der Wände.

d) Dicke der Mauern. Die Mauern werden entweder massiv oder aus Fachwerk, d. h. mit Einlage von Balken, hergestellt. Die Baugesetze schreiben vor, dass massive Mauern von 3—4stöckigen Häusern im Parterre $2^1/_2$ Stein = 62 cm stark sein sollen, im ersten und zweiten Stock 50 cm, im dritten und vierten Stock 38 cm. — Bei Fachwerk-Häusern sind die Mauern erheblich dünner; sie müssen bis zum ersten Stockwerk eine Dicke von 25 cm, im zweiten eine solche von nur $12^1/_2$ cm haben. Diese verschiedene Dicke der Mauern ist für die Temperatur-Regulirung des Hauses von grosser Bedeutung (s. unten).

e) Die Feuchtigkeit frisch hergestellter Mauern. Das Mauern geschieht im nassen Zustande des Materials. Gewöhnlich wird der ganze Ziegel in Wasser getaucht; behauene Steine werden stark mit Wasser besprengt. Im Durchschnitt werden dabei 10—20 Procent des Volums der Steine mit Wasser erfüllt. Da die Wände eines mittleren Wohnhauses etwa 500 cbm Mauerwerk ausmachen, so enthalten diese also 50—100 cbm mechanisch beigemengtes Wasser. — Die starke Befeuchtung ist nöthig, um ein Haften der Bindemasse zu ermöglichen. Als letztere dient gewöhnlich Mörtel, der aus einem Theil gelöschten Kalk und 2—3 Theilen Sand bereitet wird. Der frische Mörtel enthält im Mittel auf 1 cbm 150 Liter Wasser, ausserdem noch Hydratwasser und zwar pro cbm etwa 100 Liter. Für je 100 cbm Mauerwerk gebraucht man etwa 12 cbm Mörtel, für ein Haus von 500 cbm Mauer mithin 60 cbm Mörtel. In dieser Mörtelmasse sind dann 10 cbm mechanisch beigemengtes und 6 cbm Hydratwasser enthalten; und in Summa finden sich also in einem Neubau von der bezeichneten Grösse 60—110 cbm mechanisch beigemengtes und 6 cbm chemisch gebundenes (Hydrat-)Wasser.

Diese ganze kolossale Wassermasse muss natürlich wieder fortgeschafft werden, ehe das Haus bewohnbar ist. Bezüglich der Mittel zum Austrocknen der Neubauten begegnet man aber häufig irrigen, in früherer Zeit namentlich von Liebig aufgestellten Ansichten.

Nach Liebig soll die Feuchtigkeit neugebauter Häuser vorzugsweise darauf beruhen, dass der Aetzkalk des Mörtels allmählich eine Umwandlung in Calciumcarbonat erleidet, und dass daher das Hydratwasser frei wird. Das sogenannte „Trockenwohnen" sollte wesentlich darauf beruhen, dass die Bewohner viel Kohlensäure liefern und so die Umwandlung des Aetzkalks in Calciumcarbonat beschleunigen. Demnach würde das beste Mittel zur Austrocknung von Neubauten darin bestehen, dass Kohlensäure-Apparate und offene Kohlenbecken in den Räumen aufgestellt werden.

Aus den oben gegebenen Zahlen ist indess ohne Weiteres ersichtlich, dass die weitaus grösste Masse des in einem Neubau steckenden Wassers mechanisch beigemengt ist; das Hydratwasser macht nur etwa 5—10 Procent der ganzen Wassermasse aus und tritt an Bedeutung hinter jenem weit zurück. Dem entsprechend sind Neubauten nicht vorzugsweise durch Kohlensäure zu trocknen, sondern in erster Linie durch Verdunstung der grossen Wassermassen. Dass austrocknende Luft in der That das wirksamste Mittel zur Beseitigung der Mauerfeuchtigkeit ist, lässt sich aus der Erfahrung entnehmen, dass in Ländern, wo die Luft ein starkes Sättigungsdeficit zeigt (Westküste von Nord-Amerika, Aegypten), die neugebauten Häuser sofort beziehbar sind, obwohl denselben hier durchaus nicht mehr Kohlensäure zugeführt wird.

Heizen oder Einhängen von Coakskörben bei offenen Fenstern, eventuell auch künstliches Eintreiben erwärmter Luft ist daher das beste Verfahren zum raschen Austrocknen der Neubauten.

3) Das Dach soll undurchlässig für Wasser, nicht zu schwer sein und im Sommer die Insolationswärme, im Winter die Kälte nicht leicht durchdringen lassen. Metall- und Schieferdächer sind womöglich mit Isolirschichten zu unterlegen. In jedem Falle müssen zwischen Dach und Decke des obersten Stockwerkes reichliche Oeffnungen vorhanden sein, durch welche während des Sommers ein starker Luftstrom streichen und die Fortleitung der Insolationswärme gehindert werden kann. Strohdächer, welche sich für die Wärmeregulirung des Hauses vorzüglich eignen, sind wegen Feuersgefahr ausser Gebrauch.

4) Die Zwischenböden. Die richtige Construction der Zwischenböden ist sehr beachtenswerth. Zwischen dem Fussboden der oberen und der Decke der unteren Etagen bleiben Räume frei, welche durch die zwischenlaufenden Balken abgetheilt werden. Diese Hohlräume werden mit porösem unverbrennlichem Material gefüllt, um der Schall- und Wärmeleitung entgegen zu wirken, ferner um Nässe aufzusaugen und dadurch das Balkenwerk gegen Vermoderung zu schützen. Als Füllmaterial benutzt man Sand, häufiger jedoch Bauschutt, Kohlenstaub, Schlacke, Asche; oft wird sehr unsauberes Material verwendet. Analysen haben gezeigt, dass kein Boden, selbst in der nächsten Nähe von Abortsgruben so hochgradige Verunreinigungen erkennen lässt, wie die Füllungen mancher Zwischenböden. Ausserdem wird auch das reinste Material gewöhnlich mit der Zeit stark verunreinigt. Durch die Ritzen und Fugen des Fussbodens dringt Scheuerwasser, Waschwasser etc.; mit diesen Sputa, eingeschleppte Erde und dergl. ein. Die dabei in das Füllmaterial gerathenen Mikroorganismen werden dort offenbar gut conservirt, ähnlich wie in natürlichem Boden. Aus den Zwischenböden gelangen sie dann leicht wieder in das Zimmer, da bei jeder stärkeren

Erschütterung Wolken trockenen Staubes die gewöhnlich vorhandenen groben Fugen des Fussbodens zu durchdringen pflegen. Es darf demnach nicht befremden, dass wiederholtes Auftreten von Pneumonie, Typhus etc. in denselben Wohnräumen zu verschiedenen Malen mit Wahrscheinlichkeit auf Infektion vermittelst der Zwischenböden zurückgeführt werden konnte; und wir haben jedenfalls allen Grund, die Zwischenböden so zu construiren, dass es zu keiner Verunreinigung mit saprophytischen und pathogenen Bakterien kommen kann.

Zunächst ist von vornherein nur unverdächtiges Füllmaterial zu verwenden, z. B. reinster Sand. Besser aber ist leichteres Material, wie Kieselguhr, Schlackenwolle und namentlich Kalktorf (mit Aetzkalk imprägnirter Torfmull). Diese Materialien haben so geringes Gewicht, dass man mit denselben den ganzen Zwischenboden füllen und dadurch die Schallleitung weit besser hindern kann, während bei Verwendung von Sand etc. die Hälfte des Zwischenbodens frei gelassen werden muss, weil sonst die Belastung zu stark werden würde. Die Imprägnirung des Torfs mit Kalk macht denselben unverbrennlich und wirkt zugleich, so lange keine Umwandlung in Calciumcarbonat stattgefunden hat, desinficirend.

Ausserdem ist unter den Dielen des Fussbodens jedenfalls eine undurchlässige Schicht von Asphalt- oder Superatorpappe einzulegen, um spätere Verunreinigung zu vermeiden. — Der Fussboden selbst ist möglichst dicht zu fugen. Vorhandene Ritzen sind mit Holzleisten und Kitt auszufüllen; die Dielen sollen mehrfach mit heissem Leinöl getränkt oder mit Oelfarbenanstrich oder Wachsüberzug versehen und dadurch ein völlig undurchlässig und leicht abwaschbarer Fussboden hergestellt werden.

5) Treppen; Fenster. Die Treppen sind so viel als möglich feuersicher in Stein, Eisen oder mit Ueberzug von Cementmörtel herzustellen. — Die Fenster sind theilweise mit Scheiben zu versehen, die zweckmässig für eine Lüftung des Zimmers verwendet werden können (s. unten). Empfehlenswerth ist die amerikanische Einrichtung, bei welcher das Fenster in einen oberen und einen unteren Abschnitt getheilt ist, welche nebeneinander auf- und niedergeschoben werden können; die Gegengewichte sind in den Füllungen versteckt. Bei solchen Fenstern lässt sich in ganz beliebiger Weise je nach Bedarf oben oder unten eine kleinere oder grössere Oeffnung herstellen.

6) Die Vertheilung der Wohnräume. Für die einfachsten Verhältnisse (Arbeiterhäuser) sind kleine zweistöckige Häuser ausreichend, in welchen sich unten Wohnstube und Küche, oben zwei geräumige Schlafzimmer befinden. Ein Anbau enthält den Abort;

im Keller sind Räume für Heizmaterial und Aufbewahrung von Speisen. — Für die Bewohner aus dem Mittelstande ist die Einrichtung der amerikanischen Vorstadthäuser besonders geeignet. Dieselben enthalten unten Vorzimmer, Wohnzimmer und Esszimmer, oben die Schlafräume und in einem besonderen, an das Esszimmer anstossenden Anbau die Küche und Speisekammer; zu diesem Anbau führt ein besonderer Eingang. — Die deutschen städtischen Miethswohnungen für die gleiche Bevölkerungsklasse zeigen gewöhnlich insofern eine hygienisch mangelhafte Vertheilung der Wohnräume, als das grösste Zimmer für den selten benutzten Salon reservirt zu werden pflegt. Dagegen pflegen für die Schlafräume die kleinsten Zimmer bestimmt zu werden, obwohl es sich von selbst versteht, dass wir für den langen, ununterbrochenen Aufenthalt in den Schlafräumen den grössten Luftraum zur Verfügung haben müssen. — Sehr häufig fehlt es in kleineren Miethwohnungen an passenden Aufbewahrungsräumen für die Speisen. Es ist dies ein Fehler, der ausserordentlich schwer in's Gewicht fällt und unbedingt vermieden werden sollte, da nachweislich eine Reihe von Krankheiten, vor Allem die mörderische Cholera infantum, wesentlich durch Nahrungsmittel zu Stande kommt, welche in ungeeigneten Aufbewahrungsräumen conservirt und dadurch abnorm verändert sind. — Ferner ist vom hygienischen Standpunkt aus auf's nachdrücklichste Einsprache zu erheben gegen die Schlafräume für die Dienstboten, die in modernen Häusern oft nur in einem schrankartigen Gelass in der Küche bestehen.

Was die Vertheilung der Räume nach der Himmelsrichtung der Fenster betrifft, so sollten nach Norden nur Wirthschaftsräume liegen. Die Richtung nach Westen oder NW ist für Wohn- und Arbeitszimmer wegen der intensiven Nachmittags- und Abendsonne unangenehm. Den günstigsten Einfall von Sonnenstrahlen bietet die Südseite; im Winter dringen die Strahlen tief in's Zimmer ein, im Sommer wirken sie wegen des Hochstands der Sonne relativ wenig wärmend. Nächstdem sind die Richtungen SO, SW, NO, O geeignet; die beiden letztgenannten jedoch nicht für Schlafzimmer. — Neben den fenstertragenden Wänden sind auch freistehende, fensterlose Giebelwände sehr wohl zu beachten; derartige Westwände dürfen z. B. nicht Schlafzimmer begrenzen, weil sie im Sommer zu extrem hohen Nachttemperaturen Anlass geben (s. unten).

Das fertig gebaute Haus ist erst nach einer Austrocknungsfrist beziehbar, die je nach den klimatischen Verhältnissen verschieden zu bemessen ist (vgl. S. 349). Die Anstriche der inneren Wandflächen und die Bekleidung derselben mit Tapeten hat keinesfalls eher zu erfolgen, als bis die Verdunstung des aufgenommenen Wassers beendet ist.

Feuchte Wohnungen wirken nachtheilig auf die Gesundheit hauptsächlich dadurch, dass sie leicht Störungen der Wärmeregulirung des Körpers veranlassen. Die feuchten Wände sind in Folge der fortgesetzten Verdunstung und der besseren Wärmeleitung des feuchten Materials abnorm niedrig temperirt; Kleider, Betten etc. werden ebenfalls feucht und zu guten Wärmeleitern. So kommt es vielfach zu unmerklicher stärkerer Wärmeentziehung vom Körper. — Ausserdem begünstigt die Feuchtigkeit die Entwickelung von Bakterien und Schimmelpilzen; namentlich die letzteren etabliren sich an den Wänden, auf Stiefeln und verschiedensten Gebrauchsgegenständen, ferner auf Nahrungsmitteln, namentlich Brot. Durch diese Pilzwucherungen entsteht eine modrige, dumpfige Beschaffenheit der Luft, welche die Athmung beeinträchtigt. — Das Holz feuchter Wohnungen ist durch den Hausschwamm gefährdet, einen Pilz, dessen Mycelfäden das Holz vollständig durchwuchern und zum Zerfall bringen. Das Mycel wuchert ausschliesslich im Dunkeln und in feuchtem Substrat; nur die Sporangien treten an der äusseren Seite des Holzwerks hervor. Licht und bewegte, austrocknend wirkende Luft hindern die Wucherung des Pilzes, dem im übrigen keine specifische hygienische Bedeutung zuzukommen scheint.

Nicht immer ist eine abnorme Feuchtigkeit der Wohnungen durch das beim Bau eingeführte und noch nicht vollständig wieder verdunstete Wasser verursacht. In vielen Fällen rührt sie von mangelhaftem Abschluss der Fundamentmauern gegen die Bodenfeuchtigkeit her; alsdann ist nachträglich kaum eine vollständige Abhülfe zu schaffen. In anderen Fällen ist die Feuchtigkeit auf zu starke Wasserdampfproduction seitens der Bewohner und ungenügende Lüftung zurückzuführen und dann relativ leicht zu beseitigen. Nicht selten endlich sind einzelne Wände (besonders nach N, NW und W gerichtete) deshalb feucht, weil sie frei nach aussen ragen, häufig von Schlagregen getroffen werden und Nachts durch intensive Abstrahlung sich sehr stark abkühlen. Derartige Mauern werden am besten mit einer Luftisolirschicht versehen, welche zwischen die eigentliche Mauer und eine dünnere Vormauer eingelagert wird und welche die Weiterleitung des Regenwassers und die Entwärmung in gleich wirksamer Weise hemmt. Eine Construction der Mauer aus Steinen mit Luftcanälen bietet nicht in gleichem Maasse Abhülfe.

Die Beurtheilung des Feuchtigkeitszustandes einer Wohnung und eines Hauses stösst einstweilen noch auf erhebliche Schwierigkeiten. Man hat versucht, den Wassergehalt von Mörtelproben, die aus den fraglichen Mauern herausgekratzt waren, im Laboratorium zu bestimmen und daraus auf die Wandfeuchtigkeit zu schliessen. Da indess der Wassergehalt einer Mauer an verschiedenen Stellen stark variirt, ist es sehr schwierig, auf diese Weise richtige Durchschnittszahlen zu erhalten. — Ferner ist der Versuch gemacht, einen Kasten, in welchem ein Hygrometer hängt, luftdicht an die Wand anzupressen und nach den Ausschlägen des Instruments die Feuchtigkeit der Wand zu beurtheilen. Weder dies Verfahren, noch vergleichende Feuchtigkeitsbestimmungen der Luft verschiedener Wohnräume haben bisher zu brauchbaren Kriterien geführt. — Vorläufig wird die Schimmelpilzbildung an Wänden, auf frischem Brot, auf Stiefeln etc. als ein Zeichen unbedingt zu grosser Feuchtigkeit angesehen.

Kellerräume werden vielfach als untauglich zur Bewohnung erklärt, weil sie an den Uebelständen feuchter Wohnungen leiden und zu wenig Luft und Licht gewähren. Indessen sind diese Nachtheile doch einer Abhülfe zugänglich. Werden die Fundamentmauern gut gedichtet, eventuell das Haus von einem Lichtgraben umzogen (S. 344) oder die Fenster hoch und der Fussboden nicht zu tief unter die Bodenoberfläche gelegt, so entstehen Wohnungen, welche keine wesentlichen hygienischen Nachtheile darbieten, dagegen gegenüber den hochgelegenen Stockwerken den grossen Vorzug niederer Hochsommertemperaturen haben. Nachweislich ist insbesondere die Sterblichkeit der Kinder an Cholera infantum in den Kellerwohnungen eine auffällig geringe, obwohl die Bewohner grossentheils dem Proletariat angehören.

Kellerräume, welche nicht in der oben beschriebenen Weise hergerichtet sind, dürfen allerdings nicht als Wohnräume zugelassen werden. In den meisten Städten bestehen bereits Verordnungen, welche Kellerwohnungen, deren Fenster nach Norden oder nach bebauten Höfen gehen, verbieten; ferner wird verlangt, dass der Fussboden der Wohnräume nicht mehr als 0·5 m unter der Bodenoberfläche liegt. Weitere allgemein gültige Bestimmungen über die minimale lichte Höhe, die Grösse der Fenster, die zulässige Tiefe der Wohnräume und die Isolirung der Kellersohle sind wünschenswerth.

Literatur: Deutsches Bauhandbuch, Theil II. 1880. — Schülke, Gesunde Wohnungen. 1880. — Lang, Porosität von Baumaterial, Zeitschr. f. Biol. Bd. 11. — Recknagel, Luftwechsel in Wohngebäuden, Viert. f. öff. Ges. 1884. — Lehmann u. Nussbaum, Feuchtigkeit von Neubauten, Arch. f. Hygiene 1889.

III. Temperatur-Regulirung der Wohnräume.

Während im Freien die Erwärmung unseres Körpers verhältnissmässig leicht von Statten geht, weil namentlich durch Leitung und Wasserverdampfung viel Wärme abgegeben werden kann, fungiren diese beiden Wege in Wohnräumen fast gar nicht, und es kommt bei einer Steigerung der Temperatur viel leichter zur Wärmestauung.

Findet ferner im Freien eine stärkere Wärmeentziehung statt, so können wir durch raschere Bewegung einer fühlbaren Entwärmung des Körpers vorbeugen. Im Zimmer sollen wir uns dagegen bei andauernd ruhigem Aufenthalt behaglich fühlen, und dementsprechend sind wir gegen ein Absinken der Temperatur ausserordentlich viel empfindlicher. Die Wärmeschwankungen innerhalb des Wohnraumes dürfen sich daher nur in sehr engen Grenzen bewegen; bei Winterkleidung zwischen 17 und 19°, bei Sommerkleidung zwischen 19 und 23°. Um diese Temperatur das ganze Jahr hindurch herzustellen, bedarf es einer Reihe von künstlichen Vorrichtungen, die im Folgenden näher zu besprechen sind.

A. Temperatur-Regulirung im Sommer.

Für die Temperaturverhältnisse des Wohnraumes im Sommer ist es von grosser Wichtigkeit, dass die Lufttemperatur des Zimmers vollständig abhängig ist von der Wandtemperatur. Die Wände stellen ungeheure Wärmereservoire dar, welche im Stande sind, das Vielfache der Zimmerluft auf den gleichen Temperaturgrad zu erwärmen, ohne dass sie selbst eine wesentliche Aenderung der Temperatur erfahren.

Nun werden aber die Wände und das Dach des Hauses direct durch die Sonnenstrahlen beeinflusst, und in Folge dessen erhalten wir innerhalb der Wohnung häufig Temperaturen, welche weit über die Luftwärme im Freien hinausgehen.

Die Insolationswärme einer Mauer hängt ab 1) von ihrer Dicke; je geringer dieselbe, um so höher wird die Innentemperatur und die Lufttemperatur des Wohnraumes. Bei sehr dicken Wandungen kann der allmähliche Ausgleich der Temperatur ein so vollständiger werden, dass, ähnlich wie in tieferem Boden, die Tages- und selbst die Monatsschwankungen der Temperatur an der Innenfläche nicht bemerkbar werden. 2) Von der Absorption der Sonnenstrahlen an der äusseren Oberfläche. Dieselbe ist vorzugsweise abhängig von der Farbe. Da diese aber wenig Differenzen bietet und namentlich die dunkleren Farben beim Anstrich der Häuser fast stets vermieden werden, ist dieses Moment verhältnissmässig wenig einflussreich. 3) Von der Dauer der Bestrahlung. Dafür ist z. B. von Bedeutung die Tageslänge, die nach Klima und Jahreszeit variirt; dann der Grad der Bewölkung; ferner die Himmelsrichtung der bestrahlten Wand. Nordwände erhalten im Sommer nur Morgens und Abends für kurze Zeit Sonnenstrahlen, Südwände 12 Stunden, von 6 Uhr früh bis 6 Uhr Abends, Ostwände von 6 Uhr früh bis Mittags, Westwände von Mittag bis 6 Uhr Abends. 4) Von dem Winkel, in welchem die Sonnenstrahlen auffallen. Die

Südwand erwärmt sich z. B. nicht so stark, wie die Ost- und Westwand, weil diese mehr von senkrecht auffallenden Sonnenstrahlen getroffen werden. Ferner ist in den Tropen die Insolationswärme der Mauern nicht so bedeutend, wie in unserem Klima, weil die Sonne dort höher steht und die Strahlen mehr im spitzen Winkel die Wandungen treffen. Allerdings wird das Dach unter den Tropen um so intensiver bestrahlt.

An der Aussenfläche der bestrahlten Mauern erreicht die Temperatur häufig 40—50°. Diese Wärme wird sehr allmählich durch die Wand fortgeleitet und dabei tritt ein steter Verlust von Wärme ein. Die für die Wohnräume massgebende Temperatur der Innenwände ist daher erheblich abgeschwächt und tritt mit starker zeitlicher Verschiebung auf. Das schliesslich resultirende Verhalten der Wandtemperaturen lässt sich sowohl durch Rechnung auf Grund bestimmter Formeln ableiten, als auch direct durch in die Wand eingelassene und mit aufwärts gebogener Skala versehene Thermometer beobachten.

Diese Beobachtungen haben für den Sommer unseres Klimas ergeben, dass die unbestrahlte Nordwand ungefähr die mittlere Temperatur der äusseren Luft zeigt, dass dagegen schon die Südwand wesentlich höher erwärmt wird; noch wärmer ist die Ost-, am wärmsten die Westwand. — Der Grad der Temperaturerhöhung und die Zeit des Auftretens des Maximums an der Innenfläche lässt sich für eine Wanddicke von 15 resp. 50 cm aus folgendem Zahlenbeispiele entnehmen:

	Maximum in 15 cm Tiefe		Maximum in 50 cm Tiefe	
	Temperaturgrad	Zeit	Temperaturgrad	Zeit
Nordwand	20°	—	20°	—
Südwand	23°	6h Nachm.	21°	1h früh
Ostwand	28·5°	3h Nachm.	23°	9h Abends
Westwand	30°	9h Abends	24°	3h früh

Die Ost- und Westwände zeigen also an den Innenflächen noch eine Erhöhung um 3 oder 4° über die Temperatur der unbestrahlten Wände, und die höchste Erwärmung der Innenräume durch die Ostwand findet von 7—11 Uhr Abends, durch die Westwand von 1 Uhr bis 5 Uhr früh statt.

Diese Temperaturen erfahren noch eine erhebliche Steigerung in höheren Etagen. Hier macht sich einerseits der Einfluss des bestrahlten Daches geltend, andererseits summiren sich die Wirkungen der inneren Wärmequellen des Hauses; namentlich liefern die Küchenkamine in die oberen Stockwerke eine bedeutende Wärmemenge. In den höchsten Etagen dicht bewohnter Häuser beobachtet man daher im Hochsommer nicht selten Nachttemperaturen von 28—32° und mehr.

Die intensiven Wärmegrade pflegen sich gewöhnlich erst in der zweiten Hälfte des Juni, resp. im Juli einzustellen, weil der Wechsel der Witterung bis dahin nur selten eine Aenderung der Wandtemperaturen gestattet. Einzelne heisse Tage zeigen nur geringe und vorübergehende Effecte, erst bei längerer Zeitdauer einer kräftigen Insolation kommt eine immer höhere Steigerung der Wärme zu Stande.

Wohl zu beachten ist, dass zur Vermittelung der Insolationswärme freistehende fensterlose Wände weitaus am geeignetsten sind. Fenster bilden nur günstig wirkende Unterbrechungen der Wärmereservoire; und der Sonneneinfall durch die Fenster kann verhältnissmässig leicht durch aussen angebrachte Jalousieen und Vorhänge abgehalten werden.

Die Folgen dieser hohen Wohnungstemperaturen unseres Hochsommers bestehen in einer theilweisen Behinderung der Wärmeabgabe und deren Consequenzen. Bei Erwachsenen tritt Erschlaffung, Appetitmangel, schliesslich Anämie auf. Bei kleinen Kindern, die noch nicht selbständig durch Wahl der Bedeckung, durch Bewegung etc. ihre Wärmeregulirung zu unterstützen vermögen, scheint es zuweilen zu wirklicher Wärmestauung und zu Hitzschlag zu kommen. — Ferner tritt in den mit mangelhaften Einrichtungen zur Aufbewahrung der Nahrungsmittel versehenen Wohnungen rasche Zersetzung der Speisen ein. In Fleisch, Milch etc. wuchern die verschiedensten Bakterien, und es häufen sich in Folge dessen die Ptomaïn-Vergiftungen und infektiösen Darmerkrankungen. Vor allem werden die zur Cholera infantum führenden Bakterienansiedelungen in der Milch durch die hohe Wohnungstemperatur so wesentlich unterstützt, dass die Zahl der Todesfälle an dieser Krankheit geradezu mit diesen Temperaturen zusammengeht und sich von ihnen abhängig zeigt. Auch für die Ausbreitung der Cholera infantum sind vereinzelte Wärmetage und Perioden des Frühsommers belanglos, während erst längere Wärmeperioden, welche die Häuser stark durchhitzen, enorm zahlreiche Opfer fordern.

Massregeln zum Schutz gegen die hohe Sommertemperatur der Wohnungen. Zunächst kann ein gewisser Schutz durch die Bauart der Häuser gewährt werden. In südlichen und tropischen Ländern ist letztere in viel ausgesprochenerem Maasse auf eine Fernhaltung der Insolationswärme zugeschnitten, als bei uns. Dort wird entweder das freistehende, einstöckige Haus mit seiner Längsrichtung von Osten nach Westen gestellt und das Dach bis nahe zum Erdboden über die Wände hinweggeführt (s. S. 142). Oder in südlichen Städten findet man die Strassen so eng, dass die Häuserfronten der Insolation fast völlig entzogen sind; oder wo dies nicht der Fall ist, liegen die Wohnräume nach dem schattigen Hofe und sind von den bestrahlten Aussenseiten durch zwischenlaufende Gänge und Galerien getrennt. Zuweilen sucht man auch Schutz durch extreme Dicke der Mauern; in Indien existiren derartige Wohngebäude, welche in ihrem Innern fast das ganze Jahr hindurch die mittlere Jahrestemperatur zeigen.

Will man mit Rücksicht auf unseren langdauernden Winter keine von diesen Bauarten acceptiren, so besteht ein sehr zweckmässiges Schutzmittel darin, dass man in den der Insolation exponirten Wänden Luft circuliren lässt. Die Aussenwand trägt dann in einem gewissen Abstande eine dünne Vormauer; in den Zwischenräumen führen oben und unten Oeffnungen und bei kräftiger Insolation stellt sich ein lebhafter, aufsteigender Luftstrom zwischen den beiden Wandungen her. — Anstatt einer Vormauer aus Stein ist ebensowohl eine solche von Holz, Rohr, Geflecht oder dergleichen zu benutzen; auch rankende Gewächse sind vollkommen geeignet, die Insolationswärme von der Mauer abzuhalten.

Ferner sollte unter allen Umständen das Dach des Hauses isolirt werden, so dass circulirende Luftschichten zwischen ihm und der Decke des höchsten Stockwerkes eingeschaltet sind. — Sodann ist die Höhe der Häuser möglichst zu beschränken. — An einigen Orten hat man Vorrichtungen getroffen, um durch Berieseln der bestrahlten Wände mit Wasser der Insolation entgegen zu wirken; doch scheint sich dieses Mittel nicht bewährt zu haben.

Ist es nicht thunlich, bauliche Veränderungen des Hauses vorzunehmen, so kann eine vorübergehende Kühlung versucht werden durch Zufuhr kalter Luft zu den überhitzten Wohnräumen. Dabei ist indess wohl zu bedenken, wie ausserordentlich gross die Wärmecapacität der Wände ist, und wie gering dagegen die der Luft. Um in einem mässig grossen Zimmer von im Ganzen 100 qm Wandfläche auf 1 cm Dicke die innere Oberfläche um 1^0 zu entwärmen, bedarf es 441 Wärmeeinheiten; um diese aufzunehmen, müssen 1400 Cubikmeter Luft ihre Temperatur um je 1^0 erhöhen. Eine vorübergehende Luftzufuhr hat daher niemals einen bleibenden Effekt; sobald die Luftzufuhr aufgehört hat, ist stets nach kurzer Zeit die frühere Temperatur des Zimmers wieder hergestellt. Eine Unterstützung der Entwärmung unseres Körpers durch Lüftung können wir daher nur dadurch erzielen, dass wir fortdauernd während unseres Aufenthalts im Zimmer einen Luftstrom in dasselbe eintreten lassen, der ausgiebig genug ist, um eine gewisse Menge von Wärmeeinheiten von unserem Körper fortzuführen.

Bei öffentlichen Gebäuden ist zuweilen der Versuch gemacht, vorher gekühlte Luft den Wohnräumen zuzuführen. Die Kühlung wird durch grosse Massen Eis bewirkt, oder dadurch, dass die Luft längere Strecken in tief in die Erde gelegten Canälen zurückgelegt hat; oder dadurch, dass in solchen Canälen noch eine lebhafte Wasserverdunstung unterhalten ist. In neuerer Zeit wird auch die Ausdehnung zugeleiteter comprimirter Luft zur Kühlung von Wohnräumen verwerthet. Alle diese Mittel wirken indess nur bei ausgiebiger Anwendung und sind dann zu kostspielig, um allgemeiner brauchbar zu werden.

In kleinem Massstabe sucht man wohl einen Wohnraum dadurch zu kühlen, dass man reichliche Mengen Wasser auf den Fussboden, resp. an den Wänden vertheilt und zum Verdunsten bringt. 1 Liter Wasser bindet bei seiner Verwandlung in Dampf 580 Wärmeeinheiten; soll ein irgend erheblicher Betrag von Wärme auf diesem Wege fortgeschafft werden, so sind daher selbst für kleine Räume mindestens 5—10 Liter Wasser in kurzer Zeit zu verdampfen. Dabei liegt aber eine entschiedene Gefahr für die Entwärmung des Körpers darin, dass die steigende Luftfeuchtigkeit die Wasserdampfabgabe vom Körper erschwert und damit einen der wichtigsten Wege der Wärmeabgabe verschliesst. Will man daher nicht eher eine Behinderung der Wärmeabgabe statt der erhofften Erleichterung eintreten sehen, so muss für eine stete Fortschaffung des gebildeten Wasserdampfes durch gleichzeitige reichlichste Lüftung gesorgt werden.

Auch die beim Schmelzen des Eises latent werdende Wärme hat man für die Entwärmung von Wohnräumen auszunutzen gesucht. Ein Kilo Eis bindet beim Schmelzen 80 Wärmeeinheiten. Bringt man also beispielsweise 50 Kilo Eis innerhalb einiger Stunden zum Schmelzen, so werden damit 4000 Wärmeeineinheiten entfernt. Auch diese Menge reicht aber noch nicht aus, um eine fühlbare Kühlung überhitzter Wohnräume zu bewirken. Ausserdem ist es schwierig, innerhalb kurzer Zeit so bedeutende Mengen Eis zum Schmelzen zu bringen, und es bedarf daher besonderer kostspieligerer Apparate mit ausserordentlich grosser Oberfläche, wenn nur eine gewisse Wirkung hervorgerufen werden soll.

B. Temperatur-Regulirung im Winter.

Zur Erwärmung der Räume während des Winters benutzen wir verschiedene Brennmaterialien, die in besonderen Heizvorrichtungen verbrannt werden.

Die Brennmaterialien sind Stoffe, deren Bestandtheile (vorzugsweise Kohlenstoff und Wasserstoff) sich unter Wärmeentwickelung mit Sauerstoff verbinden, und welche ausserdem die Verbrennung selbstthätig weiter leiten, nachdem sie einmal an einer Stelle auf die Anzündungstemperatur erhitzt sind. Benutzt werden hauptsächlich Holz, Torf, Braunkohle, Steinkohle; ferner die durch trockene Destillation des Holzes gewonnene Holzkohle und die bei der Destillation der Steinkohle zurückbleibenden Coaks, beides Brennmaterialien, die aus verhältnissmässig reinem Kohlenstoff bestehen. Ausserdem werden gasförmige Brennmaterialien benutzt, so das bei der Destillation der Steinkohle gewonnene Leuchtgas, ferner die aus schlechter und direct nicht benutzbarer Braunkohle bereiteten Generatorgase; endlich das Wassergas, eine Mischung von Kohlenoxydgas und Wasserstoff, dadurch hergestellt, dass ein Strom von erhitztem Wasserdampf in einem Schachtofen über glühende Kohlen geleitet ist. Aus der folgenden Tabelle ist der kalorimetrische Effekt der Brennmaterialien, i. e. die Wärmemenge, welche die Gewichtseinheiten bei vollständiger Verbrennung liefern; zweitens der pyrometrische Effekt, i. e. die Heizkraft, der höchste erreichbare Temperaturgrad; und drittens die zur Verbrennung erforderliche Luftmenge zu entnehmen.

	Calorimetrischer Effekt	Pyrometrischer Effekt	Luftbedarf
1 Kilo Holz	2731 W.-E.	1860°	3·5 cbm
1 „ Torf	2743 „	1829°	3·4 „
1 „ Braunkohle . . .	4176 „	2211°	5·0 „
1 „ Steinkohle . . .	7483 „	2565°	8·2 „
1 „ Holzkohle	7034 „	2574°	7·8 „
1 „ Coaks	7065 „	2593°	7·9 „
1 „ Leuchtgas . . .	10113 „	2466°	10·9 „

An die Heizvorrichtungen haben wir folgende Anforderungen zu stellen:

1) Da im Wohnraum zu jeder Zeit die gleiche Temperatur von 17—19° hergestellt werden soll, da aber die Aussentemperatur während der Heizperiode ausserordentlichen Schwankungen unterliegt, müssen die Heizapparate sehr gut regulirfähig sein. Wir dürfen daher in den Wohnraum keinesfalls Heizkörper von sehr grosser Wärmecapacität stellen, welche sich schwer anwärmen und schwer wieder entwärmen lassen.

2) Die Temperatur soll im ganzen Zimmer gleichmässig vertheilt sein, sowohl in der horizontalen wie in der vertikalen Richtung. Ungleiche Temperaturvertheilung kommt namentlich dann zu Stande, wenn stark erwärmte Heizkörper sich im Zimmer befinden. Es resultirt dann eine sehr rasche Abnahme der Temperatur mit der seitlichen Entfernung vom Heizapparat; ferner eine bedeutend höhere Temperatur in den oberen Luftschichten gegenüber dem Fussboden. Bei derartig ungleicher Erwärmung des Zimmers kann es vorkommen, dass die eine Seite unseres Körpers stark erwärmt wird, während die andere gegen kältere Wandflächen abstrahlt und dass der Kopf wesentlich stärker erwärmt wird als die Füsse. Gerade solche Ungleichmässigkeiten der

Erwärmung führen aber leicht zu einer Störung der Wärmeregulirung und zu Erkältungskrankheiten.

3) Wünschenswerth ist, dass die Heizung einigermassen continuirlich sich vollzieht und dass namentlich über Nacht nicht eine vollständige Auskühlung der Wohnräume eintritt. Im Anfang der Beheizung kommt es sonst leicht zu ungleichmässiger Entwärmung des Körpers unter dem Einfluss der erkalteten Wandflächen des Zimmers.

4) Die Heizung soll keinerlei gasförmige Verunreinigungen in die Wohnungsluft gelangen lassen. Zu dem Zwecke müssen die Verbrennungsproducte, die aus Kohlensäure, Stickstoff, Kohlenwasserstoffen, sowie aus dem giftigen Kohlenoxydgas bestehen, vollständig nach aussen geleitet werden.

In früherer Zeit ist es häufiger zu einem Eindringen der Rauchgase in die Wohnung gekommen in Folge frühzeitigen Schlusses der sogenannten Ofenklappen. Dieselben wurden am Uebergange des Ofens in den Schornstein angebracht und sollten nach Beendigung der Verbrennung geschlossen werden, um die Wärme des Ofens vollständiger zurückzuhalten und für das Zimmer auszunutzen. Wurden dieselben aber vor Beendigung der Verbrennung geschlossen, so drangen die Rauchgase, und unter diesen auch Kohlenoxydgas, in die Wohnungsluft ein. Jetzt sind fast überall die Ofenklappen beseitigt und die Regulirung der Feuerung ist in die Ofenthüre, also vor die Feuerung verlegt.

Indessen soll auch dann, wenn die Rauchgase in vorschriftsmässiger Weise abgeleitet werden, zuweilen Kohlenoxydgas in Luft von beheizten Räumen übergehen und zwar durch glühend gewordene gusseiserne Oefen. In der That ist experimentell nachgewiesen, dass glühendes Gusseisen für Kohlenoxydgas permeabel ist. Aber aus diesem Experiment ist nicht zu folgern, dass aus Heizanlagen grössere Mengen von Kohlenoxydgas in die Wohnungsluft übertreten können; denn so lange die Feuerung unterhalten wird, besteht fortwährend ein lebhafter Zug in den Ofen hinein, und es ist daher nicht möglich, dass ein Austritt von Gasen in umgekehrter Richtung erfolgt, so lange noch eine stärkere Entwickelung von Verbrennungsgasen und Kohlenoxydgas stattfindet. Nur wenn die Oefen etwa zu früh geschlossen werden, könnten zunächst und für eine kurze Zeit die Rauchgase unter eine gewisse Spannung gerathen und sich in die Zimmerluft verbreiten. Dieser Ueberdruck geht jedoch bald vorüber, und die geringen inzwischen ausgetretenen Rauchgasmengen sind kaum zu schädigenden Wirkungen im Stande.

Nachweislich entstehen dagegen gewisse Mengen von Kohlenoxydgas durch Verbrennung von Staub an der Aussenseite stark geheizter Oefen. Namentlich auf den Caloriferen von Luftheizungsanlagen kommt es oft zu enormen Staubansammlungen und in Folge der Verbrennung derselben zu einem merklichen Gehalt der Zimmerluft an Kohlenoxydgas und brenzlich riechenden Producten.

5) Die Heizung soll der Wohnungsluft so wenig als möglich Staub zuführen. Torf, Kohle, Coaks liefern die grössten Staubmengen. Es ist daher wünschenswerth, dass die mit diesen Materialien beheizten Heizapparate so selten als möglich, und wenn es irgend geht, ausserhalb des Wohnraumes beschickt werden.

6) Die Luft des Wohnraumes soll durch die Heizung nicht zu trocken werden. Die Aussenluft hat im Winter in Folge ihrer niederen Temperatur eine sehr geringe absolute Feuchtigkeit, beispielsweise bei 0° und 100 Procent Sättigung nur 4·6 mm Wasserdampf. Tritt nun diese Luft in das Zimmer und wird dort auf 20° erwärmt, ohne dass sie weiteren Wasserdampf aufnehmen kann, so entsteht ein sehr bedeutendes Sättigungsdeficit. Die Luft vermag bei + 20° bis zu 17·4 mm Wasserdampf aufzunehmen; finden sich aber nur 4·6 mm vor, so beträgt das Sättigungsdeficit 13 mm. Je niedriger die Aussentemperatur, je höher dagegen die Temperatur der Wohnungsluft ist, um so grösser muss das Sättigungsdeficit ausfallen und um so austrocknender muss die Luft wirken. Wie bereits S. 100 hervorgehoben wurde, scheint allerdings ein höheres Sättigungsdeficit in reiner, staubfreier Wohnungsluft verhältnissmässig gut ertragen zu werden. Erst bei mehr als 10 mm treten belästigende Symptome hervor; namentlich aber dann, wenn die Luft viel Staub enthält und eventuell noch brenzliche, durch Verbrennung des Staubes entstehende Producte. In solcher Luft kommt es leicht zu Reizung und Schmerzempfindung auf der Kehlkopfschleimhaut, und namentlich bei anhaltendem Sprechen machen sich Beschwerden bemerkbar.

Offenbar ist diese Lufttrockenheit nicht leicht zu corrigiren. Es bedarf gewöhnlich sehr bedeutender Wassermengen, um der Heizluft ein normales Sättigungsdeficit zu geben; schon bei mässiger Kälte sind pro Mensch und Tag oft 2—3 Liter Wasser zu verdunsten. Sollen daher für grössere stark bewohnte Räume (Schulen) Verdampfungsapparate angebracht werden, so müssen diese durchaus an die heissesten Stellen, auf den Oefen und Caloriferen selbst angebracht werden, weil sonst keinesfalls eine hinreichend ausgiebige Wasserverdunstung stattfindet.

7) Der zur Verbrennung des Brennmaterials gebrauchte Sauerstoff muss ersetzt und an Stelle der consumirten Luft reine Luft in das Zimmer eingeführt werden. Bei jedem Heizbetrieb wird nicht nur diejenige Luftmenge fortgeführt, die zur Verbrennung des Brennmaterials gerade erforderlich ist, sondern der starke Auftrieb, welcher durch

die Erhitzung bewirkt wird, veranlasst stets noch ein Zuströmen überschüssiger Luftmengen zu dem Verbrennungsraum. Dadurch erhalten wir gleichzeitig mit der Heizung auch eine Ventilation der Wohnräume. Dieselbe funktionirt indessen nur, so lange der Luft freier Zutritt zum Verbrennungsraum gestattet ist, und ihre quantitative Leistung ist von der Intensität der Verbrennung direct abhängig. Wohl zu beachten ist ferner, dass wir für gewöhnlich nicht wissen, woher die in den Verbrennungsraum strömende Zimmerluft ersetzt wird. Dieselbe kann eventuell aus Räumen mit sehr unreiner Luft zuströmen und somit eine bedenkliche Art der Ventilation darstellen. Richtiger wird es sein, wenn die Luft auf bestimmten Wegen und von guten Entnahmestellen aus den beheizten Räumen zugeführt, und wenn ausserdem die Luftzufuhr von der Intensität der Verbrennung möglichst unabhängig gemacht wird.

8) Der Betrieb der Heizung muss gefahrlos, einfach und billig sein.

Als preiswürdig bezeichnet man eine Heizanlage, wenn dieselbe ein möglichst hohes Güteverhältniss hat, d. h. wenn ein möglichst grosser Bruchtheil der insgesammt producirten Wärmeeinheiten der Erwärmung des Zimmers zu gute kommt. Gewöhnlich gehen durch die unvollständige Verbrennung des Materials und die mit höherer Temperatur entweichenden Rauchgase ca. 60 Procent der producirten Wärme verloren, so dass nur etwa ein Drittheil für die Erwärmung des Zimmers ausgenutzt wird.

An jeder Heizvorrichtung unterscheidet man:

a) den Verbrennungsraum. In demselben findet die Verbrennung des Materials statt; durch den Rost ist er in den eigentlichen Feuerungsraum und den darunter gelegenen Aschenfall geschieden. Durch den Rost findet der Luftzutritt statt; nur bei sehr leicht brennbarem Material (Holz) kann der Rost fehlen und es genügt eine Oeffnung für die Luftzufuhr in der Ofenthür.

b) den Heizraum. Von diesem aus erfolgt die Wärmeabgabe an das Zimmer; der Heizraum wird daher nach Möglichkeit verlängert und zwar in Gestalt der sogenannten Züge, durch welche die Rauchgase zunächst auf- und niederströmen müssen, ehe sie in den Rauchfang entweichen. Ausserdem wird oft die Oberfläche des Heizraumes durch Anbringung von Rippen und Verzierungen möglichst vergrössert und zur Abgabe der Wärme geeignet gemacht. Man darf indessen mit der Ausdehnung des Heizraumes nicht zu weit gehen. Die Rauchgase müssen nämlich immer noch mit einer Temperatur von 120—200° in den Schornstein gelangen, falls ein genügender Zug unterhalten werden soll und es darf daher keine Abkühlung der Rauchgase unter diese Temperatur erfolgen.

c) den Schornstein, der gewöhnlich durch später zu besprechende Aufsätze vor störenden Einflüssen des Windes, des Regens u. s. w. geschützt wird.

Die gebräuchlichen Heizeinrichtungen theilt man gewöhnlich ein in Localheizungen und Centralheizungen.

a) Localheizungen.

Die Localheizungen sind theils Kamine, theils Oefen.

Bei den Kaminen existirt kein Heizraum, sondern es ist nur eine offene Feuerstelle vorhanden, welche direct in den Schornstein übergeht. Die Erwärmung des Zimmers erfolgt durch Strahlung vom Feuer aus. Bei Holzfeuerung wird nur $^1/_{16}$ der Wärme ausgenützt. Der Fussboden bleibt kalt, ebenso die Luft, die in überreichlichen Mengen dem Kamin zuströmt. Sehr leicht gelangt ein Theil der Rauchgase in das Zimmer.

Eine gewisse Verbesserung können die Kamine dadurch erfahren, dass in denselben eine Kohlenfeuerung mit Rost angebracht wird; ferner an der Vorderseite ein Schild zur Regulirung des Luftzutritts. Ausserdem wird die Uebergangsöffnung des Kamins in den Schornstein kleiner gemacht und vor derselben eine stellbare Klappe zur Regulirung der Grösse dieser Oeffnung angebracht.

Wesentlich bessere Erwärmung liefern die Galton'schen Kamine. Bei denselben ist das die Heizgase abführende Rauchrohr von einem Mantel umgeben, in welchen unten Luft eintritt. Diese erwärmt sich am Rauchrohr und tritt oben in das Zimmer. Dadurch findet eine viel bessere Ausnutzung der Brennmaterialien und eine gleichmässigere Erwärmung des Zimmers statt. Immerhin ist die Kaminheizung selbst nach Anbringung aller dieser Verbesserungen für unser Klima durchaus ungenügend.

Bei den Oefen strömen die Verbrennungsgase durch einen ausgedehnten, für die Erwärmung des Zimmers möglichst nutzbar gemachten Heizraum.

Entweder verwendet man eiserne Oefen. In ihrer früheren primitiven Form sind dieselben jedoch unbedingt zu verwerfen; sie erwärmen sich nicht anhaltend, müssen sehr häufig beschickt werden, und veranlassen daher starke Staubentwickelung im Zimmer. Ausserdem erhitzen sie sich zeitweise sehr intensiv und geben dann zu sehr ungleicher Vertheilung der Temperatur im Zimmer und zur Verbrennung von Staubtheilchen Anlass; andererseits kühlen sie rasch und vollständig wieder aus, so dass nur durch fortgesetzte sorgfältigste Bedienung eine gleichmässige Regulirung der Temperatur gelingt. — Eine theilweise Besserung wird durch die Ausfütterung der eisernen Oefen mit Chamottesteinen erreicht; doch beseitigen dieselben die Uebelstände nicht vollständig und sind gewöhnlich wenig haltbar.

Alle Unzuträglichkeiten sind dagegen vollkommen zu beseitigen durch die Construction der Mantel-Regulir-Füllöfen. Als Füll- resp. Schüttöfen werden dieselben bezeichnet, weil sie das ganze Brennmaterial auf 6—12—24 Stunden auf einmal aufnehmen.

Letzteres wird entweder in einem senkrecht stehenden Cylinder eingefüllt und dann oben angezündet; die Verbrennung schreitet allmählich von oben nach unten fort. Der Luftzutritt soll dabei durch den unten gelegenen Rost erfolgen; um dies zu ermöglichen, müssen Kohlen verwandt werden, die nicht zusammenbacken, sondern auch nach dem Erhitzen für Luft durchgängige Zwischenräume bieten. Am besten eignen sich Coaks oder abgesiebte nussgrosse Stücke guter Steinkohle. Durch eine Thür, welche sich vor dem Rost befindet, ist die Verbrennung in sehr empfindlicher Weise regulirbar. Die Füllung des Cylinders kann eventuell auch ausserhalb des Wohnraumes vorgenommen werden, und der ganze gefüllte Cylinder wird dann in den Ofen eingesenkt. — Oder die Oefen werden mit einem seitlichen Schacht construirt (Schachtöfen), in welchen eine grössere Menge Kohlen auf einmal eingefüllt wird, nachdem an der tiefsten Stelle auf dem Rost ein Feuer angezündet ist; aus dem Schacht gleitet das Brennmaterial allmählich abwärts in den Verbrennungsraum. Der Rost ist gewöhnlich von aussen beweglich und dadurch eine Auffrischung des Feuers ermöglicht. — Eine besonders vollständige Verbrennung wird durch den neuerdings eingeführten Korbrost erzielt.

Zur Verhinderung der directen Strahlung sind diese Oefen ferner mit einem Mantel umgeben, d. h. in einem Abstande von 5—10 cm und mehr ist um den eigentlichen Ofen ein Blechcylinder gelegt, zuweilen in doppelter Lage, der unten in einem gewissen Abstand vom Fussboden endet, so dass die Luft des Zimmers mit der des Mantelraums frei communicirt. Der Mantel wird bei hinreichend weitem Abstand nur sehr wenig erwärmt, kaum handwarm; die Oefen wirken daher fast gar nicht durch Strahlung, sondern vorzugsweise durch circulirende erwärmte Luft, die fortwährend unten in den Mantelraum eintritt, oben erwärmt ausströmt und sich dann allmählich im Zimmer vertheilt (Circulationsöfen). — Der Mantelraum lässt sich ausserdem sehr gut mit einem Ventilationscanal verbinden, der unter dem Fussboden nach aussen oder nach einem Corridor führt und durch welchen fortwährend frische Luft in das Zimmer geschafft wird (Ventilationsöfen). Dieser Zufuhrcanal ist gewöhnlich durch eine Klappe regulirbar, so dass je nach Bedarf bald nur Circulation der Zimmerluft durch den Mantelraum und dann starke Erwärmung des Zimmers, bald lebhafte oder gemässigte Ventilation hergestellt werden kann. — Nach diesem Princip sind z. B. construirt der Meidinger'sche Ofen, der Irische und die Loenhold'schen Oefen; als besonders zweckmässig haben sich bei vergleichenden Untersuchungen die Keidel'schen Oefen (Keidel & Co., Friedenau bei Berlin) und die Schachtöfen von Käuffer & Co. in Mainz und Berlin W. bewährt. — Für Krankenhäuser werden namentlich Ventilationsöfen construirt, bei denen das Hauptgewicht auf die Zufuhrcanäle für frische Luft gelegt ist; dahin gehören z. B. der Ofen von Rasch, der Barackenofen von Gropius und Schmieden u. a. m.

Wesentlich verschieden von den eisernen Oefen sind die Kachel- oder Massenöfen, bei welchen die Rauchgase ihre Wärme allmählich an eine grosse Menge Wärme aufspeichernden Materials abgeben. Zwischen den Zügen findet sich eine Füllung von Ziegeln und Lehm; aussen ist der ganze Ofen mit Kacheln umkleidet. Je nach dem Umfange stellt derselbe dann ein grösseres oder geringeres, im Vergleich zu den eisernen Oefen aber immer sehr bedeutendes Wärmereservoir dar. Tragen die Kachelöfen einen gusseisernen Feuerraum, so bezeichnet man sie als gemischte Oefen. — Die grossen massiven Kachelöfen sind für unser Klima entschieden nicht geeignet, weil sie zu schwer regulirbar sind und sich den steten Temperaturschwankungen unseres Winters und Frühjahrs nicht hinreichend anpassen lassen. Herrscht des Morgens eine Aussentemperatur von 0^0 und ist dementsprechend der Ofen kräftig angeheizt, so kommt es vielfach vor, dass die Temperatur im Laufe des Tages auf $+ 10^0$ steigt. Es giebt dann kein Mittel, um die Wärme des Ofens wieder herabzumindern; die einmal in dem grossen Reservoir aufgespeicherte Wärme wird unter allen Umständen an den Wohnraum abgegeben und es muss dort eine Ueberhitzung zu Stande kommen. Andererseits ist es schwer, bei plötzlichem Sinken der Temperatur in wenigen Stunden eine entsprechend stärkere Erwärmung des Zimmers zu erzielen. — Ein anderer Uebelstand der Kachelöfen besteht darin, dass sie, falls nicht besondere Ventilationseinrichtungen getroffen werden, dem Zimmer sehr wenig Luft zuführen. Der Feuerungsraum pflegt nur für wenige Stunden, und zwar meist zu der Zeit, wo das Zimmer noch kalt und nicht bewohnt ist, dem Luftzutritt offen zu stehen; hernach tritt völlige Absperrung ein. — Die grossen massiven Steinöfen sind daher nur für ein ausgesprochen nordisches Klima mit anhaltender Kälte geeignet. Für unser Klima müssen dieselben wenigstens von geringerem Umfange hergestellt oder es müssen Uebergänge zwischen den Eisen- und Kachelöfen construirt werden, z. B. dadurch, dass ein eiserner Füllofen mit einem Mantel von Kacheln umgeben wird.

Zuweilen ist es wünschenswerth eine Art Reserveheizung zu besitzen für den Fall, dass die gewöhnliche Heizvorrichtung an einzelnen besonders kalten Tagen nicht ausreicht. Es eignet sich dazu namentlich die Gasheizung. Die Verbrennung des Leuchtgases kann leicht in so vollständiger Weise geschehen, dass grössere Mengen bedenklicher Verbrennungsproducte nicht dabei gebildet werden; eine besondere Ableitung der Producte ist daher bei periodischer Benutzung zu umgehen. Eventuell lässt sich auch ein Heizkörper von Metall oder Chamottesteinen einschalten, der durch Strahlung Wärme abgiebt.

Ungeeignet und gefährlich als Reserveheizungen sind die sogenannten Carbonnatronöfen. Unter Carbon wird eine Presskohle verkauft, welche aus gepulverter Buchenkohle präparirt ist. Dieselbe soll angeblich keine schädlichen Rauchgase liefern und man soll daher die Carbonöfen ohne oder mit unvollkommener Ableitung der Rauchgase verwenden können. Wiederholte Vergiftungen durch das Kohlenoxydgas, welches sich aus den Carbonöfen nachweislich in grosser Menge entwickelt, haben jedoch auf die Gefährlichkeit dieser Heizvorrichtung aufmerksam gemacht. Die genannten Oefen tragen gewöhnlich einen Behälter, der mit einer Mischung von 1 Theil essigsaurem und 10 Theilen unterschwefligsaurem Natron gefüllt ist. Diese Salze schmelzen, wenn sie erwärmt werden, in ihrem Krystallwasser, vermögen daher viel Wärme aufzunehmen und nachher beim Wiederfestwerden wieder abzugeben. Derartige Behälter können eventuell als Fusswärmer u. s. w. gute Verwendung finden, sind aber auf jedem anderen Ofen besser als auf dem Carbonofen zu erwärmen.

b) Centralheizung.

Die Wärme wird von einem centralen Feuerherd aus durch Luft, Wasser oder Dampf nach den Wohnräumen hin transportirt.

Luftheizung.

Bei derselben wird Luft an einem grossen Ofen erwärmt und dann den Zimmern zugeleitet. — An einer Luftheizungsanlage unterscheidet man:

1) Den Heizapparat oder Calorifer. Gewöhnlich besteht derselbe aus einem grossen gusseisernen Schüttofen; der Heizkörper ist kofferförmig und dann mit zahlreichen Rippen versehen, oder er besteht in einem geschlängelten, oft ebenfalls mit Rippen versehenen Rohr, das oben beginnt und die Heizgase allmählich nach unten und von dort in den Schornstein führt. Der Heizkörper muss die Wärme ausserordentlich leicht und rasch abzugeben im Stande sein.

2) Die Heizkammer, eine ummauerte Kammer, welche in einem gewissen Abstande den Heizkörper allseitig umgiebt. Nur an der Seite, wo sich die Feuerung befindet, fällt ihre Wand mit der des Heizapparates zusammen. In der Heizkammer münden alle Canäle für die Heizluft; ferner befinden sich dort verschiedene Wasserbecken, welche zur Wasserverdunstung dienen und am besten oben auf den heissesten Rippenrohren des Calorifers angebracht werden, damit das Wasser bei hoher Temperatur in ausgiebiger Menge verdampft. — Die Heizkammer soll leicht betretbar sein, so dass mindestens monatlich, womöglich aber wöchentlich einmal eine gründliche Reinigung des Calorifers und der ganzen Heizkammer vorgenommen werden kann. In unzugänglichen und selten gereinigten Heizkammern sammeln sich enorme Staubmassen, deren Verbrennung die Zimmerluft stark verunreinigen (vgl. S. 360).

Heizkammer und Heizapparat werden am tiefsten Ort des Hauses im Souterrain angelegt. Bei sehr grossen Gebäuden ist es schwierig, die ganzen Luftmassen nur mit Hülfe der Temperaturdifferenzen gleichmässig und in gewünschter Weise zu vertheilen; es sind dann mehrere Heizkammern und mehrere für sich bestehende Systeme von Luftheizung in demselben Gebäude einzurichten.

3) Die Kaltluftcanäle. Die Entnahmestelle für die Aussenluft muss gegen Staub, üble Gerüche und dergleichen möglichst geschützt sein. Um ferner von Windstössen und Winddruck unabhängig zu sein, legt man am besten für jeden Calorifer an zwei entgegengesetzten Seiten des Gebäudes Oeffnungen an, benutzt aber immer nur die dem Winde abgewandte Seite. Stets lässt man die Luft zunächst in eine Luftkammer, eine grössere Erweiterung des Zufuhrcanals, eintreten, welche plötzliche Windstösse abschwächt, und in welcher sich ein grobes Filter zur Abhaltung von Insecten befindet.

Zuweilen werden dort auch feinere Filter angebracht, die zur Zurückhaltung des Staubes dienen sollen. Dieselben haben sich jedoch wenig bewährt, da sie eine sehr starke Verengerung des Querschnitts bewirken, falls die Filteröffnungen hinreichend fein sind und wirklich Staub abhalten. Besser scheint ein Wasserschleier auf die Beseitigung des Staubes zu wirken, der dadurch hergestellt wird, dass in der Kaltluftkammer Wasserleitungsrohre mit feinen Bohrungen zahlreiche kräftige, verstäubende Wasserstrahlen aussenden. Die Wasserschleier dienen jedoch nicht etwa — wie dies zuweilen fälschlich angenommen wird — zur Befeuchtung der Luft. In der Kaltluftkammer hat die Luft eine so niedrige Temperatur, dass sie nennenswerthe Mengen von Wasserdampf überhaupt nicht aufzunehmen vermag.

4) Die Heizluftcanäle. Dieselben nehmen ihren Anfang in der Heizkammer und verlaufen von da in den Innenwänden des Hauses nach den einzelnen Wohnräumen. Sie werden möglichst vertical geführt; bei langen, horizontalen Leitungen treten zu starke Reibungswiderstände auf und die betreffenden Räume erhalten zu wenig Heizluft. — Die Eintrittsöffnungen dieser Canäle werden oben in der Heizkammer, die der Kaltluftcanäle unten angelegt; die zuströmende kalte Luft muss dann an dem Heizapparat aufwärts steigen, und da in diesem die Heizgase sich von oben nach unten bewegen, findet eine ausserordentlich vollständige Erwärmung der Luft statt.

Jeder Wohnraum bekommt seinen eigenen Heizluftcanal. Die Ausströmungsöffnung im Zimmer liegt etwa 1—2 m über Kopfhöhe. Man wählt dieselbe so gross, dass die Geschwindigkeit der austretenden Luft höchstens $^1/_2$—1 m beträgt, weil bei grösserer Geschwindigkeit leicht lästige Zugempfindungen auftreten. Die erforderliche Grösse der Ausströmungsöffnung ergiebt sich, wenn man das zur Beheizung eines Zimmers erforderliche Luftquantum durch jene maximale Geschwindigkeit dividirt. — Für grössere Zimmer wählt man mehrere Austrittsöffnungen; die einzelnen sollen nicht über 60 qcm gross sein.

Wünschenswerth ist es, dass die Austrittscanäle nahe der Oeffnung eine solche Wölbung oder aber unmittelbar vor der Oeffnung Jalousieen resp. stellbare Schirme erhalten, dass der Luftstrom immer zunächst gegen die Decke des Zimmers dirigirt wird; von da soll sich die Luft allmählich nach abwärts senken und dann in der unteren Region des Zimmers abströmen. Sorgt man nicht für diese Stromrichtung, so entsteht leicht lästige Zugempfindung, namentlich am Kopf der Bewohner.

5) Abfuhrcanäle. Bei allen grösseren Luftheizungsanlagen giebt man der Luft auch noch besondere Abfuhröffnungen. Diese führen in Canäle, welche in den Innenwandungen bis über das Dach hinausgehen. Man setzt sie gewöhnlich mit einer Wärmequelle, als Motor für die Luftbewegung, in Verbindung, führt sie z. B. in den Mantelraum eines ständig benutzten Schornsteins oder versieht sie mit Gasbrennern und dergleichen. Die Abfuhrcanäle beginnen im Zimmer gewöhnlich mit zwei Oeffnungen; die eine liegt nahe am Fussboden, die andere nahe der Decke. Nur die erstere soll für gewöhnlich benutzt werden. Die obere wird ausnahmsweise dann geöffnet, wenn im Zimmer eine zu grosse Wärme entstanden ist und nunmehr die einströmende Luft, ohne den bewohnten Theil des Zimmers berührt zu haben, direct wieder abströmen soll.

Alle die aufgezählten Canäle müssen mit grosser Sorgfalt hergestellt und namentlich im Innern derartig verputzt sein, dass sich keinerlei Staub ablöst. Auch müssen sie entweder zum Zweck der Reinigung besteigbar sein oder doch wenigstens mit Bürsten leicht und vollständig gereinigt werden können.

Die Regulirung der ganzen Heizanlage geht in folgender Weise vor sich. Zunächst ist die Heizluft auf die einzelnen Räume richtig zu vertheilen. Ungefähr gelingt dies schon durch eine vorläufige Berechnung der für jedes Zimmer erforderlichen Weite der Canäle und der Grösse der Ausströmungsöffnung für die Heizluft. Bei der Probeheizung zeigt sich aber gewöhnlich doch, dass das eine Zimmer zu viel, das andere zu wenig Heizluft bekommt und daher sich nicht auf dem vorgeschriebenen Temperaturgrad hält. Um dann nachträglich noch eine richtige Vertheilung zu erzielen, ist in jedem Heizluftcanal dicht unterhalb der Ausströmungsöffnung eine vom Zimmer aus stellbare Drosselklappe angebracht und diese wird dann ein- für allemal so gestellt, dass der Canal den für das Zimmer richtigen Querschnitt erhält.

Je nach der Aussentemperatur wechselt dann aber der tägliche und stündliche Bedarf desselben Raumes an Heizluft, und es ist schwierig, mit der centralen Feuerung diesen Schwankungen zu folgen. Vielfach behilft man sich damit, dass Anfangs stets reichlich geheizt wird, dass dann aber, wenn im Zimmer die gewünschte Temperatur erzielt ist, die weitere Zufuhr von Heizluft durch Schliessen von Klappen in den Canälen vollständig sistirt wird. Damit hört aber jede Zufuhr von Luft und jede Ventilation vollkommen auf, und es wird dies bei Luftheizungen um so schwerer empfunden, als allgemein bei denselben das Verbot besteht, Fenster oder Thüren zu öffnen, damit nicht durch den Einfluss derartiger willkürlicher Oeffnungen die geregelte Vertheilung der Luft in Unordnung gerathe.

Um eine Regulirung der Temperatur zu bewirken, ohne das Quantum der zuströmenden Luft zu verringern, müssen offenbar Vorrichtungen vorhanden sein, welche eine Mässigung der Temperatur der Heizluft bewirken. Es geschieht dies entweder durch sogenannte Mischkammern. Ueber der Heizkammer befindet sich dann eine kleinere Kammer, in welche Kaltluftcanäle einmünden. Für gewöhnlich sind letztere verschlossen; ist aber eine niedere Temperatur der Heizluft indicirt, so lässt man in die Mischkammer kalte Luft eintreten und hier mit der Heizluft sich mischen. — Oder es sind Einrichtungen vorhanden, durch welche die Oeffnungen der Heizcanäle weiter nach abwärts in der Heizkammer geführt werden können; je weiter nach unten die Heizcanäle beginnen, eine um so weniger erwärmte Luft führen sie fort. — Die häufigste unter den neueren Anordnungen ist jedoch die, dass für jeden Heizluftcanal ein Mischcanal besteht, d. h. nach dem Austritt aus der Heizkammer oder innerhalb der Wand der Heizkammer vereinigt sich der Heizluftcanal mit einem nach aussen resp. nach dem untersten Theil der Heizkammer führenden Kaltluftcanal und durch Stellung einer Klappe kann entweder der eine oder der andere Canal abgesperrt oder es kann eine beliebige Mischung beider Luftarten erzielt werden.

Die Temperaturregulirung für sämmtliche Räume ist alsdann in die Nähe der Heizkammer verlegt und ist Sache des Heizers. Damit derselbe über die Temperatur der Wohnräume orientirt ist, ohne dieselben betreten zu müssen, sind entweder in den Thürfüllungen Thermometer eingelassen, die von aussen abgelesen werden und die mit einer constanten und bekannten Abweichung die Temperatur im Innern des Zimmers anzeigen; oder es sind Metallthermometer im Wohnraume angebracht, deren Stand der Heizer durch elektrische Uebertragung erfahren kann. — Niemals sollte eine Regulirung an den Heizluftcanälen von den Bewohnern des Zimmers vorgenommen werden, da hierdurch der Betrieb der ganzen Anlage gestört wird.

Gegen die Luftheizungsanlagen hat sich in neuerer Zeit eine lebhafte Opposition erhoben. Es wird vielfach über eine Ueberhitzung der Räume und über schlechte Regulirfähigkeit der Anlage geklagt. Es kommt dies jedoch nur dann vor, wenn entweder die Bewohner des Zimmers sich an der Regulirung der Temperatur betheiligen oder wenn der Heizer überbürdet und nicht ausschliesslich für die Controle der Heizung angestellt ist. Nicht selten werden die besten Anlagen dadurch völlig verdorben und funktionsunfähig gemacht, dass man an der Anstellung eines ausschliesslichen Heizers zu sparen sucht.

Bei freistehenden und dem Winde stark exponirten Gebäuden bereitet allerdings die Luftheizung gewisse Schwierigkeiten. Es kommt dann sehr leicht zu einer mangelhaften Erwärmung auf der dem Winde exponirten und zu einer zu hohen Erwärmung auf der dem Winde abgekehrten Seite des Hauses.

Viele Klagen werden ferner darüber erhoben, dass eine schlechte Luft in den mit Luftheizung versehenen Räumen herrsche. Der Grund dieser Klage liegt fast jedesmal in dem Fehlen geeigneter Mischcanäle und in dem Aufhören jeglicher Luftzufuhr, nachdem die Räume hinreichend erwärmt sind. Eine Luftheizung, die in normaler Weise mit Mischcanälen versehen ist, gewährt im Gegentheil eine reichlichere Lufterneuerung, als mit irgend einem anderen System erzielt werden kann. — Vielfach wird auch die Luft als staubig und von eigenthümlich brenzlichem Geruch bezeichnet. Dies ist dann der Fall, wenn die Canäle schlecht verputzt und mangelhaft gereinigt sind und wenn namentlich die Heizkammer, wie man es bei älteren Anlagen vielfach findet, überhaupt nicht zum Zwecke der Reinigung betreten werden kann, so dass es zu Staubanhäufung und Staubverbrennung auf dem Calorifer kommt.

Endlich wird der Luftheizung oft eine besonders trockene Luft vorgeworfen. Auch dieser Uebelstand liegt aber nicht im Princip der Anlage begründet, sondern findet sich nur dann, wenn entweder oft Ueberhitzung erfolgt, oder wenn die Befeuchtungseinrichtungen ungenügend und falsch angebracht sind, z. B. in den Ausströmungsöffnungen der Heizluftcanäle im Zimmer oder gar in den Kaltluftkammern, wo die Temperatur viel zu niedrig ist, um erheblichere Wasserdampfmengen zu liefern.

Kommt eine schlechte Temperatur-Regulirung, Fehlen der Mischcanäle, reichliche Staubbildung, mangelhafte Befeuchtung der Luft und durch die Verbrennung des Staubes noch die Bildung brenzlicher Producte zusammen, so resultirt allerdings eine höchst lästige Wirkung durch ein solches Zerrbild einer Luftheizungsanlage; durch eine vollkommenere Anlage und verständigen Betrieb können aber alle diese Uebelstände sehr leicht beseitigt werden.

Wasserheizung.

Das Wasser ist sehr geeignet zur Wärmeübertragung wegen seiner grossen Wärmecapacität. Die Anordnung einer Wasser-Heizanlage ist so, dass im Souterrain der Feuerraum und über diesem ein Kessel sich befindet. Von letzterem geht ein Röhrensystem aus, das wieder in den Kessel zurückführt und inzwischen die verschiedenen zu beheizenden Räume durchläuft. Das im Kessel erwärmte Wasser wird als specifisch leichter zunächst nach oben bis zum höchsten Punkte des Systems gedrückt;

von da fliesst es allmählich unter steter Abkühlung wieder zum Kessel zurück.

Ist das Röhrensystem oben offen, so erreicht die Temperatur des Wassers im äussersten Falle 100° oder wenig darüber. In Folge dieser niederen Temperatur muss die Masse des Wassers, welches den Wohnräumen zugeführt wird, relativ gross sein und die Röhren weit. Die Anlage ist daher theuer und man findet sie hauptsächlich in Privathäusern, seltener in öffentlichen Gebäuden („Niederdruckwasserheizung“ oder „Warmwasserheizung“). — Oder das Röhrensystem ist oben geschlossen durch ein belastetes Ventil. Je nach der Belastung erzielt man eine Temperatur von 120—200° und bedarf dann geringerer Wasserquantitäten und engerer Röhren. Eine solche Heizanlage bezeichnet man als „Hochdruckwasserheizung“ oder „Heisswasserheizung.“

Bei der Warmwasserheizung sind die Heizkörper entweder sogenannte Säulenöfen; ein Mantel aus doppeltem Eisenblech, zwischen dessen Wandungen das Wasser circulirt, umschliesst einen Luftraum, der mit der Zimmerluft communicirt, so dass dieselbe unten ein- und oben abströmt. Gewöhnlich wird der Luftraum ausserdem mit einem verstellbaren Zufuhrcanal von aussen in Verbindung gebracht, so dass (wie bei den Mantelöfen) beliebig auf Circulation oder Ventilation eingestellt werden kann. — Oder es werden kastenartige Vorsprünge, oder auch Röhrenconvolute, oder ziehharmonikaähnliche Koffer an einer Wand, unter den Fensterbrüstungen etc. angebracht, die als Heizkörper fungiren. An der höchsten Stelle des Röhrensystems findet sich ein Expansionsgefäss, von welchem aus das ganze System mit Wasser gefüllt wird. An der tiefsten Stelle ist ein Entleerungshahn angebracht.

Die Regulirung der Heizung erfolgt dadurch, dass jeder einzelne Ofen durch einen Hahn abgesperrt werden und von weiterer Zufuhr warmen Wassers ausgeschlossen werden kann. Soll eine schnellere Kühlung des Zimmers erzielt werden, so kann man das Wasser des Ofens ablassen. Ausserdem sind noch die Ventilationscanäle zu einer Regulirung geeignet.

Die Beheizung wirkt sehr nachhaltig in Folge der grossen im Wasser aufgespeicherten Wärmemenge. Allerdings gelingt das Anheizen nur langsam, und bei plötzlichem Absinken der Temperatur kann eine genügende Erwärmung auf Schwierigkeiten stossen. Es ist zweckmässig, für solche Fälle einen Gasofen in Reserve zu haben. — Wird die Heizung während des Winters nicht benutzt, so muss das Wasser vollständig abgelassen werden, damit die Röhren nicht durch Einfrieren desselben geschädigt werden.

Eine praktisch sehr bewährte Variation der Warmwasserheizung ist die Centralheizung von LIEBAU in Magdeburg, bei welcher der Heizkessel im Küchenherd angebracht ist, so dass die Herdfeuerung zugleich die Wohnräume heizt. Der Betrieb ist dadurch ausserordentlich einfach und billig; diese Heizanlage hat sich namentlich für kleinere Privathäuser auf das beste bewährt.

Bei der Heisswasserheizung sind enge, sehr starke, auf 150 Atmosphären geprüfte Röhren vorhanden. Auch der Heizkessel stellt nur ein spiralig aufgerolltes Rohr dar. Die Heizkörper bestehen ebenfalls in kleineren Spiralen. Am höchsten Punkte des Röhrensystems befindet sich ein Expansionsrohr. Dasselbe ist mit einem Expansionsdruckventil verschlossen, das so belastet ist, dass es sich erst bei 15 Atmosphären Druck öffnet und das überschüssige Wasser in ein Reservoir treten lässt. Durch ein Expansionssaugventil tritt beim Erkalten das Wasser wieder in das Röhrensystem zurück. Jedes Röhrensystem hat höchstens 180 m Länge; bei einiger Ausdehnung des Hauses werden daher mehrere Systeme nebeneinander angelegt. Die Heisswasserheizung ist billig in der Anlage und gestattet rasche Anheizung; die Heizkörper kühlen sich aber auch rasch wieder ab, ferner strahlen sie ziemlich stark aus und geben zuweilen zu üblen Gerüchen durch Verbrennung von Staub an den Röhren Anlass. In einigen Fällen haben Explosionen stattgefunden, die allerdings immer den Kessel betrafen. Für Privathäuser, Krankenhäuser, Schulen ist die Heizung im Ganzen nicht geeignet.

Aus der Hochdruckwasserheizung lässt sich eine sogenannte Mitteldruckwasserheizung dadurch herstellen, dass man die Rohre weiter construirt und das Ventil so wenig belastet, dass eine maximale Temperatur von 120—130° resultirt.

Eine verbreitete Anwendung, auch für Schulen und Krankenhäuser, hat die Heisswasserheizung in Verbindung mit einer Luftheizung gefunden. Der Calorifer besteht dann aus einem längeren, spiralig aufgerollten Rohr einer Heisswasserheizung; die Anordnung der Luftkammer und der Canäle ist wie bei der Feuerluftheizung. Vor dieser bietet die Heisswasserluftheizung den Vortheil, dass nicht so starke Ueberhitzung des Calorifers und der Heizluft eintreten kann.

Dampfheizung

gestattet Anlagen von unbeschränkter Ausdehnung, die sich daher namentlich für grosse Etablissements, eventuell für ganze Stadtviertel, eignen. Besonders zweckmässig ist Dampfheizung für Gebäude, welche bereits zum Betriebe der Küche, der Wäsche, der Bäder etc. eines grösseren Dampfkessels bedürfen.

Der Kessel befindet sich gewöhnlich ziemlich entfernt vom Hause und wird durch das Condenswasser gespeist. Vom Kessel aus wird der Dampf in einer Rohrleitung aus Schmiedeeisen oder Kupfer den Wohnräumen zugeführt. Da der Dampf gewöhnlich nicht mehr wie $1\frac{1}{2}$ Atmosphären Spannung hat, also eine Temperatur von 110 bis 120°, und da derselbe eine sehr geringe Wärmecapacität besitzt, müssten eigentlich sehr grosse Dampfmengen zur Beheizung der Räume nothwendig sein. Man rechnet indess gar nicht wesentlich auf die von dem strömenden Dampf abgegebene Wärme, sondern vielmehr auf diejenige Wärme, welche bei der Condensation des Wasserdampfs frei wird. Bei der Bildung von 1 Liter Condenswasser werden 540 Wärmeeinheiten frei und für die Erwärmung der Wohnräume verfügbar, wenn man die Condensation in den in den Zimmern aufgestellten Heizapparaten vor sich gehen lässt.

Die Röhren sind mit Compensatoren versehen, welche der Wärmeausdehnung Rechnung tragen. Das Hauptrohr führt den Dampf zunächst zu dem höchsten Punkt der Anlage und von da durch die Heizkörper abwärts. Lässt man das Condenswasser in den Dampfröhren zurückfliessen, so entstehen fortgesetzt störende Geräusche; man wählt daher gewöhnlich besondere Rohre zur Ableitung des Condenswassers. Dieselben können weit engeres Lumen haben, als die Dampfrohre, da der Dampf ein 1700 mal grösseres Volumen besitzt, als das entsprechende Condenswasser. — Damit durch die Condenswasserröhren kein Dampf entweicht, findet der Uebertritt des Wassers in dieselben vermittelst selbstthätiger Ventile statt, z. B. mit Hülfe von Töpfen, in welchen ein Schwimmer sich befindet, der erst bei gewissem Hochstand des Wassers ein unten angebrachtes Ventil hebt, um es nach erfolgtem Ablauf wieder zu schliessen.

Die Heizkörper werden durch Oefen nach Art der Warmwasseröfen oder durch Register oder Röhrenconvolute gebildet. Bei der Condensation entsteht ein Vacuum, und die Röhren und Heizapparate würden leicht durch den äusseren Luftdruck comprimirt werden, wenn man nicht dafür sorgt, dass Luft in die Röhren eintreten kann. Die eingedrungene Luft muss dann aber, um dem einströmenden Wasserdampf kein Hinderniss zu bereiten, beim Zulassen neuen Dampfes wieder entfernt werden. Dieses Ein- und Abströmen der Luft in das Röhrensystem geschieht entweder durch besondere Hähne oder durch selbstthätige Ventile, ist aber gewöhnlich mit lästigen Geräuschen verbunden.

Da die Dampfheizung wenig nachhaltig wirkt, führt man gern Dampfwasseröfen als Heizapparate ein; in denselben wird eine grössere

Menge Wasser durch Dampf erhitzt und so ein gewisses Wärmereservoir geschaffen.

Vielfach legt man der störenden Geräusche wegen die Heizkörper überhaupt nicht in die Wohnräume selbst, sondern verbindet die Dampfheizungen mit einer Luftheizung der Art, dass man die Luft an einem centralen Dampfheizkörper oder an mehreren, z. B. auf dem Corridor aufgestellten Heizkörpern sich erwärmen und dann in das Zimmer einströmen lässt.

Grosse Verbreitung gewinnen in neuerer Zeit die sogenannten Niederdruckdampfheizungen (z. B. von Bechem & Post), die auch in kleineren Gebäuden, Privathäusern, Krankenhäusern sich mit Vortheil ausführen lassen.

Der Kessel dieser Heizung hat ein offenes Standrohr, so dass höchstens $^1/_2$ Atmosphäre Ueberdruck vorhanden ist, und ist daher nicht concessionspflichtig. Im Kessel befindet sich ein centraler Heizkasten, der von oben beschickt wird. Der Luftzutritt zur Feuerung erfolgt durch einen Canal, dessen Eingangsöffnung durch Heben resp. Senken eines äquilibrirten Deckels verkleinert oder vergrössert werden kann. Der Deckel hängt an einem mit Quecksilber gefüllten Rohr, welches mit dem Kessel communicirt. Steigt in Folge geringeren Wärme- und Dampfverbrauchs in den Zimmern der Dampfdruck im Kessel, so sinkt der Deckel herab und der Luftzutritt und damit die Verbrennung wird geringer. Ist dagegen der Dampfverbrauch bedeutender und sinkt der Dampfdruck im Kessel, so wird der Deckel gehoben und Luftzufuhr und Feuerung werden intensiver. — Die übrige Anordnung ist ähnlich wie bei den sonstigen Heizungsanlagen; nur fliesst das Condenswasser im Dampfrohr zurück. Die Heizapparate sind Rippen-Register oder Schlangen, die mit einem Mantel aus schlecht leitendem Material umgeben sind, so dass keine Erwärmung der Zimmer durch Strahlung stattfindet. Die Beheizung geschieht vielmehr durch erwärmte Luft, die unten an dem Heizapparate ein- und oben austritt. Die Eintrittsöffnung ist beliebig verstellbar und dadurch wird die Wärmezufuhr zum Zimmer regulirt. Vom Heizapparat geht ausserdem ein Canal nach aussen, durch welchen frische Luft in's Zimmer nach Bedarf eingeführt werden kann.

Es wird wohl behauptet, dass die ganze Heizung sich automatisch regulire. Thatsächlich wird aber der Wärmeverbrauch im Zimmer zunächst durch Menschenhand regulirt, indem die Oeffnung für den Luftzutritt zum Heizkörper vergrössert und verkleinert oder Aussenluft zugeführt wird; erst nachdem dies geschehen, passt sich dann die Dampfproduction im Kessel und der Verbrauch an Brennmaterial dem jeweiligen Wärmeconsum an.

Wasserverdunstung kann bei diesem System leicht durch Aufstellung von Schalen auf den Heizapparaten erfolgen; die angebliche Wasserverdunstung durch die Poren der Heizapparate ist für gewöhnlich nicht genügend. — Beim Absinken des Wasserstandes im Kessel unter eine bestimmte Marke ertönt eine Alarmpfeife. Die Bedienung der Anlage ist so einfach, dass es keines geschulten Heizers bedarf.

Neuerdings wird vielfach empfohlen, die Heizung von Wohnräumen mit Wasser und Dampf oder mit Oefen zu bewirken und völlig getrennt davon dem Raume noch eine Ventilation durch Zufuhr von gewärmter Luft zu verschaffen. Die Unabhängigkeit beider Anlagen von einander ist von entschiedenem Vortheil, aber kostspielig und erfordert exacte Bedienung.

Literatur: Wolffhügel, Die Heizung, in Eulenberg's Handb. d. öff. Gesundheitswesens, 1881. — Voigt u. Rietschel im deutschen Bauhandbuch, Th. I, 1880. — Fischer im Handbuch der Architektur, Th. III, Bd. 4, 1881. — Fanderlik, Elemente der Lüftung und Heizung, 1887.

IV. Ventilation der Wohnräume.

Die in einem geschlossenen Raume lebenden Menschen verändern die daselbst gebotenen Existenzbedingungen und namentlich die Beschaffenheit der Luft in hohem Grade.

Erstens produciren sie grosse Mengen Wärme und Wasserdampf, so dass schliesslich eine ausreichende Entwärmung des Körpers auf Schwierigkeiten stösst. In der Literatur sind mehrere Beispiele verzeichnet, in welchen durch Zusammendrängen zahlreicher Menschen in einem engen, geschlossenen Raume viele Todesfälle bewirkt wurden. So wurden im Jahre 1756 nach der Eroberung von Kalkutta durch den Nabob von Bengalen 146 Engländer in ein Gefängniss von 18 Quadratfuss Fläche geworfen; am nächsten Tage waren nur noch 23 Gefangene am Leben. Ebenso starben von 300 gefangenen Oesterreichern, die nach der Schlacht von Austerlitz eng gedrängt in ein Zimmer gesperrt waren, innerhalb einer Nacht 260. In allen diesen Fällen ist die Todesursache wesentlich in der Behinderung der Wärmeabgabe zu suchen (vgl. S. 80).

Zweitens consumiren die Bewohner eines Zimmers allmählich den Sauerstoff der Luft. Jedoch treten — wie bereits früher hervorgehoben wurde — erst bei starker Verminderung merkliche Folgen zu Tage, und zu einer derartigen Verminderung pflegt es in Wohnräumen nicht zu kommen, weil der Abschluss derselben nie so dicht ist, dass nicht ein gewisser Ersatz des Sauerstoffs durch Eindringen von Aussenluft stattfände, und weil ausserdem der Tod durch Wärmestauung bereits viel früher erfolgt, ehe der verminderte Sauerstoffgehalt Störungen hervorrufen kann.

Drittens wird die Luft bewohnter Räume durch mannigfache gasige Beimengungen verunreinigt. Die Menschen liefern CO_2; ferner riechende Gase, die vorzugsweise durch Zersetzung der auf

Haut und Schleimhäuten sich sammelnden Epithel- und Secretresten oder bei der Darmverdauung entstehen, z. B. flüchtige Fettsäuren, Schwefelammonium und andere noch nicht genauer definirte Producte. — Eine bedeutende Menge verunreinigender Gase liefern auch die Beleuchtungsmaterialien. In Fabriken und bei gewissen Gewerbebetrieben kommen vielfach noch specifische, theils giftige, theils übelriechende Gase hinzu. — Bezüglich der hygienischen Bedeutung dieser Luftverunreinigungen ist auf die S. 156—158 gegebenen Ausführungen zu verweisen.

Viertens kommt es in bewohnten Räumen oft zu einem starken Staubgehalt der Luft. Eingeschleppte Erde, Staub aus der Füllung des Zwischenbodens, Fasern von der Kleidung und den Möbelstoffen, die feinsten Theilchen der Brennmaterialien und die mit der Aussenluft in den Wohnraum gelangenden Staub- und Russpartikel bilden das Material des Wohnungsstaubs, der bei den verschiedensten Hantierungen und Bewegungen der Bewohner in die Luft aufgewirbelt wird. — In besonders grossen Mengen wird bei manchen Gewerben Staub geliefert (s. unten).

Fünftens gesellen sich zum Lufstaub infektiöse Organismen, wenn Infektionsquellen in den Wohnraum gebracht wurden. In Krankensälen, in Zimmern, die von Phthisikern bewohnt sind etc., ist die Luft häufig mit Infektionserregern beladen und kann zu Infektionen Anlass geben (vgl. S. 167).

Die Ventilation verfolgt nun den Zweck, alle diese durch die Bewohner bewirkten Veränderungen der Wohnungsluft möglichst zu beseitigen und die Räume auch für längere Zeit ohne jeden Nachtheil für die Gesundheit bewohnbar zu erhalten. Sie hat daher die Aufgabe: 1) Die producirte Wärme abzuführen und die Wärmeabgabe der Bewohner zu erleichtern; 2) den verbrauchten Sauerstoff zu ersetzen; 3) die gasigen Verunreinigungen der Wohnungsluft zu entfernen; 4) den Staub und 5) etwaige am Staub haftende Infektionskeime zu beseitigen.

Diesen Zweck erreicht die Ventilation theils durch Fortschaffung der unbrauchbar gewordenen Wohnungsluft, theils durch Zuführung frischer, reiner Aussenluft; und zwar muss selbstverständlich die Grösse der Luftzufuhr in jedem Fall dem Grade der Verunreinigung der Wohnungsluft angepasst werden. Es ist dementsprechend zunächst die Frage aufzuwerfen, wie sich über den quantitativen Ventilationsbedarf eine Orientirung gewinnen lässt; sodann sind die Mittel und Wege zu bezeichnen, mit Hülfe deren das geforderte Ventilationsquantum geliefert werden kann und es sind die verschiedenen Arten von

Ventilationsanlagen zu schildern; und schliesslich ist zu fragen, inwieweit die praktisch ausführbaren Ventilationsanlagen den einzelnen oben aufgezählten Aufgaben gerecht werden.

A. Der quantitative Ventilationsbedarf.

Bei der Abmessung des Ventilationsbedarfs berücksichtigt man gewöhnlich nur die gasigen Verunreinigungen der Luft, da diese besser als Wärme, Staub etc. einer Messung zugänglich sind.

Es lässt sich auf Grund der über den CO_2-Gehalt der Wohnräume gesammelten Erfahrungen leicht feststellen, wie viel Luft einem Wohnraume stündlich resp. täglich zugeführt werden muss, wenn keinerlei Belästigungen durch die daselbst der Luft beigemengten gasförmigen Producte der Respiration und Beleuchtung eintreten soll. Wie oben (S. 153) näher ausgeführt wurde, empfindet man bei einem Gehalt der Luft von 1,0 pro mille Kohlensäure bereits eine gewisse Belästigung, vorausgesetzt, dass die CO_2 der menschlichen Athmung und der Beleuchtung entstammt, und dass die hygienisch differenten, die Kohlensäure begleitenden gasigen Producte wie gewöhnlich gleichzeitig und in entsprechender Menge in die Luft übergegangen sind. Dementsprechend ist der Gehalt der Wohnungsluft an CO_2 durch die Lüftung mindestens auf der Grenze von 1·0 pro mille CO_2 zu halten.

Wie viel Luft nöthig ist, um dies Ziel in jedem Einzelfall zu erreichen, das ist leicht zu berechnen, sobald man die Menge der Kohlensäure berücksichtigt, welche Menschen und Beleuchtungsmaterialien in der Zeiteinheit (1 Stunde, 1 Tag etc.) produciren.

Ein Mensch liefert stündlich 22·6 Liter CO_2; ein Schulkind im Durchschnitt 10 Liter, eine Stearinkerze 12 Liter, eine Petroleumlampe 60 Liter, eine Gasflamme 100 Liter. Befindet sich also z. B. nur ein Mensch in einem Wohnraum, und werden von demselben stündlich 22·6 Liter Kohlensäure producirt, so soll sich diese Menge Kohlensäure auf ein derartiges Luftquantum $= x$ vertheilen, dass der Gehalt an CO_2 nur 1:1000 beträgt. Da die zugeführte Luft bereits einen gewissen CO_2-Gehalt mitbringt, nämlich 0·3 pro mille, also 0·0003 Liter in jedem Liter Luft, so lautet die Gleichung

$$\frac{22{\cdot}6 + x\,.\,0{\cdot}0003}{x} = \frac{1}{1000}$$

und wir finden in dieser Weise $x = 32\,000$ Liter oder 32 cbm. Diese Luftmenge von 32 cbm muss also stündlich je einem Menschen zugeführt werden, falls der Kohlensäure-Gehalt im Wohnraum niemals über 1 pro mille steigen soll.

Es ergiebt sich hieraus weiter die erforderliche Grösse des Wohnraumes, der sogenannte Luftkubus, für einen Menschen. Man hat nämlich die Erfahrung gemacht, dass sich die Luft eines Wohnraumes durch Ventilation im Allgemeinen nicht mehr wie 2—3 mal pro Stunde erneuern lässt, ohne dass lästige Zugempfindung auftritt. Auch pflegen die Motoren, welche wir bei unseren Ventilationsanlagen benutzen, selten mehr als eine zweimalige Erneuerung der Luft pro Stunde zu leisten. Daraus folgt, dass der minimale Luftraum für einen Menschen auf 16 cbm, die Hälfte des Ventilationsquantums, normirt werden muss.

Dieses Maass repräsentirt übrigens das äusserste Minimum, das also z. B. für Schlafsäle in Gefängnissen, Kasernen u. s. w. einzuhalten ist, da in den meisten Fällen die Ventilation weit weniger als eine zweimalige Erneuerung der Zimmerluft leistet. Für Kranke ist der Luftkubus mindestens auf 30 cbm, das Ventilationsquantum auf 60 cbm pro Stunde festzusetzen.

B. Einrichtungen zur Deckung des Ventilationsbedarfs.

Die erforderlichen Luftmengen kann man zunächst durch die sogenannte natürliche, ohne unser Zuthun sich vollziehende Ventilation zu beschaffen suchen. Man verlässt sich alsdann auf die stets vorhandenen natürlichen Oeffnungen des Wohnzimmers, die in den Poren des Mauerwerks, des Fussbodens und der Decke, ferner namentlich in den Undichtigkeiten, Ritzen und Fugen der Fenster und Thüren gegeben sind.

Es lässt sich nun aber leicht nachweisen, dass die vertikalen Wandungen sich an der natürlichen Lüftung des Zimmers überhaupt nur wenig betheiligen und dass der hauptsächlichste Luftstrom das im Winter erwärmte Haus vertikal von unten nach oben durchzieht; in entgegengesetzter Richtung, wenn das Haus kälter ist als die Aussenluft. Diese Art von Luftzufuhr führt also wesentlich zu einem Luftaustausch der verschiedenen Stockwerke, der in keinem Falle zu befürworten ist. — Ausserdem wissen wir bei sämmtlichen Eintrittsöffnungen für die natürliche Ventilation nichts genaueres über die Herkunft der einströmenden Luft. Ferner haben wir keine Regulirung dieser Ventilation in der Hand; dieselbe zeigt sich bei Windstille und schwachen Winden völlig ungenügend, während sie sich bei heftigem Sturm leicht in unangenehmer Weise fühlbar macht. Endlich ist die Lage der Oeffnungen vielfach der Art, dass Zugempfindung auftritt oder dass gerade die unbewohnten Theile des Zimmers von der Ventilation betroffen werden.

Es ist somit die natürliche Ventilation von dem Ideal einer

Lüftungsanlage so weit als möglich entfernt. Wir müssen vielmehr suchen, so viel als möglich besondere, künstliche Lüftungsanlagen einzurichten; bei diesen muss

1) die Entnahmestelle genau bekannt sein und wir müssen Garantie für Reinheit der zugeführten Luft haben;

2) müssen wir die Lage der Zufuhr- und der Abfuhröffnungen so wählen können, dass unter keinen Umständen, auch nicht bei stärkeren Luftströmungen, eine Belästigung der Bewohner eintritt und dass doch eine möglichst vollständige Durchlüftung des bewohnten Theils des Zimmers erfolgt;

3) muss die Ventilation jeder Zeit leicht regulirbar sein. Wir müssen die Triebkräfte, welche die Zu- und Abfuhr der Luft bedingen, je nach Bedarf steigern oder hemmen können. Bei stärkerer Luftverunreinigung und beim Schwächerwerden der natürlichen Motoren müssen wir die Luftzufuhr nach Bedarf vermehren, bei heftigem Winde eventuell abstellen können.

1) Was zunächst die Art der Luftentnahme und die Garantie für die Reinheit der Zufuhrluft betrifft, so unterscheidet man 2 Ventilationssysteme, die in dieser Beziehung sehr Ungleiches leisten; nämlich das Aspirationssystem und das Pulsionssystem. Bei ersterem besorgt der Motor die Abströmung der Luft, befindet sich jenseits des von dem Luftstrom zu ventilirenden Raumes. Bei der Pulsion besorgt der Motor die Zuströmung und befindet sich — in der Richtung des Luftstroms — vor dem zu ventilirenden Raum.

Die Pulsion ist insofern entschieden vorzuziehen, als man bei dieser gerade die Entnahmestelle der Luft besonders in's Auge fasst und also auf ein Eindringen frischer, reiner Luft in erster Linie achtet. Um die abströmende Luft kümmert man sich meist gar nicht. — Bei der Aspiration weist man der abströmenden Luft zwar besondere Wege an, achtet aber gewöhnlich gar nicht darauf, woher und auf welchen Wegen die Luft dem Wohnraum zuströmt.

Jedoch lässt sich die Aspiration der Pulsion fast gleichwerthig machen dadurch, dass man ausser den Abfuhrcanälen auch besondere, ausreichend weite Zufuhrcanäle von einer bestimmten tadellosen Stelle aus anlegt. Wirkt man dann aspirirend, so bleiben alle engeren, zufällig vorhandenen Oeffnungen unberücksichtigt und die Zuströmung erfolgt nur auf dem gewiesenen Wege. In diesem Falle ist also Aspiration und Pulsion ungefähr gleichwerthig.

2) Die Frage, wo die Ventilationsöffnungen im Zimmer angebracht werden sollen, ist nicht ganz leicht zu entscheiden und variirt je nach den Bedürfnissen. — Für gewöhnlich ist das untere Drittel

des Zimmers, das eigentlich bewohnt wird, zu ventiliren, und man könnte es daher wohl für das richtigste halten, in diesem unteren Drittel die Einströmungsöffnungen, und oben, nahe der Decke, die Abströmungsöffnungen anzubringen. Diese Anordnung ist jedoch nur dann zulässig, wenn die Aussenluft, wie dies im Hochsommer der Fall ist, ungefähr die gleiche Temperatur hat, wie die Zimmerluft („Sommerventilation"). Andernfalls ist stets mit dieser Anordnung eine zu lästige Zugempfindung verbunden. Während des grösseren Theils des Jahres sind daher die Zufuhröffnungen unbedingt über Kopfhöhe anzulegen, und auch dann ist dem Luftstrom zunächst eine Richtung nach oben zu geben. Von da soll sich die Luft allmählich nach abwärts senken, das bewohnte untere Drittel des Zimmers durchströmen und dann unten abgeführt werden („Winterventilation").

Es ist zwar darauf hingewiesen, dass die verdorbene Luft sich gewöhnlich unter der Decke am stärksten ansammelt. Dies ist aber nur dann der Fall, wenn der Raum nicht genügend ventilirt wird. Ist die Ventilation ausreichend, so kommt es zu keiner solchen Ansammlung und es wird bei der angegebenen Ventilationsrichtung eine durchaus reine Luft in den unteren Theil des Zimmers geführt.

Nicht selten kommt es aber vor, dass vorübergehend die Ventilation ungenügend ist (wenn ausnahmsweise zahlreiche Menschen sich in dem Zimmer versammeln etc.) und dass dann Wärme, Tabaksrauch etc. im oberen Theile des Zimmers sich häufen. In diesem Fall ist das Zimmer zweckmässig zeitweise so zu ventiliren, dass eine obere, nahe der Decke oder in der Decke gelegene Abströmungsöffnung benutzt wird, während die Einströmung wie bisher (über Kopfhöhe) bleibt. Für die Dauer ist diese Anordnung jedoch nicht empfehlenswerth, weil dabei das untere Drittel des Zimmers verhältnissmässig unberücksichtigt bleibt.

Eine andere Anordnung ist ferner dann nöthig, wenn unter der Decke starke Wärmequellen, z. B. Gaskronleuchter etc. angebracht sind, die ein kräftiges Aufsteigen der verdorbenen Luft bewirken. Die Abströmung ist dann zweckmässig oben, die Einströmung im unteren Theil des Zimmers anzubringen, wie bei der Sommerventilation. Sobald es sich aber um kalte oder um stark erwärmte Luft handelt, muss dann gleichzeitig eine energische Vertheilung der eindringenden Luft, am besten auf sehr viele kleine Oeffnungen (Porenventilation) vorgesehen werden, um die Zugempfindung zu vermeiden. Jede solche Zerlegung des Luftstroms erfordert indess einen bedeutend grösseren Aufwand an Betriebskraft.

3) Die jeweilige quantitative Leistung und die Regulirfähigkeit

der Ventilationsanlage ist von der Art des angewendeten Motors abhängig.

Als Motoren stehen uns zur Verfügung: a) der Wind, b) Temperaturdifferenzen, c) maschineller Betrieb.

a) Der Wind. Derselbe muss bei jeder Ventilationsanlage berücksichtigt werden, weil er dieselbe andernfalls leicht ungünstig beeinflussen kann. Statt dessen sucht man den Wind so viel als möglich zur Unterstützung der Anlage heranzuziehen. Sich auf den Wind als ausschliesslichen Motor zu verlassen, ist nicht empfehlenswerth, weil Richtung und Stärke des Windes zu grossen Schwankungen unterliegen. In einer gewissen Höhe über dem Boden haben wir allerdings fast niemals völlige Windstille, aber die Differenzen der Windstärke sind doch enorm gross und würden eine fortgesetzte Regulirung der Anlage nöthig machen.

Die Unterstützung der Anlage durch Wind wird gewöhnlich in der Weise arrangirt, dass man denselben aspirirend auf die Luft der Abfuhrcanäle wirken lässt, und dass man Einrichtungen trifft, mittelst welcher diese Aspiration bei jeder Windrichtung ausgeübt wird. Dies wird erreicht durch die Schornsteinaufsätze oder „Saugkappen". Die Wirkung derselben stützt sich auf 2 experimentell begründete Erfahrungen: einmal darauf, dass jeder Luftstrom in Folge der Reibung die nächstgelegenen Lufttheilchen mit sich fortreisst und hierdurch in seiner Umgebung eine Luftverdünnung veranlasst, die zu weiterem Zuströmen der umgebenden Luft den Antrieb giebt; zweitens darauf, dass ein Luftstrom, der gegen eine Fläche oder gegen einen Cylinder geblasen wird, nicht etwa reflectirt wird, sondern sich über die ganze Fläche ausbreitet und an den Rändern in derselben Richtung weiter fliesst, dabei aber an der entgegengesetzten Seite eine kräftige Luftverdünnung erzeugt. Auf das erste Princip sind z. B. die Wolpert'schen Aufsätze gegründet, bei welchen der Wind bei jeder Richtung gezwungen wird, in einem schräg von unten nach oben gerichteten Strome über die Oeffnung des Abfuhrcanals hinwegzustreichen. Fortwährend wird dann Luft aus dem Canal aspirirt. Durch eine horizontale Deckelplatte gewähren diese Aufsätze ausserdem Schutz gegen Einfall von Regen. — Die nach dem zweiten Princip construirten Aufsätze sind Cylinder, die oben rechtwinklig gekrümmt sind und am Ende des kurzen horizontalen Schenkels eine grosse Oeffnung tragen. Oberhalb der Oeffnung ist eine Windfahne angebracht, und der Cylinder ist auf dem Schlot drehbar. Der Aufsatz stellt sich dann immer so, dass die Oeffnung vom Winde abgewandt ist, und dieser an derselben stets aspirirend wirkt.

Hierher gehört auch die sogenannte Firstventilation, die vielfach bei Krankenbaracken, ferner bei Eisenbahnwagen etc. angewendet wird. Ueber dem offenen Dachfirst wird in einem gewissen Abstand ein dachartiger Aufsatz angebracht und der Zwischenraum zwischen diesem und dem Dach mit stellbaren Jalousien ausgefüllt. Durch entsprechende Stellung der letzteren kann es erreicht werden, dass der Wind in jedem Falle von unten nach oben über den offenen Dachfirst wegstreicht und hier aspirirend auf die Luft des Innenraums wirkt.

Bei allen diesen Aspirationswirkungen des Windes muss natürlich vorausgesetzt werden, dass besondere Zufuhrcanäle für die Luft vorhanden sind, da andernfalls unreine Luft aus beliebigen anderen Räumen (Closets, Küchen) in die zu ventilirenden Zimmer eingeführt wird.

Will man die drückende Wirkung des Windes zur Ventilation benutzen, so legt man in den oberen Fensterscheiben Glas-Jalousien an, durch welche die einströmende Luft zunächst gegen die Decke dirigirt wird. Oder man macht die oberen Fensterscheiben um eine horizontale Achse drehbar, so dass die Scheibe nach innen klappt. Je nach Bedarf kann man dann eine grössere oder kleinere Oeffnung herstellen, und der eindringende Luftstrom wird auf der schrägen Fensterfläche zunächst nach oben dirigirt. Durch Schutzbleche, die eventuell durchbrochen sein können, wird das seitliche Ausströmen der Luft verhindert (SHERINGHAM'sche Lüftungsklappe). — Vielfach werden einfache Oeffnungen in einer der Aussenwände nahe der Decke angebracht und mit irgend welchen Zierrathen oder auch mit rotirenden Rädchen versehen, um eine möglichste Vertheilung der eindringenden Luft zu bewirken. Selbstverständlich ist nicht daran zu denken, dass die rotirenden Rädchen eine Verstärkung des Luftstroms bewirken. Sie werden im Gegentheil durch die in das Zimmer eindringende Luft bewegt und wirken also nur hemmend und schwächend auf die Ventilation.

Auf Schiffen wendet man vielfach die sogenannten Pressköpfe an, durch welche frische Luft in die unteren Räume (namentlich in den Maschinenraum) eingepresst wird; dieselben sind ebenso geformt wie die aspirirend wirkenden cylindrischen Aufsätze, nur dass die Oeffnung hier dem Wind entgegengerichtet ist. Mit Pressköpfen anderer Construction werden die Einströmungsöffnungen für Pulsionsanlagen versehen; dieselben sollen wenigstens eine der gewünschten entgegengesetzte Stromrichtung verhindern.

b) Temperaturdifferenzen. Sobald Luft erwärmt wird, dehnt sie sich aus und wird specifisch leichter. Da die entstehenden Gewichtsdifferenzen sehr bedeutend sind, so kommen starke Gleichgewichtsstörungen und bedeutende Ueberdrücke zu Stande. Diesen entsprechend findet dann eine Bewegung der Luft statt, welche sich dauernd erhält, so lange die Temperaturdifferenz vorhanden is^{+}. Die Geschwindigkeit der Bewegung ist von der Grösse der Temperaturdiffenz $t - t'$, von der Höhe der Luftsäule h und von der Fallbeschleunigung ($g = 9{,}81$) abhängig und berechnet sich im Einzelfalle nach der Gleichung:

$$v = \sqrt{\frac{2gh \,.\, (t-t')}{273 + t}}.$$

Die Temperaturdifferenzen kommen bei Ventilationsanlagen zur Anwendung erstens durch Vermittelung der gewöhnlichen Oefen. Nur vermeidet man zweckmässig die Aspiration durch beliebige zufällige Eintrittsöffnungen, sondern verbindet den Ofen mit einem bestimmten Zufuhrcanal, so dass eine Art Pulsionssystem entsteht. An der äusseren Hausseite legt man die eventuell mit Zierrathen versehene Einströmungöffnung des Canals an. Dort wird ein Presskopf und ein Insectenfilter angebracht. Von da aus wird dann der Canal im Zwischenboden hin- und schliesslich hinter dem Ofen ins Zimmer heraufgeführt. Man lässt ihn etwa einen Meter über dem Boden offen enden. Der starke Auftrieb leitet dann die Luft zunächst gegen die Decke hin, und von da senkt sie sich allmählich nach abwärts. Ein Schieber dient zur Regulirung des Querschnittes des Canals. Die eingeströmte Luft kann man entweder durch beliebige Oeffnungen den Austritt suchen lassen, oder man richtet besondere Abfuhrcanäle her, die jedenfalls an einer Innenwand, womöglich in einer durch Kamine erwärmten, liegen müssen. Die Abfuhrcanäle werden bis über das Dach geführt und dort mit Aspirationsaufsätzen versehen.

Ein ähnliches, einfaches Arrangement lässt sich auch bei Kachelöfen in der Weise treffen, dass der Zwischenraum zwischen Ofen und Wand an den beiden Seiten mit einer einfachen Mauer geschlossen wird, nachdem vorher die Zimmerwand in ihrem unteren Theile eine Oeffnung nach aussen erhalten hat. Die durch diese Oeffnungen eintretende Luft strömt dann hinter den Ofen nach aufwärts und über den Ofen weg ins Zimmer. Die Anlage ist jedoch nicht so gut regulirbar und nicht so leicht zu reinigen wie die zuerst beschriebene.

Selbstverständlich funktioniren die auf der Ofenwärme basirenden Lüftungsanlagen (auch die Luftheizungen) nur so lange die Oefen geheizt werden. Im Sommer hört die als Motor dienende Temperaturdifferenz und damit jede Luftbewegung auf. Es kann dann höchstens der Wind durch saugende Wirkung an den Aspirationschloten, oder aber drückend mit Hülfe geöffneter Fenster wirken. Das ist jedoch eine unzuverlässige, oft versagende und namentlich für die mässig warme Uebergangszeit lästige Art der Ventilation.

Besser ist es daher, auch für den Sommer einen besonderen Motor zu schaffen. Man erhält denselben z. B. durch einen eigens zu diesem Zwecke geheitzten Kamin, dessen Rauchrohr man neben den Ventilationsschornstein legt, beide nur getrennt durch eine gusseiserne Platte; oder man führt den eisernen Rauchkamin in der Mitte eines grösseren gemauerten Schornsteins in die Höhe und lässt in den stets warmen Zwischenraum zwischen beiden die Abfuhröffnungen münden.

Zur Heizung dieser Kamine bedarf man zwar nicht so viel Wärme wie im Winter, weil die Wärmeabsorption durch die Mauern unbedeutend ist; andererseits muss aber doch eine kräftige Feuerung unterhalten werden, um hinreichend starke Temperaturdifferenzen zu schaffen. Meist sind die für die Sommerventilation dienenden Feuerungen völlig ungenügend. Oft findet man auch eine fehlerhafte Anordnung der Art, dass die Einmündung der Canäle erst hoch oben erfolgt, während die Feuerung den Schornstein nur unten stark erwärmt; an der Einmündungsstelle ist dann die Wärme so gering, dass von einer erheblichen Aspiration nicht die Rede sein kann. Zweckmässig wird entweder die Feuerung oben angelegt, nahe dem Dache, oder man belässt die Feuerung unten, führt dann aber die Abfuhrcanäle ebenfalls nach unten und lässt sie in der stark erhitzten Parthie des Kamins einmünden.

Sind keine Feuerungen für die Ventilation benutzbar, so können sehr leicht durch Gasflammen die nöthigen Temperaturdifferenzen hergestellt werden. Man lässt dieselben in dem Abfuhrcanal brennen und wählt kräftig hitzende Flammen, am besten Bunsenbrenner. Dieselben fördern stündlich 120—150 cbm Luft bei einem Verbrauch von 200 Liter Gas und für den Preis von 3—4 Pf.

Bei grösseren Anlagen construirt man ganze Kränze von Bunsenbrennern oder wählt sogenannte Sonnenbrenner. — Auch die zur Beleuchtung dienenden Gasflammen können in derselben Weise ausgenutzt werden, so z. B. die Ventilationsglobes, bei welchen ein weiteres Rohr, das oberhalb der Flammen beginnt, das Gaszuleitungsrohr mantelartig umgiebt. In diesen Mantel strömen grosse Mengen heisser Luft ein und erwärmen auch das äussere Rohr stark. Um letzteres ist dann unmittelbar unter der Decke noch ein weiterer Canal angelegt, in welchem sich noch eine merkliche Erwärmung der Luft und dadurch eine Aspiration der Zimmerluft geltend macht.

Alle die vorbeschriebenen Anlagen beruhen auf Aspiration. Sie sind daher nur zulässig, wenn gleichzeitig bestimmte weite Zufuhrwege gegeben sind, z. B. herabklappbare Fensterscheiben oder Fensterjalousien oder aber jene für die Winterventilation benutzten zum Ofen resp. zum Calorifer führenden Canäle. — Stets sind Klappen oder Schieber zur Regulirung und eventuell zum vollständigen Abschluss der Canäle anzubringen, da eventuell sogar eine Umkehr der Stromrichtung eintreten kann, wenn die Erwärmung unvollständig wird.

c) Maschinenbetrieb. Derselbe bietet besondere Vortheile, weil die Maschinen die empfindlichste Regulirung gestatten. Dieselben sind jetzt in jeder Grösse und schon zu den billigsten Preisen zu haben.

Für die einfachsten Anlagen benutzt man am besten Wasserbetrieb. Entweder wählt man Turbinenrad-Ventilatoren; in denselben bewegt der Wasserstrahl ein Flügelrad; auf der gleichen Welle sitzt ein zweites grösseres Turbinenrad, das sich in einem Luftcanal befindet und bei seinen Umdrehungen die Luft vordrückt. Je nachdem man das Wasser von rechts oder links einströmen lässt, bekommt man an der gleichen Oeffnung Pulsion oder Aspiration (Kosmosventilatoren, Centrifugalventilatoren u. a. m.). — Oder man benutzt sogenannte Wasserstrahl-Ventilatoren (Victoria-Ventilator), bei welchen ein kräftiger Wasserstrahl, der durch ein feines Sieb hindurchgeht und sich dann in einem engen Cylinder ausbreitet, grosse Mengen von Luft mitreisst. Im Durchschnitt fördern diese Ventilatoren mit einem Wasserverbrauch von 100 Liter pro Stunde (also für den Preis von 1—2 Pf.) 3—400 cbm Luft. Manche derselben arbeiten nicht ohne Geräusch; doch giebt es auch Constructionen, bei welchen Geräusche kaum wahrnehmbar sind, namentlich wenn für gute Oelung der Zapfenlager gesorgt wird.

Ferner lassen sich Gasmotoren oder Dampfmaschinen verwenden, um grössere Flügel- oder Schrauben-Ventilatoren zu bewegen.

Die Flügelventilatoren bestehen aus einem geschlossenen Gehäuse, in welchem eine Welle mit Flügeln liegt. Die Luft im Gehäuse wird durch Wirkung der Centrifugalkraft an der Peripherie gedichtet, im Centrum ausgedehnt; an der Peripherie liegt die Ausblasöffnung, in der Nähe der Welle die Einströmungsöffnung. — Schraubenventilatoren bestehen aus einem offenen eisernen Cylinder, in dessen Achse eine Welle liegt, welche senkrecht mehrere schraubenförmig gewundene Flügel trägt. Durch Drehung der Welle wird eine Verdichtung der Luft hinter derselben, eine Ausdehnung vor der Welle bewirkt und dadurch eine Bewegung eingeleitet.

Auch Dampfstrahlventilatoren werden neuerdings benützt, bei welchen der Dampf aus einer engeren in eine weitere Düse eintritt und dadurch in letzterer eine Luftverdünnung erzeugt, durch welche Luft angesaugt und fortgerissen wird. Aehnlich wirkt ein Strom comprimirter Luft, der durch starke mit Dampf betriebene Luftcompressionspumpen erzeugt wird. Die letztgenannten Anlagen sind jedoch mit starkem Geräusch verbunden und daher nur für Arbeitsräume in Fabriken etc. verwendbar.

Ueber die Zufuhr gekühlter Luft siehe S. 358.

Prüfung der Ventilationsanlagen.

Eine Prüfung auf die quantitative Leistungsfähigkeit der fertigen Ventilationsanlage sollte niemals unterlassen werden, wird aber thatsächlich von den Technikern höchst selten ausgeführt.

Man benutzt dazu 1) Differentialmanometer. Dieselben messen direct den Ueberdruck der Aussen- resp. Innenluft. Da es sich um sehr kleine Ueberdrücke handelt, ist der eine Schenkel des Manometers kein vertikal aufsteigendes Rohr, sondern derselbe liegt nahezu horizontal, mit ganz geringer Steigung; ferner wird zur Füllung Petroleum benutzt, das specifisch leicht ist und sich ohne Widerstand in feinen Glasröhren bewegt. Das Instrument wird zunächst durch Wägung der Flüssigkeitsmengen, die eine bestimmte Steighöhe bewirken, geaicht. Führt man dann ein besonders construirtes Ansatzrohr in den zu untersuchenden Luftstrom und findet z. B. w mm Ueberdruck, so ist die Ventilation zu berechnen aus der Formel

$$v = 2\sqrt{\frac{g \cdot w}{3 \cdot s}},$$

wo g die Fallbeschleunigung = 9·81 und s das in Kilo ausgedrückte Gewicht eines cbm der einströmenden Luft ist.

2) Anemometer, s. S. 108. Nach genauer Aichung der Instrumente werden bei Aspirationsanlagen in der Abströmungsöffnung, bei Pulsionsanlagen in der Zuströmungsöffnung zahlreiche Messungen vorgenommen, jede von mindestens 2—3 Minuten Dauer und aus ihnen das Mittel gezogen. Eine Reihe von Bestimmungen ist in der Mitte, eine zweite in der äussersten Peripherie und eine dritte zwischen Mitte und Peripherie der Oeffnung zu machen. Die gefundene mittlere Geschwindigkeit des Luftstroms in der betreffenden Oeffnung multiplicirt mit dem Querschnitt derselben ergiebt das geförderte Luftquantum.

3) Mit Hülfe der Kohlensäure-Bestimmung. Man lässt durch Brennen von Kerzen oder durch die Athmung zahlreicher Menschen (Schulkinder) in dem zu untersuchenden Raum einen hohen CO_2-Gehalt herstellen, sodann sistirt man die weitere CO_2-Production, indem man die Lichter auslöscht oder die Menschen hinausgehen lässt, bestimmt den CO_2-Gehalt der Zimmerluft und überlässt nunmehr eine Stunde lang das Zimmer sich selbst; dann wiederholt man die CO_2-Bestimmung, findet jetzt eine gewisse Abnahme des Gehalts und berechnet aus der Intensität der Abnahme die Luftmenge, welche inzwischen von aussen in das Zimmer eingetreten ist. — Auch mit fortlaufender Production der CO_2 sind Bestimmungen der Ventilationsgrösse möglich. Doch sind die Formeln, nach welchen das Resultat berechnet werden muss, etwas complicirt und verlangen eine specielle Einarbeitung.

C. Leistung der Ventilationsanlagen.

Die Eingangs aufgezählten Aufgaben der Ventilation werden durch die beschriebenen Einrichtungen in sehr verschiedenem Grade erfüllt.

1) Für die Entwärmung der Räume im Sommer vermag die Ventilation relativ wenig zu leisten. Es bedarf hierzu ausserordentlich grosser Mengen eventuell künstlich gekühlter Luft, die höchstens durch Maschinenventilation oder aber durch dauernde Oeffnung ganzer Fensterflügel beschafft werden kann (vgl. S. 357).

2) Die Restitution des Sauerstoffs erfolgt selbst bei im übrigen ungenügender Ventilation in ausreichender Weise.

3) Eine vollständige Entfernung der gasigen übelriechenden und belästigenden Beimengungen der Luft ist zu erwarten, sobald in der S. 377 angegebenen Weise das erforderliche Luftquantum festgestellt

und dieses in zweckentsprechender Richtung und Vertheilung in die Wohnräume eingeführt wird.

Da indessen — wie bereits oben betont wurde — im Allgemeinen eine mehr als dreimalige Erneuerung des Luftraumes pro Stunde nicht zulässig ist, so existirt hier eine Grenze für die Leistungsfähigkeit der Ventilation und eine abnorm reichliche Production gasiger Verunreinigungen wird durch Ventilation nicht mehr zu beseitigen sein.

In solchen Fällen kann man versuchen, die Ventilation ausnahmsweise über die angegebene Grenze hinaus zu verstärken und durch geschickte Anlage und Vertheilung der Oeffnungen sogar eine 4 bis 5malige Erneuerung der Luft ohne lästige Empfindung für die Bewohner zu erzielen. Es gelingt dies jedoch nur mit erheblicher Verstärkung der Motoren und mit relativ bedeutenden Kosten.

Richtiger ist es, die Production der Verunreinigungen entsprechend einzuschränken. Befinden sich faulende Stoffe oder sonstige übelriechende Massen in einem Wohnraum, so soll nicht versucht werden, die Luft trotzdem durch Ventilation rein zu halten, sondern die Quellen der Luftverderbniss sind zu entfernen.

Es ist dies eine Regel, welche für alle Fälle, nicht nur für die extremen, Gültigkeit beansprucht und namentlich aus finanziellen Gründen zu beachten ist. So viel als möglich ist stets die Production der Luftverunreinigung zu verhindern und erst der unvermeidlich bleibende Rest ist durch Lüftung zu beseitigen. Dementsprechend hat man mit Fug und Recht in neuerer Zeit mehrfach den Versuch gemacht, die schlechte Luft in Schulstuben, Kasernen etc. in erster Linie dadurch zu bessern, dass die Kinder resp. Soldaten in regelmässigen Zwischenräumen Bäder erhalten, dass gleichzeitig auf möglichste Reinlichkeit der Kleidung gesehen wird, und dass die Mäntel ausserhalb des Wohnraumes zurückbleiben. Die Erfahrung hat gelehrt, dass bei Einhaltung dieser Vorschriften eine relativ geringe Ventilation genügt, um eine reine Luft herzustellen, nachdem vorher die kostspieligsten Ventilationsanlagen insufficient waren.

4) Zur Entfernung des Staubes aus der Luft eines Wohnraumes bedarf es eines Ventilationsstroms von bedeutender Stärke. Selbst die feineren und leichteren Staubpartikel, z. B. Woll- und Baumwollfasern, werden erst durch Luftströme von mehr als 0,2 m Geschwindigkeit fortgeführt; mineralischer Staub erfordert noch weit stärkere Ströme. Nun beträgt aber die Geschwindigkeit der Ventilationsluft, falls dieselbe nicht Zugempfindungen hervorrufen soll, an den Ein- und Austrittsöffnungen $^1/_2$—1 m pro Sekunde, im Innern des Zimmers dagegen $^1/_{100}$ m und weniger. Es können also lediglich aus der nächsten Um-

gebung der Abströmungsöffnungen Staubtheilchen fortgeführt werden, während im grössten Theil des Zimmers wohl ein längeres Schwebenbleiben und langsameres Absetzen der Staubtheilchen, nicht aber eine horizontale Fortführung erfolgt.

Ist daher z. B. in Fabrikräumen eine Entfernung des in Massen producirten Staubes erforderlich, so kann dies nur dadurch geschehen, dass die Abströmungsöffnung in unmittelbarste Nähe der Staubquelle gebracht wird. Sobald der Staub erst im Zimmer vertheilt ist, sind zur Beseitigung Ventilationsströme von solcher Intensität erforderlich, dass sie erhebliche Belästigung für die Bewohner und eventuell Gesundheitsstörungen mit sich bringen.

Handelt es sich um einen momentan nicht bewohnten Raum, so lässt sich die Luft durch starken Zug und bei grossen Oeffnungen und Gegenöffnungen von Staub ziemlich vollständig befreien. In den Ecken des Zimmers, unter und hinter den Möbeln bleiben jedoch stets grössere Mengen Staub zurück und bei genauerer Besichtigung erkennt man, dass auch die dem Zuge exponirte Fläche des Fussbodens, der Möbel etc. nicht völlig vom Staub befreit sind. Von diesen Stellen aus findet dann auch immer wieder ein gewisser Uebergang von Staub in die Luft statt.

5) Die in der Luft eines Wohnraumes oder Krankenzimmers schwebenden Infektionskeime zeigen gegenüber den Ventilationsanlagen ungefähr das gleiche Verhalten, wie die feineren Staubpartikelchen, an denen sie erfahrungsgemäss vorzugsweise haften (vgl. S. 161). Directe Versuche mit feinstem bakterienhaltigen Staub haben ergeben, dass selbst eine Ventilation, bei welcher der Luftraum des Zimmers viermal pro Stunde erneuert wird, noch nicht im Stande ist, eine schnellere Verminderung der in der Luft suspendirten Keime herbeizuführen, als beim Fehlen jeder Ventilation. In ruhiger Zimmerluft setzen sich die Keime allmählich innerhalb 1—2 Stunden zu Boden; bei Ventilation von der üblichen Stärke wird ein sehr kleiner Theil eventuell fortgeführt, dafür wird das Niedersinken anderer Keime verzögert, so dass der Gehalt der Luft nach 1—2 Stunden ungefähr der gleiche ist, wie bei völlig ruhiger Luft. Werden fortdauernd Keime durch Bewegungen und Hantirungen abgelöst und in die Luft übergeführt, wie dies z. B. in einem Krankenzimmer geschieht, so wird durch die Ventilation keine nennenswerthe Verminderung dieser Luftkeime erzielt, zumal kaum jemals eine andauernde Lüftung mit mehr als $1^1/_2$—2maliger Erneuerung der Zimmerluft eingerichtet wird. Nur die grossen Luftmassen, welche im Hochsommer resp. im warmen Klima ohne Belästigung des Kranken durch offene Fenster und Thüren oder

durch die ganz offenen Seiten von Zelten und zeltähnlichen Baracken in den Krankenraum eintreten können, sind zu einer mehr oder weniger vollständigen zeitweisen Befreiung der Luft von Keimen befähigt.

Lässt man auf einen unbewohnten Raum kräftigen Zug wirken, so wird die Luft bald keimfrei. Dagegen vermögen nachweislich selbst die stärksten Ströme (30malige Erneuerung der Zimmerluft pro Stunde und mehr) nicht einen grösseren Theil der auf den Begrenzungen des Raumes, Möbeln, Kleidern etc. abgesetzten staubförmigen Keime fortzuführen. Auch heftiger Wind im Freien ist bekanntlich nicht im Stande, den auf Kleidern abgelagerten Staub wieder zu entfernen. Erst wenn kräftige mechanische Erschütterungen hinzukommen, führen starke Luftströme die Keime von den Flächen fort, auf welchen sie hafteten.

Eine Desinfektion von Wohnräumen, Kleidern oder sonstigen Utensilien durch Lüftung ist daher durchaus unzuverlässig; selbst die Befreiung der Luft eines inficirten Zimmers von Keimen ist in solchem Falle bedeutungslos, weil sehr bald wieder durch Hantirungen ein Theil der an den Flächen haftengebliebenen Keime in die Luft übergeht. — Wollte man schliesslich Kleider und Möbel dadurch keimfrei machen, dass man sie in einem Luftstrom klopft und bürstet, so würde damit allerdings eine wesentliche Verringerung der haftenden Keime erzielt werden, aber fast niemals eine völlige Beseitigung; ausserdem würde man die betreffenden Arbeiter der Infektion exponiren, und in einer städtischen Wohnung würde es nicht leicht sein, einen Ort zu finden, wo diese Procedur ohne Gefahr für die Umgebung ausgeführt werden könnte.

Die vielfach herrschende Ansicht, dass unsere jetzigen Ventilationsanlagen im Stande seien, die Luft der Wohnräume von Infektionserregern frei zu halten, ist demnach nicht als richtig anzuerkennen. Vielmehr besteht die bis jetzt lösbare Aufgabe der Ventilation fast ausschliesslich in der Reinhaltung der Luft von gasigen Beimengungen und auf diesem wichtigen Gebiete vermag sie Bedeutendes zu leisten.

Literatur: Rietschel, Deutsches Bauhandbuch, Bd. II, Th. 1, S. 482 ff. — Lüftung und Heizung von Schulen, 1886. — Recknagel, Sitzungsber. der Münch. Ak. d. Wiss. 1879. — Viert. f. öff. Ges. 1884. — Fanderlik, s. unter „Heizung". — Wolpert, Theorie und Praxis der Ventilation und Heizung, 2. Aufl., 1880. — Stern, Ueber den Einfluss der Ventilation auf in der Luft suspendirte Mikroorganismen. Zeitschr. f. Hygiene, Bd. 7, p. 44.

V. Beleuchtung.

Die Beleuchtung des Wohnraums erfolgt entweder durch Tageslicht oder durch künstliche Beleuchtung.

A. Tageslicht.

Der Einfluss des Tageslichts auf den menschlichen Organismus ist bereits oben (S. 115) erörtert. — Hier interessirt uns nur noch der im Freien selten in Betracht kommende Fall, dass das Sehorgan durch eine zu geringe Lichtintensität beeinträchtigt wird. In den Wohnräumen liegt ein solcher Lichtmangel thatsächlich ausserordentlich häufig vor, nicht allein in Keller- und Hofwohnungen, sondern auch in Schulen, Fabriken etc.

Die Belichtung eines Wohnraumes ist abhängig

1) von der Grösse der Oeffnungen für den Lichteinfall, also für gewöhnlich von der Grösse der Fenster.

2) von der Grösse des Stücks freien Himmelsgewölbes, von welchem aus durch das Fenster Strahlen auf die zu belichtenden Stellen fallen.

3) von dem Winkel, unter welchem die Strahlen auf die zu belichtende Fläche auffallen. Je steiler z. B. die Strahlen auf eine Tischplatte fallen, um so kräftiger erscheint dieselbe beleuchtet. Der obere Theil der Fenster ist daher der weitaus wirksamste. (Genauer ist die Helligkeit des Fensters mit dem Sinus des Einfallwinkels der Strahlen zu multipliciren, um die Helligkeit des Tisches zu finden.)

4) von der Entfernung der zu belichtenden Fläche von dem Fenster und zwar ist die Helligkeit umgekehrt proportional dem Quadrat der Entfernung, so dass in 4 m Entfernung 16fach weniger Licht vorhanden ist als in 1 m Entfernung.

Demnach ist die Grösse der Fenster, ihre Höhe und ihre Höhenlage, die Tiefe des Zimmers, ferner die Beschränkung des Lichteinfalls durch gegenüberstehende Gebäude, Bäume etc. massgebend für die Helligkeit eines Raumes. Ausserdem aber wechselt dieselbe zeitlich je nach der Jahres- und Tageszeit, nach der Bewölkung u. s. w. Bei der Mannichfaltigkeit dieser einflussreichen Faktoren ist es sehr schwer, die Lageverhältnisse eines Zimmers zur Aufstellung bestimmter Normen zu benutzen und aus denselben im Einzelfalle zu entnehmen, ob und wie weit eine normale Belichtung vorhanden ist.

Man muss daher versuchen, durch directe Bestimmung der

Helligkeit an dem zu belichtenden Platz einen Massstab für die Beurtheilung der Wohnräume zu erhalten.

In dieser Absicht ist man z. B. so verfahren, dass man ein normales gesundes Auge und eine bestimmte Sehprobe als Massstab benutzt hat; z. B. Snellen Nr. 6 soll auf 6 m Entfernung von einem normalen Auge gelesen werden können, oder feine Diamantschrift auf eine Entfernung von 30 cm. Kann ein normales Auge diese Schrift nicht mehr deutlich erkennen, so ist zu wenig Licht an dem betreffenden Platz vorhanden.

Man bekommt indessen bei diesem Verfahren keine hinreichende Abstufung; ausserdem verfügt man nicht immer über ein gleichmässiges normales Auge und ist der subjektiven Willkür zu sehr ausgesetzt.

Entschieden zweckmässiger ist es, Photometer zu benutzen. Die gebräuchlichen Photometer von Rumford, Bunsen u. s. w. sind indess nur zur Messung der Lichtstärke bei künstlicher Beleuchtung geeignet, wo eine umschriebene nahezu punktförmige Lichtquelle vorhanden ist. Erst das vor wenigen Jahren construirte Weber'sche Photometer gestattet eine exakte Bestimmung der Helligkeit eines Zimmers bei verschiedener Tagesbeleuchtung.

Den Ausgangspunkt dieses Photometers bildet eine bestimmte Helligkeits-Einheit. Als solche bezeichnet man diejenige Helligkeit, welche durch eine Normalkerze auf einer 1 Meter entfernten weissen Fläche hervorgerufen wird = 1 Meterkerze (M.-K.). Unter Normalkerze versteht man eine Stearin- oder Paraffinkerze von 22 mm Durchmesser und 50 mm Flammenhöhe. Neuerdings wird dieselbe ersetzt durch eine Benzin- oder Amylacetatflamme von 20 mm Höhe.

Eine derartige Normalflamme brennt in dem einen Arm des Weber'schen Photometers. Man regulirt ihre Höhe an einer kleinen, neben einem Spiegel angebrachten Skala. Die Flamme wirft ihr Licht auf eine Milchglasplatte und diese erlangt auf der abgewandten Seite einen bestimmten Grad von Helligkeit, der zum Vergleich benutzt wird.

Die Milchglasplatte ist gegen die Flamme durch eine Schraube verschiebbar und die Entfernung beider kann an einer aussen befindlichen Skala abgelesen werden. Bei gleichbleibender Flamme hängt die Helligkeit der Milchglasplatte von der Distanz zwischen Platte und Flamme ab. Bei 100 cm beträgt dieselbe 1 M.-K., bei geringerer Entfernung mehr, bei grösserer weniger und zwar im Quadrat der Entfernung ansteigend resp. abnehmend. In jedem Falle ergiebt sich die Helligkeit nach der Formel

$$J = \frac{\lambda^2}{r^2} \cdot C,$$

wo J die gesuchte Intensität, λ die Entfernung, bei welcher die Helligkeitseinheit besteht, also 100 cm, r die thatsächlich abgelesene Entfernung, und C eine Constante bedeutet, die für jedes Instrument besonders zu bestimmen ist (beispielsweise 0·8 beträgt).

Mit dieser beliebig abstufbaren bekannten Helligkeit vergleicht man nun die zu untersuchende Fläche, also z. B. ein Blatt Schreibpapier, das auf den

Tisch gelegt ist. Auf dieses richtet man das andere Rohr des Photometers und sieht in letzteres hinein. Das Gesichtsfeld ist durch eine Scheidewand getheilt; an jeder Seite desselben erblickt man ein hufeisenförmiges Feld. Durch ein der Art gestaltetes Diaphragma fällt in den einen Theil das Licht von der beobachteten weissen Fläche, in den anderen Theil von der leuchtenden Milchglasplatte, und zwar mit Hülfe eines bis in die Mitte hinreichenden totalreflectirenden Prismas. Beide unmittelbar nebeneinanderliegende Flächen können sehr scharf verglichen werden, und man muss nun die Milchglasplatte so weit verschieben, bis völlig gleiche Helligkeit auf beiden Theilen des Gesichtsfeldes hergestellt ist.

Ein grosser Uebelstand liegt indessen darin, dass das Benzinlicht röthlichgelb, das diffuse Tageslicht weiss erscheint. Wegen dieses Farbenunterschiedes ist eine genaue Helligkeitsvergleichung nicht möglich, und um eine Vergleichbarkeit herzustellen, muss man farbige Gläser vor's Auge schieben, so dass von beiden Lichtquellen z. B. nur rothes Licht durchgelassen wird. Man misst allerdings dann nur denjenigen Theil der Helligkeit, der durch die betreffenden farbigen Strahlen bedingt wird. Daraus darf man nicht ohne Weiteres einen Schluss auf die Gesammthelligkeit ziehen, da Benzinlicht und Tageslicht sehr verschieden grosse Antheile von rothen Strahlen besitzen. Es lässt sich aber diese Proportion einigermassen ermitteln und durch eine Correctur (z. B. Multiplication des für rothes Licht erhaltenen Resultates mit 2·5) eliminiren.

Damit ist also eine directe Untersuchung der Helligkeit eines Raumes ermöglicht; und es lassen sich mit Hülfe solcher Bestimmungen Normen und Grenzen für die Helligkeitsgrade festsetzen, bei welchen das menschliche Auge ohne Schädigung zu den verschiedenen Beschäftigungen verwandt werden kann. So ist z. B. für Lesen bereits ermittelt (H. Cohn), dass eine Probetafel von Menschen mit normalem Auge bei 5 M.-K. Helligkeit in 48—73 Sekunden mit vielen Fehlern, bei 10 M.-K. in 30—60 Sekunden mit einzelnen Fehlern, bei 20 M.-K. in 22—26 Sekunden und bei 50 M.-K. in 17—25 Sekunden ohne Fehler entziffert wurde.

Daraus würde folgen, dass als unterste Grenze für einen zum Lesen und Schreiben bestimmten Platz eine Helligkeit von etwa 10 Meterkerzen verlangt werden muss.

Weiter hat sich gezeigt, dass eine solche Helligkeit nur da erreicht wird, wo der Arbeitsplatz directe Belichtung vom Himmelsgewölbe bekommt (oder wenigstens reichliches reflectirtes Licht von den gegenüberliegenden Häusern). Die Helligkeit hängt dann ab von der Grösse des sichtbaren Stückes Himmelsgewölbe und vom Sinus des Einfallswinkels der von dort kommenden Strahlen; und auch durch eine Messung dieser beiden Factoren muss sich demnach ermitteln lassen, ob ein Platz die vorschriftsmässige Helligkeit besitzt. Mit einem zweiten, von Weber construirten Instrumente, dem Raumwinkelmesser, lässt sich nun eine solche Messung des Stückes

Himmelsgewölbe, welches Licht auf einen Platz strahlt, und gleichzeitig des Einfallswinkels der Strahlen leicht ausführen.

Denkt man sich das Himmelsgewölbe in gleiche Quadrate getheilt und sieht man dann durch eine begrenzte Oeffnung nach dem Himmel, so erhält man einen Kegel oder eine Pyramide, deren Spitze im Auge liegt, deren Seiten durch die vom Auge nach den Rändern der Oeffnung und darüber hinaus verlängerten Linien gebildet werden und deren Basis ein bestimmter Theil der quadrirten Himmelsfläche ist, messbar durch die Zahl der Quadrate. Tritt man weiter von der Oeffnung zurück, so wird die Pyramide spitzer und die Zahl der Quadrate kleiner. Diesen von den Seiten der Pyramide eingeschlossenen, durch die Zahl der Quadrate messbaren Winkel bezeichnet man als Raumwinkel.

Die Messung desselben geschieht in sehr einfacher Weise durch ein fein quadrirtes Papier, vor welchem eine Linse verschiebbar angebracht ist. Letztere wird auf dem zu untersuchenden Platz über dem Papier in die richtige Brennweite gestellt, und man erhält alsdann in der Brennebene der Linse die leuchtende Himmelsfläche in verkleinertem Bilde. Je ausgedehnter dieselbe ist, um so grösser wird das Bild; je mehr Quadrate die betreffende Himmelsfläche umfasst, um so mehr von den kleinen Quadraten der Papierfläche werden beleuchtet. Die Zahl der hellen kleinen Quadrate giebt also den Raumwinkel für den betreffenden Platz.

Um ausserdem den Einfallswinkel der Strahlen zu berücksichtigen, ist die Papierplatte drehbar eingerichtet und man neigt dieselbe so lange, bis das helle Bild des Himmelsgewölbes gleichmässig um den Mittelpunkt vertheilt ist. Dann liest man an einem seitlich angebrachten Gradmesser den Neigungswinkel ab, multiplicirt mit den Sinus desselben und bekommt so offenbar einen richtigen Mittelwerth für die Helligkeit, welcher dem wahren, aus einer Menge in verschiedenem Winkel auffallender Strahlen sich zusammensetzenden Beleuchtungswerth gleichkommt.

Durch eine Reihe von Bestimmungen ist ermittelt, dass die Helligkeit eines Platzes an trüben Tagen unter die Norm von 10 Meterkerzen sinkt, wenn der Raumwinkel nicht mindestens 50 Quadratgrade umfasst. Dieses Raumwinkelmaass würde demnach als Mindestforderung aufzustellen sein, wenn auf den betreffenden Plätzen auch die trüben Tage in derselben Weise wie helle Tage zu anhaltendem Lesen oder Schreiben benutzt werden sollen und keinerlei Correction (Platzwechsel, Annäherung an das Fenster) möglich ist. — Für Wohnräume werden wir im Allgemeinen unsere Ansprüche niedriger stellen dürfen. Weitere Erhebungen mit Bezug hierauf, sowie namentlich mit Berücksichtigung anderer Beschäftigungsarten sind noch anzustellen. Ueber die zweckmässigste Anordnung des Tageslichts und über die Folgen der mangelhaften Beleuchtung siehe unter „Schulen“.

B. Künstliche Beleuchtung.

Zur künstlichen Beleuchtung sind — einstweilen abgesehen von der elektrischen Beleuchtung — nur Körper geeignet, welche angezündet weiter brennen; welche zweitens gasförmig sind oder in Gasform übergehen, so dass eine Flamme entstehen kann; und in deren Flamme drittens feste Körper oder dichte Dämpfe ausgeschieden und glühend gemacht werden. Nur auf diesem glühenden Theilchen beruht die Leuchtkraft einer Flamme.

Die Leuchtgase, die entweder präformirt sind oder aus dem Leuchtmaterial, z. B. Oelen, Stearin, Paraffin, unter der Einwirkung der Hitze entstehen, sind wesentlich Kohlenwasserstoffe verschiedenster Art, z. B. Aethylen, Acetylen u. a. m.

Die sogenannten schweren Kohlenwasserstoffe scheiden leicht Kohlenstoff ab; derselbe ist aber nicht der wesentlich leuchtende Bestandtheil der Flamme, sondern es kommen hierfür hauptsächlich dichte Dämpfe höherer Kohlenwasserstoffe in Betracht.

An jeder Flamme unterscheidet man den dunklen Kern, in welchem die präformirten oder neugebildeten Gase enthalten sind und welcher den kältesten Theil der Flamme darstellt; sodann eine blaue Hülle, gekennzeichnet durch die erste Berührung der Gase mit Luft, den Anfang der Verbrennung und Bildung von Kohlenoxydgas; weiter nach aussen die gelbweisse leuchtende Hülle, in welcher die Kohlenwasserstoffe zerlegt werden und die dichten Dämpfe in's Glühen gerathen; endlich der kaum sichtbare Schleier der Flamme, in welchem die sehr heissen, theilweise zerlegten Gase der vorigen Zone durch reichlichen Luftzutritt zu Kohlensäure und Wasser verbrennen.

Werden einer Flamme mehr Kohlenwasserstoffe zugeführt als in der äussersten Zone verbrennen können, oder wird die Luftzufuhr und die Verbrennung beschränkt, so entweichen Kohlenwasserstoffe und es entsteht Russen der Flamme. So beobachtet man Russen, wenn bei Bewegungen der Flammen (durch Wind etc.) zeitweise zuviel Material erhitzt wird, oder wenn dasselbe zu leicht schmilzt und in zu grosser Masse dem Docht zugeführt wird. Russende Flammen entstehen auch trotz ruhigen Brennens bei solchem Material, welches auf 6 Theile Kohlenstoff weniger wie 1 Theil Wasserstoff enthält. Kohlenstoffreichere Oele kann man erst dadurch mit nicht russender Flamme verbrennen, dass man Glascylinder aufsetzt und eine verstärkte Luftzufuhr herstellt. — Bei zu starker Luftzufuhr hört das Leuchten der Flamme völlig auf.

Benutzt werden:

1) Talglichter. Das Material wird sehr leicht flüssig. Die Dochtlänge wechselt sehr, die Flamme ist daher in steter zuckender Bewegung und fast immer russend; in Folge der unvollkommenen Verbrennung werden Kohlenwasserstoffe, Kohlenoxydgas, Fettsäuren und Acroleïn der Zimmerluft beigemengt.

2) Stearinlichter, aus reiner Stearinsäure hergestellt. Die Dochte sind mit Borsäure oder Phosphorsäure getränkt; dadurch entsteht eine Krümmung des beschwerten Endes des Dochts, welches dann im Schleier der Flamme völlig verbrennt und als Asche abfällt. Die Verbrennung ist hier viel vollständiger, das Russen seltener.

3) Paraffinkerzen, aus Destillationsproducten der Braunkohle und des Torfs gewonnen. Das Paraffin schmilzt leichter als das Stearin; daher müssen dünnere Dochte gewählt werden.

4) Fette Oele, die unter Druck in den Docht eingetrieben werden. Zur vollständigen Verbrennung bedürfen sie grosser Luftzufuhr, also des Aufsetzens von Cylindern. Sie werden kaum mehr zu Beleuchtungszwecken gebraucht und sind fast völlig durch die folgenden Materialien verdrängt.

5) Petroleum kommt in gewissen Erdschichten, in welchen es durch Zersetzung von Pflanzen und Thierresten entstanden ist, in grossen Massen vor; namentlich in Nordamerika, am Kaspischen Meere etc.

Das rohe Petroleum wird durch Destillation in 5 Hauptheile zerlegt: Gasolin (1·5 Procent), Naphta (10 Procent), Benzin (4 Procent), Brennöl und endlich schwere Oele, die als Schmiermittel verwendet werden. Eine Reinigung des Rohpetroleums durch Destillation, eventuell durch Behandlung mit Schwefelsäure, muss vorausgehen, weil nur einige unter den zahlreichen Kohlenwasserstoffen des Petroleums zur Beleuchtung geeignet sind. Die geeignetsten Oele destilliren bei 150—250°. Sie haben das specifische Gewicht 0·8 und kommen unter dem Namen „raffinirtes Petroleum" in den Handel. Vielfach werden sie nochmals gereinigt und namentlich von den gefährlichen, niedrig siedenden Kohlenwasserstoffen Naphta und Gasolin möglichst vollständig befreit. Die letzteren verdampfen schon bei gewöhnlicher Temperatur und ihre Dämpfe bilden mit Luft explosive Gemenge.

Gut gereinigtes Petroleum soll selbst an heissen Orten und auch in dem beim Brennen stets etwas erwärmten Behälter der Lampe nicht in solchem Maasse verdampfen, dass explosive Gasgemenge entstehen können. Für die Beurtheilung eines Petroleums ist daher der „Entflammungspunkt" wichtig, d. h. die Temperatur, bei welcher sich flammbare Gase entwickeln. Nach deutschem Gesetz soll dieser Punkt nicht unter 37,7° liegen. Die Anzündung und ein Verbrennen der Masse soll erst bei 43,3° eintreten. Uebrigens muss jedes Petroleum mindestens bei 60° entzündbar sein, da sonst nur schwere russende Oele vorhanden sind.

Da Naphta und Gasolin die billigeren Producte sind, besteht immer die Gefahr, dass das Petroleum mangelhaft gereinigt oder mit Naphta versetzt wird. Solches Petroleum hat dann auch wenig Leuchtkraft und giebt russende Flammen in Folge des Ueberschusses von kohlenstoffreichen Brennmaterialien gegenüber der verfügbaren Luftmenge. — Jetzt sind überall Controlstationen eingerichtet, in welchen die Beschaffenheit des zum Verkaufe gelangenden Petroleums geprüft wird; trotzdem bestehen zwischen den verschiedenen Sorten noch grosse Differenzen, und nur die best raffinirten geben ein befriedigendes Licht.

Auch bei der Verbrennung des Petroleums ist gute Luftzufuhr nöthig; daher müssen eingeschnürte Cylinder verwandt werden, die eine innige Berührung der Luft mit der Flamme bewirken. Häufig richtet man jetzt auch im Innern der Flamme eine Luftzufuhr her, so dass die schmale Flamme von beiden Seiten eine ausgedehnte Berührung mit Luft erfährt.

Die Prüfung des Petroleums auf die Entflammbarkeit geschieht mit ABEL's Petroleumprüfer. Derselbe besteht aus einem kleinen Cylinder, der zur Aufnahme des Petroleums dient. Auf dem Deckel befindet sich ein Fortsatz für ein Thermometer, ferner ein Bügel, welcher eine Lampe mit Zündflämmchen aufnimmt. Ausserdem befinden sich in der Deckelplatte 3 Oeffnungen und über denselben ein durch ein Triebwerk beweglicher Drehschieber. Letzterer ist so eingerichtet, dass, wenn durch seine Bewegung die mittlere Oeffnung freigelegt ist, die Lampe mit den Zündflämmchen sich in die Oeffnung hineinsenkt. — Der Petroleumbehälter steht in einem doppelwandigen cylindrischen Wasserbade. Der Apparat wird nach Füllung mit Wasser von 52—53° vorsichtig mit einer Spirituslampe erwärmt. Inzwischen wird die kleine Zündlampe mit einem runden Docht oder mit loser Watte und etwas Petroleum gefüllt, und das zu untersuchende Petroleum mit Hülfe einer Pipette eingelassen. Sobald die Temperatur des Wassers 55° erreicht hat, wird die Spirituslampe gelöscht, das Zündflämmchen angebrannt und das Triebwerk aufgezogen. Man drückt dann von Zeit zu Zeit auf den Hebel, welcher das Triebwerk auslöst und beobachtet das Zündflämmchen in dem Augenblick, wo es sich der Oberfläche des Petroleums nähert. Die Beobachtung wird wiederholt, bis Entflammung, d. h. ein blitzartiges Auftreten einer grösseren blauen Flamme über dem Petroleum erfolgt. Gleichzeitig wird das Thermometer abgelesen und so die Entflammungstemperatur gefunden.

6) Leuchtgas. Aus allen möglichen organischen Stoffen herstellbar, welche Kohlenstoff und Wasserstoff enthalten und beim Erhitzen unter Luftabschluss Kohlenwasserstoffe liefern; am besten geeignet sind bestimmte Sorten Steinkohle. In jedem Falle ist das entstehende Gemenge von Kohlenwasserstoffen von vielen der Beleuchtung hinderlichen Destillationsproducten zu reinigen.

Das Rohmaterial wird in eisernen oder gemauerten Retorten geglüht; die Dämpfe gelangen zunächst in eine Vorlage, wo die schwerflüchtigen Bestandtheile, Theer und Wasser, schon grösstentheils zurückbleiben; dann in einen weiteren Kühlapparat, in welchem sich wiederum Theerproducte abscheiden. Das Condenswasser enthält Ammoniumcarbonat, Ammoniumsulfid, Ammoniumchlorid und Ammoniumcyanid; der condensirte Theer enthält flüssige Kohlenwasserstoffe wie Benzol, Toluol, feste wie Naphtalin, Paraffin; Hydroxylderivate wie Carbol, Kresol, Kreosot; ferner Anilin, Pyridinbasen etc.

Die in den Kühlapparaten nicht verdichteten Gase bilden das unreine Leuchtgas, welches folgende nothwendige Gase enthält: Aethylen, Acetylen, Dämpfe von Benzol und Naphtalin als leuchtende Bestandtheile; Methan, Kohlenoxydgas und Wasserstoff als nicht leuchtende, aber brennbare und verdünnende Bestandtheile. Ausserdem sind als störende resp. giftige Verunreinigungen zu nennen: Stickstoff, Kohlensäure, Ammoniak, Cyan und verschiedene Schwefelverbindungen, z. B. Cyansulfid, Schwefelwasserstoff, Schwefelkohlenstoff.

Um die Verunreinigungen zu beseitigen, kommt das Gas in den sogenannten Scrubber, wo es auf einer grossen mit Coaks und Steinkohlenstücken hergestellten Oberfläche mit Wasser gewaschen wird. Ferner werden durch Aetzkalk oder durch LAMING'sche Masse (gelöschter Kalk, Eisenvitriol, Sägespähne, an der Luft in Eisenoxydhydrat, Calciumhydrat und Calciumsulfat verwandelt) namentlich die Schwefelbestandtheile resp. das Ammoniumcarbonat fortgenommen.

Schliesslich bleibt ein Gemenge übrig, das etwa 5 Procent schwere Kohlenwasserstoffe enthält, die für die Beleuchtung am wichtigsten sind; ferner 30 Procent Methan und 50 Procent Wasserstoff, die z. B. für die Beheizung mit Leuchtgas wesentlich in Betracht kommen; ferner 5—15 Procent Kohlenoxydgas. Der charakteristische Geruch des Leuchtgases rührt von kleinen Mengen Schwefelkohlenstoff und Naphtalin her.

Schädliche Wirkungen können vom Leuchtgas ausgehen: a) wenn dasselbe Ammoniak enthält. Es kommt dann in der Flamme unter Umständen zur Bildung von giftigem Ammoniumcyanid. b) Die Schwefelverbindungen liefern schweflige Säure, welche in Schwefelsäure übergeht, und Ammonsulfat, das sich zu weissen Absätzen auf Fensterscheiben etc. condensirt. Diese Verbrennungsproducte sind namentlich der Vegetation schädlich. c) Das Kohlenoxydgas, der für Menschen gefährlichste und stark giftige Bestandtheil, der aber nur beim Ausströmen unverbrannten Gases in Betracht kommt. Bei der Verbrennung wird es vollständig in Kohlensäure verwandelt. d) Methan und Wasserstoff sind explosiv, wenn sie im bestimmten Verhältniss mit Luft gemengt sind. Die Explosion erfolgt, wenn ein Volumen Leuchtgas mit dem 4—10fachen Volumen Luft gemischt wird; ist weniger oder mehr Luft vorhanden, so findet keine Explosion statt.

Auch bei der Gasbeleuchtung kommt alles auf die richtige Menge der den Flammen zugeführten Luft an. Bei zuviel Luft findet volle Verbrennung statt und die Flamme leuchtet gar nicht, bei zu wenig Luft entstehen russende Flammen. Im Gebrauch sind entweder Schnittbrenner, welche breite, dünne Flammen von der Form einer Fledermaus geben; oder Zweilochbrenner, bei welchen zwei gegeneinander geneigte feine Oeffnungen einen abgeplatteten Strahl erzeugen, so dass wiederum eine flache Flamme von der Gestalt eines Fischschwanzes entsteht; oder cylindrische Brenner mit schmalem Schlitz oder einer Reihe kleinen Oeffnungen versehen, und mit Luftzufuhr von innen und von aussen zu beiden Seiten des Flammencylinders (Argandbrenner). Ein Fischschwanzbrenner verbraucht pro Stunde circa 108 Liter Gas, ein Schnittbrenner 120 bis 150 Liter, ein Argandbrenner 150—220 Liter.

Besonders reines, namentlich von Ammoniak, Schwefel und Kohlenoxydgas freies Gas wird durch Destillation von Petroleum, Naphta und Paraffinölen gewonnen (Oelgas). — Neuerdings wird auch Wassergas (vgl. S. 359) dadurch zum Leuchten nutzbar gemacht, dass kammförmig angeordnete Nadeln von

Magnesia darin zum Glühen gebracht werden (Fahnehjelm's Glühlicht). Gewöhnlich mengt man dem kohlenoxydhaltigen, stark giftigen Wassergas riechende Bestandtheile absichtlich bei, um etwaige Ausströmungen bemerkbar zu machen.

7) Elektrisches Licht. Entweder wird sogenanntes Bogenlicht durch einen aus glühenden Kohlenpartikelchen bestehenden Funkenstrom erzeugt, welcher zwischen zwei aus harter Retortenkohle bestehenden Elektroden übergeht. Solches Bogenlicht ist stark violett. Oder man benutzt Glühlicht; ein dünner Platindraht oder — da dieser sehr leicht geschmolzen wird — besser ein dünner Kohlenfaden wird durch den elektrischen Strom bis zur Rothglut erhitzt, und um das Verbrennen der Kohle zu hindern, in eine luftleer gemachte Glashülle eingeschlossen. Es entsteht so ein mehr gelbröthliches Licht.

Wird der Lichtbogen beim Bogenlicht durch einen stets gleich gerichteten Strom erzeugt, so glüht die mit dem positiven Pol verbundene Kohle am stärksten und höhlt sich kraterförmig aus. Die positiven Kohlen werden daher aus härterem Material hergestellt. Bei wechselnden Strömen kann jedoch ein völlig gleichmässiges Anbrennen erzielt werden. — Eine schöne weisse Farbe hat das Bogenlicht nur dann, wenn in der Betriebsleitung keine zu hohe Spannung herrscht. Ist letzteres der Fall, so wird das Licht fahl. Ferner wird nur dann ein ruhiges Licht geliefert, wenn die Spannung in der Betriebsleitung sich constant hält, und wenn ebenso Spannung und Stromstärke durch gleichen Abstand der Kohlenspitzen, also gleich langen Lichtbogen, constant erhalten werden. — Um Schaden durch die herabfallenden glimmenden Kohlenstückchen zu vermeiden und das Ausblasen durch Wind zu hindern, wird der untere Theil der Bogenlampen mit runden Glaskugeln umgeben, wobei allerdings 15—40 Procent Licht verloren gehen.

Das Glühlicht ist theuerer, gestattet aber im Gegensatz zum Bogenlicht, bei welchem nur schwierig mehrere Lampen in demselben Stromkreis anzubringen sind, eine weitgehende Theilung und eine Anpassung an die Grösse des Raumes. Bei der Glühlichtlampe von Edison werden verkohlte und U-förmig gebogene Bambusfasern benutzt; bei den Swan-Lampen Baumwollfasern u. s. w. — Gewöhnlich sind Lampen zu 8, 16 und 32 Normalkerzen Lichtstärke in Gebrauch. Die Brenndauer beträgt 1000 Brennstunden und mehr.

Vergleichen wir vom hygienischen Standpunkt aus die verschiedenen Beleuchtungsarten, so haben wir zunächst folgende Anforderungen an eine normale künstliche Beleuchtung zu stellen: 1) Die Beleuchtung soll die erforderliche Helligkeit constant und ohne auffallende Schwankungen der Intensität gewähren. 2) Die Qualität des Lichtes soll der des Tageslichts möglichst ähnlich sein. 3) Die strahlende Wärme der Lichtflamme soll die Bewohner nicht belästigen, und durch die gesammte producirte Wärme soll die Temperatur des Wohnraums nicht in zu hohem Grade gesteigert werden. 4) Die

Leuchtmaterialien sollen keine gesundheitsschädlichen Verunreinigungen in die Wohnungsluft übergehen lassen. 5) Die Beleuchtung soll keine Explosionsgefahr herbeiführen, 6) sie soll möglichst billig sein.

1) Die Lichtstärke. Die Lichtintensität der Kerzen ist ausserordentlich unbedeutend und keiner Steigerung fähig. Sie liefern uns jedoch die Vergleichseinheit = Normalkerzen (vgl. S. 391). Oellampen lieferten früher, und zum Theil auch jetzt noch, in England und Frankreich die Vergleichseinheit; eine Carcellampe ist = 9·8 Normalkerzen. Petroleumlampen sind an Lichtstärke den Oellampen weit überlegen, namentlich wenn gut raffinirtes Petroleum benutzt wird. Gewöhnliche Lampen geben eine Lichtstärke bis zu 50 oder 60 Normalkerzen. Besondere Constructionen (wie z. B. die von Schuster & Baer in Berlin) geben bis 110 Normalkerzen Lichtstärke. Bei letzteren Lampen geht ein Luftzufuhrrohr mitten durch den Oelbehälter und die dadurch vorgewärmte zutretende Luft wird durch einen sternartigen Einsatz passend vertheilt. Gasflammen liefern ein Licht von 10—30 Normalkerzen Stärke, grössere Argandbrenner bis 150 Normalkerzen. Elektrisches Glühlicht liefert 8—32 Normalkerzen; Bogenlicht bei einem Motor von einer Pferdekraft je nach der Grösse des dynamo-elektrischen Apparates 400 bis 1000 Normalkerzen.

Die Gasbeleuchtung lässt sich steigern durch die Zufuhr vorgewärmter Luft und durch Vorwärmung des Gases. Dies geschieht z. B. bei dem Siemens'schen Regenerativbrenner und bei der Wenhamlampe. Die Vorwärmung wird dadurch erzeugt, dass die Luft resp. das Gas in den durch die Flamme erwärmten Theilen der Lampe sich eine Strecke weit fortbewegen müssen, um zur Flamme zu gelangen. Diese Lampen haben ausserdem gewöhnlich einen sogenannten invertirten Brenner, d. h. aus einem unten an der Lampe befindlichen Ringe strömt das Gas von oben nach unten aus, so dass ein Kranz von Flammen unter diesem Ringe entsteht. Die Lampen werfen daher keinen Schatten und sind zur Oberlichtbeleuchtung vorzüglich geeignet.

Ferner sind für die Lichtstärke, die wir ausnutzen, die Lampenglocken sehr wesentlich. Dieselben sollen theils die horizontal in das Auge fallenden Strahlen abhalten, welche uns stark blenden und die Erkennung eines beleuchteten Gegenstandes erschweren, theils sollen dieselben das Licht auf den Arbeitsplatz reflectiren und concentriren. Die Lichtstärke auf dem Arbeitsplatz ist das eigentlich Wichtige für uns, und daher sollte vorzugsweise diese mit Hülfe des Weber'schen Photometers bestimmt werden. Legt man auch hier als Norm eine Helligkeit von 10 Meterkerzen zu Grunde, so wird eine solche von den gewöhnlichen Petroleumlampen bis zu 0·5 Meter seitlichen Abstand, von der SCHUSTER & BAER'schen Lampe bis 0·75 m Abstand geleistet. — Gasflammen, welche 0·75 m über dem Tisch hängen, gewähren noch bei 0·5 m seitlicher Distanz mit beliebigen Glocken genügendes Licht. Eine Ausnahme machen nur die sogenannten Pariser Lampenglocken, die auch unten mit einer Milchglasschale versehen sind. Ferner reichen bei 1 m Höhe lackirte Schirme nicht mehr aus, während dagegen einfache, am besten recht flach construirte Milchglastrichter, sowie polirte Schirme selbst bei 1 m Höhe bis zu 0·75 m seitlicher Distanz die vorschriftsmässige Helligkeit von 10 Meterkerzen liefern.

2) Lichtqualität. Im Tageslicht finden sich 50 Procent blaue, 18 Procent gelbe, 32 Procent rothe Strahlen; alle künstlichen Lichtquellen liefern weit mehr gelbe und rothe Strahlen, und das violette Spectrum ist sehr schwach vertreten. Nur beim elektrischen Bogenlicht ist ein grosser Bruchtheil violetter und ultravioletter Strahlen vorhanden. Unser Auge ist bei gewissen Helligkeitsgraden für den gelben Theil des Spectrums am empfindlichsten; andererseits sollen ultraviolette Strahlen die Netzhaut stark reizen, soweit sie nicht von der Linse absorbirt werden. Eine stärkere Annäherung der Lichtqualität unserer künstlichen Lichtquellen an das Tageslicht ist somit jedenfalls zu wünschen.

Das Vorwiegen der gelben Strahlen kann zum Theil schon abgeschwächt werden durch Benutzung schwach blauer Glascylinder. — Das Gaslicht erhält viel weissere Farbe, wenn man das Gas durch sogenannte Carburatoren streichen lässt, in welchen es Dämpfe von Ligroïn, Benzin etc. aufnimmt. Aehnlich werden bei der Albocarbonbeleuchtung Naphtalindämpfe, welche durch Erwärmung eines Metallbehälters mittelst der Leuchtflamme entstehen, in die Gasflamme eingeführt. Es entsteht dabei ein sehr weisses und helles Licht. — Auch das Paraffinölgas, welches sich z. B. unter den Eisenbahnwagen in schmiedeeisernen Recipienten unter 5—8 Atmosphären Druck befindet, und in den Coupé's gebrannt wird, liefert ein relativ weisses Licht. Eine derartige Leuchtflamme consumirt stündlich 22 Liter Gas und giebt 7 Kerzen Helligkeit.

Ferner ist in dem AUER'schen Glühlicht ein sehr weisses Licht hergestellt. Ein sogenanntes Glühgewebe ist getränkt mit salpetersaurem Lauthan, Yttrium oder Erbium und Zirkon; dasselbe wird verbrannt und der aus den betreffenden Metalloxyden bestehende Aschencylinder wird in die Flamme eines Argandgasbrenners eingehängt und dort in's Glühen gebracht. Das Licht ist doppelt so intensiv, weiss, brennt ausserordentlich ruhig und gleichmässig und entwickelt relativ wenig Wärme. Ein Cylinder reicht für 1200 Brennstunden. — Sehr weisses Licht liefert ferner das bereits oben erwähnte FAHNEHJELM'sche Glühlicht.

Ausser auf die Farbe des Lichts ist noch auf die Gleichmässigkeit des Brennens Werth zu legen; zuckendes oder in der Lichtstärke erheblich schwankendes Licht wirkt äusserst belästigend und reizend auf's Auge (z. B. schlechte Bogenlichtanlagen). — Auch ist auf Fernhaltung der Blendwirkung unbedingt zu achten, und alle Leuchtflammen, von denen Strahlen horizontal in's Auge fallen können, z. B. auch die elektrischen Glühlichtlampen, sind mit einer Hülle von mattem Glas zu umgeben.

3) Wärmeproduction. Vor Allem sollen Gesicht und Augen der Bewohner nicht direct von den Wärmestrahlen der Lichtflamme getroffen werden. Gerade beim künstlichen Licht sind aber sehr reichlich Wärmestrahlen vorhanden. Beim Sonnenlicht sind etwa 50 Procent der Wärmestrahlen zugleich leuchtende, beim elektrischen Licht haben wir 80 Procent dunkle, bei Oellampen 90 Procent, bei Petroleumbeleuchtung 90 Procent dunkle Wärmestrahlen. — Von diesen Strahlen absorbirt schon Glas einen beträchtlichen Theil, noch besser Glimmer; eventuell sind beide Materialien hinter einander zu verwenden. Am zweckmässigsten schützt man sich daher gegen die strahlende Wärme dadurch, dass man die Flamme mit doppeltem Cylinder von Glas, resp. Glas und Glimmer umgiebt, zwischen welchen die Luft circulirt (bei der SCHUSTER & BAER'schen Lampe eingeführt).

Bei 1 Carcellampe (= 9·8 Normalkerzen) Helligkeit produciren stündlich:

	Kohlensäure	Wärme-Einheiten
Talgkerzen	225 Liter	1000 W.-E.
Stearinkerzen	105 „	700 „
Oellampen	60 „	390 „
Petroleumlampen	95 „	250 „
Gasflammen	88 „	480 „
Glühlicht	0 „	50 „
Bogenlicht	0·1 „	37 „
1 **Mensch**	22·5 „	100 „

Ferner kann die Temperatur des Zimmers durch die künstliche Beleuchtung so stark gesteigert werden, dass die Wärmeabgabe seitens der Bewohner erschwert wird. Aus vorstehender Tabelle ist ersichtlich, dass in dieser Beziehung die Kerzen am ungünstigsten sich verhalten. Freilich erreicht man mit diesen thatsächlich nie bedeutende Wärmeeffekte, weil man es stets an dem entsprechenden Lichteffekt fehlen lässt. Petroleumbeleuchtung zeigt sich viel günstiger als Gasbeleuchtung, weitaus am besten aber das elektrische Licht. — Allerdings kann gerade bei Gaslicht die producirte Wärme zweckmässig zur Ventilation des Raumes ausgenutzt und zum Theil fortgeführt werden, so dass keine stärkere Belästigung durch die Temperaturerhöhung eintritt (s. S. 384); bei elektrischem Licht muss dagegen ein besonderer Motor für die Ventilation beschafft werden, falls nicht andere Wärmequellen vorhanden sind.

Die verschiedene Wirkung der Gas- und der elektrischen Beleuchtung auf die Temperatur erhellt z. B. aus Versuchen im Münchener Theater. Dieselben ergaben:

bei leerem Haus und Gasbeleuchtung eine Zunahme der Temperatur durch die Beleuchtung im Parquet um 2·5°, auf der Gallerie um 9·3°;

bei leerem Haus und elektrischer Beleuchtung Zunahme im Parquet 0·4°, auf der Gallerie 0·8°;

bei vollem Haus (1470 Personen) und Gasbeleuchtung stieg die Temperatur im Parquet von 14·3° auf 25·0° (Zunahme 8·7°), auf der Gallerie von 15·2° auf 26·7° (Zunahme also 11·5°);

bei vollem Haus und elektrischer Beleuchtung im Parquet von 14·7° auf 22·4° (Zunahme 7·7°), auf der Gallerie von 15·8° auf 23·2° (Zunahme 7·4°).

Im letzten Falle waren 300 Menschen mehr vorhanden und es fehlte die kräftigere Ventilation durch die Gasbeleuchtung. Die scheinbare geringe Differenz von 3—4° ist in Wirklichkeit äusserst bedeutungsvoll, da wir in der Temperaturlage von 22 bis 27° für jeden Grad Zuwachs ausserordentlich empfindlich sind.

4) Verunreinigung der Luft. Zunächst kann bei Gasbeleuchtungsanlagen schon ohne Benutzung derselben in Folge von Undichtigkeiten der Leitung die Luft in gefährlicher Weise mit Kohlenoxydgas verunreinigt werden. Undichtigkeiten der Leitung sind stets vorhanden. Man rechnet, dass im Mittel 5—8 Procent des gesammten Gasverbrauchs durch Undichtigkeiten verloren gehen. — Hauptsächlich findet die Ausströmung von Leuchtgas im Boden statt, wo durch das allmähliche Einwirken von Feuchtigkeit, Schwefelammonium (Jauche), mechanische Erschütterungen etc., leicht Undichtigkeiten entstehen. Vom Boden kann das ausgeströmte Gas eventuell in die Wohnung gelangen, allerdings nur dann, wenn die Kellersohle des Hauses nicht gehörig gedichtet ist (vgl. S. 345). Durch starke Heizung wird das Eindringen des Gases in die Wohnung begünstigt; in mehreren Fällen von Leuchtgasvergiftungen bewohnten die Erkrankten gerade die am stärksten beheizten Zimmer. — Auch innerhalb der Wohnung entweichen oft kleine Mengen Gas, die durch genaue Beobachtung der Gasuhr, in noch empfindlicherer Weise durch den Suckow'schen Regulator, entdeckt werden können. Stärkere Ausströmungen werden leicht durch den Geruch erkannt; selbst wenn das Gas nur zu $^1/_{50}$ Procent der Luft

beigemengt ist, ist der Geruch von jedem, auch wenig empfindlichen Menschen wahrzunehmen. Zuweilen können allerdings die riechenden Stoffe absorbirt und dadurch unmerklich werden. Ausserdem soll sich ausgeströmtes Gas an staubförmigen Körpern (Mehlstaub) condensiren und zu den sogenannten Staubexplosionen Anlass geben können. — Mit Rücksicht auf diese Ausströmungsgefahr sind in den Wohnzimmern immer nur möglichst kurze, in Schlafzimmern gar keine Gasleitungen anzulegen. Unbenutzte Leitungen sollten in Wohnungen nicht geduldet werden.

Alle Beleuchtungsmaterialien mit Ausnahme des Glühlichts verunreinigen ferner die Luft durch die Verbrennungsproducte, welche bei ihrer Verwendung zur Beleuchtung entstehen. Vor Allem werden Kohlensäure und Wasserdampf gebildet. Eine helle Petroleumlampe liefert die circa zwölffache Menge Kohlensäure wie ein Mensch, dazu etwa die achtfache Menge von Wärme und Wasserdampf. Wie aus der Tabelle S. 401 hervorgeht, verhält sich nächst dem Glühlicht das Bogenlicht am günstigsten. Petroleum und Gas stehen sich ziemlich gleich. Kerzen sind wiederum am ungünstigsten. Allerdings ist auch bei dieser Vergleichung die Ventilation, die namentlich bei Gasbeleuchtung energischer zu sein pflegt, nicht unberücksichtigt zu lassen.

Die Beobachtungen im Münchener Theater ergaben:

bei leerem Haus und	Gasbeleuchtung	im Parquet	0·05	p. m.	Kohlensäure-Zunahme.
„ „ „ „	„	„ Gallerie	1·18	„	„
„ „ „ „	elektrischer Bel.	„ Parquet	0·16	„	„
„ „ „ „	„ „	„ Gallerie	0·33	„	„
„ vollem „ „	Gasbeleuchtung	„ Parquet	2·72	„	„
„ „ „ „	„	„ Gallerie	2·5	„	„
„ „ „ „	elektrischer Bel.	„ Parquet	1·2	„	„
„ „ „ „	„ „	„ Gallerie	1·5	„	„

Nicht selten kommen dazu noch Producte der unvollständigen Verbrennung; kleine Mengen von Kohlenoxydgas lassen sich fast stets in künstlich erleuchteten Räumen nachweisen. Eine starke Steigerung tritt bei schlechtem, russendem Brennen der Flamme ein, wobei sich namentlich viel Kohlenoxydgas und Acroleïn entwickelt. Bei Gasbeleuchtung entsteht weit mehr schwefelige Säure, Schwefelsäure und salpetrige Säure als bei den übrigen Beleuchtungsmitteln; gegen diese Producte scheinen manche Menschen besonders empfindlich zu sein.

5) Explosions- und Feuersgefahr. Bei Kerzen, Oelen, elektrischem Licht ist keinerlei Explosionsgefahr vorhanden. Bei Petroleum kann sie durch die Controle völlig vermieden werden; nur bei schlechter Lampenconstruction, z. B. bei metallenen Behältern, die sich auf über 37° erhitzen, kann es eventuell zur Explosion kommen, und zwar

namentlich beim Auslöschen, wenn im Gefäss sehr wenig flüssiges Petroleum mehr vorhanden, aber viel Dampf angesammelt ist. Seit eine regelmässige Petroleumprüfung eingeführt ist, geschehen Explosionen fast nur bei missbräuchlicher Anwendung desselben, z. B. beim Eingiessen in Feuer etc.

Durch Leuchtgas entsteht Explosionsgefahr, sobald in Folge von Undichtigkeiten der Leitung, in Folge falscher Stellung der Hähne oder verlöschender Flammen Gas ausgeströmt ist und das Gemenge von Luft und Gas mit einer Flamme in Berührung kommt. Im Ganzen gewährt allerdings der charakteristische Geruch des Gases einigermassen Schutz, da 2 Procent Beimengung bereits durch den Geruch sicher erkannt wird, aber erst ein Gehalt von 10 Procent Leuchtgas explosiv ist. Zu beachten ist daher nur, dass Zimmer, in welchen über Nacht unbemerkt Gas ausströmen konnte, am Morgen nicht mit Licht betreten werden. Bei Gasgeruch sind sofort die Fenster zu öffnen, um eine unschädliche Verdünnung herzustellen. Wichtig ist es ferner, dass nicht mehrere Flammen in einem Zimmer über Nacht brennen bleiben, da alsdann die eine verlöschen, die andere aber zur Anzündung des explosiven Gasgemisches dienen könnte. — Uebrigens lassen sich an Gasbrennern Sicherheitsvorrichtungen anbringen, die z. B. aus einem mit dem Hahn verbundenen langen und schweren Hebelarm bestehen, welcher bei brennender Flamme auf einer Unterlage ruht, dem aber beim Erlöschen der Flamme und beim Erkalten des Metalls die Unterlage entzogen wird, so dass der Arm herabfällt und den Hahn schliesst.

6) Preis. Die Preisverhältnisse ergeben sich aus folgender Tabelle (nach F. Fischer), in welcher die Preise auf einheitlichen Consum und

	Für die stündliche Erzeugung von 100 Normalkerzen sind erforderlich	
	Menge	Preis
Elektrisches Bogenlicht	0·09 bis 0·25 Pferdekr.	6 bis 12 Pfennige
„ Glühlicht	0·46 „ 0·85 „	15 „ 30 „
Leuchtgas, Siemenslampe . . .	0·35 „ 0·56 cbm	6 „ 10 „
„ Argandbrenner . . .	0·8 „ 2·0 „	14 „ 36 „
Petroleum, grösster Rundbrenner	0·2 kg	4 „
„ kleiner Flachbrenner	0·6 „	12 „
Rüböl, Carcellampe	0·43 „	41 „
Paraffinkerzen	0·77 „	139 „
Talgkerzen	1·0 „	160 „
Stearinkerzen	0·92 „	166 „
Wachskerzen	0·77 „	308 „

einheitliche Leuchtkraft bezogen sind. Wie ersichtlich, ist Kerzenlicht weitaus am theuersten. — Ueber den Preis der elektrischen Beleuchtung im Vergleich mit der Gasbeleuchtung wird noch vielfach debattirt.

Beispielsweise giebt eine genaue Berechnung in der Universitätsfrauenklinik in Berlin, dass die gesammten Betriebskosten für die ganze mit 96 Glühlampen erleuchtete Anstalt sich nur um 420 Mark höher stellen, als bei Gasbeleuchtung; jede Glühlampe zu 16 Lichtstärken kostet pro Stunde incl. Dampf für die Maschine und Abnutzung derselben 3·66 Pfg.

Im Ganzen erscheint vom hygienischen Standpunkt aus die elektrische Beleuchtung entschieden als die günstigste; und zwar empfiehlt sich für aussen Bogenlicht, für die Wohnung Glühlicht, das eventuell mit matten Gläsern abzublenden ist. Bedenklich ist nur vorläufig das leichte Eintreten von Betriebsstörungen, weshalb auf eine Reserve von Gas nicht verzichtet werden darf.

Literatur: Reissner, Fischer und Böckmann, Artikel Beleuchtung im Deutschen Bauhandbuch, Bd. II, Th. 1, p. 357, 1880. — Wagner-Fischer, Handbuch der chemischen Technologie, 13. Aufl., 1889, S. 92—164. — H. Cohn, Ueber den Beleuchtungswerth der Lampenglocken, Wiesbaden 1885. — Schmidt und Haensch (Optische Werkstätten Berlin S), Beschreibung und Anleitung zum Gebrauch von L. Weber's Photometer. — Weber, Beschreibung eines Raumwinkelmessers, Zeitschr. f. Instrumentenkunde. October 1884. — Renk, Die elektrische Beleuchtung des kgl. Hoftheaters in München, Arch. f. Hyg., Bd. 3.

VI. Entfernung der Abfallstoffe.

Während bei nomadisirenden Völkern und bei einer zerstreut wohnenden, Ackerbau treibenden Bevölkerung die Abfallstoffe leicht zu beseitigen sind und wenig oder gar nicht belästigen, treten in den Städten, in welchen grössere Menschenmassen sich zusammendrängen und die Abfallstoffe sich stark anhäufen, vielfache Uebelstände hervor. Schon von Alters her sehen wir daher in den grossen Städten besondere Einrichtungen zur Entfernung der Abfallstoffe (Babylon, Rom). Je mehr und schneller in der Neuzeit die Städte anwachsen, um so allgemeiner wird das Bedürfniss nach solchen Massregeln, und im Laufe der letzten Jahrzehnte ist daher die Frage der Städtereinigung vielfach in den Vordergrund der communalen Interessen getreten.

Während aber bezüglich der Nothwendigkeit irgendwelcher besonderer Massregeln völlige Einigkeit herrscht, gehen die Meinungen über die zweckmässigste Art und Weise der Entfernung der Abfallstoffe weit auseinander. Diese Divergenz der Ansichten ist um so begreiflicher, als sehr verschiedene Interessen und Gesichtspunkte bei der betreffenden Frage concurriren: theils das ästhetische Bedürfniss und das angeborene resp. anerzogene Ekelgefühl gegen die übelriechenden Abgänge; theils sanitäre Momente; theils die Kosten für die Fortschaffung; theils aber auch landwirthschaftliche und nationalökonomische Interessen.

Während im Allgemeinen auf möglichst rasche Entfernung der Abfallstoffe auf irgend einem Wege hingewirkt wird, betrachten die auf einem einseitigen Standpunkt stehenden Landwirthe die Abfallstoffe in erster Linie als werthvollen Dünger, der unseren Feldern zum Zweck der Erzielung neuer Ernten erhalten werden muss. Sehr scharf hat namentlich Liebig jede radikale Beseitigung der Abfallstoffe bekämpft. Bekannt ist, wie er sogar den Untergang der römischen Weltherrschaft auf die Cloaca maxima zurückführte, durch welche die werthvollen Bestandtheile der Felder Italiens fortgeführt und aus dem natürlichen Kreislauf der Stoffe ausgeschaltet wurden, und welche somit Rom in eine absolute Abhängigkeit von den Provinzen gebracht haben soll.

Für uns darf diese Deduction um so weniger massgebend sein, als der Landwirthschaft in der Neuzeit bald diese, bald jene neuen reichen Quellen erschlossen werden, die in überraschender Weise einen Ersatz für die dem Boden entzogenen Nährstoffe bieten, so z. B. der Guano, ferner die letzthin bei der Reinigung des Eisens als Nebenproduct gewonnene Thomasschlacke u. a. m. Wir werden uns vielmehr in erster Linie von sanitären Gesichtspunkten leiten lassen müssen, sodann haben wir dem ästhetischen Bedürfniss Rechnung zu tragen, drittens haben wir die Kosten zu berücksichtigen und womöglich eine zu starke Belastung der Communen zu vermeiden, und erst in letzter Instanz werden wir erwägen müssen, ob wir ohne Schädigung der vorgenannten Interessen etwa noch der Landwirthschaft Concessionen machen können.

Wollen wir in diesem Sinne die Frage der Entfernung der Abfallstoffe erörtern, so haben wir uns zunächst über die Beschaffenheit der Abfallstoffe, ferner über die Art und Weise, wie dieselben Schädigungen der Gesundheit veranlassen können, zu orientiren, und sodann werden die verschiedenen Methoden zur Entfernung der Abfallstoffe zu beschreiben und darauf zu prüfen sein, ob und in wie weit sie den hygienischen Anforderungen entsprechen.

A. Die Beschaffenheit der Abfallstoffe.

Zu den Abfallstoffen rechnet man a) die menschlichen Excremente; b) die Excremente der Hausthiere; c) das Hauswasser, bestehend aus dem Abwasser der Küche, dem zur Reinigung des Hauses, der Wäsche und des Körpers verwendeten Wasser; d) Abwässer aus Schlachthäusern, Fabriken und industriellen Etablissements; e) der Hauskehricht, i. e. die festen Abgänge aus Küche und Haushalt, der Stubenkehricht, die Asche etc.; f) das von Dächern, Strassen, Höfen sich sammelnde Regenwasser; g) der Strassenkehricht; h) die Thiercadaver.

Pro Mensch und Jahr sind ungefähr 34 kg Koth, 430 kg Harn, 110 kg feste Küchenabfälle und Kehricht, 36 000 kg Küchen- und Waschwasser zu rechnen.

Alle diese Abfallstoffe enthalten:

1) mineralische Stoffe, Kochsalz, Kaliumphosphat, Erdsalze. Die Fäces haben einen Gehalt von 3·5 Procent an Phosphaten, der Harn 0·5 Procent. — Manche gewerbliche Abwässer führen mineralische Gifte, wie Blei, Arsen;

2) organische, zum Theil stickstoffhaltige Substanzen. Speciell in den Fäces finden sich 2·2 Procent Stickstoff, im Harn 1·4 Procent N. Grosse Mengen organischer Stoffe führen auch die Küchenabwässer, ferner die Abwässer aus Schlachthäusern, Gerbereien, Stärke- und Zuckerfabriken, Wollwäschereien.

3) Saprophytische Bakterien. Viele derselben finden in den organischen und anorganischen Stoffen der Abwässer ein ausgezeichnetes Nährmaterial, vermehren sich massenhaft und bewirken lebhafte Zersetzung der organischen Stoffe, d. h. Gährungs- und Fäulnissvorgänge. Besonders disponirt zu intensiver Fäulniss sind Mischungen von Harn und Fäces, die Küchenwässer und die an organischem Material reichen gewerblichen Abwässer. Die Producte, die dabei auftreten, sind im Allgemeinen die Seite 36 aufgezählten; ihre Art und Menge wechselt je nach den vorherrschenden Bakterien und nach den für diese vorhandenen Lebens- und Ernährungsbedingungen.

Aus Mischungen von Harn und Fäces pflegt schon bei relativ niederer Temperatur nach 2 Monaten die Hälfte des Stickstoffs in Ammoniumcarbonat übergeführt und verflüchtigt zu sein. — Nur im trockenen Material, eingetrocknetem Fäces etc. finden keine Fäulnissvorgänge mehr statt.

4) Pathogene Bakterien. Eiterkokken, die Erreger des malignen Oedems und des Tetanus, sind in den Abfallstoffen äusserst verbreitet; gelegentlich kommen auch Tuberkelbacillen, Pneumonie-, Diphtherie-, Typhus-, Cholerabacillen, Ruhrkeime u. a. m. vor. Selten, und dann wohl nur an schwimmenden Partikelchen fester Substanz, tritt eine nachträgliche Vermehrung dieser Bakterien ein. Die Art der Nährstoffe und die relativ niedrige Temperatur pflegt ihrer Entwickelung nicht günstig zu sein; ausserdem wirken die ungeheueren Massen von stets vorhandenen

Saprophyten theils durch Nährstoffentziehung, theils durch giftige Stoffwechselproducte hemmend auf die Entwickelung der Krankheitserreger. Resistentere Arten und namentlich solche, die Dauersporen bilden (Milzbrand-, Tuberkel-, Typhusbacillen, Staphylokokken), können jedoch längere Zeit, Wochen und Monate, in den Abfallstoffen conservirt werden. Ferner sind auch weniger resistente Arten im Stande, sich länger zu halten oder gar zu vermehren, wenn sie in relativ grosser Einsaat unter Abfallstoffe gerathen. Auch in trockenen Massen werden die meisten Infektionserreger längere Zeit conservirt.

Vielfach kommt in den Abfallwässern eine ausserordentlich starke Verdünnung etwaiger Infektionsquellen zu Stande. Je hochgradiger diese Verdünnung ist und je rascher sie erfolgt, um so unschädlicher werden die betreffenden Abwässer sein.

Irrthümlicher Weise nimmt man bisher vielfach an, dass vorzugsweise die menschlichen Excremente pathogene Bakterien enthalten und dass diese daher weit gefährlicher seien, als die übrigen Abfallstoffe.

In den Fäces finden sich jedoch eventuell nur Cholera-, Typhus-, Ruhrkeime und die Erreger anderer infektiöser Darmkrankheiten (Cholera infantum, Tuberkulose etc.); im Harn kommen ausnahmsweise Eiterkokken, Milzbrandbacillen etc. vor. Im Ganzen ist die Zahl der in den Excrementen abgeschiedenen Infektionserreger indessen verhältnissmässig gering.

Die Hauswässer pflegen dieselben eben aufgezählten Bakterien zu enthalten, da der Inhalt der von den Kranken benutzten Geschirre entweder ganz in die Ausgüsse für das Küchenwasser gelangt oder wenigstens theilweise bei der Reinigung der Geschirre. Daneben aber kommen in das Hauswasser beim Reinigen der Spucknäpfe, der Wäsche, der Krankenzimmer etc. noch Tuberkel-, Pneumonie-, Diphtheriebacillen, Eiterkokken, die Erreger der Exantheme etc. — kurz, ziemlich alles, was es von Infektionserregern giebt.

Ferner können die Abwässer aus Schlächtereien, sowie aus solchen Gewerbebetrieben, welche Lumpen, Felle, Haare oder thierische Abfälle verarbeiten, zahlreiche infektiöse Bakterien aufnehmen.

Eine nicht geringe Menge der letzteren gelangt auch in den Stubenkehricht; namentlich Tuberkelbacillen, Staphylokokken, die Erreger der akuten Exantheme, werden mit dem trockenen Staub der Krankenzimmer in den Kehricht gebracht und können durch dieses leicht verstäubende Material weitere Verbreitung finden.

Die Regenwässer und der Strassenkehricht werden niemals auch nur annähernd so zahlreiche Infektionserreger enthalten, wie die vorgenannten Abfallstoffe. Nur dann werden dieselben unter Umständen Berücksichtigung erheischen, wenn von engen Höfen und Strassen aufgehäufte Massen von Abfallstoffen aus einer der vorgenannten Kategorien abgekehrt oder abgeschwemmt werden.

B. Gesundheitsschädigungen durch die Abfallstoffe.

Die Gefahren der Abfallstoffe bestehen

1) darin, dass sie in Folge der in ihnen ablaufenden Fäulnissvorgänge gasförmige Verunreinigungen in die Luft liefern.

Vor allem kommt es leicht zur Verunreinigung der Wohnungsluft. 1 cbm Abtrittsjauche vermag in 24 Stunden etwa 18 cbm Gase zu liefern; darunter 10 cbm flüchtige Fettsäuren und Kohlenwasserstoffe, 5—6 cbm Kohlensäure, 2—3 cbm Ammoniak, 20 Liter Schwefelwasserstoff. Bei unzweckmässigen Abort- und Canalanlagen findet namentlich in der Heizperiode ein lebhaftes Einströmen von Luft aus den Jauchegruben ins Wohnhaus statt; directe Bestimmungen ergaben in 24 Stunden eine Förderung von 200—1200 cbm Luft, die reichliche Mengen Jauchegase enthielt.

Im Freien wird die Luft durch offene Canäle, Fäcaldepots, Flüsse oder Bodenflächen, welche zur Aufnahme der Abfallstoffe dienen, oft in hohem Grade verunreinigt.

Die Bedeutung dieser Luftverunreinigung ist bereits S. 156 ff. dargelegt. Eine toxische Wirkung der Jauchgase wird nur beim Grubenräumen oder bei völlig vernachlässigten Abortanlagen beobachtet. Für gewöhnlich ist die Concentration der giftigen Jauchegase auch in der Wohnungsluft viel zu gering, um Vergiftungserscheinungen hervorrufen zu können.

Noch viel weniger sind die gasförmigen Producte der Abfallstoffe im Stande, Infektionen hervorzurufen (vgl. S. 157). Fälschlicherweise wird allerdings gerade in diesen Emanationen vielfach noch die eigentliche Gefahr der Abfallstoffe gesehen. Riechende Abort- oder Canalgase werden von manchen Aerzten und Laien, namentlich in England, in völlig kritikloser Weise und unter Ignorirung der neuesten Forschungsresultate als Ursache von Typhus, Diphtherie, Erysipel, Puerperalfieber etc. angeschuldigt. Es ist bereits oben die Unhaltbarkeit derartiger Anschauungen ausführlicher erörtert worden.

Dagegen rufen die von den Abfallstoffen herrührenden übelriechenden Gase in ausgesprochenster Weise die S. 157 geschilderten

Erscheinungen — Ekelgefühl, Aenderung des Respirationstypus — hervor, und sind ebensowohl geeignet, als Zeichen mangelhafter Reinlichkeit und insofern als Symptome einer gewissen Infektionsgefahr zu gelten.

2) Die Abfallstoffe liefern eine grosse Menge organischer, fäulnissfähiger Stoffe, und eventuell mineralische Gifte in den Boden, in das Grundwasser resp. in die Flüsse.

Wird das Grundwasser oder Flusswasser als Trink- oder Brauchwasser benutzt, so hindern die hineingelangten organischen Abfallstoffe oft die Benutzbarkeit desselben, weil es alsdann nicht mehr den S. 218 aufgestellten hygienischen Anforderungen entspricht. Insbesondere verbietet sich die Verwendung des Wassers, wenn aus gewerblichen Abwässern merkliche Mengen von mineralischen Giften (Blei, Arsenik) in das Wasser gelangt sind.

Ferner kann ein Boden so stark mit Abfallstoffen imprägnirt werden, dass er zu üblen Gerüchen Anlass giebt und dass wiederum das in seiner Tiefe befindliche Grundwasser stark verunreinigt wird. — Im Uebrigen ist die Bedeutung der Verunreinigung des Bodens durch organische Stoffe früher weit überschätzt. Es ist S. 180 dargelegt worden, dass die Infektionserreger durch einen reichlichen Gehalt des Bodens an organischer Substanz wenig beeinflusst werden, und dass die günstige Wirkung einer geordneten Beseitigung der Abfallstoffe auf die Frequenz infektiöser Krankheiten nicht sowohl von der grösseren Freihaltung des Bodens von organischen Stoffen, als vielmehr von der vollständigeren und schnelleren Beseitigung der Infektionserreger herrührt.

3) Die Abfallstoffe vermitteln die Verbreitung von Infektionserregern. Die Ausbreitung kann namentlich erfolgen, wenn innerhalb der Wohnung resp. in der Nähe derselben sich relativ concentrirte Infektionsquellen vorfinden. Die Uebertragung kann dann in der verschiedensten Weise, durch Menschen, Insekten, Luftströmungen etc. geschehen. — Oder die Ausbreitung wird von der Umgebung der Wohnung aus vermittelt: von der Bodenoberfläche aus; durch Wasch- und Spülwässer, die in oberflächlichen Rinnsalen in gegrabene, benutzte Brunnen gelangen; oder durch Flüsse, welche einerseits Abfallstoffe aufnehmen, andererseits zur Wasserversorgung dienen; oder endlich durch verstäubten oder verschleppten Kehricht.

Bestehen Einrichtungen, um alle Abfallstoffe möglichst schnell in feuchtem Zustande aus der Wohnung und dem Bereich der Menschen fortzuschaffen, werden ferner die Infektionsquellen in den Abwässern ausserordentlich stark verdünnt, und gelangen diese dann in tiefere Bodenschichten oder unbenutzte Flüsse oder werden sie nachträglich mit bakterientödtenden Mitteln behandelt, so sinkt die Möglichkeit einer Infektion durch Abfallstoffe auf das geringste Maass.

Für manche Krankheiten, namentlich für Typhus, Cholera, Ruhr etc., wird durch solche zweckmässige Einrichtungen zur Entfernung der Abfallstoffe ein grosser Theil aller überhaupt in Betracht kommender Infektionsquellen beseitigt und die Verbreitung sehr wesentlich gehindert werden. Für viele andere Krankheiten, z. B. die akuten Exantheme, stellt die Verbreitung der Erreger durch die Abfallstoffe einen relativ selten betretenen Weg dar, und hier werden daher Infektionen nicht in gleichem Maasse seltener werden, trotz bester Anlagen zur sogenannten Städtereinigung.

Man darf sich aber auch bezüglich der erstgenannten Kategorie von Infektionskrankheiten keine übertriebenen Vorstellungen von der Wirksamkeit der Massregeln zur Entfernung der Abfallstoffe machen. Wo ein zahlreiches Proletariat sich findet, wo die Bevölkerung in engen Wohnung lebt und an unsaubere Kleidung und Nahrung gewöhnt ist, da werden auch trotz Canalisation und Wasserversorgung zahlreiche Uebertragungen von Diphtherie, Tuberkulose etc. und auch gelegentlich stärkere Epidemien von Typhus und Cholera vorkommen. So gross der hygienische Nutzen der Vorkehrungen zur Entfernung der Abfallstoffe zweifellos veranschlagt werden muss, so darf man doch keineswegs unter allen Umständen eine vollständige „Assanirung“ von ihnen erwarten (vgl. Kap. X.).

Auf Grund vorstehender Erörterungen wird ein zweckentsprechendes System zur Entfernung der Abfallstoffe Folgendes leisten müssen:

1) Die Infektionserreger müssen vollständig beseitigt oder unschädlich gemacht werden, so dass weder von den in der Wohnung oder in der Umgebung derselben vorhandenen Abfallstoffen aus, noch durch Vermittlung der Bodenoberfläche, des Brunnen- oder Flusswassers Uebertragungen erfolgen können.

2) Die übelriechenden Fäulnissgase müssen aus der Wohnung ferngehalten werden.

3) Grund- und Flusswasser dürfen nicht so stark verunreinigt werden, dass dieselben zum Gebrauch ungeeignet sind.

4) Der Boden darf nicht so hochgradig verunreinigt werden, dass üble Gerüche entstehen.

5) Das ästhetische Gefühl soll durch die Anlage nicht verletzt werden.

6) Bei Erfüllung der unter 1—4 aufgezählten Forderungen soll das System so billig als möglich sein.

7) Wenn keine anderen Interessen dadurch geschädigt werden, sollen die Abfallstoffe für die Landwirthschaft nutzbar gemacht werden.

C. Die einzelnen Systeme zur Entfernung der Abfallstoffe.

Man unterscheidet einmal solche Systeme, welche ohne Wasserspülung arbeiten und vorzugsweise die Fäkalien beseitigen, sogenannte Abfuhrsysteme; dahin gehört das Grubensystem, das Tonnensystem, die Abfuhr mit Präparation der Fäkalien und das LIERNUR'sche System. Zweiten solche Einrichtungen, bei welchen die Fäkalien und gewöhnlich gleichzeitig die sämmtlichen Abwässer unter reichlicher Wasserspülung fortgeschwemmt werden; sogenannte Schwemmcanalisation. — Eine gesonderte Behandlung erfahren der Kehricht und die Thiercadaver.

1) Das Grubensystem.

Die Fäkalien werden in einer nahe am Hause gelegenen Grube gesammelt und von dort zeitweise abgefahren. — An den meisten Orten bestehen besondere Vorschriften für die Anlage und Construction der Gruben. Dieselben sollen nicht zu gross sein, höchstens 2—5 cbm Inhalt haben, ferner in einem Abstand von mindestens 15 m vom Brunnen angelegt werden und durch eine besondere Mauer und Lehmschicht von der Fundamentmauer des Hauses getrennt sein. — Sind die Gruben durchlässig, so erfolgt leicht eine Uebersättigung des Bodens mit Abfallstoffen, die zur Entwickelung fauliger Gerüche führt. Eine völlige Dichtung der Grube ist indess schwer herzustellen. Unter dem Einfluss des Ammoniumcarbonats der Jauche wird selbst Cementmörtel allmählich angegriffen und die anfangs dichte Grube wird insufficient. Am besten ist es, die Gruben zwischen zwei Steinlagen mit einer dicken Thonschicht zu umgeben. Man verhindert dadurch wenigstens eine Uebersättigung des Bodens, verhindert aber nicht, dass das Grundwasser allmählich verunreinigt und unappetitlich wird. Daher ist in Städten mit Grubensystem das Trinkwasser wenn irgend möglich nicht aus dem Grundwasser zu beziehen.

Die Gruben sollen ferner wasser- und luftdicht gedeckt sein; am besten mit einer Eisenplatte, oder mit Bretterlage und darüber mit einer starken Lehmschicht.

Das Fallrohr soll aus einem innen sehr glatten, undurchlässigen Material, z. B. aus glasirtem Thon oder emaillirtem Eisen, bestehen. Kommen Abzweigungen vor, so sollen Seiten- und Hauptrohr höchstens einen Winkel von 25—28° bilden. — Der Querschnitt soll eiförmig, die Hinterwand des Sitztrichters vertikal und etwas zurückweichend, die Vorderseite stark geneigt und keinesfalls bauchig sein.

Ferner ist eine Ventilation der Grube nothwendig, damit die

Gruben- und Abtrittsgase nicht ins Haus eindringen. Wenn die Grube undicht gedeckt oder mit sogenanntem Dunstrohr versehen ist, pflegen sich regelmässig starke Strömungen in das Haus hinein herzustellen. Es muss versucht werden, die Gase über Dach zu leiten, und als Motor die Küchenkamine zu benutzen, die auch im Sommer warm bleiben, oder aber durch besondere Feuerungen oder Gasflammen einen Motor herzustellen. Unrichtig ist es, die Gase direct in einen Kamin einzuleiten; es findet dann unter Umständen (namentlich im Sommer und Herbst) eine Umkehr des Stromes und massenhaftes Eindringen der verunreinigten Luft in die Zimmer statt.

Am meisten empfiehlt sich das PETTENKOFER'sche Ventilationsverfahren. Das Fallrohr wird, ohne den Querschnitt zu verengern, bis über das Dach hinaufgeführt und erhält dort einen Aspirationsaufsatz. So viel als möglich wird es während seines ganzen Verlaufs an einen Küchenkamin angelegt, von welchem es durch eine eiserne Platte geschieden ist; oder es werden in der oberen Verlängerung des Rohres Gasflammen angebracht. Die Sitzöffnung soll für gewöhnlich bedeckt sein. Es stellt sich dann geradezu eine Art Vacuum her, so dass die Luft kräftig in den Sitz hinein- und zum Dache herausströmt, sobald der Deckel abgenommen wird.

Nach D'ARCET soll ein besonderes Ventilationsrohr von der Grube aus über Dach geführt und an einen Küchenschornstein angelehnt resp. durch Feuerung oder Gas erwärmt werden. Die Sitze sollen dann beständig offen bleiben und ein fortwährender Luftstrom soll durch letztere hinab in die Grube und von da durch das Ventilationsrohr zum Dache hinaus unterhalten werden. Sind wirklich kräftige Feuerungen vorhanden und ist der Verschluss der Grube völlig dicht, so leistet diese Ventilation sehr Gutes (so in manchen öffentlichen Anstalten). Sobald aber der Motor nachlässt oder Nebenöffnungen am Grubenverschluss entstehen, kann es eventuell zu einer Umkehr der Stromrichtung, resp. zu einer Ausschaltung des Fallrohres kommen. Die vorgenannte Methode ist daher im Allgemeinen vorzuziehen.

Versuche, nur den Raum, in welchem sich der Abort befindet, nicht aber Sitz und Fallrohr selbst zu ventiliren, sind beim Grubensystem stets ungenügend ausgefallen.

Häufig wird eine Desinfektion oder eine Desodorisirung des Grubeninhalts versucht. Beide Proceduren sind nicht zu verwechseln. Mit der Desinfektion streben wir eine Tödtung namentlich der Infektionskeime an, und da wir diese nicht isolirt von den übrigen Bakterien behandeln können, beabsichtigen wir eine völlige Vernichtung des gesammten Bakterienlebens. Eine solche lässt sich in einfachster und billigster Weise erreichen durch grosse Gaben Aetzkalk oder rohe Salzsäure. Bei Anwendung beider Mittel ist aber ein völliges Durchmischen des ganzen Grubeninhalts nöthig, bis die ganze Masse etwa 2 Procent Salzsäure, resp. 1 Procent Aetzkalk enthält. Die Desinfektion ist offenbar nur in ausserordentlichen Fällen, wenn gegründeter Verdacht auf das Vorhandensein infektiöser Abgänge besteht, auszuführen.

Desodorisirung ist dagegen vielfach regelmässig in Gebrauch. Man sucht dabei entweder nur die gebildeten übelriechenden Gase zu beseitigen, oder aber die Zersetzung so zu beeinflussen, dass keine übelriechenden Gase sich weiterhin bilden. Zur Anwendung geeignet sind daher Chemikalien, welche die riechenden Gase binden und die Entwickelung der Fäulnissbakterien hemmen, z. B. Eisenvitriol und rohes Manganchlorür. Beide binden Schwefelwasserstoff und Schwefelammonium, ferner durch die stets vorhandene freie Säure Ammoniak. Der Säureüberschuss wirkt ausserdem kräftig bakterienhemmend. In Fällen, wo flüchtige Fettsäuren prävaliren (z. B. in Rübenschnitzel-Gruben) würde statt dieser saueren Chemikalien Aetzkalk zur Desodorisirung zu verwenden sein. — Stagnirender Pferdeharn, der hauptsächlich Ammoniumcarbonat entwickelt, ist am besten durch Gipspulver zu desodorisiren.

Ferner ist rohes Kaliumpermanganat als Desodorans geeignet. Dasselbe wirkt energisch auf die Bakterien, oxydirt Schwefelwasserstoff und andere übelriechende Stoffe, und das entstehende Manganoxyd bindet ausserdem Schwefelwasserstoff, resp. Schwefelammonium. Die Kosten der drei genannten Substanzen sind sehr gering; ein Kilo Eisenvitriol kostet etwa 12 Pfennige, Manganchlorür 46 Pf., Kaliumpermanganat 88 Pf.

Mit Vortheil lassen sich auch poröse feinpulvrige Substanzen verwenden, welche durch Flächenattraction die Gase binden, ausserdem viel Feuchtigkeit absorbiren und Oxydation veranlassen. Dahin gehören z. B. gepulverte Holzkohle, trockene Erde, Torfmull, Asche. Erfahrungsgemäss werden die schwefelhaltigen Gase vollständig, das Ammoniak nicht ganz vollständig zurückgehalten. Eine Beeinträchtigung der Bakterien findet nicht statt; im Gegentheil kommt in der porösen Masse eine lebhafte Wucherung der Bakterien und gerade dadurch Verwesung der organischen Stoffe zu Stande.

Infektionserreger halten sich in dem porösen Material, ähnlich wie im natürlichen Boden, eher besser lebensfähig, als in der unvermischten Jauche, und durch die Möglichkeit des leichteren Austrocknens und Verstaubens wird die Infektionsgefahr noch weiter erhöht.

Trotzdem sind diese Mittel bei einzelnstehenden Häusern, öffentlichen Anstalten und dergleichen, in welchen eine etwaige Infektionsgefahr der Fäkalien rasch zur Kenntniss gelangt, sehr gut zu verwenden (vgl. S. 420).

Zuweilen wird zum Zweck der Geruchlosmachung auch eine Trennung von Harn und Koth resp. von flüssigen und festen Theilen versucht, dadurch dass in der Grube Siebe angebracht werden oder sehr poröse Steinlagen, durch welche die flüssigen Theile abfliessen. Diese Einrichtungen haben aber im Ganzen nur unvollkommenen Erfolg gehabt.

Besonders hervorgehoben sei noch, dass die Carbolsäure zur Desodorisirung gänzlich ungeeignet ist; sie ist nicht im Stande, die riechenden Gase zu binden oder zu beseitigen und vermag eine Entwickelungshemmung der Bakterien erst bei so hohen Gaben zu veranlassen, wie sie gegenüber den Abfallstoffen niemals zur Verwendung gelangen. Sie ist vielmehr nur im Stande, andere üble Gerüche durch den eigenen unangenehmen Geruch zu verdecken, und es wäre daher sehr zu wünschen, dass die völlig irrationelle Anwendung der Carbolsäure in öffentlichen Aborten, z. B. der Eisenbahnwaggons etc., durch ein zweckentsprechenderes Mittel ersetzt würde.

Von Zeit zu Zeit müssen die Gruben geräumt werden. Damit hierbei nicht hygienische Nachtheile oder eine Belästigung durch Gerüche eintritt, sind in neuerer Zeit Apparate in Aufnahme gekommen, mittelst welcher der Grubeninhalt in einen luftleer gemachten Kessel aspirirt und dann abgefahren wird. Entweder wird in dem Depot die Luft aus dem eisernen Behälter solcher pneumatischen Apparate durch Wasserdampf ausgetrieben; oder eine Handluftpumpe wird bis an die Grube gefahren und dort erst das Vacuum hergestellt. Die Grubengase werden verbrannt, und es ist in dieser Weise eine fast völlige Geruchlosigkeit zu erzielen. Die Räumung soll stets nur am Tage geschehen, damit um so leichter eine Controle ausgeübt werden kann.

Besondere Vorsicht ist auf das Vermeiden jeglichen Verspritzens des Grubeninhalts zu verwenden. — Zuweilen bleibt ein festerer Absatz in den Gruben, der dann nach vorhergegangener Imprägnirung mit Eisenvitriol oder dgl. mittelst Schaufeln zu entfernen ist.

Die abgefahrenen Massen werden entweder in der nächsten Umgegend direct als Dünger verwendet oder auf weitere Strecken versandt oder zu Poudrette verarbeitet. Ein Eisenbahntransport rentirt sich nur in grossen, etwa 3 cbm fassenden Behältern, in welche die kleineren Behälter umgefüllt werden müssen. — Bei grösseren Städten kann häufig nicht die ganze Abfuhr sofort untergebracht werden, und es werden daher Depots, d. h. Sammelgruben von circa 100 cbm Inhalt, ausserhalb der Stadt angelegt, von wo der Dünger in kleineren Quantitäten durch Landwirthe abgeholt wird.

Die Häufigkeit der Grubenentleerung schwankt bedeutend; in einzelnen Städten erfolgt sie nur einmal jährlich, in anderen alle vier

Wochen. Die Kosten der Unterhaltung ohne Reparatur, ohne Motor zur Ventilation und ohne Desodorisirungsmittel betragen mindestens 1·80 Mark pro Kopf und Jahr.

Das Grubensystem besteht zur Zeit ausser in sehr vielen kleineren Städten in Stuttgart, Karlsruhe, Strassburg, Dresden, Freiburg, Hannover u. a. m., doch werden neuerdings die meisten dieser Städte mit Schwemmcanälen versehen.

Das Urtheil über den hygienischen Werth des Grubensystems richtet sich offenbar ganz nach der Art der Ausführung desselben.

Erfolgt die Construction der Grube, die Ventilation des Fallrohrs, die Desodorisirung und die Räumung nach den oben gegebenen Vorschriften, so ist vom hygienischen Standpunkt kaum ein Einwand gegen das Grubensystem zu erheben.

Vor allem ist die durch dieses System gebotene Infektionsgefahr sehr gering. Gelangen infektiöse Dejektionen in den Abort, so ist zunächst keinerlei Gelegenheit zur Verbreitung der Infektionserreger gegeben; insbesondere ist die Luft nicht zu einem Transport derselben geeignet, weil der Inhalt der Grube und des Fallrohrs keine staubtrockene Beschaffenheit annimmt und weil bei gut geordneter Ventilation die Luftströmung niemals ins Haus gerichtet ist. Nur bei continuirlicher Ventilation mit offenen Sitzen und bei Zugeben von trockenem Torfmull resp. Erde könnten vielleicht Keime in die Luft übergehen und bei zufälligen Stromumkehrungen in die Wohnung gelangen.

Weiterhin erfahren die in die Grube gelangten Infektionserreger eine solche Beeinträchtigung und ihr Aufenthalt unter diesen ungünstigen Verhältnissen dauert so lange, dass bei der Räumung und weiteren Verwendung des Grubeninhalts nur selten noch infektionstüchtige Erreger vorhanden sein werden. Immerhin soll auch die Räumung mit Vorsicht, nur durch ein geschultes Personal und mit völlig dichten Abfuhrwagen geschehen, um einer etwaigen Verbreitung noch infektiösen Inhalts vorzubeugen.

Uebele Gerüche lassen sich ganz fern halten. Der oberflächliche Boden wird gar nicht, der tiefere Boden und das Grundwasser wenig verunreinigt.

Dennoch macht dieser letzte Umstand die Benutzung des Grundwassers als Trinkwasser nicht empfehlenswerth. Wo aber Wasserleitung besteht, ist von einer mässigen Bodenverunreinigung gewiss nichts zu fürchten, und ein Grubensystem ist unter solchen Verhältnissen entschieden hygienisch zulässig; dabei ist es relativ billig, trägt den Forderungen der

Landwirthe Rechnung und entspricht nur unserem ästhetischen Bedürfniss nicht so gut, wie einige andere Systeme.

Allerdings muss das Grubensystem vollständig verworfen werden, wenn die oben begründeten Vorschriften für die Construction und den Betrieb der Gruben nicht eingehalten werden.

Das ist namentlich in kleinen Städten oft genug der Fall. Die Gruben findet man dort stark durchlässig, so dass sie den Boden in kolossalem Grade verunreinigen; sie sind ungenügend gedeckt und führen massenhaft Gerüche ins Haus; die Fallrohre haben schlechte Neigung, sind aus porösem Material. Die Räumung geschieht Nachts durch Ausschöpfen unter furchtbarer Verpestung der Luft und in durchlässigen Wagen, so dass der Inhalt auf der umgebenden Bodenoberfläche sowie auf dem ganzen Transportwege verbreitet wird.

Ein Nachtheil haftet dem Grubensystem unter allen Umständen an, ist demselben aber mit den übrigen Abfuhrsystemen gemeinsam, nämlich der, dass nur auf die Fäkalien Rücksicht genommen wird. Die Hauswässer und sonstigen Abwässer sind streng ausgeschlossen, weil sonst die Räumung viel zu kostspielig und die Verwerthung des verdünnten Inhalts zu schwierig werden würde. Es muss daher stets noch nebenbei für eine besondere Ableitung der Hauswässer gesorgt werden.

2. Das Tonnensystem.

Statt der Aufsammlung der Fäkalien in Gruben hat man es in neuerer Zeit für viel empfehlenswerther erklärt, oberirdisch kleine, leicht transportable Behälter aufzustellen und diese häufig (an jedem dritten bis achten Tage) zu wechseln, d. h. den vollen Behälter nach einem Depot fortzuschaffen und dort zu entleeren und statt dessen einen anderen einzustellen. Die Vorzüge dieses Systems sollten vor allem darin liegen, dass die Verunreinigung des Bodens ganz vermieden wird; ferner sollte eine stinkende Zersetzung der Fäkalien bei der Kürze ihres Aufenthalts in den Behältern ausbleiben.

Die Behälter, sogenannte „Heidelberger Tonnen", waren früher von Holz, innen verkohlt und getheert (Petroleumfässer); jetzt benutzt man gewöhnlich stehende Cylinder aus verzinntem Eisenblech. Der Inhalt beträgt für Privathäuser 105—110 Liter, selten bis 300 Liter.

Die Tonnen stehen am besten zu ebener Erde in kleinen, gut gemauerten und mit wasserdichtem Fussboden (Cement, Asphalt) versehenen Kammern, die durch eine Thür von aussen zugänglich sind; bei alten Gebäuden auch wohl in den alten Gruben, doch ist dann der Transport der Fässer schwierig. — Die Fallrohre sollen möglichst dicht in die Tonnen eingefügt sein; dazu dient ein doppelter gusseiserner Ring, zwischen welchen das Ende des Fallrohres passt. — An den Seiten befinden sich Henkel, unter die sich bequem Tragen oder zweirädrige Karren unterschieben lassen.

Ventilation der Kübel erfolgt wieder am besten dadurch, dass das Fallrohr über Dach verlängert und dort mit Aspirationsaufsatz versehen wird.

Ausserdem ist bei den Heidelberger Tonnen ein Syphon angebracht, ein gebogenes Eisenrohr, das sich mit frischen Fäkalien füllt, aber den Aufstieg von Gasen aus der Tonne hindert. Damit der Syphon sich nicht verstopft, ist eine bewegliche Zunge vorgesehen, die von aussen durch Kurbel bewegt werden kann. Ferner ist unter dem Syphon Platz für eine Lampe, um event. das Einfrieren hindern zu können, wozu übrigens auch Umwickeln der Rohre mit Schlackenwolle u. s. w. ausreicht.

Jede Tonne hat einen Ueberlauf, der in einen vorgestellten Eimer führt. — Die abgefahrenen Tonnen können in kleineren Städten und im Sommer gleich auf den Feldern entleert werden. In grossen Städten sind die ganzen Massen nicht sofort abzusetzen, namentlich im Winter. Daher müssen Fäkaldepots angelegt oder der Inhalt muss zu Poudrette verarbeitet werden. Die Depots geben bei ausgedehnten Abfuhranlagen zu erheblicher Belästigung der Nachbarschaft Anlass. Zuweilen hat man, um nur die Massen los zu werden, den Kübelinhalt, resp. den Depotinhalt in Flüsse schütten müssen.

Die Kosten betragen für Anschaffung von zwei Kübeln mit Syphon circa 200 Mark; für jede Abfuhr 12—20 Pfennige. Für den Kübelinhalt werden bis zu 20 Pfennige pro 100 Liter gezahlt, jedoch nur, wenn keine Verdünnung mit Wasser stattgefunden hat und Bedarf vorhanden ist.

Das Tonnensystem ist ausgeführt in einzelnen Stadttheilen von Görlitz, Graz, Heidelberg, Augsburg, in verschiedenen englischen Städten, namentlich in Manchester mit fast 400,000 Einwohnern, wo 300 Pferde und 1400 Arbeiter für den Betrieb erforderlich sind.

Das Tonnensystem wird zwar vielfach als hygienisch dem Grubensystem weit überlegen hingestellt, jedoch erweisen sich die ihm nachgerühmten Vorzüge als nicht bedeutend und theilweise als illusorisch. Man hat früher wohl geglaubt, dass die frischen Fäkalien nicht sowohl Infektionsgefahr bieten, als vielmehr ältere, in der Zersetzung vorgeschrittene. Thatsächlich verhält es sich aber umgekehrt; gerade die frischen Fäkalien sind infektionsverdächtig und verlangen besonders vorsichtige Behandlung. — Dass ferner die tieferen Schichten des Bodens beim Tonnensystem eventuell noch etwas freier von organischen Stoffen bleiben, als bei gut angelegten Gruben, darin liegt nach unseren heutigen Anschauungen kein wesentlicher hygienischer Vortheil. — Ueble Gerüche vermögen endlich auch von den 3—8 Tagen alten Excrementen reichlich auszugehen.

Vergleicht man ein gut ausgeführtes Gruben- und ein gleichfalls vorschriftsmässig betriebenes Tonnensystem, so zeigt letzteres keinerlei Vortheile, wohl aber ist die Gefahr einer Verbreitung von Infektionskeimen um so grösser, je frischer der Tonneninhalt gegenüber dem Grubeninhalt ist, und je häufiger der Wechsel und die Entleerung der Tonnen erfolgt. Bei dem steten Transportiren zahlreicher Kübel ist eine Beschmutzung der Bodenoberfläche u. s. w. sehr häufig; wird der frische, infektiöse Inhalt auf benachbarte Felder und Gemüseländereien entleert, so kann eine lange Conservirung der Infektionserreger stattfinden und zur Weiterverbreitung ist die reichlichste Gelegenheit geboten.

Bei schlechtem Betrieb ist wiederum das Tonnensystem zweifellos bedenklicher als ein mangelhaftes Grubensystem. Namentlich kommt es oft zum Ueberlaufen der Tonnen in solchem Maasse, dass auch die vorgestellten Eimer nicht ausreichen, sondern der Boden des betreffenden Raumes mit Jauche bedeckt wird. Eine derartige Verunreinigung findet man bei Revisionen um so häufiger, als die Dimensionen der Tonne auf das Fernhalten aller Flüssigkeiten zugeschnitten werden, damit der Kübelinhalt hinreichend concentrirt sei und den Transport lohne. Vielfache Uebertretungen des Verbots, Flüssigkeiten einzugiessen, sind aber selbstverständlich. Dadurch kommt es dann zu üblen Gerüchen und eventuell zu Infektionsquellen innerhalb des Hauses.

Für ausgedehnteren Betrieb in grösseren Städten ist daher das Tonnensystem nicht geeignet. Verwendbar ist es für kleine Städte mit leichtem Absatz der abgefahrenen Fäkalien; ferner für einzelne etwa schwer zu canalisirende Theile einer grossen Stadt. Stets ist aber strenge Controle durch zahlreiche Aufsichtsbeamte erforderlich. — Für kleinere Familienhäuser, ferner für kleine Ortschaften, wo keine Einrichtungen für pneumatische Entleerung der Gruben bestehen, für einzelne öffentliche Anstalten mit gutem Aufsichtspersonal ist das Tonnensystem besonders indicirt und dem Grubensystem vorzuziehen.

Die letzterwähnten Indicationen des Tonnensystems finden eine weitere Stütze in der leichten Ausführbarkeit einer Desodorisation, namentlich durch die S. 414 bereits erwähnten feinporösen Substanzen: Erde, Asche, Torfstreu.

Das sogenannte Erdcloset ist am längsten bekannt und ist namentlich in England und Indien viel angewendet. Lehmige oder thonige Gartenerde wird in völlig trockenem Zustand mit den Fäkalien gemengt; für eine Defäkation von 150 g Fäces und 300 g Harn sind $^3/_4$—1 kg Erde erforderlich. Das Wasser wird sofort aufgesogen, die Gase werden absorbirt, und dann beginnt in dem porösen Boden Verwesung und Mineralisirung der organischen Stoffe unter Beihülfe zahlreichster Bakterien. Nach beendeter Mineralisirung ist die Erde auf's neue brauchbar.

Zum Aschencloset wird Asche benutzt, die von den Kohlenrückständen abgesiebt ist, der aber dann etwas gepulverte Kohle beigemengt wird. Die Wirkung ist ähnlich, aber die Mineralisirung nicht so vollständig wie bei den Erdclosets.

Beide vorgenannte Methoden sind jetzt verdrängt durch die Torfstreuclosets, und zwar weil von der Torfstreu weniger Masse zur vollständigen Desodorisirung nöthig ist, weil dieselbe sehr leicht und in compakter Form transportabel ist. Erst in neuester Zeit hat sich eine Industrie entwickelt, die eine ausgedehntere Benutzung der Torfstreu ermöglicht. — Das Rohmaterial bildet die obere, sonst unbrauchbare Schicht der Torfmoore, der sogenannte Fasertorf; dieser wird in Ziegeln ausgestochen, an der Luft getrocknet, dann von einer Zerkleinerungsmaschine zerrissen und durch Sieben in einen pulvrigen und einen fasrigen Theil getrennt. Der letztere wird als Streu in Pferde- und Kuhställen, auch zur Bedeckung des Bodens in Latrinengruben benutzt, das Pulver, der sogenannte „Torfmull" zu den Closets. Der Torfmull vermag circa das achtfache seines Gewichts an Wasser aufzusaugen. Für 150 g Fäces und 1200 ccm Harn, d. h. für 1 Mensch und Tag, sind 155 g Torfmull nöthig; für eine Entleerung von 150 g Fäces + 300 g Harn = 50 g Torfmull, also 20 mal weniger dem Gewicht nach als von Erde erforderlich ist. — Dabei kosten 100 kg nur 3—4 Mark.

Entweder wird die Torfstreu jedes Mal eingeschüttet, oder es sind Closets mit automatischem Betrieb eingeführt. Ein solches ist z. B. Bischleb & Kleucker's Closet, wo eine nach oben offene und mit Torfmull gefüllte Blechmulde beim Schliessen des Closetdeckels sich dreht, so dass die obere offene Rinne nach unten gewendet wird und ihren Inhalt in das Closet entleert. — Ferner Poppe's Closet; beim Schliessen des oberen Sitzbretts wird nach oben gegen einen Hebel so gestossen, dass ein Schlitten gegen den Gang zwischen Kasten und Sitz gedrückt wird; beim Aufstehen schnellt der Schlitten zurück und eine gewisse Menge Torfstreu fällt in den Sitz.

Frische Fäces ohne Harn entwickeln beim Zusatz des sauer reagirenden Torfs flüchtige Fettsäuren; daher ist für diese Fälle etwas Kalkzusatz empfehlenswerth. Durchaus zu widerrathen ist aber ein Zusatz von Carbol, dem man häufig in der käuflichen Torfstreu begegnet; derselbe hat keine desinficirende Wirkung und bewirkt nur unangenehmen Geruch.

Für kleinere Häuser und manche öffentliche Anstalten ist das Tonnensystem mit Torfstreu entschieden das angenehmste Verfahren zur Entfernung der Fäkalien. Für Miethhäuser und für ganze Städte ist es ungeeignet, weil bei dem grössten Theil der Bevölkerung auf eine richtige Handhabung nicht zu rechnen ist und weil die Infektionsgefahr durch Zugabe der Torfstreu eher vergrössert wird (vgl. S. 414).

3. Abfuhr mit Präparation der Fäkalien.

Einige Modifikationen der vorbeschriebenen Systeme sind aus dem Bestreben hervorgegangen, einen gewissen Wasserverbrauch zur Spülung und Reinhaltung der Closets zu gestatten, trotzdem aber die Abfuhr rentabel zu machen. Man hat dies theils durch Trennung von Harn und Fäces, theils durch nachträgliches Verdampfen des Wassers, hauptsächlich aber durch Zusatz gewisser Chemikalien zu erreichen gesucht. Durch letztere suchte man vielfach nebenbei noch eine desodorisirende oder desinficirende Wirkung zu erreichen.

Die am meisten gebrauchten chemischen Mittel sind Aetzkalk oder Magnesia, und neben diesen Eisensulfat oder Aluminiumsulfat (Mangan-, Zinksalze). Ihre Wirkung besteht darin, dass voluminöse Niederschläge in der Jauche entstehen, welche einen grossen Theil der landwirthschaftlich verwerthbaren Bestandtheile enthalten.

Im Harn findet sich saures Calciumphosphat und Calciumbicarbonat; durch Zusatz von Aetzkalk entsteht unlöslicher basisch phosphorsaurer Kalk und Calciumcarbonat; Magnesiazusatz führt zur Bildung von Tripelphosphat. Treffen Eisen- oder Aluminiumsulfat mit alkalischen Substanzen (Aetzkalk, Magnesia) zusammen, so entstehen sehr voluminöse Fällungen von Eisenhydrat und Thonerdehydrat. Eisensulfat bindet ausserdem Schwefelammonium. — Mit geringfügigen Abweichungen sind diese Chemikalien bei allen Präparationsverfahren verwendet. Zuweilen werden noch weitere Niederschläge bewirkt, z. B. durch Zusatz von sauren Phosphaten oder von Kieselsäurehydrat etc.

Von den überaus zahlreichen Vorschlägen seien erwähnt:

a) Trennung von Harn und Fäces. Der Harn läuft ab, der Koth wird zurückgehalten entweder durch eine fast vertikal stehende durchlöcherte Scheidewand im Closet oder durch einen durchlöcherten cylinderförmigen Einsatz; oder auch dadurch, dass aus einem geschlossenen Behälter die einfallenden und herabsinkenden Fäces immer ein entsprechendes Volum Harn verdrängen, das durch einen oben angebrachten Ueberlauf abfliesst. — Im schwedischen Luftcloset ist eine besondere Rinne für den Harn und ein anderer Behälter für die Fäces bestimmt. — In grösserem Umfang sind alle diese Closets nicht verwendbar; sie entsprechen zu wenig den hygienischen und ästhetischen Anforderungen und genügen auch den Ansprüchen des Landwirths nicht, weil der für die Düngung werthvollere Theil der Excremente, der Harn, gewöhnlich unberücksichtigt bleibt.

b) Mosselmann's Verfahren. Closet mit Diviseur; der Harn filtrirt durch eine Kalkschicht, welche die Phosphorsäure zurückhalten soll. Die erforderlichen Kalkmengen sind zu bedeutend, die Ausbeute nicht entsprechend.

c) Müller-Schür's Closet. Scheidewand zur Trennung von Harn und Fäces; ersterer wird durch eine mehrere Fuss lange Schicht aus Torfgrus und saurem Magnesiumsulfat filtrirt; die Fäces werden mit einem Gemisch von gebranntem Kalk, trockenem Holzpulver und mit Carbol imprägnirten Sägespähnen überschüttet. Wirkung ungenügend.

d) SÜVERN's Verfahren. 100 Theile Kalk werden mit 300 Theilen Wasser gelöscht, dem heissen Brei werden 8 Theile Theer und 33 Theile Magnesiumchlorid zugesetzt, dann auf 1000 aufgefüllt. Mit dieser Masse werden die Fäkalien in Gruben versetzt; nach dem Absetzen des Niederschlags lässt man die Flüssigkeit oberflächlich ablaufen, der Niederschlag wird abgefahren. — Die Wirkung ist bei strenger Controle und übersehbarem Betrieb zufriedenstellend; in manchen öffentlichen Gebäuden mit Erfolg eingeführt. Ohne reichlichen Kalküberschuss ist der Ablauf des Klärwassers nicht zu gestatten.

e) A.-B.-C.-Process, in England (z. B. Leeds) eingeführt. Mischung von Alaun, Blut, Kohle, Magnesia resp. Dolomit (Alum, Blood, Clay). Behandlung der Fäkalien ähnlich wie beim SÜVERN'schen Verfahren.

f) FRIEDRICH's Verfahren. Ein Gemenge von Thonerdehydrat, Eisenoxydhydrat, Kalkhydrat und Carbolsäure ist in einem Korb aus Drahtgewebe enthalten und dieser steht in einem Kasten aus Eisenblech, in welchem ein Aufrühren und Mischen der Masse durch Zuströmen stark mit Luft imprägnirten Wassers erzielt wird. Der Kasten steht nach unten mit dem Closet in Verbindung; wird dieses benutzt, so sinkt der Wasserstand im Kasten und damit ein Schwimmer, der selbstthätig den Hahn der Wasserleitung öffnet. Das zuströmende Wasser läuft aber durch eine Art Wassertrommelgebläse und reisst atmosphärische Luft mit sich; dadurch erfolgt Aufwallen und Ausspülen der Desinfektionsmasse aus dem Korb. Die mit Desinfektionswasser gemischten Fäkalien werden in eine cementirte Grube geleitet, setzen sich dort ab, und die gereinigte klare obere Flüssigkeit kann, eventuell nachdem mehrere Klärbassins passirt sind, in Canäle, Rinnsteine oder in den Boden durch Stauventile periodisch abgelassen werden. Die Schlammmasse wird abgefahren. — Die Wässer sollen alkalisch durch $Ca(OH)_2$ reagiren; dies wird durch mit Kalk getränktes Curcumapapier festgestellt. — In verschiedenen Städten und Krankenhäusern eingeführt. Kosten gering, 40—90 Pf. pro Kopf und Jahr für das Desinfektionsmittel. Aber sorgfältigste Controle ist unbedingt nöthig, und daher erscheint das Verfahren nur für einzelne Anstalten brauchbar.

g) WILHELMY's Verfahren. Dem vorigen ähnlich, nur findet die Mischung mit der Desinfektionsmasse in einer kleinen Vorgrube statt, in welche die Fäkalien zuerst gelangen, und von wo sie erst nach gewissem Aufenthalt (2mal wöchentlich) in die grössere Grube übergelassen werden. — Die Desinfektion ist unsicher; häufige Controle und Revision nöthig.

h) PETRI's Verfahren. Desinfektionspulver aus Torf, Steinkohlengrus und Gastheer; dieses wird noch mit Kohlenabfällen und Kehricht gemengt und kommt in einen Trog unter dem Abtrittssitz; durch eine Rührschnecke wird dort die Masse einmal pro Tag umgerührt. Nach der Abfuhr in das Depot wird dort noch mehr Torf- und Kohlengrus zugemischt, und schliesslich werden Ziegel gepresst (sogenannte Fäkalsteine). Diese sollen als Brennmaterial benutzt und erst die Asche als Dung verwerthet werden.

i) Poudrettefabrikation. Bei derselben ist vor Allem das Wasser der gesammelten Fäkalien zu entfernen. Das früher versuchte Abdunstenlassen in grossen Teichen führte zu enormer Verunreinigung der Luft. Anwendung künstlicher Wärme wurde zuerst in England versucht. Die mit Asche versetzten Fäkalien werden unter Zusatz von SO_4H_2 unter Rühren erhitzt, das braune

Condenswasser wird in den Fluss geleitet, die Gase verbrannt; die restirende Poudrette als Dünger verkauft. — Neuerdings sind von BUHL & KELLER resp. von PODEWILS Modifikationen des Verfahrens empfohlen; aber keins derselben hat sich bisher in der Praxis als rentabel erwiesen.

Die Vorschläge von SINDERMANN, die Fäkalien zur Bereitung von Leuchtgas zu benutzen, sowie die von SCHEIDING, REIMANN u. A., Brennmaterial daraus herzustellen, sind nicht über das Stadium der Vorversuche hinausgelangt.

Alle die aufgezählten Verfahren genügen den hygienischen und ästhetischen Anforderungen nicht. Eine zuverlässige Desinfektion vor der Abfuhr der Fäkalien wird nicht erreicht; daher gelten auch für diese Verfahren alle die S. 419 aufgeführten Bedenken, um so mehr, als die scheinbare Desinfektion zu einem rücksichtsloseren Umgehen mit den Abfallstoffen veranlasst. Der Geruch wird nur bei sorgfältigem Betrieb und guter Controle beseitigt. Haus- und Küchenwasser werden gar nicht oder nur zum Theil berücksichtigt, und verlangen besondere Anlagen. Schliesslich bleibt auch die landwirthschaftliche Verwerthung der Abfallstoffe in vielen Fällen zweifelhaft.

4. LIERNUR's pneumatische Abfuhr.

Das LIERNUR'sche System ist in Stadttheilen von Prag, Hanau, Amsterdam, Leyden, Dordrecht etc. zur Ausführung gelangt und verdient deshalb eine nähere Erörterung.

Die Entfernung der gesammten Abfallstoffe soll durch eine Reihe von Canalsystemen geschehen. Das Bodenwasser soll durch poröse Drainageröhren abgeleitet werden, das Meteorwasser durch oberflächliche Rinnsale, nur in stark bewohnten Stadttheilen soll es in den Hauswassercanälen Aufnahme finden. Letztere sind relativ eng projectirt, für gewöhnlich sollen sie ganz gefüllt sein und Druck aushalten können; ihr Inhalt ist in den nächsten Fluss zu leiten.

Das eigentlich Charakteristische des Systems ist ein ausser den vorgenannten Anlagen hergestelltes eisernes Rohrnetz, das unterirdisch die Stadt durchzieht, und durch welches alle Fäkalien nach einem Centralbassin von Zeit zu Zeit angesogen werden, um demnächst als Dünger verkauft oder zu Poudrette verarbeitet zu werden.

Der Anfang dieses Rohrnetzes liegt in den einzelnen Aborten. Der Sitz besteht aus einem Thontrichter, welcher nach unten in ein eisernes Rohr übergeht. Dazwischen ist ein Syphon mit einer zungenartigen Verlängerung der hinteren Trichterwand angebracht, so dass derselbe auch bei geringer Füllung noch einen vollständigen Verschluss gewährt. Ein zweiter Syphon findet sich vor dem Anschluss an die Hauptleitung. Der Verschluss in den Syphons wird nicht etwa durch Wasser hergestellt, von dem höchstens 1 Liter pro Tag und Kopf zur Reinigung und zum Nachspülen verwandt werden darf, sondern durch Koth, und ist daher in hohem Grade unappetitlich. — Neuerdings wird ein sogenanntes Sicherheitscloset angebracht, welches das Eingiessen von mehr als dem vorschriftsmässigen Wasser dem Aufseher verrathen und somit hindern soll; zwischen Syphon und Fallrohr befindet sich ein wasserdichter Behälter, der reichlich die Fäkalien eines Tages aufnehmen kann. Bei dem täglich einmal erfolgenden Evacuiren wird der Inhalt durch einen Heber abgesogen, so dass man für gewöhnlich nichts von dem eingeschalteten Behälter merkt. Wird aber zu viel Wasser eingegossen, so steigt der Inhalt in den Sitztrichter und kann dann nur durch einen Schlüssel entleert werden, der in den Händen des Aufsehers ist.

Gerüche sollen dadurch vermieden werden, dass ein vom Sitztrichter ausgehendes, an einen Schornstein angelehntes und bis über Dach reichendes Ventilationsrohr die Gase abführt. Früher waren ausserdem noch an verschiedenen Punkten Ventile angebracht, die aber zu oft in Unordnung geriethen und deshalb später fortgelassen sind.

Die Haus- und Strassenrohre vereinigen sich mit sogenannten Gefällbrüchen, d. h. Kniestücken, die ein zu rasches Aspiriren des Inhalts aus einzelnen wenig gefüllten Rohren hindern sollen, zu einem an Strassenkreuzungen unter dem Pflaster gelegenen eisernen Reservoir. An dieses fährt täglich einmal eine lokomobile Luftpumpe; dann werden die Hähne der Strassenrohre geschlossen, das Reservoir dreiviertel luftleer gemacht, darauf die Hähne geöffnet und der Inhalt der Röhren aspirirt. Schliesslich wird der Reservoirinhalt in einem fahrbaren Tender umgefüllt (aspirirt) und dieser fährt nach dem Depot, um die Fäkalien als Dünger abzugeben oder sie zu Poudrette zu verarbeiten. — Häufig, an manchen Orten täglich, kommen Verstopfungen der Rohre vor. Gewöhnlich werden sie nach der Meldung leicht dadurch beseitigt, dass durch das verstopfte Rohr allein, unter Abschluss der übrigen, aspirirt wird. Immerhin machen dieselben sich erst durch ein Ansteigen der Kothsäule in ekelerregender Weise bemerkbar. — Nach der Evacuation schafft der Rückstau unvermeidlich eine gewisse Menge Rohrluft in die Wohnung.

Die lokomobile Luftpumpe soll übrigens nach Liernur's Plänen später durch eine ausserhalb der Stadt gelegene Centralstation ersetzt werden, von welcher aus feststehende Maschinen die Evacuirung besorgen. Mittelst der letzteren soll dann auch zugleich das Eindampfen der Fäkalien zu Poudrette erfolgen.

Das Liernur'sche System verdient schwerlich die Anerkennung und Empfehlung, die ihm von vielen Seiten geworden ist. Der Kothverschluss und das Verbot des Wassereingiessens machen es aus ästhetischen Gründen schwer annehmbar; eine genügende Verwerthung der Fäkalien gelingt nicht leicht. Vor Allem aber ist zu bedenken, dass die Hauswässer um so gefährlicher werden, je mehr das Eingiessen von Flüssigkeiten in das Closet beschränkt wird. Die Hauswässer enthalten dann zwei Drittel des ganzen Harns, alle infektiösen Stühle, Sputa etc.; sie sind in Bezug auf den Gehalt an Infektionserregern wie an fäulnissfähiger Substanz ungefähr ebenso beschaffen, als wenn die Fäkalien mit ihnen vereinigt wären. Für diese Hauswässer müssen zweifellos tadellose Schwemmcanäle eingerichtet werden. Sind aber diese vorhanden, so stellt die gesonderte Fäkalienabfuhr nur eine unnütze Belastung dar.

Im Plane des LIERNUR'schen Systems figuriren allerdings besondere Canalanlagen für Haus- und Meteorwasser. Factisch werden diese aber gar nicht oder in ganz beschränktem Umfang und in unzureichender Weise ausgeführt. Der leitende Gedanke beim LIERNUR'schen System ist immer nur Gewinnung und landwirthschaftlichen Verwerthung der Fäkalien, und daher vor Allem pneumatische Abfuhr des Koths; die Berücksichtigung der hygienischen Gesichtspunkte tritt dagegen beim LIERNUR'schen System vollständig zurück.

5. Die Schwemmcanalisation.

Fast die gesammten Abfallstoffe, alle Fäkalien, das Haus- und Küchenwasser und das Meteorwasser werden bei der Schwemmcanalisation in Canälen gesammelt und rasch aus dem Bereich der Wohnungen fortgeführt. Schliesslich gelangt der Canalinhalt entweder direct in einen Fluss, oder es wird vorher eine Reinigung des Canalwassers durch Berieselung oder durch Klärbecken eingeschaltet. Zunächst ist dementsprechend die Anlage der Canäle, sodann die Beseitigung des gesammelten Canalwassers zu besprechen.

a) Anlage und Betrieb der Canäle.

Der Untergrund der Stadt wird von einem Netz von Canälen aus dichten, innen glatten Wandungen durchzogen, durch welche hineingelangte Flüssigkeiten sich mit natürlichem Gefäll nach einem grossen Sammelcanal hin bewegen. Die Anfänge des Netzes liegen in den Ausgussöffnungen in Küchen und Waschküchen, in den Closets etc. Von da confluiren die kleinen Anfangscanäle in immer grössere. In den Strassen liegt ein Canal in der Mitte der Fahrstrasse oder an je einer Seite des Trottoirs; in diese Strassencanäle münden die Hauscanäle, die Regenrohre und die Abführungen für das Strassenwasser. Ueberall sind Schlammfänge und Syphons angebracht.

Es muss durchaus darauf gerechnet werden, dass eine rasche und vollständige Entfernung der Abfallstoffe stattfindet. Daher ist gutes Gefälle nöthig und möglichst reichlicher Wassergehalt der Canaljauche, so dass sie sehr dünnflüssig ist und sich rasch fortbewegen kann. In Städten ohne Wasserleitung sind die Abwässer fast immer zu concentrirt und fliessen zu langsam. Gewöhnlich werden daher Canalisation und Wasserleitung neben einander projectirt und angelegt. Sie bedingen sich gegenseitig; ohne Canalisation keine Wasserleitung und ohne Wasserleitung keine gute Canalisation.

Zunächst müssen eine Reihe von Vorarbeiten ausgeführt werden. Es muss ein Nivellement der Bodenoberfläche und der einzelnen Bodenschichten aufgenommen werden; die Grundwasserverhältnisse müssen studirt, die Bodentemperaturen kennen gelernt werden. Ueber die Regenmengen, den Abfluss und die Verdunstung des Regens, dann über die Dichtigkeit der Bewohnung, den Verbrauch an Hauswasser, die wahrscheinliche Zunahme der Bevölkerung u. s. w. müssen Erhebungen veranstaltet werden. Schon diese Vorarbeiten gewähren durch das Sammeln wichtigen Materials hygienischen Vortheil.

Die Disposition der ganzen Anlage wird verschieden behandelt. In früherer Zeit und in englischen Städten kannte man nur eine centrale Disposition. An einer Stelle der Peripherie kommt dann der Sammelcanal heraus; die Anfänge des Systems liegen in den anderen Theilen der Peripherie und die Canäle wachsen allmählich je mehr sie bebaute Theile durchsetzen. — Daraus resultiren aber einige Nachtheile; erstens sehr lange Canäle, bei denen dann oft nicht das genügende Gefälle gegeben werden kann, wenn man nicht die Enden zu tief legen will. Nur bei kleineren Städten oder solchen mit starker Neigung des Terrains fällt dies Bedenken fort. — Zweitens sind die Anfangscanäle schwer richtig zu bemessen. In der Peripherie findet gerade das Wachsthum der Stadt, unberechenbar in welchem Umfange, statt. Dabei aber darf man auch wieder von Anfang an keine zu grossen Canäle projectiren, weil diese eine schlechte Fortbewegung des Inhalts veranlassen und kostspielig sind. — Daher ist es bei centraler Anordnung unausbleiblich, dass oft Umbauten, Erweiterungen zu eng gewordener Canäle etc. erfolgen.

Besser ist Decentralisation der Anlage. Entweder kann man verschiedene Radialsysteme einrichten (wie in Berlin). Die Anfänge der Canäle liegen dann im Centrum der Stadt, in der Peripherie sind grosse Stämme, die leicht einer Erweiterung sich anpassen. Jedes Radialsystem kann bis zu Ende getrennt behandelt werden; oder es werden mehrere schliesslich in einen Hauptstrang vereinigt.

Oder, wenn einzelne Theile der Stadt sehr verschiedene Höhenlage haben, werden diese Theile dementsprechend getrennt behandelt (z. B. in Stuttgart, München, Wien).

Material der Canäle. Bei den engeren (unter 0·5 m Durchmesser) benutzt man hartgebrannte, innen glasirte Thonröhren. Eisenrohre werden zu leicht angegriffen. Je zwei Rohre werden durch Muffen mit Schraubengängen verbunden; die Dichtung erfolgt mit getheerten Hanfstricken oder mit Thon. Die grösseren Canäle sind aus Backstein und Cement gemauert. Die Seitentheile kommen nur bei starken Regengüssen mit der Canaljauche in Berührung, die Hauptsache ist daher das Sohlenstück. Dasselbe ist absolut undurchlässig aus Steingut oder Beton hergestellt, oder man verwendet sogenannte Blocks, d. h. Mauerkörper aus Ziegel und Cement. Das Sohlstück ist gewöhnlich durchzogen von kleinen kantigen Canälen, die am Ende der Leitung offen enden und zur Drainage des Grundwassers dienen. Neben den Canälen wird eine Kiesschüttung angebracht, welche gleichfalls drainirend wirkt; häufig legt man in die Kiesschicht noch besondere Drainröhren.

Völlig dicht sind die Canäle selten. Etwas Einsickern von Grundwasser resp. Durchsickern von Jauche kommt gewöhnlich vor. Aber nachweislich kommt es nie zu stärkerer Bodenverunreinigung. — Die Tieflage der Canäle schwankt im Allgemeinen zwischen 1·5 und 6·5 m; in Städten, wo auch das Abwasser aus allen Kellerwohnungen aufgenommen werden soll, bis zu 10 m. Oft liegt der grössere Theil im Grundwasser. Damit kommt dann vielfach eine dauernde Senkung des Grundwasserspiegels und eine geringere Feuchtigkeit der oberen Bodenschichten zu Stande; bei starker Grundwasseransammlung ist aber kein solcher Effekt zu merken (Berlin).

Die Weite der Canäle richtet sich nach den zu bewältigenden Wassermassen. Die bedeutendsten werden zweifellos durch die Niederschläge geliefert. Soll aber jeder, auch der stärkste, Platzregen vollständig Aufnahme in den Canälen finden, so resultiren solche Dimensionen für die Canäle, dass dieselben sehr theuer werden und ausserdem für gewöhnlich eine schlechte Fortbewegung des relativ geringfügigen Inhalts leisten. — Richtiger ist es daher, wenn man die Canäle nur auf Abführung der mittleren Regenmengen und des Hauswassers zuschneidet. Man berechnet zu dem Zweck die Bevölkerungsdichte pro Hektar und schlägt den Wasserconsum, und also auch die Menge des Abwassers, zu 150 Liter pro Kopf an; im Mittel macht dies pro Hektar 1—1·5 Liter pro Sekunde. Dazu kommen dann durchschnittlich circa 3 Liter pro Sekunde abzuführendes Regenwasser.

Was soll aber alsdann mit den grösseren Regenmengen geschehen? Oft fällt das 20fache der hier veranschlagten Menge, von der allerdings höchstens $^1/_3$ in die Canäle gelangt, für die aber doch zweifellos die Capacität der Canäle nicht ausreicht. — Für diesen Fall treten sogenannte Nothauslässe (Regenauslässe) in Funktion, d. h. breite, flache Canäle, welche aus dem oberen Theil der Strassencanäle mit gutem Gefäll direct zum nächsten Wasserlauf führen, und die das

Canalwasser erst aufnehmen und ableiten, nachdem es bis zu jenem abnormen Niveau, in welchem die Anfänge der Nothauslässe liegen, gestiegen ist. Da unter solchen Verhältnissen der Canalinhalt immer sehr verdünnt und die Wassermenge des Flusses gross ist, unterliegt dieses Arrangement keinerlei Bedenken.

Gewöhnlich beginnen die Canäle mit 0·23 m Weite und steigen durch 5—6 verschiedene Abstufungen bis 1·7 m. Selten findet man grössere Dimensionen (in London 3·5, in Paris sogar bis 5·6 m).

Das Profil der Canäle ist bei den kleineren rund, bei den grösseren eiförmig. In grossen runden Canälen kommt es leicht zu einer trägen Fortbewegung und zu einer Durchsetzung des ganzen Rinnsals mit hemmendem Schlamm. Bei der Eiform lagern sich die Schlammtheilchen an der tiefsten Stelle der Rinne ab und darüber kommt ein reger Fluss der Canaljauche zu Stande.

Das Gefälle soll bei Hausleitungen 1 : 50, bei kleinen Canälen 1 : 200—300, bei grösseren 1 : 400—500, bei den grössten 1 : 1500 betragen. — Die Geschwindigkeit des Stromes ist dann 0·75 m pro Sekunde oder 2·5 km pro Stunde. Dabei sollen auch alle festen Theile, die naturgemäss in die Canäle gelangen, mit fortbewegt werden.

Stossen die Canäle auf einen Strom, so wird ein sogenannter Düker eingerichtet, eine Art Syphon aus eisernem Rohr, der im Flussbett liegt. In demselben kommt es zuweilen zu Stauungen, die aber durch kräftige Spülung zu beseitigen sind.

Eine Spülung der Strassencanäle ist oft erforderlich, namentlich wenn die Dimensionen etwas zu gross gewählt werden mussten, oder wenn längere Zeit stärkere Niederschläge gefehlt haben, oder wenn stellenweise schlammreichere Abwässer aus Fabriken etc. in die Canäle gelangen. Die Spülung geschieht dadurch, dass in einzelnen Canälen eiserne Thüren (sogenannte Spülthüren) geschlossen und nach genügendem Anstau des Canalwassers plötzlich wieder geöffnet werden. Besser wird indess das Wasser aus Flüssen, Teichen oder aus den Hydranten der Wasserleitung zur Spülung verwandt.

Die Spülung jeder Leitung geschieht durchschnittlich alle 12 Tage; ein Begehen des Canalstrangs, wobei ein Arbeiter mit einer Schaufel, ein anderer mit Besen die Sohle reinigt, alle 20 Tage; endlich erfolgt alle 2—4 Jahre das Durchziehen eines Wischers durch die kleinen Canäle. Bei letzterem Verfahren lässt man zuerst einen papiernen Schwimmer an einem dünnen eingeölten Bindfaden durchgehen; mit diesem wird ein getheertes Tau und an diesem der Wischer durchgezogen.

In die Canäle führen von der Strasse aus die Strassenwassereinläufe und die Einsteigschachte; von den Häusern aus die Fallrohre der Closets, die Rohre für die Hauswässer und die Regenrohre.

Die Einläufe für das Strassenwasser liegen meist in den Rinnen neben dem Trottoir, ausserdem auf Höfen etc.; sie sind durch einen Rost von Eisenstäben bedeckt. Da das Strassenwasser viel Sand und Schlamm mitführt, so wird unter dem Einlauf ein Schlammkasten oder Gullie angebracht, von etwa 1 cbm Inhalt. Ungefähr 1 m oberhalb des Bodens des Gullies befindet sich der Ablauf, der syphonartig nach unten gekrümmt ist, damit die Canalluft nicht durch den Gullie auf die Strasse entweichen und die Passanten belästigen kann. Von Zeit zu Zeit müssen die Gullies geräumt werden, da deren Ablauf sich verstopft, wenn der Schlamm zu hoch ansteigt.

Die Einsteigschachte (Mannlöcher) gehen vom Fahrweg vertikal nach abwärts, sind so weit, dass ein Mann hindurchkriechen kann, und an den Wänden mit Steigeisen versehen. Sie sind in 60—200 m Entfernung von einander angebracht, hauptsächlich an den Strassenecken. Sie dienen 1) zur Revision und Reinigung. Auch die nicht besteigbaren Canäle müssen sich von einem Mannloch bis zum anderen mit Lampen und eventuell mit Hülfe von Winkelspiegeln übersehen lassen; von dort aus findet auch die Spülung mittelst der Hydranten statt. 2) Zur Aufnahme und Beseitigung der Sinkstoffe. Der Boden der Einsteigschachte liegt tiefer als die Sohle der Canäle; der unterste Theil des Schachts bildet also ein kleines Bassin, in welchem Sinkstoffe sich ablagern. Von dort werden dieselben mittelst Eimern herausgeschafft. 3) Zur Ventilation der Canäle; die Deckel sind durchlöchert und gestatten der Canalluft den Austritt ins Freie. Einhängen von Kohlenfiltern, das hier und da zur Desodorisation der Canalluft versucht ist, scheint ohne nennenswerthe Wirkung zu sein.

Die von den Häusern kommenden Canäle münden in spitzem Winkel oder in flachem Kreisbogen in die Strassencanäle; ihr Gefälle beträgt 1 : 50 oder weniger; sie bestehen aus glasirten Steingutrohren oder aus innen und aussen asphaltirtem Eisenrohr. Ihr Durchmesser beträgt circa 15 cm.

Ein Theil dieser Rohre beginnt in den Wasserclosets. Am Ende des Sitztrichters befinden sich entweder bewegliche Klappen, mit deren Oeffnung das Einströmen des Wassers zusammenfällt, oder die Sitztrichter gehen direct in einen Syphon über und dieser schliesst an das Fallrohr an, das 10—14 cm Durchmesser hat, aus asphaltirtem Eisen besteht und nach oben bis über das Dach hinaus verlängert sein soll. Die Höhe der im Syphon als Verschluss dienenden Wassersäule darf nicht unter 2·5 cm betragen; am Scheitel des Syphons wird zweckmässig ein oben offenes Luftrohr angebracht. — Der Wasserzufluss zum Closet kann auch automatisch geregelt werden (durch das Oeffnen der Thür, das Niederdrücken des Sitzes etc.). Jedenfalls muss eine reichliche Wassermenge zum Spülen gewährt werden, mindestens 5—10 Liter pro Tag und Kopf (pro Jahr kostet dieser Wasserconsum etwa 25 bis 50 Pfennige). Gegen die übel angebrachte Sparsamkeit der Hauswirthe, welche die Zuflussröhren zum Closet oft mit ganz engen Oeffnungen versehen lassen, ist mit Nachdruck einzuschreiten. — Eine Ventilation des Closetraums ist wünschenswerth, um während der Benutzung Gerüche zu verhindern; ausserhalb der Benutzung ist von gut angelegten Wasserclosets keinerlei Geruch zu merken.

Die Ausgüsse in den Küchen tragen ein unabnehmbares Gitter, welches gröberen Verstopfungen vorbeugen soll; dann folgt ein Syphon, dann ein Fallrohr von 5—8 cm Durchmesser. Letzteres wird nach oben über Dach geführt, nach unten gewöhnlich in den Hof geleitet und, da das Küchenwasser viel zum Reinigen benutzten Sand, ferner Fasern von Tüchern etc. mit sich führt, lässt man es dort in einem Gullie enden; oder im Hausflur oder Keller ist ein sogenannter Revisionsschacht angebracht, in welchen einerseits das Fallrohr, andererseits das Verbindungsrohr zum Strassencanal mündet. Um Einsteigen von Canalluft in das Hausrohr zu hindern, ist die Mündung des letzteren mit einer herabhängenden Klappe verschlossen, die nur die Passage in den Revisionsschacht gestattet, nicht umgekehrt.

Die Regenrohre, welche das Meteorwasser von den Dächern sammeln, gehen von der Hinter- und Vorderfront des Hauses unter dem Trottoir her und münden oben am Scheitel der Strassencanäle.

Von mancher Seite ist viel Werth gelegt auf die Fernhaltung jeder Canalluft von den Häusern. Die Canalgase sollen Typhus, Diphtherie, Puerperalfieber, Erysipel etc. hervorrufen können, wie dies in oft drastischer Weise in englischen Berichten und Büchern geschildert wird. Keine dieser Beobachtungen ist mit vorurtheilsfreier Kritik angestellt und die Schlussfolgerungen sind völlig unberechtigt. Eine infektiöse Wirkung der Canalgase kann um so weniger angenommen werden, als dieselben bei wiederholter Untersuchung frei von Keimen oder nur mit sehr spärlichen, den verbreitetsten Arten zugehörigen Mikroorganismen beladen gefunden wurden, und zwar weil die stets feuchten Wandungen der Canäle und Fallrohre eine Ablösung von Keimen fast unmöglich machen. Sind ausnahmsweise Keime in der Canalluft vorhanden, so fehlen doch wieder alle Chancen, dass diese zu den verhältnissmässig so ausserordentlich seltenen infektiösen Arten gehören. — Die Wirkung der Canalgase ist somit gewiss keine andere, als die der übelriechenden Gase überhaupt, die S. 155 ff. geschildert ist. Auch die dort hervorgehobene Belästigung und Gesundheitsschädigung genügt aber vollkommen, um Vorkehrungen gegen ein Eindringen der Canalgase ins Haus wünschenswerth zu machen.

Eine solche Fernhaltung der Canalgase vom Hause gelingt einmal durch Ventilation der Canäle. Communicationen der Strassencanäle mit der freien Luft bestehen a) durch die Einsteigschächte; b) durch die über Dach reichenden Closet-Fallrohre; c) durch die Regenrohre. Namentlich die letzteren bieten zahlreiche Auswege für die Canalluft, während die kleinen Oeffnungen der Einsteigschächte relativ wenig in Betracht kommen. Je nach Windrichtung, Windstärke und Temperaturverhältnissen ist die Luftströmung bald in die Canäle hinein, bald aus denselben heraus gerichtet; die Geschwindigkeit der Strömung kann 0·5 m pro Secunde und mehr betragen. Die angeführten Communicationen werden aber in fast allen Fällen genügen, um einen stärkeren Ueberdruck der Canalluft und ein Einströmen in die Wohnhäuser zu hindern. — Zuweilen hat man noch besondere Ventilationsthürme mit starken Kohlenfeuerungen zur Aspiration der Canalluft herangezogen, aber im Ganzen ohne entsprechenden Vortheil. Die oben angegebenen dreifachen Ventilationswege reichen vollkommen aus, zumal wenn die Canäle gut angelegt und betrieben sind, so dass es zu stärkerem Geruch des Canalinhalts überhaupt nicht kommt.

Zweitens ist der Eintritt von Canalgasen ins Haus durch die nahe der Mündung der Fallrohre angebrachten, mit Wasser stets gefüllten Syphons gehindert. Solche Wasserverschlüsse sind für die Canalgase so gut wie undurchlässig, da die letzteren sich nur sehr wenig in Wasser lösen, die Abdunstungsfläche für die geringfügigen gelösten Mengen sehr klein ist und das abschliessende Wasser oft erneuert wird.

Allerdings kann bei schlechter Construction des Syphons der Wasserverschluss gebrochen werden. Durch Eingiessen grösserer Wassermengen, die das Fallrohr vollständig füllen und beim Abstürzen hinter sich eine Art Vacuum erzeugen, kann entweder der an dem betreffenden Ausguss befindliche Syphon leer gezogen oder geschwächt werden; oder es wird eventuell ein anderer, an dasselbe Fallrohr angeschlossener Syphon entleert.

Es kommt dies jedoch nur vor, wenn das Fallrohr abnorm eng und oben geschlossen ist, und es kann mit Sicherheit dadurch vermieden werden, dass das Syphon- und Fallrohr weiter, die Einströmungsöffnung aber enger gemacht wird; ferner dadurch, dass man das Fallrohr offen über Dach enden lässt. Auch ein vom Scheitel des Syphons über das Dach geführtes offenes Rohr gewährt Schutz gegen dieses Absaugen des Verschlusses. — Eine andere Art der Entstehung von Insufficenz der

Syphons ist die, dass die herabfallende Wassermasse vor sich die Luft stark comprimirt, dadurch den Wasserverschluss weiter unten gelegener Syphons bricht und dieselben dabei so weit entleert, dass kein ausreichender Abschluss mehr vorhanden ist. Es kann dies aber nur vorkommen, wenn das Entweichen der Luft aus dem Fallrohr gehindert ist, z. B. durch fälschlich angebrachte nochmalige Syphons vor dem Uebergang in die Strassencanäle; ausserdem nur bei engen, beim Eingiessen völlig gefüllten Fallrohren. Erleichterung des Abflusses in die Canäle, weite Fallrohre oder auch die erwähnten am Scheitel der Syphons angebrachten Luftrohre verhüten auch diese Insufficienz.

b) Beseitigung des Canalinhalts.

Die Zusammensetzung des Canalwassers ist im Mittel folgende:

	Milligramm in 1 Liter
Gelöste Stoffe	700,
Suspendirte Stoffe	500,
Darunter organische	250.

Werden die Fäkalien abgefahren, so macht das nach den zahlreichen, namentlich in England gesammelten Zahlen sehr wenig Unterschied; das Canalwasser enthält dann:

Gelöste Stoffe . . 820 mg in 1 Liter,
Suspendirte Stoffe . 360 „ „ „ „

Dadurch, dass das reichliche Spülwasser der Closets fehlt, wird also der Gehalt der fäkalienfreien Canaljauche an gelösten Substanzen sogar etwas erhöht, und nur die suspendirten Stoffe werden durch das Fehlen der Fäces um ein geringes vermindert.

Abwässer aus Fabriken können eine wesentlich abweichende Zusammensetzung des Canalinhalts bewirken. Die aus Färbereien, Wollmanufakturen, Gerbereien, Papierfabriken etc. stammenden Abwässer zeigen meist einen 5 bis 10 mal höheren Gehalt an festen Bestandtheilen, als der durchschnittliche Canalinhalt (s. unten).

Der Canalinhalt ist somit für gewöhnlich viel zu dünn, um etwa transportirt und als Dünger benutzt zu werden, und von jeher hat man dementsprechend zunächst daran gedacht, denselben ohne weitere Verwerthung los zu werden durch

Einlauf in die Flüsse.

Daraus entsteht aber häufig eine nicht unbedenkliche Verunreinigung der Flüsse. Man hat in dieser Beziehung bereits sehr zahlreiche schlechte Erfahrungen gemacht; in London war die Themse, in Paris die Seine bald derart durch das Canalwasser getrübt und gab zu solchen Gerüchen Anlass, dass die Anwohner weit hinaus auf's Aeusserste belästigt wurden; die Fische starben ab, irgend welche Benutzung des Wassers zum Waschen, Baden u. s. w. war unmöglich. Gleiche Beobachtungen wurden in Frankfurt a. M. gemacht. Der Main führte noch $3^1/_2$ km unterhalb der Stadt grobe Kothballen und Massen feinerer Trübungen, die eine Benutzung des Wassers selbst zur Viehtränke, zum Waschen u. s. w. unmöglich machten. Die kolossalsten Grade von Veruneinigungen sind in den Industriebezirken Englands vorgekommen. Uebrigens waren hier — wie überhaupt bei der Flussverunreinigung — die Fabrikabwässer weitaus am stärksten betheiligt.

In erster Linie sind es die suspendirten Stoffe, die das Wasser schon äusserlich verändern; sie führen ferner zu Schlammablagerungen, in denen die Fäulniss immer weiter um sich greift, und die sich schliesslich so ansammeln, dass eine häufige Entfernung durch Baggern nöthig wird. Ausserdem bilden die suspendirten Stoffe leicht Ansätze an den Ufern, namentlich wenn diese flach sind und der Fluss einen gewundenen Lauf hat.

Die sanitären Bedenken einer solchen Flussverunreinigung liegen theils in der fortgesetzten Entwickelung von Fäulnissgasen, die sich aus den Schlammmassen entwickeln, theils in den Giften und Infektionserregern, welche in den Abfallstoffen enthalten sind und mit diesen in das Flusswasser gelangen (vgl. S. 410). Dieselben können zu Schädigungen der Gesundheit führen, wenn das verunreinigte Flusswasser als Trink- oder Wirthschaftswasser, zum Baden oder zur Wäsche benutzt wird.

Wird allerdings die Jauche jenseits der Stadt in den Fluss eingelassen und liegen längere Strecken hindurch keine Ortschaften am Flusse oder wird wenigstens das Wasser des Flusses in keiner Weise von den Anwohnern benutzt, so ist geringe oder gar keine Gelegenheit zur Infektion gegeben, und in solchen Fällen hat auch die Statistik einen gesundheitsschädlichen Einfluss der Flussverunreinigungen nicht nachweisen können.

Gewöhnlich ist aber durch vielseitige Benutzung des Flusswassers reichliche Infektionsgelegenheit vorhanden. Am ausgeprägtesten ist dies in aussereuropäischen Ländern zu beobachten, z. B. beim Ganges, dessen stark beschmutztes und doch zu allen möglichen Zwecken benutztes Wasser zur Verbreitung der Epidemien zweifellos sehr viel beiträgt.

Uebrigens lassn auch noch volkswirthschaftliche Bedenken, namentlich die Beeinträchtigung der Fischzucht, ein Einleiten des Canalinhalts in die Flüsse bedenklich erscheinen lassen.

Indess würde es unrichtig sein, wenn die Einleitung der Canaljauche in die Flüsse principiell für alle Fälle verboten würde; die Entscheidung ist vielmehr abhängig zu machen: 1) von der Menge der gelieferten Canaljauche, 2) von der Wassermenge des Flusses, 3) von dessen Stromgeschwindigkeit, 4) von der Ufergestaltung und dem Verlauf des Flusses, 5) von der Bewohnung der stromab gelegenen Ufer und von der Benutzung des Flusswassers. — Das Verhältniss zwischen der Menge der Jauche und der Wassermenge kann geradezu verschwindend klein werden; in Paris ist dasselbe wie 1:13, in Frankfurt schon 1:900, in Biebrich-Wiesbaden 1:8000. In Paris würde demnach eine Einleitung der Canaljauche selbstverständlich unstatthaft sein, in Wiesbaden dagegen ist eine solche vielleicht zulässig, wenn keine zum Absatz disponirenden Ufer im weiteren Verlauf auftreten und gutes Stromgefälle vorhanden ist. — Es wird ja schliesslich gewiss eine unschädliche Verdünnung selbst eines infektiösen Canalinhalts erreichbar sein, der Art, dass keinerlei Chancen mehr für Infektionen bestehen und dass schon längst keine stinkenden Gase mehr auftreten können. Es würde sehr wichtig sein, diese Grenzen der unschädlichen Verdünnung genauer, als wir sie bis jetzt kennen, festzulegen. — Zu beachten ist übrigens noch, dass die Mischung der Jauche mit dem Flusswasser sehr langsam und zunächst immer nur mit einem Theil der letzteren erfolgt.

Allmählich tritt im Verlauf des Flusses eine Selbstreinigung ein, die bereits S. 201 näher charakterisirt wurde. Dazu kommt die Aufnahme von reinem Grundwasser und reineren Nebenflüssen, so dass nach längeren Strecken das Flusswasser ungefähr wieder seine frühere Beschaffenheit zeigen kann.

Ist somit in manchen Fällen und besonders dann, wenn die Anwohner bezüglich ihrer Wasserbeschaffung nicht auf den Flusslauf angewiesen sind, eine Einleitung des Canalwassers in den Fluss zulässig, so wird es doch unter allen Umständen den hygienischen und volkswirthschaftlichen Grundsätzen besser entsprechen, wenn eine vorherige Reinigung des Canalwassers versucht wird.

Die Reinigung muss namentlich die suspendirten Stoffe organischer Natur und die Infektionserreger betreffen, und zwar sind diese möglichst vollständig zu entfernen, resp. zu tödten. Ferner sind auch die gelösten, fäulnissfähigen Stoffe so weit zu beseitigen, dass nach dem Einlassen in den Fluss keine stinkende Fäulniss mehr zu erwarten ist.

Eine derartige Reinigung ist nun in der That verhältnissmässig leicht ausführbar, und zwar zunächst durch

Bodenfiltration und Berieselung.

Der Boden ist nach den S. 175 gegebenen Ausführungen zur Reinigung von Canaljauche vorzüglich geeignet. Feinporiger Boden hält alle suspendirten Stoffe, Gase, fermentartige und eiweissartige Stoffe energisch zurück; dann entwickelt sich, sobald seine Poren stets oder zeitweise mit Wasser und Luft gefüllt sind, ein reges Bakterienleben und eine vollständige Mineralisirung des Stickstoffs und Kohlenstoffs, wobei namentlich reichliche Nitrate entstehen. Die zurückhaltende Kraft des Bodens steigt zunächst mit seiner Benutzung; die kleinen Schlamm- und Bakterienschichten, die sich dort (wie bei einem Wasserfilter, S. 223) bilden, sind für die vollständige Wirkung des Bodens besonders wichtig.

Sehr gut gelingt schon eine Reinigung der Canalwässer mittelst Filtration. 1 cbm Boden vermag etwa 40 Liter Canalwasser zu reinigen; also sind bei einer 2 m tiefen Schicht des Bodens für 100 000 Menschen nur etwa 20 ha Boden in Arbeit zu nehmen. In ähnlicher Weise lässt sich auch Torfgrus benutzen. — Die Filtration erleidet jedoch öftere Unterbrechungen und Störungen, und zwar deshalb, weil schliesslich die obere Bodenschicht zu schwer durchlässig wird; sie verschlammt und muss von Zeit zu Zeit künstlich gelockert werden. Ausserdem bleibt der Boden allmählich anhaltend feucht, es fehlt an lufthaltigen Poren und ferner häufen sich die Nitrate an; diese Umstände beeinträchtigen aber die fernere Mineralisirung. Derart übersättigter Boden liefert dann grosse Mengen stinkender Gase und ist für längere Zeit funktionsunfähig. — Die Filtration entspricht ferner auch deshalb nicht dem Ideal einer Reinigungsmethode, weil eine eigentliche Verwerthung der Abfallstoffe dabei nicht erzielt wird.

Alle die letztgenannten Nachtheile werden vermieden, wenn man auf dem zur Reinigung benutzten Boden Pflanzungen anlegt. Die Pflanzen consumiren die Nitrate, sie lockern mit ihren Wurzeln die oberen Bodenschichten und bringen ausserordentlich viel Wasser zur Verdunstung. Dadurch machen sie ein Feld immer wieder geeignet zur Aufnahme und Reinigung neuer Jauche. Zugleich kann in dieser Weise leicht eine Verwerthung des Stickstoffs und der Phosphorsäure der Jauche stattfinden. — Von diesen Gesichtspunkten hat man sich bei der sogenannten Berieselung leiten lassen.

In England sind Rieselfelder schon seit langer Zeit verbreitet; man findet sie dort bereits in etwa 200 Städten. In Deutschland sind sie in grösserem Massstabe in Danzig, Breslau, Berlin ausgeführt, für viele Städte sind sie projektirt. In Paris sind sie in beschränkter Ausdehnung versucht und jetzt in grösserem Umfange geplant.

Entweder besteht die Berieselung nur in einer Art Bewässerung, wobei die Jauche oberflächlich über das Land wegläuft; besser aber ist es, die Jauche in den Boden eindringen zu lassen und sie erst in gewisser Tiefe wieder abzuführen. Alsdann ist eine Drainage des Bodens unerlässlich. Die Drainröhren sammeln das durchgeflossene Wasser in Gräben und diese führen es schliesslich einem Wasserlauf zu. Unterlässt man die Drainage, so steigt das Grundwasser bald mächtig an und das Terrain versumpft. — Lehm- und humushaltiger Boden ist am geeignetsten. Bei zu starkem Lehmgehalt entstehen leicht Sprünge und Risse, die zu unvollkommener Reinigung führen.

Die Berieselung entspricht durchaus den an ein vollständiges Reinigungsverfahren gestellten Anforderungen. Die suspendirten Stoffe und die Bakterien werden vollständig zurückgehalten. Die gelösten organischen Stoffe werden um 60—80 Procent, die anorganischen um 20—60 Procent vermindert. Ammoniak und Phosphorsäure bleiben beinahe ganz, Schwefelsäure wenig, Chlor fast gar nicht im Boden zurück. — Natürlich kann auch bei der Berieselung Uebersättigung des Bodens eintreten; es muss daher ein geordneter Betrieb eingehalten werden, zu welchem sehr viel disponibles Land gehört. Erfahrungsgemäss hat man für je 4—500 Menschen 1 ha zu rechnen. — Die Felder werden des Preises und der immerhin möglichen Ausdünstung wegen fern von der Stadt gewählt, jedoch nicht zu fern, weil sonst die Druckrohre zu lang und die Kosten für die Beförderung der Jauche zu hoch werden.

Die Einrichtung einer Rieselanlage erfolgt ungefähr in folgender Weise:

Die im Hauptcanal gesammelte Canaljauche wird zunächst in einen Sandfang geleitet. Dort sollen die Senkstoffe sich ablagern; ausserdem ist ein Gitter zur Zurückhaltung schwimmender Stoffe angebracht. Die Senkstoffe werden durch einen Lokomobilenbagger fortwährend herausgebaggert und demnächst abgefahren. Die so von den schwereren Bestandtheilen gereinigte Canaljauche kommt dann in die Pumpstation und wird von dort mittelst starker Dampfmaschinen in ein eisernes Druckrohr, welches gewöhnlich 2—6 km lang ist, um 6—20 m gehoben bis zu einem Auslass, von wo die Jauche mit natürlichem Gefälle auf die Rieselfelder gelangen kann.

Gewöhnlich übernimmt von der Ausmündung des Druckrohres an ein offener oder gedeckter Betoncanal mit einem Gefälle von etwa 1 : 2500 die Weiterleitung der Jauche. Der Canal liegt auf einem Damm, der die Rieselfelder um einige Meter überragt. Alle 400 m sind in dem Canal Stauschützen angebracht, welche mittelst einer Schraubenvorrichtung auf- und niedergezogen werden können. Von diesem Hauptzufuhrcanal aus gehen dann seitlich Canäle ab auf die einzelnen Felder, und auch diese Abzweigungen können durch Stauschützen verschlossen werden.

Die Felder sind sorgfältig aptirt, sie sind gewöhnlich 80—90 m breit und 200—500 m lang, also Flächen von $1^1/_2$—4 ha. Sie zeigen eine doppelte Neigung, einmal der Länge nach mit einem Gefälle von 1 : 1000, zweitens von der in ihrer Mitte verlaufenden Längsaxe nach den Seitenrändern zu mit einem Gefälle von 1 : 500. In der Längsaxe liegt ein Graben, der wiederum von 50 zu 50 m mit Stauwehren versehen ist. Soll nun ein bestimmtes Feld berieselt werden, so werden zunächst im Hauptzufuhrgraben die Schützen bis zu dieser Stelle gezogen, hinter der Stelle geschlossen; die bis dahin vorhandenen seitlichen Abfuhrcanäle ebenfalls geschlossen, so dass die ganze Wassermasse sich nur in den einen Seitencanal ergiesst, der nach dem betreffenden Felde führt. In dem Graben dieses Feldes wird dann zunächst die erste Schütze geschlossen; der Graben füllt sich bald, läuft an den Seiten über und in Folge der geschilderten Neigung des Terrains werden die beiden Seiten des vorderen Abschnitts des Feldes gleichmässig überfluthet. Dann wird die erste Schütze gezogen und die folgende niedergelassen; das Wasser dringt nun um so viel weiter im Graben vor und überfluthet den nächsten Theil des Feldes, und so fort bis das ganze Feld berieselt ist. Am Ende befindet sich gewöhnlich ein sogenanntes Auslassfeld, das tiefer liegt, als die Sohle des Grabens und schliesslich den Inhalt des Grabens aufnimmt.

Alle Felder sind durch Drainröhren von 7·5 cm Lumen drainirt. Die Röhren liegen in einer Entfernung von 12—25 m, am oberen Ende 1·3 m unter dem Niveau und haben ein Gefälle von 1 : 1000. Sie münden in die Verzweigungen eines Hauptentwässerungsgrabens, der schliesslich das gesammte, gereinigte Canalwasser aufnimmt und dem Flusse mit natürlichem Gefälle zuführt. Beobachtet man die Drainröhren, während eine Berieselung stattfindet, so bemerkt man, dass dieselben bereits nach 3—4 Stunden anfangen Wasser zu liefern, ein Zeichen, dass vielfach präformirte Wege vorhanden sind, die durch das Aptiren, Legen der Drainröhren u. s. w. bewirkt sind; es wird daher ein Theil des zuerst abfliessenden Wassers nicht völlig gereinigt, indess bleiben immerhin fast alle suspendirten Bestandtheile im Boden zurück.

Im Winter kann die Berieselung fortgesetzt werden, wenn das Canalwasser in einem geschlossenen Canal befördert wird, wo es hinreichend hohe Temperatur behält; andernfalls müssen grosse Staubassins angelegt werden, deren Boden nach der Entleerung bepflanzt wird.

Der Betrieb der Rieselfelder ist gewöhnlich in Händen eines Pächters. Gebaut werden theils Gras und Weiden, die im Frühjahr und Sommer berieselt werden müssen und ein dünnes Canalwasser verlangen, ferner Gemüse, Rüben, Tabak, auch Raps und Getreide, deren Felder im Herbst und Winter mit concentrirterer Jauche berieselt werden.

Die Rieselfelder haben bisher überall, wo sie einigermassen rationell betrieben wurden, sehr gute Resultate ergeben. Nur da wo die Drainage unterlassen oder mangelhaft ausgeführt war, stellte sich eine Versumpfung, übler Geruch und in einem Falle eine Disposition des Bodens zu Malaria her. Wo indess die Drainage vorschriftsmässig ausgeführt und keine übermässige Berieselung vorgenommen wurde, konnte niemals ein Auftreten infektiöser Erkrankungen in der Nähe der Rieselfelder oder unter den auf den Feldern beschäftigten Arbeitern beobachtet werden, obwohl zahlreiche gerade auf diesen Punkt gerichtete Erhebungen vorliegen.

Da in der Canaljauche eine gewisse Anzahl von Infektionskeimen stets enthalten ist und da keine baldige Vernichtung derselben im Boden erfolgt, so müsste man eigentlich erwarten, dass die Rieselfeldarbeiter, die doch in vielfache Berührung mit der frisch imprägnirten Erde kommen, zahlreiche Infektionen aufweisen. Aber offenbar ist die Canaljauche auch schon ehe sie auf die Rieselfelder kommt, nicht so gefährlich, als vielfach angenommen wird. Die Canalarbeiter beschmutzen sich täglich mit Resten der Jauche oder der Sinkstoffe; die Arbeiter am Sandfang sind fortgesetzt den Berührungen mit Sinkstoffen exponirt; und doch wird auch unter dieser Kategorie von Arbeitern durchaus kein häufigeres Auftreten von Infektionskrankheiten beobachtet. Diese relative Unschädlichkeit des Canalinhalts ist hauptsächlich auf die starke Durchmischung und Verdünnung des Inhalts zurückzuführen. Die einzelnen, concentrirten Infektionsquellen sind zertheilt und in dem Chaos von harmlosen Bakterien und anderen körperlichen Elementen untergegangen. Finden auch Berührungen mit immerhin doch minimalen Theilen dieser Masse statt, so bestehen keinerlei Chancen dafür, dass in diesen kleinsten Partikelchen Infektionserreger enthalten sind. — Etwas anderes ist es, wenn ganze Bevölkerungen z. B. von einem mit der Canaljauche hochgradig verunreinigten Wasser vielseitigen Gebrauch machen, dasselbe fortgesetzt trinken etc. Dadurch würde eine so ausgiebige Berührung mit der Canaljauche hergestellt werden, dass mit grosser Wahrscheinlichkeit auch gelegentlich Infektionserreger aufgenommen werden würden.

So sehr sich die Rieselfelder durch die vorzüglichen Resultate, die sie bezüglich der Reinigung des Canalwassers geliefert haben, zu allgemeiner Einführung eignen, so müssen doch viele Städte auf diese Einrichtung verzichten, weil in ihrer Nähe kein Terrain mit geeignetem Boden für annehmbaren Preis zu erlangen ist. Diese Orte sind dann angewiesen auf eine

Reinigung des Canalwassers durch chemische Fällung und mechanische Abscheidung.

Die chemischen Zusätze, welche bei diesem Verfahren zur Anwendung kommen, sind die gleichen wie diejenigen, welche im kleinen Massstabe den in Gruben angesammelten Fäkalien zugesetzt werden und welche bereits S. 421 aufgezählt sind.

Alle diese Klärmittel werden mit bestem Erfolg bei Fabrikabwässern angewandt, die eine mehr gleichmässige Zusammensetzung haben; bei dem Canalinhalt ist es viel schwieriger, gute Resultate zu erzielen, weil hier die Zusammensetzung ausserordentlich nach Ort und Zeit schwankt.

Es sind wesentlich zwei Methoden in Gebrauch. Entweder werden

Klärbecken angelegt, in denen das Canalwasser zu sehr langsamer Strömung oder zur Stagnation gezwungen wird, nachdem es vorher mit geeigneten, Niederschläge hervorrufenden Chemikalien versetzt ist; in diesen Becken sollen dann alle suspendirten Bestandtheile zu Boden fallen. Oder man richtet aufsteigende Filtration ein. Das mit Chemikalien versetzte Wasser lässt man zu dem Zwecke am Boden von Gruben oder stehenden Cylindern eintreten und dann oben abfliessen, so dass das aufsteigende Wasser die herabsinkenden Schlamm- und Niederschlagmassen passiren und gerade dadurch einer vollständigeren Klärung unterliegen muss. — In jedem Falle müssen vorher die schwimmenden Massen, Papier u. s. w. und ebenso die gröberen Sinkstoffe, Sand u. s. w. abgeschieden werden; daher muss auch bei diesen Vorrichtungen (wie bei der Berieselung) das Canalwasser Sandfänge und Siebe passiren.

Als Beispiel der ersten Methode sei die Anlage in Frankfurt a. M. angeführt. Der Hauptcanal mündet zunächst in einen runden Sandfang, ferner fängt dort eine Tauchplatte die schwimmenden Theile ab; dann folgt eine viertheilige Siebkammer mit schräggestellten Sieben, die ebenfalls noch zur Befreiung von schwimmenden Stoffen dient. Darauf folgt eine Mischkammer, in welcher die Wässer mit den Chemikalien, und zwar mit Kalk und Thonerdesulfat, durch Rührwerke gemischt werden. Von hier gelangen dieselben in die sogenannte Zuleitungsgallerie, die erheblich weiter ist, als der Canal, so dass die Strömung etwa um das Zehnfache verlangsamt wird.

Von dieser Gallerie aus wird das Wasser in die eigentlichen Klärbecken geleitet; jedes der 4 in Betrieb befindlichen Becken hat 82 m Länge und 6 m Breite. Die Sohle ist so geneigt, dass die Wassertiefe allmählich von 2 bis zu 3 m steigt; dadurch kommt eine allmähliche Verlangsamung des Stromes zu Stande. Der Eintritt des Wassers in die Klärbecken erfolgt 5 cm unter dem Wasserspiegel durch breite, niedrige Schüttöffnungen. Nach dem Durchfliessen der Klärbecken tritt das allmählich von allen Sinkstoffen befreite Wasser in etwa 3 cm starkem Strahl über ein Auslasswehr in die sogenannte Ableitungsgallerie und von dieser in den Main. — Die Klärbecken sind überwölbt, haben aber Licht- und mehrere Schachtöffnungen.

Das Canalwasser tritt mit natürlichem Gefälle in die Becken ein und aus, nur bei Hochwasser muss es gehoben werden. Für diesen Fall, ferner zum Mahlen und Mischen der Fällungsmittel, sowie zur Entleerung der Becken und zum Auspumpen des Schlammes sind Maschinen erforderlich. Die Entleerung geschieht so, dass zunächst die Zufuhr zu dem einzelnen Klärbecken abgesperrt wird. Dann lässt man den wässrigen Inhalt schichtenweise in einen besonderen Entleerungscanal absaugen, darauf wird der dünnflüssige am geneigten Ende angesammelte Schlamm abgepumpt und mittelst eines Dampfkrahns der feste Schlamm in Kübeln zu den Schachtöffnungen herausgewunden. Auf grossen Schlammlagerplätzen, die drainirt sind, lässt man den Schlamm dann so weit eintrocknen, bis er stechbar geworden ist. Ferner sind im Maschinenhaus Filterpressen vorgesehen, um die letzten Reste Wasser auszupressen und den Schlamm transportfähig zu machen.

Die Frankfurter Anlage kostet etwa 1 Million Mark und verbraucht jährlich für mehr als 100 000 Mark Chemikalien.

Eine ähnliche Klärbeckenanlage besteht in Wiesbaden. Dort ist erst ein System von vier Vorkammern eingerichtet, in welchen aufsteigende Filtration stattfindet; gleichzeitig erfolgt dort eine innige Mischung mit den Chemikalien und ein allmähliches Absinken der Schlammtheile. Durch einen breiten, schmalen Ueberlauf tritt das so schon theilweise gereinigte Wasser in 3 Klärbecken, in welchen nunmehr völlige Klärung durch Absetzen stattfindet. Der Zusatz besteht nur in Kalk; die Mischung geschieht in zweckmässiger Weise durch ein Luftgebläse. Die Anlage kostete 200 000 Mark, der Betrieb etwa 60 000 Mark.

Als ein Beispiel ausschliesslich aufsteigender Filtration sei das System von Röckner-Rothe erwähnt. Dasselbe hat eine specifische sinnreiche Einrichtung darin, dass ein selbstthätiger Heber eingeführt ist. Ein 7—8 m hoher Cylinder, oben geschlossen, unten offen, taucht in ein Bassin mit dem zu reinigenden Wasser. Dieser Cylinder repräsentirt den einen Heberschenkel, der andere besteht in einem oben am Cylinder abzweigenden Rohre, das in ein etwas tiefer liegendes Bassin führt und dort unter Wasser endet. Oben auf dem Cylinder ist ein Verlängerungsrohr angebracht, von welchem ein Rohr zu einer Luftpumpe geht. Durch die letztere wird die Luft im Cylinder beim Inbetriebsetzen so lange verdünnt, bis das Wasser über der Mündung des Ablaufrohres steht. Damit beginnt dann die Heberwirkung, welche anhält, so lange die Luftverdünnung dauert und so lange das Niveau im Abflussbassin tiefer steht als im Zuflussbassin.

Um das Canalwasser gleichmässig in dem Cylinder zu vertheilen, lässt man dasselbe einen Stromvertheiler passiren, der durch den ganzen Querschnitt des Bassins sich erstreckt. Derselbe ist dadurch hergestellt, dass von dem Einströmungsrohr Lattenstäbe in einem Winkel von etwa 30° nach abwärts gehen und jalousieartig mit queren Holzstäbchen verbunden sind. Der niedersinkende Schlamm fällt auf diesen Jalousieentrichter, das aufsteigende Wasser muss durch denselben hindurchtreten. Bei dieser Begegnung kommt dann eine sehr gründliche Reinigung zu Stande.

Auch bei diesem Verfahren wird das Wasser zunächst durch Sandfang und Siebe gereinigt. Die zugesetzten Chemikalien sind Kalk und Aluminiumsulfat; die Mischung des Zusatzes soll sich einigermassen nach der Qualität der Abwässer richten, worüber an jedem Orte besondere Erfahrungen zu sammeln sind. Ausserdem erfolgt eine selbstthätige Regulirung des Chemikalienzuflusses, entsprechend der Menge des Canalwassers; es befindet sich nämlich im Zulaufcanal ein Schwimmer, von diesem läuft über Rollen eine Kette nach einem Gegengewicht, welches am längeren Arme eines Hebels sitzt. Der kürzere Arm dieses Hebels ist mit einem Schieber verbunden, dessen Hebung die Abflussöffnung des Chemikalienbehälters vergrössert, während ein Senken die Oeffnung verkleinert. Das Heben geschieht nun beim Steigen des Schwimmers, d. h. bei einer Vermehrung des Canalwassers, das Senken bei geringerem Zufluss desselben. — Die übelriechenden Gase werden durch die Luftpumpe sehr vollständig abgesogen und zur Maschinenfeuerung geleitet. — In Essen a. d. Ruhr kostet die Anlage von 4 solchen Cylindern 240 000 Mark, der Betrieb pro Jahr 65 000 Mark, pro Kopf und Jahr etwa 1 Mark.

Es sind noch zahlreiche andere Klärverfahren angegeben, die aber meistens noch nicht Proben in so grossem Massstabe bestanden haben wie die vorerwähnten; z. B. das Verfahren von Müller-Nahnsen, bei welchem als Chemikalien Kalk, Aluminiumsulfat und lösliche Kieselsäure verwendet werden (es bildet sich unlösliches Kalk-Aluminium-Silikat); für einen Theil des Canalwassers in Halle a. S. versucht. — Ferner das Hulwa'sche Verfahren; der Zusatz besteht aus Eisen, Thonerde, Kalk und Magnesia nebst Zellfaser; in das geklärte Wasser soll Schornsteinluft (die grosse Massen CO_2 liefert) und schweflige Säure geleitet werden. — Auch von König ist die Anwendung von Schornsteinluft ausser Kalk etc. empfohlen.

Die Frage, in wie weit die beschriebenen Klärverfahren eine befriedigende Reinigung des Canalwassers (vgl. S. 434) leisten, muss dahin beantwortet werden, dass sie in der That die suspendirten Stoffe so gut wie vollständig entfernen. Dagegen werden die gelösten organischen Stoffe wenig beeinflusst; sie zeigen sogar nicht selten eine Zunahme, weil durch den Kalkzusatz aus den suspendirten Stoffen manche Substanzen in lösliche Form übergeführt werden. Ammoniak und Kali erfahren fast keine Verminderung, Phosphorsäure dagegen in bedeutendem Grade, doch nicht so, dass (wie man früher wohl annahm) wegen Mangels an Phosphorsäure ein Bakterienleben unmöglich wäre.

Am wichtigsten ist das Verhalten der Mikroorganismen. Dieselben werden durch die Fällungen jedenfalls massenhaft abgeschieden; der Erfolg der Präcipitation und des Absetzens für sich allein ist aber niemals ein vollständiger, wie dies früher wohl behauptet wurde. Ein Absinken des Bakteriengehalts auf Null wird vielmehr nur dann beobachtet, wenn ein Ueberschuss desinficirender Mittel zugesetzt war, welche eine Schwächung und Tödtung der in der geklärten Flüssigkeit noch vorhandenen Bakterien herbeiführt. Am kräftigsten wirken in dieser Richtung Aetzkalk und Magnesia, welche bereits in 0·1 procentiger Lösung binnen vier Stunden Cholera- und Typhusbacillen vernichten. Diese Substanzen, namentlich der billige und gleichzeitig vorzüglich klärend wirkende Aetzkalk, repräsentiren die weitaus wichtigsten Klärmittel, welche die übrigen Zusätze mehr oder weniger entbehrlich machen.

Reagirt daher das Ablaufwasser stark alkalisch durch überschüssigen Aetzkalk, so findet man keine lebensfähigen Bakterien mehr in demselben; fehlt es aber an Kalküberschuss, so sind noch Bakterien vorhanden, und zwar hat man bis zu 250 000 in 1 ccm gefunden. Dass unter diesem übrigbleibenden kleinen Bruchtheil infektionstüchtige pathogene Keime enthalten sind, ist allerdings wenig wahrscheinlich; ein Rest von Fäulnisskeimen ist aber unbedenklich, sobald nur eine gewisse nachträgliche Verdünnung des geklärten Wassers eintritt, wie dies in der Praxis ja stets der Fall zu sein pflegt; es kann dann bei dem Fehlen der suspendirten Stoffe keine so intensive Fäulniss mehr zu Stande kommen, dass Belästigungen daraus erwachsen.

Der Einlass des geklärten Wassers in einen grösseren Fluss erscheint somit eventuell statthaft, selbst wenn noch ein Bruchtheil der Bakterien lebensfähig geblieben ist. Unbedingt zulässig wird ein solcher Einlass aber erst dann werden, wenn durch Zusatz überschüssigen Aetzkalkes alle Bakterien getödtet sind.

Leider darf aus anderen Gründen mit dem Zusatz dieses vorzüglichen Desinficiens nicht zu rücksichtslos vorgegangen werden. Der Aetzkalk ist nämlich für die Fische sehr schädlich; ausserdem entsteht aus dem Calciumbicarbonat des Flusswassers durch Aetzkalk eine Fällung von Calciumcarbonat, die das Wasser trübe macht. Entweder wird man daher darauf hinausgehen müssen, immer nur einen möglichst geringen, aber für pathogene Bakterien bereits schädlichen Gehalt an Aetzkalk (etwa 1—2 pro mille) herzustellen; oder das Klärwasser muss vor dem Einleiten in den Fluss mit Kohlensäure (Schornsteinluft) behandelt werden, um den Aetzkalk als Calciumcarbonat auszufällen.

Gewisse Schwierigkeiten bereitet vorläufig der aus dem Canalwasser hergestellte Schlamm. Derselbe ist an manchen Orten schwer an die Landwirthe abzusetzen; ob sich vollständiges Eintrocknen und Versenden rentiren wird, ist zweifelhaft. Ein längeres Liegenlassen der sich bald in grossem Umfang ansammelnden Schlammmassen ist aber bedenklich, weil sich allmählich eine Umwandlung des Kalks in Calciumcarbonat vollzieht und die Masse dadurch wieder fäulnissfähig wird.

Des Oefteren ist statt der summarischen Canalisation eine Separation der einzelnen Abfallstoffe, namentlich eine getrennte Behandlung der Fäkalien, des Hauswassers und des Meteorwassers befürwortet. Dass eine Trennung der Fäkalien und der Hauswässer vom hygienischen Standpunkt aus nicht gerechtfertigt erscheint, wurde bereits oben (S. 408) betont. — Wohl aber hat die Abzweigung des Meteorwassers den Anschein einer gewissen Berechtigung. Die Dimensionen der Canäle sind ja wesentlich auf die Regenwassermengen zugeschnitten; die Canäle würden viel kleiner und billiger angelegt werden können, wenn sie nicht die wechselnden Mengen Niederschläge aufzunehmen hätten.

Nun hat freilich das Meteorwasser bei den Schwemmcanälen eine äusserst wichtige Funktion: nämlich den Canalinhalt gelegentlich stark zu verdünnen und einen raschen Fluss der Canaljauche und ein Fortschwemmen schwererer Sinkstoffe zu veranlassen. — Aber diese Funktion leistet das Meteorwasser weder in idealer Weise, da es dieselbe in ganz unregelmässigen Zwischenräumen ausübt, noch ist es als unersetzlich anzusehen.

Ein Ersatz könnte einmal dadurch erreicht werden, dass von einem Fluss oder Teich oder von der Wasserleitung aus eine regelmässige, willkürlich regulirbare Spülung des nur für Fäkalien und Abwässer bestimmten Canalsystems eingerichtet würde. Die Canäle könnten dann schon einen wesentlich geringeren Querschnitt erhalten. — Oder aber die Fäkalien und Hauswässer könnten in engen Canälen mit maschineller Unterstützung fortbewegt werden, welche die Spülung überflüssig macht. In diesem Falle bleibt allerdings die stärkere Verdünnung der Abwässer aus, die vom hygienischen Standpunkt besonders wünschenswerth erscheint.

Nach beiden Richtungen hin werden in neuester Zeit Systeme construirt und versucht. — Uebrigens ist bei solchen Separatsystemen eine unterirdische Ableitung des Meteorwassers gewöhnlich dennoch erforderlich, wenigstens in allen Städten, die nicht ausnahmsweise günstige Terrainverhältnisse darbieten.

Die Schwemmcanalisation mit Reinigung des Canalwassers durch Berieselung oder Präcipitation entspricht bei guter Ausführung zweifellos am besten den an ein System zur Beseitigung der Abfallstoffe zu stellenden Anforderungen. Die Infektionsstoffe werden rasch und vollständig aus dem Bereich der Wohnungen und Menschen entfernt; die Bequemlichkeit des Fortschaffens aller Schmutzstoffe hilft die Bevölkerung zur Reinlichkeit zu erziehen; beide Momente führen zu einer wesentlichen Verminderung der Infektionsgefahr. Eine gewisse Möglichkeit einer nachträglichen Verbreitung von Infektionsstoffen ist höchstens gegeben bei dem Ausheben und dem Transport der in den Strassencanälen und in den Einsteigschächten abgesetzten Sinkstoffe. Jedoch ist bereits oben betont, dass auch bei diesem Material die Infektionschancen gering sind, und jedenfalls können sie durch vorsichtiges Verfahren auf ein Minimum reducirt werden. — Eine Luftverunreinigung innerhalb der Häuser und Strassen findet gar nicht statt; übler Geruch macht sich nur in stärkerem Maasse in der Umgebung des Sandfangs und in geringerem Grade auf den Rieselfeldern bemerklich, die aber beide fern von menschlichen Wohnungen angelegt werden. Der Boden wird gar nicht oder nur in ganz unmerklichem Grade verunreinigt. Grund- und Flusswasser ist bei vorschriftsmässiger Reinigung der Canaljauche vor bedenklicher Aenderung seiner Beschaffenheit hinreichend geschützt. — Keines der anderen Systeme entspricht ferner so unserem ästhetischen Bedürfniss; und schliesslich wird sogar noch eine gewisse — wenn auch nicht vollkommene — landwirthschaftliche Ausnutzung der Abfallstoffe durch die Schwemmcanalisation erzielt.

6. Der Kehricht und die Thiercadaver.

Dem trockenen Kehricht wird bis jetzt selbst in den Städten, welche im Uebrigen ausgezeichnete Einrichtungen zur Entfernung der

Abfallstoffe besitzen, sehr wenig Beachtung geschenkt. Im Hausflur oder vor dem Hause werden die dort offenstehenden Behälter auf einen Wagen geschüttet und der Inhalt demnächst an bestimmten Plätzen abgelagert. Beim Aufschütten erheben sich gewöhnlich dichte Staubwolken. — Da nun der Kehricht eine Fülle von infektiösen, lebensfähigen Mikroorganismen beherbergen kann, so ist eine sorgfältigere Behandlung desselben entschieden indicirt; namentlich ist auf gedeckte Behälter, vorsichtiges Entleeren (eventuell unter Anfeuchtung), und schliessliche Zerstörung oder radikale Beseitigung zu halten.

Thiercadaver und nicht verwendbare Theile von Schlachtthieren werden nach der Abdeckerei geschafft. Das Material derselben bilden: 1) Die ganzen Cadaver der an Milzbrand, Rotz, Wuth, Rinderpest, Rauschbrand, Pyämie und Schweinrothlauf gestorbenen Thiere. Diese dürfen nach veterinärpolizeilicher Vorschrift nicht abgehäutet sein. 2) Die von Haut und Klauen befreiten Cadaver von Thieren, die an Lungenseuche und Tuberkulose erkrankt waren, oder in denen Finnen und Trichinen gefunden wurden. 3) Kranke Organe von sonst noch verwerthbaren Schlachtthieren, z. B. Lebern mit Echinokokken, perlsüchtige Lungen, Carcinome, Actinomycesgeschwülste u. s. w. 4) Alles confiscirte faule und verdorbene Fleisch verschiedenster Herkunft. 5) Schlachtabfälle von gesunden und kranken Thieren. — In Berlin gelangen jährlich circa 2000 Pferde, 300 Rinder, 2000 Schweine, 500 Schafe auf die Abdeckerei.

Somit sammelt sich in den Abdeckereien offenbar eine Masse äusserst gefährlichen Materials. Von den dorthin geschafften Infektionsquellen aus können sehr leicht Infektionsstoffe wieder zum Menschen gelangen; entweder dadurch, dass das Fleisch der Cadaver nachträglich noch verkauft und genossen wird; oder dasselbe wird an andere Thiere (Menagerien, Schweine) verfüttert und diese werden inficirt; oder es werden die eingefangenen Hunde damit gefüttert, die eventuell mit Rotz oder Tuberkulose inficirt von der Abdeckerei zurückkommen. Namentlich aber sucht der Abdecker die Häute und Haare zu verwerthen, und es sind dadurch schon viele Gerber, Wollarbeiter, ferner Arbeiter, welche mit den zur Polsterung von Möbeln und Matratzen benutzten Haaren zu thun haben, an Milzbrand und Rotz erkrankt. — Ferner findet eine Verbreitung von Keimen durch die Utensilien und Geräthschaften des Abdeckers, und bei ungenügender Verwahrung der Cadaver durch Luftströmungen, Insekten (Fliegen und Bremsen) statt. — Die Abdeckereien belästigen ausserdem noch die Anwohner oft auf sehr grosse Entfernungen hin durch üblen Geruch, der namentlich dann auftritt, wenn grössere Mengen von Knochen und Häuten langsam an der Luft getrocknet werden.

Das in der Abdeckerei gewöhnlich geübte Verfahren zur Beseitigung der Cadaver besteht darin, dass die Haut des Thieres abgelöst, das Fett abpräparirt und ausgeschmolzen, das Fleisch in Streifen geschnitten, an der Luft getrocknet und als Leimleder an Leimfabriken verkauft wird. Die Knochen werden an Leim- oder Düngerfabriken abgesetzt, die Eingeweide zu Composthaufen verarbeitet. Das Hundefett wird für sich ausgeschmolzen und als Volksmittel gegen Phthise verkauft. — Sehr contagiöse Cadaver werden vergraben, gewöhnlich aber nicht hinreichend tief, und auch nicht mit solcher Vorsicht, dass eine Beschmutzung der oberflächlichen Bodenschichten vermieden wird.

Da wo kein öffentliches Schlachthaus und kein Schlachtzwang besteht, giebt es viele heimliche, sogenannte Winkelabdeckereien, die unter dem Namen der Pferdeschlächterei oder Wurstschlachterei gefallenes Vieh aller Art schlachten und vertreiben. Zuweilen verbergen sich solche Abdeckereien auch unter der Firma einer Leimsiederei, Dünger- oder Seifenfabrik.

Eine Regelung des Abdeckereiwesens und eine völlige und rasche Vernichtung der nach der Abdeckerei geschafften Cadaver muss unbedingt verlangt werden. Eine solche Vernichtung kann geschehen 1) durch Einwirkung von Hitze (heissem Wasserdampf), eventuell unter Zusatz von Schwefelsäure oder Kalk. Entweder sind die Cadaver in Digestoren (einer Art Papin'scher Töpfen) unter 2—3 Atmosphären Druck oder sehr lange Zeit in mit Blei ausgefütterten Holzgefässen zu erhitzen. Leim und Fett können dabei für sich gewonnen werden, der Rest lässt sich pulverisirt als Düngmittel verwerthen; 2) durch Verbrennen. Es muss dies in besonders construirten Oefen resp. mit offenem Feuer geschehen. Dabei ist aber die finanzielle Ausbeute gering oder fällt ganz fort. Besser ist statt dessen 3) trockene Destillation mit Auffangen der Producte. 4) tiefes Vergraben in mindestens 3 m Tiefe unter reichlichem Zusatz von Aetzkalk und unter sorgfältiger Verhütung der Beschmutzung der oberflächlichen Bodenschichten.

Besondere Vorsicht ist auch auf den Transport der Cadaver zu verwenden; namentlich müssen die Karren völlig dicht sein und jedes Durchsickern von Blut u. s. w. muss vermieden werden. Zu empfehlen ist ein Einhüllen der Cadaver in Tücher, welche mit Carbolsäure oder Sublimatlösung angefeuchtet sind.

Literatur: Erismann, Entfernung der Abfallstoffe, in v. Pettenkofer's und v. Ziemssen's Handb. d. Hygiene, 1882. — Fischer, Die menschlichen Abfallstoffe, 1882. — Heiden, v. Langsdorff und Müller, Die Verwerthung der städtischen Fäkalien, 1885. — Dobel, Canalisation, mit 15 lithogr. Tafeln, 1886. — König, Die Verunreinigung der Gewässer, 1887. — Kaumann und Arnold, Die Reinigungsmethoden der städtischen Abwässer, Verhandl. d. Deutsch. Vereins f. öff. Ges. 1886, Viertelj. f. öff. Ges., Bd. 19, H. 1. — Wehmer, Ueber Abdecker und Abdeckereien, Viertelj. f. öff. Ges., Bd. 19, H. 2. — Berichte der Städte Berlin, München etc. über die Anlagen zur Entfernung der Abfallstoffe.

VII. Leichenbestattung.

Die Leichenbestattung erfolgt bei den heutigen Culturvölkern fast ausschliesslich durch Begraben.

In der beerdigten Leiche tritt zunächst Fäulniss durch Fäulnissbakterien ein, die namentlich vom Darm her einwandern. In dem Innern des Körpers proliferiren hauptsächlich Anaëroben unter starker Gasentwickelung. Magen, Darm, Milz, Leber, Kehlkopf und Trachea faulen zuerst, viel später Herz, Lunge, Nieren. Demnächst kommt es zur Sprengung der Bauchdecken, später auch zum Durchbruch der Brusthöhle. Der flüssige Inhalt ergiesst sich in den Sarg und sickert zum Theil in die Erde.

Von diesem Stadium ab beginnt dann starke Betheiligung von thierischen Organismen und zwar von Larven verschiedener Fliegenarten und von Nematoden (Pelodera). Namentlich ist eine kleine 2—3 mm lange Fliegenlarve betheiligt, deren leere gelbbraune Puppenhüllen sich oft zu Milliarden in den Särgen finden. Dieselben tragen sehr energisch zur vollständigen Zerstörung und Oxydation der organischen Stoffe bei; denn auch durch die lebende thierische Zelle kommt es ja zu einer der Verwesung gleichen Zerstörung organischer Substanz. — Diese thierischen Organismen bedürfen einer gewissen Feuchtigkeit, reichlichen Luftzutritts und einer relativ hohen Temperatur. Sie kommen daher nicht in Betracht und betheiligen sich nicht an der Verwesung in zu dichtem Boden, ferner in sehr grosser Bodentiefe, ferner in einem zu trockenen oder zu kalten Boden.

Schliesslich wird der Wassergehalt der Leiche stark verringert; es etabliren sich von da ab nur noch Schimmelpilze, die so lange wuchern, bis nur wenig trockene, pulvrige, humusartige Substanz übrig geblieben ist.

Die stinkende Fäulniss dauert etwa 3 Monate, selten länger; durch Kleidung wird sie zuweilen beträchtlich verzögert, nicht dagegen durch den Sarg, der im Gegentheil einen gewissen Luftraum garantirt, die Meteorwasser abhält und die dichte Umlagerung der Leiche mit feuchten Bodenschichten hindert.

Im Wasser und ebenso in einem nassen, Grundwasser führenden Boden tritt etwa viermal raschere Fäulniss ein, bei welcher fast ausschliesslich Anaëroben betheiligt sind. Eine zweiwöchentliche Wasserleiche ist in der Zersetzung etwa so weit vorgeschritten, wie eine achtwöchentliche begrabene Leiche. Später kommt es aber unter solchen Verhältnissen zu einem Stillstand der Zersetzung und oft zur Leichenwachsbildung.

In einem mässig trockenen, grobporigen Boden von nicht zu hoher Schicht findet die reichlichste Betheiligung der thierischen Organismen und damit möglichst schnelle und vollständige Verwesung der Leiche statt. In Kies- und Sandboden sind Kinderleichen etwa nach 4 Jahren, die Leichen Erwachsener nach 7 Jahren; im Lehmboden nach 5, resp. 9 Jahren bis auf Knochen und amorphe Humussubstanzen zerstört.

In hohem Grade hemmend auf die Zersetzung wirkt vorausgegangene Phosphor-, Alkohol- oder Schwefelsäurevergiftung, vor Allem aber Vergiftung mit Arsenik oder Sublimat. In den letztgenannten Vergiftungsfällen, ausserdem aber auch lediglich durch den Einfluss gewisser localer Verhältnisse kommt es zur Mumifikation der Leichen. Letztere sind dann in eine trockene, schwammige, strukturlose Masse verwandelt, die leicht zu Staub zerfällt. Oft sind die Formen scheinbar vorzüglich erhalten.

Die localen Verhältnisse, welche zur Mumifikation führen, bestehen in grosser Trockenheit des Bodens und starker Durchlüftung desselben oder auch in einer zu niederen Temperatur, so dass sich die thierischen Organismen gar nicht und die Fäulnissorganismen nur bis zu einem gewissen Grade an der Verwesung betheiligen; die letzteren werden nach einiger Zeit durch ihre eigenen Stoffwechselproducte, namentlich auch durch zu geringen Wassergehalt gehemmt, und vermuthlich kann dann der weitere Zerfall der Masse nur noch durch Schimmelpilze geschehen. Man findet die Mumifikation am ausgeprägtesten im Wüstensand, ferner im Kirchhof des St. Bernhard-Hospizes und in tiefen Klostergrüften, dort in Folge der Trockenheit, hier in Folge der Kälte.

Fälle von Mumifikation deuten somit keineswegs immer auf die vorgenannten Vergiftungen. Wenn aber in der Bodenbeschaffenheit die Ursache der Mumifikation zu suchen ist, so wird stets eine grössere Anzahl der exhumirten Leichen sich im mumificirten Zustande befinden; eine vereinzelte mumificirte Leiche muss daher stets den Verdacht auf stattgehabte Vergiftung erwecken.

Ferner kommt es unter Umständen zur Adipocire- (Leichenwachs-) Bildung. Die Leichentheile werden, nachdem eine kurze Zeit Fäulniss bestanden und die meisten Eingeweide zerstört hat, ganz oder theilweise in eine grauweisse, homogene, leicht zerbröckelnde Masse verwandelt, die auf der Schnittfläche Fettglanz zeigt, sich fettig anfühlt, in der Hitze schmilzt und fast geruchlos ist. Oft ist dieselbe so fest, dass sie beim Anstossen tönt. Die hauptsächlichsten Orte der Leichenwachsbildung sind die Haut (jedoch nach Abstossung der Epidermis), das Unterhautzellgewebe, die Muskeln und Knochen, zuweilen auch Theile der Eingeweide. Die äussere Körperform ist oft wunderbar erhalten, in Haut, Muskeln und Knochen lassen sich mikroskopisch noch Reste der Textur erkennen. Ferner ahmt die Fettsubstanz oft geradezu die Form der betreffenden Texturelemente nach. Chemisch scheinen theils Cholesterin, theils Ammoniak und Kalkseifen, theils freie Fettsäuren vorzuliegen.

Woher das Leichenwachs stammt. ist noch nicht klargestellt; einige Forscher behaupten, es erleide das Fett der Leiche eine eigenthümliche Umwandlung, während die Eiweisssubstanzen verschwinden. Als Beleg für ihre Ansicht führen sie an, dass es experimentell noch nie gelungen ist, aus fettfreien Leichentheilen Adipocire zu erzeugen, und dass es in grösserer Menge nur bei fetten Leichen entsteht. Andererseits wird aus den mikroskopischen Untersuchungen gefolgert, dass wirklich eine Fett- und Seifenbildung aus Eiweiss bei der Leichenwachsbildung betheiligt sei. — Wie und durch welche Einflüsse in jedem Falle die Umwandlung des Fettes oder des Eiweisses zu Stande kommt, ist noch völlig unklar.

Jedenfalls tritt die Adipocirebildung nur dann ein, wenn die normaler Weise wirksamen Organismen, besonders die thierischen, in ihrer Funktion gehemmt sind, und zwar namentlich wenn dies in Folge von Luftmangel geschieht. Denn man findet die Leichenwachsbildung bei Wasserleichen, in nassem Thonboden, in Cementgruben, in hermetisch schliessenden Särgen, ferner in alten, stark benutzten und offenbar undurchlässig gewordenen Begräbnissplätzen.

Uebt nun ein Kirchhof, in welchem die Verwesung der Leichen in der geschilderten Weise vor sich geht, irgend welchen gesundheitsnachtheiligen Einfluss auf die Anwohner aus? Früher hatte man in dieser Beziehung übertrieben schlimme Vorstellungen. Eine Reihe von Krankheiten sollte von den Kirchhöfen aus übertragen werden und die Leichengase sollten eine starke Belästigung und Gesundheitsgefahr für die Anwohner bedingen. Dementsprechend sind früher sehr rigorose Vorschriften über den Abstand der Wohnungen von Kirchhöfen erlassen worden; noch heute wird in Frankreich und in der Rheinprovinz ein Abstand von 100 m gefordert.

Es handelt sich indess bei der Leichenzersetzung um eine einfache Fäulniss und Verwesung organischer Substanz, und zwar ist der Umfang dieses Processes bei geregeltem Kirchhofsbetrieb ein relativ geringer und die Zersetzung verläuft so allmählich, dass unmöglich Schädigungen oder Belästigungen daraus resultiren können. Irgend welche specifisch giftige, sogenannte Leichengase werden nicht gebildet. Ein übler Geruch macht sich nur in Massengrüften geltend, wie sie in London, Paris, Neapel früher vorkamen, in welche in kurzen Zwischenräumen grosse Mengen von Leichen eingelagert wurden. In solchen grossen, undurchlässigen Grüften kommt es auch wohl zu einer bedenklichen Kohlensäureanhäufung, die beim Betreten des Grabes toxisch wirken kann. Bei übermässigem, völlig regellosem Betriebe ist sogar ein Eindringen verunreinigter Luft in die nächstgelegenen Wohnhäuser denkbar.

Sobald jedoch die Bestattung in einigermassen geordneter Weise vorgenommen wird, können dergleichen Belästigungen nicht eintreten, zumal die Hauptmasse der gebildeten Gase durch den Boden absorbirt wird. Diese Absorption ist eine so vollständige, dass selbst beim Ausgraben der Leichen fast niemals ein Geruch bemerkbar wird.

Infektionen kommen von den begrabenen Leichen aus keinesfalls zu Stande. Ein Herausgelangen der Erreger aus dem Boden ist unmöglich (vgl. S. 195), zumal die Infektionserreger in den Leichen nur in den ersten Tagen noch lebensfähig sind und sehr bald, wie experimentell festgestellt wurde, unter dem Einfluss der Saprophyten zu Grunde gehen. In der That liegen auch keinerlei gut beglaubigte statistische Belege für eine höhere Morbidität oder für eine gesteigerte Frequenz infektiöser Erkrankungen unter den nahe an Kirchhöfen wohnenden Menschen vor.

Zuweilen kann durch die Verwesungsproducte eine Verunreinigung des Grundwassers erfolgen. Bei zahlreichen Untersuchungen zeigten indess die Kirchhofsbrunnen weniger Verunreinigungen, als die sonstigen städtischen Brunnen. Ausserdem ist eine Verschleppung von Infektionserregern auf diesem Wege völlig ausgeschlossen. Immerhin ist es aber indicirt, ein Grundwasser zum Wasserbezug zu vermeiden, welches in einer gewissen nahen Berührung mit Begräbnissplätzen steht. Auch ist zu beachten, dass Sandadern in einem Lehmboden geradezu drainirend wirken und die Verwesungsproducte, die in einem solchen Boden gebildet sind, in relativ grosser Menge den in der Richtung des Gefälles gelegenen Brunnen zuführen können.

Es können somit alle Gesundheitsschädigungen und Belästigungen durch Begräbnissplätze leicht vermieden werden, wenn letztere nach folgenden Vorschriften angelegt und betrieben werden:

Das Terrain soll möglichst frei liegen, plateauartig sein. Sandboden, der eventuell mit etwas Lehm gemengt ist, bietet die günstigsten Bedingungen. Das Grundwasser soll einen bedeutenden Abstand von der Bodenoberfläche haben und der maximale Grundwasserstand muss genau bekannt sein. Wohnhäuser sollen mindestens 10 m Abstand von den Begräbnissplätzen haben, Brunnen mindestens 50 m, wenn das Gefälle des Grundwassers nach dem Brunnen hin gerichtet ist.

Als richtige Grösse der Gräber wählt man eine Länge von 260 cm, eine Breite von 100 cm; 60 cm entfallen auf die Zwischenwandungen, im Ganzen also 4 qm für das Grab eines Erwachsenen resp. 2 Kindergräber. — Die Tiefe des Grabes sei 6 Fuss; an manchen Orten hat man 4 Fuss als vollkommen ausreichend gefunden. Die Särge sollen nicht zu dicht sein, eventuell durchbohrte Wände haben. Es ist wohl vorgeschlagen, Kochsalz und Weinsäure in den Sarg zu füllen, um die Bakterien und die Fäulniss möglichst zu hemmen und die Schimmelpilze zu begünstigen; letztere sind aber für die Verwesung viel zu einflusslos, und es ist daher dies Verfahren zu widerrathen.

Als Begräbnissturnus ist für die Erwachsenen eine Frist von 10 Jahren, für Kindergräber eine Frist von 5 Jahren einzuhalten; übrigens ist der Turnus zweckmässig im Einzelfalle je nach den localen Verhältnissen zu bestimmen. Eine Bebauung alter Kirchhöfe darf in Preussen erst 40 Jahre nach dem Schluss der Bestattungen erfolgen; eine kürzere Frist, von etwa 20 Jahren, würde jedenfalls ausreichend sein.

Auf dem Kirchhof ist eine Leichenhalle anzulegen. In manchen Wohnungen der Armen ist eine Aufbewahrung der Leichen bis zum Begräbniss schlechterdings unmöglich, wenigstens nicht ohne grosse Belästigung der Umwohner, ausserdem auch nicht ohne Gefahr, da von der Leiche aus Infektionen erfolgen können und da eine Reinigung und Desinfektion der Wohnung nicht eher zu erfolgen pflegt, als bis die Leiche fortgeschafft ist. — Contagiöse Leichen sind in Tücher, die mit Carbollösung oder Sublimatlösung befeuchtet sind, einzuschlagen. Um den Geruch, der sich bei rascher Zersetzung entwickelt, zu hindern, wird der Sarg zweckmässig mit Holzkohle oder Holzkohlenkleie gefüllt.

Die Leichenhalle, zu deren Benutzung der Arzt nach Möglichkeit zureden soll, muss ein gefälliges Gebäude mit würdiger dekorativer Ausstattung darstellen. Dort lassen sich auch elektrische Klingeln mit den Leichen in Berührung bringen, deren Contakte bei der geringsten Bewegung ausgelöst werden und welche somit gegen das (im grossen Publikum hartnäckig, obwohl grundlos, gefürchtete) Lebendig-begrabenwerden Schutz gewähren sollen.

Ferner ist sehr empfehlenswerth eine Bepflanzung des Kirchhofes; wo möglich sollen parkartige Anlagen geschaffen werden. Die Kirchhöfe können dann beliebte Spaziergänge werden und befriedigen gleichzeitig das Bedürfniss nach in der Stadt gelegenen öffentlichen Gärten. Jedenfalls sollten alte, nicht mehr benutzte Friedhöfe in der Weise Verwendung finden.

Neuerdings wird vielfach die Frage angeregt, ob es nicht besser sei die Leichen zu verbrennen.

Wir haben hierfür das Beispiel der meisten alten Völker, namentlich der Inder, die seit Jahrtausenden ihre Leichen verbrennen. Allerdings wurde früher immer eine sehr unvollständige Verbrennung erzielt, die für unsere jetzigen Verhältnisse unannehmbar sein würde. Die ganze Frage ist neuerdings erst discutirbar geworden, seit geeignete Verbrennungsöfen construirt sind. Dieselben beruhen gewöhnlich auf sogenannter Regenerativ-Feuerung, bei welcher hoch erhitzte Luft den Verbrennungsgasen zugeleitet wird. Es entsteht dabei eine ausserordentlich intensive Hitze und sehr rasches Austrocknen der Leichentheile, und nach einer Zeitdauer von etwa 2 Stunden hinterbleibt nur Asche mit relativ wenig Kohle gemengt. Die Asche der verbrannten Leichen soll eventuell in Urnen in eigenen Hallen aufgestellt oder auf Urnenfeldern begraben werden.

Vielfach wird behauptet, die Leichenverbrennung sei vom sanitären Standpunkt aus zu befürworten. Dies ist entsprechend den vorstehend gegebenen Ausführungen nicht richtig; wenn vielmehr etwas zur Annahme einer fakultativen Leichenverbrennung führt, so ist es einmal die genauere Erkenntniss der Zersetzungsvorgänge der begrabenen Leichen, die wohl im Stande ist, eine Abneigung gegen diese Art der Bestattung zu erzeugen; vor Allem aber die Schwierigkeit, in der Nähe grosser Städte ohne übertriebenen Kostenaufwand das nöthige Areal für Begräbnissplätze zu finden. Bei der Ausdehnung der grossen Städte werden die Kirchhöfe immer weiter hinausgedrängt; schliesslich muss, wie dies jetzt schon in London und Paris geschieht, die Beförderung der Leichen mittelst Eisenbahn erfolgen und selbst die Begleitung der Leichen, geschweige denn der häufigere Besuch der Gräber ist für viele Angehörige zu kostspielig. Grosse Städte haben aus diesem Grunde entschiedenes Interesse an der Einführung der Leichenverbrennung. — Von juristischer Seite wird gegen letztere wohl eingewendet, dass eine spätere Untersuchung der Leichen auf Gifte u. s. w. alsdann unmöglich sei und dass dadurch den Verbrechen Vorschub geleistet werden würde. Es kann diesem Einwand aber wohl dadurch begegnet werden, dass die Erlaubniss zur Verbrennung von einer möglichst sorgfältigen Leichenschau und einem Fehlen aller Verdachtsmomente abhängig gemacht wird.

Literatur: Schuster, Beerdigungswesen, in v. Pettenkofer's u. v. Ziemssen's Handb. d. Hygiene, 1882. — Hofmann und Siegel, Die hygienischen Anforderungen an Friedhöfe, Verhandl. des Deutsch. Vereins f. öff. Ges. 1881, Viertelj. f. öff. Ges., Bd. 14, Heft 1. — Kratter, Studium über Adipocire, Zeitschr. für Biolog. 1880, Bd. 16. — Zillner, Zur Kenntniss des Leichenwachses, Vierteljahrsschr. f. ger. Med., N. F. Bd. 17, 1885. — Lehmann, Sitzungsber. d. Würzb. phys. Ges. 1888.

Neuntes Kapitel.

Beruf und Beschäftigung (Gewerbehygiene).

In der ärztlichen Praxis kommen alltäglich Erkrankungen zur Beobachtung, deren Entstehung mit Bestimmtheit auf die Beschäftigungsweise des Erkrankten zurückzuführen ist. Vielfach hat die Beschäftigung ausschliesslich und trotz der im Uebrigen günstigen hygienischen Verhältnisse die Krankheit hervorgerufen; oft tragen nebenbei Mängel der Wohnung, Nahrung, Hautpflege u. s. w. die Schuld.

Auch die Statistik vermag einen bedeutenden Einfluss der Beschäftigung auf die gesammte Mortalität und auf die Frequenz einzelner

Krankheiten zu erweisen. Als Beispiel möge die folgende (englischen Beobachtungen aus dem Jahre 1860—61 entnommene) Tabelle dienen:

	Sterblichkeitsprocente im Alter von				
	25—35 J.	35—45 J.	45—55 J.	55—65 J.	über 65 J.
Ganze Bevölkerung	0·92	1·27	1·71	3·05	6·97
Schneider	1·16	1·29	1·86	3·3	6·93
Schuster	0·93	1·11	1·58	3·0	6·9
Tischler	0·77	0·98	1·54	2·8	6·95
Bäcker	0·79	1·27	1·92	3·46	7·28
Schlachter	0·96	1·50	2·09	3·78	8·02
Schmiede	0·84	1·09	1·74	3·14	6·96
Landleute	0·86	0·88	1·24	2·31	5·75

In noch weit stärkerem Maasse wird nach allen Erfahrungen die Mortalität durch den Beruf beeinflusst bei Steinmetzen, Glasschleifern, Baumwollarbeitern, Arbeitern in Bleiweissfabriken u. s. w.

Eine genauere statistische Feststellung des Einflusses der Beschäftigung stösst auf grosse Schwierigkeiten und den bisher gewonnenen Zahlen haften sehr bedeutende Fehler an. Aus einigen wenigen Todesfällen wird oft das durchschnittliche Alter beim Tode berechnet und dieses fälschlich der mittleren Lebensdauer gleichgesetzt. Selbst wenn ausnahmsweise nach einer korrekteren Methode gerechnet wird, so sind doch die Schlussfolgerungen mit grosser Vorsicht zu ziehen. So ist zu berücksichtigen, dass Viele einen bestimmten Beruf wählen, weil derselbe ihrer bereits vorher ausgebildeten schwächlichen oder kräftigen Constitution entspricht. Der Eine, von zartem Körper und vielleicht hereditär mit Phthise belastet, wählt mit gutem Grunde das Schneiderhandwerk, der Andere, kräftig und ohne erbliche Belastung, wird Schmied oder Schlosser. Stirbt der Erstere in jungen Jahren, so kann man ebenso wenig sagen, dass dies die Folge seiner Beschäftigung war, wie man die Gesundheit und Langlebigkeit des Anderen auf Rechnung seines Berufes setzen kann. — Ausserdem kommen die Erwerbsverhältnisse, welche der betreffende Beruf gerade bietet, wesentlich in Betracht. Ist in einem Distrikt das Angebot für eine bestimmte Beschäftigung sehr gross und der Lohn entsprechend niedrig, so liefert die Statistik schlechte Zahlen, aber unter anderen, günstigeren Verhältnissen zeigt derselbe Beruf vielleicht eine wesentlich geringere Morbidität und Mortalität.

Die hygienische Bedeutung der Berufsthätigkeit tritt naturgemäss in der Neuzeit um so mehr hervor, je mehr die Bevölkerungsziffer wächst, je mehr die Menschen sich in den Städten zusammendrängen und je energischer daher der Einzelne seine Kräfte anspannen muss, um sich eine Existenz zu schaffen. Dieser gesteigerte Einfluss der Beschäftigung auf die Gesundheit und Leistungsfähigkeit der jetzigen Generation macht sich fast bei allen Berufsarten geltend. Nicht zum wenigsten werden davon die geistig Arbeitenden betroffen. Unter Beamten, Gelehrten, Offizieren zeigen in den letzten Jahren Nervenkrankheiten und psychische Affektionen eine erschreckende Ausbreitung. Ernährungs- und Verdauungsstörungen, Augenleiden u. a. m. sind in zahlreichen Fällen auf eine derartige Berufsthätigkeit zurückzuführen. Leider stösst ein statistischer Nachweis der Krankheitsfrequenz auch bei dieser Kategorie von Arbeitenden auf grosse Schwierigkeiten, aber die ärztlichen Erfahrungen sprechen entschieden dafür, dass eine gewisse Entlastung und Schonung derselben dringend indicirt ist, sei es durch eine Herabminderung der an sie gestellten Anforderungen, sei es durch bessere Fürsorge für Ruhe oder sonstige Erleichterung ihrer Arbeit.

Das Interesse grösserer Kreise wendet sich indessen in unserem Jahrzehnt lediglich den körperlich Arbeitenden zu, und insofern mit Recht, als diese den weitaus grösseren Theil der Bevölkerung ausmachen. Hauptsächlich sind diese Arbeiter im Gewerbebetriebe beschäftigt, und dieser hat eine zweite, hygienisch interessante Seite, indem derselbe vielfach nicht nur auf die Arbeiter, sondern auch auf eine grosse Zahl umwohnender Menschen nachtheilig wirken kann. — Da die Hygienc des Berufs und der Beschäftigung zur Zeit geradezu identisch geworden ist mit einer Arbeiter- und Gewerbehygiene, soll auch in der folgenden Darstellung nur diese Art der Berufsthätigkeit eingehender berücksichtigt werden. Zuvörderst sind die Schädigungen der Arbeiter und die Ursachen der wichtigsten Arbeiterkrankheiten darzulegen; und zwar hängen diese theils von Mängeln der allgemeinen hygienischen Verhältnisse, theils unmittelbar von der Berufsthätigkeit ab. Sodann sind die Schädigungen, welche den Anwohnern aus gewissen Gewerbebetrieben erwachsen, zu erörtern und die Mittel zu ihrer Beseitigung anzugeben.

A. Aetiologie und Prophylaxis der Arbeiterkrankheiten.

I. Gesundheitsschädigungen durch die allgemeinen hygienischen Verhältnisse.

Unter Arbeiterkrankheiten im weiteren Sinne begreift man auch diejenigen Gesundheitsstörungen, welche nicht unmittelbar von der Beschäftigung abhängen, sondern auf einer Verschlechterung der allgemeinen Lebensbedingungen, der Ernährung, Wohnung, Hautpflege u. s. w. beruhen. Da sich die Einnahmen des Arbeiters stets um die Grenze des eben zum Lebensunterhalt Ausreichenden zu bewegen pflegen, wird ein Deficit in Bezug auf das eine oder andere der hygienischen Postulate ausserordentlich häufig sein.

Es ist bereits S. 264 darauf hingewiesen, wie schwierig es zunächst ist, für den üblichen Lohnsatz eine den Bedarf des Körpers wirklich deckende Nahrung zu beschaffen. Es gelingt dies kaum mit bewusster Auswahl der nahrhaftesten und preiswürdigsten Nahrungsmittel, geschweige denn ohne Kenntniss des Nährwerthes der Speisen und nur geleitet von Aussehen, Volum und Geschmack derselben. Ein grosser Theil der Arbeiter und ihrer Familien zeigt dementsprechend die deutlichsten Symptome unzureichender Ernährung und wesentlich als eine weitere unausbleibliche Folge darf der Alkoholismus angesehen werden, da die Empfindung der Energielosigkeit naturgemäss zu einem Reizmittel treibt, das wenigstens vorübergehend das Gefühl der Kraft und Leistungsfähigkeit hervorzaubert.

Nicht minder leiden zahlreiche Arbeiter unter unhygienischen Wohnungen. Die Mehrzahl lebt eng zusammengedrängt in Miethskasernen, die nichts von dem bieten, was im Kapitel „Wohnung" bezüglich des Luftkubus, der Heizung, der Ventilation, der Beleuchtung u. s. w. als erforderlich bezeichnet wurde, und deren Schmutz und Verkommenheit sich bald auch auf die wenigen Familien auszudehnen pflegt, welche ursprünglich noch das Bestreben hatten, sich ein behagliches Heim zu schaffen. — Auch die Kosten für reinliche Kleidung und Hautpflege sind schwer mit einiger Regelmässigkeit in das Budget eines Arbeiters einzustellen.

Die Unsauberkeit in Kleidung und Wohnung wirkt wiederum mächtig unterstützend auf die Ausbreitung der Infektionsstoffe. Tuberkulose, die acuten Exantheme, Diphtherie finden hier reichlichste Gelegenheit zu immer neuen Infektionen. Choleraepidemieen nehmen häufig in den Wohnstätten der Arbeiter ihren Anfang und schwellen dort gleich so bedeutend an, dass an eine schnelle Ausrottung nicht mehr zu denken ist. Die Cholera infantum fordert in diesen Quartieren die weitaus zahlreichsten Opfer, weil die Wohnungen im Hochsommer oft unerhört hohe Temperaturen zeigen und weil eine zweckmässige Aufbewahrung der Milch und peinliche Sauberkeit bei ihrer Behandlung undurchführbar ist.

Besonders drückend wird die Lage der Arbeiter, wenn Krankheiten den täglichen Verdienst hindern und wenn durch dauernde Gesundheitsstörungen oder Alter Erwerbsunfähigkeit eintritt. Da die Möglichkeit einer eigenen Fürsorge für solche Eventualität bei der Mehrzahl der Arbeiter ausgeschlossen ist, droht hierdurch die Entstehung eines Proletariats, das vollständig auf die Unterstützung Anderer angewiesen ist.

Maassregeln zur Beseitigung dieser ganzen Kategorie von Schädigungen der Arbeiter lassen sich selbstverständlich nicht mit einem

Schlage und mit vollständig befriedigendem Effekt durchführen. Tragen doch auch zweifellos sehr viele Arbeiter durch schrankenloses Befriedigen ihrer Wünsche, frühzeitige Ehe, Mangel an Ordnung und Sparsamkeit zu ihrer schlechten wirthschaftlichen Lage bei. Aber wenigstens dafür muss die Hygiene eintreten, dass dem Arbeiter, wenn irgend möglich, dasjenige Minimum von Lohn gewährt wird, für welches eine den hygienischen Grundsätzen einigermassen entsprechende Existenz und namentlich — gemäss der S. 263 aufgestellten Berechnung — die unbedingt erforderliche Nahrung beschafft werden kann.

Eine wesentliche Beihülfe zu einer rationellen Ernährung der Arbeiter kann durch Belehrung über den Nährwerth und die Preiswürdigkeit der Lebensmittel, durch Volksküchen und durch Consumvereine gewährt werden. — Um dem Alkoholmissbrauch entgegen zu wirken und auch dem Bedürfniss des Arbeiters nach Reizmitteln Rechnung zu tragen, ist es wünschenswerth, dass an zahlreichen Punkten jeder Stadt Kaffee- und Theehäuser eingerichtet werden, in welchen diese Getränke in guter Beschaffenheit und für möglichst billigen Preis verabfolgt werden.

Eine Besserung der Wohnungsverhältnisse wird theils durch stengere, gegen die Bauspekulation gerichtete Bauvorschriften anzustreben sein (S. 342), theils durch Gründung besonderer Arbeiterwohnungen und Arbeiterquartiere.

In der richtigen Voraussetzung, dass grössere Miethskasernen unvermeidlich moralische Gefahren und Collisionen unter den Parteien bedingen und dem Arbeiter nie das Gefühl eines behaglichen Heims gewähren können, ist man darauf ausgegangen, wo möglich niedrige, einstöckige Häuser für Arbeiter zu erbauen, denen ein Gartenraum für jede Familie und eventuell auch ein Stall oder eine Werkstatt beigegeben wird.

Entweder stehen die Arbeitshäuser völlig frei und sind nur für eine Familie construirt; doch ist diese Bauart zu kostspielig und geht in der durch dieselbe gebotenen Annehmlichkeit eines völlig isolirten Besitzes auch entschieden über das Maass des Nothwendigen hinaus. Besser bewährt haben sich freistehende, langgestreckte Häuser für 2 oder 3 Familien, von denen je eine Abtheilung für eine Familie bestimmt ist. Aus dieser Bauart haben sich dann die in langer geschlossener Reihe gebauten Arbeiterhäuser entwickelt, in welchen aber gleichfalls jede Wohnung, und ebenso der Vorgarten und Hof, nach beiden Seiten abgegrenzt ist. Ferner haben die sogenannten Vierhäuser, bei welchen 4 quadratische einstöckige Häuser so vereinigt sind, dass sie ein grösseres Quadrat bilden, sich sehr gut bewährt. Nur für die unverheiratheten Arbeiter sind grössere sogenannte Arbeiterkasernen errichtet.

Der Bau der Arbeiterhäuser erfolgt stets der Billigkeit halber mit dünnen Mauern. Um so wichtiger ist das Einmauern einer Luftschicht (s. S. 352). In neuerer Zeit werden auch transportable Arbeiterbaracken hergestellt, be jwelchen die Wände aus einem Holzgerippe bestehen, das aussen mit verzinktem Eisenwellblech bekleidet und innen verschalt ist. Ueber die Temperaturverhältnisse in derartigen Baracken fehlt es noch an genaueren Untersuchungen.

Die Anlage der Arbeiterhäuser wird der Grundstückspreise wegen fast stets in der äussersten Peripherie und oft in grosser Entfernung von der Fabrik erfolgen; es müssen alsdann vorzügliche Communikationsmittel den Verkehr ohne wesentlichen Geld- und Zeitverlust ermöglichen.

An vielen Orten hat man versucht, die Miether das Eigenthumsrecht auf die Wohnungen durch allmähliche Amortisation der Baukosten erwerben zu lassen. Der erstere grössere Versuch der Art wurde in Mühlhausen i. E. gemacht. Es wurden dort sogenannte Vierhäuser gebaut; jede für eine Arbeiterfamilie passende Abtheilung derselben kostete 2640 Mark incl. zugehöriger Gartenfläche. Bei Unterzeichnung des Kaufcontractes wurden 160—240 Mark eingezahlt; die Miethe betrug monatlich 14·40 Mark. Wurden statt dessen 20 Mark, also nur 5·60 Mark mehr bezahlt, so war der Miether nach etwa 17 Jahren Eigenthümer des Hauses.

Für die Unterstützung der Reinlichkeit in Bezug auf Körper, Kleidung und Wohnung giebt es kein besseres Mittel als Versorgung der Häuser mit Wasserleitung und Canalisation. Gleichzeitig wird damit eine wesentliche Einschränkung der Infektionsgefahr erreicht. Auch Volks- und Schulbäder haben in dieser Beziehung eine grosse Bedeutung. — Als weitere Massregel gegen die unter den Arbeitern grassirenden Infektionskrankheiten empfiehlt sich eine möglichste Erleichterung der Desinfektion, die jedenfalls unter voller Schonung der Objecte und womöglich unentgeltlich von geschulten Desinfekteuren auszuführen ist; ferner sollte zur Einschränkung der Cholera infantum der Versuch gemacht werden, während der heissen Jahreszeit auf ärztliche Anordnung sterilisirte Milch für Säuglinge zu billigsten Preisen abzugeben.

Um den schlimmen Folgen der vorübergehenden oder dauernden Erwerbsunfähigkeit vorzubeugen, sind Krankenkassen sowie Alters- und Invaliditäts-Versicherung, wie sie jetzt durch die Initiative des Staates in's Leben gerufen sind, das einzig helfende Mittel. — Durch ein Zusammenwirken der staatlichen Behörden, der privaten Unterstützung human denkender Menschen und der aus der Mitte der Arbeiter selbst hervorgegangenen Beihülfe wird es in Zukunft hoffentlich gelingen, wenigstens dem grösseren Theil der arbeitenden Bevölkerung hygienisch befriedigende Existenzbedingungen zu schaffen.

II. Gesundheitsschädigungen durch die Beschäftigungsweise der Arbeiter.

Der unmittelbar gesundheitsschädliche Einfluss der Beschäftigung kommt zu Stande: 1) durch hygienisch ungenügende Beschaffenheit der Arbeitsräume; 2) durch die Muskelanstrengung und die Körperhaltung bei der Arbeit; 3) durch starke Lichtreize, Geräusche u. s. w., welche die Sinnesorgane, namentlich Auge und Ohr, schädigen; 4) durch excessive Temperaturen; 5) durch eingeathmeten Staub; 6) durch giftige Gase; 7) durch giftiges Arbeitsmaterial; 8) durch Contagien; 9) durch Unfälle.

1. Die Arbeitsräume.

Dieselben tragen sehr häufig den allgemeinen hygienischen Anforderungen in Bezug auf Luftraum, Ventilation, Beleuchtung u. s. w. nicht hinreichend Rechnung. Die Vorschriften, welche in dieser Richtung bereits von den meisten Regierungen erlassen sind und von deren Erfüllung die Genehmigung einer gewerblichen Anlage abhängig gemacht wird, bestimmen, dass die Arbeitsräume in Bezug auf Flächeninhalt, Lage, Heizung, Beleuchtung und Ventilation den allgemeinen Regeln der Gesundheitspflege entsprechen. Die Höhe der Arbeitsräume soll wenigstens 3·5 m, bei einer erheblichen Zahl von Arbeitern 4 m, bei grösseren Sälen 5 m betragen. Jedem Arbeiter sollen wenigstens 10 cbm Luftraum und 20 cbm stündliche Luftzufuhr gewährt werden; entwickeln sich im Arbeitsraum reichliche Mengen übelriechender Gase, wie z. B. in Bergwerken durch die russenden Lampen, so ist für kräftigere Ventilation zu sorgen. Bei zu trockener Luft ist durch Sprühregen, Dampfrohrzerstäuber oder Dampfstrahlapparate der nöthige Grad von Feuchtigkeit herzustellen. — Die Aborte sollen in gehöriger Zahl, für die Geschlechter getrennt, mit zugfreiem Zugang und so angelegt werden, dass keine Ausdünstungen in den Arbeitsraum gelangen. Ist ein Kleiderwechsel der Arbeiter erforderlich, so müssen auch hierfür geeignete, für die Geschlechter getrennte Räume hergestellt sein. Dortselbst sollen ausreichende Waschvorrichtungen Platz finden. Bei grösserer Entfernung der Fabrik von den Wohnungen der Arbeiter sind geräumige und heizbare Speiseräume einzurichten, in welchen Vorkehrungen zum Erwärmen der mitgebrachten Speisen angebracht sein müssen. Für gesundes Trinkwasser ist zu sorgen. Die Triebmaschinen, Transmissionen, Fallthüren und Treppenöffnungen haben eine solche Einfriedigung zu erhalten, dass eine Verletzung der Passanten ausgeschlossen ist. — Ueber Verhütung und Verbreitung von Contagien in den Arbeitsräumen s. unten.

2. Die Muskelarbeit und die Körperhaltung

kann sehr mannichfaltige Gesundheitsstörungen hervorrufen.

Durch den Druck auf das Handwerkszeug entstehen in der Hand oft Schwielen, Blasen und chronische Entzündungen. Man beobachtet dieselben besonders bei Tischlern, Graveuren, Metalldrehern, Gerbern. An anderen Körperstellen können accidentelle Schleimbeutel entstehen, so ein Schleimbeutel am Ellenbogengelenk bei Lederappreteuren, ein solcher am vorderen Darmbeinstachel bei Webern durch den Druck des Brustbaums, ferner an den äusseren Malleolen und am Köpfchen der Fibula bei Schneidern. — Schuster zeigen am Sternum oft eine umschriebene Vertiefung, welche durch den Druck des Leistens gegen den Brustkasten zu Stande kommt.

Bei fortgesetzter Anstrengung derselben Muskelgruppen beobachtet man, am häufigsten wiederum an der Hand, Sehnenscheiden- und Gelenkentzündungen, Contrakturen und Krämpfe der betreffenden Muskeln. Setzer, Tischler, Gerber, Juweliere, Blumenmacherinnen, welche sämmtlich dauernd minutiöse Handarbeiten mit gewissem Kraftaufwand zu verrichten haben, leiden oft an diesen Affektionen. Die als „Schreiberkrampf" bezeichnete professionelle Coordinationsneurose findet man ausser bei Schreibern bei Graveuren, Setzern, Juwelieren, Näherinnen, Klavierspielern u. s. w. — Andere besonders angestrengte Muskelgruppen hypertrophiren; nicht selten entstehen Rückgratsverkrümmungen, wenn die Arbeit eine prononcirt einseitige ist und eine forcirte Biegung oder Drehung des Oberkörpers veranlasst, z. B. bei Kesselschmieden, Schneidern, Schustern u. s. w.

Anhaltendes Aufrechtstehen führt zuweilen zu Varicen, Oedemen und Geschwüren an den unteren Extremitäten. Setzer, Schlachter, Gerber, sind z. B. dieser Affektion ausgesetzt.

Weit häufiger kommen Circulationsstörungen in Folge von sitzender und gebückter Stellung, vor. Schneider, Näherinnen, Stickerinnen, Schuster leiden fast immer an gastrischen Beschwerden, Ernährungsstörungen, resp. an Krankheiten der Beckenorgane. Auch die Behinderung der freien Athmung durch die professionelle sitzende und gebückte Haltung wirkt begünstigend auf das Entstehen von Ernährungsstörungen.

Ferner kann wiederholte intensive Muskelanstrengung, wie sie bei Lastträgern, Schmieden, Schlossern, Bäckern erforderlich ist, das Allgemeinbefinden stören, indem sie zu Emphysem und organischen Herzfehlern disponirt; in seltenen Fällen führt sie auch zu Muskelzerreissungen und Hernien.

Selbstverständlich bedingt endlich jede Ueberanstrengung, sei es, dass die Arbeit für die individuelle Muskelkraft zu anstrengend ist, sei es, dass eine an sich leichte Arbeit zu lange ausgedehnt und nicht von den gehörigen Ruhepausen unterbrochen wird, eine Schwächung der Gesundheit.

Gegen die genannten Schädigungen kann grösstentheils nur die Aufmerksamkeit und Vorsicht des Einzelnen Schutz gewähren. Insbesondere muss der Arbeiter die Dauer der Arbeit und den Grad der Anstrengung seiner individuellen Leistungsfähigkeit anzupassen suchen. — Einige Nachtheile sind durch Aenderung der Werkzeuge zu beseitigen; andere dadurch, dass die Arbeit mit Hülfe von Maschinen statt mittelst der Muskeln geleistet wird. So ist z. B. die Verwendung einfacher Motoren für Nähmaschinen, die Herstellung von Leisten durch Maschinen u. a. m. anzustreben.

3. Schädigung der Sinnesorgane.

Vorzugsweise ist das Auge gefährdet. Entweder führt das fortgesetzte Fixiren kleiner Gegenstände eventuell bei ungenügender Beleuchtung zu Myopie und deren schwereren Folgezuständen (Schreiber, Juweliere, Graveure, Blumenmacherinnen, Setzer), oder blendendes Licht, grelle Wechsel zwischen Hell und Dunkel und strahlende Hitze bewirken Ueberreizung des Auges (Heizer, Schmiede, Schmelzofenarbeiter, Glasarbeiter); oder mechanische Insulte, reizende Gase oder Staub führen Verletzungen des Auges resp. Conjunctivitis und Blepharitis herbei (Fremdkörper bei Arbeiten an Metalldrehbänken und Holzbearbeitungsmaschinen; Steinsplitter bei Steinschlägern; Funken und Spritzer in Eisengiessereien; verspritzende Säure und Dämpfe bei der Destillation von Braunkohlentheer, Chlor, Salzsäure; Baumwollen- und Hanfstaub).

Zum Schutz gegen die letztgenannten Schädigungen werden Schutzbrillen verwendet, und zwar sind die betreffenden Fabrikunternehmer gesetzlich verpflichtet, ihren Arbeitern Schutzbrillen zu liefern. Sollen dieselben nur gegen gröbere Fremdkörper (Steinsplitter) schützen, so genügen Drahtbrillen. Andernfalls benutzt man Gläser aus weissem (bei grellem Licht rauchgrauem) starkem Glas in vorspringender Fassung, die wo möglich auf eine dicht anschliessende Lederbinde aufgenäht sind. Gläser aus Glimmer sollen gegen strahlende Hitze besseren Schutz gewähren; das Material ist jedoch zu ungleichmässig und erschwert das deutliche Sehen. — Uebrigens werden alle Schutzbrillen von den Arbeitern ungern getragen, weil die Gläser leicht durch Schweiss und Staub trübe werden und das Sehvermögen immer etwas beschränken. — Die Schutzmassregeln gegen die übrigen Schädigungen des Auges müssen wesentlich dem Einzelnen überlassen bleiben; bei Myopie und beginnender Sehschwäche ist die sorgfältige Beachtung der ersten Symptome und baldige Aenderung der Beschäftigung vor Allem indicirt.

Seltener wird das Gehörorgan durch das anhaltende, betäubende

Geräusch in Hammerwerken und Schmieden afficirt. — Ueber Gehörstörungen bei Arbeiten in comprimirter Luft s. S. 105.

4. Excessive Temperaturen und Verbrennungen.

Hohe Temperaturen kommen bei zahlreichen Gewerbebetrieben vor; oft in Form der strahlenden Wärme (z. B. bei Heizern, Schmelzofen- und Glasarbeitern, Giessern, Schmieden, Bäckern), die jedoch verhältnissmässig gut ertragen werden, da bei diesen Betrieben eine sehr reichliche Luftzufuhr die Wärmeabgabe erleichtert. Nur kommt leicht eine Neigung der fortwährend stark schwitzenden und erhitzten Haut zu Hauterkrankungen (Exzem, Lichen) zu Stande; ferner disponirt die reichliche Getränkaufnahme zu Verdauungsstörungen. — Weit nachtheiliger auf das Allgemeinbefinden wirkt der Aufenthalt in einem geschlossenen Arbeitsraum, dessen Luft eine Temperatur von 25—30° und darüber zeigt und daneben oft noch eine hohe Luftfeuchtigkeit. Beispielsweise kommen solche Wärmegrade vor in Färbe- und Appreturwerkstätten, Kammwoll-, Baumwoll- und Flachsspinnereien und Webereien, in den Drehersälen der Porzellanfabriken, in den Trockenräumen der Zündholz-, der Albuminpapierfabriken u. a. m. Bei diesen Gewerben ist durch Grösse der Arbeitsräume, reichlichste Ventilation, eventuell Einführung elektrischer Beleuchtung an Stelle der Gasbeleuchtung und insbesondere durch Umhüllung der Dampfleitungen mit Wärmeschutzmitteln (Schlackenwolle, Kieselguhr etc.), resp. durch Ummantelung der Oefen nach Möglichkeit Abhülfe zu schaffen. — Ueber Schutz gegen Verbrennungen s. S. 334.

5. Einathmung von Staub.

Während im Freien immer nur vorübergehend grössere Staubmengen eingeathmet werden, sind bei vielen Gewerbebetrieben die Arbeiter einer steten Staubinhalation ausgesetzt, und als Folge derselben beobachtet man massenhafte Einlagerungen der Staubtheilchen in die Lymphbahnen des Lungenparenchyms und in die Bronchialdrüsen. Die Symptome, die dadurch veranlasst werden, sind die des chronischen Bronchialkatarrhs und in der Folge oft des Lungenemphysems.

Manche Beobachter führen auch pneumonische Erkrankungen auf directe Staubeinwirkung zurück, ohne jedoch ausreichende Beweise dafür vorbringen zu können. Auch Lungenphthise wird vielfach als Folge von Staubinhalation bezeichnet; und zwar wird namentlich metallischer und mineralischer Staub als gefährlich angeschuldigt, während vegetabilischer und animalischer Staub relativ selten Phthise veranlassen soll. Zweifellos ist indess die Staubinhalation hier höchstens disponirendes Moment, welches Invasionspforten und einen günstigen Entwickelungsboden für die eigentlichen Krankheitserreger der Phthise schafft.

Ausserdem ist es auf Grund der statistischen Zusammenstellungen immer schwer zu entscheiden, ob die Einathmung des Staubes als solche einen Einfluss auf die Frequenz der Krankheit geäussert hat, oder ob nicht vielmehr die sonstigen Lebensverhältnisse der betreffenden Arbeiter, die Vererbung und vor Allem die vermehrte Gelegenheit zur Aufnahme der Tuberkelbacillen in den theilweise mit Phthisikern besetzten Arbeitsräumen bedeutungsvoll sind.

Am wenigsten verderblich ist die Einlagerung von Kohlenstaub in die Lungen, die Anthrakosis, die zwar nicht selten chronischen Katarrh und Dyspnoe hervorruft, aber so selten mit Phthisis complicirt ist, dass manche Beobachter der Kohlenlunge geradezu eine Immunität gegen diese Krankheit zuschreiben wollen. Die gewerblichen Arbeiter, welche besonders leicht Kohlenlunge acquiriren, sind: Köhler, Kohlenhändler und Kohlenträger, Heizer, Bergleute. Ferner wird Kohle in Form von Russ aufgenommen von Schornsteinfegern und Bergleuten; in Form von Graphit von Giessern, Formern und Bleistiftarbeitern.

Feinste Theilchen von Eisen, Eisenoxyd oder Eisenoxyduloxyd rufen die Siderosis pulmonum hervor; Kupfertheilchen wirken vermuthlich ähnlich. Als Folge der eingelagerten Partikelchen entstehen cirrhotische Knoten und eine lobuläre, interstitielle indurirende Pneumonie. Schmiede und Schlosser, ebenso Kupferschmiede, Klempner, Uhrmacher u. s. w. kommen zwar mit feinen Eisen-, resp. Kupfertheilchen in Berührung, doch sind die letzteren nicht fein genug, um in grösserer Menge in die Lungen aufgenommen zu werden. Am meisten sind aus dieser Kategorie noch die Feilenhauer exponirt. Dagegen entstehen enorme Massen von feinstem Eisenoxydstaub bei der Bereitung des Goldschlägerpapiers und beim Glaspoliren; ferner kommt beim Schleifen der Eisen- und Stahlwaaren ein aus Eisen- und Steintheilchen gemischter Staub zur Wirkung.

Im Schleifstaub sind das Wesentliche die steinigen Partikelchen, welche im Ganzen ähnliche Erscheinungen hervorrufen, wie der metallische Staub. Als besonders gefährlich gilt der harte, spitzige Quarzstaub, dem die Arbeiter in den Stampfwerken der Glasfabriken, sodann die Glas- und Achatschleifer und die Mühlsteinbehauer exponirt sind. Thonstaub wird von Ultramarin-, Porzellanarbeitern, Töpfern und Specksteinarbeitern eingeathmet; Kalk-, Cement- und Gypsstaub ruft relativ selten Erkrankungen hervor.

Ueber specifische Wirkung des Tabakstaubes, der sich beim Sortiren, Mahlen, Sieben und Packen des Tabaks in grosser Menge entwickelt, ferner des Woll-, Baumwoll-, Holz- und Mehlstaubes liegen wenig sichere Beobachtungen vor. Jedenfalls wirken aber die oft enormen Massen von Staub, die sich z. B. in Baumwollspinnereien, beim Tuchscheeren, in Bleistiftfabriken u. s. w. entwickeln, äusserst belästigend und behindern durchaus eine normale Respiration.

Ganz besonders gefährlich werden die Staubeinathmungen, wenn giftige Substanzen oder Contagien in dem Staube sich finden. So kommt es beim Hasenhaarschneiden zum Einathmen von verstaubtem Merkuronitrat; ferner in zahlreichen, unten näher zu besprechenden Gewerben zu Blei-, Arsen- etc. haltigem Staub. — Ueber contagiösen Staub s. S. 469.

Die Schutzmittel gegen die Staubinhalation bestehen erstens in der Hinderung der Staubentwickelung; zweitens in der sofortigen Entfernung des einmal gebildeten Staubes durch Absaugen; drittens in Respiratoren, welche die Arbeiter in der staubhaltigen Luft anlegen.

Um die Staubproduction zu hindern, könnte man daran denken, das Material anzufeuchten oder die Zerkleinerung unter Wasser vorzunehmen. Aus technischen Gründen kann jedoch nur in den seltensten Fällen von diesem Mittel Gebrauch gemacht werden. — Dagegen wird neuerdings die Zerkleinerung steiniger, Staub liefernder Massen in ganz geschlossenen Behältern, in den sogenannten Kugelmühlen vorgenommen, die sich in Pochwerken bereits gut bewährt haben.

Am häufigsten wird die Entfernung des gebildeten Staubes versucht durch kräftige Luftströme. Die Anwendung derselben sollte nicht in Form eines den ganzen Arbeitsraum ventilirenden Stromes erfolgen, der an den Wänden entfernt von der Stelle der Staubproduction ein- und austritt. Seite 388 wurde bereits betont, dass eine solche Ventilation zur Beseitigung von Staub gewöhnlich unzureichend ist; soll sie ausgiebig wirken, so müsste eine so kräftige Luftbewegung vorhanden sein, dass ein Aufenthalt in dem betreffenden Raum kaum zu ertragen wäre und trotzdem würde der Effekt immer ungenügend ausfallen. Der Luftstrom muss vielmehr seine grösste Geschwindigkeit dort entwickeln, wo der Staub entsteht, d. h. die Abströmungsöffnung muss in unmittelbarster Nähe der Arbeitsplätze u. s. w. liegen, so dass es zum Absaugen des Staubes kommt, ehe derselbe sich im Raum verbreitet hat. Diesen Anforderungen entsprechen die Exhaustoren, weite Rohre, in welchen mittelst kräftigen Motors ein starker aspirirender Luftstrom erzeugt wird und deren trichterförmige Einströmungsöffnungen über oder unter den einzelnen Arbeitsplätzen angebracht sind, resp. zeitweise in unmittelbare Nähe der staubenden Objecte geführt werden können. Die Exhaustoren werden mit gutem Erfolg benutzt z. B. zum Absaugen des Baumwollstaubes, der sich beim Zerreissen der Baumwolle durch den Reisswolf, sowie namentlich beim Reinigen der Karden entwickelt; ferner zum Absaugen des bei der Hutabreiberei entstehenden

Staubes, des Schleifstaubes in Nadel- und in Hornkammfabriken, des Mühlenstaubes u. s. w.

Vielfach finden auch Respiratoren Anwendung; dieselben bestehen aus feinmaschigen, porösen Stoffen, welche den Staub abfiltriren, die Luft aber passiren lassen sollen. Entweder werden nur feine Drahtgewebe verwendet oder solche mit Einlagen von Watte resp. Wollstoff, die event. angefeuchtet werden sollen. Eine besondere Form stellen die Masken dar, welche den ganzen Kopf bedecken und eine besondere Zuführung von frischer, reiner Luft durch Schläuche erhalten. — Die Respiratoren werden jedoch im Ganzen von den Arbeitern sehr ungern benutzt. Haben sie enge Poren, so wird die Athmung erschwert, insbesondere wenn bereits viel Staubtheilchen in das Filter eingelagert sind. Weite Poren gewähren wiederum nicht genügende Zurückhaltung des Staubes. Empfehlenswerth sind daher die Respiratoren wesentlich nur zur vorübergehenden, kurzdauernden Benutzung in einer Luft, welche starke Staubmassen oder gar giftigen Staub enthält.

6. Die Einathmung giftiger Gase.

Abgesehen von den schädlichen resp. belästigenden Gasen, welche durch die Ansammlung von Menschen und durch die Beleuchtung geliefert werden, kommt es bei manchen Gewerben zu einer Production theils irrespirabler, theils toxischer Gase, welche oft schon in sehr kleinen Mengen gesundheitsschädigend wirken. Die wichtigsten derselben sind: Chlor, Salpetrige Säure, Salzsäure, Schweflige Säure; seltener kommen Kohlensäure, Kohlenoxydgas, Schwefelwasserstoff und Schwefelkohlenstoff in Betracht.

Chlor findet sich in der Luft bei der Chlorkalkfabrikation und beim Schnellbleichen. Nur ein sehr kleiner Gehalt der Luft, 0·001 bis 0·002 pro mille kann als unbedenklich angesehen werden. Ein Gehalt von 0·005 p. m. ruft bereits starke Reizung der Schleimhäute hervor und muss bei dauernder Einwirkung als unzulässig bezeichnet werden. — Durch die Verwendung gut schliessender Apparate kann jedoch die Beimengung von Chlorgas zur Luft des Arbeitsraumes in den genannten Gewerben ziemlich leicht vermieden werden. Für kurzes Betreten eines mit Chlor erfüllten Raumes ist das Vorbinden von Respiratoren, welche mit Alkohol befeuchtete Schwämme enthalten, indicirt.

Salpetrige Säure entsteht bei Herstellung der concentrirten Salpetersäure, bei der Fabrikation der Eisenbeize, ferner bei der Bereitung des Nitrobenzols, das jetzt in grossem Massstabe zur Darstellung der Anilinfarben Verwendung findet. In geringerem Grade entwickelt sich salpetrige Säure in den Münzen und bei der galvanischen Vergoldung.

Es lässt sich jedoch ein zu hoher Gehalt der Luft an salpetriger Säure bei allen diesen Gewerben mit einiger Vorsicht vermeiden. Die bei der Darstellung der concentrirten Salpetersäure auftretenden Dämpfe müssen durch Condensationsthürme mit Wasserregen geführt werden; im Uebrigen sind so viel als möglich geschlossene Apparate zu verwenden und es ist für reichliche Ventilation zu sorgen.

Salzsäuregas ist in der Luft höchstens bis zu einem Gehalt von 0·1 p. m. zulässig; bei 0·5 p. m. treten sogar bei Versuchsthieren schon deutliche Symptome von Reizung der Schleimhäute hervor. — Kleinere Mengen Salzsäuregas werden zuweilen bei der Töpferei, bei der Glasfabrikation und bei der Zinnsalzdarstellung der Luft beigemengt. In ungeheuren Massen entweicht Salzsäure in den Sodafabriken bei dem sogenannten Sulfatprocess, durch welchen aus Kochsalz und Schwefelsäure Natriumsulfat und Salzsäure gewonnen wird. Während man diese Massen von Salzsäuregas früher durch Schornsteine abströmen liess, werden dieselben jetzt gewöhnlich durch Waschen zunächst in doppelhalsigen mit Wasser gefüllten Flaschen (sogenannten Bonbonnes), dann in Coaksthürmen, in welchen Wasser herabrieselt, zurückgehalten. In den übrigen Gewerben kommt es bei ausreichender Ventilation selten zu schädigender Einwirkung.

Schweflige Säure ist nicht in so schwacher Concentration giftig als die vorgenannten Gase. Man nimmt an, dass ein Gehalt bis etwa 3 Procent noch zulässig sei. Die schweflige Säure wird der Luft des Arbeitsraumes zugemengt z. B. in der Strohhutfabrikation beim Bleichen der Hüte, ebenso beim Bleichen von Seide, von Darmsaiten u. s. w. Grosse Mengen entweichen beim Schwefeln des Hopfens. Zeitweise entsteht eine stärkere Bildung der Säure in Alaun-, Glas- und Ultramarinfabriken; ferner bei der Schwefelsäurebereitung und beim Verzinnen von Eisenblech. Auch die aus den Rostöfen der Hüttenwerke abströmenden Gichtgase enthalten oft grosse Mengen von schwefliger Säure.

Die schädlichen Einwirkungen in den Gewerben sind, namentlich da geringe Beimengungen als unschädlich angesehen werden können, leicht zu vermeiden. Die Gichtgase sind in Condensationskammern und Ventilationsthürme zu führen und dadurch unschädlich zu machen.

Kohlensäure wirkt erst bei sehr bedeutender Anhäufung toxisch (vgl. S. 153). Derartige Concentrationen kommen zuweilen vor in den Gährungsgewerben, in Bierbrauereien, Weingährkellern, Presshefefabriken. Ferner werden Brunnenarbeiter in tiefen Brunnenschachten, Todtengräber in Grüften, Lohgerber in Lohgruben einer Kohlensäure-Intoxikation ausgesetzt, jedoch nicht ohne eine gewisse Fahrlässigkeit. In Bergwerken bilden sich zuweilen starke Kohlensäure-

Ansammlungen, die schliesslich toxisch wirken können (matte Wetter). Hier müssen gute Ventilationsvorrichtungen Abhülfe schaffen.

Kohlenoxydgasvergiftung tritt zuweilen bei Gasarbeitern ein; häufiger können die Gichtgase der Eisenhütten und die Minengase zu Kohlenoxydgasvergiftung führen. Auch dieser Gefahr lässt sich meistens mit einiger Sorgsamkeit begegnen. Eine Abführung der Gichtgase ist um so mehr indicirt, als dieselben zur Winderhitzung oder Dampfkesselheizung vortheilhaft ausgenutzt werden können.

Schwefelwasserstoff erzeugt schon bei einem sehr geringen Gehalt heftige Vergiftungserscheinungen; 0·02 Procent ruft bereits den Tod von Versuchsthieren hervor. Bei stärkerer Concentration können sehr plötzlich Krämpfe, Asphyxie und der Tod eintreten. Ausser bei manchen chemischen Präparationen, z. B. bei gewissen Arten der Verarbeitung von Sodarückständen, kann sich Schwefelwasserstoff in Kloaken, Canälen und durch sonstige Ansammlungen von faulenden Substanzen eventuell in solcher Menge entwickeln, dass toxische Wirkungen bei den Arbeitern auftreten. Die Gefahr lässt sich durch Vorsicht des Einzelnen um so leichter vermeiden, als in dem intensiven Geruch des Gases ein warnendes Symptom gegeben ist.

Schwefelkohlenstoffdämpfe führen zuweilen zu Intoxikations-Erscheinungen bei den Arbeitern von Gummifabriken.

Einige fernere gewerblich verwendete Gifte liefern unter Umständen gleichfalls giftige Dämpfe; doch existiren alsdann immer noch verschiedene andere einflussreiche Arten der Intoxikation, so dass die Vergiftung durch Einathmung erst im folgenden Abschnitt, gleichzeitig mit den übrigen Arten der Einführung desselben Giftes besprochen werden kann.

7. Beschäftigung mit giftigem Arbeitsmaterial.

Bei der Bearbeitung von giftigem Material kann die Aufnahme des Gifts theils durch Einathmung von Staub oder Dämpfen erfolgen, theils dadurch, dass in Folge von Berührungen und Hantirungen kleine Theilchen des Gifts in den Mund, auf Speisen u. s. w. gebracht werden und so in den Verdauungstraktus gelangen; theils endlich dadurch, dass von Hautwunden und Schrunden aus eine Resorption stattfindet. Meist werden alle drei Wege wechselsweise benutzt; am häufigsten scheinen die Hantirungen zu Vergiftungen Anlass zu geben. — Die Stoffe, welche im Gewerbebetriebe hauptsächlich solche Vergiftungen veranlassen, sind: Blei, Zink, Quecksilber, Phosphor, Arsen und Anilin.

Blei. Eine Vergiftung durch Blei kommt — stets in chronischer Form — zunächst bei den Hüttenarbeitern vor. Die Erzscheider sind wenig gefährdet, weit mehr die beim Rösten und Schmelzen der Erze und beim Abtreiben des Werkbleis beschäftigten Arbeiter, da ein Theil des Bleis sich bei diesen Processen in Form von Dampf verflüchtigt. Die hohe Temperatur und die starke Anstrengung unterstützen das Siechthum dieser Kategorie von Arbeitern.

Die Verarbeiter des fertigen reinen Bleis, das zur Herstellung von Pfannen, Schrot, Bleirohr, Folie u. s. w. verwandt wird, sind relativ wenig exponirt; in sehr erheblichem Grade dagegen die Gewerbe, in welchen die Oxydationsstufen des Bleis, Bleiweiss, Bleiglätte, Mennige u. s. w. hergestellt und verarbeitet werden.

Den hervorragendsten Procentsatz von Bleivergiftungen liefern die Bleiweissfabriken. Beim Ausnehmen des durch Einwirkung von Essigsäure und Kohlensäure auf Bleiplatten hergestellten Bleiweisses aus der dazu dienenden Kammer athmen die Arbeiter grosse Mengen Bleiweissstaub ein und verunreinigen sich in hohem Grade Kleidung und Haut; ferner kommen beim Schlemmen des Präparates die Hände mit gelöstem Bleiacetat in Berührung. Beim Mahlen und Verpacken des trockenen Präparates wird wiederum massenhafter Staub aufgewirbelt.

Weiterhin wird das Bleiweiss hauptsächlich verwendet von Malern; es liefert mit Oel verrieben die beliebteste weisse Farbe; Lackirer benutzen es bei der Herstellung von Lackfarben, ferner wird es bei der Fabrikation von Abziehbildern, in Wachstuchfabriken, in Strohhutfabriken u. s. w. gebraucht.

Bleioxyd findet zu bleihaltigen Glasuren, in der Glaserei, Töpferei und Porzellanmanufaktur vielfache Verwendung. Mennige wird als Oelkitt gebraucht, seltener wird Bleizucker und Bleichromat u. s. w. technisch verwandt. — Eine Legirung von Blei und Antimon stellen die Lettern dar; Schriftgiesser und Setzer liefern daher ebenfalls Fälle von Bleivergiftung, erstere in weit bedeutenderem Procentsatz als letztere.

Die Maassregeln gegen die gewerbliche Bleivergiftung bestehen beim Verhüttungsprocess vor Allem in einer Abführung der Bleidämpfe in lange Condensations-Canäle, resp. -Kammern, die schliesslich in eine hohe Esse ausmünden. An den Wandungen der Canäle setzt sich in grosser Menge der sogenannte Flugstaub ab, der später weiter verarbeitet wird. Durch derartige Einrichtungen lässt sich ein fast vollständiger Schutz der Hüttenarbeiter erzielen.

In der Bleiweissfabrikation ist zunächst das Ausnehmen des Bleis dadurch gefahrloser zu machen, dass die Kammer mit einem Exhaustor oder einem Wasserzerstäuber versehen wird. Oder die Arbeiter tragen eine Staubmaske, welche Kopf und Hals einschliesst und aus einer doppelten Wandung von Aluminiumblech besteht; durch die innere durchlochte Wandung wird stets frische Luft nachgepumpt. Beim Schlemmen erhalten die Arbeiter lange, kalblederne Däumlingshandschuhe und müssen die Hände mit Schmalz einreiben. — Das Pulverisiren kann in völlig geschlossenen sogenannten Desintegratoren geschehen. Das Stauben beim Einpacken kann dadurch unschädlich gemacht werden, dass über jeder Packstelle ein Exhaustor in Thätigkeit ist. Auch das Anreiben des Bleiweisses mit Oel lässt sich in verschlossenen Gefässen vornehmen.

In den übrigen Gewerben sind allgemeine Vorsichtsmassregeln ausreichend (die übrigens auch in den Bleiweissfabriken trotz der vorbesprochenen Schutzvorkehrungen wohl zu beachten sind), und diese bestehen vor allem in peinlicher Sauberkeit. Namentlich sollen die Hände ohne gründliche Reinigung nicht mit dem Munde oder mit Speisen in Berührung gebracht werden. Letztere sollen auch der Luft der Arbeitsräume nicht ausgesetzt werden. Wascheinrichtungen und Bäder, sowie besondere Speiseräume sind daher unbedingt in jeder Fabrik vorzusehen. Ferner sind die Kleider häufig zu wechseln.

In manchen Bleiweissfabriken hat sich die regelmässige Verabfolgung von Milch an die Arbeiter ($^3/_4$ Liter pro Kopf und Tag) als Prophylaktikum gut bewährt; auch Schwefelpillen sind von Einigen empfohlen. In einer Fabrik sind gute Erfahrungen gemacht mit einem steten häufigen Wechsel der zu den gefährlichen Beschäftigungen benutzten Arbeiter, da erfahrungsgemäss nur eine länger dauernde Aufnahme von Blei Schaden zu bringen pflegt.

So viel als möglich sollte übrigens dahin gestrebt werden, die Bleipräparate durch weniger schädliche zu ersetzen, z. B. das Bleiweiss durch Zinkweiss etc.

Zink. Die Zinkhüttenarbeiter leiden zuweilen an einer chronischen Form von Zinkvergiftung. Derselben kann durch Ableitung der Zinkdämpfe in Flugstaubkammern und Essen begegnet werden. Acute Vergiftungen (sogenanntes Giessfieber) kommt bei Giessern vor; jedoch wird behauptet, dass hierbei das stets mit verarbeitete Kupfer wesentlich betheiligt sei.

Quecksilber. Die Grubenarbeiter sind wenig, die Hüttenarbeiter etwas mehr exponirt, vor Allem aber kommen gewerbliche Quecksilbervergiftungen vor durch die Spiegelfabrikation, bei welcher das Quecksilber auf der Zinnfolie mittelst Tupfbäuschchen andauernd verrieben werden muss. Es kommt hierbei zur Verunreinigung der Luft mit Quecksilberdampf und ausserdem verbreitet sich das Quecksilberamalgam als Staub im ganzen Raume. Die Vergiftung der Arbeiter scheint vorzugsweise durch Einathmung der Dämpfe, nebenbei aber auch durch Verschlucken des Staubes und durch Berührungen zu erfolgen. — Ausser bei der Spiegelfabrikation beobachtet man noch bei der Herstellung von Thermometern und Barometern, ferner bei Vergoldern und Broncearbeitern Quecksilbervergiftungen. — Von Salzen des Quecksilbers ist das Merkuronitrat in der Hutmacherei, das Sublimat in Zeugdruckereien und in der medicinischen Praxis als Antisepticum in Gebrauch. Die Vergiftungen mit diesen Präparaten sind jedoch bei einiger Vorsicht leicht zu vermeiden.

Als Schutzmassregel in den Spiegelfabriken wird vor Allem empfohlen, die Arbeiter nur kurze Zeit in den Belegräumen zu lassen und häufigen Wechsel des Personals einzuführen. Ferner ist auch hier, wie gegenüber der Bleivergiftung, Reinlichkeit, Kleiderwechsel u. s. w. indicirt. Die Belegräume sind gut zu ventiliren und zu reinigen. Tragen von Respiratoren ist in einigen Fabriken gebräuchlich; in anderen wird als Prophylaktikum Milch verabreicht; auch Mundspülwässer (Galläpfeltinktur, Lösung von übermangansaurem Kali oder Jodkalium) werden vielfach benutzt. Ausgiessen von Ammoniak in den Belegräumen bringt keinen wesentlichen Nutzen.

Phosphor. Der zur Zündholzfabrikation verwendete weisse Phosphor entwickelt in den Arbeitsräumen giftige Dämpfe; theils durch die Einathmung dieser, theils durch Berührungen entsteht die sogenannte Phosphornekrose, eine langwierige Periostitis der Kiefer. — Die Vergiftung wird vermeidbar durch gründliche Ventilation. An den Arbeitsplätzen müssen Exhaustoren angebracht werden. Ferner ist strenge Reinlichkeit und regelmässige ärztliche Controlle der Arbeiter wünschenswerth, bei welcher alle Diejenigen, welche cariöse Zähne oder Wunden im Munde haben, auszuschliessen sind. Besondere Mundspülwässer scheinen nichts zu nützen; dagegen ist in einzelnen Fabriken anscheinend mit Erfolg vorgeschrieben, dass die Arbeiter Näpfchen mit Terpentin auf der Brust tragen resp. dass in den Arbeitsräumen solche Näpfchen aufgestellt sind.

Jedenfalls sollte die Phosphorverarbeitung nur in Fabriken, nicht aber als Hausindustrie geduldet werden. Ferner ist zu wünschen, dass die mit giftigem Phosphor hergestellten Zündhölzer möglichst durch solche verdrängt werden, die mit ungiftigem Phosphor oder anderen, weniger schädlichen Substanzen hergestellt sind.

Arsen. Bei Gewinnung tritt nur selten Schädigung der Arbeiter ein. Auch bei der Verarbeitung des metallischen Arsens zu Schrot und zu Weisskupfer kommen selten Vergiftungen vor; öfter dagegen durch arsenige Säure, die als Beizmittel für Felle, zum Ausstopfen von Thieren, namentlich aber zu Kupferarsenfarben (Schweinfurter Grün etc.) verwendet wird. Mit diesen Farben haben dann wieder Blumenmacherinnen, Arbeiter in Buntpapier- und Tapetenfabriken, in Zeugfärbereien u. s. w. zu hantiren. Die gewerblichen Vergiftungen sind jedoch durch peinliche Reinlichkeit und gute Ventilation wohl zu vermeiden.

Anilin ruft acute und chronische Vergiftungen hervor. Bei der grossen Ausdehnung der Anilinindustrie sind im Laufe der letzten Jahre zahlreiche Fälle von Anilinvergiftung unter den betreffenden Arbeitern beobachtet. Durch Ventilation, welche die Luft von den Anilindämpfen freihält, und durch Reinlichkeit ist auch dieser gewerblichen Schädigung zu begegnen.

8. Gefährdung der Arbeiter durch Contagien.

Die Arbeiter sind der Aufnahme von Contagien ausgesetzt theils durch die Berührung mit kranken Arbeitern, sowie durch den Aufenthalt in inficirten Arbeitsräumen; theils haften Contagien an den zu bearbeitenden Objecten.

Die erstgenannte Verbreitungsart gilt vor Allem für die Tuberkulose. Sobald eine Anzahl von Phthisikern unter den im gleichen Raum Arbeitenden sich befinden, ist die Gefahr, dass Gesunde Tuberkelbacillen aufnehmen, ausserordentlich gross, da die Erkrankten gewöhnlich rücksichtslos mit dem Sputum verfahren und die Luft trocken und stauberfüllt zu sein pflegt. — Durch Aufstellung von Spucknäpfen und strenger Anhaltung zur Benutzung derselben, durch Invaliditätserklärung bei vorgeschrittener Phthise, sowie durch regelrechte Desinfektion der Wohnung und Kleidung der Verstorbenen würde zu einem wesentlichen Theile die Verbreitung gehindert werden.

Die übrigen beim Gewerbebetrieb übertragbaren contagiösen Krankheiten treten gegenüber der Tuberkulose in den Hintergrund. Erwähnt sei nur noch Syphilis, die bei Glasbläsern zuweilen durch das Blasrohr verbreitet wird; ferner sind Typhusepidemieen unter den Arbeitern einer Fabrik mehrfach beobachtet und entweder auf inficirtes Trinkwasser oder auf gemeinsam bezogene inficirte Nahrungsmittel zurückzuführen. — Bei Bergarbeitern und Ziegelarbeitern, die auf stagnirendes Wasser angewiesen waren, ist die durch Anchylostoma hervorgerufene Anämie beobachtet (vgl. S. 209).

Als contagiöses Arbeitsmaterial kommt theils solches in Betracht, welches von erkrankten Menschen stammt, theils solches von mit Zoonosen behafteten Thieren, theils Material, welches mit einem Gemenge verschiedenster Bakterien verunreinigt ist.

Der Ansteckung durch menschliche Contagien sind vor Allem die Lumpensortirerinnen der Papierfabriken, die Lumpensammler und Trödler ausgesetzt. Ferner liegen die gleichen Gefahren vor für Arbeiter in Kunstwollfabriken und in Bettfederreinigungsanstalten. Letztere pflegen ausserdem durchaus primitive Verfahren anzuwenden, durch die keineswegs die Contagien vernichtet werden.

— Die Lumpen bedürfen entschieden einer strengeren sanitären Ueberwachung als bisher; vor ihrer Sortirung und weiteren Verarbeitung sollte ihre Desinfektion verlangt werden. Die Bettfederreinigungsanstalten müssen gleichfalls durchaus zur Anwendung von wirklich desinficirend wirkenden Apparaten verpflichtet werden. — Durch ihr Gewerbe sind auch Aerzte, Krankenwärter, Hebammen etc. den verschiedensten Infektionen ausgesetzt und bedürfen fortwährend der Anwendung besonderer Vorsichtsmassregeln (s. im folgenden Kapitel).

Die Uebertragung von Zoonosen erfolgt zuweilen auf Schlachter, Abdecker, Gerber, Leim- und Seifensieder, Kürschner und Rosshaararbeiter. Hauptsächlich kommt Milzbrand, seltener Rotz in Frage. Die erforderlichen Cautelen sind S. 444 bereits besprochen; Rosshaare von unbekannter Herkunft sollten stets erst einer Desinfektion unterzogen werden.

Canalarbeiter, Grubenräumer, kurz Arbeiter, welche mit bakterienreichen thierischen Abfällen zu thun haben, sind, wenn sie Wunden an den Händen haben, septischen Infektionen ausgesetzt. Jedoch scheinen derartige Erkrankungen relativ selten vorzukommen.

9. Unfälle.

Die Häufigkeit der Unfälle in den verschiedenen Berufszweigen ergiebt sich aus folgender Tabelle (von Villaret, nach der Berufsstatistik des Deutschen Reichs zusammengestellt), welcher ein Material von $11^1/_2$ Millionen in Land- und Forstwirthschaft, und von 7 Millionen in Industrie und Bergbau beschäftigter Arbeiter zu Grunde liegt:

Von 1000 der im Beruf Beschäftigten wurden im Alter unter 60 Jahren invalide:

Land- und Forstwirthschaft	3·5	Maschinen, Werkzeuge, Instrumente	5·6
Bergbau, Hütten- und Salinenwesen	23·7	Textilindustrie	5·1
Chemische Industrie	9·5	Holz- und Schnitzstoffe	4·7
Nahrungs- und Genussmittel	6·9	Baugewerbe	4·4
Metallverarbeitung	6·0	Papier und Leder	3·9
Bekleidung und Reinigung	6·0	Industrie der Steine und Erden	3·5

Der Bergbau liefert demnach weitaus die zahlreichsten Unfälle und diese erfordern eine gesonderte Besprechung. Ausserdem sind die Unfälle durch explosives Material und Unfälle durch Maschinenbetrieb im Folgenden specieller zu erörtern, nachdem die Schutzmassregeln gegen Verbrennungen und Verletzungen des Auges bereits früher (S. 459) erwähnt wurden. Andere gewerbliche Unfälle, wie die Verletzungen durch Handwerkszeug (Zimmerleute), Ueberfahren u. s. w. dürfen an dieser Stelle übergangen werden.

a) Unfälle in Bergwerken.

Auf 1000 Bergbauarbeiter entfallen jährlich 2·5 tödtlich Verunglückte. 40 Procent dieser Verunglückungen erfolgen durch Hereinbrechen von Gesteins- und Kohlenmassen, 24 Procent durch Sturz und Beschädigung beim Ein- und Ausfahren in den Schächten, 11 Procent durch schlagende und böse Wetter.

Der erstgenannten Art von Unfällen ist durch sorgfältigen Abbau und Ausbau der Gruben vorzubeugen; und zwar ist dieser besser in Eisen oder in Mauerwerk als in Holz auszuführen; besondere Sorge ist auch für Absperrung der Wässer zu tragen.

Das Ein- und Ausfahren geschieht mit Leitern, Seilfahrten oder Fahrkünsten.

Erstere finden als anstrengend und gefährlich selten mehr Verwendung. Die Fahrkünste bestehen in zwei neben einander im Schacht hängenden und in bestimmten Abständen mit Bühnen versehenen Gestängen, welche durch Maschinenkraft intermittirend in entgegengesetzter Richtung um ein Gewisses auf- und niederbewegt werden. In der kurzen Ruhepause am Ende jedes Hubes befinden sich die beiderseitigen Bühnen in gleicher Höhe und der Fahrende muss alsdann von der einen Bühne zur anderen Seite übertreten. — Bei der Seilfahrt werden die zur Förderung der Kohlen dienenden Förderkörbe, die an Eisenseilen oder besser Gussstahlseilen bewegt werden, auch zur Einfahrt und Ausfahrt der Arbeiter benutzt.

Von 1000 Fahrenden verunglücken bei der Fahrkunst durchschnittlich jährlich 0·6, bei der Seilfahrt 0·1; letztere ist daher am meisten zu empfehlen. Dieselbe durch Fangvorrichtungen für den Fall eines plötzlichen Seilbruchs noch gefahrloser zu machen, ist nicht gelungen; wichtiger ist die sorgfältige Behandlung und Controlle der Förderseile.

Die schlagenden und bösen Wetter sind durch richtige Wetterführungen und Ventilation der Gruben zu beseitigen. Zur Ventilation benutzt man Wetteröfen oder Maschinenventilatoren (s. S. 385). Die Entzündung trotzdem angesammelter Wetter wird durch die Davy'sche Sicherheitslampe vermieden, deren Communikationsöffnung mit der freien Luft durch feines Drahtnetz verschlossen ist. Da eine Entzündung der Wetter jetzt hauptsächlich beim Wiederanzünden erloschener Lampen erfolgt, so ist von C. Wolf ein Mechanismus an den mit Benzin gespeisten Lampen angebracht, der beim Spannen und Losdrücken einer Feder einen mit kleinen Knallpräparaten versehenen Papierstreifen in das Innere der Lampe vorschiebt, so dass die Benzindämpfe Feuer fangen und die Lampe sich wieder entzündet, ohne dass man sie zu öffnen braucht. — Um böse Wetter anzuzeigen, sind sogenannte Uhren oder Indikatoren construirt, die darauf beruhen, dass in einem mit Thonplatten verschlossenen Gefäss in Methan-, Kohlenoxyd- oder Kohlensäurehaltiger Luft ein Ueberdruck entsteht, welcher dann eine Quecksilbersäule empordrückt und damit einen elektrischen Strom schliesst. — Besser scheint sich jedoch die PIELER'sche Wetterlampe zu bewähren. Dieselbe wird mit Spiritus gespeist und brennt farblos. Die Flammenhöhe wird in reiner Luft regulirt. Bei Grubengasgehalt zeigt sich dann ein Lichtkegel, der um so höher und breiter wird, je mehr Gas sich ansammelt. — Ueber den Zusammenhang der bösen Wetter mit Barometerschwankungen s. S. 107.

b) Unfälle durch explosionsfähiges Material.

In Frage kommen Staubexplosionen und Explosionen in Sprengstofffabriken. (Ueber Gasexplosionen s. S. 404).

In der Luft vertheilter Staub kann namentlich dann zu einer plötzlichen, explosionsartigen Verbrennung Anlass geben, wenn die Staubtheilchen Gelegenheit hatten, brennbare Gase auf sich zu condensiren. Kohlenstaub in Kohlengruben wird daher sehr leicht explosiv, ebenso Mehlstaub in mit Gasbeleuchtung versehenen Mühlen. Eine kräftige Ventilation ist die geeignetste Vorsichtsmassregel.

In Pulver-, Patronen- und Zündhütchenfabriken sind alle Reibungen mit Metalltheilen auszuschliessen, ferner ist auf gründlichste Reinlichkeit und vollständige Beseitigung alles Pulverstaubes zu achten. Das Betreten der Räume ist nur mit Filzschuhen gestattet, die einzelnen Arbeitsstände sind durch Drahtgaze vollständig zu trennen. — In den Dynamitfabriken sucht man die einzelne Arbeitsstelle noch strenger und zwar durch hohe und starke Wälle von Erde oder Mauerwerk zu isoliren. Eine Verbindung zwischen den Arbeitsstellen findet nur durch tunnelartige Gänge statt.

In neuerer Zeit werden als Ersatz des Dynamits Sprengstoffe (Hellhofit) empfohlen, die aus 2 Componenten bestehen, einem Nitroderivat und concentrirter Salpetersäure, die jedes für sich nicht explosibel sind, sondern es erst im Moment des Zusammenbringens werden. Die Gefahr der zufälligen Explosion ist hierdurch fast ganz ausgeschlossen.

c) Unfälle durch Maschinenbetrieb.

Von den zahlreichen, bei der Construktion und dem Betriebe der Dampfkessel und Dampfmaschinen erforderlichen Cautelen seien hier nur erwähnt zunächst die selbstthätigen Sicherheitsapparate an den

Kesseln. Dieselben zeigen namentlich ein zu niedriges Sinken des Wasserstandes durch Signale, z. B. Pfeifen, an.

Sie sind entweder so construirt, dass ein im Kessel befindlicher Schwimmer eine Stange und an deren Spitze eine Kugel trägt; letztere verschliesst bei hinreichendem Wasserstand die Oeffnung eines Dampfcanals, der zu der Pfeife führt; beim Sinken des Wasserstandes hört der Verschluss auf und das Signal ertönt. Oder ein mit Pfeife versehenes Rohr ist für gewöhnlich mit einem Pfropfen aus einer Legirung verschlossen, die in Wasser nicht, wohl aber in dem höher temperirten Dampf schmilzt. — Der ebenfalls wesentlich auf Legirung von bestimmtem Schmelzpunkt beruhende Schwarzkopf'sche Apparat zeigt durch sichtbares und hörbares Signal 1) beginnenden Wassermangel, 2) beginnende Drucküberschreitung, 3) trockenes Anheizen eines Kessels, 4) abnorme Erhöhung der Wassertemperatur (Siedeverzug) an.

Was die Betriebseinrichtung anlangt, so sind die Schwungräder einzufriedigen und stets mittelst mechanischer Hülfsvorrichtungen, niemals mit der Hand anzudrehen. Wellen sind mit Schutzhülsen und Schutzringen zu umgeben, Riementransmissionen mit Schutzkasten zu verdecken. Letztere sind nie mit der Hand zu bedienen, vielmehr sind Riemenaufleger und Ausrückvorrichtungen zu benutzen. Die Arbeiter sollen sich stets einer möglichst eng anliegenden Kleidung (eventuell besonderer Arbeitsanzüge) bedienen.

Einige specielle Sicherheitsvorrichtungen sind an landwirthschaftlichen Maschinen und an Kreissägen anzubringen. Von ersteren seien die Göpel genannt, deren Welle eingedeckt und deren Zahnräder und Triebwerke umkapselt sein müssen, ferner die Dreschmaschinen, welche früher Hand und Arm der mit dem Einlegen der Garben beschäftigten Arbeiter vielfach beschädigten und welche jetzt mit sogenannten Vorgelegen oder Einlegern versehen sind, welche derartige Verletzungen vollständig ausschliessen. — Die Kreissägen führen zu Verletzungen dadurch, dass der Arbeiter mit der Hand gegen die Säge vorfällt oder dadurch, dass Holzstücke sich klemmen und von der rotirenden Scheibe mit grosser Gewalt fortgeschleudert werden oder endlich dadurch, dass die mit dem Forträumen der Spähne beschäftigten Arbeiter dem unteren Theil der Säge zu nahe kommen. Letztere Gefahr kann durch Umkleidung des unter dem Tisch befindlichen Theils der Säge leicht vermieden werden. Um das Klemmen und Zurückschleudern des Holzes zu verhüten, wird an der hinteren Peripherie ein Spaltkeil angebracht, dessen vordere Kante bis zur Dicke des Sägeblattes zugeschärft ist. Um die Hand des beschäftigten Arbeiters zu schützen, existirt noch keine vollkommene Einrichtung; eine stellbare Schutzkappe über der Säge und Bremsvorrichtungen verringern die Gefahr, beseitigen dieselbe aber nicht ganz.

Viele der im Vorstehenden geschilderten Gefahren für die Gesundheit der Arbeiter erscheinen noch weit bedenklicher, wenn es sich um jugendliche oder weibliche Arbeiter handelt.

Da das Wachsthum und die Entwickelung des Körpers erst mit dem 18. Jahre abgeschlossen ist, und da zwischen dem 12. und 16. Jahre sogar eine sehr erhebliche Aenderung des Körpers sich vollzieht, welche vorsichtige Regulirung der Ernährung, der körperlichen Bewegung, des Schlafs u. s. w. verlangt, so ist eine gewerbliche Thätigkeit während dieser Zeit nur mit starken Einschränkungen zulässig. Enge, schlecht ventilirte Arbeitsräume, ungünstige Körperhaltung, Staubinhalation und Gifte äussern in diesem Alter wesentlich schlimmere Wirkungen als gegenüber dem ausgewachsenen Organismus. — Ebenso ist die Frau ihrer Constitution nach zu den gewerblichen Arbeiten weniger geeignet; insbesondere entstehen leichter tiefe Ernährungsstörungen und die Beckenorgane werden durch sitzende Beschäftigung und durch Anstrengung krankhaft afficirt, vollends wenn Schwangerschaft und Wochenbett intercurriren und dabei keine genügend langen Arbeitspausen eingehalten werden. Es kommt hinzu, dass die verheiratheten Frauen, welche Fabrikarbeit betreiben, ihr Hauswesen nicht in Ordnung halten und ihren Kindern nicht die erforderliche Sorgfalt angedeihen lassen können.

Dementsprechend haben bereits die Regierungen fast aller europäischer Staaten Verordnungen erlassen, durch welche die Frauen- und Kinderarbeit beschränkt wird.

In Deutschland schreibt die Reichsgewerbeordnung vor, dass die Unternehmer bei der Beschäftigung von Arbeitern unter 18 Jahren die durch das Alter derselben gebotene besondere Rücksicht nehmen und dass sie denselben die erforderliche Zeit zum Besuch der Fortbildungsschulen gewähren. Kinder unter 12 Jahren dürfen in den Fabriken nicht beschäftigt werden. Die Beschäftigung der Kinder unter 14 Jahren darf die Dauer von 6 Stunden täglich nicht überschreiten. Kinder, welche zum Besuch der Volksschule verpflichtet sind, dürfen in den Fabriken nur dann beschäftigt werden, wenn sie in der Schule einen regelmässigen Unterricht von wenigstens 3 Stunden täglich geniessen. Junge Leute zwischen 14 und 16 Jahren dürfen in den Fabriken nicht länger als 10 Stunden täglich beschäftigt werden. Die Arbeitsstunden der jugendlichen Arbeiter dürfen nicht vor $5^1/_2$ Uhr Morgens beginnen und nicht über $8^1/_2$ Uhr Abends dauern. Zwischen den Arbeitsstunden müssen an jedem Arbeitstage regelmässige Pausen gewährt werden. Die Pausen müssen für Kinder eine halbe Stunde, für junge Leute zwischen 14 und 16 Jahren Mittags eine Stunde, sowie Vormittags und Nachmittags je eine halbe Stunde mindestens betragen. — Wöchnerinnen dürfen während 3 Wochen nach ihrer Niederkunft nicht beschäftigt werden.

Zur Unterstützung der arbeitenden Frauen sind die Krippen und Kinderbewahranstalten von grosser Bedeutung; in ersteren finden die Säuglinge, in letzteren Kinder von 2—6 Jahren über Tag Aufnahme. Geschulte Wärterinnen wachen über ihre Ernährung, ihre sonstige Pflege und ihre Beschäftigung; ärztliche Revisionen sorgen namentlich für rechtzeitigen Ausschluss contagiöser Kranker. Die Mütter bringen die Kinder in diese Anstalten, ehe sie zur Arbeit gehen und holen sie Abends wieder ab. Die für die Verpflegung zu zahlende Vergütung ist gering bemessen. Durch Beiträge der wohlhabenderen Bevölkerung oder durch Zuschuss der Fabrikbesitzer sollte dieselbe möglichst reducirt werden, und es wäre zu wünschen, dass jede grössere Fabrik, welche Frauen zur Arbeit einstellt, diese mit ausserordentlichem Erfolge wirkende, humanitäre Einrichtung sich angelegen sein lässt.

B. Belästigung und Schädigung der Anwohner durch Gewerbebetriebe.

Gewerbliche Anlagen können die Nachbarschaft mit Explosions- und Feuersgefahr bedrohen. Durch gesetzliche Bestimmungen pflegt dieser Gefahr hinlänglich vorgebeugt zu sein. Ferner beeinflussen manche industrielle Anlagen (Hammerwerke, Kesselschmieden) die Nachbarschaft durch starken Lärm.

Die bestehenden Verordnungen gewähren gegen solche Etablissements wenig Schutz, da die Geräusche lediglich als belästigend anerkannt werden und die Anlage nur verboten wird, wenn öffentliche Gebäude sich in der Nähe befinden. Indess werden auch durch diese Geräusche zweifellos hygienische Interessen berührt. Es werden durch dieselben die Anwohner auf weite Entfernungen gezwungen, die Fenster geschlossen zu halten und somit auf das naturgemässe Ventilationsmittel während der wärmeren Jahreszeit zu verzichten. Ausserdem werden Kranke und Reconvalescenten, die auch unter Tages der Ruhe und des Schlafes bedürfen, geschädigt; und die geistig arbeitenden Umwohner werden in der Ausübung ihrer Berufsthätigkeit und ihres Erwerbes behindert. Es ist daher entschieden zu wünschen, dass den genannten Etablissements so viel als möglich Beschränkungen auferlegt werden, welche das Geräusch dämpfen, ohne doch den Betrieb zu beeinträchtigen, z. B. die Bestimmung, lärmende Arbeiten nur innerhalb geschlossener Räume vorzunehmen.

Von grösserer Bedeutung ist die Verunreinigung von Luft und Wasser durch gewerbliche Anlagen.

Die Luft wird durch die Mehrzahl der Gewerbebetriebe mit grossen Mengen von Rauch und Russ verunreinigt. Durch die Höhe der Schornsteine und Einführung der Rauchverbrennung, die allerdings immer nur theilweise zum Ziele führt, sucht man diesem Uebelstand entgegenzuwirken. — Uebrigens ist es kaum richtig, übermässigen Rauch nur als belästigend, nicht aber als gesundheitsnachtheilig anzusehen, da in den Häusern, welche direct von der Rauchsäule getroffen werden, eine Oeffnung der Fenster völlig ausgeschlossen ist und selbst bei geschlossenen Fenstern die Athmung beeinträchtigt wird. Ausserdem wirkt die oft grosse Menge schweflige Säure, die im Rauch enthalten ist (vgl. S. 155) nachtheilig auf die Vegetation.

Besondere gasförmige Verunreinigungen entstehen bei folgenden Gewerben (abgesehen von den S. 463 genannten, giftige Gase producirenden Anlagen):

Hüttenwerke liefern grosse Mengen schweflige Säure, die durch das Rösten der schwefelhaltigen Blei-, Zink- und Kupfererze gebildet wird. Die Vegetation wird durch solchen Hüttenrauch auf weite Entfernung geschädigt. Jetzt benützt man den Hüttenrauch zur Herstellung von Schwefelsäure, eventuell nach vorausgegangener Concentration durch Absorption der Röstgase mittelst angefeuchteten Zinkoxyds. — Auch Hopfenschwefeldarren entwickeln enorme Mengen von schwefliger Säure.

Knochendarren und Knochenkochereien, ebenso Knochenbrennereien entwickeln auf sehr weite Entfernung üble Gerüche. Darmsaitenfabriken liefern Fäulnissgase, wenn das Material längere Zeit aufbewahrt wird und in Fäulniss geräth. In Leimsiedereien entstehen beim Kochen des Leims, sowie durch das Lagern der Rohmaterialien (Lederabfälle, Flechsen, Knochen) sehr üble Gerüche. In allen vorgenannten Gewerben ist eine vollständige Beseitigung der üblen Gerüche nicht zu erzielen, und dieselben sind daher in der Nähe von Wohnungen nicht zu dulden. Aehnliches gilt von Wachstuch- und Dachpappenfabriken, in welchen beim Aufstreichen der Firnisse, resp. Tränken in Theer und namentlich beim nachfolgenden Trocknen intensive üble Gerüche unvermeidlich sind.

Verunreinigung des Grundwassers und der Flussläufe erfolgt durch viele gewerbliche Abwässer. Dieselben enthalten theils mineralische Gifte, theils grosse Mengen organischer fäulnissfähiger Stoffe, theils Contagien.

Mineralische Gifte finden sich z. B. in den Abwässern von Zinkblende- und Schwefelkiesgruben (Zinksulfat, Schwefelsäure), von Drahtziehereien (Schwefelsäure, Kalk), von Sodafabriken (Kalk, Arsen, Schwefelwasserstoff, Calciumsulfid, Natriumsulfid), von Chlorkalkfabriken (Salzsäure, Arsen), von Schnellbleichen (Chlorkalk), von Sulfit-Cellulosefabriken (schweflige Säure und sauer schwefligsaurer Kalk), von Färbereien (Kupfer-, Blei-, Antimon-, Arsen-Verbindungen), von Gerbereien (Kalk-, Arsen-Verbindungen).

Grosse Mengen organischer, fäulnissfähiger Stoffe liefern in ihren Abwässern die Stärkefabriken (1—4 g organische Stoffe in 1 Liter), Leimsiedereien (ca. 2 g o. St. in 1 Liter), Bierbrauereien (1 g o. St. in 1 Liter), Zuckerfabriken (2—3 g feste Bestandtheile, 0·3 g o. St. in 1 Liter), Papierfabriken (1—4 g o. St.), Wollwebereien (bis 30 g o. St.), Färbereien, Gerbereien, Schlachthäuser.

Contagien können enthalten sein in den Abwässern der Zubereitungsanstalten für Thierhaare, der Schlachtereien und der Gerbereien.

Bezüglich der Beseitigung dieser Abwässer durch Einlaufen in die Flüsse gelten die S. 434 dargelegten Grundsätze. In den weitaus meisten Fällen muss eine vorherige Reinigung dieser Abwässer stattfinden, falls nicht eine sanitäre Schädigung oder Belästigung der Anwohner und eine Beeinträchtigung der Fischzucht eintreten soll.

Zur Reinigung werden im Allgemeinen die gleichen Mittel benutzt, wie für die städtischen Canalwässer, entweder Berieselung oder Filtration durch Erde resp. Torf, oder Fällung und Klärung. Oft ist eine Combination verschiedener Verfahren nothwendig, um eine vollständige Beseitigung, namentlich der fäulnissfähigen organischen Stoffe zu erzielen, z. B. zunächst Präcipitation und Klärung, dann Berieselung oder Filtration. Je nach der Beschaffenheit der Abwässer, nach der Art des Fabrikbetriebes, nach dem Verhältniss zwischen Abwasser- und Flusswassermenge und nach den Terrainverhältnissen müssen diese Reinigungsverfahren variirt werden.

Die vielfachen Schädigungen, denen theils die Arbeiter, theils die Umwohner durch die Gewerbe ausgesetzt sind, machen eine fortlaufende Controlle aller zum Schutze gegen diese Beschädigungen angeordneten Einrichtungen wünschenswerth. Diese Controlle liegt in Deutschland in der Hand der Fabrikinspektoren. Dieselben haben auf die Sicherheit des Betriebes für die Arbeiter ihr Augenmerk zu richten, die Anbringung von fehlenden Schutzvorrichtungen anzurathen, die Uebereinstimmung der ganzen Einrichtung und des Betriebes einer Fabrik mit der ertheilten Concession zu prüfen und zu controlliren, die eventuelle Belästigung der Umgebung der Fabrik durch den Betrieb festzustellen, vorkommenden Falles die Massregeln zur Beseitigung zu treffen oder doch einzuleiten; und endlich haben sie die Aufgabe, die gesetzmässige Beschäftigung der jugendlichen Arbeiter und Frauen zu überwachen.

Literatur: Eulenberg, Handbuch der Gewerbehygiene, 1876. — Hirt und Merkel, Die Gewerbekrankheiten, in v. Pettenkofer's und v. Ziemssen's Handbuch der Hygiene, 1882. — Hirt, Die Krankheiten der Arbeiter, 1876. — Villaret, Abth. Gewerbe und Industrie im Bericht über die Hygiene-Ausstellung zu Berlin 1882—83, Bd. 3, 1886. — Hasslacher, Bergbau und Hüttenwesen, ebenda. — Heinzerling, Die Gefahren und Krankheiten in der chemischen Industrie, 1886. — König, Die Verunreinigung der Gewässer, 1887. — S. ferner die „Berichte“ der Fabrikinspektoren.

Zehntes Kapitel.

Aetiologie und Prophylaxis der Infektionskrankheiten.

Die Verbreitungsweise der Infektionskrankheiten und die Schutzmassregeln gegen dieselben haben bereits in mehreren der vorhergehenden Kapitel Berücksichtigung finden müssen, da die hygienische Bedeutung des Bodens, des Wassers, vieler Nahrungsmittel, der Abfallstoffe u. s. w. vorzugsweise in der gelegentlichen Uebertragung von Infektionserregern beruht. Diese zerstreuten Details sind jedoch nicht geeignet, für den wichtigsten und interessantesten Theil der Lehre von den Krankheitsursachen ausreichendes Verständniss zu erzielen; und es erübrigt daher an dieser Stelle, eine zusammenhängende und übersichtliche Darstellung zunächst der Verbreitung, dann der Verhütung der Infektionskrankheiten zu geben.

A. Die Verbreitungsweise der Infektionskrankheiten.

Zu den Infektionskrankheiten rechnen wir diejenigen Krankheiten, welche durch einen von aussen in den Körper des Kranken gelangenden und sich dort vermehrenden, mithin organisirten Krankheitserreger verursacht werden (vgl. S. 18), jedoch mit der aus praktischen Gründen gebotenen Einschränkung, dass die durch thierische Parasiten veranlassten Infektionskrankheiten als „Invasionskrankheiten" abgezweigt werden.

Die Intensität der Erkrankung ist bei den echten Infektionskrankheiten von der Menge der eingebrachten Krankheitserreger unabhängig. Eine relativ geringfügige Dosis genügt zur Infektion, aber meist verstreicht bis zur Entfaltung der Wirkung eine gewisse Zeit, welche zur entsprechenden Vervielfältigung des Virus erforderlich ist.

Von der Infektion wesentlich verschieden ist die Intoxikation. Bei dieser ist das schädliche Agens von vornherein in einer bestimmten, vergleichsweise grossen Dosis nothwendig; die Wirkung ist von der Dosis abhängig; das Agens vermehrt sich nicht im Körper und die Wirkung tritt bei genügender Dosis rasch ein. Unter den Begriff der Intoxikation fällt die Krankheitserregung durch ein sogenanntes Miasma, das eigentlich einen gasförmigen, chemischen Körper, resp. ein Gemenge nicht organisirter und nicht reproductionsfähiger Substanzen bezeichnet. Derartige Gase rufen niemals eine Infektionskrankheit hervor (S. 157).

Aus der Reproduction der Infektionserreger im Körper des Kranken folgt, dass alle wirklichen Infektionskrankheiten vom Kranken auf den Gesunden fortgesetzt übertragen werden können, also, genau genommen contagiös sind, wenn auch vielleicht die Uebertragung aus später zu erörternden Gründen zuweilen auf erhebliche Schwierigkeiten stösst und nur in gewissen Stadien der Krankheit und bei einem bestimmten Uebertragungsmodus Erfolg hat.

Mit den allen Infektionserregern gemeinsamen Eigenschaften der Vermehrungsfähigkeit und der Uebertragbarkeit ist aber noch nichts ausgesagt über die natürliche Verbreitungsweise der Infektionskrankheiten.

Für die Erkenntniss dieser Verbreitungsweise und für die praktischen, prophylaktischen Massregeln ist es zunächst von Wichtigkeit zu wissen, ob eine Infektionskrankheit nur vom Kranken aus auf den Gesunden sich verbreitet, so dass der Kranke immer das Centrum für die Ausbreitung bildet; oder ob der Kranke keine solche Rolle spielt und die Infektion von irgend einem Theile der Umgebung aus erfolgt, in welchem die Erreger ohne Zuthun eines Kranken verbreitet sind. Nur im ersten Falle pflegen wir die Krankheit contagiös zu nennen, während sie im anderen Falle mit einem schlechten, aber eingebürgerten Ausdruck als „miasmatische“ Infektionskrankheit (oder auch als ektogene oder ektanthrope Inf.) bezeichnet wird.

Bei den im gebräuchlichen Sinne contagiösen Krankheiten verlassen die Erreger den Körper des Kranken in infektionstüchtigem Zustand und gehen unverändert, entweder direct oder nach einem kürzeren oder längeren Aufenthalt in der Umgebung, auf die Gesunden über (Syphilis, Tuberkulose, Diphtherie etc.).

Verbreitet sich eine Infektionskrankheit für gewöhnlich nicht durch Contagion, so kann dies daran liegen, dass die Infektionserreger den Kranken überhaupt nicht in infektionstüchtigem Zustand verlassen (Malaria); oder daran, dass die Erreger in der Umgebung sehr verbreitet sind resp. sich dort ausgiebig zu vermehren pflegen, so dass die im Kranken vorhandenen und die von ihm ausgeschiedenen Erreger dem gegenüber gar nicht in Betracht kommen (Eiterkokken, malignes Oedem, Tetanus, Erreger der Cholera infantum).

Beide Kategorieen von Infektionserregern, die contagiösen und die miasmatischen oder ektogenen, erfordern eine etwas genauere Analyse ihrer Eigenschaften.

Was zunächst die Erreger der contagiösen Krankheiten betrifft, so sind diese entweder obligate Parasiten und wuchern nur im Körper des Warmblüters (Syphilis, acute Exantheme); oder sie sind künstlich cultivirbar und auch unter natürlichen Verhältnissen zuweilen einer gewissen saprophytischen Vermehrung fähig (fakultative Saprophyten), jedoch nicht in dem Grade, dass den in der Umgebung neu gebildeten Individuen ein wesentlicher Antheil an der Verbreitung zukommt; sondern für gewöhnlich veranlassen die unverändert gebliebenen oder nur wenig weiter entwickelten, vom Kranken ausgeschiedenen Erreger die Infektionen (Typhus, Cholera, Milzbrand).

Zuweilen allerdings scheint die unter natürlichen Verhältnissen geringfügige und für die Verbreitungsweise der betreffenden Krankheiten belanglose saprophytische Vermehrung der letztgenannten Erreger bedeutender zu sein. Es kommt vor, dass bei Typhus, Cholera, Milzbrand die äusseren Verhältnisse einer Wucherung der Erreger besonders günstig sind, oder dass in Folge zahlreichster Erkrankungen (Endemieen) und mangelhafter Beseitigung der von Kranken ausgeschiedenen Erreger eine sehr umfangreiche Ausstreuung und damit eine Begünstigung derselben gegenüber concurrirenden Saprophyten stattgefunden hat. In diesem Falle wird die Verbreitungsweise der genannten Krankheiten eventuell wesentlich geändert. Es ist dann die Nähe eines Kranken und eine nachweisbare Verbindung mit einem solchen nicht mehr erforderlich, um die Infektion hervorzurufen, sondern es überwiegen die Infektionen von Theilen der Umgebung aus und die Krankheit nähert sich dem Typus der ektogenen Infektionskrankheiten (Cholera und Milzbrand im endemischen Gebiet).

Innerhalb der Gruppe der durch Contagion übertragbaren Infektionserreger macht sich ferner ein sehr verschiedener Grad von Contagiosität bemerkbar. Derselbe hängt ab einmal von der Masse der während der betreffenden Krankheit ausgeschiedenen Erreger, sodann von der Resistenz der letzteren, nachdem sie den Körper verlassen haben, ferner von der leichteren oder schwierigeren Ansiedlungsmöglichkeit im Gesunden. Bei Pocken und Tuberkulose werden gewöhnlich weit mehr infektionstüchtige Keime ausgeschieden, als z. B. bei Erysipel und Diphtherie; die Erreger von Pocken und Tuberkulose sind weit resistenter als Syphiliserreger und Cholerabacillen; die Ansiedlung bei Gesunden gelingt den Pockenerregern leichter als den Tuberkelbacillen.

Contagien von geringster Resistenz gegen äussere Einflüsse (Syphilis, Gonorrhoe, Hundswuth) sind nur durch das frische Sekret also so gut wie gar nicht durch irgend welche Objecte und Theile unserer Umgebung übertragbar. Hier ist daher (mit seltenen Ausnahmen) keine unbewusste Infektion möglich, sondern es geht eine merkliche directe Berührung mit dem Erkrankten voraus. Dementsprechend erfordert die Verbreitungsweise keine besondere Erörterung und die Prophylaxe ist relativ einfach.

Contagien von grösserer Resistenz (die Erreger der acuten Exantheme, Diphtherie, Rotz, Tuberkulose, Typhus-, Cholerabacillen u. A. m.) können dagegen in den verschiedensten Theilen unserer Umgebung sich lange halten. Alsdann ist es offenbar von besonderer Bedeutung, diejenigen Objecte, welche am häufigsten als Infektionsquellen in Betracht kommen, und die Wege, auf welchen der Transport von diesen Infektionsquellen zum Menschen sich vollzieht, genauer kennen zu lernen.

Die Erreger der miasmatischen (ektogenen) Infektionskrankheiten können ausnahmsweise auch von Kranken auf den Gesunden übertragen werden; so die Malaria durch Ueberimpfung von Blut, malignes Oedem und Tetanus beispielsweise durch Injektionsspritzen, welche erst beim Kranken und dann bei Gesunden gebraucht waren; Eiterkokken durch die allerverschiedensten Contakte. In mit Eiterkokken stark verunreinigten Hospitälern werden sogar die meisten Eiterungen durch Kokken veranlasst, die von anderen Kranken stammen. Für gewöhnlich ist aber der Kranke zur Entstehung aller dieser Infektionen nicht erforderlich; die Erreger sind auch ohne den Kranken vorhanden; sie sind eigentlich Saprophyten, die auf geeignetem todtem Substrat ausgiebig wachsen und daher entweder an bestimmten Stellen der Umgebung (Malaria) oder überall in grosser Menge verbreitet sind (malignes Oedem, Tetanus, Eiterkokken, Erreger der Cholera infantum). Mit Rücksicht auf ihre nur gelegentliche parasitäre Rolle sind sie daher als fakultative Parasiten zu bezeichnen.

Auch für die Verbreitungsweise dieser Kategorie von Infektionskrankheiten wird die Erkenntniss der Infektionsquellen, d. h. der zur Vermehrung und zum Beherbergen der Erreger geeigneten Theile unserer Umgebung und ebenso der Transportwege, auf welchen die Erreger zum Menschen gelangen, von grosser Bedeutung sein.

Im Folgenden ist daher zunächst auf die Infektionsquellen und die Transportwege der Infektionserreger des Näheren einzugehen. Des Weiteren hängt dann die Intensität der Ausbreitung einer Infektionskrankheit noch ab von dem Verhalten des Individuums gegenüber den einzelnen Infektionserregern, die bald eine Disposition des Körpers zum Erkranken vorfinden, sehr leicht eindringen und sich vermehren, bald einem erheblichen Widerstand oder gar völliger Immunität begegnen. Schliesslich beobachten wir noch örtliche und zeitliche Schwankungen im Auftreten der einzelnen Infektionskrankheit zuweilen so eigenthümlicher Art, dass eine von der Oertlichkeit ausgehende und zeitlich wechselnde Disposition vorzuliegen scheint. Auch diese für die Ausbreitung und die Prophylaxis der Infektionskrankheiten wichtigen Momente erheischen eine gesonderte Besprechung.

1. Die Infektionsquellen.

Bei den contagiösen Krankheiten stellen erstens die Absonderungen des Kranken eine der wichtigsten Infektionsquellen dar. Die in den Absonderungen ausgeschiedenen Infektionserreger gehen, nachdem sie auf diese oder jene Theile der Umgebung verschleppt sind, meist nach einiger Zeit zu Grunde oder werden geschwächt, sei es durch Austrocknen, Inanition, Concurrenz mit Saprophyten oder andere in unserer natürlichen Umgebung wirksame schädigende Mittel; ferner vermögen Luft oder Wasser häufig eine derartige Verdünnung der Erreger zu bewirken, dass die Infektionschancen minimal werden. Mit Rücksicht hierauf bedingen die Absonderungen die grösste Gefahr, so lange sie noch frische und concentrirte Infektionsquellen darstellen, in welchen die betreffenden Erreger allein oder überwiegend und lebensfrisch enthalten sind, und daher sind die Absonderungen des Kranken, wie Speichel, Sputa, Eiter, Dejektionen, Hautschuppen etc. stets in erster Linie und sofort nach ihrer Ausscheidung zu berücksichtigen. Sie bilden die einzige Infektionsquelle bei Syphilis, Gonorrhoe und Hundswuth.

Die Zeitdauer, während welcher im Uebrigen die infektiösen Absonderungen Gefahr bedingen, differirt bei den verschiedenen Infektionskrankheiten erheblich, ist übrigens auch stets abhängig von den Bedingungen, unter denen die Infektionsquellen sich während dieser Zeit befinden. Diphtheriebacillen sind in Reincultur ca. 6 Wochen, in trockenem Zustand bis zu 14 Tagen haltbar; Cholerabacillen auf feuchten Substraten in Reincultur bis zu 1 Jahr, unter gewöhnlichen Verhältnissen (mit Saprophyten zusammen) höchstens bis zu 14 Tagen, in trockenem Zustande einige Stunden; Rotzbacillen in Reincultur 4 Wochen, trocken bis zu 14 Tagen; Erysipelkokken in Reincultur 6 Wochen, trocken bis zu 3 Monaten und darüber; Abdominaltyphusbacillen in Reincultur über 3 Monate, mit Saprophyten zusammen bis zu 3 Monaten, in trockenem Zustande über 5 Monate; Tuberkelbacillen feucht bis 6 Wochen, trocken 7 Monate; die Erreger der acuten Exantheme trocken einige Monate, die der Pocken über 1 Jahr.

Zweitens kommen in Betracht die mit den Absonderungen verunreinigten Wäschestücke; das Verbandzeug, die Betten, Kleider etc. Diese können bei den acuten Exanthemen, Diphtherie, Tuberkulose, Erysipel, Pyämie, Abdominaltyphus, Cholera u. A. m. Infektionsquellen von grosser Gefahr repräsentiren.

Drittens: Ess- und Trinkgeschirre sind besonders häufig inficirt bei Diphtherie, Cholera, Tuberkulose, den acuten Exanthemen.

Viertens: Sonstige Utensilien, Möbel, Fussboden und andere Theile der Wohnung müssen bei Tuberkulose und den acuten Exanthemen als fast regelmässig, bei den übrigen Infektionskrankheiten als mehr oder weniger häufig inficirt angesehen werden.

Fünftens: Die Wohnungsluft kann häufig die Erreger der

Exantheme und der Tuberkulose, zuweilen die des Abdominaltyphus und des Erysipels, niemals die der Cholera enthalten. Diphtheriebacillen sind wahrscheinlich für einige Tage auch in Form von trockenem Luftstaub lebensfähig.

Die Luft im Freien bietet (abgesehen von engen Höfen, Strassenwinkeln etc.) stets eine zu starke Verdünnung, als dass dieselbe eine zu berücksichtigende Infektionsquelle repräsentiren könnte.

Sechstens: Die Abwässer, welche von der Reinigung des Körpers, der Wäsche und des Zimmers des Kranken herrühren. Hier ist bereits eine Verdünnung eingetreten und die Infektionsgefahr entsprechend abgeschwächt, indess noch zweifellos vorhanden. Erst wenn eine weitere Mischung des infektiösen Abwassers mit zahlreichen anderen, nicht infektiösen Wassermassen stattgefunden hat, wie z. B. in den Schwemmcanälen, wird die Verdünnung so gross, dass eine Infektion unwahrscheinlich und höchstens bei fortgesetzter ausgiebiger Berührung des Wassers mit dem Körper möglich ist.

Siebentens: Der Tonnen-, Gruben- und Canalinhalt. Werden die Infektionserreger in den Dejektionen ausgeschieden, so sind auch diese im frischen und im wenig verdünnten Zustande am gefährlichsten. Der Inhalt grösserer, selten geräumter Gruben ist daher weniger bedenklich als Tonneninhalt; und der Inhalt von Schwemmcanälen bietet die geringsten Infektionschancen.

Achtens: Im Gegensatz zu Luft und Wasser mit ihrer verdünnenden Wirkung ist der oberflächliche Boden weit besser zu einer Conservirung von Infektionsquellen in concentrirtem Zustande befähigt. Sputa, Dejektionen u. s. w. entgehen hier oft längere Zeit der Vermischung und Verdünnung und es können die in ihnen enthaltenen Infektionserreger von der Bodenoberfläche aus auf den verschiedensten Wegen wieder zum Menschen gelangen und Infektionen auslösen.

Neuntens: Schliesslich kann der Genesene, resp. der Verstorbene zur Verbreitung von Krankheitserregern beitragen und zwar Ersterer in viel bedeutenderem Grade, da sich auf der Haut und den Schleimhäuten nicht selten noch längere Zeit nach der Reconvalescenz Infektionskeime vorfinden.

Die Erreger der miasmatischen Infektionskrankheiten bewohnen entweder einen Boden von bestimmter, ihnen zusagender Beschaffenheit (Malaria); oder sie wuchern auf den verschiedensten todten Substraten (Staphylokokken, wahrscheinlich auch die Erreger der Cholera infantum), resp. in faulenden Flüssigkeiten (malignes Oedem und Tetanus). Da der oberflächliche Boden das ansehnlichste Reservoir für saprophytische Bakterien aller Art darstellt und zahlreichste Faulflüssigkeiten aufnimmt, so ist verunreinigter Boden, insbesondere stark gedüngte Ackererde oder städtischer Wohnboden die wesentlichste Quelle der letztgenannten Infektionserreger, die sich aber auch von da aus in den Wohnungen verbreiten, eventuell auf Nahrungsmitteln ausgiebig wuchern, wieder in die Abwässer gerathen, u. s. w.

2. Die Transportwege.

Der Transport der Infektionserreger von den Infektionsquellen aus an diejenigen Stellen des Körpers von gesunden Individuen, von denen aus die Infektion erfolgen kann, vollzieht sich

Erstens: durch Berührungen. Gesunde Personen berühren Infektionsquellen einerseits, die Oberfläche ihres Körpers, die Schleimhaut ihres Mundes etc. andererseits. Die Gefahr dieser Uebertragung ist naturgemäss am grössten in der nächsten Umgebung des Kranken. Der Wärter, der Arzt, die Angehörigen sind am meisten exponirt; ferner Diejenigen, die zwar nicht direct mit den Absonderungen, aber doch mit relativ frischen und concentrirten Infektionsquellen in Berührung kommen z. B. Wäscherinnen. — Sehr häufig werden auch die Erreger in der Weise verbreitet, dass jene exponirten Individuen, namentlich Wärter und Aerzte, andere Gesunde berühren und diese inficiren.

Zweitens: durch Genuss von Wasser und Nahrungsmitteln, welche Infektionserreger aufgenommen hatten. Diese Transportwege sind von besonderer Bedeutung bei denjenigen Infektionserregern, welche vom Darmtraktus aus die Infektion veranlassen (Typhus, Cholera, Cholera infantum, Milzbrand beim Rindvieh). Unter den Nahrungsmitteln sind solche am gefährlichsten, welche einen günstigen Nährboden für pathogene Bakterien abgeben und welche roh oder ungenügend gekocht genossen werden (Milch). — Wasser kann auch inficirend wirken, wenn es nicht als Getränk genossen, sondern nur zur Reinigung der Ess- und Trinkgeschirre benutzt ist.

Drittens: durch Einathmung können die im Luftstaub enthaltenen Krankheitserreger mit der Respirationsschleimhaut oder — durch Verschlucken von Speichel und Schleim — mit dem Darmtraktus in Contakt gebracht werden.

Viertens: Stechende Insekten sind vermuthlich bedeutungsvoll für Verbreitung derjenigen Infektionskrankheiten, bei welchen die Infektion durch eine Art Einimpfung der Keime direct in's Blut zu Stande kommt (Ungeziefer bei Recurrens, Mücken vielleicht bei Malaria). — Nicht stechende Insekten, namentlich Fliegen, können Theilchen von Infektionsquellen auf den Körper des Gesunden, oder zunächst auf

Speisen etc. übertragen. Die Funktion der Insekten ist deshalb eine sehr bedeutsame, weil sie die Infektionsquellen in concentrirtem Zustande transportiren und dieselbe der verdünnenden Wirkung der Luft und des Wassers gleichsam entziehen.

Die Infektion ist nicht immer mit dem Transport der Erreger an eine beliebige Stelle des Körpers vollendet; oft müssen vielmehr die Erreger an eine specifische Invasionsstätte gelangen, und nur von dieser aus beginnt die Erkrankung. So etablirt sich z. B. die Gonorrhoe nur auf der Harnröhren- und Conjunctivalschleimhaut; der Wirkungsbereich und die Invasionsstätte der Pneumonieerreger ist auf die Lunge; diejenige des Typhus und der Cholera auf den Darm beschränkt. Gelangen Typhusbacillen in die Lungen, Pneumoniebakterien in Hautwunden, Gonokokken auf die Darmschleimhaut, so resultirt keine Erkrankung.

Einige Infektionserreger verfügen über multipele Invasionsstätten; so kann der Milzbrand von Hautwunden aus, vom Darm und von der Lunge aus die specifische Erkrankung hervorrufen. Tuberkulose kann in der Lunge, im Darm, im uropoëtischen System beginnen; Diphtherie auf verschiedenen Schleimhäuten. Bei den acuten Exanthemen scheinen sogar Haut und die oberflächlichen Schleimhäute in grosser Ausdehnung der Invasion zugänglich zu sein.

Die Bedeutung der einzelnen oben aufgezählten Transportwege für die Verbreitung einer bestimmten Infektionskrankheit hängt sehr wesentlich von der betreffenden Invasionsstätte für die Erreger ab. Für Tuberkelbacillen wird die Einathmung, für Typhusbacillen werden Nahrung und Wasser, für Erysipel Berührungen den weitaus wichtigsten Transportweg darstellen.

Ferner ist es einleuchtend, dass die Lage und sonstige Beschaffenheit der specifischen Invasionsstätte von Einfluss sein muss auf den Grad der Contagiosität einer Krankheit. Die acuten Exantheme übertreffen in dieser Beziehung z. B. den Abdominaltyphus, weil die ersteren ausgebreitete Invasionsstätten besitzen und zu diesen durch die verschiedensten Contakte und durch Luftkeime gelangen können, während beim Typhus meist nur der Genuss nicht genügend vorbereiteter Nahrung und verunreinigten Wassers zur Infektion führt.

Einige Forscher haben allerdings angenommen, dass die Krankheitserreger nicht durchaus an ihre specifische Invasionsstätte gebracht werden müssen, sondern dass sie vermöge ihrer Kleinheit leicht die verschiedensten trennenden Membranen des Körpers passiren können und dass daher Bakterien, welche in die Lunge oder in den Darm gelangen, von da durch Vermittelung der Lymphe und des Blutes an die Stätte transportirt werden, welche für ihre Wucherung geeignet ist. Durch zahlreiche Versuche ist indess nachgewiesen, dass ein solcher passiver Durchtritt von Bakterien weder vom Darm, noch von der Lunge aus stattfindet. Durch Inhalation gelangen sie in den Lymphbahnen bis in die Bronchial- und Trachealdrüsen, nicht aber über diese hinaus und ebenso wenig erfolgt eine Aufnahme in's Blut vom unveränderten Darm aus, resp. eine Ausscheidung der im Blute kreisenden Bakterien in den Darm. Die einzige Art der Passage besteht in einem aktiven Durchwachsen der Bakterien, d. h. in einer fortgesetzten Vermehrung an der betreffenden Oberfläche, welche dann eben als Invasionsstätte fungirt und auf die Wucherung der Bakterien mit bald geringeren, bald stärkeren pathologisch-anatomischen Veränderungen und krankhaften Symptomen reagirt.

3. Die individuelle Disposition und Immunität.

Seit lange hat man beobachtet, dass unter einer Anzahl von gesunden Individuen, welche in gleicher Weise mit Infektionserregern in Berührung kommen, nur einige erkranken, während andere selbst bei wiederholter Infektionsgefahr gesund bleiben. Die Ersteren bezeichnet man als disponirt oder empfänglich für die betreffende Infektionskrankheit, die Letzteren als immun oder unempfänglich.

Man unterscheidet eine angeborene Immunität resp. Disposition und eine erworbene.

Angeborener Immunität begegnen wir bei ganzen Thierspecies, Varietäten und Racen. Zuweilen ist die Disposition für eine bestimmte Art von Infektionserregern auf eine einzige Thierspecies beschränkt und alle übrigen sind immun. So scheint nur der Mensch für eine Infektion durch Syphilis, Scharlach, Cholera, Gonorrhoe u. s. w. empfänglich zu sein; andere Infektionskrankheiten, wie Milzbrand, Tuberkulose, Rotz kommen bei zahlreichen Species vor, haben aber auch ihre immunen Ausnahmen, z. B. sind Hunde gegen Milzbrand, Kaninchen gegen Rotz, Ziesel gegen Tuberkulose völlig oder relativ immun. Geringfügige Racedifferenzen sind oft ausschlaggebend für die Disposition resp. Immunität gegenüber einer Infektionskrankheit. Die weissen Hausmäuse sind für Infektion mit Micrococcus tetragonus empfänglich, die grauen unempfänglich. Neger sind immun gegen Gelbfieber und zeigen eine geringere Disposition für Malaria als die weisse Race.

Angeborene Immunität kommt aber ausserdem innerhalb derselben Species und Race vor. Wir beobachten ein Freibleiben einzelner Individuen bei Epidemieen von acuten Exanthemen, namentlich Scharlach und Masern, bei Recurrens, Abdominaltyphus, Cholera, Tuberkulose. Allerdings muss man bei der Beurtheilung solcher Fälle vorsichtig verfahren. Oft sind durch einen glücklichen Zufall bei dem einen oder anderen exponirten Individuum die Infektionserreger nicht an die Invasionsstätte gelangt, und das Ausbleiben der Erkrankung beruht dann nicht auf Unempfänglichkeit des Individuums, sondern auf dem Fehlen des Contagiums. Erst wenn an der Uebertragung infektionstüchtiger Erreger gar nicht zu zweifeln ist, darf auf Immunität als Ursache des Nicht-Erkrankens geschlossen werden.

In welchen speciellen Eigenschaften des Körpers diese angeborene Immunität, resp. Disposition begründet ist, darüber ist noch wenig bekannt. Zum Theil kommen jedenfalls mehr äusserlich gelegene Schutzvorrichtungen des Körpers in Betracht, die je nach ihrer besseren oder schlechteren Entwickelung das Hingelangen der Infektionserreger zu der specifischen Invasionsstätte erschweren oder erleichtern. So ist der Magensaft je nach dem Grade seiner saueren Reaktion im Stande, bei der einen Thiergattung, resp. bei dem einen Individuum die auf eine Entwickelung im Darm angewiesenen Infektionserreger stärker zu schädigen, als bei anderen Individuen, wo sie leicht diese Schutzpforte passiren. Ebenso ist für die in der Lunge ansiedlungsfähigen Erreger in den mehr oder wenigen engen und verschlungenen Eingangswegen, in dem Flimmerepithel und in der empfindlichen, Hustenstösse auslösenden Schleimhaut ein verschieden starkes Hinderniss ihrer Invasion gegeben.

Zum Theil mögen ferner scheinbar geringfügige Differenzen in der Beschaffenheit der Invasionsstätte von erheblichem Einfluss sein; unbedeutende Abweichungen in der Resistenz der Epithelbekleidung, resp. Auflockerung des Epithels durch Katarrh sind vielleicht ausschlaggebend für die Ansiedlungsfähigkeit mancher Erreger. Ebenso lässt sich in manchen Fällen ein Einfluss des Ernährungszustands des exponirten Organs auf das Zustandekommen der Infektion annehmen; bei der Entstehung der Tuberkulose, der Cholera, des Abdominaltyphus sind solche Momente höchst wahrscheinlich betheiligt.

Handelt es sich um Infektionskrankheiten mit multiplen Invasionsstätten und namentlich um Septikämieen (Milzbrand, Hühnercholera, Schweinerothlauf), so werden die Schutzvorrichtungen, welche Immunität verleihen, mehr im Innern des Körpers zu suchen sein. Ebenso begegnen die an specifischen Invasionsstätten eingedrungenen Erreger zweifellos häufig noch im Innern des Körpers schädigenden, zum Schutze des Körpers wirkenden Einrichtungen.

Auch über die Natur dieser Einflüsse sind wir indess noch völlig im Unklaren. Von Metschnikoff ist die Hypothese aufgestellt worden, dass die Leukocyten und andere vom mittleren Keimblatt abstammende Zellen des Körpers die Fähigkeit besitzen, eingedrungene Bakterien aufzunehmen und intracellulär zu verdauen. In diesem Gefressenwerden der Krankheitserreger durch „Phagocyten" soll der Schutz des Körpers gegen Infektion begründet sein; und die angeborene Immunität soll durch das bei der betreffenden Race oder dem betreffenden Individuum besonders ausgebildete Vermögen der Phagocyten, die specifischen Infektionserreger zu fressen und zu vernichten, bedingt sein. — Neuere Untersuchungen machen es jedoch wahrscheinlich, dass die Phagocyten zum weitaus grössten Theil nicht lebende, sondern bereits abgestorbene Infektionserreger aufnehmen und dass sie somit durchaus nicht die Rolle schützender Vorrichtungen zu übernehmen geeignet sind. Dagegen ist erwiesen, dass Blut und Blutplasma von Warmblütern die Eigenschaft besitzt, enorme Mengen von pathogenen Bakterien in kürzester Frist zu vernichten, und bei verschiedenen Thierspecies und

Individuen scheint diese bakterienvernichtende Eigenschaft erheblichen Schwankungen zu unterliegen. Möglicherweise ist somit dem Blut und anderen Säften des Körpers der Schutz gegen eindringende Infektionserreger übertragen und Differenzen in der Beschaffenheit der Säfte, die sich einstweilen noch völlig der analytischen Erkenntniss entziehen, bedingen die Verschiedenheiten der individuellen Empfänglichkeit.

Die erworbene Disposition resp. Immunität kommt durch eine gewisse Aenderung der Körperbeschaffenheit zu Stande. Wir sehen dieselbe erstens unter dem Einfluss des Lebensalters entstehen. So verliert sich mit zunehmendem Alter die Disposition für Diphtherie und für Cholera infantum, während die Empfänglichkeit für Tuberkulose gesteigert wird. Zweitens kann eine Alteration des Ernährungszustandes, resp. die Acquisition oder Heilung prädispondirender pathologischer Veränderungen von Einfluss sein. Individuen, deren Ernährung darniederliegt, sind für Flecktyphus, Tuberkulose u. s. w. relativ empfänglich, während andererseits eine Besserung des Ernährungszustandes, resp. ein Aufenthalt in einem Höhenklima eine relative Immunität zu schaffen vermag. Gastricismen pflegen zu Cholera und Typhus, chronische Bronchialkatarrhe zu Tuberkulose, Pharynxkatarrhe und kleine Schleimhautverletzungen zu Diphtherie zu disponiren; bei sorgfältiger Behandlung und Heilung schwindet diese Disposition. — Für septische Erkrankungen wird die Disposition erworben durch Wunden der äusseren Haut und Schleimhäute. Je nach der Lage und Beschaffenheit der so hergestellten Invasionspforte können die gleichen Erreger bald leichtere, bald schwerere Erkrankungen hervorrufen. Streptokokken veranlassen in oberflächlichen Hautwunden einfache Eiterung, von der Wundfläche des puerperalen Uterus dagegen schwere septische Erscheinungen. Einige Erreger bedürfen ganz besonders gearteter Invasionspforten, um Infektionen auslösen zu können. So sind relativ tiefgehende, der Berührung mit Luft entzogene Wunden Bedingung für die Etablirung von malignem Oedem und Tetanus.

Von grosser Bedeutung ist sodann noch eine eigenthümliche Art der Entstehung von erworbener Immunität. Es ist für viele Infektionskrankheiten seit lange bekannt, dass, wenn ein Individuum die Krankheit einmal übersteht, dasselbe eine Immunität von gewisser Dauer gegenüber der gleichen Krankheit erwirbt. Nicht alle Infektionskrankheiten gewähren diesen Schutz; Pyämie, Gonorrhoe, Malaria, Recurrens, Pneumonie, Diphtherie zeigen häufig schon kurze Zeit nach dem Ueberstehen der ersten Erkrankungen Recidive; einige, wie Malaria, hinterlassen sogar in ausgesprochener Weise eine gesteigerte Empfänglichkeit des Körpers. Andere Krankheiten bewirken wohl für einige Zeit Immunität, aber nicht ausnahmslos und nicht gleichartig bei den verschiedenen Thierspecies, so z. B. der Milzbrand, der nachweislich bei Menschen und Pferden recidivirt, während Hammel und Rinder durch einmaliges Ueberstehen der Krankheit für längere Zeit geschützt werden. Cholera bewirkt in der Regel für einige Monate bis Jahre einen Schutz gegen wiederholte Erkrankung, doch kommen nicht selten Ausnahmen vor. Eine ausgesprochene, lange Zeit andauernde Immunität tritt nach einmaligem Ueberstehen von Pocken, Scharlach, Masern, Flecktyphus und Abdominaltyphus ein.

Es ist von grosser Wichtigkeit, dass schwere und leichte Erkrankungen in Bezug auf die dadurch gewährte Immunität nahezu gleichwerthig sind. Man beobachtet oft, dass ausserordentlich leicht verlaufende Fälle von Scharlach, Masern, Abdominaltyphus, Cholera einen eben so vollen Schutz gegen die gleiche Krankheit hinterlassen, wie Erkrankungen der schwersten Art. Diese Beobachtung berechtigt zu der Vermuthung, dass auch eine durch abgeschwächte Erreger hervorgerufene Erkrankung gleichfalls im Stande sein wird, Immunität zu gewähren. Das Experiment hat diese Vermuthung im vollen Umfange für eine Anzahl von Infektionskrankheiten bestätigt, und damit sind die erforderlichen Unterlagen gegeben für die Einführung einer Schutzimpfung, d. h. einer künstlichen Herstellung der erworbenen Immunität durch Einimpfung abgeschwächter Krankheitserreger. Ueber die Ausführung und die Erfolge dieser Schutzimpfungen ist unter den prophylaktischen Massregeln zu berichten.

Das Studium derjenigen Körperveränderungen, auf welche die durch einmalige Invasion der Infektionserreger oder einer abgeschwächten Varietät derselben erworbene Immunität beruht, ist in den letzten Jahren von verschiedenen Seiten in Angriff genommen, ohne dass es bisher gelungen wäre, dieses interessante Problem vollständig zu lösen. — Frühere Forscher traten entweder für die sogenannte Retentionshypothese ein. Dieselbe besagte, dass Stoffwechselproducte der Bakterien, welche diesen selbst feindlich sind und bei einer gewissen Anhäufung die Vermehrung der Bakterien hemmen, nach der ersten Invasion im Körper zurückbleiben und bei einer zweiten Invasion der gleichen Bakterien deren siegreiches Vordringen hindern. Diese Hypothese ist jedoch unrichtig, da diejenigen Stoffwechselproducte, welche in den künstlichen Culturen vorzugsweise hemmend auf die Bakterien wirken (freie Säure, freies Alkali, Kohlensäure) im Körper keinesfalls zurückgehalten werden können. Dass aber auch im Körper nicht etwa besondere und zur Retention mehr geeignete hemmende Stoffwechselproducte durch die pathogenen Bakterien gebildet werden, das geht aus der Thatsache hervor, dass nach dem Tode des inficirten Thieres in dessen Säften noch eine ausgiebige Vermehrung der betreffenden infektiösen Bakterien erfolgt.

Zweitens ist die sogenannte Erschöpfungshypothese bis in die neueste Zeit vertheidigt, nach welcher bei der ersten Invasion ein für das Wachsthum der Bakterien nothwendiger Nährstoff consumirt und der Körper dadurch ungeeignet gemacht wird, ein zweites Mal als gutes Nährsubstrat zu dienen. Auch diese Hypothese ist unzulässig, nachdem gezeigt werden konnte, dass bei den Schutzimpfungen oft nur eine ganz minimale, local beschränkte Vermehrung der eingebrachten Erreger stattfindet, welcher dennoch eine vollständige Immunisirung des ganzen Körpers folgt. Ferner wurde der Nachweis geliefert, dass in den Säften des getödteten, immunisirten Thieres üppige Vermehrung der betreffenden Infektionserreger stattfindet.

Nach dem jetzigen Stande der Untersuchung haben wir jedenfalls anzunehmen, dass eine von der Infektionsstelle sich fortpflanzende, in Zellen oder Säften des Körpers verlaufende und bei Krankheiten mit specifischer Invasionsstätte vielleicht auf die Invasionsstätte beschränkte reaktive Aenderung die Immunität bewirkt. Dass diese Aenderung die Phagocyten betrifft, ist wenig wahrscheinlich, nachdem die Rolle derselben als Schützer des Körpers gegen Infektion auf so begründeten Zweifel gestossen ist. Ob die oben erwähnte bakterienvernichtende Eigenschaft der Säfte in Frage kommt, ist jedenfalls noch zweifelhaft, wenn auch immerhin möglich. Eine zureichende Erklärung für die interessanten Thatsachen der erworbenen Immunität und der Schutzimpfung ist jedenfalls erst von weiteren Untersuchungen zu erwarten.

Für die Verbreitungsweise der Infektionskrankheiten ist die individuelle Disposition oder Immunität äusserst bedeutungsvoll. Das Erlöschen von Epidemieen und ihr zeitweises Verschwinden ist oft auf die Durchseuchung und die dadurch erzielte Immunität des grösseren Theils der Bevölkerung zurückzuführen. Ueberspringt eine Epidemie einzelne Bezirke, so erklärt sich dies event. ebenfalls daraus, dass vor nicht langer Zeit an dieser Stelle ein Hauptherd derselben Seuche bestanden hatte und dass zur Zeit der neuen Invasion wenig empfängliche Individuen vorhanden waren. — Masern und Scharlach treten bei uns als Kinderkrankheiten auf, weil ihre verbreiteten Keime gewöhnlich schon in der Jugend acquirirt werden, dann aber eine lange dauernde Immunität hinterlassen. Das Auftreten dieser Krankheiten wird indessen ein völlig anderes, wenn sie etwa unter einer vorher noch nicht durchseuchten Bevölkerung Platz greifen; auch die Erwachsenen erliegen dann ebensowohl wie die Kinder. (Masernepidemie der Fidschi-Inseln.)

4. Die örtliche und zeitliche Disposition zu Infektionskrankheiten.

Aus den vorstehenden Erörterungen über die Verbreitungsweise der Infektionskrankheiten lässt sich ohne Weiteres die Folgerung entnehmen, dass die Ausbreitung aller Infektionskrankheiten sich weder gleichmässig in weiter örtlicher Ausdehnung, noch in zeitlich ununterbrochener Folge vollziehen kann, sondern dass zeitliche und örtliche Schwankungen in dem Auftreten dieser Krankheiten sich zeigen müssen.

Namentlich bei den contagiösen Krankheiten mag der Kranke resp. die von diesem ausgehenden Infektionsquellen wohl das ungefähre

Centrum eines kleines Infektionsheerdes bilden; von diesem aus wird aber die Verbreitung bald in dieser, bald in jener Richtung begünstigt sein, bald rasch, bald in längeren Pausen erfolgen. Ob eine Reihe von Infektionen in dem gleichen Hause ausbricht, oder ob die Gefahr dort erlischt, ohne dass eine neue Infektion stattgefunden hat, während vielleicht in anderen Strassen oder gar an entfernten Orten verschleppte Erreger zu einem starken Infektionsherd führen — das ist ganz und gar von Zufälligkeiten, welche auf die Lebensfähigkeit der Infektionserreger wirken, von Zufälligkeiten im Verkehr von Menschen und Effekten, von einem zufälligen Zusammentreffen der Infektion mit individueller Disposition, und somit von sehr zahlreichen kleinlichen, leicht übersehbaren und schwer zu controllirenden Einflüssen abhängig.

Das ganze Wesen der Verbreitung müssen wir uns nach dem, was in den vorstehenden Kapiteln über die Mannichfaltigkeit aller für die Infektion in Betracht kommenden Faktoren gesagt ist, von vornherein als etwas so Wechselndes vorstellen, wir müssen die Pfade als so verschlungen, und die Ausgänge als so schwankend anerkennen, dass weder eine hartnäckige Localisation, noch ein scheinbar unvermittelter Sprung der Krankheit uns überraschen darf.

Des Weiteren begegnen wir aber gewissen Gesetzmässigkeiten in der örtlichen und zeitlichen Verbreitung mancher Infektionskrankheiten. Die eine Localität zeigt sich regelmässig stärker ergriffen als die andere; gewisse Zeitabschnitte gehen mit einer besonderen Häufung von Krankheitsfällen zusammen, andere mit einer Verminderung. Diese gesetzmässigen Differenzen haben vielfach zur Annahme einer localen und zeitlichen Disposition geführt, die ihren Grund in besonderen, von der natürlichen Beschaffenheit der Oertlichkeit ausgehenden, zeitlich wechselnden Einflüssen auf die Krankheitserreger haben sollte.

Oertliche Differenzen der Art finden wir zwischen den verschiedenen Klimaten; aber auch vielfach zwischen den Ländern und Städten ein und desselben Klimas. Zeitlich sich wiederholende Schwankungen gehen theils mit der Jahreszeit, theils mit besonderen Witterungsverhältnissen zusammen.

Nur selten jedoch ist diese örtliche und zeitliche Disposition wirklich in der Beschaffenheit der natürlichen Lebenssubstrate begründet. Klima und Witterung äussern, wie dies in einem früheren Kapitel ausgeführt wurde, nur bei wenigen Krankheiten einen unmittelbaren Einfluss; auch andere Substrate, insbesondere der Boden, sind nur ausnahmsweise betheiligt; weit bedeutungsvoller dagegen für die Verbreitung der Infektionsquellen, für die Gangbarkeit der Transportwege und für die individuelle Empfänglichkeit sind die Verkehrsverhältnisse eines

Ortes und Landes, die Sitten und Lebensgewohnheiten, die Beschäftigungsweise, die durchschnittliche Wohlhabenheit, die Wohnungs- und Ernährungsverhältnisse, endlich der Grad der Durchseuchung der Bevölkerung.

Daher sind Handels- und Verkehrscentren exponirter als abgelegene Orte. Eine in überfüllten Wohnungen und in Fabrikräumen in steter enger Berührung lebende, schecht genährte Bevölkerung gewährt ungleich bessere Bedingungen für die Ausbreitung der Infektionsquellen, als eine zerstreut wohnende, vorzugsweise im Freien beschäftigte, wohlhabende Bevölkerung. An dem einen Orte können gute Einrichtungen zur Entfernung der Infektionsquellen (Wasserleitung, Canalisation) bestehen, während in anderen Städten oder Ländern eine Reinhaltung der Wohnung, Kleidung und Utensilien von Infektionserregern auf viel grössere Schwierigkeiten stösst. Selbst scheinbar unbedeutende Gewohnheiten sind oft von erheblichem Einfluss. In manchen Orten wird die Wäsche, und speciell die Wäsche von Kranken niemals in der Wohnung, sondern ausserhalb der Stadt gereinigt; in anderen Orten erfolgt die Reinigung in unmittelbarer Nähe der Wohnung, an undichten Schachtbrunnen, deren Wasser auf diese Weise leicht inficirt wird. In einer anderen Stadt dient ein vielseitig benutzter Fluss zur Aufnahme aller Abfallstoffe. In wieder anderen Städten bewirken gewisse Gewerbe ein Zusammenströmen zahlreicher infektionsverdächtiger Lumpen.

Ebenso unterliegen die Transportwege örtlichen und zeitlichen Schwankungen. An einem Orte ist eine geeignete Krankenpflege eingerichtet, die Bevölkerung ist zu Reinlichkeit erzogen, die Nahrung wird sorgfältig zubereitet und in gekochtem Zustand genossen, für tadelloses Wasser ist Sorge getragen. In anderen Ländern, Städten und Stadttheilen ist eine Isolirung des Kranken unmöglich; es existirt kein geschultes Pflegepersonal; an regelmässige Reinigung der Hände und der Kleidung ist die Bevölkerung nicht gewöhnt; die Nahrung wird ungenügend conservirt und oberflächlich zubereitet, inficirtes Wasser wird zum Trinken, zum Reinigen der Ess- und Trinkgeschirre, zum Baden u. s. w. benutzt.

Auch zeitliche Differenzen werden in ähnlicher Weise hervorgerufen. Das Leben der Bevölkerung in der warmen Jahreszeit bietet durch den langen Aufenthalt im Freien, die Gelegenheit zum Baden, die Erleichterung der Reinigung von Wäsche und Wohnung weit weniger Chancen für die Ausbreitung gewisser Contagien, als der Winter. Eine bestimmte Jahreszeit äussert ferner auf die Frequenz anderer Krankheiten dadurch Einfluss, dass in dieser Zeit die Gruben und Tonnen geräumt und die Fäkalien, und mit diesen Infektionserreger, vielfach verbreitet werden. Auch die Ernte von Nahrungsmitteln, die in oberflächlichem, mit menschlichen Excrementen gedüngtem Boden gewachsen sind, mag in demselben Sinne wirken. Ferner kommt die zeitlich sehr bedeutend wechselnde Menge der Insekten in Frage. Endlich veranlasst die individuelle Disposition starke Differenzen der zeitlichen Verbreitung, und insbesondere liefern die in der warmen Jahreszeit grassirenden Verdauungsstörungen eine ausgesprochene Disposition für Typhus, Cholera und Ruhr.

Am wenigsten werden noch diejenigen Infektionskrankheiten, welche sehr contagiös sind und über reichliche Infektionsquellen und zahlreichste Transportwege verfügen, von diesen zeitlichen und örtlichen Schwankungen betroffen, weil bei Fehlen der einen Infektionsgelegenheit immer noch reichlich andere Gelegenheiten vorhanden sind. Dennoch beobachtet man selbst bei den acuten Exanthemen ausgeprägte gesetzmässige Schwankungen. S. 123 wurde bereits die jahreszeitliche Schwankung der Pocken betont und erklärt. Aber auch starke locale Differenzen fehlen nicht. So sind, während in Europa im Laufe dieses Jahrhunderts stets Scharlachepidemieen grassirten und während manche dieser Epidemieen fast von Ort zu Ort zogen, einzelne Städte Jahrzehnte lang völlig verschont geblieben, obgleich sie zweifellos in Verkehr mit inficirten Orten gestanden hatten. In Münster hat eine solche scharlachfreie Zeit 50 Jahre lang gedauert; in Tuttlingen 35 Jahre; in Ulm 17 Jahre; auffällig lange Pausen sind in Lyon, ferner im ganzen Departement Indre-et-Loire beobachtet.

In weit stärkerem Grade müssen aber derartige zeitliche und örtliche Schwankungen vorkommen bei denjenigen Infektionskrankheiten, welche nicht so exquisit contagiös sind, wie die acuten Exantheme, sondern bei welchen die Infektionsquellen, die Transportwege, die Invasionsstätten beschränkt sind und wo nur bei einem gewissen Zusammenwirken äusserer Umstände eine weitere Ausbreitung der Infektion resultirt.

Typhus, Cholera, Milzbrand, Diphtherie u. a. m. gehören zu diesen Krankheiten; und bei ihnen werden wir daher örtliche und zeitliche Schwankungen am häufigsten und am prägnantesten beobachten, ohne dass deshalb hier andere Momente zur Erklärung herangezogen werden müssen, als die früher aufgezählten Einflüsse des Verkehrs, der Lebensverhältnisse und der Durchseuchung der Bevölkerung.

Da die genannten Einflüsse selbst einem gewissen zeitlichen Wechsel zu unterliegen pflegen, so ist die Empfänglichkeit resp. Unempfänglichkeit eines Ortes meist nicht von unbegrenzter Dauer. Innerhalb einer genügend langen Zeitperiode sehen wir vielmehr hier eine locale Immunität verschwinden, dort eine solche entstehen. So haben die oben aufgeführten eine Zeit lang gegen

Scharlach immunen Orte später intensive Scharlachepidemieen durchzumachen gehabt. Ebenso ist in Indien, wo die Cholera sich seit circa 70 Jahren auf grössere Strecken verbreitet, fast kein Ort mehr von Choleraepidemieen frei geblieben, während in Europa noch zahlreiche Orte von den sporadischen Zügen verschont wurden — sei es dadurch, dass Zufälligkeiten des Verkehrs dieselben vor der Einschleppung von Erregern bewahrte, sei es, dass die eingeschleppten Erreger bald wieder beseitigt oder vernichtet wurden, sei es, dass sie zufällig nicht auf Nahrungsmittel oder in Wasser geriethen, oder dass sie auf nicht disponirte Individuen trafen.

Selbst bei den Infektionskrankheiten, deren Erreger als fakultative Saprophyten zu leben vermögen, liegt somit für gewöhnlich kein Anlass vor, die Ursache der örtlichen und zeitlichen Schwankungen in eigenthümlichen, an der Oertlichkeit dauernd haftenden Einflüssen auf das ektanthrope Leben der Krankheitserreger zu suchen.

Bis jetzt kennen wir nur eine einzige menschliche Infektionskrankheit, deren Auftreten dauernd oder doch für lange Zeitperioden an eine bestimmte Localität gebunden ist, nämlich die Malaria; und da die Erkrankungen an Malaria auch unter freiem Himmel und ohne dass Wohnung, Beschäftigung, Kleider, Wasser, Nahrung und Lebensgewohnheiten betheiligt sein können, sich vollziehen, so haben wir hier mit Recht die locale Disposition in einem besonderen Verhalten des Bodens gegenüber den Krankheitserregern zu suchen.[1]

Das Beispiel der Malaria hat Anlass gegeben, dass von den „Localisten" auch eine Reihe anderer Infektionskrankheiten — Typhus, Cholera, Milzbrand, Gelbfieber u. a. m. — als „Boden"krankheiten angesprochen sind, zu deren Zustandekommen bestimmte Eigenschaften des Bodens und eine Mitwirkung des Bodens erforderlich sein soll.

Nach den gegebenen Darlegungen berechtigt jedoch der Nachweis örtlicher und zeitlicher Differenzen keineswegs ohne Weiteres zu einer solchen Auffassung, vielmehr ist es von vornherein wahrscheinlich, dass andere Einflüsse, insbesondere Verkehrs- und Lebensverhältnisse weit mehr in Betracht kommen. Im Einzelfalle stösst freilich der Nachweis dieser letzteren oft auf Schwierigkeit; aber bei aufmerksamer Beobachtung der Sitten, Gebräuche etc. gelingt es doch zuweilen, eine exquisite locale und zeitliche Disposition in bestimmtester Weise aufzuklären. So war z. B. in einem „unerklärlichen" Fall von örtlich und zeitlich begrenztem Milzbrand die zeitliche Disposition lediglich dadurch bedingt, dass nur zu einer bestimmten Jahreszeit, nämlich wenn der Futtervorrath auf die Neige ging, dem Futter Milzbrandsporen von dem inficirten Fussboden des Futterraumes beigemengt wurden. — Es ist zu hoffen, dass es der Detailforschung noch in zahlreichen weiteren Fällen gelingen wird, die oft

---

[1] Ausserdem haftet der Milzbrand, da wo derselbe endemisch unter Rinder- und Schafheerden auftritt, oft hartnäckig an bestimmten Weideplätzen. Dieselben werden durch den Koth der erkrankten Thiere, oder von anderen endemischeu Gebieten aus bei Gelegenheit von Ueberschwemmungen inficirt, und können bei andauernder Feuchtigkeit und reichlicher Häufung der Kothmassen den Milzbrandbacillen eine ausgiebige Wucherung gestatten.

versteckten und scheinbar geringfügigen Ursachen für ein eigenthümlich örtliches und zeitliches Verhalten der Infektionskrankheiten genauer darzulegen.

Ist aber eine locale Disposition in solcher Weise vorläufig nicht aufzuklären, so erscheint es immerhin keinesfalls gerechtfertigt, gerade im Boden die Ursache des Verhaltens zu suchen, da wir doch wissen, dass die Krankheitserreger im Allgemeinen nicht die Bedingungen im Boden finden, welche für ihre Vermehrung oder Verbreitung irgendwie bedeutungsvoll sein können.

Beispiele örtlicher und zeitlicher Disposition liefern uns auch manche Invasionskrankheiten, obwohl deren Erreger gewiss nicht zum Boden in irgend welcher Beziehung stehen. So kommt die Trichinose beim Menschen in Nordamerika, in Frankreich, im Orient u. s. w. so gut wie gar nicht, in Deutschland dagegen häufig vor; auch hier sind aber einzelne Gegenden besonders exponirt, andere fast frei. Noch stärkere locale Differenzen zeigt die Verbreitung der Trichinose unter den Schweinen, die z. B. in der Provinz Hannover sehr selten, in der Provinz Posen sehr häufig erkranken. Ferner beobachtet man in vielen Gegenden, besonders in den ländlichen Distrikten Epidemieen von Trichinose wesent lich zum Anfang des Winters. — Diese örtliche und zeitliche Vertheilung, die ohne die Entdeckung der Trichinen und ohne die Kenntniss ihres Lebensganges vielleicht auch die Trichinose zu einer Bodenkrankheit gestempelt haben würde, sind einfach in Lebensgewohnheiten der Bevölkerung begründet, die in diesem Falle klar vor Augen liegen. In den immunen Ländern herrscht eben das Verbot Schweinefleisch zu essen, oder die Sitte, das Schweinefleisch nur in gut gekochtem Zustand zu geniessen. In Posen ist es die Verwahrlosung der Schweineställe, die zur stärkeren Verbreitung der Trichinose führt; und zu Anfang des Winters veranlasst die Gewohnheit der ländlichen und kleinstädtischen Bevölkerung, die gemästeten Schweine dann zu schlachten und zu verzehren, die Häufung der Fälle in dieser Jahreszeit.

B. Die Prophylaxis der Infektionskrankheiten.

Die Massregeln zur Abwehr der Infektionskrankheiten werden gegen alle diejenigen Einflüsse gerichtet werden müssen, welche sich als bedeutungsvoll für die Verbreitung von Infektionskrankheiten ergeben haben. Zunächst muss man versuchen, die Infektionsquellen fern zu halten, zu beseitigen oder zu vernichten; sodann den Transport der Erreger von den Infektionsquellen aus zu hindern; drittens die individuelle Empfänglichkeit herabzusetzen; viertens die örtliche und zeitliche Disposition zu beseitigen.

1. Fernhaltung, Beseitigung und Vernichtung der Infektionsquellen.

Die Fernhaltung der Infektionsquellen lässt sich eventuell durch Quarantäne und Revision der Reisenden, sowie durch Isolirung der ersten Erkrankten erreichen.

Früher versuchte man gegenüber einigen Infektionskrankheiten, namentlich Pest, Cholera und Gelbfieber, Länder und Städte durch Grenzkordons der Art abzusperren, dass jeder Verkehr von Menschen und Sachen abgeschnitten wurde. Eine vollständige Absperrung wurde selbst bei der strengsten Durchführung nicht erreicht, und eine Ausbreitung der Krankheit trotz der Sperre ist mehrfach beobachtet. Immerhin wurden zahlreiche Infektionsquellen zurückgehalten, die eingeschleppten Infektionsfälle waren seltener und es konnte der Enstehung grösserer Herde leichter vorgebeugt werden. Aber diese Vortheile wogen das grosse Aufgebot von Schutzmannschaft, die Nothwendigkeit, behufs Aufrechterhaltung der Sperre zu den strengsten Mitteln (Erschiessen) zu greifen, und vor Allem die enorme Schädigung von Handel und Verkehr, nicht auf; und dementsprechend sind zur Zeit nur noch ausnahmsweise Landsperren in Gebrauch.

Leichter und vollständiger gelingt die Absperrung von Seehäfen gegen die aus durchseuchten Ländern kommenden Schiffe. Man pflegt in der Nähe der Häfen auf abgelegenen Stellen, womöglich auf einer kleinen Insel, eine Quarantänestation einzurichten, die mit Lazareth u. s. w. versehen ist. Alle aus verdächtigen Häfen kommenden Schiffe müssen dort 10—14 Tage in Quarantäne bleiben, ehe die Landung der Passagiere oder das Löschen der Ladung gestattet wird. Auch diese Seequarantänen bieten grosse Belästigungen des Verkehrs und Handels, und nicht selten gelingt es, trotz aller Vorsichtsmassregeln die Quarantäne zu umgehen.

Neuerdings giebt man daher dem sogenannten Revisionssystem den Vorzug. In den Häfen sollen nicht alle aus inficirten Ländern kommenden Schiffe in Quarantäne gebracht werden, sondern nur solche, welche nach genauer ärztlicher Revision als infektionsverdächtig anzusehen sind. — Zu Lande richtet man an den Grenzstationen der Eisenbahnen ärztliche Revision der Passagiere ein. Diese Revisionen werden keineswegs alle Einschleppungen hindern; aber wenn letztere auch nur um einen gewissen Procentsatz verringert werden, so ist das ein immerhin bedeutsamer Vortheil, der in diesem Falle durch eine kaum belästigende und wenig kostspielige Massregel erkauft wird. — Um die Revision rechtzeitig und in ausreichender Weise einführen zu können, ist eine internationale Seuchencommission wünschenswerth, welche namentlich über die ersten in irgend einem Lande vorgekommenen Fälle der Seuche den verschiedenen Regierungen schleunigst Mittheilung zukommen lässt.

Hat trotz dieser Abwehrmassregeln eine Einschleppung der Krankheit stattgefunden, oder tritt der erste Fall einer Infektionskrankheit auf, welche stets in Europa einheimisch ist und daher keiner Sperre unterliegt, so ist vor Allem durch sofortige Isolirung des Erkrankten einer weiteren Verbreitung vorzubeugen. Bedingung für eine rechtzeitige Isolirung ist allerdings die gesetzlich vorgeschriebene Verpflichtung der Haushaltungsvorstände und Aerzte zur schleunigen Anzeige jedes Falles von Infektionskrankheit. In den meisten Staaten besteht diese Anzeigepflicht für Flecktyphus, Pocken, Scharlach, Masern, Cholera, Abdominaltyphus, Dysenterie, Diphtherie, Puerperalfieber.

Die Isolirung soll, wenn irgend möglich, in einem Isolirspital geschehen (s. unten), da eine ausreichende Absperrung im Hause des Erkrankten nur in seltenen Fällen durchführbar ist. Jedoch muss man sich Angesichts der herrschenden Abneigung gegen die Hospitalbehandlung sehr häufig mit der Isolirung im Hause begnügen; die einzelnen dann zu ertheilenden Vorschriften ergeben sich aus den im Folgenden genauer zu schildernden Massnahmen zur Beseitigung der Infektionsquellen und zur Hinderung ihres Transports. — Die Isolirung soll andauern, bis die Krankheit mit Genesung oder Tod geendet hat und eine regelrechte Desinfektion aller in Betracht kommenden Objekte erfolgt ist. Lässt sich eine zuverlässige Desinfektion nicht durchführen, so wird im Allgemeinen die Dauer der Isolirung auf 4—6 Wochen zu bemessen sein.

Eine theilweise Beseitigung der Infektionsquellen ist durch Abschwemmen mittelst Wassers oder durch Lüftung zu erzielen, und eventuell durch mechanisches Reiben, Klopfen u. s. w. zu unterstützen. Nachweislich ist durch dieses Mittel keineswegs eine vollständige Beseitigung der Infektionserreger möglich. Am wenigsten wirksam ist die Lüftung (vgl. S. 388). Die Reinigung des Körpers, der Wohnung, verschiedener Utensilien mit Wasser, und namentlich mit Wasser und Seife, leistet dagegen erheblich mehr und kann die Infektionschancen bedeutend herabdrücken. Bei häufiger Anwendung, bei starkem Wasserconsum und sicherer Abführung des gebrauchten Wassers liefert diese Art der Reinigung eines der besten Schutzmittel gegen die Ausbreitung von Epidemien und die Gewöhnung einer Bevölkerung an Reinlichkeit, sowie die Gewährung reichlichen Wassers und bequemster Vorrichtung zur Entnahme und zum Fortschaffen des Reinigungswassers kann für die Frequenz mancher infektiöser Krankheiten von ausschlaggebender Bedeutung sein.

Es ist indess niemals zu vergessen, dass selbst bei der strengsten Reinlichkeit und bei der Entfernung alles grob sichtbaren Schmutzes immer noch an den Händen, an der Kleidung, in der Wohnung zahlreiche Infektionserreger zurückbleiben können. Ein voller Schutz gegen Infektion wird daher erst durch gleichzeitige Anwendung eines Verfahrens erreicht, welches die Infektionserreger abtödtet, nämlich durch die sogenannte Desinfektion.

Zur Desinfektion eignen sich die verschiedenen S. 42 aufgezählten Mittel.

Die Wirksamkeit derselben ist theils durch die S. 39 beschriebenen Laboratoriumsexperimente festgestellt. Vielfach sind aber auch mehr die natürlichen Verhältnisse nachgeahmt; Utensilien, Kleider, Theile einer Wohnung wurden zunächst mit Infektionserregern imprägnirt, dann das zu untersuchende desinficirende Mittel angewendet, und nachher geprüft, ob die vorher infektiösen Objecte noch Thiere zu inficiren vermögen resp. ob sie in guten Nährsubstraten Culturen der Erreger entstehen lassen. — Eine willkommene Ergänzung dieser Versuche liefern ferner die Erfahrungen über praktische, in Spitälern ausgeführte Desinfektionen, namentlich wenn letztere methodisch und nach Art eines Experiments angestellt wurden. So sind z. B. im Alexander-Hospital zu St. Petersburg die verschiedenen Baracken, welche Flecktyphus-, Typhus-, Pneumonie-Kranke u. s. w. beherbergt hatten, in einer bestimmten Weise desinficirt und dann mit anderen Kranken resp. Reconvalescenten von anderen Krankheiten belegt worden. Traten dann Fälle der zuerst in der Baracke behandelten Krankheit unter der neuen Belegschaft auf, so musste die Desinfektion als nicht genügend betrachtet werden.

Aus diesen Experimenten hat sich ergeben, dass jedes Desinfektionsmittel (wie bereits S. 39 hervorgehoben wurde) nur in bestimmter Concentration und bei bestimmter Dauer der Anwendung wirksam ist; dass ferner die Wirkung auf verschiedene Bakterien und verschiedene Entwickelungszustände der Bakterien sich nicht gleich verhält; dass die zu desinficirenden Objecte von dem Mittel vollständig durchdrungen werden müssen; und dass dabei keine chemischen Umsetzungen eintreten dürfen, welche die desinficirende Wirkung schwächen.

Für die Praxis der Desinfektion ist es ausserdem noch wichtig, dass die betreffenden Mittel die Objecte nicht wesentlich beschädigen, dass das desinficirende Mittel für die mit der Ausführung der Desinfektion Beauftragten keine Gefahr bringt, und dass endlich die Desinfektion nicht zu kostspielig ist.

Nicht alle die S. 42 aufgeführten, zu einer Vernichtung von Bakterien befähigten Mittel erfüllen die hier präzisirten Anforderungen und eignen sich somit für die praktische Desinfektion. Am besten haben sich folgende Mittel bewährt:

Verbrennen, jedoch nur für kleinere Gegenstände. Grössere Objecte, insbesondere das Stroh der Betten, können niemals in dem Hause des Erkrankten mit solcher Vorsicht separirt und verbrannt werden, dass keine Ausstreuung von Infektionserregern dabei erfolgt.

Kochen in Wasser. Bei halbstündiger Dauer werden alle Krankheitserreger vernichtet, die meisten (mit Ausnahme der Milzbrandsporen) schon durch 5—10 Minuten langes Kochen. — Bei schmutzigen und fettigen Substanzen, ferner bei schleimigen Absonderungen ist Sodazusatz zum Wasser (2—5 Procent) zu empfehlen.

Erhitzen in Wasserdampf von 100° $^1/_4$—$^1/_2$ Stunde; oder in Dampf von 110—120° 5—15 Minuten lang.

Sublimat (1:2000 oder 1:1000). Da Sublimat in Eiweisslösung unlösliche Verbindungen eingeht, ist dasselbe für frische Absonderungen nur verwendbar, wenn reichlich Kochsalz zugegen ist; es wird dann die Bildung der Sublimateiweissverbindung verhindert. — Die Giftigkeit dieser verdünnten Lösungen ist eine sehr geringe. Die Maximaldosis (für innerlichen Gebrauch) ist erst in 30 resp. 60 ccm enthalten.

Carbolsäure (5 Procent) tödtet zwar Milzbrandsporen nicht, aber sonst sämmtliche anderen Krankheitserreger in kurzer Zeit. Wegen ihres starken Geruchs ist die Carbolsäure in Wohnungen so viel als möglich zu vermeiden. Ausserdem ist sie weit giftiger als das Sublimat in gleich wirksamer Concentration, da bereits in 0,5 ccm einer 5procentigen Carbollösung die Maximaldosis enthalten ist. — Neuere Untersuchungen weisen auf die viel höhere Desinfektionskraft der Kresole hin, die vielleicht demnächst die Carbolsäure zu ersetzen berufen sein werden.

Rohe Salzsäure, Schwefelsäure u. s. w. sind sehr billig zu beschaffen und tödten in 1procentiger Lösung die meisten Krankheitserreger in kurzer Frist.

Aetzkalk; eine $^1/_2$procentige Lösung wirkt schon auf viele pathogene Bakterien tödtend; kann überschüssig in Form einer 20procentigen Kalkmilch angewendet werden. — Die beiden letztgenannten Mittel sind namentlich zur Desinfektion werthloser Objecte, der Excremente u. s. w. geeignet.

Die Anwendung der Desinfektionsmittel variirt nach der Art der verschiedenen S. 482 aufgeführten Infektionsquellen.

a) Die Absonderungen (Sputa, ausgehustete Membranen, Eiter, Dejektionen u. s. w.) werden in Gefässen mit 5procentiger Carbolsäure aufgefangen und nach mindestens 6stündiger Berührung mit derselben in die Ausgüsse oder Closets entleert. Sputa können auch mit den zum Auffangen bestimmten Näpfen in Sodalösung gekocht oder, wenn sie in Kleie oder dergl. aufgefangen waren, verbrannt werden. — Eine schnelle Desinfektion von Ausleerungen und dergl. ist durch Zusatz starker Salzsäure (10 Procent) oder Aetzkalk (20procentige Kalkmilch) zu erzielen.

b) Ess- und Trinkgeschirre, sowie sonstige inficirte Utensilien sind nach dem Gebrauch in einen im Krankenzimmer bereitstehenden Topf mit Sodalösung einzulegen und in diesem demnächst zu kochen.

c) Verbandzeug, Kleider, Betten u. s. w.: Kleinere und werthlose mit Absonderungen beschmutzte Lappen werden verbrannt.

Leib- und Bettwäsche wird in ein feuchtes Tuch eingeschlagen und dann in einem besonderen, im Krankenzimmer aufgestellten Behälter aufbewahrt. Soll die Wäsche im Hause gereinigt und desinficirt werden, so ist sie, ohne dass sie aus dem feuchten Tuch herausgenommen wird, sofort in 2procentige Sodalösung zu übertragen und in dieser 1 Stunde zu kochen. Demnächst wird sie wie gewöhnliche Wäsche weiter behandelt. — Oder die Wäsche wird nach der Desinfektionsanstalt geschafft (s. unten). Der Behälter ist nach der Entleerung mit Sublimatlösung (1 : 2000) auszubürsten.

Die Oberkleider, Betten, Matratzen, Strohsäcke, Bettvorlagen, event. Gardinen und Teppiche können im Hause nicht ohne Beschädigung desinficirt werden, dieselben sind vielmehr in feuchte Tücher eingehüllt nach der Desinfektionsanstalt zu schaffen. Gewöhnlich ist es ausserdem einfacher und sicherer, auch die inficirte Leib- und Bettwäsche ebendorthin zu transportiren.

Eine brauchbare Desinfektion aller dieser Objecte kann nur durch Wasserdampf von 100—120° in besonderen Oefen erfolgen.

In neuerer Zeit sind zu diesem Zweck sehr zahlreiche Desinfektionsöfen construirt. — Entweder benutzt man strömenden Wasserdampf von 100°. Die darauf basirten Oefen lehnten sich ursprünglich an die für das Sterilisiren der Utensilien in den Laboratorien gebräuchlichen Apparate an und bestanden aus einem grossen Wassergefäss, einem vertikalen Cylinder von 1 bis $1^1/_2$ m Höhe und 50—80 cm Weite und einem nach oben verjüngten Aufsatz, dem sogenannten Helm. Der Cylinder steht in einem mit Wasser gefüllten Falz des Wassergefässes; der Helm fasst wiederum in einen ebensolchen Falz des Cylinders. Es ist hierdurch eine hinreichende Absperrung des Wasserdampfs erzielt. Der Wasserkessel ist entweder in einen Herd einzusetzen oder wird mit Gas geheizt; der Dampf durchströmt dann den Cylinder und entweicht schliesslich durch die enge Oeffnung des Helms; er zeigt, falls die Wärmeabgabe vom Cylinder durch Umhüllung mit Kieselguhr, Filz u. dgl. behindert ist, noch bei der Ausströmung die Temperatur von 100°. In den Cylinder wird ein Korb aus festem Drahtgewebe eingesetzt, welcher aussen mit den zu desinficirenden Objecten gefüllt wird. Lässt man den Dampf von der Zeit ab, wo er an der Ausströmungsstelle 100° zeigt, $^1/_4$—$^1/_2$ Stunde durch die Objecte hindurchströmen, so sind alle Infektionserreger getödtet. Nach Beendigung der Desinfektion wird der Korb sofort herausgenommen, entleert und die Kleider und Betten werden über ein Trockengestell ausgebreitet. Binnen einer Stunde sind sie dann vollkommen trocken und benutzbar.

Kommt Condenswasser mit Betten oder empfindlichen Kleiderstoffen in Berührung, so entstehen unangenehme Flecke. Es ist daher nöthig, dass der eingesetzte Korb einen erheblichen Abstand von den stets nassen Wänden des Cylinders zeigt. Ausserdem ist das vom Helm herabtropfende Wasser durch übergelegte Decken abzuhalten. — Diese älteren Apparate haben den Vorzug, dass sie sich in der primitivsten Weise und sehr billig improvisiren lassen. Ein Fass ohne Böden auf einen Waschkessel gestellt und mit durchlochtem Deckel versehen, kann schon für einige Zeit ausreichende Dienste thun.

Für ständigen Betrieb haften diesem Apparate aber mehre Nachtheile an. Die Durchfeuchtung mit Condenswasser kann kaum immer vermieden werden; die Objecte sind in den aufrecht stehenden hohen Cylinder schwer hineinzubringen u. s. w.

Diesen Nachtheilen ist in den neuen Apparaten dadurch abgeholfen, dass der Cylinder horizontal gelagert ist und dass eine Vorwärmung des Apparats und der Objecte stattfindet, welche die Bildung von Condenswasser hindert.

Besonders compendiös und praktisch ist der Thursfield'sche Desinfektionsofen.[1] Der horizontal gelagerte Cylinder von 50 cm — 1,5 m Durchmesser (je nach der Grösse der zu desinficirenden Objecte) ist aussen in einem Abstand von 3 — 10 cm von einem Blechmantel umkleidet; der untere Theil des Mantelraums wird mit Wasser gefüllt und dient als Kessel. Von der oberen Dampf enthaltenden Hälfte führen Vertheilungsrohre den Dampf in das Innere des Cylinders; die Einströmungsöffnung wird oben, die Abströmungsöffnung unten angebracht. Der Cylinder ist vorn und hinten durch Thüren geschlossen, die mit Schrauben dampfdicht angepresst werden. Um den äusseren Mantel ist zum Wärmeschutz noch eine Holz- oder Filzbekleidung gelegt. — In diesem Ofen findet nach dem Anheizen (mit Gas oder Feuerung) und vor dem Einströmen des Dampfes eine solche Durchwärmung des Apparats und der Objecte statt, dass eine kaum merkliche Condensation stattfindet und kurzes Schwenken der herausgenommenen Kleider und Betten dieselben völlig trocken erscheinen lässt.

Für grössere Anlagen sind Oefen mit besonderem Dampfentwickler empfehlenswerth (Apparate von Schimmel & Comp.; Rietschel & Henneberg; Budenberg, u. A.); vielfach lassen sich dann die Oefen an bestehende Dampfkessel anschliessen. Die Vorwärmung ist gewöhnlich dadurch erzielt, dass Heizrohre oder Rippenheizkörper in das Innere des Apparates vorragen; diese werden zuerst mit Dampf angeheizt, und erst wenn die Erwärmung genügend ist, lässt man den Dampf in den inneren eigentlichen Desinfektionsraum einströmen. Nach der Beendigung der Desinfektion wird wiederum nur durch die Heizkörper erwärmt und zugleich lässt man Luft durch den Innenraum strömen; dadurch erfolgt schnelles und vollkommenes Trocknen der Objecte.

Mehrfach hat man versucht, durch stark erhitzte Heizkörper dem strömenden Dampf eine höhere Temperatur zu geben, in der Absicht, damit eine schnellere Desinfektion zu erzielen. Versuche haben jedoch zweifellos ergeben, dass durch ein solches Verfahren die desinficirende Wirkung nicht erhöht, sondern erheblich verringert wird.

Um die Zeit der Desinfektion abzukürzen und namentlich das Eindringen des Dampfes in grössere Objecte zu beschleunigen, sind ferner Apparate mit gespanntem Dampf von höherer Temperatur in Anwendung gebracht. (z. B. von Geneste & Herrscher). Bei diesen nach den Vorbildern der in den Laboratorien gebräuchlichen Autoklaven construirten Oefen muss zunächst die Luft durch den Dampf vollständig ausgetrieben werden, und dann ist Dampf

[1] gel. v. Lautenschläger in Berlin.

in den geschlossenen Apparat einzulassen, bis die Manometer ca. $^1/_2$—1 Atmosphäre Ueberdruck und eingesetzte Thermometer die entsprechende Temperatur von 110—120° zeigen. Hat die höchste Spannung 5—15 Minuten bestanden, so lässt man den Dampf aus- und wieder Luft einströmen. — Diese Apparate gestatten also in der That einen schnelleren Betrieb; aber bei ungeschulter und unaufmerksamer Bedienung kommt es leicht vor, dass die Luft nicht vollständig ausgetrieben wird; es wirkt dann nur eine erhitzte und theilweise mit Feuchtigkeit gesättigte Luft auf die Objecte ein, und diese bringt, wie bereits S. 42 hervorgehoben wurde, erst bei viel höherer Temperatur und viel längerer Dauer eine Vernichtung der Krankheitserreger zu Wege.

Die grössten Apparate, zur Aufnahme ganzer Betten bestimmt (Schimmel & Comp. in Chemnitz) arbeiten auch wohl mit strömendem Dampf von geringem Ueberdruck ($^1/_{10}$ Atm.). Dieselben haben sich durchaus bewährt und sind der Gefahr eines fehlerhaften Betriebes nicht ausgesetzt.

Für kleinere Apparate ist die Anwendung von Salzlösung statt Wassers empfohlen, um höhere Temperatur und kürzere Desinfektionsdauer zu erzielen; Kochsalzlösung von 32 Procent giebt Dampf von 106°. Für gewöhnlich bedarf es indessen kaum einer Beschleunigung des Verfahrens. Cholera, Typhus, Diphtherie, Rotz, Milzbrand, Pneumonieerreger, Eiterkokken etc. gehen in strömendem Dampf von 100° binnen 5 Minuten zu Grunde. Nur Tuberkelbacillen bedürfen etwas längerer Erhitzung. Mit $^1/_2$stündigem Einwirken von Wasserdampf von 100° ist daher die Desinfektion als vollendet anzusehen. Sehr widerstandsfähige saprophytische Bakterien zu vernichten ist nicht Aufgabe der praktischen Desinfection.

Für alle kleineren Anlagen sind daher die Apparate mit strömendem Dampf von 100°; für grössere diejenigen mit strömendem Dampf von geringer Spannung am empfehlenswerthesten. — Apparate mit gespanntem, ruhendem Wasserdampf geben nur bei sehr exakter Bedienung Garantie für vollkommene Desinfektion.

Jeder Desinfektionsofen ist vor der praktischen Benutzung auf seine Leistungsfähigkeit zu prüfen; am besten durch Einbringen eines grösseren Convoluts von wollenen Decken, in dessen Innerem Fäden mit Milzbrandsporen enthalten sind. Die Fäden werden nach beendeter Desinfektion durch Thierexperimente und Culturversuche auf noch vorhandene lebensfähige Sporen untersucht.

Gleichzeitig sind bei diesen Prüfungen und namentlich im späteren Betriebe zweckmässig Thermometer anzuwenden, die mit Läutewerk verbunden sind und durch letzteres anzeigen, wann im Inneren der Objecte die Temperatur von 100° erreicht ist.

Die beschriebenen Desinfektionsöfen müssen in öffentlichen, von der Commune angelegten und unterhaltenen Desinfektionsanstalten Aufstellung finden.

In grösseren Städten sind mehrfache kleine Anstalten mit nicht zu umfangreichen Oefen gegenüber einer grossen centralen Anlage zu bevorzugen. Weite Entfernung der Anstalt ist ein entschiedenes Hemmniss für das Populärwerden der Desinfection. Ausserdem ist es kostspielig, die grossen Apparate anzuheizen, und die Desinfection kleinerer Objecte erfährt dann eine Verzögerung, bis genügend Material angesammelt ist.

In der Desinfektionsanstalt muss oft ein gewisses Sortiren der vom Publikum eingesandten Gegenstände erfolgen. Leder- und Gummisachen werden im Ofen hart und geschrumpft, müssen ausrangirt und durch Abreiben mit Carbol oder Sublimat desinficirt werden. Stark schmutzige, namentlich blutige Wäsche darf nicht sofort in den Ofen gebracht werden, da sonst fest haftende Flecke entstehen, die selbst durch wiederholtes Waschen nicht wieder entfernt werden können; dieselbe muss vielmehr zunächst 12—24 Stunden in dünner Sublimat-Kochsalzlösung (1 : 2000) belassen und dann durch Kochen oder im Wasserdampfe vollends desinficirt werden.

Da durch das Sortiren die Desinfecteure und der betreffende Raum der Infektion ausgesetzt werden, muss der letztere von demjenigen Raum, in welchem die desinficirten Sachen aufbewahrt und von wo sie zurücktransportirt werden, völlig getrennt sein. Zweckmässig geht eine Trennungswand über die Mitte des mit zwei Thüren versehenen Desinfektionsofens hinweg. Durch einen besonderen Eingang gelangen die inficirten Sachen in die eine Abtheilung, werden von da in den Apparat eingeschoben und auf der anderen Abtheilung aus der zweiten Thüre durch anderes Personal herausgenommen.

Nur wenn die Objecte bereits in der Wohnung von geschulten Desinfekteuren sortirt und verpackt sind, ist eine solche Trennung der zu- und abgehenden Effekten nicht erforderlich.

Für den Transport der Sachen liefert die Desinfektionsanstalt besondere Wagen, die innen mit Zinkblech ausgeschlagen sind und durch Ausbürsten mit Sublimat leicht desinficirt werden können. — Die Objecte werden ausserdem stets zunächst in mit Wasser oder schwacher Sublimatlösung angefeuchtete Tücher eingewickelt und verschnürt und erst diese Packete kommen in den Transportwagen und event. uneröffnet in den Desinfectionsofen.

Auch fahrbare Desinfektionsöfen sind neuerdings construirt worden; dieselben sind für mehrere vereinigte ländliche Gemeinden, für deren einzelne die Anschaffung eines Ofens zu kostspielig sein würde, empfehlenswerth. Für Städte sind sie ungeeignet, da das Aufsehen, welches die Vornahme der Desinfektion auf der Strasse macht, die Scheu des Publikums vor dieser Massregel nur vergrössern würde.

d) Die Desinfektion von Möbeln, Fussboden, Wänden und der Luft der Wohnung hat man früher mit gasförmigen Desinfektionsmitteln zu erreichen versucht. Kleider und Wäsche sollten alsdann im Zimmer verbleiben und somit die Vernichtung sämmtlicher Infektionsquellen auf einmal herbeigeführt werden.

Abgesehen von zahlreichen, völlig nutzlosen und zum Theil schwindelhaften Verfahren und Präparaten, bei welchen gar kein Versuch zu einer Dosirung gemacht wird (Sprengen mit Carbol, Eukalyptol u. dgl., Aufhängen von Carbolpapier, Ozonlämpchen u. s. w.) sind hauptsächlich schweflige Säure, Chlor-, Brom- und Sublimatdampf zu einer derartigen Desinfektion der Wohnräume empfohlen.

Schweflige Säure soll in einer Concentration von 1·4 Volumprocent mindestens 8 Stunden einwirken, und diese wird erreicht, wenn pro 1 cbm Raum 20 g Schwefel verbrannt werden. Selbst ein erheblich höherer Gehalt zeigt sich aber wirkungslos, sobald die Krankheiterreger nicht in völlig oberflächlicher dünner Schicht, sondern in etwas dickeren, feuchten oder trockenen Schichten oder in irgend einer Umhüllung liegen. Ausserdem tritt eine Wirkung nur bei gleichzeitiger Anfeuchtung der Objecte ein; dann aber werden die letztern auch stets ziemlich stark beschädigt.

Chlor. Um einen Anfangsgehalt von 1 Volumprocent herzustellen, müssen pro 1 cbm 250 g Chlorkalk und 350 g rohe Salzsäure gemischt werden. Auch diese Concentration wirkt aber nur auf die oberflächlich gelagerten Bakterien vernichtend. Befeuchtung der Objecte ist auch hier erforderlich, die Beschädigung derselben noch bedeutender als durch schweflige Säure. Ausserdem zeigt das specifisch schwere Chlorgas so wenig Neigung, sich im Raum zu verbreiten, dass die Chlorentwickelung in sehr zahlreichen, in den obersten Abschnitten des Raums vertheilten Gefässen stattfinden muss.

Brom vertheilt sich noch schwerer wie Chlor und zeigt die gleichen Nachtheile.

Sublimatdämpfe (pro 1 cbm Raum 1 g über einer Gas- oder Spirituslampe verdampft) condensiren sich, sobald sie sich abkühlen und ehe sie mit den Objecten in Berührung kommen, zu fester Substanz und dringen daher gar nicht ein.

Auch andere gasförmige Desinfektionsmittel haben sich bisher nicht bewährt, die Anwendung derselben ist daher völlig zu unterlassen.

Um eine wirkliche Desinficirung der Wohnung zu erreichen, ohne doch die Gegenstände zu beschädigen, bleibt nichts übrig, als die einzelnen Theile getrennt und in verschiedener Weise zu behandeln. Es ist dies allerdings nur ausführbar durch ein geschultes Personal, eine Desinfektionscolonne, die am besten mit der öffentlichen Desinfektionsanstalt verbunden ist und auf Verlangen von dieser geschickt wird. Das am besten bewährte Verfahren ist folgendes:

Auf die Meldung, dass eine Wohnung zu desinficiren sei (am besten unter Angabe der daselbst abgelaufenen Infektionskrankheit), erfolgt seitens der Desinfektionsanstait die Anzeige, zu welcher Zeit die Desinfektion vorgenommen werden wird. Zugleich erfolgt die Weisung, das Zimmer bis dahin bei geschlossenen Fenstern abgesperrt zu belassen (vgl. S. 388). Die Desinfektionsanstalt entsendet sodann drei Desinfekteure mit einem Transportwagen (Handwagen). Ausserdem sind 2 Eimer, Handfeger und Bürsten, ein sogenannter Schrubber, der unten mit grobem Scheuertuch umwickelt ist, 2 grosse Flaschen mit Sublimatlösung, einige frische Brote, eine Waschschale, 2 Gummikittel und einige Tücher (aus grobem Shirting) mitzubringen. Zwei der Desinfekteure legen vor dem Zimmer die Gummikittel an, betreten dann das Zimmer und befeuchten zunächst ihre Hände und Kittel und darauf mit Hülfe des Schrubbers den ganzen Fussboden sorgfältig mit Sublimatlösung (1 : 2000) oder Carbolsäure (5 Procent). Dann wird ein grobes mit Sublimat befeuchtetes Tuch ausgebreitet, auf dieses ein trockenes Tuch gelegt und darauf die Kleider, Bettwäsche, Teppiche u. s. w., die nach der Desinfektionsanstalt geschafft werden sollen. Die daraus hergestellten gut verschnürten Bündel werden herausgereicht und von dem dritten Desinfekteur mittelst des Transportwagens zur Desinfektionsalt geschafft.

Die zwei zurückgebliebenen Desinfekteure reiben inzwischen die polirten Möbel mit trockenen Tüchern fest ab, nicht polirte werden mit Sublimatlösung gewaschen. Sind Decke und Wände mit undurchlässigem abwaschbarem Anstrich versehen, oder sollen Tapeten und Anstriche nicht geschont werden, so werden alle diese Flächen mittelst grosser Schwämme und Bürsten mit Sublimat- resp. Carbolsäurelösung abgewaschen. Andernfalls werden Decken und Wände sorgfältig mit frischem Brot abgerieben. Nachweislich werden dadurch alle anhaftenden Bakterien entfernt. Das herabfallende und auf den mit Sublimat befeuchteten Fussboden gelangende Brot wird in einem Eimer gesammelt und verbrannt. Wenn dies in den Wohnungen nicht ohne Infektionsgefahr angänglich ist, wird es mit Sublimat übergossen, nach der Desinfektionsanstalt zurückbefördert und dort verbrannt.

Schliesslich waschen die Desinfekteure nochmals ihre Gummikittel und ihre Hände, ausserdem auch Gesicht, Stiefel u. s. w. mit Sublimat (1 : 2000) und verlassen dann das Zimmer. Dasselbe bleibt zweckmässig 1—2 Stunden in Ruhe, dann erst wird es gelüftet und vom Hauspersonal mit Sodalösung und Wasser gereinigt. — Zu dem Zeitpunkt, wo die Desinfektion und Reinigung des Zimmers beendet ist, kommen auch die nach der Anstalt transportirten Sachen desinficirt zurück.

Alle Objecte können bei dem geschilderten Verfahren unbeschädigt erhalten werden. Zuweilen kommt es vor, dass zahlreiche Polstermöbel, Portièren u. s. w. eine ausreichende Desinfektion ohne Beschädigung der Sachen unmöglich machen. Man wird dann mit einer theilweisen Desinfektion zufrieden sein, resp. in seltenen Fällen dieselbe ganz unterlassen müssen. Es würde indess sehr unrichtig sein, mit derartigen Ausnahmen die Unbrauchbarkeit des ganzen Verfahrens erweisen zu wollen.

e) Abwässer und Canalinhalt bedürfen im Einzelfall keiner speciellen Desinfektion. Anlage und Betrieb der Canalisation müssen vielmehr die Infektionsgefahr ausschliessen.

Gruben dürfen womöglich in Zeiten von Epidemieen von Cholera, Typhus und Ruhr, sowie bis zu 3 Monaten nach dem Erlöschen derselben, nicht geräumt werden, da gerade beim Räumen am leichtesten Infektionskeime ausgestreut werden. Dagegen ist es zweckmässig, bei drohenden Epidemieen, aber vor dem Ausbruch der ersten Fälle, die Räumung anzuordnen. — Eine Desinfektion der Gruben kann bei Einhaltung dieser Vorschrift unterbleiben, nöthigenfalls ist sie nach S. 414 auszuführen.

Tonneninhalt ist regelmässig und quantitativ mit Aetzkalk resp. Salzsäure zu desinficiren.

Abort und Fallrohr werden durch Eingiessen von Kalkmilch, der Sitz durch Abwaschen mit Sublimatlösung desinficirt.

Stellen des Bodens, die mit infektiösen Abfällen imprägnirt waren, sind mit Salzsäure oder Kalkmilch zu übergiessen.

f) Ueber die Behandlung der Leichen s. S. 450. — Der Genesene soll im Krankenzimmer zunächst mit Wasser und Seife, dann mit Sublimatlösung (1:2000) gewaschen werden. Letztere wird nach 3—5 Minuten mit warmem Wasser wieder entfernt. Nach acuten Exanthemen ist die Waschung über den ganzen Körper vorzunehmen, nach Diphtherie wenigstens am Oberkörper. Widerräth sich die Entblössung und Waschung grösserer Körperflächen, so sind jedenfalls Hände, Vorderarme und Gesicht in der angegebenen Weise zu behandeln.

Nicht bei allen Infektionskrankheiten ist es erforderlich, gegen sämmtliche aufgezählte Gruppen von Infektionsquellen mit den strengsten Massregeln vorzugehen; je nach der Art der Absonderungen und nach der Resistenz der Erreger ist vielmehr die Desinfektion zu variiren, und die Instruction für die Desinfektionscolonne hat auf diese Differenzen Rücksicht zu nehmen. Beispielsweise kommen bei den acuten Exanthemen und bei Tuberkulose gewöhnlich alle aufgeführten Infektionsquellen in Betracht; bei Diphtherie namentlich Leib- und Bettwäsche, Ess- und Trinkgeschirre und das Krankenzimmer; bei Typhus, Cholera und Ruhr die Wäsche, die Ess- und Trinkgeschirre, die Bettstelle, die angrenzenden Theile des Fussbodens und nahestehenden Möbel.

Die Desinfektion, wie sie im Vorstehenden geschildert ist, repräsentirt eines der mächtigsten Schutzmittel gegen die Infektionskrankheiten. In keiner Stadt sollten daher diejenigen Einrichtungen fehlen, welche zur Durchführung einer rationellen Desinfektion erforderlich sind. Ohne öffentliche Desinfektionsöfen, Desinfektionscolonnen und eine genaue Desinfektionsordnung ist jeder Versuch einer Desinfektion nutzlos, die Ausgabe für die Desinfektionsmittel ist vergeudet, und fast stets werden zahlreiche Objecte unbrauchbar gemacht oder stark beschädigt. — Allerdings darf man nicht erwarten, dass durch rationelle Desinfektionsrichtungen alle Infektionsfälle vermieden werden. Eine grosse Zahl von Erkrankungen wird stets nicht zur Meldung gelangen, und in manchen anderen Fällen wird eine befriedigende Desinfektion unausführbar sein. Aber für den grösseren einsichtigen Theil der Bevölkerung einer Stadt sollte wenigstens die Möglichkeit zur Benutzung der Vortheile, welche die moderne Desinfektionstechnik bietet, und damit zur kräftigen Abwehr der Infektionskrankheiten geboten werden.

2. Hinderung des Transports der Infektionserreger.

Falls nicht der ansteckende Kranke nebst seinem Pflegepersonal und allen Utensilien vollständig abgesperrt bleibt, müsste eigentlich während der ganzen Dauer der Krankheit, so lange infektiöse Absonderungen geliefert werden, eine fortlaufende Beseitigung und Vernichtung der Infektionsquellen stattfinden.

So viel als möglich ist in der That dieser Forderung Rechnung zu tragen; namentlich sind die Absonderungen stets sofort zu desinficiren, eventuell auch die benutzten Ess- und Trinkgeschirre u. s. w. Immer werden aber diese Massregeln weit hinter der Forderung zurückbleiben, und der Kranke selbst, seine Wäsche, sein Bett, unter Umständen auch die ihn umgebende Luft wird reichliche Gelegenheit zur Infektion bieten. Diese kann dann nur durch eine Einengung und

Verschliessung der S. 484 aufgezählten Transportwege für die Infektionserreger völlig vermieden werden.

a) Inficirenden Berührungen sind namentlich Aerzte, Wärter und Wäscherinnen, sowie die Angehörigen ausgesetzt. An den Händen des Kranken und an den Stellen des Körpers, an welchen die krankhaften Excrete entleert werden, haften stets Infektionserreger, ebenso am Hemd und meist auch an der Bettwäsche; ferner kann durch Anhusten u. s. w. directe Uebertragung erfolgen.

Das Pflegepersonal hat, wenn nicht besondere Vorsichtsmassregeln angewendet werden, in Folge der stets nothwendigen Berührungen mit Infektionsquellen fortdauernd inficirte Hände. Gelegentliches Waschen und Freisein derselben von sichtbarem Schmutz hindert nicht, dass in den Furchen und unter den Nägeln Tag und Nacht Infektionserreger haften. Durch die Hände werden auch die Kleider des Pflegepersonals inficirt. Ferner haben die meisten Menschen die Gewohnheit, die Finger gelegentlich mit dem Mund in Berührung zu bringen; ebenso wird die zu geniessende Nahrung durch die Hände inficirt. So ergeben sich für das Pflegepersonal reichlichste Infektionsgelegenheiten.

Bei den stark contagiösen Krankheiten (acuten Exanthemen) ist daher ein vollkommener Schutz des Pflegepersonals überhaupt nicht durchführbar. In solchen Fällen sind womöglich immune Personen zur Pflege zu bestellen; ein theilweiser Schutz ist durch wiederholte Desinfektion der immer am meisten exponirten Hände durch Sublimat (1:1000) eventuell durch Anlegen eines Gummikittels, der ebenfalls mit Sublimatlösung abgewaschen wird, erreichbar.

Um die Infektion Anderer durch das Pflegepersonal zu hindern, ist letzteres mit den Kranken und ebenso streng wie diese zu isoliren.

Bei weniger contagiösen Krankheiten genügt es, dem Pflegepersonal wiederholte Desinfektion der Hände und Arme vorzuschreiben. Die Arme sollen entblösst oder mit Gummiärmeln bedeckt sein. Unbedingt ist diese Desinfektion vor jedem Verlassen des Krankenzimmers, sowie vor den Mahlzeiten auszuführen.

Der Arzt kann sich, seine Angehörigen und seine übrigen Patienten zunächst dadurch schützen, dass er beim Besuch Contagiöser seine Bewegungen überwacht, der Art, dass keine unbewusste Berührung seiner Kleidung mit Infektionsquellen erfolgt. Der Vorderarm ist (durch Abnahme der Manchetten und Zurückstreifen des Rockärmels) theilweise zu entblössen, oder es werden Gummiärmel angelegt; vor dem Verlassen des Krankenzimmers sind dann Hände und Arme womöglich mit Sublimat zu desinfiziren oder wenigstens gründlich mit Seife und Bürste zu reinigen. Gebrauchte Instrumente (Stethoskop,

Kehlkopfspiegel, Thermometer u. s. w.) sind unbedingt zu desinficiren und zwar durch Sublimat (1:1000) oder Carbol (5 Procent). — In Proletariatsquartieren benutzt der Arzt zweckmässig eigene mitgebrachte Utensilien. Ein längliches Glas oder Porzellannapf, ein Fläschchen mit 100 ccm Sublimatlösung, ein kleiner Schwamm und ein kleines Handtuch werden in doppelte Lage Papier gewickelt; das Papier wird auf irgend einem Tische in der Wohnung ausgebreitet; nach vollendeter Desinfektion wird das Packet mit der oberen Lage Papier zusammengewickelt, während die untere liegen bleibt. Die Sublimatlösung kann mehrfach nach einander benutzt werden.

In weitaus den meisten Fällen werden diese Schutzmassregeln ausreichen, zuweilen aber wird es vorkommen, dass der Arzt in Folge von unruhigen Bewegungen des Kranken, staubiger Luft u. s. w. seine ganze Kleidung, Gesicht, Bart für inficirt halten muss.

Fälschlicher Weise glauben manche Aerzte dann eine ausreichende Desinfektion zu erzielen, wenn sie sich mit Carbollösung oder dgl. besprengen oder „durch die Luft gehen“ oder die Kleider zum Lüften hinhängen. S. 388 ist dargelegt, dass die Krankheitserreger auf diese Weise durchaus nicht beseitigt werden.

Will der Arzt rationell verfahren, so muss er in einem zweckmässig gelegenen Zimmer (Vorzimmer) seiner Wohnung auf einem grösseren Tisch einen kleinen (am besten Thursfield'schen) Desinfektionsofen aufstellen, etwa 20 cm weit und 60 cm lang.[1] Ferner sind daselbst eine Waschschale, eine Flasche mit Sublimatlösung (1:2000), ein Schwamm und zwei Schirtingtücher zum Einschlagen vorräthig zu halten. Nach dem Betreten dieses Zimmers befeuchtet der Arzt zunächst das eine Einschlagetuch mit Sublimatlösung, breitet es auf dem Tisch aus, darüber das zweite trockene Tuch, legt dann Rock und Weste event. auch Beinkleid vorsichtig ab und wickelt sie in die Tücher ein. Das leicht umschnürte Packet kommt in den Desinfektionsofen und dieser wird angeheizt; dann wäscht der Arzt Gesicht und Kopf mit Sublimatlösung, nach 2 Minuten mit Wasser und Seife; darauf wird frische Kleidung angelegt und schliesslich werden die Stiefel, der Tisch und der betretene Theil des Zimmers mittels eines grossen Schwammes mit Sublimat abgewaschen. Bei einiger Uebung ist die ganze Procedur in 10 Minuten beendet. Die Kleidung wird nach einer Stunde aus dem Ofen herausgenommen. Tuchanzüge, die vielleicht etwas an Façon

---

[1] Solche Oefen kann jeder geschickte Klempner anfertigen. Die Firma Scholz in Breslau (Kätzelohle) liefert dieselben in guter Ausführung und für Spiritus oder Gas heizbar zum Preise von ca. 50 Mark.

verloren haben, müssen nachher gebügelt werden. — Event. können sich auch mehrere Aerzte zur Anschaffung eines kleinen Desinfektionsofens vereinigen oder letztere können in den Apotheken Aufstellung finden. Das geschnürte Kleiderpacket lässt sich ohne jede Gefahr transportiren und wird uneröffnet in den Ofen gebracht.

b. Um die Verbreitung von Infektionserregern durch Einathmung der Luft des Krankenzimmers zu hindern, ist bei acuten Exanthemen die Haut des Kranken mit Fett oder Vaselin leicht einzureiben, damit eine Ablösung trockener Schuppen nach Möglichkeit vermieden wird. Damit ferner von Wäsche u. s. w. keine Ablösung staubtrockener Keime erfolgt, sind alle inficirten Objecte feucht zu halten resp. in feuchte Tücher einzuschlagen (vgl. S. 161). — Die Angehörigen und das Wartepersonal sind anzuweisen, dass Alles vermieden wird, was Staub aufwirbelt; das Klopfen und Schütteln der Betten und Teppiche ist zu unterlassen, die Reinigung des Zimmers nur nach vorheriger Anfeuchtung des Fussbodens vorzunehmen.

c. Infektionsverdächtiges Wasser ist zu kochen oder durch Wasser aus Röhrenbrunnen oder Leitungswasser zu ersetzen. Die Nahrung muss in Zeiten, wo Infektionen mit Typhus, Cholera, Ruhr, resp. Cholera infantum zu fürchten sind, stets gut gekocht genossen werden. Milch, Fleisch, Nahrungsmittel aus Gemüsekellern sind mit besonderer Vorsicht zu behandeln. Die Küchengeräthschaften sind von Zeit zu Zeit einer Desinfektion mit kochender Sodalösung zu unterwerfen.

d. Die Schutzmassregeln gegen eine etwaige Verbreitung von Infektionserregern durch Insecten bedürfen keiner speciellen Erörterung.

3. Die Beseitigung der individuellen Disposition und die Schutzimpfung.

Die individuelle Disposition kann zunächst insofern Berücksichtigung finden, als Menschen mit ausgesprochener, individueller Disposition vor der Berührung mit den betreffenden Infektionsquellen besonders sorgfältig geschützt werden müssen. Kinder sind bei Scharlach, Masern, Diphtherie streng aus dem Bereich des Kranken fern zu halten; Menschen mit phthisischem Habitus und chronischem Bronchialkatarrh sollen staubige und infektionsverdächtige Zimmerluft meiden; mit Gastricismen Behaftete müssen sich zur Zeit von Cholera- und Typhusepidemieen besondere Vorsicht angelegen sein lassen.

Ferner sind Menschen, welche Wunden acquirirt haben, sorgfältig vor Infektion zu schützen; und da viele Wundinfektionserreger in unserer Umgebung allgemein verbreitet sind und gewöhnlich schon von der Hautoberfläche, von der Kleidung oder durch das verletzende Instrument in die Wunde gelangen, so ist ein völliger Schutz gegen Eiterung und Infektion nur durch eine nachträgliche antiseptische Behandlung zu erzielen, wie sie die moderne Chirurgie in vollendeter Form zur Anwendung bringt.

Die Beseitigung einer vorhandenen individuellen Disposition kann der Einzelne unter Umständen dadurch erreichen, dass er ungenügende Schutzvorrichtungen seines Körpers in der S. 488 bezeichneten Weise zu bessern sucht.

In ungleich grösserem Umfang kommt indess die künstliche Herstellung einer Immunität durch Ueberstehen eines leichten Anfalls derselben Krankheit, resp. durch die Schutzimpfung zur Anwendung.

Absichtliche Uebertragung einer Infektionskrankheit erfolgt z. B. nicht selten bei Scharlach und Masern. Treten diese Krankheiten in besonders leichter Form auf, vermuthlich in Folge einer Abschwächung der in der betr. Epidemie verbreiteten Erreger, so setzen manche Eltern ihre Kinder absichtlich dem Contagium aus und lassen dieselben durch das Ueberstehen der leichten Erkrankung einen Schutz gegen etwaige schwerere Formen der gleichen Krankheit gewinnen.

In grosser Ausdehnung wurde ferner im vorigen Jahrhundert die Variolation zum Schutz gegen Pocken angewendet.

Man hatte die Erfahrung gemacht, dass die Erkrankung bei künstlicher Einimpfung des Pockenvirus in die Haut in der Regel relativ leicht verläuft. Einige Tage nach der Impfung bilden sich an den Impfstellen Pusteln aus, die am 9. Tage den Höhepunkt der Entwickelung erreichen; am 7. und 8. Tage tritt heftiges Fieber ein und am 10. Tage eine allgemeine Eruption von Pusteln, die aber schon vom 12. Tage ab zurückgeht. — Die Erklärung für diesen milden Verlauf der eingeimpften Pocken steht noch aus; man darf vielleicht annehmen, dass beim Vordringen der Erreger von den Impfstellen aus der Körper besser seine Abwehrmittel entfalten und zur Wirkung bringen kann, als wenn die Erreger von ihren gewöhnlichen Invasionsstätten aus eindringen. — Uebrigens war der Erfolg der Variolation immerhin kein sehr befriedigender; auf 300 Geimpfte entfiel ein Todesfall; die Erkrankung war in zahlreichen Fällen eine schwere; ausserdem trug die Variolation sehr zur Verbreitung der Pocken bei, da die von den Geimpften stammenden Erreger bei Ungeimpften schwere Variola hervorriefen.

Von dieser Art der Schutzimpfung war nur ein kleiner aber bedeutsamer Schritt zu der Einführung der Schutzimpfung mit künstlich abgeschwächtem Impfstoff (Vaccin).

Die künstliche Abschwächung von Krankheitserregern kann auf zweierlei Art erhalten werden, einmal dadurch, dass man intensiv schädigende Momente, Hitze, chemische Gifte u. s. w. für sehr kurze Zeit oder mit geringer Intensität und dann um so längerer Dauer auf die virulenten Erreger einwirken lässt (vgl. S. 44). Es resultirt dann eine allgemeine Degeneration der Erreger, als deren theilweiser Ausdruck die Abschwächung anzusehen ist. Die so hervorgerufene Abschwächung verliert sich aber meist nach einer kürzeren oder längeren Reihe von Generationen. Es kann vorkommen, dass die Vaccins sogar rasch wieder einen hohen Grad von Virulenz zurückgewinnen. Dieselben sind daher nur mit Vorsicht und unter steter Controlle ihres Virulenzgrades als Impfstoffe zu verwenden.

Das zweite Verfahren besteht darin, dass man die virulenten Erreger längere Zeit unter abweichenden Lebensbedingungen züchtet und zwar entweder auf diesem oder jenem todten Nährsubstrat oder auch in lebenden Thieren, die einer für die betreffenden Erreger wenig empfänglichen Race angehören. Dabei kommt entweder eine allmähliche Anpassung an das veränderte Nährsubstrat zu Stande und damit eine Abschwächung der Virulenz, oder es findet eine Art Auslese der weniger virulenten, aber auf dem betreffenden Nährsubstrat besser wachsenden Erreger statt. Auf die eine oder andere Weise entsteht jedenfalls eine abgeschwächte Varietät, welche ihren Virulenzgrad zäher conservirt, als die durch Degeneration erhaltenen Vaccins und welche sich daher im Allgemeinen für die Schutzimpfung besser eignet. — Ueber die Versuche zur Erklärung des inneren Vorgangs bei der Schutzimpfung siehe S. 489.

In neuerer Zeit hat namentlich Pasteur nach diesen Methoden Vaccins hergestellt und zu Schutzimpfungen bei Thieren verwendet. Die ersten Experimente betrafen die Hühnercholera. Zwei Vaccins, von denen der erste stärker, der zweite weniger abgeschwächt ist, werden den Hühnern in einem Zwischenraume von 12—15 Tagen eingeimpft. Die Thiere acquiriren hierdurch eine locale Affection, nach deren Ueberstehen sie gegen die Impfung mit virulenten Erregern der Hühnercholera immun sind. — Fernere Präventivimpfungen betrafen den Rauschbrand des Rindviehs, den Milzbrand der Schafe und des Rindviehs, sowie den Schweinerothlauf. Das Verfahren bei diesen Seuchen ist dem vorgeschilderten ähnlich, gewöhnlich werden zwei Vaccins mit einer Pause von ca. 12 Tagen mittels Injektionsspritzen subcutan injicirt.

Die praktischen Resultate sind bei manchen dieser Schutzimpfungen günstig, bei andern, so namentlich bei der Schutzimpfung der Schafe gegen Milzbrand, weniger befriedigend. Es kommt nicht selten vor, dass die Thiere schon durch die Impfung schwer erkranken und sterben. Andererseits bewirken zu schwache Impfstoffe keinen genügenden Schutz. Ferner ist in Betracht zu ziehen, dass der Impfschutz gewöhnlich nur kurze Zeit andauert und deshalb die Impfungen des Oefteren wiederholt werden müssen. Dadurch wird die Schutzimpfung zu einem kostspieligen und umständlichen Verfahren.

Von dem Ideal einer zweckmässigen Prophylaxis gegen die Zoonosen sind diese Schutzimpfungen jedenfalls weit entfernt. Nach wie vor werden die wesentlichsten Hülfsmittel gegen alle Epidemieen und Epizootieen in den im Vorstehenden geschilderten Massregeln, d. h. in der Vernichtung der Infektionsquellen und in der Hinderung des Transports derselben zu suchen sein und die Schutzimpfungen können nur als vorläufiges Surrogat in Frage kommen.

Auf den Menschen würden die Schutzimpfungen der eben geschilderten Art keinesfalls Anwendung finden dürfen, da hier Misserfolge und namentlich die Möglichkeit der Einimpfung zu starker Impfstoffe, welche schwere Erkrankung, resp. den Tod herbeiführen kann, vollkommen ausgeschlossen sein müsste. Nur bei zwei menschlichen Krankheiten sind bisher Schutzimpfungen zur Ausführung gekommen: bei den Pocken und bei der Hundswuth.

Die Pocken sind für eine Präventivimpfung besonders geeignet, weil hier die übrigen prophylaktischen Massnahmen so relativ machtlos sind und weil andererseits die Verheerungen durch die Pocken unbedingt irgend eine Abhülfe erheischen. Bei den Pocken werden sehr resistente, durch die Luft und durch die unscheinbarsten Berührungen übertragbare Erreger in grosser Zahl abgeschieden, und diese siedeln sich ausserordentlich leicht im Gesunden an. Nur eine vollständige Isolirung des Kranken und seines Pflegepersonals und sorgfältigste Desinfektion während und nach der Krankheit ist im Stande, die Weiterverbreitung zu hindern. Bei einem oder bei wenigen Kranken lassen sich diese Massregeln anwenden; bei den zahlreichen Fällen, mit welchen gewöhnlich eine Pockenepidemie beginnt, sind dieselben entschieden undurchführbar. Es wird dies durch die neuere Pockenstatistik derjenigen Länder bestätigt (Frankreich, Oesterreich), in welchen die moderne Desinfektionstechnik bereits seit mehreren Jahren Eingang gefunden hat und eine Isolirung der Erkrankten seit lange versucht ist, ohne dass eine Hemmung der Ausbreitung gelungen wäre.

Bei den Pocken bietet andererseits eine Schutzimpfung besonders günstige Aussichten, weil hier ein Impfstoff vorhanden ist, der mit ausserordentlicher Zähigkeit seinen bestimmten Virulenzgrad beibehält, der ferner eine sehr mässige, durchaus unbedenkliche Impfkrankheit erzeugt aber trotzdem einen sicheren Impfschutz auf die Dauer von 12 Jahren und länger gewährt.

Dieser Impfstoff ist von dem englischen Landarzt Edward Jenner in der Lymphe der Kuhpocke entdeckt. Die Kuhpocken entstehen durch zufällige Uebertragung menschlicher Variola (besonders beim Melken), seit Einführung der Impfung auch durch Vaccinepusteln, und repräsentiren vermuthlich eine abgeschwächte Varietät des Pockenvirus, die unter dem Einfluss des wenig empfänglichen Körpers der Kuh oder des Kalbes entsteht. Die Kuhpocken befallen vorzugsweise weibliche Thiere, die dann unter 2 — 3 tägigem Fieber erkranken und am Euter Pusteln zeigen, deren Sekret beim Menschen ähnliche Pusteln hervorruft. Jenner fand den Volksglauben, dass das Ueberstehen der Kuhpocken gegen Variola Schutz verleihe, bereits vor, er lieferte aber im Jahre 1796 erst den bestimmten Beweis für diese Schutzkraft dadurch, dass er die mit Kuhpocken geimpften Menschen nachher mit echten Pocken inficirte, ein Experiment, welches ihm durch die damalige Sitte der Variolation ermöglicht wurde. Ferner zeigte Jenner, dass die Uebertragung der Kuhpocken von Mensch zu Mensch möglich sei und dass dieser humanisirte Impfstoff die gleiche Schutzkraft äussert, wie der vom Thier stammende animale Impfstoff. Dadurch wurde in damaliger Zeit überhaupt erst die Impfung in grossem Massstabe ausführbar und ein Impfzwang möglich.

Ohne die gesetzliche Einführung eines allgemeinen Impfzwangs erwies sich die JENNER'sche Schutzimpfung nicht genügend, um die Ausbreitung der Pocken zu hemmen. Viele entziehen sich alsdann aus Leichtsinn oder Unglauben der Impfung; durch diese werden dann auch alle die zahlreichen Menschen in Gefahr gebracht, bei welchen durch ungenügend ausgeführte, erfolglose oder nicht rechtzeitig wiederholte Impfung der Impfschutz ausgeblieben ist.

In Deutschland ist daher gesetzlich bestimmt, dass jedes Kind vor Ablauf des Kalenderjahres, welches auf das Geburtsjahr folgt, zum ersten Male, vor Ablauf des Jahres, in welchem das Kind sein 12. Lebensjahr vollendet, zum zweiten Male (Revaccination) geimpft wird. Der gesetzlichen Pflicht ist genügt, wenn mindestens zwei Impfpusteln vollkommen entwickelt waren; wünschenswerth ist sogar die Entwickelung von vier Pusteln, da sich gezeigt hat, dass der Grad der Schutzimpfung von der Zahl der entwickelten Pusteln abhängig ist. (Pockenkranke mit einer schlechten Narbe lieferten noch 12 Procent Todesfälle, solche mit zwei guten Narben 2·3 Procent, mit vier guten Narben 0·05 Procent).

Ein solcher Impfzwang erscheint indess nur dann gerechtfertigt, wenn der Schutz gegen Variola unzweifelhaft feststeht und wenn zweitens keinerlei Gesundheitsschädigung durch die Impfung bewirkt wird.

Die Schutzkraft der Pockenimpfung geht zunächst auf das Bestimmteste hervor aus den von JENNER und seinen Zeitgenossen in mehreren Tausenden von Fällen vorgenommenen Experimenten mit nachfolgender Variolation der geimpften Individuen.

Ferner ergiebt sich diese Schutzkraft in schlagender Weise aus den statistischen Zusammenstellungen. Freilich dürfen diese nicht etwa in der Weise ausgeführt werden, dass nur eine Anzahl von Pockenkranken befragt wird, ob sie in der Jugend geimpft seien. Die so erhaltenen Aussagen sind stets unsicher, lauten aber meist, fälschlicher Weise, bejahend, da z. B. in Preussen seit 1835 das Unterlassen der Impfung mit Polizeistrafe bedroht war.

In richtigerer Weise hat man in Städten, welche von stärkeren Pockenepidemieen heimgesucht waren, eine Statistik zu gewinnen versucht, indem man die Zahl der Geimpften und die der Nichtgeimpften unter den Pockenkranken nach Ausweis der amtlichen Impflisten feststellte. Bei solchen Zusammenstellungen hat sich ergeben, dass nur etwa 1·6 Procent Erkrankungsfälle auf die Geimpften, dagegen 60 Procent und mehr auf die Nicht-Geimpften entfallen.

Starke Differenzen in der Pockenmortalität treten ferner hervor, wenn dasselbe Land vor und nach der Einführung des Impfzwanges verglichen wird. Da aber hierbei der Einfluss der Durchseuchung möglicher Weise die Zahlen beeinflussen könnte, ist es richtiger, verschiedene Länder von ungefähr derselben Bevölkerungsziffer und dem nämlichen Culturzustand zu vergleichen, und zwar einerseits solche, in welchen der Impfzwang besteht, andererseits solche, in welchen die Impfung höchstens fakultativ eingeführt ist. Dabei zeigt sich ausnahmslos, dass in den Ländern ohne Impfzwang die frühere hohe Pockenmortalität sich bis in die neueste Zeit erhalten hat, während sie in den angrenzenden Ländern mit Impfzwang enorm reducirt ist.

Diese Ergebnisse sind um so günstiger, als das frühere Impfgesetz noch keineswegs einen vollen Impfschutz zu erzielen geeignet war; namentlich bestand früher kein Revaccinationszwang, und es ist längst bekannt, dass eine einmalige Impfung nicht für Lebenszeit Schutz gegen Pockenerkrankung gewähren kann.

Erst das am 1. April 1875 in Kraft getretene Reichsimpfgesetz führt den Revaccinationszwang ein. Es ist mit Bestimmtheit zu erwarten, dass, wenn dasselbe einige Jahrzehnte bestanden hat, ein völliges Erlöschen der Pockenepidemieen eintreten wird, und dass selbst sporadische Fälle von Pocken im innern Deutschland so gut wie gar nicht und in den Grenzbezirken selten mehr vorkommen werden.

Andererseits sind keine schwereren und unvermeidlichen Gesundheitstörungen mit der Schutzimpfung verbunden. Normaler Weise bewirkt die Impfung nur eine locale Reaction und sehr geringe Störung des Allgemeinbefindens; selten tritt vorübergehend höheres Fieber, Hautjucken, eine Empfindlichkeit der Achseldrüsen, ein ausgedehnter bläschenförmiger Ausschlag u. dgl. auf.

Zuweilen sind allerdings schwerere Schädigungen durch die Impfung beobachtet; erstens Wundinfektionskrankheiten und zwar am häufigsten Erysipel, das entweder (als sog. Früherysipel) am 1.—2. Tage nach der Impfung, gewöhnlich gleichzeitig bei mehreren Kindern, auftritt und auf Erysipelkokken zurückzuführen ist, die durch die Hand des Arztes, die Impflancette, andere Utensilien resp. durch die verwendete Lymphe in die Impfwunde gelangt sind, — oder als sogenanntes Späterysipel am 8.—12. Tage, nachdem also die Pusteln bereits aufgebrochen sind. In letzterem Falle sind aus der Umgebung des Kindes durch Berührungen, Wäschestücke u. s. w. Erysipelkokken in die Wunde gelangt. Jede beliebige andere Wunde würde unter diesen Umständen denselben Verlauf genommen haben und es ist daher das Späterysipel nicht eigentlich der Impfung zur Last zu legen.

Zweitens können Contagien durch die Lymphe, die von einem Impfling abgenommen wird, auf andere Impflinge übertragen werden. Infektion mit Syphilis hat in etwa 700 gutbeglaubigten Fällen stattgefunden. Die Möglichkeit einer ähnlichen Uebertragung muss auch für Tuberkulose zugegeben werden, wenn auch der exakte Nachweis bisher nicht geführt ist.

Drittens hat man wohl behauptet, das allgemeine Ernährungsstörungen, namentlich Skrophulose, in Folge der Impfung auftreten. Ein Beweis für diese Behauptung ist bisher nicht erbracht. Die Impfung geschieht gewöhnlich in einem Alter, in welchem die ersten skrophulösen Symptome zum Vorschein zu kommen pflegen und es ist daher unausbleiblich, dass diese Coïncidenz von nicht logisch geschulten Menschen als Beweis für einen ätiologischen Zusammenhang angesehen wird. Von zahlreichen, unbefangen beobachtenden Aerzten werden derartige Ernährungsstörungen als Folgen der Impfung entschieden bestritten. Empfehlenswerth ist es jedenfalls, Kinder, bei welchen Verdacht auf beginnende Skrophulose besteht, für ein Jahr von der Impfung zurückzustellen und erst zu impfen, nachdem die skrophulösen Symptome auch für die Angehörigen bereits manifest geworden sind.

Die Uebertragung von Wundinfektionserregern und event. von Contagien repräsentiren immerhin sehr beachtenswerthe Gefahren für die Impflinge, welche vollkommen geeignet sind, den Impfzwang als ungerechtfertigt erscheinen zu lassen. Die Vorschriften des neuen Reichsimpfgesetzes gewähren indess vollkommene Sicherheit gegen diese Gefahren.

Um die Wundinfektion zu vermeiden, ist in dem Gesetz angeordnet, dass die Impfung nur von Aerzten und durchaus unter aseptischen Cautelen vorgenommen wird. Um ferner die Lymphe von Wundinfektionserregern und auch von Contagien frei zu halten, wird allmählich der humanisirten Lymphe animale Lymphe substituirt, welche in Staatsinstituten unter besonderen Vorsichtsmassregeln gewonnen wird; namentlich werden die den Impfstoff liefernden Kälber nach der Lymphabnahme regelmässig getödtet und obducirt, und die Lymphe kommt nur dann zur Versendung, wenn keinerlei Verdacht auf Tuberkulose oder Erysipel besteht. — Schliesslich gehört zu den von der Regierung getroffenen Schutzmassregeln auch die Bestimmung, dass jeder Arzt, welcher Impfungen vornehmen will, den Nachweis liefern muss, dass er durch einen besonderen Unterricht sich die erforderlichen Fähigkeiten hierzu erworben hat.

Das Impfgesetz in seiner jetzigen Gestalt lässt keinerlei begründete Einwände mehr zu und die Opposition gegen den Impfzwang, welche noch immer theils von solchen, die in ihrer Familie oder Bekanntschaft einen jener bedauerlichen Infektionsfälle erlebt haben, wie sie das frühere Impfreglement zuliess, theils und wesentlich von den prinzipiellen Besserwissern und Oppositionsmännern genährt wird, sucht vergeblich nach neuen Angriffspunkten. Es ist indess nicht zu vergessen, dass in früherer Zeit wirklicher Grund für eine Opposition vorlag und dass die wesentlichen Verbesserungen, welche in das deutsche Reichsimpfgesetz aufgenommen sind und welche dieses vor allen andern Impfgesetzen auszeichnen, zu einem erheblichen Theile der impfgegnerischen Agitation zu danken sind.

Bezüglich der Technik der Impfung und Lymphgewinnung muss auf die jüngst erschienenen kurzen Leitfaden von Schulz resp. von Pfeiffer verwiesen werden.

Die zweite, beim Menschen angewendete Schutzimpfung ist das von Pasteur gegen die Hundswuth erfundene Verfahren. Dasselbe ist dadurch wesentlich von den übrigen Schutzimpfungen verschieden, dass dasselbe nur bei den bereits durch Biss inficirten Menschen vorgenommen wird. Die Anwendung ist dadurch ausserordentlich vereinfacht; und auch die Gesichtspunkte für die Beurtheilung werden dadurch insofern verschoben, als es sich dann stets um Menschen handelt, die bereits in hohem Grade durch den infektiösen Biss gefährdet sind.

Obwohl die Erreger der Hundswuth noch völlig unbekannt sind, ist Pasteur doch die Herstellung eines abgeschwächten Vaccins der Hundswuth durch allmähliches Austrocknen von Stücken des Rückenmarks wuthkranker Kaninchen gelungen. Ueberträgt man fortgesetzt die Tollwuth von Kaninchen zu Kaninchen durch eine lange Reihe von Generationen, so erhält man zunächst ein Virus von constanter Virulenz; werden dann Rückenmarkstücke von einem solchen Kaninchen in Fläschchen mit Kalistücken aufbewahrt, so zeigt sich die Virulenz des Materials um so stärker vermindert, je länger dasselbe der Austrocknung exponirt war.

Zur Erzielung des Impfschutzes wird zunächst von einem stark abgeschwächten Rückenmarkstück eine Aufschwemmung in Bouillon bereitet und diese dem Kranken subcutan in bestimmter Dosis injicirt; in den nächsten Tagen werden die Einspritzungen mit allmählich virulenteren Aufschwemmungen wiederholt, bis schliesslich solche von voller Virulenz ohne Nachtheil ertragen werden. Bei den so Geimpften hat dann auch die Bisswunde keine Tollwuth im Gefolge.

In der ersten Zeit sind noch zahlreiche Misserfolge bei den Hundswuthimpfungen vorgekommen und durch dieselben wurde Pasteur zu einer Aenderung seines Verfahrens veranlasst. Seitdem sind in den letzten Jahren die Resultate sehr günstig ausgefallen und namentlich scheinen Schädigungen durch das Impfverfahren selbst im Pasteur'schen Institut nicht mehr vorgekommen zu sein. Ein hoher Grad von Uebung und Geschicklichkeit in der Herstellung der Vaccins ist indess Voraussetzung für ein Gelingen der Impfung und daher sind die zahlreichen, in den meisten civilisirten Staaten jetzt eingerichteten Institute zur Vornahme von Hundswuthimpfungen durchaus nicht in gleichem Maasse vertrauenswürdig.

Auch die Hundswuthimpfung ist übrigens nur als ein zeitweiliger Nothbehelf zu betrachten, der die eigentlichen prophylaktischen Massregeln gegen die Verbreitung der Hundswuth nicht überflüssig macht. Diese Massregeln bestehen in einer hohen Besteuerung der Hunde, in Maulkorbzwang und in strengeren Sperrvorschriften, wenn der Tollwuth verdächtige Thiere constatirt sind. Durch solche Massregeln ist es gelungen, im centralen Deutschland die Fälle von Wuthkrankheit unter den Hunden fast ganz zum Verschwinden zu bringen, und nur in den an Länder mit unvollkommneren Vorschriften angrenzenden Bezirken kommt noch häufiger Tollwuth zur Beobachtung. In diesen Grenzbezirken dürfte daher eine Verschärfung der bestehenden Bestimmungen entschieden am Platze sein. Dass Menschen an Tollwuth erkranken, gehört in Deutschland vollends zu den Seltenheiten, in Bayern ist z. B. seit Jahren kein einziger Fall constatiert. Für Deutschland haben somit die Wuthimpfungen weitaus nicht das Interesse wie für andere Länder, in welchen die Tollwuth alljährlich zahlreiche Opfer fordert. Um aber den wenigen Inficirten, die bei uns von Zeit zu Zeit doch vorkommen, die Möglichkeit zur Anwendung des Pasteur'schen Heilverfahrens zu gewähren, erscheint die Errichtung wenigstens einer derartigen Anstalt in Deutschland immerhin angezeigt.

Eine weitere Ausdehnung der Schutzimpfung auf andere menschliche Infektionskrankheiten, von welcher Aerzte und Laien so häufig Erlösung von den Epidemieen und Endemieen hoffen, ist durchaus nicht zu erwarten. Die dem Menschen vorzugsweise gefährlichen Infektionskrankheiten: Tuberkulose, Malaria, Cholera infantum, die Wundinfektionskrankheiten, Diphtherie, Pneumonie, Cholera asiatica, Ruhr, Syphilis, recidiviren binnen relativ kurzer Frist selbst nach dem Ueberstehen der wirklichen Infektion, und es könnten somit Schutzimpfungen gegen diese Krankheiten nur dann wirksam sein, wenn sie fortgesetzt wiederholt würden. Bei andern Infektionskrankheiten, wie z. B. beim Abdominaltyphus ist der Procentsatz der Erkrankten so gering und die ausreichenden prophylaktischen Maassregeln sind verhältnissmässig so einfach, dass eine allgemeine Schutzimpfung in keiner Weise zu rechtfertigen sein würde.

4. Die Beseitigung der örtlichen und zeitlichen Disposition.

Da nach den früher gegebenen Ausführungen die örtliche und zeitliche Disposition bei allen contagiösen Krankheiten sich aus Differenzen in der Verbreitung der Infektionsquellen, in der Gangbarkeit der Transportwege und aus Unterschieden der individuellen Disposition zusammengesetzt, so beseitigen die gegen diese drei einflussreichen Momente gerichteten Maassregeln auch zugleich die örtliche und zeitliche Disposition. Alle im Vorstehenden aufgeführten, speciellen prophylaktischen Verfahren, im grossen Maassstabe auf eine ganze Bevölkerung angewendet, müssen zu einer Verminderung der an den betreffenden Orten beobachteten Frequenz der Infektionskrankheiten führen.

Vorzugsweise einflussreich sind gegenüber den contagiösen Krankheiten folgende Maassnahmen: 1) strenge Handhabung der Anzeigepflicht (S. 497), 2) Isolirspitäler, die eine völlige Absperrung des Kranken- und event. des Wartepersonals gestatten (S. 558), 3) öffentliche Desinfektionsanstalten und Desinfektionskolonnen (S. 500), 4) Wasserleitung und Schwemmkanalisation, 5) Ueberwachung des Lumpenverkehrs, 6) Schlachthäuser mit Schlachtzwang, 7) Fürsorge für keimfreie Kindermilch im Hochsommer, 8) öffentliche Warnungen vor dem Genuss roher oder ungenügend gekochter Nahrung in Zeiten von Cholera-, Typhus- und Ruhrepidemieen 9) ärztliche Ueberwachung der Schulen und Fabriken.

Bei den ektogenen Infektionskrankheiten sind ausgedehntere Massregeln gegen die Infectionsquellen kaum durhführbar. Eiterkokken, die Erreger von malignem Oedem und Tetanus, die Erreger der Cholera infantum scheinen so allgemein verbreitet zu sein, dass es aussichtslos sein würde, dieselben an einigen Orten zu vernichten oder zu beseitigen. Nur die locale Disposition zu Malaria ist bis zu einem gewissen Grade prophylaktischem Eingreifen zugänglich (s. unten). — Ferner kann in den Gegenden, wo Milzbrand unter dem Vieh endemisch vorkommt, eine Bearbeitung des Terrains (Trockenlegung der Weideplätze, Schutz derselben gegen Ueberschwemmung, Beseitigung des infectiösen Koths u. s. w.) von gutem Erfolg begleitet sein.

Die Mehrzahl der Maassnahmen gegen die Infektionskrankheiten erfordert somit von den Communen eine fortgesetzte Arbeit und allmähliche Vorbereitung bereits in epidemiefreien Zeiten. Diejenigen Städte, welche zielbewusst diese Arbeiten durchgeführt haben, sind zum Theil in geradezu überraschendem Grade durch eine Verbesserung der Gesundheitsverhältnisse und durch eine Verminderung der Infektionskrankheiten belohnt, und liefern ein anregendes Beispiel für diejenigen Städte, welche bis jetzt noch die modernen hygienischen Einrichtungen verschmähen.

Seitens der „Localisten“ wird bei Typhus, Cholera, Gelbfieber etc. ausschliesslich auf die Beseitigung der localen und zeitlichen Disposition im Sinne dieser Schule, d. h. auf eine Reinigung und Drainirung des

Bodens Werth gelegt. Die Beseitigung der kontagiösen Absonderungen, die Desinfektion u. s. w. halten die Localisten für irrelevant und die dafür verausgabten Geldsummen für weggeworfen. Dagegen soll durch Canalisation oder geregelte Abfuhr der Boden so weit von organischen Verunreinigungen befreit werden, dass er nicht mehr zur Entwickelung und Reifung der Krankheitserreger geeignet ist, oder es sollen die Feuchtigkeitsschwankungen des Bodens, die denselben zeitweise zu seiner wichtigen Funktion geeignet machen, durch Canalisation oder Drainage beseitigt werden. — Es ist bereits mehrfach ausgeführt, dass diese Anschauungen mit unsern heutigen Kenntnissen über die Lebenseigenschaften der Krankheitserreger und mit unseren zweifellosen Erfahrungen über die Contagisität der in Rede stehenden Krankheiten im Widerspruch stehen. Es würde daher nicht zu verantworten sein, wollten wir im Vertrauen auf die Richtigkeit einer unbewiesenen und unwahrscheinlichen Hypothese jene gut begründeten und bewährten Maassnahmen gegen die Infektionskrankheiten unterlassen.

Für einzelne besonders wichtige Infektionskrankheiten — Tuberkulose, Cholera infantum, Diphtherie, Cholera asiatica, Abdominaltyphus, Malaria — sei im Folgenden die Verbreitungsart und die Prophylaxis speciell zusammengestellt. Bezüglich der übrigen Infektionskrankheiten muss auf die vorstehende allgemeine Aetiologie, sowie auf die im 1. Kapitel gegebene Beschreibung der Krankheitserreger verwiesen werden. Die Wundinfektionskrankheiten sind hier übergangen, weil dieselben in dem chirurgischen und geburtshülflichen Unterricht eingehendste Berücksichtigung finden.

1. Tuberkulose.

Die Tuberkulose ist in der gemässigten Zone die verbreitetste Infektionskrankheit; mindestens 12—15 Procent aller Todesfälle sind durch Phthise bedingt; zahlreiche Todesfälle kommen ausserdem durch Darmtuberkulose, Hirntuberkulose etc. vor. Die Krankheit ist für die socialen Verhältnisse um so bedeutsamer, als sie chronisch verläuft und gewöhnlich bereits sehr lange Zeit vor dem Tode die Kranken erwerbsunfähig macht. — Der ursächliche Erreger der Tuberkulose ist stets der Tuberkelbacillus (S. 52).

Abgesehen von der Vererbung der Keime, die selten Ursache der Erkrankung zu sein scheint, fungiren als Infektionsquellen: vor allem das Sputum der Phthisiker, das in grösster Menge verbreitet wird; selten Darmausleerungen bei Darmtuberkulose; ferner die mit den Exkreten beschmutzte Wäsche, Kleidung, Theile der Wohnung, insbesondere die mit staubförmigem Sputum erfüllte Wohnungsluft. — Eine wichtige Infektionsquelle bietet ausserdem die Milch perlsüchtiger Kühe, die namentlich in grösseren Städten sehr oft zum Verkauf gelangt und nicht nur vom Darm aus, sondern vermuthlich weit häufiger vom Nasenrachenraum aus Infektionen veranlasst. — Selten kommt das Fleisch perlsüchtiger Thiere als Infektionsquelle in Betracht.

Der Transport der Infektionserreger erfolgt in einigen Fällen durch Berührungen; weit häufiger durch Genuss der rohen oder ungenügend gekochten Milch; in der ganz überwiegenden Mehrzahl der Fälle aber durch Einathmung der mit Sputumtheilchen verunreinigten Luft. Theilchen von frischem feuchtem Sputum gelangen nur vorübergehend durch stärkere Hustenstösse in die Luft, senken sich rasch zu Boden und veranlassen daher nur bei directem Anhusten Infektion; die Exspirationsluft der Phthisiker ist abgesehen von solchen Hustenstössen frei von Tuberkelbacillen. Dagegen gelangen die Bacillen für gewöhnlich dadurch in die Luft, dass das ausgehustete Sputum eintrocknet, zertreten und zerrieben wird, und nunmehr in Form von trockenem Staub sich der Luft beimengt. Am leichtesten findet die Beimengung statt, wenn der Phthisiker das Taschentuch zur Aufnahme des Sputums benutzt; es findet dann rasches Eintrocknen statt und es lösen sich ausserordentlich leicht Baumwollfasern mit daran haftenden Bacillen ab. Ebenso führt die Beschmutzung des Fussbodens leicht zur Luftinfektion (Cornet).

Die individuelle Disposition für Tuberkulose und speciell für Phthise ist im höheren Alter (zwischen dem 50. und 70. Jahre) am grössten. Chronische Bronchialkatarrhe (Spitzenkatarrhe) scheinen die Ansiedlung der Bacillen besonders zu begünstigen. Ausserdem wird von den meisten Aerzten angenommen, dass ein „phthisischer Habitus“ zur Erkrankung an Phthise disponirt, der durch relativ kleines Herz, langen Thorax und geringe Capacität der Verdauungsorgane charakterisirt ist (Brehmer). So lange eine ubiquitäre Verbreitung der massenhaft ausgeschiedenen Tuberkelbacillen angenommen wurde, musste die individuelle Disposition als ausschlaggebend für das Zustandekommen der Infektion gelten. Neuere Untersuchungen haben aber gezeigt, dass nicht die Luft im Freien, sondern nur die Wohnungsluft Tuberkelbacillen enthält, und nicht einmal die Luft jedes von einem Phthisiker bewohnten Raumes, sondern lediglich dann, wenn der Kranke rücksichtslos mit seinem Sputum umgeht und dadurch, dass er in's Taschentuch oder auf den Fussboden spuckt, Gelegenheit zur Verunreinigung der Luft giebt. Bei so verschiedener und localisirter Ausbreitung der Tuberkelbacillen muss es in vielen Fällen fraglich sein, ob nicht eine vermeintliche Disposition durch vermehrte Infektionsgelegenheit, eine Imunität durch Fehlen einer solchen bedingt ist.

Bezüglich der örtlichen und zeitlichen Disposition ist bereits S. 133 und S. 137 die völlige Immunität grosser Höhen, die relative Immunität mässiger Höhen und der Seeküsten, sowie die Akme der Todesfälle im Winter und Frühjahr hervorgehoben und erläutert. Im übrigen treten zwischen einzelnen Ländern, Provinzen und Städten noch vielfache Differenzen hervor, die aber keineswegs auf Einflüsse der Bodenbeschaffenheit etc. hindeuten, sondern in Verschiedenheiten der Dichtigkeit der Bewohnung, der Wohlhabenheit, der Beschäftigungsweise etc. ihre volle Erklärung finden.

Die prophylaktischen Massregeln müssen vor allem in der Beseitigung der wichtigsten Infektionsquellen bestehen; Sputa müssen verbrannt oder durch Kochen oder Auffangen in 5procentiger Carbolsäure desinficirt werden; Wäsche und Kleidung von Verstorbenen muss der Desinfektionsanstalt übergeben, die Wohnung nach den oben gegebenen Vorschriften desinficirt werden. Von grosser Bedeutung ist Reinlichkeit unter Beihülfe von Wasserleitung und Canalisation. — Die Errichtung von Schlachthäusern und die thierärztliche Revision der Milchwirthschaften muss dem Verkauf perlsüchtigen Fleisches und perlsüchtiger Milch entgegenarbeiten.

Von grosser Bedeutung ist die Verschliessung des wesentlichsten Transportwegs, der Einathmung einer keimhaltigen Luft. Es ist dies verhältnissmässig leicht dadurch zu erreichen, dass in den Räumen, in welchen Phthisiker sich aufhalten, Spucknäpfe (leer oder mit etwas Wasser resp. Carbollösung oder mit feuchtem Sand, nur nicht mit stäubendem Material gefüllt) aufgestellt und dass die Phthisiker angehalten werden, diese stets zu benutzen. Selbst in dicht mit Phthisikern belegten Krankensälen, in welchen derartige einfache Vorsichtsmassregeln geübt werden, wurde der Staub stets frei von Tuberkelbacillen gefunden.

Der Einführung von Tuberkelbacillen mit Milch ist durch sorgfältiges Kochen derselben (im Wasserbad 20 Minuten) resp. durch Verwendung sterilisirter oder pasteurisirter Milch zu begegnen.

Die individuelle Disposition ist insofern zu berücksichtigen, als chronische Katarrhe rechtzeitig und anhaltend zu behandeln sind; ferner müssen körperlich Disponirte mit besonderer Vorsicht Infektionsgelegenheiten zu vermeiden suchen (Wohnungen von Phthisikern, Hôtels); die erschlaffenden Hochsommermonate sind im Höhen- oder Seeklima zuzubringen etc.

Eine Verminderung der örtlichen Frequenz der Phthisisfälle ist vor allem durch Erleichterung der Desinfektion, Ueberwachung der Schulen und Fabrikräume, Einführung von Wasserleitung und Canalisation, Besserung der Wohnungs- und Ernährungsverhältnisse anzustreben.

2. Cholera infantum.

Die Aetiologie der Cholera infantum ist noch verhältnissmässig wenig aufgeklärt. Zunächst ist es schon schwierig, eine richtige Vorstellung von der Frequenz der Krankheit zu erhalten. Unter den auf den Todtenscheinen verzeichneten Todesursachen der Kinder sind Lebensschwäche, Atrophie, Diarrhoe mit einem bedeutenden Procentsatz vertreten, Krämpfe sogar mit dem grössten Procentsatz, der überhaupt vorkommt (S. 5). Alle diese Todesursachen sind zweifellos in einer sehr grossen Anzahl von Fällen eigentlich und richtig als „Cholera infantum" zu bezeichnen. Es wäre sehr zu wünschen, dass durch eine genauere Angabe der Todesursachen und namentlich durch möglichstes Vermeiden der Bezeichnung „Krämpfe" in Zukunft ein brauchbareres statistisches Material geliefert würde. — Jedenfalls ist durch zahlreiche statistische Beobachtungen festgestellt, dass die Gesammtsterblichkeit der Kinder im ersten Lebensjahre vollständig durch die Todesfälle an Cholera infantum und der verwandten Krankheiten beherrscht wird und daher die für erstere gewonnenen Zahlen den Untersuchungen über Cholera infantum theilweise zu Grunde gelegt werden dürfen.

Ferner bietet die Aetiologie der Cholera infantum noch besondere Lücken insofern, als die ursächlichen Erreger noch nicht bekannt und experimentelle Studien über dieselben bisher auf Schwierigkeiten gestossen sind. Wir sind daher fast lediglich auf die Resultate statistischer Erhebungen über die örtliche und zeitliche Verbreitung der Cholera infantum resp. der Mortalität im 1. Lebensjahre angewiesen.

Durch diese Erhebungen ist nun zunächst ermittelt, dass die Krankheit in characteristischer Weise von der Aussentemperatur, genauer von der Wohnungstemperatur, abhängig ist; ferner, dass dieselbe fast ausschliesslich bei künstlich genährten Kindern, höchst selten bei Brustkindern vorkommt; drittens dass die Krankheit auf dem Lande wenig, in den Städten um so mehr verbreitet ist, je grösser sie sind.

Die Abhängigkeit der Säuglingssterblichkeit von der Aussentemperatur geht zunächst aus folgender Tabelle hervor (s. folg. S.).

Genauere Beobachtungen zeigen, dass die Cholera infantum überall da fast völlig fehlt, wo die Temperatur des heissesten Monats nicht über 16° hinausgeht. Die grösste Frequenz erreicht sie, wenn lange Perioden hoher Temperatur und hohe Wärmeminima auftraten, während

	Auf 100 Lebendgeborene treffen im 1. Lebensjahr Gestorbene	Mittlere Temperatur des heissesten Monats
Norwegen	10·4	14·5
Schottland	11·9	14·6
Schweden	13·5	16·0
Sachsen	26·3	18·5
Württemberg . . .	35·4	19·0

die Häufigkeit abnimmt, sobald die Maxima von geringerer Höhe sind und nächtliche Abkühlung erfolgt (Seeklima, Höhenklima, s. S. 133, 137).

Ebenso ist die zeitliche Vertheilung der Cholera infantum durchaus an das Vorkommen dauernd hoher Temperaturen gebunden, und zwar sind vorübergehende hohe Temperaturen im Frühsommer, die sich innerhalb der Wohnungen noch nicht in stärkerem Grade bemerklich machen, von relativ geringem Einfluss (s. S. 356).

Der Einfluss der Ernährungsweise ergiebt sich aus folgenden Tabellen, deren erste die Todesfälle im 1. Lebensjahr in den einzelnen Bezirken Bayerns aufführt. Hier sind die klimatischen Verhältnisse ziemlich die gleichen; dagegen besteht eine bedeutende Differenz in bezug auf die Sitten bei der Kinderernährung: nach den Berichten der Sanitätsverwaltung geschieht die Ernährung der Säuglinge in der Pfalz, Ober- und Unterfranken fast ausnahmslos mit Muttermilch, dagegen in Oberbayern, Schwaben etc. nur selten an der Mutterbrust, und statt dessen mit verdünnter Kuhmilch, Mehlbrei etc.

Regierungsbezirke	Von 100 Lebendgeborenen starben im 1. Lebensjahre
Oberbayern . . .	3·8
Niederbayern . . .	3·5
Pfalz	1·7
Oberpfalz	3·3
Oberfranken . . .	1·9
Mittelfranken . . .	2·9
Unterfranken . . .	2·1
Schwaben	3·8
Königreich . . .	3·0

Die beiden anderen Tabellen liefern eine wichtige Zahlenvergleichung, die in Berlin für das Jahr 1885 gewonnen ist. Dort wurde bei der Volkszählung am 1. December 1885 die Zahl der mit Muttermilch, Thiermilch und Milchsurrogaten ernährten Säuglinge festgestellt; und da bei den Todesfällen der Säuglinge ebenfalls die Ernährungsweise notirt wurde, war es möglich, den Procentsatz von Todesfällen zu ermitteln, welchen jede einzelne Gruppe liefert (Boeckh). Schon bei Registrirung der Gesammtmortalität traten sehr prägnante Unterschiede hervor:

1885 starben in Berlin vor Ablauf des 1. Lebensjahres auf je 1000 der in gleichem Alter lebenden Kinder:

bei Ernährung	
mit Muttermilch	7·6
mit Ammenmilch	7·4
halb Brustmilch, halb Thiermilch	23·6
mit Thiermilch	45·8
mit Thiermilch u. Milchsurrogaten	74·8

Noch krasser fallen die Differenzen aus, wenn nur die Todesfälle der Säuglinge an Verdauungskrankheiten in Rechnung gezogen werden:

Die relative Sterblichkeit der Kinder unter 1 Jahr nur an Verdauungskrankheiten betrug:

	für eheliche Kinder	für uneheliche Kinder
Brustmilch	1·3	1·0
halb Brustmilch, halb Thiermilch	7·9	23·7
nur Thiermilch	18·7	29·9
Thiermilch und Surrogate	51·1	71·9

Der Gegensatz endlich zwischen grösseren Städten, kleineren Städten und den Landgemeinden wird durch nebenstehende Tabelle erläutert:

Von 100 Todesfällen entfallen auf Cholera und Diarrhoea infantum:

	Procent
Ganz Preussen	3·2
Nur die Landgemeinden	1·4
Nur die Stadtgemeinden	7·2
62 Stadtgemeinden mit 20 000 bis 100 000 Einwohner	8·8
Köln	13·9
Berlin	16·4

Es erscheint somit ausser allem Zweifel, dass ein Zusammentreffen von hoher Wohnungstemperatur und künstlicher Ernährung für das endemische Auftreten des Brechdurchfalls von kritischer Bedeutung ist; und wir werden uns danach die Ansicht bilden dürfen, dass am wahrscheinlichsten als eigentliche Ursache der Erkrankung Bakterien anzusehen sind, welche mit der Nahrung des Kindes, insbesondere mit der Kuhmilch, aufgenommen werden. Diese Bakterien sind wahrscheinlich nicht specifische Parasiten, sondern sehr verbreitete Saprophyten, die jedoch nur bei höheren Temperaturen, wie sie im Hochsommer in städtischen Wohnungen auftreten, sich lebhafter in der Milch vermehren, während sie in der kalten Jahreszeit, oder bei kühler Aufbewahrung der Milch, die in kleinen Städten und auf dem Lande die Regel ist, zu keiner Wucherung im Stande sind. Gelangen diese Saprophyten in grösserer Zahl in den Darm des Kindes, so bewirken sie dort Zersetzungen der Nahrungsreste unter Bildung von Ptomaïnen und letztere rufen die Krankheitssymptome hervor. Die Krankheit entsteht daher nicht durch Contagion; es kommt nur darauf an, dass in der Säuglingsnahrung durch hohe Temperatur derselben günstige Gelegenheit zur starken Vermehrung der Bakterien gegeben ist; möglicherweise bilden sie dann auch bereits in der Milch, ehe diese genossen wird, Ptomaïne, welche den Eintritt der Krankheit beschleunigen. — Ausserdem wird durch die hohe Wohnungstemperatur und die daraus resultirende Wärmestauung der kindliche Körper vielleicht in besonderem Grade für die Krankheit disponirt (s. S. 82).

Nach der abweichenden Ansicht einiger Aerzte soll die Cholera infantum sogar wesentlich durch directe Einwirkung der hohen Wohnungstemperaturen auf den kindlichen Organismus zu Stande kommen und als „infantiler Hitzschlag" aufzufassen sein (Meinert). Es ist beobachtet worden, dass in heissgelegenen Wohnungen die Wärmebilanz der Kinder leicht gestört wird; bei im übrigen gesunden Kindern tritt Wärmestauung, Temperaturerhöhung auf 38·0—38·6° und zuweilen Uebergang dieser Wärmestauung in typischen Brechdurchfall ein. Die hervorragende Betheiligung der künstlich genährten Kinder soll darin begründet sein, dass bei künstlicher Nahrung eine mangelhafte Anpassung derselben an den Bedarf der Wärmeregulation (Ueberernährung und unzureichende Wasseraufnahme) stattfinde, während bei Brustnahrung eine vollkommene Anpassung erfolgt. — Dieser Auffassung widersprechen jedoch die zahlreichen neueren Erfahrungen über den günstigen Einfluss sterilisirter Kuhmilch.

Die prophylaktischen Massregeln müssen darauf hinausgehen, die hohen Wohnungstemperaturen zu vermeiden, die Ernährung der Kinder mit Muttermilch möglichst zu begünstigen, die Kindermilch in kühlen Räumen aufzubewahren und dieselbe vor der Verabreichung durch gründliches Kochen keimfrei zu machen. Auf möglichste Verbreitung käuflicher sterilisirter Milch ist hinzuwirken. Sind diese

Massregeln nicht anwendbar, so sollen die S. 287 u. 289 genannten Milchsurrogate verabreicht werden, womit eventuell noch der weitere Vortheil verbunden ist, dass die von der Kuhmilch gelieferten grösseren Caseïnreste, welche den Bakterien ein besonders reichliches Zersetzungsmaterial bieten, in Wegfall kommen.

3. Diphtherie.

Statistische Nachweise über die Frequenz der epidemischen Rachendiphtherie, auf welche sich die ätiologische Forschung stützen könnte, sind vorläufig ausserordentlich schwer zu erlangen, weil bei Angabe der Todesursache die Unterschiede zwischen Diphtherie und Croup, zwischen einfacher Diphtherie und Scharlachdiphtherie nicht genügend berücksichtigt werden. Wie bereits früher (S. 54) hervorgehoben wurde, stellen sich auch dem experimentellen Studium der Diphtherie besonders grosse Schwierigkeiten in den Weg; und ausserdem lässt der sehr ungleiche Verlauf der Krankheit in verschiedenen Epidemieen darauf schliessen, dass, wenn nicht etwa mehrere Arten von Erregern vorliegen, diese doch wenigstens in ihrem Virulenzgrade beträchtliche Differenzen aufweisen können.

Durch die Erfahrung steht unzweifelhaft fest, dass die Diphtherie durch Contagion verbreitet wird. Aerzte, Krankenwärter, Angehörige werden häufig nachweislich durch einen Kranken inficirt. Als die wesentlichsten Infektionsquellen haben wir die ausgehusteten Membranen, Sputa, Speichel und die damit verunreinigten Gegenstände anzusehen. In dickeren Schichten angetrocknet, scheinen die Erreger bis zu 4—6 Wochen, in Form von trockenem Staub bis zu etwa 10 Tagen infektionstüchtig zu bleiben. Aus gewissen Hausepidemieen hat man wohl auf eine Monate lange Haltbarkeit des Diphtherievirus unter natürlichen Verhältnissen geschlossen. Diese Angaben sind jedoch mit Vorsicht aufzunehmen, da bei den betreffenden Neu-Erkrankungen in den gleichen Räumen eine Einschleppung des Virus von aussen gewöhnlich nicht sicher ausgeschlossen werden kann. — Vielleicht halten sich die Erreger relativ lange im Munde des Reconvalescenten und können von da aus noch zu späten Ansteckungen führen.

Die Transportwege für das Diphtherievirus bilden vorzugsweise Berührungen der Infektionsquellen einerseits, des eigenen Mundes andererseits. Bei Kindern ist ein solcher Transport besonders begünstigt, da sie Finger, Spielzeug etc. fortgesetzt und im unreinlichsten Zustande in den Mund zu führen pflegen. — Selbstverständlich kommen durch Küsse, ferner durch directes Anhusten der mit Untersuchung oder Pinseln des Rachens Beschäftigten Infektionen zu Stande. Nicht minder tragen

Ess- und Trinkgeschirre zur Verbreitung bei. Seltener wird der Luftstaub zu Uebertragungen Anlass geben, doch erscheint auch dieser Infektionsmodus bei sorglosem Verhalten gegenüber dem Sputum und bei staubiger Luft nicht ausgeschlossen.

Die individuelle Disposition nimmt vom 12. Jahre ab bedeutend ab. Dass eine zarte, leicht verletzbare, und eventuell eine katarrhalisch afficirte Rachenschleimhaut (hypertrophische Tonsillen) zur Erkrankung disponirt, wird von den meisten Aerzten angenommen und ist auch durch Thierexperimente wahrscheinlich gemacht.

Eine ausgesprochene örtliche und zeitliche Disposition tritt bei der Verbreitung der Diphtherie nicht hervor. Locale Differenzen der Frequenz werden allerdings beobachtet, gehen aber nicht über die bei jeder contagiösen Krankheit vorkommenden Schwankungen hinaus; ausserdem pflegen diese Differenzen sich im Laufe der Jahre durchaus nicht constant zu halten. — Auch die jahreszeitliche Schwankung ist so unbedeutend (s. S. 121) und so inconstant, dass ein irgend erheblicher Einfluss der Witterung daraus nicht abgeleitet werden kann.

Die Prophylaxis ist vor allem auf eine rationelle Desinfektion angewiesen, die während des ganzen Verlaufs der Krankheit auf Sputa, Wäsche und Ess- und Trinkgeschirr, nach dem Ablauf der Krankheit auch auf Theile der Wohnung etc. auszudehnen ist. Küsse sind zu vermeiden; hat durch Anhusten wahrscheinlich Infektion stattgefunden, so sind sofort Gesicht und Hände mit Sublimatlösung zu waschen. Das Wartepersonal hat seine Hände häufiger in dieser Weise zu desinficiren. Der Reconvalescent sollte noch längere Zeit besonderes und nach dem Gebrauch zu desinficirendes Ess- und Trinkgeschirr benutzen.

4. Cholera asiatica.

Die asiatische Cholera herrscht seit langer Zeit im Gangesdelta und in Bengalen als endemische Krankheit. Es ist denkbar, dass die Krankheitserreger dort, begünstigt durch hohe Temperatur, Feuchtigkeit und enorme Mengen abgestorbener Pflanzen und Thiere Gelegenheit zu ausgiebigem Wachsthum finden, namentlich auf festem, feuchtem Substrat in Sümpfen, an Flussufern u. dgl. Vielleicht ist die endemische Verbreitung theilweise auch schon dadurch zu erklären, dass in Folge der massenhaften, sorglosesten Ausstreuung der vom Kranken stammenden Erreger eine Durchseuchung der ganzen Umgebung stattgefunden hat. Jedenfalls herrscht in Bengalen die Cholera jahraus jahrein, nicht in gleichmässiger Weise, sondern mit starken Schwankungen der Frequenz.

Von Niederbengalen aus hat die Cholera seit dem Jahre 1817 weitere Fortschritte gemacht, sich zunächst auf das übrige Indien ausgedehnt und vom Jahre 1819 ab auch die Grenzen Indiens überschritten.

Seither ist kaum ein Land von der Cholera verschont geblieben. Nur solche Gegenden, mit welchen Indien ausschliesslich durch langdauernde Seereisen in Verkehr steht, wie Australien und das Capland; ferner viele verkehrsarme Gegenden der arktischen Zone und des Hochgebirges sind bis jetzt von Cholera freigeblieben (s. S. 137). — Europa wurde in fünf Invasionen heimgesucht. Die erste im Jahre 1823 erstreckte sich nur bis Astrachan; 1829 erfolgte der Einbruch über Russland und diesmal blieb die Cholera bis 1837 auf europäischem Boden, wurde auch nach Canada verschleppt und von da im übrigen Amerika verbreitet. 1847 wurde zum dritten Mal Europa und der grösste Theil der übrigen Erdtheile von der Cholera heimgesucht, die erst 1858 ihre Wanderung einstellte. Der vierte, besonders verheerende Zug begann 1865 von Aegypten aus und dauerte bis 1875. 1882 wurde die Cholera wiederum nach Mekka eingeschleppt, verbreitete sich 1883 nach Aegypten, betrat 1884 in Toulon europäischen Boden, dehnte sich aber nur in Spanien, Frankreich, Italien und Istrien aus.

Ueber die Ursachen und die Verbreitungsweise dieser mörderischen Seuche bestanden die widersprechendsten Ansichten, bis es Koch im Jahre 1883 gelang, die Erreger der Cholera aufzufinden, ihre Lebenseigenschaften kennen zu lernen und die Verbreitungsart der Krankheit in allen wesentlichen Punkten aufzuklären.

Die Infektionsquellen verlassen den Körper des Kranken offenbar nur in den Dejektionen der ersten Krankheitstage (ganz ausnahmsweise im Erbrochenen), und also nur diese Dejektionen und die mit letzteren beschmutzten Objecte, z. B. Bett- und Leibwäsche, Gefässe, Fussböden, Latrinen, Erde, auf welche solche Dejektionen ausgegossen sind, Brunnenwässer, in welche Dejektionen hineingerathen sind, können gelegentlich zu einer Infektionsquelle werden. — Eine besondere Einschränkung dieser Infektionsquellen ist aber noch dadurch gegeben, dass die Kommabacillen so leicht durch Austrocknen oder Ueberwucherung durch Saprophyten zu Grunde gehen. In Folge dessen sind im Allgemeinen nur frische Dejektionen und frisch beschmutzte Objecte gefährlich; alle völlig trockenen Objecte, so trockene Wäsche, Briefe, Waaren der verschiedensten Art sind ohne Weiteres als Infektionsquellen auszuschliessen. Bei feuchten Gegenständen und bei Flüssigkeiten hängt die Lebensdauer der dorthin verschleppten Kommabacillen von der Menge der letzteren, von der Zahl und Art der gleichzeitig vorhandenen saprophytischen Bakterien und von verschiedenen äusseren Umständen ab, erstreckt sich aber nur in seltenen Fällen über mehrere Tage hinaus. Doch besteht immerhin die Möglichkeit, dass einzelne feucht gehaltene Objecte dadurch, dass die Kommabacillen in einer Art Reincultur conservirt sind, noch nach Wochen eine Infektionsquelle repräsentiren; z. B. ist dies denkbar von in feuchtem Zustande fest verpackter Cholerawäsche, von feuchtem Boden u. s. w., namentlich wenn die Aufbewahrung bei niederer Temperatur erfolgt.

Unter den Transportwegen ist zunächst die Einathmung infectiöser Luft völlig auszuschliessen, da die Kommabacillen in staubtrockenem Zustande nicht mehr lebensfähig sind. Die einzigen Ausnahmen bilden in dieser Beziehung etwaige beim Zerstäuben von Flüssigkeiten durch Luftströmungen fortgerissene Wasserbläschen (s. S. 161).

Zur Vermittlung zwischen Infektionsquelle und Eintrittspforte verbleiben dann: Erstens Berührungen der Dejektionen oder mit Dejektionen beschmutzter Objecte (Wäsche, Geräthe, Boden u. s. w.) einerseits und des Mundes andererseits. Dieser Weg wird keineswegs so selten in Frage kommen; bei der Pflege eines Cholerakranken durch ungeübte und nicht sehr reinlich erzogene Angehörige, bei dem Hantiren mit der beschmutzten Bett- oder Leibwäsche u. s. w. wird es vielmehr sehr häufig sich ereignen, dass an den Händen, unter den Fingernägeln, an den Aermeln der Kleidung u. s. w. infektiöses Material haften bleibt, und dass dasselbe im Laufe der nächsten Stunden, ehe ein völliges Eintrocknen stattgefunden hat, durch unbeabsichtigte und oft unbewusste Bewegungen an und in den Mund gebracht wird.

Zweitens können die infektiösen Organismen von den genannten Infektionsquellen aus auf Nahrungsmittel und mit diesen zur Eintrittspforte gelangen. Die Uebertragung auf die Nahrungsmittel geschieht durch Berührung derselben mit beschmutzten Fingern oder mit irgend welchen anderen dejektionenhaltigen Objecten; sie kann ferner nicht selten durch Insekten, namentlich Fliegen erfolgen. Häufig wird es auf den Nahrungsmitteln zu einer starken Vermehrung, und damit zu einer gefährlichen Ausdehnung der Infektionsquelle kommen.

Eine dritte speciell erwähnenswerthe Uebertragung ist die durch das Wasser, welches zum Trinken, zum Bereiten der Nahrung, zur Reinigung der Essgeschirre u. s. w. gebraucht wird. In wenig cultivirten Ländern, wo keinerlei Vorsichtsmassregeln bei dem Wasserbezug in Anwendung kommen, ist dieser Infektionsmodus von grösster Bedeutung, und die Einführung einer Wasserleitung in solchen Städten vermag die Cholerafrequenz ausserordentlich stark herabzusetzen. In europäischen Städten wird dieser Transportweg je nach der Art der Wasserversorgung mehr oder weniger betreten sein.

Von bedeutendem Einfluss auf die Ausbreitung der Cholera ist die individuelle Disposition. In einem völlig gesunden Organismus wird nach dem, was wir aus den Versuchen über die Abtödtung der Kommabacillen und aus den Thierexperimenten gelernt haben, zunächst die Magenverdauung und speciell die Salzsäure des Magensaftes die eingedrungenen Kommabacillen vernichten können; ferner ist es denkbar, dass eine zu rasche Fortführung der Speisen durch den Dünndarm, vielleicht auch dort eine Einwirkung von Verdauungssäften oder -producten, die Einnistung und Entwicklung der Kommabacillen hemmt; dass endlich die Energie der betheiligten Zellen und ihre Widerstandsfähigkeit gegen die toxischen Producte der Bacillen in Frage kommt. Je nach der grösseren oder geringeren Vollständigkeit dieser Schutz- und Regulirvorrichtungen des Körpers wird das gleiche Infektionsmaterial bald keinerlei Störung, bald nur leichte Diarrhoe, die zu rascher Entfernung etwaiger in Vermehrung begriffener Bacillen und zu einem raschen Siege des Körpers führt, bald ernstliche Erkrankung hervorrufen. — Ferner dürfen wir es als einen feststehenden Erfahrungssatz ansehen, dass einmaliges Ueberstehen der Cholera für eine gewisse Zeit in der Regel individuelle Immunität bewirkt. Der leichtere oder schwerere Verlauf der Krankheit scheint dabei keinen Unterschied zu machen; auch die Fälle, wo die Regulirvorrichtungen des Körpers in so gutem Zustande waren, dass kaum eine als Krankheit zu bezeichnende Reaktion der Infektion folgte, verschaffen offenbar diese „erworbene Immunität“. Wie lange dieselbe vorhält, ist noch nicht bestimmt ermittelt; sie kann vermuthlich im Durchschnitt drei bis vier Jahre dauern, erstreckt sich aber jedenfalls auf mehrere Monate, so dass während einer Epidemie dasselbe Individuum gewöhnlich nicht wieder ergriffen wird.

Andererseits dürfen wir eine Empfänglichkeit des Körpers für die Infektion voraussetzen, wenn z. B. apeptische und dyseptische Zustände, leichte gastrische Störung und Magenüberladung vorliegen; ferner, wenn ein solches Stadium der Verdauung besteht, dass die saure Reaktion des Mageninhalts gering ist; ebenso, wenn die Eröffnung des Pylorus grösseren Speisemengen nach relativ kurzem Aufenhalt im Magen den Durchtritt in den Dünndarm gestattet, und wenn andererseits die Fortbewegung im Dünndarm eine abnorm langsame ist. Es lässt sich die Bedeutung dieser und anderer mitwirkender Momente noch nicht im Einzelnen bestimmen; dass aber im Allgemeinen derartige Faktoren mitwirken, das geht schon aus der Erfahrung hervor, dass die meisten Cholerafälle am Montag und Dienstag vorkommen, nachdem der Sonntag zu Excessen und Magenüberladung Gelegenheit gegeben hat; ferner aus der Beobachtung Virchow's, dass bei der Section sehr acut verlaufener Cholerafälle stets die Zeichen einer im lebhaften Gange befindlichen Digestion hervortreten. — Ein anderes disponirendes Moment scheint nach zahlreichen Erfahrungen in einer allgemeinen Schwächung des Körpers, wie sie Armuth, Hunger und Krankheiten bewirken, gegeben zu sein, sei es, dass dabei der Resistenzmangel des ganzen Körpers in Frage kommt, oder dass der Einfluss erst durch Vermittlung der geschwächten Verdauungsorgane sich geltend macht.

Die örtliche und zeitliche Disposition. Den schliesslichen Ausgang aller Epidemieen haben wir stets im endemischen Gebiet, in Niederbengalen, zu suchen.

Von dort aus wird die Krankheit in andere Gegenden verschleppt. Zur Verschleppung eignen sich nach dem oben Gesagten fast niemals Effekten irgend welcher Art, sondern wesentlich nur die frischen Dejektionen, welche vom Kranken — einerlei ob dieser schwer oder sehr leicht erkrankt ist — geliefert werden. Eine Verschleppung auf weitere Strecken ist daher nur möglich dadurch, dass ein Kranker die ganze Strecke sehr rasch zurücklegt und am Ziele noch bacillenhaltige Dejektionen liefert, oder dadurch, dass ununterbrochene Ketten gebildet werden, in welchen die einzelnen Kranken, die einer vom anderen den Infektionsstoff übertragen erhalten und denselben im eigenen Körper reproduciren, die Glieder darstellen. Der Weg von Indien nach Europa konnte in früherer Zeit von ein- und demselben Cholerakranken keinesfalls zurückgelegt werden; hier war stets eine Kette von Kranken nöthig, die sich ohne Unterbrechung entlang dem Landweg erstrecken musste (Pilgerzüge); oder die sich in geringerer Länge, entsprechend der kürzeren Reisezeit, auf einem von Indien nach Europa fahrenden Schiffe fortsetzte. Beide Ketten waren offenbar nicht leicht hergestellt; auch die kürzere für den Seeweg ausreichende nicht, weil gerade auf Schiffen die Gelegenheit zur Fortsetzung der Kette relativ ungünstig ist. Es ist aber einleuchtend, dass jede Unterbrechung der Kette, jeder Ausfall einer Uebertragung des Contagiums auf ein neues, nunmehr erkrankendes Individuum, zu einem Misslingen der Verschleppung führen muss. — In jetziger Zeit ist dagegen diese Verschleppung ausserordentlich erleichtert, indem ein Eisenbahnnetz Niederbengalen mit den verschiedensten Häfen Indiens verbindet, so dass ein Kranker den Transport nach allen Küstenorten bewirken kann; indem ferner für die Fahrt von Bombay bis nach Aegypten eine sehr kurze Kette von Kranken ausreicht, während wiederum von Aegypten nach den nächsten europäischen Häfen die Transportirung wirksamen Contagiums durch ein und denselben Kranken möglich ist.

Auch in Europa erfolgt die Verbreitung der Cholera durch reisende Kranke, wobei nur zu beachten ist, dass auch ein leichter Choleranfall, bei dem es zu kaum merkbaren Störungen des Allgemeinbefindens, aber immerhin zu einer Vermehrung der Kommabacillen und zu einer Ausscheidung derselben in den Dejektionen gekommen ist, für eine derartige Verschleppung völlig ausreicht. Eklatante Beispiele dafür, auf welche Strecken hin jetzt mittelst der Eisenbahn die Verbreitung des Choleracontagiums erfolgen kann, liefert der von v. Pettenkofer beobachtete Fall, wo durch ein cholerakrankes Kind die Cholera von Odessa direct nach Altenburg gebracht wurde, sowie die von Biermer constatirte directe Verschleppung des Choleracontagiums von Rom nach Zürich.

Von der Einschleppung an treten dann bei den einzelnen Epidemieen allerlei örtliche Differenzen hervor; es werden die Orte, die an den Hauptverkehrsstrassen liegen und in welche bei einem über Europa fortschreitenden Cholerazuge sicher Cholerakranke und Choleradejektionen gelangen, nicht sämmtlich von einer Epidemie heimgesucht, sondern grosse Landstriche und Städte bleiben völlig verschont, während benachbarte Provinzen und Städte heftig ergriffen werden. Selbst innerhalb einzelner Städte zeigen sich ähnliche locale Differenzen. Ferner giebt es eine Reihe von verkehrsreichen Orten, welche selbst bei den wiederholten Epidemieen, welche Europa durchzogen haben. immun geblieben sind; so namentlich Lyon, Stuttgart, Hannover u. a. m.

Diese örtlichen Differenzen erklären sich in ungezwungener Weise aus Verschiedenheiten in der Art und Weise des Trink- und Brauchwasserbezugs, in den Einrichtungen zur Entfernung der Abfallstoffe, in der durchschnittlichen Reinlichkeit, an welche eine Bevölkerung gewöhnt ist; ferner aus der verschiedenen individuellen Disposition, sowie aus den Infektionschancen, welche der erste Cholerafall gerade vorfindet.

Die individuelle Disposition kann bei ganzen Bevölkerungen zunächst dadurch wechseln, dass die Ernährungsweise sehr verschieden ist. Die eine Bevölkerung pflegt ein relativ geringes Nahrungsvolum zu sich zu nehmen, in anderen Ländern, Städten oder in gewissen Bevölkerungsclassen besteht die Gewohnheit des unmässigen Genusses namentlich flüssiger Nahrungsmittel. Ferner ist zu beachten, dass in unseren Ländern wenigstens zur Winters- und Frühjahrszeit fast nur gekochte Nahrung genossen wird, während in anderen Ländern stets ein viel grösserer Bruchtheil der Nahrung ohne alle Zubereitung verzehrt wird.

Auch der allgemeine Ernährungszustand und die körperliche Energie und Resistenz ganzer Bevölkerungen zeigen erhebliche Differenzen und werden unter Umständen die zeitliche oder örtliche Verbreitung der Cholera beeinflussen.

Schliesslich kann die individuelle Disposition einer Bevölkerung noch darin Unterschiede aufweisen, dass ein grösserer oder geringerer Bruchtheil der Bevölkerung durch einmaliges Ueberstehen der Cholera für eine Zeitlang immun geworden ist. Nach einer stärkeren Epidemie wird stets ein relativ hoher Procentsatz der Bevölkerung durchseucht sein. Dieser Umstand muss dann aber die Chancen für die Ausbreitung einer zweiten Epidemie ausserordentlich herabsetzen; und in Indien, wo es fast stets frisch durchseuchte, unempfängliche Distrikte neben empfänglichen giebt, muss in Folge dessen die Verbreitungsart der Epidemieen eigenthümliche Unterbrechungen und Sprünge zeigen.

Von grossem Einfluss auf die locale Ausbreitung einer Epidemie ist ferner die Art und Weise, wie der erste eingeschleppte Cholerafall verläuft. In dem einen Orte möge der Kranke in einer gut situirten Familie oder in einem zweckmässig eingerichteten Lazareth von geschulten Wärtern verpflegt werden; in dem anderen möge der erste Fall in einem engen Proletarierquartier vorkommen, wo zahlreiche Menschen mit dem Kranken und mit den Dejektionen in Berührung kommen, wo keinerlei genügende Reinigung stattfindet, wo in demselben Raum das Essen zubereitet und genossen wird, wo Massen von Fliegen für den Transport der Keime sorgen, wenn zufällig die directen Uebertragungen fehlen sollten. Offenbar sind in letzterem Fall die Chancen gegeben für eine plötzliche starke Vervielfältigung der Krankheit, und dadurch weicht die Wirkung von der des erstgeschilderten Falls, in welchem höchstens eine vereinzelte weitere Uebertragung erfolgt, ganz ausserordentlich ab.

Seitens der Localisten wird auch für die epidemische Ausbreitung der Cholera eine besondere Beschaffenheit des Bodens als ausschlaggebend angesehen. Wäre diese Ansicht richtig, so müssten selbst bei häufiger Wiederholung von Choleraeinschleppungen die einen Orte empfänglich, die anderen unempfänglich sein. Nun aber sehen wir in Indien, dass bei hinreichend oft wiederholten Epidemieen die Immunität keines Ortes erhalten bleibt. Dort sind Städte und Stadttheile, die auf Felsboden liegen und nach Ansicht der Localisten deshalb eine Immunität zeigten, längst von Choleraepidemieen heimgesucht, und kein verkehrsreicher Ort ist mehr zu finden, der dauernd seine Immunität bewahrt hätte.

Weit entschiedener tritt eine zeitliche Disposition für Cholera hervor. Die Choleraepidemieen, von welchen Deutschland heimgesucht ist, haben ihren Höhepunkt stets im Spätsommer und Herbst, wie aus folgender Tabelle hervorgeht:

Todesfälle an Cholera in Preussen 1848—59.

Januar	2317	Juli	8480
Februar	842	August	33 640
März	214	September	56 561
April	112	Oktober	35 271
Mai	446	November	17 530
Juni	4392	December	7254

Diese Vertheilung entspricht ungefähr der des Abdominaltyphus und der übrigen Verdauungskrankheiten. Sie geht auch einigermassen mit den Grundwasserschwankungen zusammen, so zwar, dass die grösste Cholerafrequenz mit dem tiefsten Stande des Grundwassers zusammenfällt; jedoch ist diese Coïncidenz bei weitem nicht so scharf ausgeprägt wie beim Abdominaltyphus und weist mehrfache Ausnahmen auf (z. B. auch in München).

In Indien ist der Verlauf der Choleracurve anders, er zeigt nur sehr lockeren Zusammenhang mit dem Grundwasser, dagegen etwas deutlichere Beziehung zur Regenmenge (s. folg. Tabelle).

Starke Regenfälle bedingen nach Ausweis der Tabelle eine Verminderung der Cholerafrequenz; jedoch zeigt sich der Einfluss erst längere Zeit nach Beginn der Regenzeit und bringt keineswegs ein Schwinden, sondern nur eine Reduction der Fälle hervor.

Die in Indien beobachtete zeitliche Disposition erklärt sich leicht durch die dortige eigenthümliche Art des Wasserbezugs aus sog. Tanks, seichten stagnirenden Wasseransammlungen, welche allen Unrath aufnehmen und anderer-

Choleratodesfälle.

	Calcutta		Bombay	
	Todesfälle in 26 Jahren	Regen in engl. Zoll	Todesfälle in 14 Jahren	Regen in engl. Zoll
Januar	9 105	0·44	3 296	—
Februar	12 572	0·83	2 729	—
März	19 558	1·28	3 270	—
April	24 040	2·49	4 032	—
Mai	16 641	5·46	3 784	0·5
Juni	8 556	12·1	3 972	22·7
Juli	5 297	12·6	2 312	24·5
August	5 124	13·7	1 339	12·4
September	5 478	10·2	857	10·6
October	8 016	5·6	1 118	1·7
November	11 112	0·66	1 411	0·3
December	10 334	0·24	2 633	—

seits den gesammten Wasserbedarf decken. In der trockenen Jahreszeit häufen sich hier die Schmutz- und Abfallstoffe, während das Wasser sich stetig vermindert; nach einiger Dauer der Regenzeit wird das Wasser allmählich reiner und die Infektionsquellen werden aus den Tanks und deren Umgebung fortgespült. Für denjenigen Theil der Bevölkerung, welcher sein Wasser nicht aus Tanks, sondern aus Wasserleitungen bezieht, kommt der Einfluss der Regenzeit auf die Cholerafrequenz fast ganz in Wegfall.

Die in Europa und speciell in Deutschland hervortretende zeitliche Disposition erklärt sich durch das Zusammenwirken verschiedener Momente; zum Theil durch die S. 195 hervorrgehobene, mit dem Sinken des Grundwassers correspondirende Beschaffenheit der Bodenoberfläche; ferner sind die Choleramonate diejenigen, in welchen die grössten Mengen von Insekten vorhanden sind, die sich beim Transport der Keime zweifellos betheiligen; es sind ausserdem die Monate, in welchen am meisten rohe Nahrungsmittel consumirt werden, die zum Transport theils der Choleraerreger, theils anderer prädisponirend wirkender Bakterien geeignet sind; vor Allem aber ist in jenen Monaten bei einem grossen Theil der Bevölkerung eine ausgeprägte individuelle Disposition vorhanden in Folge der vielfach herrschenden Gastricismen (S. 82).

Die prophylaktischen Massregeln haben zunächst die Einschleppung in's Auge zu fassen. Da die Cholera gewöhnlich zur See nach Europa gebracht wird, ist eine strenge Revision und eventuell Quarantäne der von Indien kommenden Schiffe im Suezcanal von grösster Bedeutung. Von Sperrmassregeln auf dem Continent ist wenig zu erwarten; höchstens ist eine Revision der Eisenbahnreisenden an der Grenze empfehlenswerth.

Vor allem ist dafür Sorge zu tragen, dass jeder erste Fall von Cholera rasch zur Kenntniss der Behörden gelangt und mit Sicherheit diagnosticirt wird. Letzteres ist mit Hülfe der Plattencultur ausführbar, deren Kenntniss bei den Sanitätsbeamten vorausgesetzt werden sollte. Die ersten Fälle sind dann wenn möglich im Lazareth oder doch wenigstens durch geschulte Wärter zu verpflegen; die Abgänge sind stets sofort zu desinficiren, beschmutzte Wäsche ist in besonderen Behältern aufzubewahren und demnächst nach der Desinfektionsanstalt zu schaffen. — Eine Befreiung der Wohnung von Infektionskeimen ist bei der Cholera schon dadurch zu erreichen, dass das Krankenzimmer, nachdem die Fenster geöffnet sind, einige Tage geheizt wird, aber im Uebrigen verschlossen bleibt; es ist in dieser Weise mit hinreichender Sicherheit ein Zugrundegehen der Kommabacillen durch Austrocknen zu erzielen. Ist eine rasche Beendigung der Desinfektion wünschenswerth, so ist nach S. 504 zu verfahren. — Das Pflegerpersonal ist auf die Nothwendigkeit einer häufigen Desinfektion der Hände hinzuweisen. Die Bevölkerung ist über den günstigen Einfluss penibelster Reinlichkeit, der Sorgfalt in der Zubereitung der Nahrung, sowie über die Gefahr, welche Excesse und Gastricismen für die Acquirirung der Cholera bedingen, zu belehren. Für tadelloses Wasser in reichlicher Menge ist Sorge zu tragen. Canalisationsanlagen unterstützen auch in Choleraepidemieen die Entfernung der Infektionserreger in hohem Grade, und sind im Verein mit den vorgenannten Massnahmen, insbesondere Wasserleitung und öffentlichen Desinfektionsanstalten, vorzüglich geeignet, die locale Disposition für Cholera herabzusetzen.

5. Abdominaltyphus.

Der Procentsatz, mit welchem sich der Abdominaltyphus an der Sterblichkeit betheiligt, ist im Allgemeinen kein bedeutender; er schwankt in den mitteleuropäischen Städten zwischen 1 und 3 Procent. Trotzdem gehört der Typhus zu den gefürchtetsten Infektionskrankheiten; und zwar weil derselbe meist in Form von Epidemieen auftritt, die gleichzeitig in einem kleinen Bezirk zahlreiche Opfer fordert; ferner weil er mit Vorliebe das kräftigste Lebensalter und erwerbsfähige Männer befällt.

Als ursächliche Erreger des Abdominaltyphus sind ausschliesslich die S. 51 beschriebenen Bacillen anzusehen. In der menschlichen Umgebung sind dieselben bisher nur dann gefunden, wenn sie durch die Absonderungen eines Typhuskranken dorthin gelangt waren. Dass die Bacillen in ähnlicher Verbreitung wie Saprophyten im Boden oder Wasser vorhanden sind, oder dass sie aus verbreiteten Saprophyten gelegentlich entstehen, ist nach dem jetzigen Stande der Forschung nicht anzunehmen.

Als Infektionsquellen kommen die Dejektionen des Kranken in Betracht, ferner die damit verunreinigte Wäsche und die sonstige Kleidung (Beinkleider). Da die Typhusbacillen sowohl im trockenen Zustande wie namentlich auch in flüssigen Substraten in Gemeinschaft mit Saprophyten mehrere Monate lebensfähig bleiben, erstrecken sich die Infektionsquellen hier erheblich weiter, als z. B. bei der Cholera; auch der Tonnen- und Grubeninhalt, in welchen Typhusdejektionen gelangt sind, kann infektiös sein; ebenso die Bodenoberfläche, auf welche Dejektionen entleert sind, oder Ackererde, die mit solchem Grubeninhalt gedüngt ist. Auch die mit theilweiser Desinfektion versehenen Abortgruben (S. 422) geben zweifellos oft zur Verbreitung lebensfähiger Typhuskeime Anlass. — Von der Bodenoberfläche aus oder durch das Spülwasser der Wäsche können die Bacillen ferner in Schachtbrunnen gerathen und das Trinkwasser inficiren; noch leichter erfolgt diese Infektion, wenn das Trink- und Brauchwasser aus einem Flusse bezogen wird, welcher die Abgänge angrenzender Häuser aufnimmt.

Innerhalb des Wohnhauses können Theilchen der Dejektionen leicht auf Nahrungsmittel gelangen (z. B. in Milch, s. S. 273); und hier wird unter günstigen Umständen eine starke Vermehrung der Erreger stattfinden. Auch im Boden und Wasser vermögen die Typhusbacillen unter Umständen eine gewisse Vermehrung zu leisten; doch kommt hierdurch kaum eine grössere Gefährlichlichkeit der Infektionsquellen zu Stande.

Als Transportwege fungiren zunächst Berührungen von Infektionsquellen einerseits, des Mundes andererseits. Bei Wärtern und Angehörigen bestehen erhebliche Chancen für diesen Infektionsmodus; man beobachtet in Folge dessen nicht selten, dass das Wartepersonal der Typhusstation in Hospitälern und ebenso die Wäscherinnen, welche die Wäsche der Typhuskranken zu besorgen haben, inficirt werden. Kommen solche Fälle schon bei einem geschulten Personal und in gut eingerichteten Krankenhäusern vor, so ist kein Zweifel, dass in Privatquartieren diese Art der Uebertragung ausserordentlich viel häufiger sich ereignen und geradezu einen erheblichen Procentsatz der Infektionen veranlassen wird. Nicht nur in den engen Wohnungen des Proletariats, sondern auch in den Quartieren der Wohlhabenderen sind die den Kranken pflegenden und mit der Gefahr wenig vertrauten

Angehörigen fortgesetzt in der Lage, sich durch Berührungen zu inficiren.

Ein zweiter häufig vorkommender Infektionsmodus ist der durch das Trinkwasser. Derselbe liegt namentlich kleineren und grösseren scharf begrenzten und gleichzeitig ausbrechenden Epidemieen zu Grunde. Uebrigens wird dieser Transportweg nicht selten ohne genügenden Grund angeschuldigt oder sogar als der allein in Betracht kommende angesehen (s. S. 214).

Drittens können Infektionen durch Nahrung stattfinden; einmal durch solche pflanzliche Nahrungsmittel, welche aus einem mit Typhusbacillen imprägnirten Boden stammen. Gemüse aus Garten- und Ackerland, welches unmittelbar an die Stadt grenzt und mit frischem Tonnen- und Grubeninhalt aus städtischen Häusern gedüngt ist, bietet besondere Infektionsgefahr. In manchen Städten ist es Sitte, dass die sogenannten „Kräuter“ im Herbst den Grubeninhalt auf ihre Aecker fahren und in denselben Wagen, ohne dass dieselben einer gründlichen Reinigung unterworfen sind, das geerntete Gemüse transportiren. — Ferner kann der Genuss von Nahrungsmitteln, welche in der Wohnung mit Infektionsquellen in Berührung gekommen sind, insbesondere Milch, die Uebertragung bewirken.

Selten scheint eine Infektion durch Einathmung von Luftstaub zu erfolgen. Innerhalb stark inficirter Wohnräume, vielleicht auch in umschlossenen Hofräumen, mag es gelegentlich zu einer Aufnahme von Typhusbacillen mit der Inspiration und demnächst zum Verschlucken des mit den Keimen beladenen Schleims und Speichels kommen. Für gewöhnlich werden da, wo die Möglichkeit zu dieser Art der Infektion gegeben ist, die übrigen Transportwege stets breiter und betretener sein und mit viel grösserer Wahrscheinlichkeit die Erreger an ihre Invasionsstätte befördern.

Die individuelle Disposition scheint ähnlich wie bei der Cholera von grosser Bedeutung zu sein. Sie ist zwischen dem 15. und 30. Lebensjahre am grössten. Gastricismen, Obstipation befördern die Entstehung der Krankheit; Gemüthsbewegungen wohl nur insofern, als sie leicht zu Gastricismen und zu grosser Sorglosigkeit in der Nahrungsaufnahme führen. — Nach einmaligem Ueberstehen der Krankheit bleibt meistens eine Immunität für lange Zeit zurück; zuweilen sind Recidive nach 5 bis 10 Jahren beobachtet; in vielen Fällen angeblicher Immunität ist es zweifelhaft, ob wirklich Infektionserreger aufgenommen wurden.

Eine ausgesprochene örtliche Disposition zeigt der Abdominaltyphus nicht. Immune Zonen, Länder und Orte existiren nicht. In

Island, Finnland, Mittel-Europa, Süd-Europa, Indien, Cochinchina, China, Australien, Capland, Nord-, Mittel- und Südamerika kommt Abdominaltyphus in grosser Ausdehnung vor. Länder, die man früher wohl für immun gehalten hat, wie Indien, Algier, haben seither nachweislich schwere Typhusepidemieen durchgemacht. Eine vermeintliche Immunität einzelner Städte besteht immer nur für einige Jahre; wir sehen, dass gerade der Abdominaltyphus ungemein starke Schwankungen der Frequenz an demselben Orte zeigt und dass geradezu Perioden grösserer und geringerer Typhusmortalität abwechseln. Diese Schwankungen erschweren die Vergleichung verschiedener Städte bedeutend, und lassen eine solche nur innerhalb sehr langer Zeiträume zulässig erscheinen. Uebrigens sind gewisse Differenzen der Frequenz selbstverständlich, da nach der Art des Wasserbezuges, der Entfernung der Abfallstoffe u.s.w. die Infektionsgelegenheiten in verschiedenen Städten erheblich variiren.

Auch eine deutliche zeitliche Disposition macht sich beim Auftreten des Abdominaltyphus nicht immer bemerkbar, wie aus folgender (dem Werke von Hirsch entnommenen) Tabelle hervorgeht:

			Sommer	Herbst	Winter	Frühling
Schweden . .	1858—77	Kranke	44 750	49 334	51 573	42 354
Hamburg . .	1873—80	Todte	286	390	453	317
Berlin	1854—79	„	3 625	5 384	3 100	2 685
Breslau. . . .	1863—78	„	646	774	591	510
Leipzig. . . .	1851—65	Kranke	299	378	236	139
Prag	1874—76	„	237	239	428	335
Bayern	1857—70	Todte	10 758	11 648	12 722	12 037
München . . .	1852—68 u. 1873—79	„	1 164	1 153	2 120	1 691
Basel	1824—73	„	557	710	528	418
London . . .	1848—62	Kranke	716	1 072	541	328
Paris	1867—78	Todte	1 005	1 646	928	573

Die für ganze Länder erhobenen Zahlen zeigen so gut wie keine jahreszeitliche Schwankung. In der Mehrzahl der Städte ist aber eine Steigerung der Typhusfälle im Herbst bemerkbar; in München und Prag liegt die Akme im Winter. Die Steigerung der Frequenz im Herbst ist dem Abdominaltyphus mit den verschiedensten Erkrankungen der Verdauungsorgane gemeinsam und vermuthlich zum Theil auf die gesteigerte Disposition zu allen Verdauungskrankheiten zurückzuführen. Auch die in dieser Jahreszeit besonders starke Verunreinigung der Bodenoberfläche mit infektiösen Keimen (S. 195), sowie Gebräuche bei der Feld- und Gartenarbeit, das Aufbringen des Düngers und das Einholen der

Gemüse mögen, ähnlich wie bei der Cholera, von Einfluss auf die herbstliche Akme sein. Es wäre nicht undenkbar, dass die Verschiebung der Akme in München und Prag durch Abweichungen solcher und anderer Gebräuche bewirkt wird.

Nach v. PETTENKOFER ist die Typhusfrequenz in vielen Städten vom Grundwasserstande abhängig. In der That ist in München, Salzburg, Frankfurt a/M., Berlin u. s. w. regelmässig ein Zusammenfallen der höchsten Frequenz mit dem Absinken des Grundwassers beobachtet (vgl. Tab. S. 185), und diese Coïncidenz ist um so auffallender, als sie an einigen Orten unbekümmert um die Jahreszeit auftritt; in Berlin im Spätsommer und Herbst, in München im Winter. S. 197 ist ausführlicher dargelegt, weshalb trotzdem die von PETTENKOFER gezogenen Folgerungen einer bedeutungsvollen Rolle des tieferen Bodens und des Grundwassers nicht als richtig anerkannt werden können. Vielmehr verweist uns dieser Zusammenhang lediglich auf eine gewisse Bedeutung des Feuchtigkeitszustandes der Bodenoberfläche, wenn nicht die Coïncidenz in völlig anderer Weise ihre schliessliche Erklärung findet.

Vor allem würde es aber durchaus unrichtig sein, wollte man die gesammten Typhusfälle als abhängig vom Grundwasserstande bezeichnen. Die Steigerung, welche die Zahl der Typhusfälle in dem Quartal mit niedrigstem Grundwasserstand über die durchschnittliche Zahl der anderen Quartale erfährt, beträgt nur 10—20 Procent der gesammten Typhusfälle (in Berlin 17 Procent). Liegt wirklich in dem Sinken des Grundwassers ein die Ausbreitung des Typhus begünstigendes Moment, so wirkt dasselbe doch jedenfalls nur auf einen kleinen Bruchtheil aller Typhusfälle, und der ganze grosse Rest kommt auch ohne diese Mitwirkung und trotz Ansteigens und Hochstandes des Grundwassers zu Stande. Jene relativ geringe Steigerung der Ausbreitung vermag sehr wohl in einer gewissen Vermehrung der Infektionsquellen, wie sie die stärkere Verunreinigung der Bodenoberfläche mit sich bringt, ihre Erklärung zu finden.

Die prophylaktischen Massnahmen sind ähnlich wie die gegen die Cholera empfohlenen. Sie bestehen in Desinfektion, und vor allem in guter Canalisation; ferner in Sorge für gutes Wasser aus Röhrenbrunnen oder centralen Leitungen. Besondere Vorsichtsmassregeln sind anzuwenden, wenn in Milchwirthschaften, Schlächtereien und Gemüsehandlungen Typhusfälle vorkommen. In Zeiten von Epidemieen ist es empfehlenswerth, die Nahrung nur in gut gekochtem Zustand zu geniessen. Das Pflegepersonal muss durch genaue Instruction, durch täglich mehrmals vorzunehmende Desinfektion der Hände, und durch sofortige Beseitigung der inficirten Wäsche geschützt werden.

6. Malaria.

Die Malaria ist von jeher als typisches Beispiel einer nicht contagiösen (miasmatischen, ektogenen) Infektionskrankheit aufgeführt. Nach allen Beobachtungen wird die Krankheit niemals vom Kranken auf den Gesunden übertragen, es sei denn durch absichtliche Ueberimpfung von Blut (s. S. 63). Die natürliche Infektion erfolgt vielmehr nur durch den Aufenthalt an einem Malariaorte; und da schon vorübergehender Aufenthalt auf freiem Malariaboden Infektionen auszulösen vermag, hat man mit Recht gefolgert, dass irgend welche Eigenthümlichkeiten des Bodens von wesentlichstem Einfluss auf die Malariaerreger sein müssen.

Die Malariaerreger selbst sind zwar im Blut der Kranken neuerdings entdeckt und als Sporozoën erkannt; aber über ihre biologischen Eigenschaften und über ihre Existenzbedingungen ausserhalb des Menschen wissen wir noch nichts genaueres. Unsere Kenntnisse über die Verbreitungsweise der Krankheit müssen sich somit wesentlich auf nähere Untersuchung der örtlichen und zeitlichen Bedingungen stützen, unter welchen die Malaria vorkommt.

Die Malaria ist weitaus am verbreitetsten in der tropischen und subtropischen Zone, wo sie als die verheerendste unter allen Krankheiten auftritt; in der kalten Zone fehlt sie gänzlich, in der gemässigten zeigt sie theilweise noch sehr starke Verbreitung. Innerhalb Europas herrscht Malaria besonders in Süd-Russland, den Donau-Niederungen Ungarns und der Donaufürstenthümer, in der Po-Ebene und am grössten Theil der Westküste Italiens von Pisa abwärts, im Weichseldelta und in den Marschen Ostfrieslands und Hollands.

Ausgedehnte Landstrecken in Europa und ebenso in der tropischen Zone sind völlig frei von Malaria; so z. B. fast ganz Mittel- und Süddeutschland (mit einzelnen localen Ausnahmen), England, ein grosser Theil Frankreichs u. s. w.

Manche Gegenden sind nicht dauernd immun, sondern werden zuweilen von Malaria-Epidemieen betroffen, die sich über weite Strecken verbreiten.

Nicht selten wird auch beobachtet, dass im Laufe längerer Jahrzehnte und Jahrhunderte Malariaherde zu immunen Orten umgewandelt und umgekehrt früher unempfängliche Gegenden für Malaria disponirt werden. Wahrscheinlich liegen in solchen Fällen stets wesentliche Aenderungen der Bodenoberfläche (Entwaldungen u. dgl.) vor.

Vergleichende Untersuchungen über die Eigenschaften des Malariabodens haben alle Beobachter zu der Anschauung geführt, dass nur ein Boden von relativ hoher Feuchtigkeit, von zeitweise grosser

Wärme und von einem beträchtlichen Gehalt an organischen zersetzlichen Stoffen den Malariaerregern eine geeignete Wohnstätte biete.

Die nöthige Feuchtigkeit findet sich niemals auf compaktem Felsboden, selten auf zerklüfteten Felsboden, häufig dagegen in porösem Schwemmboden. Hier kann sie theils durch hohen Stand des Grundwassers, theils durch Austreten von Flüssen, theils dadurch bewirkt werden, dass die schwer durchlässigen oberen Bodenschichten die Niederschläge lange zurückhalten. Oft bietet geradezu sumpfiges Terrain, wie es sich auf Ebenen oder in muldenförmigen Thälern entwickeln kann, Malariagefahr; oft ist der betreffende Boden während eines Theils des Jahres trocken und besitzt nur zeitweise den erforderlichen hohen Feuchtigkeitsgrad. Dauernd trockener Boden ist stets frei von Malaria; ebenso ein ständig mit Wasser überfluthetes Terrain. — Mancher scheinbar disponirter feuchter Boden lässt trotzdem Malaria vermissen; vielleicht nur weil zufällig keine Infektionserreger dorthin gelangt sind, vielleicht weil irgend einer anderen Lebensbedingung derselben nicht entsprochen ist.

Die für einen Malariaboden erforderliche Wärme beträgt mindestens 15—16°. Gegenden, in welchen die Lufttemperatur im Mittel des wärmsten Monats diese Höhe nicht erreicht, sind immun. Auch eine Maximalgrenze für die Temperatur scheint zu existiren, doch ist dieselbe nicht genauer ermittelt.

Der Gehalt des Bodens an organischen Stoffen kann stark variiren; ein Mehr oder Weniger scheint von geringem Einfluss auf die Malariadisposition zu sein. Auch hier ist die untere Grenze noch nicht bekannt.

Neben der örtlichen Disposition giebt sich in den meisten Malariagegenden auch eine deutliche zeitliche Disposition zu erkennen. In der nördlichen gemässigten Zone zeigt die Malaria zwei Maxima, im Frühling und im Herbst; in südlicheren Ländern ist nur ein Maximum ausgeprägt, das den Sommer und Herbst umfasst; in tropischen Malariagegenden treten häufigere Erkrankungen erst mit dem Beginn der Regenzeit auf, erreichen mit dem Nachlass derselben ihr Maximum und nehmen dann wieder ab.

Diese zeitliche Disposition scheint wiederum wesentlich durch die zeitlich wechselnde Wärme und Feuchtigkeit des Bodens bedingt zu sein; in der kälteren Zone ist es vorzugsweise die Wärme, welche variirt und die zeitliche Disposition bestimmt, während die nöthige Feuchtigkeit meistens vorhanden ist. In der heissen Zone fehlt es nicht an der erforderlichen Wärme und der zeitlich schwankende Factor ist die Feuchtigkeit. An manchen Stellen scheinen beide Momente in günstiger Weise zusammentreffen zu müssen.

Es ist danach leicht verständlich, dass die Witterung der einzelnen Jahre oft von sehr entschiedenem Einfluss auf die Malariafrequenz sein kann, dass aber auch die gleiche Witterung an verschiedenen Orten sehr ungleich wirkt. Bei sehr feuchtem Terrain bringt anhaltender Regen Ueberfluthung und damit ein Erlöschen der Epidemie zu Stande, bei trockenerem Boden wirkt er auslösend auf dieselbe. Trockenes Wetter kann bei sehr feuchtem Terrain die Malaria begünstigen, bei weniger feuchtem derselben ein Ende bereiten.

Aus allen diesen Beobachtungen über die örtliche und zeitliche Disposition dürfen wir folgern, dass die Malariaerreger nur in einem Boden von bestimmter Wärme und Feuchtigkeit existiren und von da aus zum Menschen gelangen können.

Ueber die Art des Transports der im Boden befindlichen Erreger ist noch nichts sicheres bekannt. Uebertragungen durch Trinkwasser kommen jedenfalls nur ganz ausnahmsweise in Betracht. Als wesentlichstes Transportmittel hat man bisher die Luft angesehen. Einige Beobachtungen sprechen jedoch dagegen; so weiss man, dass die Abend- und Nachtluft vorzugsweise und oft bei flüchtigstem Aufenthalt Gefahr bringt, während über Tag die Luft desselben Ortes gar nicht oder selten Infektionen veranlasst. Ferner hört die Infektionsgefahr mit einer gewissen Erhebung über das Malariaterrain und mit einer relativ geringen horizontalen Entfernung von demselben auf. Ausserdem beobachtet man keinen die Infektion beeinträchtigenden Einfluss stärkerer Winde, durch die doch schliesslich eine unschädliche Verdünnung der Erreger zu Stande gebracht werden müsste.

Die angeführten Beobachtungen legen die Vermuthung nahe, dass der Transport der Erreger vielmehr zu einem grossen Theil durch Insekten, namentlich Mücken, Mosquitos etc., besorgt wird. Diese sind zu einer solchen Rolle offenbar sehr geeignet (vgl. S. 485), schwärmen vorzugsweise Abends und Nachts, verbreiten sich nicht in grössere Höhen und über weitere Entfernungen, und sind ausserdem eventuell im Stande, die Erreger direct in's Blut einzuimpfen, und so eine Erklärung für die Fälle zu liefern, in welchen schon wenige Stunden nach der Ankunft auf dem Malariaterrain Erkrankung eintritt.

Ueber die individuelle Disposition zu Malaria s. S. 140.

Die Prophylaxis kann einmal in einer Beseitigung einer der nothwendigen Bodeneigenschaften bestehen. Von diesen ist am ehesten zugänglich die Feuchtigkeit; durch Bebauung mit rasch wachsenden Pflanzen, Getreide oder Gras, oder aber durch Drainage gelingt es oft, die Feuchtigkeit so weit herabzudrücken, dass die Malaria schwindet. Nicht selten helfen diese Massnahmen aber nur zeitweise, und Jahre mit stärkeren Niederschlägen stellen trotz der Culturarbeiten die Disposition wieder her. — Für kleinere Terrains und namentlich für den Wohnboden der Städte scheint es sicherer zu sein, das Hinausgelangen der Erreger aus dem Boden zu hindern. Es kann dies durch dichte Pflasterung des Bodens der Strassen und Höfe und gute Dichtung des Untergrunds der Häuser in völlig zureichender Weise geschehen; und in der That sind ganze Malariaquartiere in solcher Weise in gesunde Gegenden verwandelt. — Sollte die Vermuthung, dass Insekten beim Transport der Erreger wesentlich betheiligt sind, sich bestätigen, so würden vielleicht schützende Bedeckungen des Körpers zu den prophylaktischen Vorkehrungen gegen Malariainfektion zu rechnen sein.

Literatur. Allgemeine Aetiologie der Infektionskrankheiten: Hirsch, Handbuch der historisch-geographischen Pathologie, I—III, 1881 ff. — v. Ziemssen, Handbuch der spec. Pathol. u. Therapie, 2. Band, Acute Infektionskrankheiten, Th. I—VI. — Flügge, Die Mikroorganismen, 1886.

Desinfektion: Löffler, Richard, Dobroslawin, Ueber Praxis der Desinfektion, Berichte des internat. Hygiene-Congresses zu Wien 1887.

Tuberkulose: Koch, Arb. a. d. Kaiserl. Ges.-Amt, Band II. — Cornet, Zeitschr. f. Hygiene, Bd. V.

Cholera infantum: Boeckh, Ber. des internat. Hygiene-Congresses zu Wien 1887. — Würzburg, Arb. a. d. Kaiserl. Ges.-Amt, Bd. 4, 1888. — Bernheim, Zeitschr. f. Hyg., Bd. 4. — Meinert, Deutsche medic. Wochenschr. 1888.

Cholera asiatica: Koch u. Gaffky, Bericht über die Thätigkeit der zur Erforschung der Cholera etc., 1887. — v. Pettenkofer, Zum gegenwärtigen Stand der Cholerafrage, Arch. f. Hygiene, Bd. 5 u. 6.

Elftes Kapitel.

Hygienisch wichtige öffentliche Anstalten.

Ganz besondere Beachtung erfordert die richtige Anwendung der in den vorstehenden Kapiteln begründeten hygienischen Principien in den Fällen, wo eine Anzahl von Menschen der Fürsorge Anderer anvertraut und nicht im Stande ist, nach Instinkt und Erfahrung die ihnen bekömmliche Nahrung, Kleidung, Wohnung etc. auszuwählen. Dieser Fall liegt vor bei den Schulen, Waisenhäusern, beim Militär, bei den Gefangenanstalten, bei Krankenhäusern, Irrenanstalten, Armenhäusern etc. Die Leiter dieser Anstalten tragen ihrerseits stets eine schwere Verantwortung, indem sie zahlreiche Menschen unter bestimmten Lebensverhältnissen zu existiren zwingen. Eine genaue Feststellung der in solchen öffentlichen Anstalten zu beachtenden hygienischen Maximen ist daher nach allen Seiten hin von besonderer Bedeutung.

Unter den aufgezählten öffentlichen Anstalten seien hier nur Schulen und Krankenhäuser hervorgehoben, mit deren hygienischen Einrichtungen jeder Arzt einigermassen vertraut sein muss. Betreffs der übrigen Anstalten, die mehr nur in speciellen Fällen das Interesse des Arztes in Anspruch nehmen, muss auf die in den Kapiteln Nahrung, Wohnung etc. gegebenen Ausführungen, sowie auf die unten citirte Literatur verwiesen werden.

I. Schulen.

Da der Staat die Eltern zwingt, ihre Kinder der Schule anzuvertrauen, muss vorausgesetzt werden, dass die Kinder in der Schule von keinen Gesundheitsstörungen bedroht werden. Es ist daher zu fordern, dass die Schulhäuser so gebaut sind, dass sie jedem Kinde genügend Licht, normale Temperatur und reichliche frische Luft gewähren; dass ferner das Mobiliar und die Utensilien der Schulzimmer ohne Beeinträchtigung der Gesundheit benutzbar sind; dass der Betrieb der Schule keine zu starke körperliche oder geistige Anstrengung von den Schülern verlangt, und dass letztere vor contagiösen Krankheiten beschützt werden.

Nicht immer entsprechen die Schulen diesen Forderungen; vielmehr sind zahlreiche Gesundheitsstörungen bei Schülern beobachtet, die durch den Schulbesuch hervorgerufen oder doch wesentlich unterstützt werden. Zu diesen gehört:

1. Die habituelle Skoliose. Im Ganzen ist dieselbe zwar nicht so häufig, als man früher angenommen hat; auch entwickelt sich die Krankheit nur bei einer gewissen individuellen Disposition, und wird namentlich bei Mädchen durch Handarbeiten ausserhalb der Schule wesentlich unterstützt. Ein gewisser Einfluss der Schule ist aber oft unverkennbar. Fast stets handelt es sich um eine solche Verbiegung der Wirbelsäule, dass deren Convexität nach rechts gerichtet ist, und diese entspricht gerade der bei schlechten Subsellien zu Stande kommenden Körperhaltung. Bei einem weiten Abstand des Sitzes vom Tisch, bei zu grosser Höhe des Sitzes und horizontaler Tischplatte ist ein Schreiben in gerader Haltung des Körpers völlig unmöglich, zumal wenn eine rechtsschiefe Schrift gelehrt wird. Der Oberkörper muss sich vielmehr dann nach vorn und links neigen, die rechte Schulter wird gehoben,

die linke gesenkt und vorgeschoben; die Muskeln müssen angestrengt werden, um den Körper in dieser Lage zu halten, und durch Aufstützen der Brust und des linken Armes auf die Tischplatte sucht das Kind sehr bald die ermüdenden Muskeln zu entlasten. Dabei kommt dann eine solche Verschiebung der Einzelschwerpunkte der oberen Körpertheile zu Stande, dass eine entsprechende Verbiegung der Wirbelsäule die Folge ist.

2. Die Myopie. Nachweislich treten die Kinder mit hyperopischen oder emmetropischen Augen in die Schule ein. Es ist nachgewiesen, dass die Myopie mit der Dauer des Schulbesuches zunimmt, in den Gymnasien am häufigsten und hochgradigsten wird, in den Dorfschulen viel seltener und geringfügiger auftritt. Zu hochgradiger Myopie kann sich später geradezu eine Abnahme des Sehvermögens gesellen.

Die Myopie der Schulkinder verdankt ihre Entstehung hauptsächlich der mangelhaften Beleuchtung und der eben geschilderten schlechten Körperhaltung beim Lesen und Schreiben. Der Kopf des in Folge unzweckmässiger Subsellien vorn übergebeugten Oberkörpers muss sich bei ungenügender Beleuchtung tief senken und das Auge der Tischplatte stark nähern; das Auge muss daher fortdauernd forcirt für die Nähe accommodiren, die Sehaxen convergiren übermässig, die Blutcirculation im Bulbus wird gestört, und diese Momente scheinen dahin zusammenzuwirken, dass Dehnungszustände in der Nähe des hinteren Pols entstehen und eine Verlängerung der sagittalen Bulbusaxe eintritt.

Zweifellos können auch schlechte Beleuchtung und unzweckmässiges Sitzen im Hause, ferner feine Handarbeiten u. s. w. die Entstehung der Myopie unterstützen. Es kommt aber darauf an, dass die Schule keinesfalls an einer solchen Gesundheitsstörung ursächlich betheiligt ist, und dass vorsichtige Eltern, die für ihr Kind im Hause aufs Gewissenhafteste sorgen, nicht in der Schule Gefahren für dasselbe fürchten müssen.

3. Stauung des Blutabflusses aus Kopf und Hals, in Folge dessen häufiges Nasenbluten und vielleicht auch der zuweilen beobachtete Schulkropf werden als eine weitere Consequenz der oben geschilderten Schreibhaltung beobachtet.

4. Erkältungskrankheiten treten namentlich bei schlechten Heizeinrichtungen, bei stark strahlenden Heizkörpern und überhitzten oder ungenügend erwärmten Schulzimmern auf.

5. Ernährungsstörungen und nervöse Ueberreizung kommen häufig bei Schulkindern zur Beobachtung, wenn dieselben zu anhaltendem Sitzen, zum Aufenthalt in einer schlechten, die Athmung behindernden Luft und zu einer im Verhältniss zu ihren Anlagen übermässigen

geistigen Anstrengung gezwungen sind. Es lässt dann sehr leicht der Appetit nach, die Ernährung wird unzureichend, und im kindlichen Alter treten daraufhin ausserordentlich schnell anämische Beschwerden und abnorme Reizbarkeit hervor.

6. Contagiöse Krankheiten, namentlich die acuten Exantheme, Diphtherie u. s. w. werden nachweislich häufig in der Schule acquirirt. Das ist sehr leicht verständlich, wenn man bedenkt, dass die Kinder oft, nachdem sie bereits an einer contagiösen Krankheit erkrankt sind, noch kurze Zeit die Schule besuchen, dass sie ferner noch häufiger, nachdem sie eine contagiöse Krankheit überstanden haben, mit gar nicht oder ungenügend desinficirten Kleidern in die Schule zurückkommen. Die Ansteckung erfolgt bei den Kindern um so leichter, als unter ihnen fortwährende Berührungen stattfinden. Ausserdem löst sich bei den lebhaften Bewegungen der Kinder ein grosser Theil der eingeschleppten Keime von den Kleidern ab und verbreitet sich in der Luft, die fast stets grosse Mengen solchen Kleiderstaubes zu enthalten pflegt.

Angesichts dieser zahlreichen, von der Schule begünstigten Gesundheitsstörungen werden mit Recht eine Reihe von hygienischen Massregeln zum Schutze der Schulkinder verlangt. Dieselben betreffen theils die baulichen Einrichtungen des Schulhauses, theils das Mobiliar und die Utensilien, theils den Betrieb der Schule.

A. Bauliche Einrichtungen.

Das Schulgebäude soll womöglich nicht in zu grossen Dimensionen angelegt werden, am besten nur aus 2 Stockwerken bestehen. Der Bauplan ist im Allgemeinen an das Corridorsystem gebunden; es ist aber dahin zu streben, dass der Corridor an der einen Läng-seite des Gebäudes angelegt wird, an der an deren Seite die Klassenräume; ein Corridor zwischen zwei Reihen Zimmern ist in Bezug auf Licht- und Luftzufuhr erheblich ungünstiger, wird aber der Billigkeit wegen häufig projectirt und ausgeführt. — Mit Bezug auf die Himmelsrichtung ist das Gebäude so zu legen, dass die Fenster der meisten Klassen gegen Süden gerichtet sind; eine Lage nach Osten ist ungünstig wegen des zur Zeit der Schulstunden weit in's Zimmer einfallenden Sonnenlichts, das die verschiedenen Plätze sehr ungleich mit Licht und Wärme versorgt und theilweise blendend wirkt. Die Lage nach Westen oder Nordwesten ist dann zulässig, wenn am späteren Nachmittag kein Unterricht gehalten wird. Die Lage gegen Norden liefert ein sehr angenehmes Licht, aber ausreichend nur dann, wenn die Lage des Gebäudes eine völlig freie und der Lichteinfall durch keinerlei gegenüberliegende Gebäude, Bäume etc. gehemmt ist.

Die einzelnen Schulzimmer sollen höchsten 9—10 m lang sein, weil bei grösserer Länge das Sehen der Tafel und die Ueberwachung der Schüler auf Schwierigkeiten stösst. Die Tiefe der Zimmer wird gewöhnlich auf höchstens 7 m normirt; doch ist dieses Maass ganz abhängig zu machen von photometrischen Bestimmungen. Die Höhe soll $3^1/_2$ bis höchstens $4^1/_2$ m betragen; bei grösserer Höhe wird über zu starke Resonanz geklagt. Der maximale Cubikraum eines normalen Schulzimmers berechnet sich demnach auf 250—300 cbm. — Es ergiebt sich aus dieser Maximalziffer zugleich die höchste Zahl von Schülern, welche ohne Nachtheile in einem Schulzimmer überhaupt untergebrachtwerden können. Nach den im Kapitel „Ventilation" gegebenen Berechnungen muss man für jüngere Schüler 4—5, für ältere 6—7 cbm Luftraum oder 1 qm, resp. 1·5 qm Bodenfläche verlangen. Demnach darf ein Normalzimmer von maximalen Dimensionen nicht mehr als 60 Kinder im Durchschnitt aufnehmen.

Die Wände des Zimmers sind mit hellgrauer Oel- oder Leimfarbe zu streichen; womöglich soll wenigstens ihr unteres Drittel abwaschbar sein. — Der Fussboden soll aus hartem Holz, das mehrfach mit siedendem Leinöl getränkt ist, möglichst gut gefugt sein oder Oelfarbenanstrich erhalten; derselbe muss sich jedenfalls mit feuchten Lappen leicht staubfrei machen und reinigen lassen.

Lichtöffnungen. Keinesfalls darf seitliches Licht von der rechten Seite der Schüler her einfallen, da sonst der Schatten der schreibenden Hand auf das Papier fällt und eine zu starke Annäherung des Auges nöthig ist, um noch den Contrast zwischen den Buchstaben und dem relativ dunklen Papier wahrzunehmen. — Ebenso wenig soll das Licht von hinten her einfallen; es wirft dann der Kopf einen Schatten auf das Papier, und ausserdem wird der Lehrer durch eine solche Beleuchtung geblendet und an der Ueberwachung der Schüler gehindert. Nur bei sehr hohen Fenstern und kurzen Klassen ist Beleuchtung von hinten zulässig, weil dieselbe dann mehr den Charakter des Oberlichts bekommt. — Beleuchtung von vorn ist ebenfalls unstatthaft, weil dann die Schüler geblendet werden und z. B. an dem Lesen der Tafel gehindert werden. — Auch bilaterales Licht ist unrichtig, sobald nicht die rechtsseitigen Fenster sehr stark zurücktreten; denn es kommt dabei immer zu einem deutlichen Schatten der Hand auf dem Papier, und zwar bei den am weitesten rechts sitzenden Schülern am stärksten.

Die einzig richtige Art der Beleuchtung ist entweder der Lichteinfall von links oder Oberlicht. Bei letzterem findet allein eine völlig gleichmässige Vertheilung des Lichtes statt, es bestehen keine besseren und schlechteren Plätze, und auch die Tiefe der Zimmer ist so gut wie unbeschränkt. Jedoch stösst die Einführung des Oberlichts in den meisten Fällen auf Schwierigkeiten, und somit sind wir gewöhnlich auf den Lichteinfall von der linken Seite her angewiesen.

Um die nöthige Lichtmenge zu liefern, müssen die Fenster mindestens 20 Procent der Bodenfläche des Zimmers ausmachen; ferner sollen sie nahe zusammengedrängt und nicht durch stärkere Pfeiler getrennt werden. Nach oben müssen sie möglichst hoch hinaufreichen, da die Lichtstrahlen um so intensiver wirken, je steiler sie einfallen; nach unten dagegen sollen sie nicht zu weit herabreichen, damit die horizontalen Strahlen, die nur blendend wirken, abgehalten werden; zweckmässig ist ein Abstand des Fensters vom Boden um mindestens 1·2 m. Die das Fenster begrenzenden Pfeiler und Mauern sind nach aussen abzuschrägen, um die Menge der in's Zimmer einfallenden Lichtstrahlen zu vergrössern. — Gegen directes Sonnenlicht gewähren Jalousieen und Marquisen einen wenig zweckmässigen Schutz, weil sie bei wechselnder Bewölkung fortwährend regulirt werden müssen. Besser sind hellgraue Rouleaux aus ungebleichtem Leinen und nach amerikanischem System angeordnet, d. h. in der Mitte der Fensterhöhe gerollt und von da nach auf- und abwärts beweglich.

Die Heizung. Bezüglich der Heizung der Schulräume sollte man eigentlich verlangen, dass die Temperatur während der ganzen Schulzeit und auf allen Plätzen des Schulzimmers nur zwischen 17 und 19° schwankt. Diese Forderung findet man jedoch sehr selten erfüllt; niemals bei den gewöhnlichen Oefen, die stets eine ausserordentlich verschiedene Vertheilung der Wärme veranlassen, ferner auch nicht bei schlecht betriebener Luftheizung. Für kleinere Schulen erweist sich als am besten geeignet eine Localheizung mit Keidel'schen oder Käuffer'schen Mantelöfen (vgl. S. 364). Grössere Schulen sind zweckmässig mit Centralheizung, und zwar am besten mit Warmwasserheizung, demnächst mit Heisswasserluftheizung oder mit Feuerluftheizung zu versehen, mit letzterer jedoch nur, wenn allen oben (S. 368) aufgeführten Vorsichtsmassregeln vollständig entsprochen ist.

Ventilation. Eine gute Ventilation der Schulräume ist besonders nothwendig, weil verhältnissmässig sehr grosse Mengen gasförmiger Verunreinigungen in die Luft gelangen und weil andererseits eine Beeinträchtigung der Athmung im Kindesalter sehr nachtheilig zu wirken scheint. So viel als möglich ist zunächst immer die Production von Verunreinigungen der Luft zu hindern; es ist dafür zu sorgen, dass die Mäntel der Kinder ausserhalb des Schulzimmers bleiben, insbesondere bei nassem Wetter; ferner sind die Schulbäder (S. 337) in möglichster Verbreitung einzuführen. Auch die Heizvorrichtungen sind der Art zu behandeln, dass kein Staub und keine üblen Gerüche durch dieselben geliefert werden. Luftheizungsanlagen, deren Heizkammern und Kaloriferen nicht regelmässig gereinigt werden können, sind durchaus zu verwerfen.

Im Uebrigen sind die Ventilationseinrichtungen im Winter mit der Heizung zu verbinden in der S. 383 geschilderten Weise. Für den Sommer sind vor Allem herabklappbare obere Fensterscheiben zu benutzen neben Aspirationskaminen, in welchen für gewöhnlich durch den Wind, an windstillen Tagen aber durch Lockfeuer, Gasflammen, resp. Wasserventilatoren der nöthige Auftrieb erzeugt wird.

B. Mobiliar und Utensilien.

Subsellien. Schulbänke, welche Lesen und Schreiben bei gerader Haltung des Oberkörpers gestatten, müssen:

1. Richtige Distanz haben, d. h. richtige horizontale Entfernung des vorderen Bankrandes vom inneren Tischrand. Ist diese Distanz positiv, wie bei den alten Schulbänken, so ist ein Vorbeugen des Oberkörpers unausbleiblich. Die Distanz soll vielmehr gleich Null, oder besser negativ, z. B. —2·5 cm sein. Nulldistanz findet man bei der von Fahrner und Parow construirten Schulbank, Minnusdistanz bei allen neueren Constructionen von Cohn, Buchner, Hermann, Kunze, Kaiser u. s. w.

Die Minusdistanz bringt aber den Nachtheil mit sich, dass die Schüler nur schwer in die Bank hinein und aus derselben heraus kommen, und dass sie auf ihrem Platz nicht aufstehen können. Um dies zu ermöglichen, macht man die Bänke nur zweisitzig, so dass die Kinder, wenn sie aufgerufen werden, neben die Bank treten können. Da dies Arrangement aber in vielen Fällen unausführbar ist, weil es zu viel Platz erfordert, so wird

entweder die Tischplatte zurückklappbar hergestellt und zwar der Länge nach getheilt, so dass das untere Drittheil aufgeklappt und eventuell auch als Lesepult verwendet werden kann (Fahrner, Cohn); die Charniere werden jedoch leicht verdorben,

oder die Tischplatte ist verschiebbar; wird sie eingeschoben, so ist eine Plusdistanz von 10 cm vorhanden, sodass ein Aufstehen bequem möglich wird. Im ausgezogenen Zustande dagegen resultirt eine Minusdistanz von 5 cm (Kuntze, Olmützer, Wiener Bank). Es treten jedoch leicht Störungen ein, namentlich ist sehr gut getrocknetes Holz zur Anfertigung erforderlich.

Oder die Sitze werden beweglich eingerichtet. Früher construirte man die Sitze aufklappbar; jetzt werden dieselben entweder drehbar hergestellt, oder besser nach dem Muster der Kaiser'schen Bank, wo eine Leiste nahe dem Boden den Drehpunkt für eine kreisförmige Vor- und Rückwärtsbewegung des Sitzbrettes bildet. Beim Aufstehen erhält der Sitz einen Stoss, der ihn nach hinten bewegt, beim Niedersitzen ist der Sitz vorzudrücken.

2. Richtige Differenz, d. h. richtiger vertikaler Abstand des inneren Tischrandes von der Bank. Der zum Schreiben im Ellenbogen gebeugte und etwas nach vorn geschobene Vorderarm soll ohne Hebung oder Senkung der Schulter auf die Tischplatte zu liegen kommen; also muss die Differenz gleich sein der bei frei herabhängendem Arm gemessenen Entfernung von der Bank bis zum Ellbogen plus einem Maass, das der Höherlage desselben beim Vorschieben zum Schreiben entspricht; dieses Maass ist zu 2 cm bestimmt. Im Ganzen beträgt die Differenz bei Knaben etwa 15 Procent, bei Mädchen 16 Procent der Körperlänge (bei letzteren etwas mehr wegen der dickeren Unterlage von Kleidung), z. B. für eine Körperlänge von 110—120 cm = 17 cm, von 121—131 cm = 18·5 cm, von 132—142 cm = 20 cm, von 143—153 cm = 21·5 cm.

3. Richtige Höhe des Sitzes. Ist der Sitz zu hoch, so setzt sich das Kind auf die vordere Kante der Bank und lehnt sich nach vorn, um mit den Füssen den Boden zu erreichen. Es soll jedoch bei gerader Haltung des Oberkörpers der Fuss mit ganzer Sohle auf dem Boden oder dem Fussbrett ruhen; daher muss die Höhe der Länge des Unterschenkels vom Hacken bis zur Kniebeuge entsprechen. Diese beträgt etwa $^2/_7$ der Körperlänge, aber mit einer kleinen Progression fortschreitend, für 110—120 cm Körperlänge = 33 cm, für 121—131 cm = 36·5 cm, für 132—142 cm = 40 cm, für 143—153 cm = 44 cm. Das Sitzbrett wird entweder geschweift oder erhält besser eine schwache Neigung nach hinten, so dass es dort einen Centimeter tiefer steht als vorn.

4. Richtige Lehne. Die beste Stütze des Oberkörpers wird erreicht durch eine Kreuzlehne, d. h. ein schmales Brett, welches sich nur in der Höhe des Kreuzes hinzieht; oder aber durch eine geschweifte, im Kreuz vorspringende und oben zurückweichende Rückenlehne. Bei einer geraden Rückenlehne schwebt gerade der untere Theil der Brustwirbelsäule und die Lendenwirbelsäule frei zwischen Stütze und Bank. Die Distanz der Lehne vom Tischrand soll nur 2—3 cm grösser sein als die Distanz des hinteren Bankrandes. — Neuerdings werden auch Schulbänke construirt (Schenk) mit stark

zurückweichender Rückenlehne und lehnsesselartigem Sitz, sodass der ganze Oberkörper in allen Theilen gestützt wird. Es scheint bei dieser Stellung eine noch geringere Muskelanstrengung erforderlich zu sein, als bei Anwendung einer Kreuzlehne.

5. Die Tischplatte soll einen horizontalen Theil enthalten, der die Tintenfässer aufnimmt und 10 cm breit gerechnet wird. Der vordere Theil soll geneigt (und zwar 1:5 bis 1:4) und 35—40 cm breit sein. Für den Platz eines Kindes sind nicht unter 50 cm, bei grösseren Kindern nicht unter 60 cm Banklänge zu rechnen.

Da die Differenz und die Sitzhöhe der Subsellien nach der Grösse der Kinder bemessen werden muss, da aber in derselben Classe gewöhnlich Kinder von sehr verschiedener Körpergrösse zu sein pflegen, so ist vom hygienischen Standpunkt aus unbedingt erforderlich, dass die Kinder einigermassen nach ihrer Körpergrösse gesetzt werden, und dass sie den Platz auf der für sie passenden Bank ein- für allemal behalten. Das Setzen nach dem Ausfall der Censuren oder gar das Certiren ist mit diesen Forderungen der Hygiene nicht in Einklang zu bringen.

Schulutensilien. Als Wandtafeln werden am besten weisse Tafeln mit schwarzer Schrift benutzt; oder wenigstens mattschwarze, eventuell mit Schieferüberzug versehene Tafeln, auf welchen mit weicher weisser Kreide geschrieben wird. Bei einem Schulzimmer von 9 m Länge sollen die an der Tafel geschriebenen Buchstaben eine Höhe von mindestens 40 mm haben. — Schulbücher sollen ein rein weisses oder höchstens schwach gelbliches, von Holzstoff möglichst freies Papier haben von mindestens 0·075 mm Dicke. Die Grösse der Buchstaben ist so zu bemessen, dass das n nicht unter 1·5 mm hoch und dessen Grundstrich mindestens 0·25 mm breit ist; die Approche soll der Art sein, dass 5—6 Buchstaben auf einen Centimeter kommen, der Durchschuss (Raum zwischen 2 Zeilen) soll 2·5—3·2 mm betragen. — Die Schiefertafeln der Kinder sollen sobald als möglich durch Papier und Tinte ersetzt werden, da allgemein brauchbare weisse Tafeln und dunkele Stifte noch nicht existiren. Tintenbuchstaben gleicher Grösse verhalten sich in Bezug auf ihre Wahrnehmbarkeit zu den auf der Schiefertafel geschriebenen Buchstaben wie 4:3, mit Bleistift geschriebene Buchstaben zu den letzteren wie 8:7.

Ein gewisser Nachtheil liegt auch vermuthlich noch in der jetzt fast überall gelehrten rechtsschiefen Currentschrift und in der schiefen Rechtslage des Schreibheftes. Bei ganz gerader Körperhaltung erscheint eine gerade mediane Lage des Heftes (vor der Mitte des Körpers) und eine Schrift von links oben nach rechts unten oder wenigstens in fast senkrechter Stellung der Buchstaben als die natürlichste. Rechtsschiefe

Schrift ist bei medianer Lage des Heftes nur mit ermüdender Beugung des Handgelenks möglich; bei gerader Rechtslage des Heftes und noch mehr bei schiefer Rechtslage nur unter Verdrehung des Kopfes und des Oberkörpers oder der Augen der Art, dass die Verbindungslinie der Drehpunkte beider Augen schliesslich parallel zur Zeilenrichtung verläuft.

Ferner ist ein möglichst ausgedehnter Gebrauch der deutlicher wahrnehmbaren lateinischen Lettern wünschenswerth.

C. Betrieb der Schulen.

Für die äussere Instandhaltung der Schule muss ein genügendes und sachverständiges Personal vorhanden sein. In sehr vielen Schulen ist dieser Forderung nicht genügt. Ein Schuldiener soll oft in einem grossen Gebäude die Reinigung, Heizung und Ventilation besorgen, Pförtnerdienste verrichten und für Botengänge u. s. w. zur Disposition sein. Die schönsten Bauten und die kostspieligsten Heizanlagen werden durch eine solche falsche Sparsamkeit unbrauchbar gemacht und aller hygienischer Vortheile beraubt, die sie andernfalls gewähren könnten.

Für die Heizung grösserer Schulen, insbesondere für den Betrieb der Centralheizung, ist durchaus ein besonderer Heizer erforderlich (S. 370). — Von grosser Bedeutung ist auch ein reichliches Personal für die Reinigung der Schulzimmer, Corridore und Treppen. Dieselbe ist nicht nur vom ästhetischen Standpunkte aus wünschenswerth, sondern entschieden auch aus hygienischen Rücksichten. Wie oben erwähnt, enthält der Staub der Schulzimmer häufig Contagien und ist stets infektionsverdächtig. Es muss daher versucht werden, diesen Staub zu entfernen und stärkere Ansammlungen davon zu vermeiden. Da erfahrungsgemäss durch trocknes Auskehren nur ein sehr kleiner Theil des Staubes wirklich entfernt, der Rest nur aufgewirbelt wird, sollten alle Räume womöglich täglich unter gelinder Anfeuchtung gereinigt, und wöchentlich einem gründlichen Abwaschen unterzogen werden. Letzteres muss sich auch auf das Mobiliar und den unteren Theil der Seitenwände erstrecken. — Ferner ist dafür zu sorgen, dass die Kinder mit gut gereinigtem Schuhzeug die Schulzimmer betreten.

Auch der sonstige Betrieb der Schule bietet viele Angriffspunkte für die Hygiene, jedoch befinden sich manche der einschlägigen Fragen, z. B. über die zulässige Zahl von Schulstunden, über das richtige Maass der häuslichen Aufgaben u. s. w., noch im Stadium der vorläufigen Discussion. Betont sei die Nothwendigkeit von Zwischenpausen wenigstens nach je 2 Schulstunden; und zwar sind dieselben schon deshalb zu fordern, damit in den Pausen eine gründliche Durchlüftung der Schulzimmer erfolgen kann.

Für die bei Schulkindern auftretenden Ernährungsstörungen sind — neben einer gewissen Entlastung von Schularbeiten — körperliche Uebungen das beste Correktiv. Turnen, Schwimmen, Spaziergänge oder Spiele im Freien, sei es im unmittelbaren Anschluss an die Schule oder nur in Folge der in der Schule gegebenen Anregung sind am ehesten im Stande, den Appetit wieder zu heben und den Ernährungszustand zu bessern.

Um die Ausbreitung ansteckender Krankheiten in der Schule zu hindern, sind 1. Kinder und Lehrer, welche notorisch solche Krankheiten überstanden haben, für längere Zeit (bei Scharlach 6 Wochen, bei Masern 3 Wochen, bei Diphtherie 14 Tage, bei Keuchhusten, so lange krampfartige Hustenanfälle bestehen) vom Schulbesuch auszuschliessen, 2. sind auch diejenigen Angehörigen der Erkrankten, welche mit ihnen zusammenwohnen und leicht Infektionskeime verschleppen könnten, für dieselbe Zeitdauer auszuschliessen; 3. ist zu verlangen, dass die Genesenen, resp. deren Angehörige die Schule nicht eher wieder betreten, als bis eine gründliche Desinfektion der Wohnung und Kleidung nachweislich stattgefunden hat; 4. bei stärkerer Ausbreitung contagiöser Krankheiten unter den Kindern einer Classe ist die ganze Classe resp. die Schule für einige Zeit zu schliessen und demnächst zu desinficiren.

Alle diese Maassregeln sind im Grunde insufficient. Die Lebensfähigkeit der Keime dauert weit länger als die oben angegebene Ausschlussfrist; die Desinfektion in den Häusern der Erkrankten ist oft mangelhaft und entzieht sich der Controlle; die Zeitdauer des Schlusses einer Schule ist schwer in richtiger Weise zu bemessen. Gegen eine erhebliche Verschärfung dieser Massregeln spricht indess einmal die dadurch hervorgerufene bedeutende Störung des Schulbetriebes, ferner die Erwägung, dass die Schule doch immer nur einen Bruchtheil der Infektionen, und vielleicht sogar einen relativ unbedeutenden vermittelt. Fehlt es doch nicht an Beobachtungen, die darauf hinweisen, dass gerade der Schluss einer Klasse zuweilen befördernd auf die Verbreitung einer contagiösen Krankheit wirkt, weil die Kinder alsdann mehr Zeit und Gelegenheit haben, sich bei den Besuchen in den Wohnungen zu inficiren. Trotzdem wird aber zweifellos daran festzuhalten sein, dass die Schule ihrerseits so viel als irgend möglich, und so weit es mit den wesentlichsten Zwecken der Schule vereinbar ist, der Verbreitung von Contagien unter den Schülern entgegenwirken muss. Finden auch viele Kinder in Folge eines gewissen Mangels an Vorsicht und Beaufsichtigung ausserhalb der Schule Gelegenheit zur Infektion und wird auch wirklich der Procentsatz der Erkrankten bei strengen Massregeln in der Schule kein wesentlich geringerer, so sind diese Massregeln doch schon um deswillen aufrecht zu erhalten, weil die Eltern, welche ausserhalb der Schule ihre Kinder gewissenhaft behüten, einen entschiedenen Anspruch darauf haben, dass ihre Kinder in der Schule nicht von einer leicht vermeidbaren Infektionsgefahr bedroht werden.

Für die Ueberwachung der hygienischen Einrichtungen der Schule, für die prophylaktischen Massnahmen bei Infektionskrankheiten und für eine zeitweise regelmässige Untersuchung der Kinder auf Ernährungsstörungen und Augenleiden ist die Zuziehung eines Schularztes dringend wünschenswerth.

II. Krankenhäuser.

Beim Bau eines Hospitals müssen folgende Gebäude, resp. Räume vorgesehen werden: 1. Die zur Aufnahme der Kranken dienenden Sääle und Zimmer, 2. Zimmer für die Verwaltung (Bureaux), die Wohnungen der Verwaltungsbeamten, 3. Räume für den Wirthschaftsbetrieb (Küche, Wäsche u. s. w.), die gewöhnlich in einem besonderen Oeconomiegebäude vereinigt werden; in dessen Nähe ist der Eiskeller anzulegen, 4. Zimmer für Aerzte, Wärter und Wärterinnen, 5. eine Desinfektionsanstalt, 6. ein Leichenhaus und 7. eine Pförtnerwohnung.

Der Bauplatz ist nach den S. 338 aufgeführten Principien auszuwählen und zu aptiren. Die Lage soll möglichst frei, jedenfalls nur an einer Seite durch Anhöhen, Bäume oder Gebäude begrenzt sein.

Die Grösse des Baus berechnet sich in der Weise, dass für jeden Kranken etwa 160 qm Baufläche bemessen werden. Damit nicht zu grosse Gebäude und zu weite Wege entstehen, wird in grösseren Städten im Allgemeinen eine Decentralisation und eine Anlage von Krankenhäusern an verschiedenen Punkten der Peripherie angestrebt; bei guten Communicationsmitteln sind indess auch grosse centrale Anlagen nicht von Nachtheil, zumal sie im Betriebe eher billiger sind als kleinere Hospitäler.

Bezüglich der Grundform des Gebäudes unterscheidet man: 1. das Corridorsystem. Bei demselben liegen die Krankenzimmer unmittelbar nebeneinander und an einem gemeinsamen Corridor, und das Gebäude hat mehrere Stockwerke. Dasselbe wird entweder in Linienform gebaut, oder in H-Form oder in Hufeisenform, zuweilen auch wohl als geschlossenes Viereck oder in Kreuzform. 2. Das Pavillonsystem.

Dasselbe ist namentlich in Aufnahme gekommen seit dem Bau des Hospitals Lariboisière in Paris im Jahre 1858. Das Krankenhaus wird bei diesem System in mehrere Gebäude zerlegt und zwar sind diese entweder Baracken, d. h. Pavillons von nur einem Stockwerk, die einen oder zwei Krankensäle enthalten, ausserdem Bad, Abort, Theeküche und Wärterraum; oder Pavillons mit zwei Stockwerken, im Uebrigen eingetheilt wie die Baracken; oder sogenannte Blocks, Gebäude mit mehren Stockwerken, in deren jedem mehrere durch Corridore verbundene Krankenzimmer liegen. — Den Pavillons giebt man einen derartigen Abstand von einander, dass derselbe der doppelten Höhe der Gebäude gleich ist. Entweder liegen die einzelnen Pavillons ganz frei, oder es führen lange, gedeckte Gänge an ihrer Giebelseite entlang und sind mit den einzelnen Pavillons durch kurze Seitenkorridore verbunden. Wenn irgend möglich, verlegt man in das Centrum der ganzen Krankenhausanlage das Oeconomiegebäude; das Verwaltungsgebäude lässt man die Strasse berühren; an einer andern Stelle der äussersten Peripherie wird das Leichenhaus errichtet. Im Uebrigen werden die einzelnen Pavillons in sehr verschiedener Anordnung auf dem ganzen Terrain vertheilt. — Bei der Abmessung der Zahl der nothwendigen, für ein allgemeines Krankenhaus erforderlichen Pavillons, kann man im Allgemeinen annehmen, dass auf innere Kranke 26 Procent, auf Augenkranke 6 Procent, auf chirurgisch Kranke 11,5 Procent, auf syphilitische 16 Procent und auf infektiöse Krankheiten 16—20 Procent entfallen. Jedoch unterliegen diese Zahlen selbstverständlich bedeutenden örtlichen Schwankungen.

Das Pavillonsystem verdankt seine Bevorzugung innerhalb der letzten Jahrzehnte vor Allem der Anschauung, dass dieses System die Ansteckungsgefahr bedeutend vermindere resp. aufhebe. Zu dieser Rolle soll es namentlich befähigt sein, wenn gar keine Corridore die Baracken verbinden. Die Erkenntniss der Infektionsvorgänge muss jedoch zu der Ueberzeugung führen, dass eine etwas grössere räumliche Entfernung der Krankenzimmer von einander keineswegs völlig vor Uebertragung der Infektionserreger schützt, sondern dass es ausserdem immer auf eine zweckmässige Beseitigung und Vernichtuug der Infektionsquellen und auf eine Hinderung der Verschleppung durch Aerzte, Wärter, Utensilien u. s. w. ankommt. In der That hat die praktische Erfahrung gezeigt, dass bei einer richtigen Desinfektion und zweckentsprechenden Prophylaxis ein Corridorhospital oft bessere Erfolge aufweisen kann, wie ein schlecht geleitetes Barackenlazareth. Mehrfach ist es vorgekommen, dass in einem Hospital fortwährend Infektionen stattfanden und dass dasselbe deshalb für völlig unbrauchbar erklärt wurde. Man glaubte dann, der Grund hierfür liege nur darin, dass das Hospital auf schlechtem Boden stehe, oder unrichtig gebaut sei u. s. w. Sobald aber ein Wechsel des dirigirenden Arztes eintrat, geeignete prophylaktische Massregeln eingeführt und das Wartepersonal richtig geschult wurde, zeigte dasselbe Hospital oft durchaus günstige Resultate. Eine bedeutende Erleichterung des Schutzes gegen Uebertragungen wird jedoch durch eine stärkere räumliche Trennung der Kranken, wie sie das Pavillonsystem bewirkt, zweifellos gewährt. Ausserdem ist es bei der Pavillonbauweise weit eher möglich, jedem einzelnen Kranken zweckmässiges Licht und ausgiebig Luft zuzuführen; und insofern verdient allerdings das Pavillonsystem in erster Linie berücksichtigt zu werden.

Die Himmelsrichtung der Fenster des Krankensaals geht am besten nach Süden oder Norden, oder nach Südost — Nordwest. Bei Pavillons, welche Fenster an beiden Längsseiten haben, ist diese Anordnung allein zulässig, da eine Ost-West-Lage durch die den ganzen Tag über tief in's Zimmer eindringende Sonne ausserordentlich belästigen würde.

Eine Unterkellerung der Baracken und Pavillons kann fehlen; allerdings muss dann für eine gute Abdichtung gegen den Untergrund gesorgt sein und ferner muss in diesem Fall wo möglich die unten zu besprechende Fussbodenheizung eingeführt werden.

Die Grösse des Krankensaals berechnet sich nach dem Grundsatz, dass der Kranke stündlich 80—120 kbm Luft zugeführt erhalten soll, dass aber die Ventilation für gewöhnlich höchstens eine zweimalige Lufterneuerung pro Stunde leistet. Daraus ergiebt sich ein nothwendiger Kubikraum von 40—60 kbm; bei einer Höhe der Zimmer von 4,5 m entfallen demnach pro Bett 9—13 qm Fussbodenfläche.

Die Fenster sollen mindestens gleich $^1/_6$ der Bodenfläche sein; im Uebrigen gilt bezüglich ihrer Anordnung das bei den Schulen Gesagte. Die Wände, Decken und Fussböden müssen luft- und wasserdicht gearbeitet sein. Poröses Material nimmt leicht Contagien und Gerüche auf, giebt sie gelegentlich wieder ab und ist verhältnissmässig schwer vollständig zu reinigen und zu desinficiren. Die Decken sollen daher einen Gypsverputz mit Wasserglaszusatz erhalten. Derselbe Verputz oder aber ein Oelfarbenanstrich soll an den Wänden angebracht werden, sodass die sämmtlichen Begrenzungen des Zimmers leicht mit Wasser oder desinficirenden Lösungen abgewaschen werden können. Für den Fussboden ist entweder hartes, mit Leinöl getränktes Holz, besser aber Asphalt oder Mettlacher Fliesen, resp. Terrazzo (mittelgrosse Marmorstücke mit Cementmörtel verbunden) zu verwenden. Wegen der besseren Wärmeleitung der letztgenannten Steinmaterialien ist ihre Verwendung an die gleichzeitige Einführung von Fussbodenheizung gebunden, oder die Fussböden müssen wenigstens mit Linoleumteppichen bedeckt werden.

Die Reinigung des Zimmers lässt sich noch dadurch erleichtern, dass längs der Wände ausgerundete Scheuerleisten hinlaufen, die mit genügendem Gefälle zu den Canälen hinführen.

Bezüglich der sonstigen Raumvertheilung ist noch zu erwähnen, dass sich in vielen Krankenhäusern die Anlage eines sogenannten Tageraums an jedem grösseren Krankensaal resp. in jedem Pavillon gut bewährt hat, der für den Aufenthalt der leichter Erkrankten und der Reconvalescenten während des Tages dient. Derselbe ist mit einer Glaswand, welche Schiebe- und Klappfenster trägt, gegen aussen abzuschliessen; Markisen müssen zum Schutz gegen Sonnenstrahlen angebracht sein. — In jedem Pavillon befindet sich ausserdem die sogenannte Theeküche, die als Spülzimmer und Aufwaschraum dient und ausserdem einen Wärmeschrank, Gaskocher u. s. w. enthält. Im Closet soll sich ein Vorraum befinden, in dem alle Stechbecken u. s. w. aufbewahrt und event. desinficirt werden können.

Heizung. Luftheizung ist nur bei sehr guter Anlage und sorgfältigstem Betriebe für Krankenhäuser zu empfehlen; oft muss sie durch Mantelöfen unterstützt werden. Im Uebrigen ist Warmwasserheizung mit Luftzufuhr oder aber Heizung mit Mantelöfen, die für Ventilation und Circulation eingestellt werden können, am meisten indicirt. — Speciell gerühmt wird neuerdings für Krankenhäuser die sog. Fussbodenheizung. Dieselbe setzt feuersichere dichte Steinfussböden voraus, welche die schon erwähnten Vorzüge haben, dass sie sich sehr leicht reinigen und desinficiren lassen und deren einziger Nachtheil, der einer schlechteren Wärmeleitung, eben durch die Beheizung in Fortfall kommt. Bei der Fussbodenheizung trifft die Erwärmung in sehr zweckmässiger Weise hauptsächlich den unteren bewohnten Raum; ferner erfolgt eine sehr gleichmässige Luftmischung und die Ventilation des Raumes ist erleichtert; auch ist eine Befeuchtung der Luft dadurch besonders einfach, dass man den Fussboden je nach Bedarf mit Wasser besprengen kann. Die Heizung geschieht dabei entweder durch Heisswasserheizung oder durch Niederdruckdampfheizung. Letztere scheint sich durch leichten Betrieb besonders zu empfehlen.

Die Anordnung der Fussbodenheizung ist beispielsweise im Hamburger neuen Krankenhause folgende: Unter dem Fussboden des Pavillons ziehen sich 75 cm hohe, bekriechbare Gänge hin, deren Boden und Decken mit Cement gedichtet, deren Seitenwände aber durchbrochen gemauert sind, so dass die Gänge unter einander communiciren. Die Decke der Canäle, welche den Fussboden trägt, ist ausserdem durch eine Eisenunterlage gestützt. In den Canälen liegen frei auf eingemauerten Eisenschienen, etwa 10 cm unterhalb der Canaldecke, die Heizrohre, die eine geringe Neigung behufs des Rückflusses von Condenswasser zeigen. Der Eingang zu den Canälen ist mit doppelten Eisenthüren verschlossen, welche nur zum Zwecke der Reinigung geöffnet werden. — Im Krankensaal werden ausserdem zwei Rippenheizkörper mit Isolirmänteln aufgestellt, welche theils zum Erwärmen durch circulirende Luft dienen, theils zur

Ventilation mit Vorwärmung der Luft, welche letztere ihnen in besonderen Canälen von den Aussenflächen der Baracken her zugeführt wird.

Eine gute Ventilation der Krankenhäuser ist wegen der Menge der dort sich entwickelnden üblen Gerüche unbedingt erforderlich. Im Winter stösst eine genügende Ventilation auf keine Schwierigkeiten, da man in der continuirlichen Heizung einen hinreichend ausgiebigen Motor besitzt; im Sommer dagegen und in der Uebergangsperiode pflegt man nur die Wirkung des Windes auf Dachreiter oder Schornsteine mit Saugaufsätzen auszunutzen; Glasjalousieen oder SCHERINGHAM'sche Klappen wählt man als Eintrittsöffnungen für die Luft. Bei windstillem Wetter leistet diese Ventilation entschieden zu wenig, und Gasflammen oder geheizte Kamine oder Wasserventilatoren sollten unbedingt für die heizfreie Zeit in Reserve gehalten werden. — Dass die Ventilation nicht etwa im Stande ist, desinficirend zu wirken, ist bereits S. 388 ausführlicher dargelegt.

Das Mobiliar der Krankenzimmer soll so beschaffen sein, dass es möglichst wenig zu Staubablagerungen Anlass giebt, leicht zu reinigen und leicht zu desinficiren ist. Gebeizte oder gestrichene Holzmöbel gestatten eine solche Desinfektion in genügender Weise.

Noch weiter gehende und wohl nicht absolut nothwendige Vorsichtsmassregeln sind bei der Beschaffung des Mobiliars für das neue Hamburger Krankenhaus angewendet worden. — Die Betten sind dort aus eisernem Gestell und zwar aus dickem, gebogenem Gasrohr, welches mit heller Oelfarbe gestrichen ist. In dieses Gestell werden als Rahmen vier einzeln herausnehmbare, geölte und lackirte Tannenholzbretter eingelegt, die in der Mitte nur 12 cm hoch sind; ferner wird eine Sprungfedermatratze verwendet von nur 1—2 cm Höhe. Dieselbe stellt ein Netz aus horizontal gelagerten Spiralfedern dar. Durch diese Construction ist der tiefe Bettkasten, der sonst schwer zu reinigen ist, vermieden. Ausserdem ist ein grosser Abstand unter dem Bett bis zum Fussboden erzielt, so dass auch dort die Reinigung sehr leicht vorgenommen werden kann. Auf dem Sprungfederrahmen liegt eine Wollmatratze; als Bedeckung werden nur weisse wollene Decken gewährt. Die gesammten Betten lassen sich leicht im Dampfofen desinficiren. Die Wollmatratzen bedürfen einer häufigeren Aufarbeitung, für welche aber in einem Krankenhaus reichliches Personal zur Verfügung zu sein pflegt. — Zu jedem Bett gehört noch ein Tisch und ein Stuhl; bei ersterem sind die Beine aus Gasrohr, die Platte aus Rohglas. Die Stühle haben ebenfalls ein Gestell aus Gasrohr und einen geschweiften Holzsitz und Lehne, die mit Oelfarbenanstrich versehen sind. Nirgends finden sich enge Fugen, so dass jede Stelle der Möbel auf das leichteste abgewaschen werden kann.

Im Betrieb des Krankenhauses ist vor Allem auf penibelste Reinlichkeit zu achten. Jede Staubbildung ist zu vermeiden; Fussböden und Möbel sind stets feucht, niemals trocken zu reinigen; jede Infektionsquelle, wie Eiter, Faeces u. dgl. sind sofort zu zerstören; beschmutzte Leib- oder Bettwäsche von Infektionskranken ist in feuchter

Umhüllung entweder gleich in die Desinfektionsanstalt zu schaffen oder einstweilen in gesonderten Behältern aufzubewahren. Das Personal muss mit den Desinfektionsvorschriften auf das Genaueste vertraut sein.

Isolirspitäler. Jedes grössere Krankenhaus sollte über eine oder einige Baracken verfügen zur Aufnahme von Kranken, die besondere Infektionsgefahr bieten (Pocken-, Flecktyphus-, Cholerakranke). Derartige Baracken müssen von den übrigen Gebäuden des Krankenhauses mindestens 30 m Abstand haben; pro Bett rechnet man 200 qm Areal und 13 qm Fussbodenfläche des Krankenzimmers. Im Uebrigen sind die oben betonten zur Sicherung gegen Infektionsgefahr dienenden Einrichtungen (abwaschbare Fussböden, Wände, Möbeln etc.) bei den Isolirspitälern mit besonderer Sorgfalt in Anwendung zu bringen. — Das Wartepersonal ist unbedingt mit den Kranken zu isoliren; dementsprechend ist Wärterzimmer, Theeküche etc. in der Isolirbaracke vorzusehen. Wünschenswerth ist ferner die Anbringung eines Vorraums, in welchem die Speisen und sonstigen Bedarfsgegenstände für den Kranken abgesetzt werden, und von wo gebrauchte Gegenstände, in Behältern mit desinficirenden Lösungen oder in mit Sublimatlösung befeuchtete Tücher eingehüllt, abgeholt werden. Der Wärter betritt den Vorraum zum Holen oder Bringen von Sachen erst nachdem er sich durch Abwaschen mit Sublimatlösung so viel als möglich desinficirt hat. Im Vorraum wird auch ein Gummikittel für den Arzt aufbewahrt, den derselbe vor dem Betreten des Krankenzimmers anlegt; vor dem Verlassen des letzteren wird der Kittel mit Sublimat gewaschen und demnächst im Vorraum wieder abgelegt.

Zur Improvisirung eines Isolirspitals resp. zur Ergänzung einer zeitweise ungenügenden Anlage sind die neuerdings construirten zusammenlegbaren und transportablen Baracken sehr geeignet. Dieselben bestehen entweder aus einem leichten Holzgerüst, welches von aussen und innen mit gefirnisstem und feuersicher imprägnirtem Leinen überzogen ist; der Zwischenraum zwischen äusserem und innerem Ueberzug ist mit Filz ausgelegt (Döker's Baracke); oder die Wände stellen Rahmen dar, die innen mit Leinwand, aussen mit Dachpappe überspannt sind und dazwischen eine Luftschicht enthalten; die Rahmen werden in ein eisernes Gerüst eingesetzt (zur Nieden); oder die Wandungen sind aussen von Wellblech hergestellt (Grove). Solche Baracken lassen sich in wenigen Kisten verpacken und sind binnen 6—12 Stunden gebrauchsfertig aufzustellen.

Literatur. Schulen: Baginsky, Handbuch der Schulhygiene. 1883. — Erismann, Die Hygiene der Schule, in v. Pettenkofer's und v. Ziemssen's Handbuch der Hygiene. 1882. — HITTENKOFER, Der Schulhausbau. 1887. — HAESECKE, Unterrichts-Anstalten, Deutsches Bau-Handbuch, Th. II. 1880. — H. COHN, Die Hygiene des Auges in den Schulen. 1883.

Krankenhäuser: RÖMER, Krankenhäuser, Deutsch. Bau-Handbuch, Th. II. — ESSE, Die Krankenhäuser. 1868. — DEGEN, Krankenanstalten, in v. PETTENKOFER's und v. ZIEMSSEN's Handb. der Hygiene. — GRUBER, Neue Krankenhäuser. Wien 1880. — DENEKE, Das neue Krankenhaus zu Hamburg, Viert. f. öff. Ges. 1889. — FELIX, SÖRENSEN und BÖHM, Ueber Isolirspitäler, Ber. d. 6. internat. hyg. Congr. zu Wien 1887.

Gefangenanstalten: KROHNE, Die Gefängnissbaukunst, im Handbuch des Gefängnisswesens von v. HOLTZENDORFF und v. JAGEMANN. 1888. — BAER, Gefängnisshygiene, im Handbuch d. Hygiene. 1882.

Militärhygiene: ROTH und LEX, Handb. d. Militär-Gesundheitspflege. — Deutsche Militärärztl. Zeitschrift.

Andere öffentl. Anstalten: v. PETTENKOFER's und v. ZIEMSSEN's Handbuch der Hygiene. 1882. — Deutsches Bau-Handbuch, Th. II. 1880. — Bericht der Hygiene-Ausstellung 1883. — UFFELMANN, Jahresberichte, Beilage zur Viert. f. öff. Ges.

Register.

Braune, Dr. Wilhelm, Professor der topographischen Anatomie zu Leipzig, **Der männliche und weibliche Körper im Sagittalschnitte.** Separat-Abdruck aus des Verfassers topograph.-anatom. Atlas. 2 lithogr. Tafeln (schwarz). Text in gr. 8 mit 10 Holzschnitten. 1872. Imp.-Fol. in Mappe. *M* 10. —

——— **Das Venensystem des menschlichen Körpers.** Atlas in Imperial-Folio-Format, Text in gr. 8.

Erste Lieferung: **Die Venen der vorderen Rumpfwand des Menschen.** Vier Tafeln in Buntdruck mit erläuterndem Text (mit 13 Holzschnitten). 1884. *M* 45. —

Zweite Lieferung: **Die Venen des Fusses und Unterschenkels.** Vier Tafeln in Buntdruck mit erläuterndem Text. 1889. *M* 30. —

Während über das Nervensystem und das Arteriensystem mannigfache Atlanten existieren, fehlte es bisher durchaus an einem vollständigen Atlas des menschlichen Venensystems.

Professor Braune hat es unternommen, das gesamte Venensystem von einem einheitlichen Gesichtspunkt aus zu bearbeiten und zu diesem Zwecke im Interesse der theoretischen wie praktischen Medizin dasselbe unter steter Rücksichtnahme auf die treibenden Kräfte und die Ventile zu durchforschen.

Die Abbildungen wurden nach besonders angefertigten Präparaten mit größter Sorgfalt und Treue in annähernder Lebensgröße von Künstlerhand gezeichnet und farbig reproduziert. — Die folgenden Lieferungen werden die Venen des Kopfes, des Halses, der Bauchhöhle etc. enthalten.

Braune, W., und W. His, Leitfaden für die Präparanten der anatomischen Anstalt zu Leipzig. gr. 8. 1883. geh. *M* 1. 20

Criegern, Friedr. v., Das rothe Kreuz in Deutschland. Handbuch der freiwilligen Krankenpflege für die Kriegs- und vorbereitende Friedensthätigkeit. Gekrönte Preisschrift. gr. 8. 1883. geh. *M* 4. —; geb. *M* 5. —

Mit dem von I. M. der Kaiserin gestifteten Preise gekrönt. — Für Ärzte deshalb von ganz besonderem Interesse, weil die freiwillige Krankenpflege einen integrierenden Teil der gesamten Militärsanitätspflege im Felde bildet.

---

du Bois-Reymond, Dr. Emil, Geh. Medicinalrath und Professor der Physiologie zu Berlin, **Gesammelte Abhandlungen zur allgemeinen Muskel- und Nervenphysik.** Zwei Bände. Mit 50 in den Text gedruckten Holzschnitten, 2 Tabellenbogen und 7 Tafeln. Lex.-8. 1875—1877. geh. *M* 40. —

——— **Dr. Carl Sachs' Untersuchungen am Zitteraal** (Gymnotus electricus). Nach seinem Tode bearbeitet. Mit 2 Abhandlungen von Gust. Fritsch. Mit 49 Abbild. im Text u. 8 Tafeln. Lex.-8. 1881. geh. *M* 26. —

——— **Culturgeschichte und Naturwissenschaft.** Vortrag, gehalten am 24. März 1877 im Verein für wissenschaftliche Vorlesungen zu Köln. Erster u. zweiter unveränderter Abdruck. gr. 8. 1878. geh. *M* 1. 60

——— **Über die Grenzen des Naturerkennens. Die sieben Welträthsel.** Zwei Vorträge. Des ersten Vortrags sechste, des zweiten Vortrags zweite Auflage. gr. 8. 1884. geh. *M* 2. —

In dem auf der Leipziger Versammlung der Naturforscher und Ärzte gehaltenen Vortrage „Über die Grenzen des Naturerkennens" zieht der Verfasser die Summe des gegenwärtigen Standes naturwissenschaftlicher Erkenntnis dem Welträtsel gegenüber und bezeichnet die Grenzen, an welche die Wissenschaft für alle Zeiten gebannt sein wird. Mit dem Wort „Ignorabimus", in welchem die Untersuchung gipfelt, schließt der Vortrag. Der zweite, neun Jahre später in der Berliner Akademie der Wissenschaften gehaltene Vortrag bespricht Einwände und berichtigt Mißverständnisse, welche der Leipziger Vortrag veranlaßte, und gipfelt in „Dubitemus".

du Bois-Reymond, Dr. Emil, Geh. Medicinalrath und Professor der Physiologie zu Berlin, **Reden.** Erste Folge: Litteratur, Philosophie, Zeitgeschichte. gr. 8. 1886. geh. ℳ 8.—; eleg. geb. ℳ 10.— Zweite Folge: Biographie, Wissenschaft, Ansprachen. gr. 8. 1887. geh. ℳ 9. —; eleg. geb. ℳ 11. —

Inhalt der ersten Folge: Voltaire als Naturforscher. — Leibnizische Gedanken in der neueren Naturwissenschaft. — Aus den Tagen des norddeutschen Bundes. — Der deutsche Krieg. — Das Kaiserreich und der Friede. — Über die Grenzen des Naturerkennens. — Über eine kaiserliche Akademie der deutschen Sprache. — La Mettrie. — Darwin versus Galiani. — Culturgeschichte und Naturwissenschaft. — Über das Nationalgefühl. — Friedrich II. und Rousseau. — Die sieben Welträtsel. — Friedrich II. in englischen Urteilen. — Die Humboldtdenkmäler vor der Berliner Universität. — Diderot.

Inhalt der zweiten Folge: Über die Lebenskraft. — Über thierische Bewegung. — Gedächtnissrede auf Erman. — Eduard Hallmann's Leben. — Über lebend nach Berlin gebrachte Zitterwelse aus Westafrika. — Gedächtnissrede auf Johannes Müller — Über Universitätseinrichtungen. — Über Geschichte der Wissenschaft. — Der physiologische Unterricht sonst und jetzt. — 'Aus den Llanos'. — Über die Übung. — Über die wissenschaftlichen Zustände der Gegenwart. — Die Britische Naturforscherversammlung zu Southampton im Jahre 1882. — Darwin und Kopernicus. — Die Berliner Französische Colonie in der Akademie der Wissenschaften. — Akademische Ansprachen.

Die Reden von Emil du Bois-Reymond eignen sich auch in hervorragender Weise zu Fest- und Gelegenheitsgeschenken.

Eichhorst, Dr. Hermann, Professor der Medicin zu Zürich, **Die progressive perniciöse Anämie.** Eine klinische und kritische Untersuchung. Mit 3 lithograph. Tafeln und mehreren Holzschnitten. gr. 8. 1878. geh. ℳ 10. —

Erhard, Dr. Julius, Vorträge über die Krankheiten des Ohres. Gehalten an der Friedrich-Wilhelms-Universität zu Berlin. Mit in den Text gedruckten Holzschn. gr. 8. 1875. geh. ℳ 4. 80

---

d'Espine, A., u. **C. Picot, Grundriss der Kinderkrankheiten für praktische Aerzte u. Studirende.** Deutsche, v. d. Verfassern durchgesehene Ausgabe von Dr. S. Ehrenhaus. gr. 8. 1878. geh. ℳ 9. —

Falckenberg, Dr. R., o. ö. Professor zu Erlangen, **Geschichte der neueren Philosophie** von Nikolaus von Kues bis zur Gegenwart. Im Grundriß dargestellt. gr. 8. 1886. geh. ℳ 6. —; geb. ℳ 7. —

Dieser Grundriß bietet ein vorzügliches Orientierungsmittel über die neuere Philosophie des In- und Auslandes und wird durch seine knappe Form und geschmackvolle Darstellung nicht nur Studierenden willkommen sein, sondern auch allen denen, die sich die für jeden Gebildeten unentbehrliche Kenntnis der verschiedenen philosophischen Systeme aneignen wollen.

Falk, Dr. Friedr., Galen's Lehre vom gesunden und kranken Nervensysteme. gr. 8. 1871. geh. ℳ 1. 20

—— **Die sanitätspolizeiliche Ueberwachung höherer u. niederer Schulen u. ihre Aufgaben.** Zweite, vermehrte Ausg. gr. 8. 1871. geh. ℳ 2. 40

Flechsig, Prof. Dr. Paul, Die körperlichen Grundlagen der Geistesstörungen. Vortrag gehalten beim Antritt des Lehramtes an der Universität Leipzig am 4. März 1882. gr. 8. 1882. geh. ℳ 1. 20

Flechsig, Prof. Dr. Paul, Plan des menschlichen Gehirns. Auf Grund eigener Untersuchungen entworfen. Zweite, gänzl. umgearb. Aufl. 3 Tafeln. Mit erläuterndem Texte. 1890. geh. ca. ℳ 3—4.—

Erscheint demnächst.

Dieser *„Plan“* will den praktischen Arzt und den Studierenden mit der systematischen Gliederung des menschlichen Gehirns, die kennen zu lernen bisher nur mittels eingehender Spezialstudien möglich war, vertraut machen. — Der erläuternde Text enthält die auf Grund exakter Untersuchungen festgestellten Thatsachen in Bezug auf den inneren Zusammenhang der das Gehirn (und Rückenmark) zusammensetzenden Einzelapparate.

——— **Die Irrenklinik der Universität Leipzig** und ihre Wirksamkeit in den Jahren 1882—1886. Mit 2 Plänen. gr. 8. 1888. geh. ℳ 2. 40

Flügge, Prof. Dr. C., Director des hygienischen Instituts der Universität Breslau, **Beiträge zur Hygiene.** Inhalt: I. Das Wohnungsklima zur Zeit des Hochsommers. II. Die Porosität des Bodens. III. Die Verunreinigung des städtischen Bodens. IV. Zur Kenntniss der Kost in öffentlichen Anstalten. Mit 2 Holzschnitten im Text und 5 Tafeln. gr. 8. 1879. geh. ℳ 5. —

——— **Grundriss der Hygiene.** Für Studirende und Ärzte. Mit Figuren im Text u. 2 Taf. gr. 8. 1889. geh. ℳ 11.—; geb. in Ganzl. ℳ 12.—

„Zur Herausgabe des vorliegenden Buches haben mich die wiederholten und dringenden Bitten mehrerer Kollegen veranlaßt, denen gleich mir der Unterricht und die Prüfung in der Hygiene dadurch erschwert wurde, daß bisher kein für Studierende brauchbares kurzes Lehrbuch der Hygiene existierte.“ (Aus der Vorrede.)

——— **Lehrbuch der hygienischen Untersuchungsmethoden.** Eine Anleitung zur Anstellung hygienischer Untersuchungen und Begutachtung hygienischer Fragen. Für Aerzte und Chemiker, Sanitäts- und Verwaltungsbeamte, sowie Studirende. Mit 88 Abbild. im Text, 17 Tabellen u. 4 lithogr. Tafeln. gr. 8. 1881. geh. ℳ 16. —

Vorliegendes Lehrbuch gehört zu den besten Büchern, die in letzter Zeit auf dem Gebiete der Hygiene erschienen sind. Die Fragen, welche die Hygiene zu erörtern hat, sind äußerst mannigfaltig. Bald schlagen dieselben in das Gebiet des Chemikers, bald in die des Arztes, bald in die des Ingenieurs ein. In allen diesen Fächern gleich bewandert zu sein, ist nur Wenigen gegeben. Dazu kommt noch, daß die strikte Beantwortung vieler hygienischer Fragen die Erledigung mancherlei Vorfragen zur Voraussetzung hat, die nicht immer in entsprechender Weise vorbereitet und gelöst sind. Das Flügge'sche Lehrbuch bietet nun eine vorzügliche Basis, auf der immer ein eigenes Urteil gewonnen werden kann, indem alle Versuchsmethoden, welche in der Hygiene Verwendung finden, ausführlich und klar beschrieben sind.

Gscheidlen (Breslauer ärztl. Zeitschr.)

Francotte, Dr. X., Die Diphtherie. Ihre Ursachen, ihre Natur und Behandlung. *Gekrönte Preisschrift.* Mit 10 Abbildungen im Text u. 3 Tafeln. Deutsch von Dr. M. Spengler. gr. 8. 1886. geh. ℳ 6.—

Franke, Ad., Die Reptilien und Amphibien Deutschlands. Nach eigenen Beobachtungen geschildert. Mit einem Vorwort von Geh. Hofrath Dr. Rud. Leuckart. 8. 1881. geh. ℳ 2.—

Fritsch, Dr. Gustav, Professor a. d. Univers. Berlin, **Die electrischen Fische.** Erste Abtheilung. Malopterurus electricus. gr. Folio. 1887. Mit 3 Holzschnitten im Text u. 12 lithogr. Tafeln. kart. ℳ 30. —

Fuchs, Prof. Dr. Chr. J., Pathologische Anatomie der Haussäugethiere. gr. 8. 1859. geh. ℳ 7. 20

Fuchs, Prof. Dr. Chr. J., Die schädlichen Einflüsse der Bleibergwerke auf die Gesundheit der Hausthiere, insbesondere des Rindviehes, mit Rücksicht auf die im Auftrage eines hohen Ministeriums der geistlichen, Unterrichts- und Medicinal-Angelegenheiten an der Thierarzneischule in Berlin angestellten Versuche mit Bleierzen beim Rindvieh. gr. 8. 1842. geh. *M* 1. —

——— **Handbuch der allgemeinen Pathologie der Haussäugethiere.** gr. 8. 1843. geh. *M* 8. 25. Herabgesetzter Preis *M* 4. 20

——— **Der Kampf mit der Lungenseuche des Rindviehes.** Ein Wort zur Beachtung für die Regierungen, Gesundheits-Behörden, landwirthschaftlichen Vereine und Thierärzte Deutschlands. gr. 8. 1861. geh. *M* —. 60

——— **Allgemeine Lehre der Seuchen und ansteckenden Krankheiten der Haussäugethiere.** Vorlesungen mit ergänzenden und rechtfertigenden Beilagen. gr. 8. 1862. geh. *M* 4. 50

——— **Das Pferdefleischessen.** Eine historische, diätetische, volkswirthschaftliche und ethische Untersuchung in einer Vorlesung. gr. 8. 1859. geh. *M* —. 80

——— **Wegweiser in die Thierheilkunde.** Vorlesungen. gr. 8. 1850. geh. *M* 1. —

Fürst, Dozent Dr. L., Die Maass- und Neigungs-Verhältnisse des Beckens. Nach Profil-Durchschnitten gefrorener Leichen. Mit 7 lithograph. Tafeln. 4. 1875. cart. *M* 10. —

Hagen, Prof. Dr. Richard, Anleitung zur klinischen Untersuchung und Diagnose. Ein Leitfaden für angehende Kliniker. Fünfte, vermehrte und umgearbeitete Auflage. Mit 23 Abbildungen im Text und 1 Tafel. 8. 1887. geb. in Ganzleinw. *M* 3. 50

Der Zweck dieses Büchleins ist, den angehenden Mediziner vor dem Besuch der inneren Klinik in knapper Form über das Verhalten am Krankenbett und die technischen Manipulationen, welche daselbst von ihm verlangt werden, zu unterrichten und ihn auf die hauptsächlichsten Erscheinungen, auf welche es bei Konstatierung einer Krankheit ankommt, aufmerksam zu machen. Auch praktischen Aerzten wird das Büchlein willkommen sein.

——— **Praktische Beiträge zur Ohrenheilkunde.** Sechs Hefte. gr. 8. 1866—1869. geh. *M* 6. —

Hartmann, Dr. Arthur, Experimentelle Studien über die Funktion der Eustachischen Röhre. gr. 8. 1879. geh. *M* 2. —

Hartmann, Prof. Dr. Rob., Der Gorilla. Zoologisch-zootomische Untersuchungen. Mit 13 in den Text gedruckten Holzschnitten und 21 Tafeln. gr. 4. 1880. geh. *M* 30. —

Heinze, Dr. Osc., Die Kehlkopfschwindsucht. Nach Untersuchungen im pathologischen Institute der Universität Leipzig. Mit 4 Tafeln, nach den mikroskopischen Präparaten gezeichn. von Dr. Sänger. gr. 8. 1879. geh. *M* 8. —

Heubner, Prof. Dr. med. O., Die experimentelle Diphtherie. Mit einer Tafel in Farbendruck. Gekrönte Preisschrift. gr. 8. 1883. geh. *M* 2. 40

Magnus, Prof. Dr. Hugo, Die Anatomie des Auges bei den Griechen und Römern. gr. 8. 1878. geh. ℳ 2. 40

——— **Die geschichtliche Entwickelung des Farbensinnes.** gr. 8. 1877. geh. ℳ 1. 40

——— **Geschichte des grauen Staares.** Mit 1 lithographirten Tafel. gr. 8. 1876. geh. ℳ 8. —

Marmé, Prof. Dr. Wilh., Director des pharmacol. Instituts zu Göttingen, **Lehrbuch der Pharmacognosie des Pflanzen- und Thierreichs.** Im Anschluss an die zweite Ausgabe der Pharmacopoea Germanica. Für Studirende der Pharmacie, Apotheker und Medicinalbeamte. gr. 8. 1886. geh. ℳ 14. —

Dieses Lehrbuch der Pharmacognosie ist nicht nur für **Studierende,** sondern auch für alle **Medizinalbeamten,** welche mit der Revision von Apotheken betraut sind und infolge dessen öfters auch in die Lage kommen, offizielle Berichte zu erstatten, ein unentbehrliches Hand- und Nachschlagebuch.

Meyer, Dr. E. von, Professor an der Univ. Leipzig, **Geschichte der Chemie von den ältesten Zeiten bis zur Gegenwart.** *Zugleich Einführung in das Studium der Chemie.* gr. 8. 1889. geh. ℳ 9. —

Moser, Prof. Dr. Ludwig, Die Gesetze der Lebensdauer. Nebst Untersuchungen über Dauer, Fruchtbarkeit der Ehen, über Tödtlichkeit der Krankheiten, Verhältniss der Geschlechter bei der Geburt, über Einfluss der Witterung und einem Anhang, enthaltend die Berechnung der Leibrenten, Lebensversicherungen, Wittwenpensionen und Tontinen. Ein Lehrbuch. Mit 2 Steindrucktafeln. gr. 8. 1839. geh. ℳ 7. —. Herabgesetzter Preis ℳ 4. —

Mosso, Dr. A., Professor der Physiologie zu Turin, **Die Diagnostik des Pulses in Bezug auf die localen Veränderungen desselben.** Mit 15 Holzschn. im Text u. 8 Tafeln. gr. 8. 1879. geh. ℳ 6. —

——— **Ueber den Kreislauf des Blutes im menschlichen Gehirn.** Untersuchungen. Mit 87 Abbildungen im Text und 9 Tafeln. gr. 8. 1881. geh. ℳ 10. —

Müller, Dr. Friedr. Wilh., Grundriss der Pathologie und Therapie der venerischen Krankheiten für praktische Aerzte und Studirende. Mit 3 lith. Tafeln. gr. 8. 1884. geh. ℳ 4. 60

Munk, Prof. Dr. Hermann, Die elektrischen und Bewegungs-Erscheinungen am Blatte der Dionaea muscipula. Mit der anatomischen Untersuchung des Dionaea-Blattes von F. Kurtz. Mit 3 Tafeln. gr. 8. 1876. geh. ℳ 6. —

Naundorff, Dr. A. J., Unter dem rothen Kreuz. Fremde und eigene Erfahrungen auf Böhmischer Erde und den Schlachtfeldern der Neuzeit gesammelt. gr. 8. 1867. geh. ℳ 4. 50

Oldendorff, Dr. A., Ueber die ärztlichen Atteste bestimmt zum Gebrauche vor Behörden. Vortrag. 8. 1877. geh. ℳ —. 80

Ploss, Dr. H. H., Ueber die Lage und Stellung der Frau während der Geburt bei verschiedenen Völkern. Eine anthropologische Studie. Mit 6 Holzschnitten. gr. 8. 1872. geh. ℳ 1. 50

Puschmann, Dr. Th., Professor a. d. Universität Wien, **Geschichte des medizinischen Unterrichts** von den ältesten Zeiten bis zur Gegenwart. gr. 8. 1889. geh. ℳ 11. —

Ravoth, Dr. F. W. Th., Grundriss der Akiurgie. Zweite, vermehrte Auflage. Mit 82 Holzschn. Zugleich 5. Auflage von Schlemm's Operations-Uebungen am Cadaver. gr. 8. 1868. geh. ℳ 8. —

——— **Darstellung der wichtigsten chirurgischen Instrumente.** 16 Taf. Abbildungen mit erläuternd. Texte. Zugleich als Anhang zu Ravoth, Grundriss der Akiurgie, zweite Auflage. gr. 8. 1869. cart. ℳ 3. 60

——— **Prolegomena** zur rationellen medicin. Diagnostik u. Semiotik für Kliniker u. Klinicisten. 8. 1851. geh. ℳ 1. 60

Ribot, Th., Die Erblichkeit. Eine psychologische Untersuchung ihrer Erscheinungen, Gesetze, Ursachen und Folgen. Deutsch von Dr. med. Otto Hotzen. gr. 8. 1876. geh. ℳ 7. —

Eine umfassende Darstellung und Verarbeitung der wichtigsten über die Vererbung bekannten Thatsachen. Die körperliche Vererbung wird, als Grundlage des ganzen Gebietes, in der Einleitung behandelt, das Werk selbst ist dagegen hauptsächlich den hierher gehörigen psychologischen Erscheinungen gewidmet. Der erste Abschnitt enthält eine Zusammenstellung des Thatsächlichen, der zweite die Gesetze der Vererbung, der dritte deren Ursachen und der vierte deren Folgen.

Roser, Prof. Dr. W., Chirurgisch-anatomisches Vademekum für Studierende und Aerzte. Siebente, verbesserte und verm. Auflage. Mit 133 Holzschnitten. 8. 1887. geb. in Ganzleinwand. ℳ 6. —

Das Vademecum hat den Zweck, zu chirurgisch-anatomischen Übungen am Kadaver anzuleiten. Die Methode, nach welcher der Verfasser in die topographische Auffassung der Anatomie einführt, ist die der Fensterschnitte, welche fast sämtlichen Abbildungen des Büchleins zu Grunde gelegt ist.

Samson-Himmelstiern, Dr. G. von, Beobachtungen über den Scorbut vorzüglich in pathologisch-anatomischer Beziehung. gr. 8. 1843. geh. ℳ 3. —

Schildbach, Dr. C. H., Orthopädische Klinik. Mittheilungen aus der gymnast.-orthopäd. Heilanstalt zu Leipzig. gr. 8. 1877. geh. ℳ 2. —

——— **Die Skoliose.** Anleitung zur Beurtheilung und Behandlung der Rückgratsverkrümmungen für praktische Aerzte. Mit 8 Holzschnitten. gr. 8. 1872. geh. ℳ 3. —

——— **Kinderstuben-Gymnastik.** Eine Anleitung zur körperlichen Ausbildung der Kinder in den ersten Lebensjahren. Für Aeltern, Lehrer u. Kindergärtnerinnen. Mit 48 Abbild. 12. 1880. geh. ℳ 1. 60

Schlemm, Prof. Dr. Friedrich, Arteriarum capitis superficialium icon nova. Accedunt tabulae duae. gr. Fol. 1830. geh. ℳ 4. 50

Schmidt, Dr. E., Professor a. d. Univ. Leipzig, **Anthropologische Methoden.** Anleitung zum Beobachten und Sammeln für Laboratorium und Reise. Mit zahlr. Abbild. im Text. 8. 1888. geh. ℳ 6. —

Schmidt-Mülheim, Dr. Ad., Grundriss der speciellen Physiologie der Haussäugethiere. Für Thierärzte u. Landwirthe. Mit 52 Abbild. im Text. gr. 8. 1879. geh. ℳ 9. —